实用比较医学影像技术

■ **主　编**　胡军武　张树桐　陈旺生

■ **副主编**（以姓氏汉语拼音为序）
陈　浪　刘　栋　王秋霞　张进华

■ **编　委**（以姓氏汉语拼音为序）

蔡坚坚	蔡伶俐	蔡龙彪	蔡诗琪	曹晓乐	曹雪芹	查福祥
陈　军	陈　浪	陈旺生	陈兴艳	程小兰	戴　克	戴丽卉
邓保娣	丁国峻	杜　瑜	方纪成	冯　建	冯定义	高思抗
郭邦淼	洪荣臻	胡成林	胡军武	黄　超	黄　金	黄文华
孔曙兵	李　蛟	李　岚	李　亮	李　楠	李　倩	李　琼
李　旭	李建军	刘　栋	刘　欢	刘　琴	刘金欢	刘曜源
柳秋风	罗　毅	骆　磊	彭成东	彭默蓝	盛晓兰	孙红定
谈晓飞	谭方琴	唐大中	唐友发	田　萌	万常华	万维佳
王　杰	王秋霞	吴　密	吴思思	向　威	项　鹍	谢　辉
熊　蝶	徐林利	严祥虎	杨　巍	杨安妮	姚宇环	余　杨
余梦琴	张　杰	张江帆	张进华	张树桐	章淑芬	郑　光
郑小丹	钟洪涛	周　文	周莉芬	邹　乾	邹明丽	

人民卫生出版社

图书在版编目（CIP）数据

实用比较医学影像技术/胡军武，张树桐，陈旺生主编.
—北京：人民卫生出版社，2018
ISBN 978-7-117-25913-2

Ⅰ.①实⋯　Ⅱ.①胡⋯②张⋯③陈⋯　Ⅲ.①影像诊断
Ⅳ.①R445

中国版本图书馆 CIP 数据核字(2018)第 021944 号

| 人卫智网 | www.ipmph.com | 医学教育、学术、考试、健康，购书智慧智能综合服务平台 |
| 人卫官网 | www.pmph.com | 人卫官方资讯发布平台 |

实用比较医学影像技术

主　　编：胡军武　张树桐　陈旺生
出版发行：人民卫生出版社（中继线 010-59780011）
地　　址：北京市朝阳区潘家园南里 19 号
邮　　编：100021
E - mail：pmph @ pmph.com
购书热线：010-59787592　010-59787584　010-65264830
印　　刷：北京人卫印刷厂
经　　销：新华书店
开　　本：889×1194　　1/16　　印张：31
字　　数：1050 千字
版　　次：2018 年 5 月第 1 版　2018 年 5 月第 1 版第 1 次印刷
标准书号：ISBN 978-7-117-25913-2/R・25914
定　　价：275.00 元

打击盗版举报电话：010-59787491　E-mail：WQ @ pmph.com
（凡属印装质量问题请与本社市场营销中心联系退换）

　　影像技术人员不仅要熟练掌握各种成像设备的原理和使用方法,更要掌握与疾病诊断有关的解剖、病理、临床表现和影像表现等等。只有将这些知识融会贯通,在疾病的检查过程中才能快速、准确地发现并显示病灶。《实用比较医学影像技术》正是基于这种指导思想,彻底改变了以前一直沿用的以设备为主线的编写模式,跨越了设备的界限,根据临床症状,着眼于疾病的病理改变,选择最有效的首选检查方法,并对相关检查方法的优劣进行比较分析,使读者不仅了解了疾病的具体检查方法,知晓了疾病发生、发展及转归过程,同时,又从检查方法比较分析中受益。

　　全书共分八章,第一章为绪论,主要讲述当今影像检查技术学的新设备、新技术和新方法;第二章至第八章分别阐述了颅脑疾病、五官及颈部疾病、胸部疾病、腹部疾病、盆腔及骨盆疾病、脊柱及脊髓疾病及四肢骨、骨关节及肌肉疾病的检查方法新进展、首选检查方法、疾病相关知识及相关影像检查分析。全书共有图片近1000幅。

　　《实用比较医学影像技术》图文并茂,内容翔实,适合放射科技师、医师、相关技术人员及临床科室医师参考阅读。

前言

自伦琴发现 X 线至今,影像技术学发展,从常规的 X 线摄影技术到 DSA、CR、DR、CT 和 MRI,其检查手段早已突破了传统 X 线摄影的范畴。随着科学技术的发展,多种先进的影像检查技术越来越多,而且疾病的检查方法也更有效、更安全、更无创、更准确。

影像技术是影像诊断的基础,影像技术人员的职责是为诊断提供精准优质的图像。因此,影像技术人员不仅要熟练掌握各种成像设备的原理和使用方法,更要掌握与疾病诊断有关的解剖、病理、临床表现和影像表现等等。只有将这些知识融会贯通,在疾病的检查过程中才能快速、准确地发现并显示病灶。《实用比较医学影像技术》正是基于这种指导思想,彻底改变了以前一直沿用的以设备为主线的编写模式,跨越了设备的界限,根据临床症状,着眼于疾病的病理改变,选择最有效的首选检查方法,并对相关检查方法的优劣进行比较分析,使读者不仅了解了疾病的具体检查方法,知晓了疾病发生、发展及转归过程,同时,又从检查方法比较分析中受益。

本书共分八章,第一章为绪论,主要讲述当今影像检查技术学的新设备、新技术和新方法;第二章至第八章分别阐述了颅脑疾病、五官及颈部疾病、胸部疾病、腹部疾病、盆腔及骨盆疾病、脊柱及脊髓疾病及四肢骨、骨关节及肌肉疾病的检查方法新进展、首选检查方法、疾病相关知识及相关影像检查分析。本书共有图片近1000 幅。

本书在编写过程中承蒙华中科技大学同济医学院附属同济医院副院长朱文珍教授和放射学教研室主任夏黎明教授的指导,得到了同济医院放射科同仁的大力支持,在此,一并致以衷心地感谢。

有关疾病的首选检查方法,由于各位同道对疾病的发生、发展、转归及临床需求理解不一,可能会有不同的结果,正所谓仁者见仁,智者见智。而对于疾病检查的相关分析比较,则会因为我们的知识水平和经验有限,加之影像检查技术发展日新月异,分析比较方面难免存在着不足,我们诚恳希望能和各位同仁共同学习、共同探讨、共同提高,《实用比较医学影像技术》的出版,期盼能起到一个抛砖引玉的作用。存在的缺点和错误,恳请同道们批评指正。

胡军武

2018 年 2 月于武汉

目录

第一章 绪 论

实用比较医学影像技术是将解剖学、病理学、各临床学科、诊断学及影像技术学等学科综合起来,以医学影像技术学为中心组成的一个有机检查链,是研究如何利用各种影像检查技术,选择有效、精确、合理的方法及检查次序,使疾病得到正确及时诊断的新型学科。

随着科学技术的飞跃发展,影像检查技术的手段日益增多,且技术迥然,原理各异,它包括计算机 X 线摄影(computed radiography,CR)、数字 X 线摄影(digital radiography,DR)、计算机体层摄影(computed tomography,CT)、磁共振成像(magnetic resonance image,MRI)、数字减影血管造影(digital subtraction angiography,DSA)、超声成像(ultrasonography,USG)、γ-闪烁成像(γ-scintigraphy)、单光子发射体层成像(single photon emission computed tomography,SPECT)和正电子发射体层成像(positron emission tomography,PET)等等。如何在众多的影像检查技术中获得合理、有效的方法是临床医学面临的重大挑战。为了应对这一挑战,比较影像技术学应运而生。

CR 是用成像板(imaging plate,IP)穿过人体后的剩余 X 线信息,再通过影像阅读处理器记录的信息数字化。DR 是计算机与常规 X 线摄影相结合的产物。现在临床使用的 DR 成像仪均是采用平板探测器将 X 线信息直接数字化,不存在任何的中间过程。X 线数字图像的特点是,不仅可以方便地将图像"冻结"在显示器上,而且可以进行各种各样的图像后处理。CR/DR 除了对疾病诊断能起到快速筛查作用外,对来自于骨骼疾病诊断有一定的敏感性;全景拼接功能对脊柱侧弯和下肢畸形的外科手术治疗术前方案地制定和术后效果地评估都有重要作用;双能量减影通过分离骨骼和软组织影像对胸部的肋骨和肺部细微病变地观察很有价值。

CT 探测器材料的革新,使 X 线响应速度加快、光电转化率提高、性能更稳定;探测器宽度的增加,提高了在 Z 轴方向上探测的宽度和列数,进而使扫描的层厚更薄、采集时间更短;其次是单球管的动态变焦,可根据不同条件自动匹配焦点的大小,从而获得更高分辨率的图像;而双源 CT 则改变了常规 CT 所使用的一个 X 线球管和一套探测器的成像体系,通过两套 X 线球管和两套探测器来采集数据,两套 X 线球管在 X-Y 平面上间隔 90°,当机架旋转 90°时即可获得 180°数据,使单扇区采集的时间分辨率达到 66ms,两个 X 线源的总能量为 160KW,即使在最快的扫描和进床速度时,也能确保极佳的图像质量。在软件上,各种专业的软件应用包已发挥其独特的作用。如脑 CT 灌注成像能早期诊断急性脑卒中,脑功能改变的早期检测软件包能预测早、中期脑卒中及脑肿瘤的早期检测;心脏 CT 成像辅以心电门控,用低剂量的 X 线可以显示心脏的形态,并能精确定量分析心脏容量、射血分数、室壁运动等,利用多维功能还可显示各支冠状动脉的形态,对狭窄、粥样斑块与溃疡及钙化斑块的鉴别诊断有很大的帮助;创伤专用软件包通过长距离快速扫描,能观察多发性、多器官的复合性损伤;能谱 CT 可以获取从 40~140kV 之间的不同 X 线能量的单能图像,根据临床诊断的不同需要可选取最理想的单能图像。单能图像的作用有:第一、使噪声最低,组织结构对比最好,可清晰显示解剖细节及病变细节;第二、低 kV 图像能增加不同组织结构之间的对比,有利于等密度病变和小病灶的探查、发现,同时,不仅能完成静脉系统成像,而且能优化动脉系统成像等;第三、高 kV 图像可以有效减轻或者去除硬化伪影及金属伪影,克服传统混合能量图像的不足。

MR 硬件方面,短磁体、大孔径、静音化是当前 MR 扫描仪的发展方向。梯度场强度是大家共同关心的重要参数之一,它决定了 MR 的最大切换率,最短 TR 和 TE、最小视野、最薄层厚以及成像速度,实践证明梯度场强度的增加也带来了一些弊端,如何既能增加梯度场强度,又能降低噪声是 MR 设备方面的又一改进动向;多源射频是高场强、大视野的先决条件之一,它能很好的使射频系统和主磁场相匹配,克服由主磁场强度的增加而随之带来的射频场不均、伪影及热效应,从而获得信号均匀的图像；缩短模拟信号传输和处理过程，实现从信号接收器到信号处理器的全数字化光纤传输，大大减少了信号在传输过程中干扰源的介入和信号的衰减，提高了图像的信噪比。在临床上，MR专用机也备受青睐，目前，头颅专用机、心脏专用机以及骨关节专用机已用于临床。在软件上，MRA的主要改进有实时或近乎实时的血管成像、有注射对比剂的分期动态成像、有多层块重叠伴伪影抑制技术、长距离分段采集的拼接技术、4D MRA以及非对比剂血管成像等；fMRI主要有灌注成像、扩散成像、扩散张量成像、脑皮质功能定位、MRS也有较大的发展，最主要的标志是显示技术的改进和显示信息范畴的拓宽，如从单体素向多体素质子波谱采集，并最终完成全覆盖式螺旋波谱图技术，从^1H波谱拓宽到了^{31}P、^{13}C等波谱的研究和应用。这种技术的应用可以鉴别肿瘤与炎症以及肿瘤复发识别；SWI在中枢神经系统的应用已十分广泛和成熟，基于SWI对静脉、出血、铁沉积、钙化等成分显示敏感性的特点，研究者们逐渐将目光聚焦到SWI对体部的研究，尤其是肝脏的研究；磁共振弹性成像作为一种新的、无创性评估软组织弹性的功能MR诊断手段日益受到研究人员的关注，其基本原理是利用运动敏感梯度（MSG）的作用，通过MR技术检测体内组织在外力作用下产生的质点位移并获得MR相位图像。同时通过对弹性力学的逆求解，得出组织内各点的弹性系数的分布图，即MR弹性图，将组织弹性力学参数作为医学诊断的依据。

超声方面，在一维A超和二维超声的基础上三维超声已逐步进入临床实用阶段。

动态三维成像（dynamic three-dimensional imaging，Dynamic 3D）可以显示大血管的起源、位置、方向及前后左右关系，观察有无缺损并判断缺损部位、形态大小。动态三维成像是唯一能在实时状态下观察肿瘤所占据的空间位置、内部结构及周边关系，并且具有无创伤性，无需三维重建，节省了时间，提高了工作效率以及诊断的准确性。在腹部肿瘤诊断中，可以根据肿瘤内部血管三维超声彩色能量图像，显示血管走形、分支及分布范围，根据血管分部的情况判定肿瘤的良恶性。

三维超声实时体积自动分析（virtual organ computer-aided analysis，VOCAL）技术是在实时三维图像的基础上，应用虚拟技术将三维图像虚拟为立体模型，并在手动条件下观察立体模型，现阶段实时三维超声VOCAL技术在临床上尚未广泛应用，但随着三维超声技术的不断发展普及和提高，动态三维超声诊断技术在临床诊断中将起到重要作用。

宽景超声成像（ultrasound extended-filed-of-view imaging，EFOV）技术又称超宽视野成像、拓宽视野成像或全景超声成像技术（panoramic ultrasound imaging techology），它是通过探头的移动获取一系列的二维切面图像后，利用计算机重建将这一系列二维图像拼接成为一幅连续超宽视野的切面图像。EFOV可以提供更好的结构层次与空间关系，清晰地显示病变位置、大小、范围、内部回声及其毗邻，定量并准确地测量脏器大小以及体积较大的病灶，较好地展示和延伸管道结构。随着计算机技术的不断发展，EFOV在图像重建、配准及融合算法上面有着长足的进步，也使得EFOV的准确性及还原性不断提高，完全有理由相信EFOV具有极大的发展潜力及良好的应用前景，而且其结合常规实时灰阶和彩色多普勒超声会使现代超声诊断技术更趋完善。对疾病的早期诊断有着重要的作用，同时也对超声CT的研究奠定了基础。

超声分子影像（ultrasound molecular imaging）是通过将目的分子特异性抗体或配体连接到声学造影剂表面，构筑靶向声学造影剂，使声学造影剂主动结合到靶区，进行特异性的超声分子成像的一种新的超声影像技术。超声分子成像不仅可以更早的地发现和确定疾病，对疾病的治疗效果直接做出细胞及分子水平的评价，而且可以通过靶向微泡造影剂携带药物与活体细胞结合，用作分子成像与治疗。用超声辐照微泡对小鼠皮下H22肝癌移植瘤进行治疗，采用免疫组织化学SP法检测血管内皮生长因子（vascular endothelial growth factor，VEGF）蛋白表达，发现与单纯使用超声治疗组相比，肿瘤体积缩小，VEGF蛋白表达减低。

随着纳米级超声造影剂、高分子材料超声造影剂等新型造影剂的制备材料和方法的不断完善，以及各种高灵敏度超声造影技术的发展，超声分子影像技术必将会在疾病的早期诊治中做出巨大贡献。

介入性超声（interventional ultrasound）是在实时超声引导或监视下，完成各种穿刺活检、肿瘤消融、超声造影以及抽吸、置管、注药等操作，以达到诊断或治疗的目的。从超声技术发展的新概念上讲，还应包括术中超声（intraoperative ultrasound，IOUS）、腔内超声（intraluminal ultrasound）、微泡造影增强超声（contrast-enhanced ultrasonography，CEUS）、肿瘤的热消融和化学消融以及高强度聚焦超声（high-intensity focused ultrasound，HIFU）治疗等。

另外，值得关注的是多模态分子影像技术得了进一步发展，其在肿瘤早期诊断中的应用，主要以荧光分子探针为基础，合成多功能靶向探针，结合光学成像与MRI、PET等检测手段，进行肿瘤轮廓的界定、组织学成像分析、三维立体成像等，以实现多模态分子影像技术对肿瘤及癌前病变的早期诊断，多模态造影剂主要集中于超顺磁性纳米材料的MRI阴性造影剂的研究。

综上,尽管医学影像检查技术的成像原理和方法不同,诊断价值与限度亦各异,但都能使人体内部结构和器官形成影像,从而了解人体解剖与生理功能状况以及病理变化,以达到诊断的目的。CR/DR、DSA和CT都是借助人体组织和器官对X线的吸收差异,通过探测穿透人体后的剩余射线,将模拟信息变为光电数字信号通过计算机处理让人体组织和器官变成可以观察的影像。MRI则是利用人体组织和器官所含氢质子密度的不同,经外磁场磁化产生的磁矢量和磁矩的大小不同,用射频脉冲激发后磁矢量发生偏转,发射的相应电磁波在接收线圈内产生感应电流,这个随时间波动的电流即MR信号输入计算机系统而成像。它不仅可提供解剖形态信息,还可提供新陈代谢,生理功能等信息。USG是利用一种机械振动的弹性波-声波,当它穿过人体到达体内,由于不同的组织和器官对声波的折射率不同而发生反射,然后接收反射波由计算机合成成像。γ-闪烁成像、SPECT和PET是将放射性同位素注入人体产生射线,不同的组织对同位素浓聚程度不同,因此放射出的射线的强度就不同,通过测量放射出的射线强度可以得到放射性同位素在人体器官中的分布图像。

应当指出,数字成像技术是一种新兴的成像技术,诸种技术和方法各有优势与不足,并非一种成像技术可以适用于人体所有器官的检查和疾病诊断,也不是一种成像技术能取代另一种成像技术,而是相辅相成、相互补充和印证。在选用时要权衡利弊,进行首选和综合利用。一般在能正确诊断的前提下,应选用方便、对患者安全、痛苦少的非损伤性和检查费用低的成像技术和检查方法。

由此可见,医学影像检查技术的发展十分迅速,对某一类疾病或某一种疾病,我们可以运用不同的成像技术进行检查,即使同一种技术也可以使用不同的检查方法。对于不同解剖部位或不同系统的显示,各种成像技术的适用范围和显示效果也相差迥异;同一种检查技术的不同检查方法,其适用范围和显示效果也存在很大的差异。所以对常见疾病的检查技术和方法地运用催生了比较影像技术学的产生,比较影像技术学就是通过比较分析,探讨常用疾病的首选检查方法,从而希望使疾病的检查技术和方法更为标准化、规范化。

第二章　颅　脑　疾　病

第一节　颅脑疾病影像学检查新进展

医学功能影像领域各种新技术层出不穷,已成为多学科交叉的研究热点,特别是 CT、MR 成像技术飞速发展,改变了中枢神经系统疾病的诊断现状。后高端的 64 排 CT 大量涌现,在不降低图像质量的同时,极大地降低了辐射剂量;MRI 新技术如磁共振血管成像、灌注成像、功能成像、弥散加权成像、张量成像以及波谱分析和代谢物浓度测定等的开发不仅可以更好地显示病变的形态学变化,而且还可以反映组织的功能性变化。作为影像医学工作者应主动适应新世纪相关影像设备、技术发展带来的机遇和挑战,不断丰富和拓展自身知识深度、广度,更多地接受、运用新技术,才能使自己立于不败之地。

一、CT 新技术

(一) 脑 CT 血管造影(computered tomography angiography,CTA)

国内外众多文献认为,64 层螺旋 CT 血管成像结合先进的减影技术能无创、快速、有效地诊断常见脑血管疾病,特别是比较少见的脑静脉系统疾病,其诊断准确率高,结合常规 CT 检查能为临床提供全面的信息,可作为脑血管疾病患者的首选检查方法。

采用 64 排 CT 先行颅脑平扫,再行 CTA 容积扫描,利用减影技术除去颅底骨和颈椎对血管观察的影响,得到类似 DSA 的清晰血管成像,利用图像后处理软件(MIP 和 VR)立体、多方位地重建、重组成像,避免人工去骨结构可能对图像的影响,使图像更准确可靠。

(二) 脑 CT 灌注成像(computered tomography perfusion,CTP)

该检查主要应用于急性脑缺血患者或超急性脑缺血患者的早期诊断。24h 内脑梗死在普通 CT 上可能是阴性结果,CT 灌注成像则可以更早发现缺血病灶,并显示病灶的部位、形态、范围及程度,而且可以证实脑缺血半暗带的存在。

选择一个可能发生梗死的层面,静脉注射对比剂,通过对选定层面连续多次扫描获得每一像素的时间密度曲线,根据不同的数学模型计算出各像素的脑血流图(cerebral blood flow,CBF)、脑血容量图(cerebral blood volume,CBV)、对比剂平均通过时间图(mean transit time,MTT)和对比剂峰值时间图(time to peak,TTP)。另外 CT 灌注成像可以通过对时间-密度曲线和相对脑血容量(relative cerebral brain volume,rCBV)的综合分析来反映脑肿瘤血管的情况。

(三) 宝石能谱 CT

能谱 CT 应用于临床实现了 CT 成像技术质的突破,它将能量分辨率和化学分辨率的概念引入 CT 成像,可以同时提供单能量图像和基础物质密度图像,为我们进行脑血管病的影像学研究提供了更高的技术平台。CT 能谱成像在脑血管方面应用的贡献主要包括以下几方面:降低辐射剂量、降低后颅窝伪迹、去除金属伪影利于小动脉瘤夹闭术后的 CT 血管成像复查、容积螺旋穿梭扫描技术获得四维 CTA 图像和全脑 CT 灌注等。

容积螺旋穿梭扫描技术能获得全脑的灌注 CT 成像(CTP),有助于术前快速、准确评估烟雾病,结合重建的 4D-CTA 原始图及 VR、M IP 图可全面评价烟雾病患者术前血管狭窄程度、侧支循环形成及脑灌注情况。4D-CTA 与全脑 CTP 联合还可以作为颅内肿瘤、血管性病变手术血管选择的依据。VHS 技术在术后吻合血管通畅性及灌注改善情况的评价中也具有极大价值。

(四) 640 层动态容积能谱 CT

640 层动态容积能谱 CT 因为拥有 160mm 宽的探测器,任何脏器(除了成年人肺部)用非螺旋轴扫模式均可以一圈完全覆盖。在扫描床不动的情况下,一圈完成头颅扫描,同时采集由动脉至静脉全期像血流过程,经 4D-DSA 后处理技术动态观察血流情况以及病灶的供血对病灶进行术后评价,利用此种检查方法和后处理技术可以清楚显示血管的变异,明确血管的起源,无一漏诊。通过 4D-DSA 动态观察血流状况,能动态观察血管的狭窄、闭塞及血管畸形、动脉瘤等情况,得到与 DSA 数字造影同样的动态图像,而且可以观察血管与脑组织之间的解剖关系,为临床提供手术的入路。并且能够观察到静脉窦血栓情况和上矢状窦炎性血栓形成后静脉侧支建立情况,与其 DSA 图像相当,而且可以观察与颅骨的解剖位置关系,明确与哪支静脉形成侧支循环。

二、磁共振新技术

(一) 磁共振血管成像(magnetic resonance angiography,MRA)

磁共振血管成像已是各类型 MRI 设备的常规功能。目前常用的非增强 MRA 有 2 种,即时间飞跃法(TOF)和相位对比法(PC),有二维和三维采集方式。目前 3D-TOF 技术在头颈部血管成像中广泛运用,PC 技术可用于脑动脉瘤。但在遇到不同血流类型,非增强 MRA 则有一定的局限性。采用一些新技术可以弥补非增强 MRA 技术的不足,但不可避免地存在血流相关伪影。

对比增强磁共振血管造影(contrast-enhanced magnetic resonance angiography,CE-MRA)是近年来发展起来的一种新的 MRA 方法,它应用快速成像技术进行大剂量造影剂对比增强 MRA,在一次屏气时间完成扫描。主要用于小血管、生理运动区血管(屏气扫描)、搏动、迂曲等复杂血管、区分动脉、静脉、动静脉畸形(arteriovenous malformation,AVM)、动静脉漏(arteriovenous leakage,AVL)等。用造影剂团注跟踪法可做动态扫描,MRA 正逐渐替代常规的颅脑 X 线血管造影。三维动态对比增强磁共振血管造影(three dimensional dynamic contrast-enhanced magnetic resonance angiography,3D DCE MRA)基本克服了非增强 MRA 技术的缺点,提供了高质量的血管影像,成为一种无创伤性评价颅内静脉系统病变的新技术。3D DCE MRA 能较好地显示静脉、静脉窦血栓,还能显示 2D TOF 不能显示的静脉窦闭塞后代偿的皮层侧支引流静脉,发育不良的静脉窦在 2D TOF 上表现为信号缺失,3D DCE MRA 能清晰显示窦腔狭小但仍通畅,窦壁尚光整,可与血栓鉴别。对于窦旁脑膜瘤侵犯上矢状窦致慢性闭塞的病例,3D DCE MRA 能无创伤性评价上矢状窦受侵的部位、范围、残留窦腔是否开放以及皮层静脉是否受侵,对于术前制订手术方案有重要指导意义。3D DCE MRA 能显示中至高流量的硬膜动静脉瘘中静脉窦的早期充盈,能同时显示 3D TOF 不能显示

的逆向引流的皮层静脉及闭塞的静脉窦。3D DCE MRA 还能显示 DSA 上可显示的所有动静脉畸形。

(二) 磁共振灌注成像(perfusion weighted imaging,PWI)

磁共振灌注成像是反映组织微血管血流灌注情况,评估局部组织活力及功能的磁共振成像技术。磁共振灌注成像根据示踪剂不同,可以分为利用外源性示踪剂(顺磁性造影剂)产生灌注成像的动态磁敏感对比和利用内源性示踪剂(自身血流)产生灌注成像的动脉自旋标记。

1. 动态磁敏感对比(dynamic susceptibility contrast,DSC),是经静脉团注造影剂,利用快速扫描序列进行连续多层面多次成像,获得一系列动态图像,然后通过工作站绘制信号强度-时间曲线,获得局部相对脑血容量(rCBV)、局部相对脑血流量(rCBF)、造影剂平均通过时间(MTT)等反映血流动力学的指标。可用于脑梗死的早期诊断,评价脑功能的灌注情况等。PWI 可早期发现急性脑缺血灶,观察血管形态和血管化程度,评价颅内肿瘤的不同类型。

2. 动脉自旋标记(arterial spin labeling,ASL)技术作为一种完全非侵入性、不用注射对比剂的新的灌注成像方法逐渐应用于临床。急性脑卒中患者早期表现脑缺血,ASL 可以清晰地显示脑组织灌注缺损或低灌注区。在显示血流量(cerebral blood flow,CBF)的改变方面,ASL 与 DSC 具有可比性,与 DWI 相结合可成为脑卒中早期诊断和早期指导治疗的重要手段。测定肿瘤血流量对肿瘤分级及评价肿瘤的治疗效果非常重要,肿瘤周围水肿区血容量(cerebral blood volume,CBV)的差异可以反映肿瘤的生长方式。病理检查显示转移瘤周围的血管性水肿仅有组织间隙水分的增加而无肿瘤组织的浸润,水肿区 rCBV 降低,与水肿压迫毛细血管有关;而胶质瘤周围存在血管源性水肿和不同程度的肿瘤细胞浸润,常有血流量的增加。利用 ASL 通过测量治疗前后 rCBF 的变化,可以区分坏死或复发,间接反映肿瘤的预后情况。ASL 与 DSC 相比,有以下 2 个优点:ASL 不用注射对比剂、完全为非侵入性的方法。对于有出血、钙化或位于颅底的病变,ASL 测量数据稳定,明显优于 DSC。而 ASL 技术的缺点是,时间和空间分辨力相对较差。

(三) 血氧水平依赖性成像(blood oxygen level dependent imaging,BLOD)

血氧水平依赖性成像属于功能成像(functional magnetic resonance imaging,fMRI),其原理为通过外在的刺激增加脑局部的血流量,由于局部脑组织耗氧量增加不明显,使得脑局部氧血红蛋白数量相对增多,由于去氧血红蛋白 T2WI 或 T2* WI 比氧血红蛋白

T2WI 或 T2*WI 短,并且去氧血红蛋白具有强顺磁性,可在血管周围产生不均匀磁场,使局部组织质子相位分散加速,因此使用顺磁性 EPI 序列扫描,可在 T2WI 或 T2*WI 加权图像上,显示局部 MR 信号增强。

临床应用上已从简单地显示视觉、听觉、肢体运动在皮层功能区信号的变化,向更高级的语言信号在皮层功能区引起的 MR 信号改变发展。目前正在研究嗅觉的皮层功能定位与吞咽功能的研究。氧饱和度的测量、组织灌注和局部血流的测量等,这几方面的功能也在进一步完善。脑 fMRI 检查:目前更多的仍在研究阶段,用以确定脑组织的功能部位。fMRI 检查:可协助脑外科医生制定手术计划,避免术中损伤皮层;对卒中患者中枢损害及功能重组情况的评估,以及精神疾病神经活动的研究等。综上,脑功能成像在脑疾病诊断应用上有很大的开发潜力。

(四) 弥散加权成像(diffusion weighted imaging, DWI)

水分子在体内的随机热运动(布朗运动)即为弥散,磁共振是目前检测人体内水分子弥散的唯一方法。弥散加权成像是在原有脉冲序列的基础上加一对梯度脉冲,对于静止水分子磁共振信号不降低,弥散水分子磁共振信号降低。影响弥散信号的因素主要有 b 值、表观弥散系数(apparent diffusion coeffieient, ADC)、各向异性、T2WI 穿透效应等,其中表观弥散系数(ADC)反映体内水分子在各个方向上弥散的平均值,水分子弥散越明显 ADC 值越高。

对于缺血性脑梗死的早期诊断,用常规成像序列(SE 或 CRE)检查时,一般需要发病 6h 后方能检测到病理变化,而弥散加权成像检查则在发病后 20~30min 甚至更短的时间内即可见到局部的扩散作用减低,呈现相应的病理 MR 信号。DWI 还用于鉴别诊断表皮样囊肿和蛛网膜囊肿,蛛网膜囊肿手术后软化灶及表皮样囊肿在磁共振常规扫描序列中信号变化均与脑脊液一致,部分病例从解剖部位和形态学上仍无法明确诊断,在磁共振弥散加权序列中蛛网膜囊肿的表观弥散系数值与静止水相似,而表皮样囊肿的表观弥散系数值与脑实质相似。近来,DWI 技术也被用于脑肿瘤的研究,通过表观弥散系数能可靠地鉴别肿瘤组织、瘤周水肿、肿瘤坏死、囊变及正常组织。增强的肿瘤组织表观弥散系数值较低,而囊变坏死区表观弥散系数值增高,表观弥散系数值有助于鉴别肿瘤囊变坏死区及肿瘤实质。在肿瘤研究中,DWI 最重要的研究趋势是定量测量技术,准确地判断肿瘤的级别,对指导、判断预后有重要的临床意义。另外,DWI 能比常规 MR 更早、更准确地发现弥漫性轴索损伤(diffuse axonal injury, DAI)病灶的变化。DAI 的病灶均表现为 DWI 高信号,ADC 值

减低;对多发性硬化急慢性病灶进行鉴别,急性硬化斑在 DWI 和 e 指数 ADC 图呈高信号,而慢性病灶在 DWI 上及 e 指数 ADC 图上均未见高信号。

(五) 扩散张量成像(diffusion tensor imaging, DTI)

扩散张量成像是最近二十年发展起来的一项磁共振新技术,它是在弥散加权成像的基础上增加 6~55 个采集方向,最高可达 10 000 个方向,同时反映弥散运动的快慢和各向异性,而 DWI 只反映了弥散运动的快慢。因此,DTI 在显示水分子的弥散特性上比 DWI 更全面准确。DTI 常用的参数有分数各向异性(fractional anisotropy, FA),其反映了水分子各向异性成分在整个扩散张量中的比例,其值与髓鞘的发育、白质纤维的排列相关。DTI 序列处理后可得 FA 图、彩色编码张量图、扩散张量纤维束示踪成像(diffusion tensor fiber bundle tracer imaging, DTT)。

由于采集方向增加和分辨力提高,已可获得三维的白质纤维束图像。现在可应用扩散张量成像对脑白质病变进行定量分析和诊断,如白质纤维束微细结构改变(纤维束的密度、髓鞘的厚度、走行的一致性)和各向弥散的早期受损。动态显示并监测脑白质的生理演变过程,而白质纤维束在脑功能的实现中起着非常重要的作用。DTI 可以发现发育过程中大脑组织的结构变化,对临床评价大脑成熟性有一定价值。对缺血性脑卒中、脑白质病、变性疾病、感染性病变、肿瘤性病变等都有一定诊断价值。DTI 成像可以显示患有痴呆和神经退变性疾病患者的额外异常。一个对早期帕金森病患者的研究中显示黑质各向异性减少,但是壳核和尾状核各向异性正常。在阿尔茨海默病和雷维小体痴呆患者中,胼胝体和额、颞、顶部的白质扩散增加、各向异性减少,但是只有后者枕叶也受累。DTI 成像显示精神病患者白质的异常同神经精神试验的行为相关。许多研究表明在脱髓鞘疾病中扩散增加、各向异性减少,且其随对比增强的类型和程度变化而变化。脑卒中患者早期应用 DTT 显示由于急性缺血导致感觉运动通路的受累,其与临床症状紧密相关。用 DTT 分析癫痫患者的语言中枢,有利于为术中导航图提示有说服力的白质位置。DTT 还被用于决定是否癫痫发作病灶累及到视放射,其结果同皮层视觉激发潜力试验相一致。DTI 成像及 DTT 还被用于感染性和外伤性疾患中,其可识别 FA 值及 ADC 值的异常,并能显示外伤后纤维束的完整性和连接性方面的改变。

(六) 扩散峰度成像(diffusion kurtosis imaging, DKI)

扩散峰度成像反映的是生物组织的不均匀性对水分子扩散的影响。肿瘤微环境、创伤后组织引起更多组织微结构改变,形成组织不均质区域,水分子扩散位移偏离,引起峰度系数改变。相比于 ADC 和 FA 值,平

均峰度对水分子扩散受阻情况进行量化分析,同时径向峰度和轴向峰度也是 DKI 的量化指标。扩散系数和峰度系数定量反映水分子扩散受限情况以及组织复杂度,通过量化真实水分子的扩散位移与理想高斯分布水分子扩散位移的偏离,表征水分子扩散受限的程度以及扩散的不均质性,进而反映组织异常区域。同时,随着 b 值的增加,组织的不均匀性对扩散的影响增加,水分子运动的非高斯效应更明显,常用 2000s/mm^2。

DKI 技术是 DWI 技术发展的延伸,传统弥散序列多反映的是水分子正态分布的扩散运动情况,然而由于水分子环境的差异性,扩散的正态分布被破坏,DKI 技术则描述了水分子非正态分布的扩散运动。其在 DWI 的基础上施加多个方向的扩散敏感梯度,通过最小二乘法沿各扩散方向拟合得到扩散系数和峰度系数。

（七）磁共振波谱（magnetic resonance spectroscopy, MRS）

常规 MRI 是研究人体器官组织形态的病理生理改变,而磁共振波谱研究人体细胞代谢的病理生理改变。在许多疾病中,代谢改变先于病理形态改变,而 MRS 对这种代谢改变的潜在敏感性很高,故能提供信息以早期检测病变。目前,MRS 作为无创伤性地研究人体器官组织代谢及生化改变,进行化合物定量分析的方法,广泛用于肿瘤、缺血性脑卒中、脑出血、老年性痴呆、新生儿重症监护、脑外伤的预后、脑白质病变、感染性疾病以及艾滋病的临床和基础研究中。

^{1}H-MRS 的临床应用,主要是颅脑 MRS 检测。NAA 峰下降,在脑肿瘤及脑缺血缺氧中常见,而脑膜瘤 NAA 几乎缺失。脑肿瘤中 NAA/Cho 下降,恶性较良性肿瘤其比值下降更明显。Lac 为糖酵解终产物,化学位移在 1.32ppm 可形成双峰,各种疾病导致脑缺血缺氧时,Lac 峰均可发生相应变化。^{31}P-MRS 广泛用于研究活体组织能量代谢和生化改变,婴幼儿脑瘤中 Pcr/Pi 下降,PME 升高,pH 值正常或改变。随着高场强 MRI/MRS 一体化装置的问世,MR 扫描速度的提高及功能的完善,MRS 除了应用于临床医学研究,必将在疾病诊治中发挥越来越重要的作用。

（八）磁共振弹性成像（magnetic resonance elastography, MRE）

磁共振弹性成像是一种特殊的磁共振技术,通过评价机械波在组织中的传播,从而提供关于组织弹性的信息。在大多数疾病中,组织的弹性会发生改变,如恶性肿瘤会导致组织弹性的增加,这些特点使 MRE 在疾病诊断方面的应用成为可能。利用磁共振弹性成像技术评价脑组织的力学特性是另一个研究热点,脑组织的弹性模量具有很高的诊断潜能,因为它可能与一些疾病相关,如阿尔茨海默病、脑积水、脑肿瘤以及多发硬化等均可能会引起脑组织弹性的变化。脑组织弹性模量很难通过以超声为基础的技术获得,而磁共振弹性成像技术则可以对脑组织的弹性模量进行定量的测量。

（九）磁共振磁化传递成像（magnetization transfer imaging, MTI）

磁共振磁化传递成像是在常规脉冲前施加偏共振频率饱和脉冲,使大分子的结合水达到饱和磁化状态,在机体内自由水与结合水进行着动态交换,从而结合水将饱和磁化状态通过化学交换传递给自由水,产生信号来成像。MTI 主要特点是增加对比度和提高组织特征。

磁化传递对比时间飞跃法 MRA（magnetization transfer contrast time of flight MRA, MTC-TOF-MRA）是一种较新的 MRI 技术,它可以充分抑制背景组织信号使末梢血管清晰可见。另外,MTI 技术能提高钆（Gd-DTPA）的增强作用,增加小病灶和多发肿瘤的检出率。脑内的磁化传递效应与卵磷脂、胆固醇、脑苷脂含量有关,因此 MTI 技术可用于神经系统疾病的定量定性分析,目前在多发性硬化和癫痫等疾病的研究中进展较快。

第二节　脑血管疾病

脑血管病是各种原因引起的单一或多处脑血管损伤及其导致的暂时或永久性脑功能障碍的一组疾病,是导致人类死亡的三大疾病之一。脑血液供应来自两个动脉系统:颈内动脉系统和椎动脉系统,这两个独立的供血系统存在广泛的侧支循环,其中最重要的是脑底动脉环（willis 环）。脑组织的静脉回流主要是通过浅静脉和深静脉,经各静脉窦汇集到颈内静脉。

一、脑　梗　死

【概述】

脑梗死（cerebral infarct）又称缺血性脑卒中,是指血管狭窄或闭塞而导致相应脑组织缺血、缺氧性坏死。绝大多数为缺血性梗死,少数梗死继发出血形成出血性梗死,其中脑血栓形成是脑梗死最常见的类型,约占全部脑梗死的 60%,脑梗死可发生于任何年龄的人群,但绝大部分在 40 岁以上,最多见于 50～60 岁。据其病因及发病机制,脑梗死分为脑血栓形成性脑梗死（cerebral thrombosis）、栓塞性脑梗死（cerebral embolism）和腔隙性脑梗死（lacuna infarct）。其中脑血栓形成性脑梗死最常见。

【局部解剖】

脑位于颅腔内,分为大脑、间脑、中脑、脑桥和延髓。通常把中脑,脑桥和延髓合称为脑干。延髓是脊髓的延续,在腹侧面与脑桥间有桥延沟相分隔,脑桥上端与中脑和大脑相连的脊髓的中央管开放形成延髓、脑桥和小脑间的共同腔室(第四脑室)。中脑的导水管上通间脑的第三脑室,下通第四脑室。导水管的背侧为四叠体的上丘和下丘,腹侧为中脑的被盖和大脑脚,自室间孔至视交叉前部的连线,为间脑和大脑的分界线,自后连合到乳头体后缘的连线为中脑和间脑的分界线,大脑分为左右二个半球,半球内的室腔为侧脑室,大脑半球被覆灰质,称大脑皮质,其深方为白质,又称髓质,髓质内的灰质团为基底神经节。

　　间脑位于中脑之上,尾状核和内囊的内侧,分为丘脑、丘脑上部、丘脑下部、丘脑底部和丘脑后部五部分。脑干包括中脑、脑桥及延髓。延髓尾端在枕骨大孔与脊髓接续,中脑头端与间脑相连,延髓和脑桥卧于颅底的斜坡上。小脑位于颅后窝内,其上面借小脑幕与大脑的枕叶相隔。小脑借上、中、下三对脚与脑干相连,上脚与中脑被盖相连,中脚与脑桥基底部相连,下脚与延髓相连,可分为小脑蚓部和半球部(图2-2-1)。

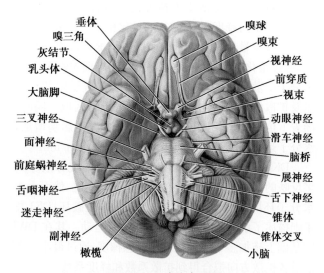

图 2-2-1c　端脑底面观

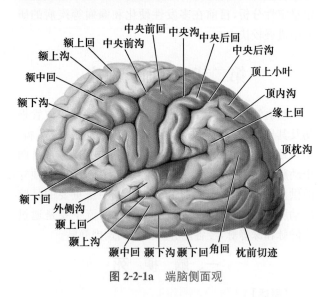

图 2-2-1a　端脑侧面观

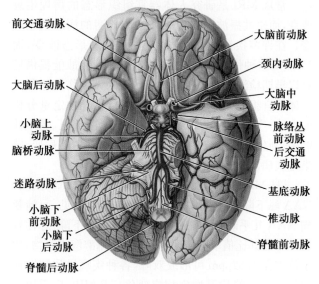

图 2-2-1d　底面观部分动脉血管

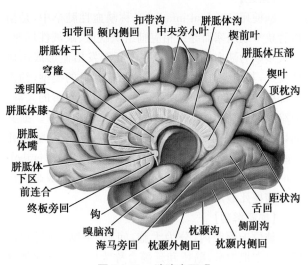

图 2-2-1b　端脑内面观

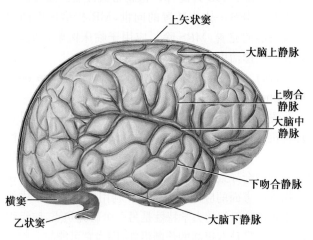

图 2-2-1e　侧面观部分静脉血管的分布

【临床表现与病理基础】

脑梗死的临床表现取决于梗死的部位、大小、梗死的类型；典型的表现为无意识障碍和头痛呕吐等颅内高压症状并出现相应动脉支配区的神经功能障碍，如失语、偏瘫、偏盲、偏身感觉障碍等。

脑梗死发生率在颈内动脉系统约占80%，椎-基底动脉系统约为20%。闭塞好发的血管依次为颈内动脉、大脑中动脉、大脑后动脉、大脑前动脉及椎-基底动脉等。

脑缺血病变的病理分期：超早期(1～6h)：病变脑组织变化不明显，可见部分血管内皮细胞、神经细胞及星形胶质细胞肿胀，线粒体肿胀空化；急性期(6～24h)：缺血区脑组织苍白伴轻度肿胀，神经细胞、胶质细胞及内皮细胞呈明显缺血改变；坏死期(24～48h)：大量神经细胞脱失，胶质细胞坏变，中性粒细胞、淋巴细胞及巨噬细胞浸润，脑组织明显水肿；软化期(3日至3周)：病变脑组织液化变软；恢复期(3～4周后)：液化坏死脑组织被格子细胞清除，脑组织萎缩，小病灶形成胶质瘢痕，大病灶形成脑卒中囊，此期持续数月至2年(图2-2-2)。

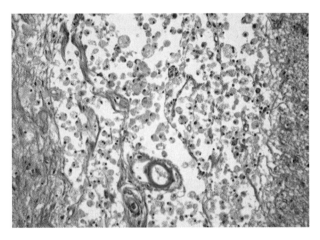

图2-2-2 脑梗死病理表现

【影像学表现】

超早期(6h内)表现：细胞毒性水肿，CT一般无改变，偶见灰白质分界模糊。MRI常规检查敏感性差，有时仅T1WI发现病变处脑回略有肿胀。弥散加权(DWI)能较早检出病灶，呈明显高信号。

急性期(6～24h)表现：进行性脑水肿，髓鞘脱失，血脑屏障破坏；80%病例CT异常低密度灶，无或有轻微占位效应，脑沟消失(图2-2-3)；MRI显示长T1WI、长T2WI信号，出现轻度占位效应，增强扫描可见脑膜强化。DWI显示明显高信号。

亚急性期(1～7d)表现：占位效应在此期最重，可有脑疝；98%病例CT异常低密度占位性病灶；MRI仍显示长T1WI、长T2WI信号，DWI仍为高信号。

稳定期(7～14d)表现：病灶中心坏死，周围血管新生，血脑屏障通透性增大，此期也最易出现梗死后出血。CT显示水肿减轻，占位效应减轻，若出血则显示为片状或点状高密度灶，对比增强显示脑回强化；MRI显示更长的长T1WI与长T2WI信号。

慢性期(2W以后)表现：液化坏死脑组织被清除，脑组织萎缩，小病灶形成胶质瘢痕，大病灶形成脑卒中囊，此期持续数月至2年。CT示边界清楚的低密度区，对比增强脑回状强化持续较长时间。MRI显示为长T1WI与长T2WI信号，胶质增生在T2WI FLAIR序列上显示为高信号(图2-2-4)。

脑动脉闭塞性脑梗死：

CT表现：平扫表现为脑梗死在24h内CT检查可不被发现，或仅显示模糊的低密度区。24h后，可显示低密度区，其特点是低密度区的范围与闭塞血管供血区相一致，同时累及皮层和髓质。大的梗死灶可有占位效应。脑梗死一个月以后，可出现脑萎缩。CT增强表现：由于血脑屏障破坏、新生毛细血管和血液灌注，可出现强化，大多数为脑回状、条状、环状或结节状。

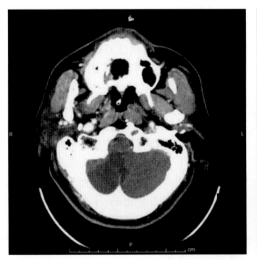
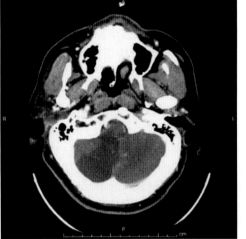

图2-2-3 脑梗死CT影像表现

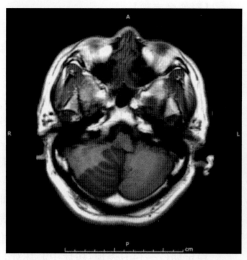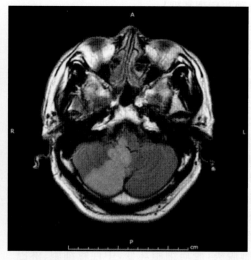

图 2-2-4　脑梗死 MR 影像表现

MR 表现为长 T1WI, 长 T2WI 信号

MR 表现:在梗死的 6h 内,MR 弥散成像可发现高信号,对早期诊断具有较高价值。此后,T1WI 与 T2WI 弛豫时间延长。

腔隙性脑梗死:

CT 表现:基底核区或丘脑区类圆形低密度影,边界清楚,可多发,无明显占位效应。4 周左右形成脑脊液样低密度软化灶,同时出现病灶附近脑室扩大、脑沟、脑池增宽等局部萎缩性变化。

MR 表现:比 CT 更敏感,病灶呈长 T1WI、长 T2WI 信号,没有占位现象。

【首选检查】

对于急性卒中患者,CT 是头颅首选检查手段。而对于急性期及超急性期脑梗死诊断和鉴别诊断首选 MRI 的弥散加权成像。

扫描前准备:向患者说明扫描床移动和机架倾斜的安全性,去掉头上的发夹、耳环、活动义齿等,不合作患者 CT 扫描前应做镇静或麻醉处理。需增强扫描的患者,先建立静脉通道,向患者做好解释工作,消除顾虑和紧张情绪。

检查技术:患者仰卧、头先进,呈标准解剖学姿势,尽量将听眦线与检查床垂直,身体正中矢状面和检查床的正中矢状面重合。扫描基线一般为听眦线,从颅底扫描到颅顶,层厚、层距一般为(10mm、10mm),螺距为 1,一般扫描 16 层,头部扫描一般都是采用逐层扫描,不用螺旋扫描。增强扫描,一般用药 1ml/kg,注射流率:3ml/s,延迟 50～60s。也是逐层扫描,从颅底到颅顶,层厚、层距也为(10mm、10mm)螺距为 1,若病灶较小也可对病灶区域做薄层扫描(5mm、5mm),扫描层数视病灶大小情况而定,以扫描完病灶为原则。

【检查方法分析比较】

脑血管造影检查:DSA 可显示动脉闭塞和狭窄的程度,但属有创性检查。

CT 检查:起病 24h 内 CT 表现图像无改变,但可用于与脑出血的鉴别诊断以及为能否溶栓治疗提供依据,对于急性卒中患者,头颅 CT 是首选的检查手段。

磁共振检查:弥散加权成像能较早检查病灶,特别是脑干、小脑梗死及小灶梗死,功能性 MRI 对超早期溶栓治疗提供了科学依据,所以功能性 MRI 是脑梗死的重要检查手段。

二、脑　出　血

【概述】

脑出血是指颅内血管病变而非外伤的原因而引起的脑内的出血;其病因包括高血压、动脉瘤破裂、梗死后出血、脑血管畸形、恶性肿瘤、炎症、淀粉样血管变性等,其中高血压是成年人脑内出血的最主要、最常见的原因。其发病率在脑血管病中仅次于脑梗死,死亡率在脑血管病中居首位,其发病率和死亡率随年龄增大而增加。

【局部解剖】

局部解剖见图 2-2-1。

【临床表现与病理基础】

临床表现差别较大,主要取决于出血部位和出血量;出血引起的水肿和颅内高压表现为剧烈头痛、呕吐、嗜睡和昏迷;出血破坏局部的脑实质而出现偏瘫、失语和感觉障碍等。高血压所致的脑出血多发生在基底节区;动静脉畸形多发生在脑叶和小脑;淀粉样血管变性多发生在脑叶。脑出血多为单发,有占位效应引起颅内压增高、脑组织移位而形成脑疝;同时脑出血的病理变化是动态变化的,主要表现为以下几个过程。

超急性期(4～6h):红细胞结构完整,含丰富的氧合血红蛋白;同时凝血因子启动部分血凝块形成;血肿周围轻度水肿。

急性期(7～72h):红细胞细胞膜未破裂,但形状不规则,其内含的氧合血红蛋白变为去氧血红蛋白;血肿形成血凝块;血肿周围水肿加重。

亚急性期(3d~2W):亚急性早期红细胞细胞膜未破裂,其内的去氧血红蛋白变为正铁血红蛋白;亚急性晚期红细胞破裂,正铁血红蛋白释放到细胞外;以上两个过程都是从血肿周边向中心发展。同时血肿周围发生炎症修复反应和新生毛细血管形成。

慢性期(3W以后):血肿内的红细胞完全溶解,血肿内含均匀的正铁血红蛋白;血肿周围胶质细胞增生以及含有吞噬铁蛋白和正铁血红蛋白的吞噬细胞,毛细血管进一步增生清除血肿,最终小血肿由胶质细胞及胶原纤维填充形成瘢痕,大的血肿则形成囊腔外加致密的胶原纤维包裹(图 2-2-5)。

【影像学表现】

CT表现:急性期(1周内):血肿呈均匀高密度,CT值 60~80HU,呈肾型、类圆形或不规则形,无周围水肿

及占位效应。吸收期(2 周~2 个月):高密度血肿向心形缩小,边缘模糊,周围血肿和占位效应逐渐减轻,增强扫描可见环形强化。囊变期:较小的血肿由胶质和胶原纤维愈合,大的则残留囊腔,呈脑脊液密度,基底核的囊腔多呈条带状或新月状,无周围血肿与占位效应,增强扫描无强化(图 2-2-6)。

MR表现:血肿在不同时期,信号强度不一,与血肿内成分演变有关。超急性期:血肿在 T1WI 呈等信号、T2WI 为高信号。急性期:红细胞内氧合血红蛋白变为顺磁性的脱氧血红蛋白,T1WI 为等或稍低信号,T2WI 为低信号。亚急性期:脱氧血红蛋白逐渐变为正铁血红蛋白,由周边开始,逐渐向内发展,T1WI、T2WI 表现为周边环形高信号,病灶中心低信号。慢性期:血肿由少量正铁血红蛋白和周边的含铁血黄素组成,T1WI 和 T2WI 表现为高信号,血肿周围包绕低信号环,软化灶形成后,血肿呈长 T1WI 长 T2WI 信号(图 2-2-7)。

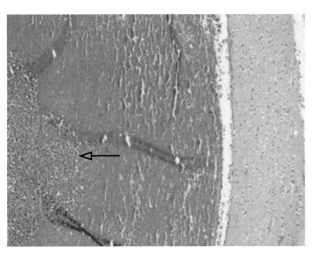

图 2-2-5　脑出血病理表现
病灶位置细胞病理变化如黑色箭头所示

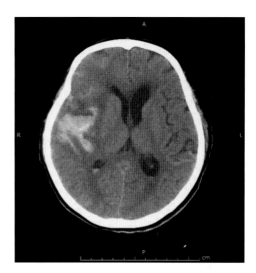

图 2-2-6　脑出血 CT 影像表现

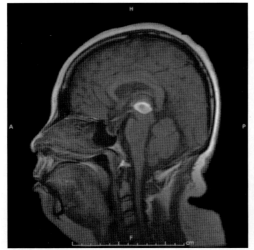
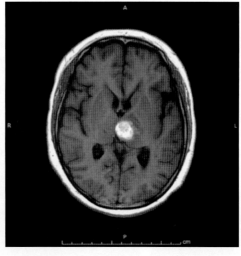

图 2-2-7　脑出血 MR 影像表现
T1WI 表现为环形高信号,血肿中心部位为低信号

【首选检查】

CT 是首选检查手段,检查前准备及检查技术:同脑梗死。

【检查方法分析比较】

脑脊液检查:腰穿对脑出血价值大,但容易诱导脑疝形成;脑血管造影:可发现大脑前中动脉移位,适用于查找出血原因;CT 扫描:能直接显示脑出血的部位和大小,以及有无破入脑室,为治疗方案提供依据;MRI 扫描:对于出血的分期较有价值,但检查扫描时间长,不适用于急性脑出血患者。

三、脑静脉窦血栓形成

【概述】

脑静脉窦血栓形成是指脑静脉窦内形成血栓从而阻塞相应静脉回流的脑血管疾病,发病率较低,好发于儿童和青少年群体。上矢状窦和海绵窦是本病最常受累的部位,其病因主要包括感染性和非感染性因素,其中以感染性原因居多。

【局部解剖】

局部解剖见图 2-2-1。

【临床表现与病理基础】

急性起病多见于外伤和感染,慢性多见于恶病质、营养不良等。常见症状包括颅内高压综合征、癫痫发作、进行性意识障碍及精神异常以及原发病的临床表现。

颅内静脉系统血栓形成是脑血管病的一种特殊类型。病理显示静脉窦内血栓,窦壁可坏死,血液进入到脑组织和脑脊液中,血栓延生到邻近静脉窦可出现窦旁梗死灶;静脉淤血引起脑水肿,颅内高压甚至脑疝形成,同时形成交通性脑积水。

【影像学表现】

CT 表现:可显示出静脉严重回流受阻后并发的脑水肿,主要表现为丘脑、基底节及大脑白质处的低密度。CT 上静脉窦密度增高并可显示脑静脉窦血栓伴发的出血性脑梗死。增强可显示静脉窦内因血流减少而出现的三角形充盈缺损呈"δ",即"空三角征"。

MRI 表现:脑静脉窦血栓的直接征象,表现受累静脉窦闭塞、狭窄、充盈缺损。因静脉窦回流障碍,常见脑表面及深部静脉扩张、静脉血淤滞及侧支循环形成。脑静脉窦血栓 MR 表现与时间关系密切,其信号随血栓形成的时间而变化(图 2-2-8)。

【首选检查】

MRI 检查中的 MRV 技术可以快速、准确评价脑静脉系统的解剖结构,可显示静脉窦血栓形成的部位程度和范围。

扫描前准备:扫描前向患者解释检查过程及可能出现的情况;要求患者摘除所以含金属物品(活动义齿、助听器、发夹、项链等);确保患者无检查禁忌证,提供耳塞,需要增强扫描的患者,扫描前建立静脉通道。

检查技术:体位:仰卧,头先进,正中矢状面垂直床面并与纵向定位线重合,横轴位定位线与双侧听眦线重合。线圈:头线圈或头颈联合线圈。常规扫描序列及参数:①矢状位自旋回波 T1WI 像(Sag SE T1WI):CS;TR/TE:440/minimum full(min full);FOV:24cm×24cm;层厚/层间距:5~6mm/2~2.5mm;矩阵:256×256 或 256×192;激励次数:2NEX;上下视野外预饱和(Sat:SI),频率编码方向为上下方向(S/I);由左至右共扫描 11 层。②轴位自旋回波 T1WI 像(Axi SE T1WI):CS;TR/TE:600/12ms;FOV:22cm×16cm;层厚/层间距:5~6mm/2~2.5mm;矩阵:256×256 或 256×192;激励次数:2NEX;Sat:SI,频率编码方向:A/P;由小脑下缘至颅顶共扫描 16 层。③轴位快速自旋回波 T2WI 像(Axi FSE T2WI):FC;TR/TE:2000~

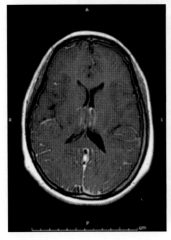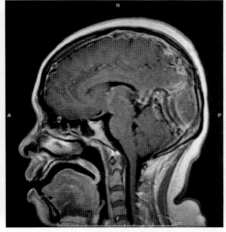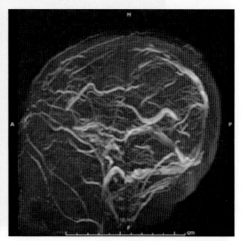

图 2-2-8　脑静脉窦血栓 MR 影像表现

4000ms/80～120ms；回波链长（ETL）：8；FOV、层厚/层间距、预饱和、频率编码方向及扫描线位置与 Axi SE T1WI 相同，矩阵：512×320 或 320×256；激励次数：2～3NEX。④轴位 FSE 液体衰减成像（FSE-FLAIR），参数：采用 FSE-FLAIR 序列，TR/TE/TI：5000～10 000ms/ 120/2200ms；Bdw：15.63；FOV：22cm×16cm；层厚/间距：5～6mm/2～2.5mm；矩阵：256×192；激励次数：2NEX；Sat：SI，频率编码方向：R/L。User CVs：{Minimum Acquisition：2}。其他参数与 FSE T2WI 相同。⑤增强扫描：横轴位，矢状位，冠状位 T1WI1。冠状位或矢状位加脂肪抑制，颅底病变时横轴位压脂。⑥灌注成像（PWI）：常用成像序列参数：GRE-EPI-T2*WI：TR/TE：3000/60s 层厚/层距：10/0mm，对比剂量 0.1～0.2mmol/kg，注射流率：3～7ml/s。⑦特殊扫描技术：头部磁共振静脉血管成像（MRV）及头部弥散加权成像（DWI）。

弥散加权成像（DWI）、扩散张量成像（DTI）、磁共振波谱成像（MRS）、磁敏感加权成像（SWI）以及脑功能成像（fMRI）等。

【检查方法分析比较】

CT 扫描可显示脑表面和静脉窦内出现高密度影和增强扫描产生"空三角征"具有一定的诊断价值。MRI 对血栓形成高度敏感，能较早提出诊断依据，最后确诊依赖于颈动脉造影，它能直接显示静脉窦中断和充盈缺损，也能显示一些较大静脉和静脉窦栓塞，但不能观察所引起的脑组织的改变。MRI 和 CT 能直接显示脑实质改变，也能显示一些大静脉窦的栓塞，其效果不如颈动脉造影，特别是 CT。MRI 扫描的 MRV 技术能提供脑静脉窦血栓形成最准确的解剖结构重建图，是本病的首选检查手段。

四、脑血管畸形

【概述】

脑血管畸形是由先天性脑血管发育异常引起的局部脑血管数量和结构异常的一类疾病，其分类方法迄今为止仍存在争议，主要包括脑动静脉畸形（AVM）、毛细血管扩张症、静脉性畸形、海绵状畸形、海绵窦动静脉瘘、硬脑膜动静脉畸形、软脑膜动静脉畸形、Galen 畸形等，其中 AVM 是颅内最常见的先天性脑血管畸形。

【局部解剖】

局部解剖同图 2-2-1。

【临床表现与病理基础】

临床症状有头痛、癫痫或合并脑出血，表现为剧烈头痛、呕吐、失语和意识障碍。当 AVM 位于海绵窦时可引起突眼和海绵窦综合征；当 AVM 位于幕下时，发生于脑干的出血可引起呼吸骤停；当 AVM 位于脑室

脉络丛时，可反复发生脑室内出血。

AVM 可发生于颅内任何部位，但以幕上居多，病变由一团紧密相连的粗细不等的血管构成，其间可含有部分脑组织、不同时期的出血和营养不良性钙化。邻近的脑组织可发生缺血、梗死。镜下见其内缺乏正常的毛细血管床，血液从供血血管直接流入引流血管，且血管壁发育不全和血管壁不同程度变性，导致反复的出血和脑组织损伤（图 2-2-9、图 2-2-10）。

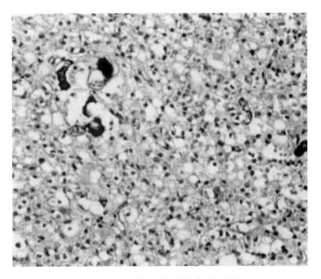

图 2-2-9　脑血管畸形病理表现

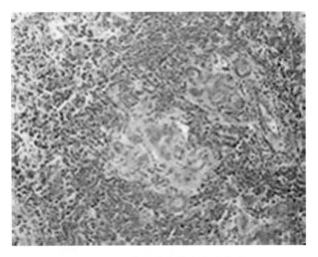

图 2-2-10　海绵状血管瘤病理表现

【影像学表现】

动静脉畸形影像学表现：

X 线表现：脑血管造影是目前诊断 AVM 的金标准。典型表现为：在动脉期可见粗细不等、迂曲的血管团，有时可表现为网状或血窦状，供血动脉多增粗，引流静脉早期显现。在无出血的情况下不出现血管移位等占位征象。

CT 表现：CT 平扫表现为脑表浅部位不规则形混

杂密度病灶,其中可见等或高密度点状、线状血管影,以及高密度钙化和低密度软化灶。无出血时病变周围无脑水肿,也无占位效应。CT增强扫描可见点状或弧线状血管强化影,亦可显示粗大引流血管。出血后,畸形血管常因被血肿湮没且受到压迫而强化效果不佳。

MR表现:异常的血管团在T1WI和T2WI上均表现为低或无信号区,特征表现为毛线团状或蜂窝状血流空影。由于MRI无颅骨伪影干扰,其诊断价值优于CT,但对钙化的显示不如CT。

海绵状血管瘤影像学表现:

CT表现:CT平扫表现为一边界清晰的圆形或类圆形高密度病灶,多数不均匀,常无灶周水肿,无或轻度占位现象。当发生合并出血时,病灶短时间内增大,可出现明显占位现象,常伴有钙化。CT增强扫描表现为轻度至明显强化。其程度与钙化和灶内血栓形成有关,钙化少、血栓程度轻则增强扫描强化明显,反之则不明显。

MR表现:在常规自旋回波序列中显示为边界清楚的混杂信号病灶。病灶周边的完整低信号含铁血黄素环,使病变呈爆米花状,是其特征性表现。病灶在SWI中显示清楚。

静脉畸形影像学表现:

X线表现:可显示颅内增高现象,亦可见静脉瘤壁钙化影。

CT表现:平扫对诊断颅内静脉畸形价值有限,常为隐性表现。增强CT可清楚显示引流静脉及扩张的髓静脉,CTA技术可以将血管重建成三维立体图像而更加清晰的显示血管形态及其走行。

MR表现:常规MRI表现图像上AVM中的血管成分在T1WI和T2WI加权像上均表现低或无信号迂曲成团的血管影,呈葡萄状或蜂窝状,具有较高的特征性;回流静脉由于血流缓慢,呈长T1WI长T2WI WI信号;供血动脉和匍行的血管以及蔓状钙化均为低或无信号改变。注射GD-DTPA后,血管结构显示更清晰(图2-2-11、图2-2-12)。

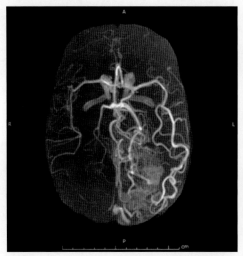
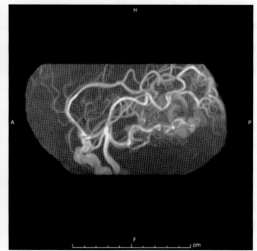

图 2-2-11　脑血管畸形之静脉畸形 MR 影像表现

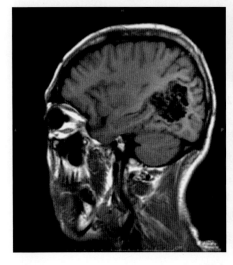
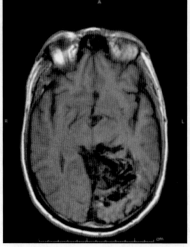
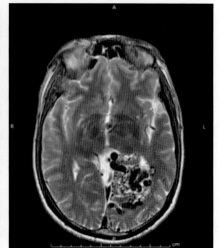

图 2-2-12　脑血管畸形之静脉迂曲 MR 影像表现

【首选检查】

MRI 是目前诊断脑血管畸形的首选检查方法。检查方法及检查前准备:同"脑静脉窦血栓形成"。

【检查方法分析比较】

CT 检查:AVM 未破裂出血前,平扫表现为一局灶性高、低密度或低、等混杂密度区,钙化呈斑点状、球型或曲线状。部分 AVM CT 平扫无异常发现,只有在注射造影剂后方能显示病灶。

MR 检查:因引流静脉粗大且血流较快,MR 平扫常表现为流空信号。增强 MRI 扫描,可发现平扫时显示不清的更多的细小髓静脉呈放射状向引流静脉汇聚,形成典型的"海蛇头"样表现;此外 MRA 能直接显示 AVM 的全貌,供血动脉,迂曲血管团,引流静脉均呈清晰的高信号,效果与 DSA 相似,另外,SWI 可以显示脑血管畸形除的含铁血黄素沉积。

血管造影(DSA)检查:动脉期显示畸形血管团缠结,常呈楔形,尖端伸向脑深部,为最典型征象;近端供血动脉和远端引流静脉异常粗大,呈特征性短路现象;静脉过早显影,邻近血管显影不良或变细乃分流征象;无占位效应。

五、颅内动脉瘤

【概述】

颅内动脉瘤是指发生于颅内动脉的局限性异常扩大的一类病变,为自发性蛛网膜下腔出血的主要病因,好发于颅底动脉环(Willis 环)前半部。其中先天性动脉瘤占绝大多数,多见于青少年;动脉硬化性动脉瘤多见于老年人。

【局部解剖】

局部解剖同图 2-2-1。

【临床表现与病理基础】

其临床表现有动脉瘤压迫所引起的颅脑神经症状、头痛、颅内压升高以及动脉瘤破裂后脑出血的症状,以蛛网膜下腔最为常见。其轻重取决于动脉瘤体的部位、大小、形状、类型和动脉瘤体破裂的程度。

动脉瘤大小不等,分为三种,直径小于 1.2cm 为小动脉瘤,大于 2.5cm 的为巨大动脉瘤,1.2～2.5cm 之间的为大动脉瘤。显微镜下见动脉瘤壁仅由内膜和外膜构成,动脉中层结构在瘤颈处中断,内弹力膜减少或消失,外膜有淋巴细胞和巨噬细胞浸润,瘤壁可有不同程度的粥样硬化、钙化。瘤腔可有不同期龄的血栓形成(图 2-2-13)。

【影像学表现】

X 线表现:动脉瘤钙化时,DSA 常见动脉瘤起源于动脉壁一侧,突出成囊状,形状多为圆形或卵圆形,亦可呈葫芦状或不规则状(图 2-2-14)。

CT 表现:平扫一般为圆形、葫芦形或条索状稍高密度影,边缘清楚,增强强化均匀,CTA 可显示动脉瘤

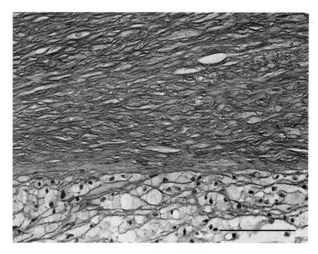

图 2-2-13 颅内动脉瘤病理表现

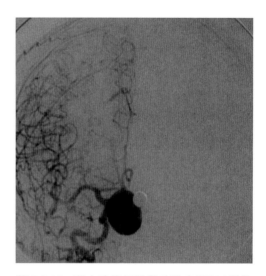

图 2-2-14 颈内动脉虹吸段动脉瘤(DSA)影像表现

和载瘤动脉的关系。动脉瘤的 CT 征象有时缺乏特征性:动脉瘤周围水肿不明显;由于动脉瘤位于蛛网膜下腔,所以占位效应不显著;大动脉瘤相邻部位骨质吸收。这几点表现可做参考。

MRI 表现:无血栓动脉瘤,瘤腔内血流呈"涡流"现象,T1WI,T2WI 表现为无信号或低信号,但若部分动脉瘤腔内有血栓形成,信号可为高、低、等或复杂信号。血栓中的正铁血红蛋白表现为高信号,若含有含铁血黄素则表现无或低信号;残留的瘤腔仍有流空效应,表现无或低信号。动脉瘤周边可有出血和水肿(图 2-2-15、图 2-2-16)。

【首选检查】

MRI 是目前诊断颅内动脉瘤的首选检查方法。检查方法及检查前准备:同"脑静脉窦血栓形成"。

【检查方法分析比较】

MRI 可显示 3～5mm 大小的动脉瘤,显示 5mm以上的动脉瘤较好,其优越性明显超过 CT,虽然不能

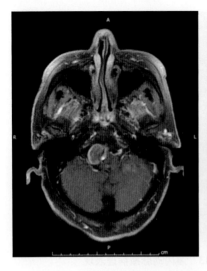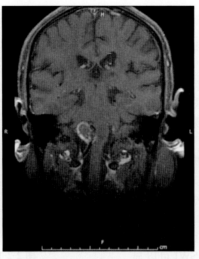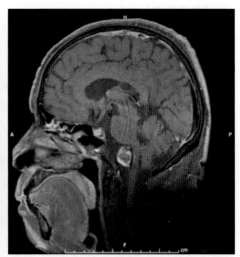

图 2-2-15　颅内动脉瘤 MR 流空影像表现

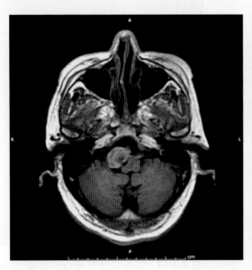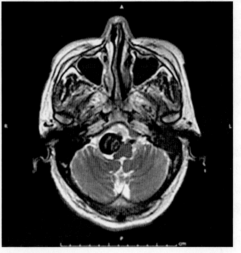

图 2-2-16　颅内动脉瘤 MR 增强影像表现

可见病灶周边强化

取代脑血管造影,但在明确动脉瘤大小、瘤周脑组织情况和动脉瘤内血栓情况有其独到之处。CTA 可发现约 2mm 动脉瘤,且可较好显示动脉瘤瘤颈,显示 5mm 以上的动脉瘤较佳,该技术不足之处:细小血管显示不佳;碘过敏者不宜;扫描及图像处理技术要求高;不能动态了解血流。当动脉瘤内有血栓形成,DSA 充盈不全时,MR、CT 可显示其全貌,动脉瘤继发病变如出血、梗塞亦可显示。

第三节　颅内感染性疾病

一、脑　脓　肿

【概述】

脑脓肿(brain abscess)是化脓性致病菌侵入脑组织引起的炎性反应和脓肿形成。多继发于颅外感染,

少数继发于开放性脑外伤或开颅术后。致病菌包括细菌、真菌和寄生虫等,常见的致病菌有葡萄球菌、链球菌等。

【局部解剖】

局部解剖同图 2-2-1。

【临床表现与病理基础】

急性感染症状:发热、头痛、呕吐等症状;颅内压增高症状:头痛和视神经盘水肿等;脑局灶性症状:与脓肿部位有关;临床差别较大,发病急骤则病情严重,十分危急;也有发病缓慢,持续时间较长才出现症状。

化脓性脑炎和脑脓肿是一个连续的过程,首先是急性脑炎阶段:脑组织局限性化炎症,表现为充血、水肿、变性、软化等;化脓阶段:软化坏死区形成脓腔,周围为肉眼组织;包膜形成阶段:脓腔及周围结缔组织和神经胶质细胞增生,脓肿壁不断增厚(图 2-3-1)。

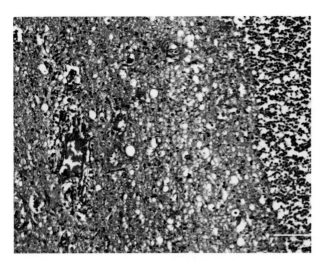

图 2-3-1　脑脓肿病理表现

【影像学表现】

CT 表现:脑炎期表现为边界不清的低密度区或不均匀的混杂密度区;增强一般无强化,占位效应明显。脓肿期平扫脓肿壁为等密度;部分可见脓腔,其密度稍低或呈水样低密度。增强扫描,脓肿内仍为低密度;化脓期脓肿壁轻度强化,一般不均匀且边界模糊;而包膜形成后,脓肿壁显示出完整、光滑、均匀、薄壁等特性,并且强化明显,脓肿可为圆形、椭圆形或不规则形(图2-3-2)。

MR 表现:脑炎初期,病变范围小,T2WI 呈稍高信号;病变进一步发展范围增大后,T1WI 为低信号,T2WI 为高信号,有明显占位效应。脓肿期 T1WI 脓腔及其周围水肿为低信号,而两者之间的脓肿壁为等信号环形间隔;在 T2WI 上脓腔及其周围水肿为高信号,脓肿壁为等或低信号。Gd-DTPA 增强检查脓腔不强化,而脓肿壁强化明显,且一般光滑无结节。DWI 检查

中因脓腔内为黏稠脓液限制了水分子的扩散而呈显著高信号(图 2-3-3)。

【首选检查】

MRI 是目前诊断脑脓肿的首选检查方法。检查方法及检查前准备:同"脑静脉窦血栓形成"。

【检查方法分析比较】

CT 检查:急性脑炎期有占位效应出现,增强一般无强化。脑脓肿形成期平扫脓肿壁为等密度,脓腔内为低密度,有些脓腔内可见气液平,周围水肿为低密度,水肿逐渐减退。增强扫描脓肿内仍为低密度,脓肿壁强化明显,具有完整、光滑、均匀、薄壁的特点。

MR 检查:急性脑炎期占位效应明显。脑脓肿形成期 T1WI 脓肿及其周围水肿为低信号,两者之间的脓肿壁为等信号环形间隔。T2WI 脓肿和其周围水肿为高信号,脓肿壁为等或低信号。增强扫描脓肿壁显著强化,脓腔不强化。脓肿壁一般光滑无结节。

MR 检查较 CT 检查具有更高的诊断价值,应作为本病的首选检查手段。

二、病毒性脑炎

【概述】

病毒性脑炎是指病毒感染所致的软脑膜炎症,其中由单纯疱疹病毒所致的单纯疱疹病毒性脑炎是中枢神经系统最常见的病毒性感染,最常侵犯大脑颞叶、额叶和边缘系统,在病理检查中可见神经细胞内包涵体和脑组织出血性坏死,故又称为急性坏死性脑炎。临床表现为头痛、发热以及呕吐等。

【局部解剖】

局部解剖同图 2-2-1。

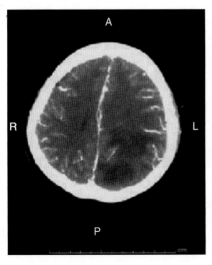
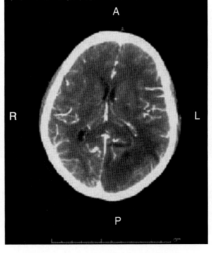
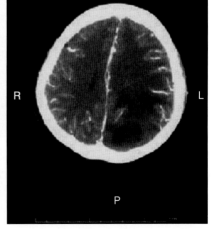

图 2-3-2　脑脓肿 CT 影像表现

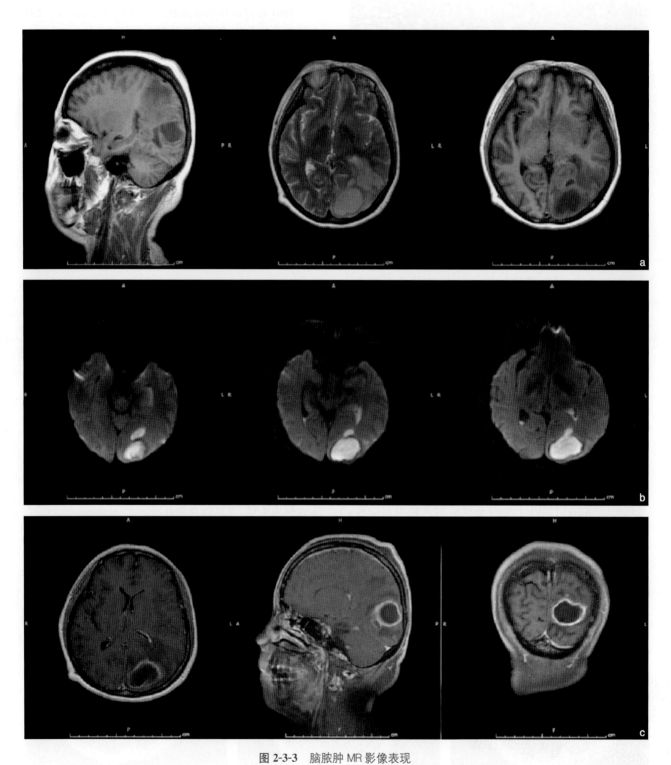

图 2-3-3　脑脓肿 MR 影像表现

a. MR 平扫为长 T1WI，长 T2WI 信号；b. MR DWI 病灶表现为高信号；c. MR 增强见病灶周边环形强化

【临床表现与病理基础】

本病起病急，可见于任何年龄。多有呼吸道和消化道感染史，前驱症状表现为发热、全身不适；神经功能障碍表现为意识模糊、嗜睡、昏睡、昏迷或去皮质状态等意识障碍；同时伴发精神异常。

病变多位于颞叶额叶，呈出血性坏死；颞叶损伤多为双侧但不对称，镜下可见脑膜和软脑膜水肿，神经细胞和血管壁变性坏死，血管周围大量淋巴细胞、浆细胞浸润，小胶质细胞增生。神经细胞可见含病毒抗原和颗粒的包涵体（图 2-3-4）。

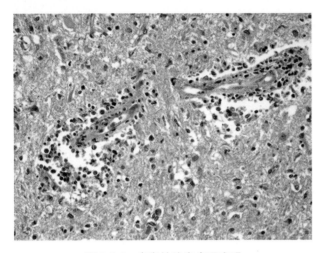

图 2-3-4　病毒性脑炎病理表现

【影像学表现】

CT 表现：平扫显示脑室旁脑白质内及脑皮层，皮层下片状的密度灶，可以呈多灶性，常不对称。边界不清晰，由于脑白质的水肿，脑室系统受压，变小，临床上可出现头痛、呕吐等颅高压症状，脑室小可能为唯一的 CT 表现，增强扫描后，多数病灶无强化，少数病灶为脑回样强化，脑膜样强化（图 2-3-5）。

MR 表现：对脑水肿较 CT 敏感，能发现 CT 无法现实的如后颅窝的病变，颞叶病变，在 T1WIT 呈低 T2WI 呈高信号。如果病灶有坏死，周围水肿明显，占位效应较显著时，应与脑肿瘤相鉴别，病前常有呼吸道症状，或消化道症状，起病急，脑积液检查蛋白质轻度增高，影像学检查病变呈多灶，位于双侧侧脑室旁的脑白质水肿（图 2-3-6）。

【首选检查】

早期的病毒性脑炎无影像学特异性，随着病情的进展 MR 可作为本病的首先检查方法。检查方法及检查前准备：同"脑静脉窦血栓形成"。

【检查方法分析比较】

CT 检查：表现为脑内单发、多发的低密度灶；常见于双侧大脑半球额、顶、颞、岛叶及基底节-丘脑区，亦可累及脑干和小脑，呈对称性或不对称性分布。病变侵犯以灰质为主，主要表现为脑组织弥漫性肿胀。

MR 检查：较 CT 优越，主要表现为脑内的多发或单发病灶，对称或不规则分布，T1WI 上呈低信号，T2WI 上呈高信号。FLAIR 序列更易显示脑室内、脑室旁及灰质区的小病灶；DWI 可早于常规 MRI 发现病灶，当出现细胞毒性水肿时 DWI 上出现异常高信号；增强扫描病变区实质内发生弥漫或脑回样强化，但强化程度低于软脑膜强化。

MRI 可早期发现病毒性脑炎，是病毒性脑炎影像学检查的首选方法，对病毒性脑炎的定位、早期诊断、病情严重性及预后评价具有重要价值；DWI 比 T2WI 显示病变更清晰且能作定量评价。

三、脑囊虫病

【概述】

脑囊虫病（cerebral cysticerosis）是指由猪绦虫的

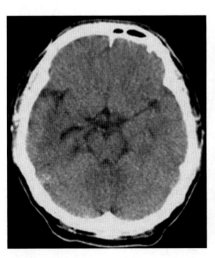
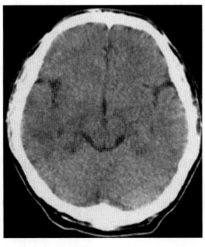
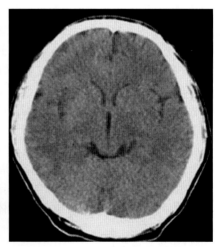

图 2-3-5　病毒性脑炎 CT 影像表现

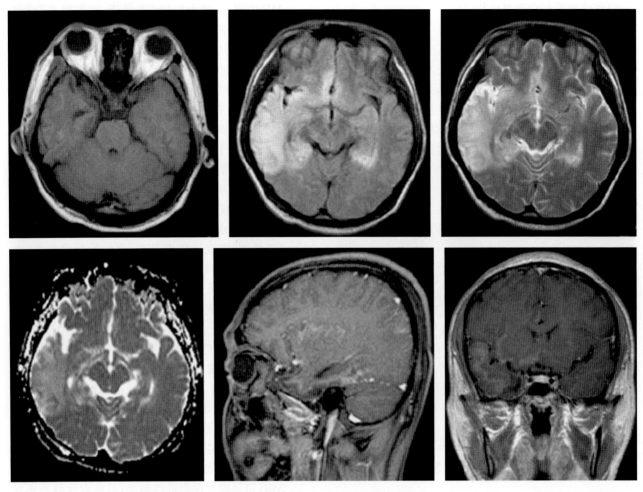

图 2-3-6　病毒性脑炎 MR 影像表现

幼虫囊尾蚴寄生脑部所致的顽固性颅内疾病。是我国中枢神经系统最常见的寄生虫病，占 80% 以上比例。

【局部解剖】

局部解剖同图 2-2-1。

【临床表现与病理基础】

临床表现复杂多样，按寄生部位不同而分为脑实质型、蛛网膜型、脑室型和椎管型。脑实质型主要表现为各种类型的癫痫发作、共济失调等；蛛网膜型主要表现为交通性和阻塞性脑积水；脑室型主要表现为颅内高压；椎管型比较罕见。以上各型可以单独存在或合并存在。

根据囊尾蚴在脑内的生存状态的变化，一般分为以下几个期：囊泡期：囊虫头节位于囊腔内，囊内液体清澈，囊壁薄，周围有轻度免疫反应；胶样囊泡期：囊虫头节退变，囊内液体混浊，囊壁增厚，周围免疫反应加重脑组织水肿；颗粒结节期：囊泡退变，虫体囊壁钙化，周围肉芽肿形成；钙化结节期：死亡虫体形成钙化结节（图 2-3-7）。

【影像学表现】

CT 表现（图 2-3-8）：

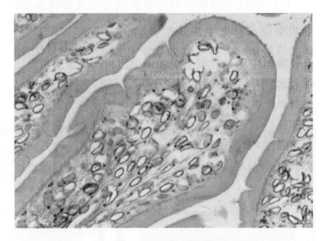

图 2-3-7　脑囊虫病病理表现

脑实质型：急性脑炎型表现为轻度、局灶性炎性反应。幕上半球广泛低密度，多位于白质，也可散在位于皮层。全脑肿胀，脑沟变平或消失，脑池及脑室变小。增强扫描无强化；囊泡型表现为单发或多发散在圆形或类圆形小囊状低密度灶，增强扫描一般无强化，但周边有时可见轻度水肿；多发结节型平扫表

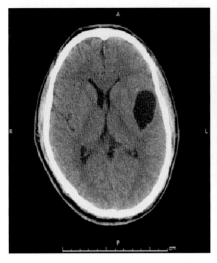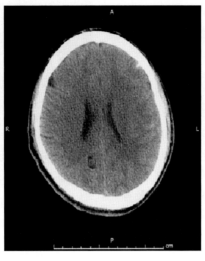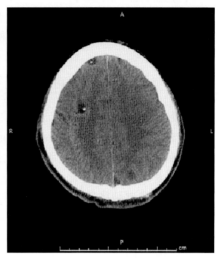

图 2-3-8　脑囊虫病 CT 影像表现

现为散在多发不规则低密度影,多位于大脑凸面的边缘部。增强扫描时,低密度影出现结节状或环状强化;钙化型表现为脑实质内多发性钙化,圆形或椭圆形,直径 2～5mm。钙化周围无水肿,增强扫描无强化。

脑室型:以第四脑室最为多见。CT 扫描难以直接显示囊泡,仅表现为间接征象,脑室形态异常或者脑室局限性不对称扩大,脉络丛移位,梗阻性脑积水。囊泡内密度也可高于脑脊液,囊壁可见环形强化或钙化。

脑膜型:外侧裂、鞍上池囊性扩大,有轻度占位效应;蛛网膜下腔扩大、变形;脑室对称性扩大。增强扫描有时可见囊壁强化或结节状强化,也可见到脑膜强化。

MR 表现:脑实质型 MR 表现多呈圆形,其内有偏心的小点状影附在囊壁上,是囊虫头节。脑囊虫存活期水肿轻。囊虫死亡时,头节显示不清,周围水肿加剧,占位效应明显,强化环厚度增加。此时可出现白靶征,即在 T2WI 上囊肿内囊液及周围水肿呈高信号,而囊壁与囊内模糊不清的头节呈低信号,低信号为囊虫逐渐纤维化、机化和钙化。脑室型囊虫,大小为 2～8mm 小圆形影,呈长 T1WI 和长 T2WI 信号,常见不到头节。有点呈大囊病变,分叶状,有间隔,偶见头节位于边缘。脑膜型囊虫病可显示脑沟处有多发小囊,其中很多是脑沟内囊虫与脑膜粘连而成(图 2-3-9)。

【首选检查】

MRI 对活动期脑囊虫具有很大的优势,可以作为本病的首选检查。检查方法及检查前准备:同"脑静脉窦血栓形成"。

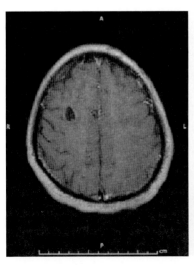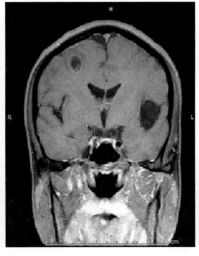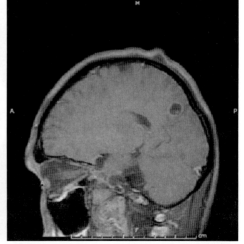

图 2-3-9　脑囊虫病 MR 影像表现

【检查方法分析比较】

在脑囊虫病灶的检出率、定位、定性、头节显示及分期方面 MR 明显优于 CT,因而 MR 检查为本病的首选检查手段。

四、结核性脑膜炎

【概述】

结核性脑膜炎(tuberculous meningitis,TBM)是由结核杆菌引起的脑脊膜非化脓性炎症性疾病,是脑内结核的一种常见类型,常常由其他部位如肺结核、骨结核和泌尿生殖道结核通过血行播散而来,进而累及神经系统。

【局部解剖】

局部解剖同图 2-2-1。

【临床表现与病理基础】

临床表现有结核中毒症状,低热、乏力等;脑膜刺激征和颅内高压症状,头痛、呕吐等;脑神经损害症状,以展神经、面神经、视神经和动眼神经损害为常见;脑实质损伤症状,意识障碍等。

结核性脑膜炎主要累及基底池部位的脑膜,局部软脑膜充血、水肿,并可见多个小结节、蛛网膜下腔见由多核细胞,纤维蛋白和出血组成的灰色胶样渗出。渗出物可包绕脑底部血管及其分支,导致血管外膜或内膜炎症,进而并发缺血性脑梗死。同时可累及脑实质,引起脑组织局部的干酪样坏死,若渗出物阻塞第四脑室正中孔和侧孔可引起脑积水(图 2-3-10)。

【影像学表现】

CT 表现:平扫蛛网膜下腔密度增高,以鞍上池、外侧裂池尤为明显,后期还可见点状钙化。增强扫描,以上区域可见形态不规则的明显强化。还可出现脑水肿、脑积水和脑梗死等(图 2-3-11)。

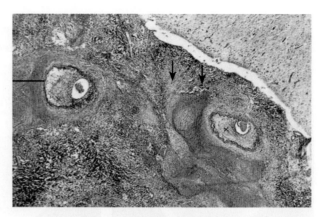

图 2-3-10　结核性脑膜炎病理表现
病灶病理变化如黑色箭头所示

MR 表现:以大脑基底池脑膜增厚为主,合并簇状分布的脑膜结节,MR 增强扫描可见结节成环形强化等征象,以及继发脑积水、脑内前循环血管炎、脑梗死等(图 2-3-12)。

【首选检查】

脑脊液涂片查找抗酸杆菌及结核杆菌培养是诊断结核性脑膜炎的金标准,但阳性率较低,MR 平扫及增强为首选影像学检查方法。检查方法及检查前准备:同"脑静脉窦血栓形成"。

【检查方法分析比较】

MR 影像上可以较好地反映结核性脑膜炎的病理改变。脑膜炎以脑底部为重,表现为基底池正常脑脊液信号消失,局部信号模糊不清,内部结构分辨困难。钙化结节在任何扫描序列上均呈低信号。增强扫描基底池可见软脑膜明显强化,上述结节的中央部呈低信号,外周部呈环状明显强化。MRI 检查可以发现脑实质的粟粒状病灶,增强扫描显示更清楚。对于继发的脑梗死以及脑积水改变,MRI 较 CT 检查优

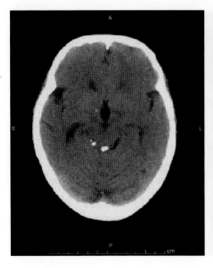
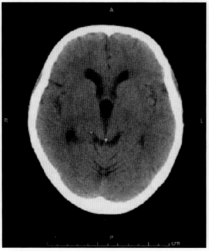
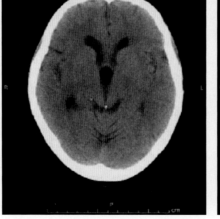

图 2-3-11　结核性脑膜炎 CT 影像表现

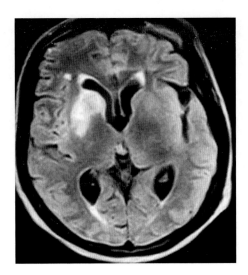

图 2-3-12　结核性脑膜炎 MR 影像表现

越。T2WI 尤其是水抑制序列对脑梗死可做出明确诊断。

五、艾滋病性脑病

【概述】

艾滋病性脑病是由于人类免疫缺陷病毒（HIV）所引起的脑部感染性疾病。HIV 不仅是一种嗜淋巴细胞病毒，同时也是一种嗜神经病毒，感染早期即可侵入神经系统。1981 年美国首次报道该疾病。到现在为止，已在全球范围内广泛传播，是一种严重危害人类健康和生存的疾病。

【局部解剖】

局部解剖同图 2-2-1。

【临床表现与病理基础】

HIV 感染到发病一般经历两个阶段：首先为 AIDS 前驱症状，出现发热、乏力、盗汗及全身淋巴结肿大和肝脾肿大等一系列非特异性症状。随后为 AIDS 全部症状，表现为多个器官受累症状，同时并发多种机会性感染和一系列肿瘤。神经系统表现复杂多样，可以分为神经系统原发感染和继发感染，表现为脑膜炎、脑炎的症状，痴呆、痉挛性截瘫等，合并机遇性感染和恶性肿瘤时，还会出现相应的症状。

脑炎病理上是以多核巨细胞为特征的多神经胶质增生结节分布于白质、基底节区和灰质，在半卵圆中心可见广泛的髓质苍白、星形胶质细胞增生和血管周围炎性细胞浸润而引起脑萎缩等改变。

【影像学表现】

CT 表现：半数艾滋病出现脑部病变，包括机遇性感染和恶性肿瘤。具体表现为多发环形强化，见于弓形体脑炎或免疫母细胞瘤；结节状强化，见于 Kaposi 肉瘤；进行性多灶性脑白质病，提示病毒性感染；脑室和脑池扩大，有或无脑膜强化，提示隐球菌脑病；脑萎缩伴脑白质病，应考虑 HIV 脑炎、巨细胞病毒脑病。

MR 表现：AIDS 脑炎的主要表现影像学主要表现为脑室周围、半卵圆中心白质区病变和大脑萎缩，增强检查不强化；弓形体脑炎表现为 T1WI 脑内多发斑片状低信号影，T2WI 多发斑片状高信号影，MR 增强扫描低信号区内可见单发或多发环状高信号；进行性多灶性脑病表现为呈长 T1WI、长 T2WI 信号改变，MR 增强未见异常强化（图 2-3-13）。

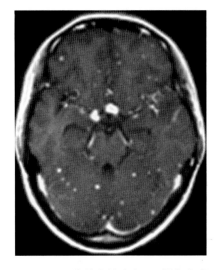

图 2-3-13　艾滋病性脑病 MR 影像表现

【首选检查】

MR 平扫及增强是首选影像学检查方法。活检是诊断艾滋病性脑炎的金标准，可培养出 HIV、或测出 HIV 抗原、或观察到 HIV 病毒颗粒。检查方法及检查前准备：同"脑静脉窦血栓形成"。

【检查方法分析比较】

MR 检查较 CT 检查更为敏感，可发现 CT 未显示的较小病灶和多发性病灶，MR 检查为本病的首选检查手段。

第四节　颅 脑 损 伤

颅脑外伤时由于外伤作用于头部所致，其症状可因外伤程度不同而表现各异，其中以昏迷的程度和持续时间作为判断病情的主要指标。影像学检查对颅脑外伤（brain traumia）的诊断和预后判断具有很高价值。按血肿的来源和部位可分为硬膜外血肿、硬膜下血肿、脑内和脑室血肿。在影像学检查中患者因意识障碍和合并其他部位外伤，所以应选择成像时间短、简单易行的检查方法。

一、颅内血肿

（一）硬膜外血肿

【概述】

硬膜外血肿（epidural hematoma）是指位于颅骨内板之下和硬脑膜之间的血肿，出血来源主要是脑膜中动脉、静脉，硬膜外血肿绝大多数合并颅骨骨折，少数是因为颅骨变形导致硬脑膜分离而引起的出血，同时也可合并各种类型的脑损伤，通常属于急性血肿。

【局部解剖】

局部解剖同图2-2-1。

【临床表现与病理基础】

血肿出现的部位不同而表现各异，其主要表现为急性脑受压症状，位于颞部者早期可出现小脑幕切迹疝，位于颅后窝者早期可出现枕骨大孔疝。可出现意识障碍，头痛、恶心呕吐和视神经盘水肿等颅内高压的症状，偏瘫等局部脑损伤症状和生命体征的改变。

硬脑膜分为两层，外层与颅骨紧密连接，在颅缝处更紧密，内层除静脉窦处与外层连接也很紧密，因此血肿多呈双凸透镜状或梭形，血肿一般也不超过颅缝。硬膜外血肿多为骨折导致脑膜中动脉或静脉窦的撕裂。动脉性出血血肿起病急，可进一步扩大，静脉性出血血肿一般不会进一步扩大。

急性硬膜下血肿是硬膜下血肿最多见的一型，其特点是病情进行性恶化，很快出现脑部受压症状，常合并脑挫裂伤而缺乏局部定位症状，有严重的意识障碍，出现中间清醒期或意识好转期者较少。亚急性硬膜下血肿与急性主要区别在于前者血管损伤稍轻或者出血较慢，临床表现较急性硬膜下血肿轻，常出现中间清醒期。慢性硬膜下血肿的特征性表现是无脑膜刺激症状，仅有钝性头痛及轻度眩晕。起病隐匿，容易误诊。

在外力作用下，横跨硬脑膜的桥静脉撕裂或者皮质血管破裂，血液在硬膜下积聚形成血肿，血肿可以跨越颅缝，但不跨越硬脑膜附着点，95%的血肿位于幕上，额顶部和颅中窝是最常见的位置。

脑内血肿颅内高压：明显的头痛、恶心、呕吐及生命体征变化等。局灶性症状：额叶底部和颞叶前部脑内血肿，常伴有严重的脑挫裂伤和脑干损伤，多呈持续昏迷状态。若血肿破入脑室，患者意识障碍更加明显；位于运动区附近的血肿，可出现偏瘫、失语和局灶性癫痫。顶叶血肿可出现偏侧感觉障碍。脑疝的症状：瞳孔散大、反应消失，意识障碍和生命体征改变。脑内血肿与损伤时的着力点有关，头侧方着力发生脑内血肿较枕部、前额着力多见，在侧方着力中以着力同侧的脑内血肿较对侧部位为多见，据统计脑内血肿以颞叶最多，额叶次之，顶叶少见，枕叶和小脑更少见（图2-4-1）。

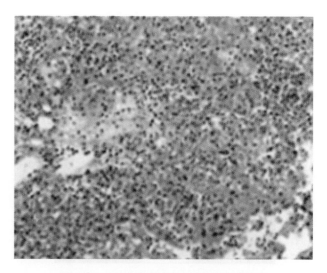

图2-4-1 颅内血肿-硬膜外血肿病理表现

【影像学表现】

CT表现：急性硬膜下血肿表现为颅板下方新月形或带状高密度影，少数为等密度或低密度；亚急性和慢性硬膜下血肿可表现为高、等、低或混杂密度。血肿的形态可由新月形逐步发展为双凸状，与血肿内高渗状态有关。硬膜下血肿范围广泛，不受颅缝限制，可跨颅缝。慢性硬膜下血肿还可形成"盔甲脑"，即大脑由广泛的钙化壳包绕，此征象少见。CT增强扫描表现为远离颅骨内板的皮层和静脉强化，还可见连续或断续的线状强化的由纤维组织和毛细血管构成的血肿包块。增强扫描仅用于亚急性或慢性硬膜下血肿，尤其对诊断等密度硬膜下血肿有帮助。以下征象可提示诊断：双侧侧脑室对称性变小，体部呈长条状；双侧侧脑室前角内聚，夹角变小，呈兔耳征；脑白质变窄塌陷，皮髓质界面内移；皮层邻近脑沟消失（图2-4-2）。

MR表现：急性硬膜下血肿T2WI呈低信号，T1WI

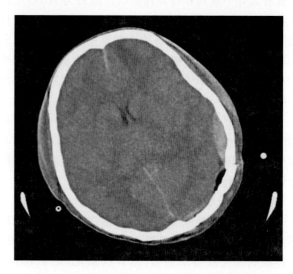

图2-4-2 颅内血肿-硬膜外血肿CT影像表现

呈等信号。亚急性 T1WI 及 T2WI 均可呈高信号。随着时间的推移，正铁血红蛋白变成血黄素，T1WI 图像信号低于亚急性者，但仍高于脑脊液，T2WI 仍为高信号。

【首选检查】

急性期首选 CT，检查方法及检查前准备：同"脑梗死"。

【检查方法分析比较】

CT 检查：平扫血肿表现为颅骨内板下双凸形高密度区，边界锐利，血肿范围一般不超过颅缝，如骨折超越骨缝，血肿亦可超过骨缝。血肿密度多均匀。不均匀的血肿，早期可能与血清溢出、脑脊液或气体进入有关，后期与血块溶解有关。

MR 检查：随着出血的时间不同，MR 信号也会出现较为明显变化，因此，MR 信号的改变，可以大致判断血肿形成的时间。MR 信号的演变规律与脑出血一样，在超急性期（24h 内）为等 T1WI、短 T2WI 低信号，急性期为等 T1WI，等或稍长 T2WI 高信号，亚急性期出现短 T1WI 高信号。有时，在同一个患者可同时出现等 T1WI 和短 T1WI 低信号，表明仍有新鲜出血。MR 检查可以看到硬膜为一薄的线样低信号位于血肿与脑实质之间。

急性期首选 CT，但对慢性和亚急性期血肿的显示，MRI 优于 CT。

（二）硬膜下血肿

【概述】

硬膜下血肿（subdural hematoma）是指出血聚集在硬脑膜和蛛网膜之间的硬脑膜下间隙之内的一种颅内血肿。血肿范围广，多呈新月形。是脑外伤致死的主要原因。根据其血肿形成时间，可分为急性硬膜下血肿、亚急性硬膜下血肿和慢性硬膜下血肿。

【局部解剖】

局部解剖同图 2-2-1。

【临床表现与病理基础】

急性硬膜下血肿是硬膜下血肿最多见的一型，其特点是病情进行性恶化，很快出现脑部受压症状。常合并脑挫裂伤而缺乏局部定位症状，有严重的意识障碍，出现中间清醒期或意识好转期者较少。亚急性硬膜下血肿与急性主要区别在于前者血管损伤稍轻或者出血较慢，临床表现较急性硬膜下血肿轻，常出现中间清醒期。慢性硬膜下血肿的特征性表现是无脑膜刺激症状，仅有钝性头痛及轻度眩晕，起病隐匿，容易误诊。在外力作用下，横跨硬脑膜的桥静脉撕裂或者皮质血管破裂，血液在硬膜下积聚形成血肿，血肿可以跨越颅缝，但不跨越硬脑膜附着点，95％的血肿位于幕上，额顶部和颅中窝是最常见的位置。

【影像学表现】

CT 表现：局限性斑片状低密度影；散在点片状高密度影，位于低密度影内；占位效应；蛛网膜下腔出血；晚期出现脑萎缩。

MR 表现：病灶信号强度随脑水肿、出血和脑挫裂伤的程度一致。脑水肿的 T1WI 和 T2WI 弛豫时间长，T1WI 为低信号，T2WI 为高信号。点片状出血与脑出血信号变化一致。晚期脑挫裂伤可以不留痕迹，也可形成软化灶，T1WI 和 T2WI 弛豫时间延长伴有相邻部位脑萎缩。

【首选检查】

急性期首选 CT，但对慢性和亚急性期血肿的显示，MRI 优于 CT。检查方法及检查前准备：同"脑梗死"。

【检查方法分析比较】

同硬膜外血肿。

（三）脑内血肿

【概述】

脑内血肿是指头部外伤后在脑实质内出血形成的血肿，出血多来自脑挫裂伤灶，故常合并脑挫裂伤及硬膜下血肿，常伴随意识模糊障碍。

【局部解剖】

局部解剖同图 2-2-1。

【临床表现与病理基础】

脑内血肿颅内高压：明显的头痛、恶心、呕吐及生命体征变化等。局灶性症状：额叶底部和颞叶前部脑内血肿，常伴有严重的脑挫裂伤和脑干损伤，多呈持续昏迷状态。若血肿破入脑室，患者意识障碍更加明显；位于运动区附近的血肿，可出现偏瘫、失语和局灶性癫痫。顶叶血肿可出现偏侧感觉障碍。脑疝的症状：瞳孔散大、反应消失，意识障碍和生命体征改变。脑内血肿与损伤时的着力点有关，头侧方着力发生脑内血肿较枕部、前额着力多见，在侧方着力中以着力同侧的脑内血肿较对侧部位为多见，据统计脑内血肿以颞叶最多，额叶次之，顶叶少见，枕叶和小脑更少见（图 2-4-3）。

【影像学表现】

CT 检查：脑挫裂伤表现为边界不清的低密度区，血肿为形态不规则的高密度区，血肿较大时，血肿中央部分的密度低于外周的密度，有时还可见中央部分的分层现象，血肿周围有水肿及占位效应。急性期不做增强扫描，慢性期增强扫描周围可见环形强化（图 2-4-4）。

【首选检查】

急性期首选 CT，但对慢性和亚急性期血肿的显示，MRI 优于 CT。检查方法及检查前准备：同"脑梗死"。

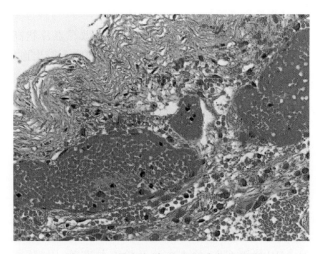

图 2-4-3　颅内血肿-脑内血肿病理表现

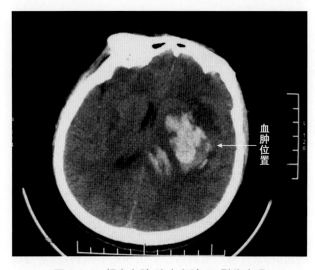

图 2-4-4　颅内血肿-脑内血肿CT影像表现

【检查方法分析比较】

同硬膜外血肿。

二、脑挫裂伤

【概述】

脑挫裂伤(laceration and contusion of brain)是脑组织挫伤和裂伤的统称,脑挫伤是单纯脑实质损伤而不存在脑软膜破坏,而脑裂伤脑实质损伤同时伴随软脑膜撕裂,因临床上多同时存在,故称脑挫裂伤,其多发生于着力点及其附近,也可发生于对冲部位,同时多伴发脑出血或蛛网膜下腔出血。

【局部解剖】

局部解剖同图 2-2-1。

【临床表现与病理基础】

病情的轻重与脑挫裂伤的部位、范围和程度直接相关。其常见的临床表现如下:意识障碍,常伴有原发性昏迷,持续时间多在半小时以上;局部神经系统症状

根据损伤的部位和程度而有不同表现;脑膜刺激征由蛛网膜下腔出血而引起。

典型的脑挫裂伤表现为局部脑水肿、坏死、液化和多发散在小出血等,可分为以下几个阶段:伤后早期数日内脑组织以出血、水肿、坏死为主要变化,镜下显示神经细胞变性消失,髓鞘解脱失,星细胞变性等;伤后数天至数周逐渐出现修复性病理变化,坏死区组织液化,逐渐由瘢痕组织修复,蛛网膜因出血机化增厚并与脑粘连,镜下显示小的病灶由胶质细胞增生修复,大的病灶由肉芽组织修复;经历数月至数年后小病灶由瘢痕修复,大病灶偶尔可形成囊腔,相邻脑组织萎缩,脑膜增厚与脑粘连。

【影像学表现】

CT 表现:损伤区局部呈低密度改变,其大小可从几厘米至全脑,形态不一,边缘模糊,白质区明显,约有 1/3 为多发病灶。低密度区数天至数周后,有些可以恢复至正常脑组织密度,有些进一步发展为更低密度区,提示脑组织软化(图 2-4-5)。

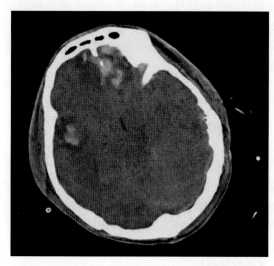

图 2-4-5　脑挫裂伤 CT 影像表现

MR 表现:随脑水肿、出血和脑挫裂伤的程度而异。脑水肿的 T1WI 和 T2WI 弛豫时间延长,T1WI 为低信号,T2WI 为高信号。点片状出血与脑出血信号变化一致。脑挫裂伤可以不留痕迹,也可以形成软化灶,T1WI 和 T2WI 弛豫时间延长伴有相邻部位脑萎缩。

【首选检查】

CT 和 MRI 都能比较敏感地显示脑挫裂伤,对于急性脑外伤的出血 CT 优于 MRI,对亚急性和慢性脑挫裂伤的显示则 MRI 优于 CT。检查方法及检查前准备:同“脑梗死”。

【检查方法分析比较】

CT 和 MR 检查:均在损伤 2h 后可见点状或斑片

状高密度出血灶,挫裂伤范围越大,占位效应和脑水肿越明显,表现为同侧脑室受压,中线结构移位,重者出现脑疝征象。水肿高峰期过后,占位征象逐渐减轻,后期出现脑萎缩征象。低密度区数天至数周后,有些可以恢复至正常脑组织密度,有些进一步发展为更低密度区,提示脑组织软化。挫裂伤重而且范围大,后期可出现脑内囊性病灶。

三、弥漫性轴索损伤

【概述】

弥漫性轴索损伤(diffuse axonal injury,DAI)又称为剪切伤,是头部突然加速或减速或旋转力的作用,而引起脑相对运动,进一步导致脑白质、灰白质交界区、胼胝体、脑干及小脑等处受到剪切力,引起弥漫性轴索断裂的一种脑组织损伤。

【局部解剖】

局部解剖同图2-2-1。

【临床表现与病理基础】

患者伤后即出现原发性昏迷,昏迷时间可长可短,同时可有颅内压增高和蛛网膜下腔出血表现。

头部在受到急速作用力时,而引起脑相对运动,剪应力损伤可局限也可弥漫,表现为弥散轴索断裂、点片状出血和水肿(图2-4-6)。

【影像学表现】

CT表现:双侧幕上半球多脑叶弥漫性脑水肿和脑肿胀,灰白质界限不清,表现为广泛低密度区,半卵圆中心、内囊、穹窿柱、前后联合结构不清,严重者脑干、胼胝体亦受累;脑室、脑池普遍受压而变小,脑池和脑沟界限模糊;大脑半球灰白质交界处、基底节区、胼胝体、脑干以及小脑可见单发或多发点状至15mm以下

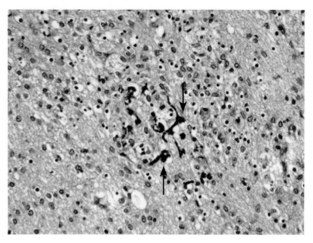

图2-4-6 弥漫性轴索损伤病理表现
损伤位置病理变化如黑色箭头所示

的小出血灶;少有中线移位或仅有轻度移位。

MR表现:若病变无出血,T2WI表现为脑白质、灰白质交界处和胼胝体、脑干及小脑散在、分布不对称的点片状异常高信号,T1WI呈等或低信号。若有出血灶,急性期病灶呈T2WI低信号,T1WI等或高信号,周围可见水肿信号;亚急性和慢性期出血的信号强度随时间而异。DWI对诊断超急性期及急性期脑弥漫性轴索损伤具有很高的敏感性,显示出血为低信号而水肿为高信号;SWI则对微小出血有更高的检出能力(图2-4-7)。

【首选检查】

MR平扫、增强、DWI和DTI的联合检查是目前诊断弥漫性轴索损伤的首选检查方法。检查方法及检查前准备:同"脑静脉窦血栓形成"。

【检查方法分析比较】

CT检查:主要可见双侧幕上半球弥漫性脑水肿

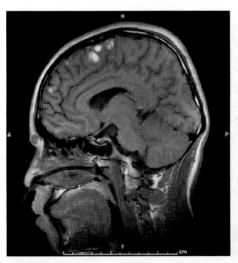
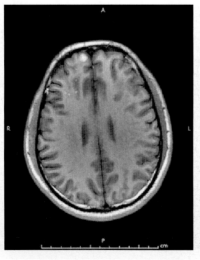

图2-4-7 弥漫性轴索损伤MR影像表现
单发或是多发的长T1WI,长T2WI信号

及脑肿胀,灰白质分界模糊,脑室、脑池、脑裂和蛛网膜下腔变窄或消失,胼胝体、第三脑室旁、中央白质、脑干及小脑可有点、片状出血,无中线结构移位,部分病例可见蛛网膜下腔出血、脑室内血或薄层硬膜下出血。

MR 检查:比 CT 检查更为敏感。弥漫性轴索损伤如为非出血性,典型表现为 T2WI 可见脑白质、脑灰白质交界处和胼胝体、脑干及小脑散在、分布不对称的点片状异常高信号,T1WI 上述病灶呈低或等信号。急性期出血病灶在 T2WI 呈低信号,T1WI 呈等信号,周围可见高信号水肿。亚急性期和慢性期出血表现为高信号。损伤后期由于脑白质损伤、轴突变性、萎缩,可使相应部位的脑室扩大。

对弥漫性轴索损伤的诊断价值而言,MRI 比 CT 检查具有更高的敏感性,且 T2WI 优于 T1WI。

四、外伤性脑梗死

【概述】

外伤性脑梗死(traumatic cerebral infarction)是颅脑外伤后的并发症之一,多表现为外伤后的脑缺血或脑梗死现象。随着 CT 和 MRI 问世,以前被误诊为颅内血肿、脑挫裂伤的外伤性脑梗死得以确诊。

【局部解剖】

局部解剖同图 2-2-1。

【临床表现与病理基础】

除颅脑外伤的症状外,脑梗死的临床表现取决于梗死的部位、大小,梗死的类型;典型的表现为无意识障碍和头痛呕吐等颅内高压症状并出现相应动脉支配区的神经功能障碍,如失语、偏瘫、偏盲、偏身感觉障碍等。外伤性脑梗死是脑损伤一周后最常见的并发症,多为脑疝压迫血管而引起,以及脑内外血肿压迫脑血管实质所致。

【影像学表现】

平片和血管造影:平片多无阳性发现,血管造影可显示相应部位的血管充盈缺失。

CT 表现:因 CT 对小病灶显示能力较差,患者外伤后早期行 CT 检查常未发现病灶。

MR 表现:呈卵圆形异常信号影,T1WI 呈中等稍低信号,T2WI 呈高信号,边缘模糊。可发现微小病灶,优于 CT,是脑梗死的首选检查(图 2-4-8)。

【首选检查】

MR 平扫＋DWI 是目前诊断外伤性脑梗死的首选检查方法。检查方法及检查前准备:同"脑静脉窦血栓形成"。

【检查方法分析比较】

CT 检查显示为脑内低密度影,MR 检查显示脑内长 T1WI、长 T2WI 异常信号区,病变与供血动脉分布区一致,可有占位效应。MRI 显示脑梗死灶优于 CT,MRI 可发现基底节区腔隙性脑梗死和脑干的小梗塞灶,而 CT 则较难发现。出现梗塞 6h 后,MR 检查时病灶已很清楚。影像学检查方法首选 MR 平扫＋DWI。

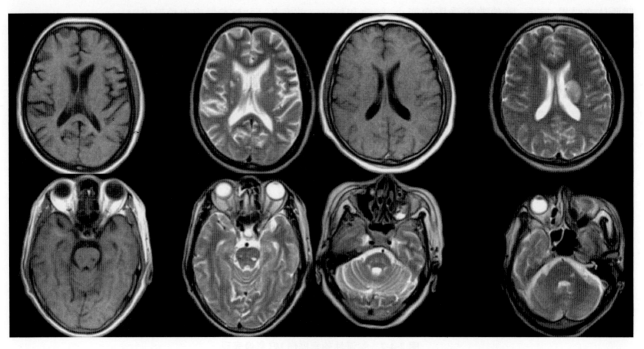

图 2-4-8　外伤性脑梗死 MR 影像表现

第五节　颅内肿瘤及肿瘤样病变

一、星形细胞瘤

【概述】

星形细胞瘤为神经上皮源性肿瘤中最常见的一类肿瘤,是星形胶质细胞形成的肿瘤,文献报道其约占颅内肿瘤17%,约占神经上皮源性肿瘤的40%。幕上星形细胞瘤可见大脑半球的任何部位,枕叶较少见;小脑的星形细胞瘤多位于小脑半球,也可位于小脑蚓部和脑干,有时可突入第四脑室。幕上星形细胞瘤的高发年龄是20~50岁。该肿瘤中原癌基因C-sis过度表达式PDGF-β链增加,而erb-B1扩增可使EGF(表皮生长因子)受体过度表达,这些改变可能与星形细胞瘤呈肿瘤样生长有关。星形细胞瘤分为Ⅰ~Ⅳ级,Ⅰ、Ⅱ级分化良好,恶性程度低,Ⅲ、Ⅳ级分化不良,恶性程度高。

【局部解剖】

侧脑室的前角位于胼胝体膝、尾状核头和透明隔之间。侧脑室的三角区出现,其前内方可见海马伞。屏状核为一薄层灰质,在岛叶与壳之间,分开外囊与最外囊。内囊呈"><"形,其前肢居尾状核和豆状核之间,后肢位于豆状核与背侧丘脑之间,前、后肢的交会处为内囊膝。

第三脑室居两侧背侧丘脑之间,其后方为松果体和大脑大静脉池。此断层是显示基底核区(纹状体-含尾状核和豆状核-壳核和苍白球,屏状核及杏仁核)的最佳断层,壳和尾状核头接近,形如振翼,苍白球居其内侧。于此断面上,可见额盖和顶盖,自前向后表现为三部:前部为额下回后部(Broca区),为运动型语言中枢;中部为中央前、后回,分别为躯体运动中枢和躯体感觉中枢;后部为缘上回,为听感觉性语言中枢。缘上回后方是角回,为视感觉性语言中枢(图2-5-1)。

【临床表现与病理基础】

以癫痫发作、颅内高压、运动和智力障碍的临床症状为主要表现。局灶性或全身性癫痫发作是星形细胞瘤最重要的临床表现,确诊前数年就可以出现;神经功能障碍和颅内高压常常在病变后期出现。脑干肿瘤主要表现为头晕、复视及颅神经、椎体系受损症状。

分化良好的星形细胞瘤,为孤立灰色肿块,边界不清楚,无包膜,质软易碎,肿瘤可有囊变,单发或多发,囊内有黄色蛋白性囊液,肿瘤内含分化良好的神经胶质纤维,中度的细胞核多形性改变。肿瘤血管近于成熟。根据肿瘤的组织学特点,星形细胞瘤分为纤维型、原浆型、肥大细胞型三种亚型。分化不良的星形细胞瘤,肿瘤呈弥漫浸润生长,形态不规则,有变性、坏死和出血,与脑实质分界不清。约50%及以上肿瘤有囊变。星形细胞瘤细胞密集分布不均,明显异型性,核分裂明显,瘤内小血管增生。肿瘤血管形成不良,血脑屏障结构不完整。预后较差(图2-5-2)。

【影像学表现】

CT表现:CT平扫表现为脑内均匀或不均匀低密度灶,有一定的占位效应和瘤周水肿;Ⅰ、Ⅱ级星形细胞瘤水肿多不明显;Ⅲ级、Ⅳ级肿瘤多有水肿,可出现出血或钙化。小脑星形细胞肿瘤多位于小脑半球,可为囊性或实性,多有水肿,可使第四脑室受压移位、闭塞,脑干受压前移,桥小脑池闭塞,幕上脑室系统扩大,形成梗阻性脑积水;CT增强扫描表现:Ⅰ级星形细胞瘤常无强化或有轻度强化,若有强化则提示局部恶变可能;部分Ⅱ级和Ⅲ级星形细胞瘤可呈环状强化,并可有强化的瘤

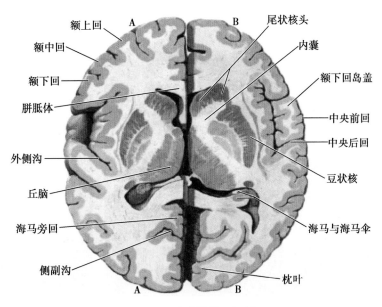

图2-5-1　端脑横断面解剖图

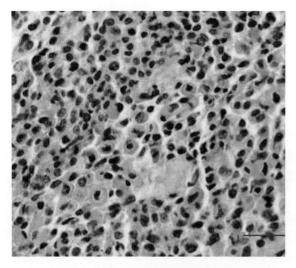

图 2-5-2　星形细胞瘤病理表现

结节；Ⅲ级、Ⅳ级肿瘤，边缘强化明显，形态多不规则或呈花环状，若沿胼胝体向对侧生长则呈蝶翼状强化。

MR 表现：MR 平扫表现为团状、片状异常病变，发病部位以额顶叶多见，可见于脑实质内任何部位。病变可为均质或存在囊变区，且由于细胞内外水分增多，使得 T1WI 和 T2WI 延长，信号多以稍长 T1WI、稍长 T2WI 信号为主的混杂信号，肿瘤恶性程度越高则信号越混杂。T1WI 呈低信号，T2WI 呈高信号；钙化在 T1WI 和 T2WI 上一般均为低信号。T2WI 呈不均匀高信号。增强扫描呈斑块状、线条状、花环状或结节状强化，坏死或出血区不强化（图 2-5-3）。

【首选检查】

MRI 是首选检查方法。检查方法及检查前准备：同"脑静脉窦血栓形成"。

【检查方法分析比较】

CT 检查：平扫特征性不明显，多见团状或片状低密度灶，边界不清晰，其内可见囊变区，偏恶性者囊变较多，且不规则。增强后 CT 良性者强化多为环形，并可见一瘤结节影，表现为"印戒"征。恶性星形细胞瘤多为花环状强化。

MR 检查：可通过信号混杂程度对肿瘤细胞分级，Ⅰ级星形细胞瘤信号强度较均匀，瘤周水肿轻微，注射 Gd-DTPA 后肿瘤部分有轻度强化。Ⅱ～Ⅲ级星形细胞瘤在 T1WI 呈以低信号为主的混杂信号，间以更低或高信号，体现了瘤内坏死或出血；此外，部分肿瘤内可见出血，肿瘤分界多不清晰，可见瘤周水肿。增强检查多呈现环状强化伴瘤结节强化，如同一枚戒指，称"印戒"征，多见于Ⅰ、Ⅱ级星形细胞瘤。

MR 在定性及分级方面优于 CT，结合 MRS 及灌注分析可进一步提高对肿瘤的诊断及细节了解，应为本病的首选检查手段。

二、多形性胶质母细胞瘤

【概述】

多形性胶质母细胞瘤（glioblastlma multiforme，GBM）是成人最常见的原发性中枢神经系统肿瘤，是星形细胞瘤中恶性程度最高的一种类型，约占所有颅内肿瘤的 15%～20%。发病的高峰年龄为 60 岁，30 岁以下者少见。男女的发病比例是 3:2。GBM 可发生脑的任何部位，常累及一个以上的脑叶，额叶为最常见的受累部位，其次是颞叶。GBM 的转移多在中枢神经内部，远处转移少见，由于肿瘤恶性程度高，播散早，发展快而且广泛，具有浸润性，故预后较差，肿瘤对各种治疗预后不良，平均生存期为 1 年。

【局部解剖】

局部解剖同图 2-2-1。

【临床表现与病理基础】

多形性胶质母细胞瘤有多种临床表现，典型临床症状和体征是颅内高压，并且起病 1 个月就有明显进

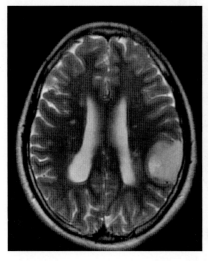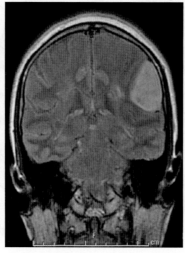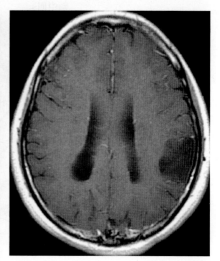

图 2-5-3　左侧额顶叶星形细胞瘤 MR 影像表现

展。另外还有癫痫和类似脑血管病的症状。

多形性胶质母细胞瘤是具有高度恶性的肿瘤,明显的肿瘤占位效应,瘤组织在脑内呈浸润性生长,因出血和坏死呈多彩状。切面呈灰白色,广泛出血、坏死为最突出的特征,呈棕红色或黄色地图状。肿瘤与正常脑组织分界不清,瘤血管丰富,血管内皮细胞增生、肿胀。进而导致血管闭塞和血栓形成,瘤体常因为血管闭塞而出血、坏死,液化坏死腔内还有液体;出血坏死明显,是其区别于间变型星形胶质细胞瘤的特征。GBM组织学形态多变,最突出特征就是多形性,含有多种细胞形态,而且每一种细胞无论从形态、生物活性、转移倾向以及对放射的敏感性都不一样。包括分化不良的纤维型、原浆型、毛细胞型和大圆细胞型。在原肿瘤基础上,可见到瘤细胞肥大,数量明显增加,排列紧密,细胞核肥大、染色质丰富,深染;大小形态不一,可呈圆形、卵圆形、梭形、三角形等。异型性明显,可见怪异的单核或多核瘤巨细胞(图2-5-4)。

【影像学表现】

CT表现:显示为不规则性的颅内肿块,呈混杂密度,其内坏死和囊变区常表现为低密度区。增强扫描多为环状强化,可有瘤周水肿。

MR表现:T1WI呈混杂信号,伴有不规则区域的坏死和囊变。T2WI囊变、坏死区域呈高信号,其余部分呈混杂信号。T2WI能清楚地显示瘤体内出血、坏死或囊变;由于肿瘤血管丰富,可见肿瘤内部有线状或迂曲的流空信号并可见不同时期(急性期、亚急性期和慢性期)的出血。增强扫描:肿瘤呈明显不均匀强化。MRS和DWI对脑内转移较敏感(图2-5-5)。

【首选检查】

MR是诊断多形性胶质母细胞瘤的首选检查方

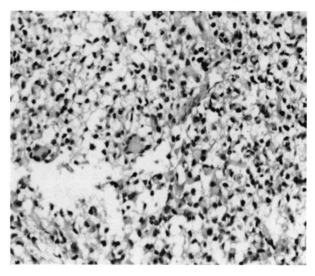

图2-5-4　多形性胶质母细胞瘤病理表现

法,检查方法及检查前准备:同"脑静脉窦血栓形成"。

【检查方法分析比较】

CT检查:示肿瘤呈类圆形或不规则形,周围水肿较轻,平扫呈低密度区或伴有高密度出血,强化后不均匀强化。

MR检查:信号特点很好的反映了GBM多形性恶性肿瘤的特点。T1WI呈混杂信号强度,伴有不规则区域的坏死和囊变。T2WI囊变、坏死区域呈高信号,其余部分呈混杂信号。由于肿瘤血供丰富,有时瘤内可见到血管的流空信号并可见各个时期的出血(急性期、亚急性期或慢性期),分别表现为不同的MR信号。肿瘤周边的水种通常非常明显,由于水肿的存在,肿瘤的边界显示常不清楚。FLAIR(水抑制)序列可以较好地区分肿瘤与水肿的范围。增强扫描,肿瘤呈明显不均匀异常对比增强。有研究显示DWI对脑内转移灶可较敏感。

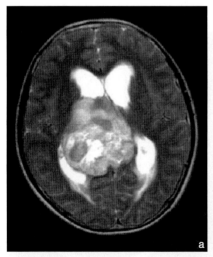
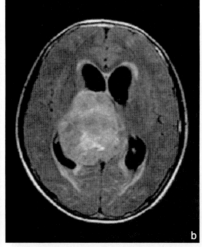
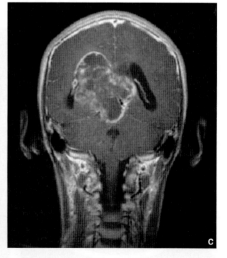

图2-5-5　右侧基底节区胶质母细胞瘤 MR影像表现

a～c. MR平扫(a和b)和增强扫描(c)右侧基底节区椭圆形病变,T2WI(a)和 T2WI FLAIR(b)呈混杂稍高信号,其内见多发坏死、囊变区,增强扫描(c)显著花环样强化

三、弥漫性星形细胞瘤

【概述】

弥漫性星形细胞瘤（diffuse astrocytoma）不是单指一种肿瘤，而是Ⅱ～Ⅳ级星形细胞瘤共同特征的统称，其好发于年轻人，可发生在中枢神经系统的任何部位，但以幕上多见。成人好发于大脑半球（幕上），儿童常发生于脑干。小脑半球是弥漫性星形细胞瘤罕见的发病部位，但成人一旦发生小脑星形细胞瘤多应考虑浸润性。此类肿瘤倾向于从低度恶性向高度恶性过渡的形式，故治疗效果不佳，预后较差。

【局部解剖】

局部解剖同图2-2-1。

【临床表现与病理基础】

无典型特征性，癫痫是最常见的临床症状，肿瘤发展到一定程度后，出现神经系统症状，如头痛、头晕、癫痫、精神改变，高颅压等。

1993年WHO关于脑肿瘤的分类中，Ⅱ～Ⅳ级星形细胞瘤均被归类为原纤维性星形细胞瘤，包括Ⅱ级的良性星形细胞瘤，Ⅲ级的间变型星形细胞瘤，也称为恶性星形细胞瘤，和Ⅳ级的多形性胶质母细胞瘤。2007年新的WHO分类中将弥漫性星形细胞瘤划分为WHOⅡ级，同时指出用低级别弥漫性星形细胞瘤这一名称可能更恰当。镜下见肿瘤细胞高度分化，在脑组织中弥漫性、浸润性生长且无明显边界，根据细胞内存在的优势细胞，可分为纤维型、肥胖细胞型和原浆型，其典型病理表现为细胞密度中等增加，有时可见核异形，通常没有核分裂象，无坏死及微血管增生（图2-5-6）。

【影像学表现】

X线表现：早期无异常，晚期可见颅内压升高征象，有时可显示病灶内的钙化，多呈小点状，钙化的发

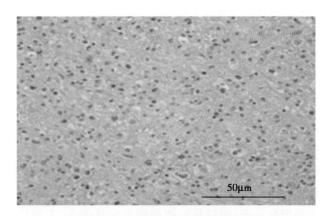

图2-5-6　弥漫性星形细胞瘤病理表现

生率在10%～20%。

CT表现：CT扫描显示肿瘤为均匀等密度或低密度，或等、低混合密度，部分肿瘤CT扫描表现为均匀等密度，可通过间接征象局部脑肿大，脑室受压等诊断，少数肿瘤可见点状或斑片状钙化，钙化多见于儿童，CT扫描对肿瘤内钙化敏感。增强扫描多无强化，少数略有强化。

MR表现：有明确肿块时，肿块呈T1WI低信号，T2WI高信号，灶周水肿较轻或无灶周水肿，注射对比剂一般无强化；当原纤维性星形细胞瘤完全无明确肿块形成时，特别在分化较好的Ⅱ级星形细胞瘤，诊断较为困难，病原体变仅表现为以双侧白质为主的弥漫异常信号，T1WI常不易发现信号异常，T2WI可再现为广泛的、边界不清的高信号，无明确灶周水肿，无局部占位效应，亦无明确增强，但仔细观察可见脑实质略显肿胀，脑沟、裂、池及脑室变浅或变小。MRS可见NAA峰显著降低，Cho显著升高，Cr峰中等度降低，Cho/Cr值通常大于2（图2-5-7）。

【首选检查】

MRI是诊断弥漫性星形细胞瘤的首选检查方法。

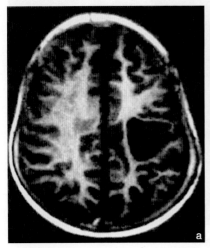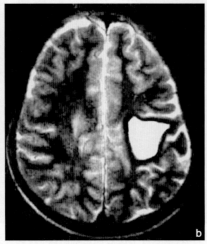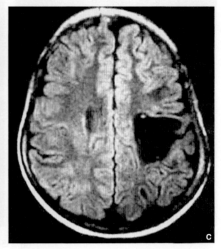

图2-5-7　弥漫性星形细胞瘤MR影像表现
a. MR平扫呈T1WI低信号；b. T2WI高信号；c. T2WI FLAIR低信号

检查方法及检查前准备:同"脑静脉窦血栓形成"。

【检查方法分析比较】

在原纤维性星形细胞瘤中,只要有肿块形成,诊断都较容易,Ⅱ级星形细胞瘤可见边界欠清晰的占位性病变,肿块呈 T1WI 低信号,T2WI 高信号,灶周水肿较轻或无灶周水肿,注射对比剂一般无强化;Ⅲ、Ⅳ级星形细胞瘤则肿块信号较混杂,可出现坏死及出血等信号改变,占位效应、灶周水肿及增强都较明显。与 CT 检查比较显示病变范围大,易于检出并区分水肿与肿瘤边界,但显示肿瘤内钙化不及 CT。

MR 是诊断本病的主要手段。若发生肿瘤内钙化时,CT 检查优于 MR 检查,可联合两个检查诊断。

四、少突胶质细胞瘤

【概述】

少突胶质细胞瘤(oligodendrolioma)起源于少突胶质细胞,多发生在大脑半球皮层,以额叶最常见,约占颅内肿瘤的 1%～5%,男性多于女性,高峰年龄 30～40 岁。肿瘤大多呈弥漫浸润、细胞分化良好,大约 60% 以上的少突胶质细胞瘤伴有 19q 和 1p 染色体臂的等位基因消失。少突胶质细胞瘤良恶性分级为 WHO Ⅱ级,与正常组织界限明显,其治疗以手术切除为主,放射治疗为辅,预后不佳。

【局部解剖】

局部解剖同图 2-2-1。

【临床表现与病理基础】

大部分生长缓慢,病程很长,癫痫为本病最常见首发症状。颅内高压见于约半数的患者,出现较晚。少数患者出现局灶性神经系统功能障碍和认知或心理改变。

肿瘤质地较软,呈灰红色,位于白质和邻近的皮质,境界较清楚,有时可见假包膜,并可累及软脑膜。囊性变、出血和钙化颇为常见,囊变区周围多呈胶冻状。镜下,瘤细胞大小均匀,形态单一,弥漫排列,胞核居中着色深,胞浆空,环绕胞核形成空晕。间质富有血管,偶见出血,有不同程度的内皮细胞增生。约有 20% 病例可出现瘤细胞钙化且多沿血管壁分布(图 2-5-8)。

【影像学表现】

脑血管造影:X 线脑血管造影检查显示为无血管或者少血管的占位性病变,其周围可见正常脑血管延伸或者包绕病灶的征象,无肿瘤染色和新生肿瘤血管。

X 线表现:约 20% 靠近皮质区缓慢增长的少突胶质细胞瘤可见颅骨局限性弧形压迹,当病变累及软脑膜时,可见类似脑膜瘤的改变。等密度肿瘤,有时钙化较小的肿瘤,因占位效应轻,也容易误诊为其他病变。

CT 表现:表现为额叶肿块,边界多清晰,占位效应不明显,病变为可见条片状钙化是其特征性表现,呈条

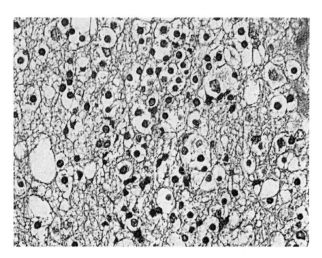

图 2-5-8 少突胶质细胞瘤病理表现

状、斑点状或大而不规则,其中弯曲条带状钙化具有特征性(图 2-5-9、图 2-5-10)。

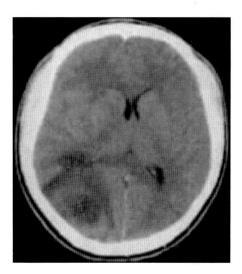

图 2-5-9 少突胶质细胞瘤 CT 影像表现

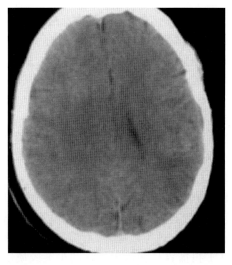

图 2-5-10 少突胶质细胞瘤 CT 影像表现

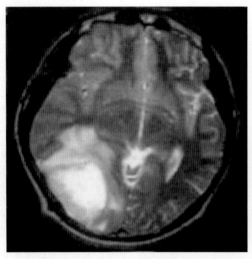
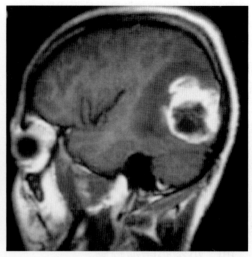

图 2-5-11　少突胶质细胞瘤 MR 影像表现

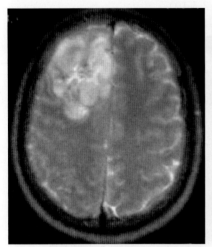
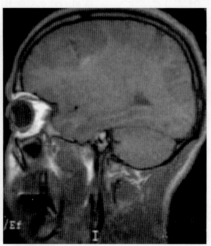
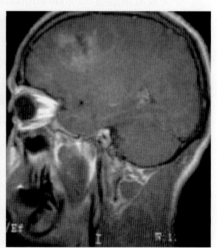

图 2-5-12　少突胶质细胞瘤 MR 影像表现

　　MR 表现：MRI 平扫在 T1WI 为低信号。边界多较清晰,瘤周水肿轻,占位效应轻。T2WI 肿瘤为高信号,信号不均匀,钙化在 T2WI 也为低信号。增强后少突胶质细胞瘤多数强化不明显,少数有不均匀强化。增强少突胶质细胞瘤多数强化不明显,少数有不均匀强化,发生在脑室内的少突胶质细胞瘤多有较明显的强化(图 2-5-11、图 2-5-12)。

　　【首选检查】
　　CT 是目前诊断少突胶质细胞瘤的首选检查方法。检查方法及检查前准备:同"脑梗死"。

　　【检查方法分析比较】
　　CT 检查:CT 平扫有 70% 有钙化,呈条状、斑点状或大而不规则,其中弯曲条带状钙化具有特征性。但由于瘤周水肿轻,占位效应轻,增强扫描无显著强化,但单纯 CT 扫描容易漏诊无钙化的少突胶质细胞瘤,需结合 MR 检查协同诊断。

　　MR 检查:具有少突胶质细胞瘤特征性条带状、斑片状钙化,且发生在脑室内的少突胶质细胞瘤多有较明显的强化。病变多可见条片状钙化是其特征性表现。可用于鉴别诊断本病。
　　CT 较易诊断本病,应作为首选检查。

五、脉络丛乳头状瘤

　　【概述】
　　脉络丛乳头状瘤(choroid plexus papilloma,CPP)是指起源于脉络膜丛上皮组织的良性脑室内肿瘤,生长缓慢,较少发生恶变,其良恶性分级为 WHO Ⅰ 级,而非典型脉络丛乳头状瘤为 WHO Ⅱ 级。脉络丛乳头状瘤确切发生机制尚不清楚,临床研究表明,有些家族性疾病,例如 Aicardi 综合征,von Hippel-Lindau 病等可并发脉络膜丛乳头状瘤。CPP 发生于有脉络膜丛生长的地方,其好发部位依次为肿瘤好发与侧脑室三角区(50%)及第四脑室(40%),少数(10%以下)可以发生在三脑室或脑桥小脑角池。儿童好发与侧脑室三角区,成人好发与第四脑室。该肿瘤好发于10岁以内的儿童。约占脑肿瘤的1%(占儿童脑肿瘤的2%~5%),生长慢,通过手术切除可以治愈,预后佳,其5年生存率高达100%。

【局部解剖】

局部解剖同图2-2-1。

【临床表现与病理基础】

脉络丛乳头状瘤表现为颅内压增高和局限性神经系统损害两大类。易产生脑积水症状,包括脑脊液吸收障碍或分泌过多引起的交通性脑积水以及位于第四脑室的肿瘤直接梗阻引起的梗阻性脑积水,其最常见的临床表现是颅内压增高,在小儿表现为头围增大,无明显定位体征,较大儿童及成人则出现恶心、呕吐及视盘水肿。肉眼观:肿瘤呈局限性菜花状或圆形生长,与脑室壁相连,界限清楚,一般体积不大,呈红褐色或粉色,表面不光滑,质硬,肿瘤血供丰富,瘤内可见出血,瘤体大时,可见囊变及广泛钙化。镜下:乳头状瘤基本结构似正常脉络丛组织形态,肿瘤细胞呈立方或柱状上皮形态,常以假复层的排列方式排列在疏松结缔组织的轴心周围,形成许多分支状乳头状结构。乳头中心有丰富的血管,乳头轴心有球形的钙质沉着,称为钙化小体。核为卵圆形,位于细胞基底部。细胞表面可见纤毛。胞浆内无成鞭毛小体。上皮细胞一般分化良好,排列规则,无浸润现象(图2-5-13)。

【影像学表现】

X线表现:患者头颅X线平片表现为颅内压增高征,颅缝增宽、颅面比例失常、颅盖"银线"征等,在成人指压痕增多,儿童为颅缝分离15%~20%可见病理性钙化,侧脑

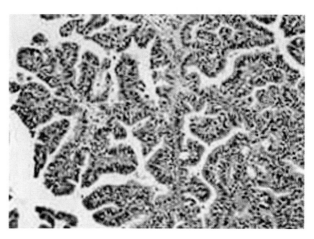

图2-5-13 脉络丛乳头状瘤病理表现

室肿瘤钙化较正常脉络丛钙化增大多为单侧。脑血管造影示较深的肿瘤染色,并可显示来自正常脉络丛的增粗的供血动脉,位于三角区内的侧脑室肿瘤常为外侧脉络膜后动脉,第四脑室内肿瘤常为小脑后下动脉的分支,而第三脑室脉络丛乳头状瘤为内侧脉络膜后动脉。

CT表现:肿瘤在CT平扫时脑室明显增大,内有高密度影,增强扫描呈均匀强化,边缘清楚而不规则,可见病理性钙化,有时可见蛛网膜下腔出血。肿瘤多为单侧,极少为双侧,位于侧脑室内者以三角区居多,位于后颅凹者多伴有幕上脑积水。除脉络丛乳突状瘤外,肿瘤多局限于脑室内,无明显中线结构移位。

MR表现:在T1WI中呈低信号,较脑实质信号低,但较脑脊液信号高;T2WI中呈高信号,与脑脊液分界清楚而肿瘤轮廓不规则,有些可见局灶出血、钙化与血管流空影;FLAIR像中由于脑脊液渗出导致高亮的室周信号;T1WI增强影像中由于肿瘤有显著的均匀强化,囊变和小的局灶性坏死也可清晰表现(图2-5-14)。

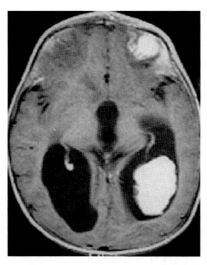
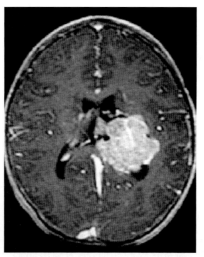

图2-5-14 脉络丛乳头状瘤MR影像表现

左侧脑室三角区不规则肿块,不均匀强化,伴脑积水

【首选检查】

MRI 是目前诊断此病的首选检查方法。检查方法及检查前准备：同"脑静脉窦血栓形成"。

【检查方法分析比较】

MR 检查：肿瘤检查时通常较大，位于脑室内，有分叶，但边缘清楚，T1WI 一般为等信号，T2WI 为等信号或稍高信号，肿瘤内部有时可见脑脊液混杂其中，而导致信号不均匀，肿瘤有时可合并出血而表现出亚急性或陈旧性出血信号。注射对比剂后肿瘤呈明显增强。MR 是诊断脉络丛乳头状瘤的主要技术手段。

六、室管膜瘤

【概述】

室管膜瘤（ependymoma）是指起源于室管膜或大脑实质内胚胎性室管膜残余部分的良性肿瘤，约占脑内原发性肿瘤的 $2\%\sim8\%$，占小儿颅后窝肿瘤的 15%，位居小儿脑内肿瘤的第三位。多见于第四脑室，其次为侧脑室，第三脑室和导水管，极少数位于脑组织。脊髓病变多发生于脊髓中央管。室管膜瘤在各个年龄段均可发病，其在儿童的发病率是成人的 $4\sim6$ 倍，第一个发病高峰在 $1\sim5$ 岁，幕下室管膜瘤多见，第二个发病高峰在 $30\sim40$ 岁，多见于脊髓，幕上室管膜瘤可累及儿童和成人。发病率男女均等。研究发现，染色体异常和基因畸变（第 22 对染色体的异常丧失，以及第 7 对染色体 3 倍体、第 21 对单倍体、肿瘤抑制基因 p22 异常等）对肿瘤形成过程有重要作用。

【局部解剖】

局部解剖同图 2-2-1。

【临床表现与病理基础】

室管膜瘤的症状与其发生部位有关，发生脑室内或其附近的肿瘤易产生梗阻性脑积水，幼儿可有头围增大、恶心、呕吐、头昏等颅内压增高症状，小脑受累者可出现共济失调、眼球震颤等，大脑半球受累者可出现癫痫、偏瘫等临床表现，脊髓室管膜瘤可出现运动和感觉障碍。室管膜瘤患者的 10 年存活率在 45% 左右，肿瘤的复发是患者死亡的主要原因。室管膜瘤多为膨胀性缓慢生长，质软，切面呈灰红色，边界清楚，有包膜，外观似球形、分叶状或乳头状，肿瘤多在脑室内生长，较少发生出血、坏死或囊变。其突出特征为"具有弹性的室管膜瘤"，即肿瘤充满整个第四脑室，并通过 Luschka 孔和 Magendie 孔沿着蛛网膜下腔在脑干周围生长。镜下，瘤细胞大小形态一致，排列紧密，瘤细胞可环绕排列呈腺管状，与室管膜腔相似，称为菊形团形成，是室管膜瘤的确凿诊断证据，或瘤细胞环绕血管排列形成假菊形团结构，瘤细胞有细长的胞浆突起与血

管壁相连。细胞中有神经胶质纤维，以特殊染色（PTAH）在个别细胞的腔面或胞核旁可见纤毛体，后者与纤毛运动有关，是室管膜细胞的特征性结构。肿瘤内可见细小颗粒状钙化及小血管的支柱小梁。常见组织学类型有 3 种，乳头型和黏液乳头型、上皮型和多细胞型（图 2-5-15）。

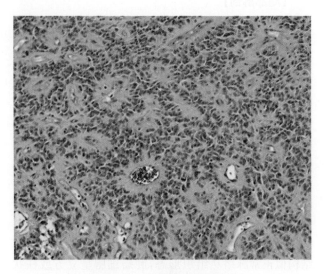

图 2-5-15　室管膜瘤病理表现

【影像学表现】

CT 表现：多位于脑室系统内，以第四脑室多见。平扫中肿瘤呈菜花状的等密度或混杂密度肿块，肿瘤位于第四脑室时，一般在瘤周可见残存的脑室；呈带状或新月形局阳性脑脊液密度区，幕上肿瘤常发生在脑室周围，多位于顶、枕叶。20% 肿瘤有钙化，呈单发或多发点状，幕下者多见，幕上少见。肿瘤常有囊性病变，增强扫描肿瘤呈中等强化。发生室管膜下转移时，侧脑室周边可见局灶性密度增高块影或条状密度增高影。

MR 表现：实性成分的室管膜瘤典型 MR 表现为等或长 T1WI，长 T2WI 异常信号，囊变部分的室管膜瘤 T1WI 信号较脑脊液稍高，T2WI 呈明显的高信号。肿瘤内部可因为囊变、钙化和肿瘤血管的存在使信号变得不均匀。注射对比剂后，肿瘤常表现为不均匀的异常对比增强。患者大多数以癫痫为首发症状，发病高峰年龄为 $1\sim5$ 岁。肿瘤一般紧邻侧脑室，并常好发于颞顶枕交界区，钙化及囊变多见。在 T1WI 上为低信号或者等信号，T2WI 为高信号，肿瘤血管为低信号。肿瘤实质部分往往显著增强，而囊变与钙化不强化（图 2-5-16）。

【首选检查】

MRI 是目前诊断室管膜瘤的首选检查方法，检查方法及检查前准备：同"脑静脉窦血栓形成"。

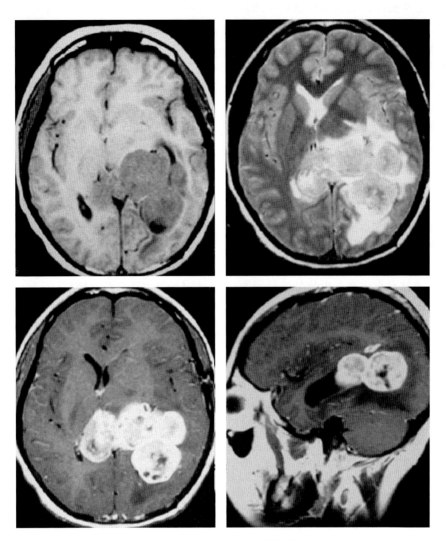

图 2-5-16 室管膜瘤 MR 影像表现

双侧脑室后角区"菜花样"肿块,混杂长 T1WI 长 T2WI 信号明显不均匀强化,周围脑组织水肿,脑室系统无扩大

【检查方法分析比较】

CT 检查:CT 扫描可见等或混杂密度的较大肿块,内有较大囊变和(或)血管条状、点状钙化,研究表明约有 50% 肿瘤伴沙粒状钙化。增强扫描实性部分呈中度或明显不均匀强化,囊变一般无强化。可鉴别于其他疾病。

MR 检查:可更好的显示肿瘤的形态、部位及病变范围,MR 信号改变与囊变、钙化和实性部分组成相关,肿瘤较大而周围水肿轻或无水肿,DWI 肿块实性部分呈等及稍高信号,增强扫描实性部分强化明显,并可对肿瘤进行分级。MR 检查较 CT 检查特异性好,准确率高,可作为本病的首选检查手段。

七、脑 膜 瘤

【概述】

脑膜瘤(meningioma)属脑膜内皮细胞肿瘤,多起源于脑膜或脑膜间隙的衍生物,是中枢神经系统的常见原发肿瘤之一,脑膜瘤好发于中老年人,以 40～70 岁发病率最高,女性发病率高于男性,两者比值约 3：2。凡属颅内富于蛛网膜颗粒与蛛网膜绒毛之处皆是脑膜瘤的好发部位。矢状窦旁、大脑凸面、大脑镰旁者多见,其次为蝶骨嵴、鞍结节、溴沟、小脑脑桥角与小脑幕等部位,生长在脑室内者很少,也可见于硬膜外。第 22 对染色体异常在脑膜瘤的病因学中起重要作用,脑膜瘤绝大多数为良性,手术切除治疗效果较好。统计资料表明:良性脑膜瘤术后 5 年复发率仅为 3%,但非典型性脑膜瘤为 38%,恶性脑膜瘤则为 78%。

【局部解剖】

局部解剖同图 2-2-1。

【临床表现与病理基础】

脑膜瘤生长缓慢,产生的症状是由于肿瘤对邻近脑组织、脑神经的压迫及瘤体影响脑部血液回流或阻碍脑脊液循环与吸收而出现颅内压增高。肿瘤体积大，症状却轻微。良性肿瘤可长期不出现症状，但体检可发现患者有视神经盘水肿，或继发视神经盘萎缩，当肿瘤增大时可出现颅内压增高的临床症状，如头痛、呕吐等。脑膜瘤主要对脑组织产生压迫，并不浸润脑组织。根据发生部位的不同，肿瘤压迫脑功能区产生相应的功能改变的临床症状，如癫痫、颅神经刺激症状等。

脑膜瘤多为良性，肿瘤的形状与生长部位有关，多数为球状或马鞍状，少数为扁平状。多数有包膜，瘤表面光滑或呈结节状，常有血管盘曲。瘤质地坚韧，有时有钙化、骨化使肿瘤有沙粒感，有些含大量脂质呈淡黄色，少数有囊变。肿瘤多呈灰白色，少数有出血或坏死灶，瘤质变软，色暗红，可呈鱼肉状。脑膜瘤血供极丰富，多由颈外和颈内动脉双重供血。少数肿瘤呈浸润性生长，可侵入颅骨和硬脑膜，严重者可侵犯头皮或颞肌。脑膜瘤的组织学形态有多种表现。但是各种类型都基本上或多或少有脑膜瘤的基本结构，含有脑膜内皮细胞成分，细胞排列常保留蛛网膜绒毛及蛛网膜颗粒的一些特点，呈旋涡状或同心圆状，在同心圆的中部，容易发生透明样变性或钙化，形成所谓砂粒体。分为脑膜内皮型、纤维型、过渡型、沙粒型、血管瘤型、微囊型、分泌型、透明细胞型、淋巴浆细胞丰富型、脊索样型、非典型和恶性脑膜瘤等（图 2-5-17）。

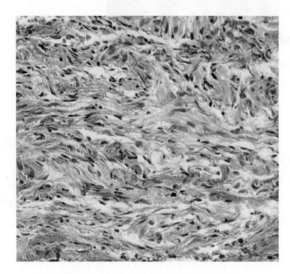

图 2-5-17　纤维型脑膜瘤病理表现

【影像学表现】

CT 表现：肿瘤呈圆形或分叶状，以宽基底靠近颅骨或硬脑膜。脑膜瘤呈圆形、卵圆形或分叶边界清楚的稍高密度或等密度病变，有时有星状、颗粒状或均匀一致的钙化，很少发生囊性变。肿瘤与颅骨内板和脑膜的关系密切，可有颅骨增厚、破坏或变薄等颅外肿瘤

的征象，60％的脑膜瘤有瘤周水肿。静脉注射造影剂后，脑膜瘤表现为显著而均匀一致的增强，肿瘤边界清楚锐利。增强的幅度为 40～50Hu 或更多。

MR 表现：水肿为长 T1WI、长 T2WI 信号。钙化在 MRI 上呈低信号，因肿瘤血管丰富，其内尚可见流空血管影。脑膜瘤在 T1WI 上多数呈等信号，少数为低信号。在 T2WI 上可表现为高信号、等信号或者低信号。肿瘤内部信号不均匀，与肿瘤血管、钙化、囊变和瘤内纤维分隔有关。T1WI 上，脑膜瘤周围可见低信号环，介于肿瘤与水肿之间，成为肿瘤包膜。静脉注射 Gd-DPPA 后，脑膜瘤有显著而均匀的增强（图 2-5-18）。

【首选检查】

MRI 是诊断脑膜瘤的首选检查方法，检查方法及检查前准备：同"脑静脉窦血栓形成"。

【检查方法分析比较】

CT 检查：平扫大部分为高密度，少数为等密度，密度均匀，边界清楚。大部分肿瘤有轻度瘤周水肿。瘤内钙化占 10％～20％，出血、坏死和囊性变少见。增强呈均匀一致的显著强化，边界锐利。可有白质塌陷，颅骨增厚，破坏或变薄等脑外肿瘤的征象。脑膜瘤如果有比较广阔的基底或沿硬脑膜呈鳞片状生长，常规横断面 CT 扫描不易发现，而冠状位 CT 扫描有助于发现这种类型的病变。

MR 检查：脑膜瘤附着处的脑膜受肿瘤浸润有显著增强，叫硬膜鼠尾征，具有特征性。脑膜瘤侵及颅骨时，其三层结构消失，原规整弧形的骨结构变得不规则。脑膜瘤与水肿之间可见低信号环，它是由肿瘤周围的小血管及纤维组织构成的包膜，以 T1WI 明显。注射造影剂后肿瘤出现明显均匀强化。

MR 平扫及增强检查可以更好地显示病灶细节与变化，是脑膜瘤的首选检查手段。

八、髓母细胞瘤

【概述】

髓母细胞瘤是一种好发于儿童的恶性侵袭性胚胎性胶质瘤，由 Bailey 和 Cushing 命名，其发生率占儿童颅内肿瘤的 25％，发病年龄 70％为 16 岁以下，发病高峰为 7 岁，偶见于成人。至少 75％的儿童起源于小脑蚓部并突入第 4 脑室，随年龄增长小脑半球受累逐渐增多。髓母细胞瘤恶性程度高，易随脑脊液播散转移，预后差，为 WHO Ⅳ级。

【局部解剖】

局部解剖同图 2-2-1。

【临床表现与病理基础】

最常见的临床表现为颅内压增高，表现为头痛、呕吐、视神经盘水肿，其中呕吐最为多见，可为早期的唯

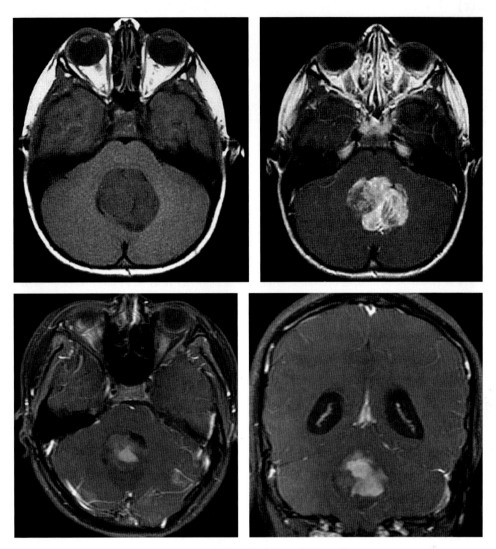

图 2-5-18　右额叶脑膜瘤 MR 影像表现

T2WI FLAIR 呈高信号，DWI 信号稍高，可见局部纤维束破坏，增强扫描显著强化

一临床表现。小脑受侵表现为步态不稳、共济失调、眼球震颤等。其他可出现面瘫、强迫头位、头颅增大及破壶音（MeCewen 征）、锥体束征、呛咳、小脑危象、蛛网膜下腔出血等症状。肿瘤转移是髓母细胞瘤的重要特征，脊髓尤其马尾神经是常见受累部位。本瘤来源于小脑蚓部原始神经上皮细胞或小脑皮质的胚胎性外颗粒层细胞。肉眼观肿瘤呈鱼肉状，色灰红，界限比较清楚，呈浸润性生长，质地较脆，无包膜，可见坏死和出血，有钙化或囊变者罕见。镜下：可表现为没有间质的一致性细胞区；纤维组织丰富区。肿瘤细胞体积小，胞浆极少，大多呈裸核细胞，胞核染色很深，核分裂象多见。细胞非常丰富，排列密集，分布不均，没有一定方向，少数可呈菊花形结构。可见单个瘤细胞坏死，很少见到大片坏死和出血病灶。肿瘤发生在小脑半球内，由于细胞间含有很多网状纤维，称之为"促纤维增生性髓母细胞瘤"（图 2-5-19）。

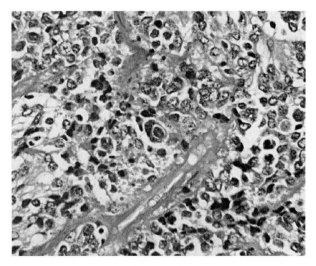

图 2-5-19　髓母细胞瘤（纤维增生型）病理表现

【影像学表现】

X线表现：大多数颅内压增高征，在儿童可有骨缝分离、头颅增大、骨质变薄等表现，肿瘤发生钙化者极罕见。

CT表现：CT平扫肿瘤多呈均匀一致的高或等密度病灶，边界较清楚，囊变、钙化、出血较少见。增强检查呈均匀一致强化，密度上升和下降都较快。病灶中有小坏死灶时，平扫亦可呈不均匀之混杂密度，注药后有增强。第四脑室常被向前推移，可伴有梗阻性脑积水征。当出现脑室膜下移时可在脑室周边出现完全或不完全稍高密度影像，呈带状，有明显强化。

MR表现：实质部分表现为长T1WI和长T2WI，信号强度上的特点不突出，Gd-DTPA增强扫描中肿瘤的实质部分呈显著增强，对于髓母细胞瘤沿脑脊液发生播散性种植的检查，MRI矢状位或冠状扫描更有价值，同时种植病灶亦可被Gd-DTPA显著增强（图2-5-20）。

【首选检查】

MRI是诊断髓母细胞瘤的首选检查方法，检查方法及检查前准备：同"脑静脉窦血栓形成"。

【检查方法分析比较】

CT检查：常位于小脑蚓部，突入第四脑室，边界清楚，累及上蚓部的肿瘤延伸到小脑幕切迹之上。较特征性的表现是肿瘤的部位，CT表现为颅后窝中线处圆形或类圆形的高密度肿块，边缘较清楚，病灶周围环绕有低密度水肿带，10%～15%可见斑点状钙化，有较小的囊变区和坏死区，但大片出血者少见。增强扫描肿瘤呈均匀一致的中等至明显强化。

MR检查：可发现位于小脑中线或偏向一侧的实性肿块，呈圆形、不规则形，可囊变，但很少钙化，血供丰富。如未发生囊变或坏死，信号强度均匀；如发生囊变或坏死，在肿瘤内部可见较肿瘤更长T1WI、更长T2WI的囊变或坏死区。如作Gd-DTPA增强扫描，肿瘤实质部分呈显著异常增强而囊变或坏死部分通常不

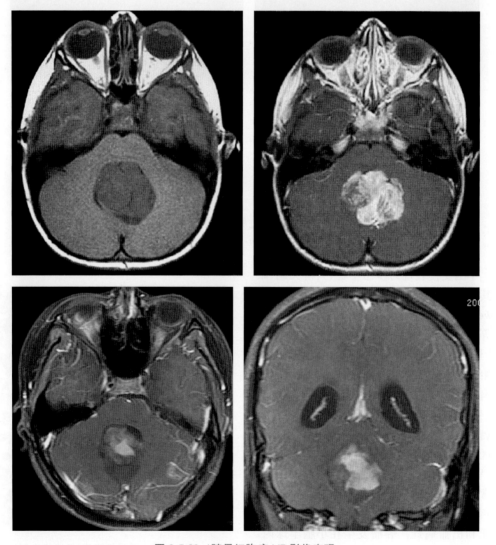

图2-5-20　髓母细胞瘤MR影像表现

第四脑室区长T1WI信号肿块，不均匀强化，与周围结构分界不清

显示异常增强,可作为本病的鉴别诊断。

MRI 在诊断髓母细胞瘤方面具有重要价值,应作为首选检查。

九、生殖细胞瘤

【概述】

生殖细胞瘤(germinoma)是起源于发育过程中的原始生殖细胞的残余组织的一类肿瘤,多见于性腺,好发于松果体区和鞍区,尤以松果体区常见。男性发病率高于女性,主要累及 20 岁以下患者,可分为 6 岁以下和 10～20 岁两个发病高峰年龄段。生殖细胞瘤属重度恶性肿瘤,对放、化疗均十分敏感。

【局部解剖】

局部解剖同图 2-2-1。

【临床表现与病理基础】

临床表现与肿瘤发生部位有关,好发于松果体区与鞍上区,也可见于基底核和丘脑区。发生于松果体区者,出现两眼上视不能、动眼神经核麻痹、瞳孔反射改变、小脑受侵等神经系统症状,性早熟、垂体功能不足、尿崩症等内分泌系统症状以及颅内压增高症状。发生于鞍上区者,会出现视交叉、中脑和下丘脑损害及垂体功能障碍症状。位于松果体区的生殖细胞瘤多为实性,境界清楚,质脆易出血、坏死和囊变区肿瘤可侵蚀邻近脑组织。位于下丘脑的肿瘤呈弥漫性浸润性生长,外观似胶质瘤,而侵犯基底节或丘脑的肿瘤内部常见囊变或钙化。生殖细胞瘤可以沿脑脊液通路播散,并经常向前突入三脑室后部,或累及周围结构(图 2-5-21)。

【影像学表现】

CT 表现:平扫多呈等密度或稍高密度肿块,无出血、坏死及囊性变,可分叶,但边界清楚;瘤体本身钙化少见,典型松果体区生殖细胞瘤常见肿瘤包埋松果体钙化灶。增强扫描呈中等至明显的均匀强化。室管膜下转移可表现为沿脑室壁线状或条片状强化,沿脑脊液向蛛网膜下腔播散表现为脑表面、脑池的线状或结节状强化。

MR 表现:T1WI 为稍低信号或等信号,T2WI 常呈等信号或高信号,周围水肿不明显,肿瘤对第三脑室后部的压迫常导致幕上脑积水。增强后呈明显均匀一致强化,并能发现沿脑脊液或室管膜转移的病灶。MRA可见大脑内静脉或大脑大静脉受压上移(图 2-5-22)。

【首选检查】

MRI 是诊断生殖细胞瘤的首选检查方法。检查方法及检查前准备:同"脑静脉窦血栓形成"。

【检查方法分析比较】

CT 检查:生殖细胞瘤常有钙化,CT 可显示松果体区分叶状的较高密度肿块,内部可见钙化,增强扫描后

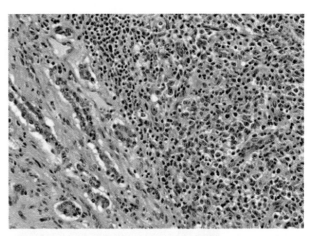
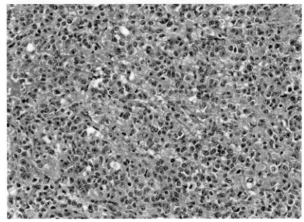

图 2-5-21 生殖细胞瘤病理表现

呈明显的不均匀强化。肿瘤较大时,可致第三脑室前移甚至双侧侧脑室脑积水。室管膜下转移者,可见线状或结节状高密度影。

MR 检查:利用 MRI 任意方向扫描的特点,可以同时显示松果体区和鞍上区的多发病灶,这是 MRI 优于CT 的一个方面,另外 MRI 可显示较小的下丘脑病变,所以 MRI 应作为首选检查。

十、血管母细胞瘤

【概述】

血管母细胞瘤又称血管网状细胞瘤,是一种血管源性的良性肿瘤,分为囊性和实性两种,可能来源于原生的血管内胚层或造血干细胞,具体的组织学来源有待于进一步明确,其生长缓慢,富含血管。血管母细胞瘤是成人后颅凹较常见的脑内肿瘤,好发于小脑、脑干和脊髓,儿童少见。绝大多数的血管母细胞瘤是孤立病灶,血管母细胞瘤与常染色体显性疾病 von Hippel-Lindau 综合征关系密切。良恶性分级为 WHO Ⅰ 级,目前手术是治疗血管母细胞瘤的首选治疗方法。

【局部解剖】

局部解剖同图 2-2-1。

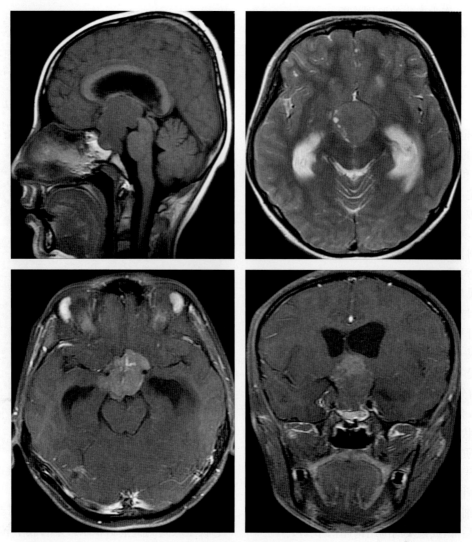

图 2-5-22　生殖细胞瘤 MR 影像表现
下丘脑、乳头体区等 T1WI、等 T2WI 肿块,内可见少许小囊变,增强扫描肿块轻度不均匀强化

【临床表现与病理基础】

临床症状与生长部位和病理特点有关。实性肿瘤生长缓慢,病程较长,囊性者病程较短,囊肿形成较快或囊内出血,可呈急性发病,常见症状为颅内压增高。小脑肿瘤表现为眼球震颤、共济失调等症状。幕上肿瘤根据部位不同有偏瘫、偏身感觉障碍、癫痫样发作等。脊髓肿瘤出现相应节段的疼痛、感觉运动障碍等。

血管母细胞瘤约 80% 为囊性,伴有血管丰富的囊壁结节,肿瘤由密集不成熟的血管组织构成,主要是类似毛细血管的纤细血管。瘤内可见出血和坏死,肿瘤血供丰富,实质性肿瘤较囊性血管更丰富,肿瘤表面常有供血动脉及粗大的静脉,外观似动静脉畸形。显微镜下,肿瘤由血管和细胞两部分组成。血管大部分为毛细血管网,部分为大的海绵状血管网,管壁为一层内皮细胞。血管内为网状内皮细胞,可产生大量网状纤维环绕血管。肿瘤细胞吞噬类脂质,又含有丰富的网状纤维,是血管母细胞瘤的特征,因此有"血管网状细胞瘤"之称(图 2-5-23)。

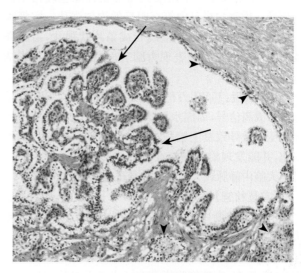

图 2-5-23　血管母细胞瘤病理表现
病灶病理变化如黑色箭头所示

【影像学表现】

X线表现:大多数颅内压增高征,在儿童可有骨缝分离、头颅增大、骨质变薄等表现。肿瘤发生钙化者及罕见。

CT表现:常位于小脑蚓部,突入第四脑室,边界清楚。累及上蚓部的肿瘤延伸到小脑幕切迹之上。CT平扫肿瘤多呈均匀一致的高或等密度病灶,边界较清楚,囊变、钙化、出血较少见。增强检查呈均匀一致强化,密度上升和下降都较快。病灶中有小坏死灶时,平扫亦可呈不均匀之混杂密度,注药后有增强。第四脑室常被向前推移,可伴有梗阻性脑积水征。当出现脑室膜下移时可在脑室周边出现完全或不完全稍高密度影像,呈带状,有明显强化(图2-5-24)。

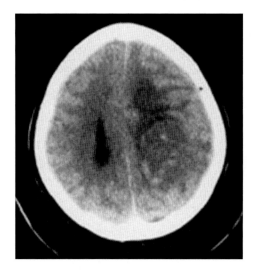

图 2-5-24　血管母细胞瘤 CT 影像表现

MR表现:囊性成分在 T1WI 呈低信号,T2WI 呈明显的高信号,其信号强度高于脑脊液。囊壁的结节 T1WI 表现为低信号,T2WI 可以呈高信号或等信号。增强扫描囊壁结节呈明显强化。实质型肿瘤在 T1WI 呈低信号,T2WI 呈高信号,如合并出血,T1WI 为高信号。增强扫描,肿瘤呈明显均匀或环行异常对比增加。肿瘤内有时可见血管流空现象(图 2-5-25)。

【首选检查】

MRI 是诊断血管母细胞瘤的首选检查方法,检查方法及检查前准备:同"脑静脉窦血栓形成"。

【检查方法分析比较】

MR 检查较 CT 具有更高的组织分辨率,MR 检查可见血管母细胞瘤实质部分表现为长 T1WI 和长 T2WI,信号强度上的特点不突出,Gd-DTPA 增强扫描肿瘤的实质部分呈显著增强,对于髓母细胞瘤沿脑脊液发生播散性种植的检查,MRI 矢状位或冠状扫描更有价值,同时种植病灶亦可被 Gd-DTPA 显著增强 MR 平扫及增强检查,是诊断血管母细胞瘤的首选检查手段。

十一、听神经瘤

【概述】

听神经瘤(acoustic schwannoma)又称听神经鞘瘤,源于 Schwann 细胞,大多位于听神经的前庭支,少数来源于耳蜗支,以后沿着神经向阻力较小的内听道外桥小脑角区生长,其是桥小脑角区最常见的肿瘤,约占 80%～90%。肿瘤呈圆形或椭圆形,有完整包膜的是良性肿瘤,为 WHO Ⅰ 级肿瘤。听神经瘤在内听道

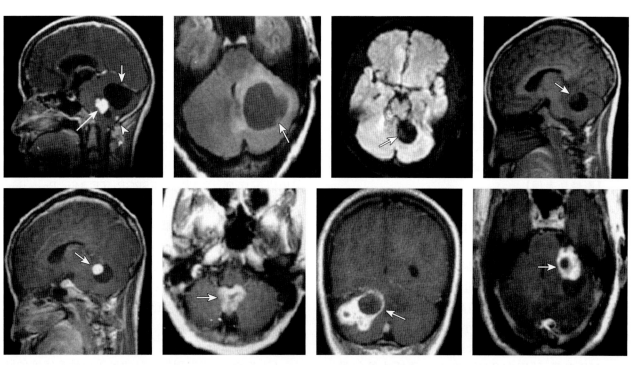

图 2-5-25　血管母细胞瘤 MR 影像表现

病灶 MR 影像学表现如白色箭头所示

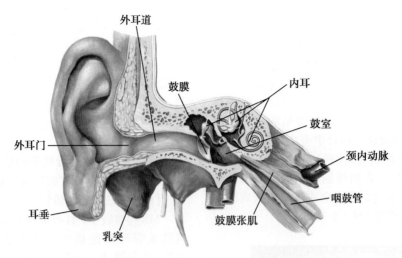

图 2-5-26　听神经周围解剖结构图

内生长仅引起内听道的扩大,以后随着肿瘤向桥小脑角池生长,可以引起脑干及小脑半球的受压移位,产生阻塞性脑积水,其通常单独发生。绝大多数的听神经瘤发生在 30～60 岁,儿童单发性听神经瘤少见,男女发病的比例约为 1.5～2∶1。

【局部解剖】

听神经位于颞骨之内,自延髓延伸至内听道,与面神经位于在相同的位置(图 2-5-26)。

【临床表现与病理基础】

听神经瘤有完整的包膜,质地较硬,外形呈圆形、卵圆形后分叶状,实质部分的颜色根据肿瘤的血供和脂肪变性存在与否而不同。在组织学上,听神经瘤有两种不同的组织形态,即囊状型 Antoni A 型和网状型 Antoni B 型。Antoni A 型组织细胞细长呈梭形,细胞排列紧密,极具特征性的是肿瘤细胞核以其长轴方向呈旋涡状或似栅栏状排列,栅栏状结构之间是肿瘤细胞胞质构成的粉染无核区;Antoni B 型组织细胞稀少,排列成稀疏的网状结构,常以蜂窝状为特点。细胞间有较多的液体聚集并包绕成小囊,囊变区域可大可小,有时可见含铁血黄素沉着(图 2-5-27)。

【影像学表现】

X 线表现:岩骨平片见内耳道扩大、骨侵蚀或骨质吸收,严重破坏者内耳道结构消失,形成骨缺损,肿瘤钙化较少见。

CT 表现:瘤体居岩骨后缘,以内耳道为中心,多数与岩骨相交呈锐角,伴内听道扩张。肿瘤多为类圆形等密度或低密度肿块,少数呈高密度影像,增强效应明显。肿瘤增大可压迫脑干和小脑,使其变形移位,压迫第四脑室,形成梗阻性脑积水。

MR 表现:肿瘤在 T1WI 像上呈稍低或等信号,在 T2WI 像上呈高信号,常有囊变,少数情况下肿瘤

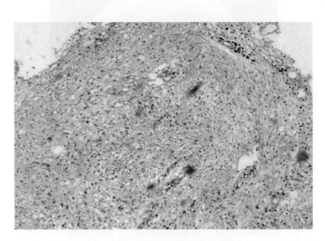

图 2-5-27　听神经瘤病理表现

内伴出血,与囊液的交界处形成液平面。注射造影剂后肿瘤实质部分明显强化,囊变区不强化(图 2-5-28)。

【首选检查】

MRI 是诊断听神经瘤的首选检查方法,常规检查方法及检查前准备:同"脑静脉窦血栓形成"。

为更好显示神经的走行及神经是否受压迫,可以采用以下序列:①Axi-3D-FSPGR:TE Min,Prep time 450ms;Flip angle:15°;FOV:24cm×24cm;层厚:1.2mm,;Loc per slab 120。②3D-BRAVO:TE:Min;Prep time:300ms;Flip angle:15°;FOV:24cm×24cm;层厚:1.2mm;Loc per slab 120。③3D-FIESTA:TE:Min;Flip angle:60°;FOV:16cm×16cm;层厚:0mm;Loc per slab 20。扫描后进行最大强度投影重建(MIP)和多平面重建(MPR)。

【检查方法分析比较】

CT 检查:可以发现桥小脑角区等或稍高密度的肿块,钙化及出血不常见。增强扫描可以明显的增强。

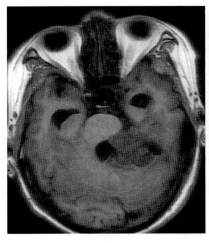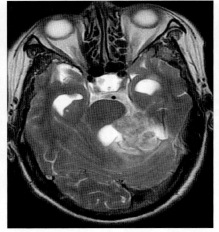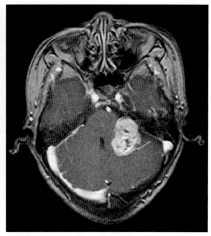

图 2-5-28 听神经瘤 MR 影像表现
左侧 CPA 区长 T1WI 长 T2WI 肿块,信号欠均匀,不均匀明显强化,听神经增粗

MR 检查:在 MR 影像上,听神经瘤的信号特点与肿瘤的内部结构有关,实性部分一般呈等信号后稍低 T1WI 信号、高 T2WI 信号,囊性部分呈明显的低 T1WI 信号、更高 T2WI 信号,增强扫描肿瘤呈明显的不均匀异常对比增强。

十二、三叉神经瘤

【概述】

三叉神经瘤是一种起源于三叉神经鞘膜的神经膜细胞的颅内肿瘤,占颅内神经瘤的 2%～5%。肿瘤可位于中颅凹三叉神经半月神经节、后颅凹三叉神经后根或骑跨于中、后颅凹交界处,三叉神经生长缓慢,病程较长,可达 10 年以上,为脑外良性肿瘤,肿瘤常见于 35～60 岁,女性发病率是男性的两倍。

【局部解剖】

局部解剖同图 2-2-1。

【临床表现与病理基础】

发病早期出现异常面部阵发性疼痛或麻木,逐渐发生咀嚼肌无力甚至萎缩,由于三叉神经的颅内段很长,因此根据三叉神经鞘瘤所在的位置不同可有多种不同的临床表现。发生在半月节的神经瘤可出现视力障碍、动眼神经麻痹、同侧眼球突出及幻嗅、幻味、癫痫等症状;发生在后颅凹则引起颅内压增高症状;骑跨于中、后颅凹之间可引起对侧偏瘫、颅内压增高及小脑受累的表现。三叉神经瘤起源于施万细胞,肿瘤易发生坏死而呈囊变,三叉神经鞘瘤的病理表现与听神经瘤大致相同。50% 源于三叉神经膝状神经节,50% 起源于颅中窝,其中 25% 起自三叉神经根神经节,属于硬膜内肿瘤,另 25% 累及中颅后窝,属于硬膜外肿瘤。三叉神经鞘瘤的病理基础学改变与听神经瘤大致相同(图 2-5-29)。

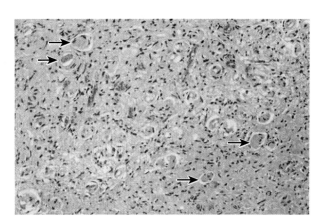

图 2-5-29 三叉神经瘤病理表现
病灶病理变化如黑色箭头所示

【影像学表现】

CT 表现:颅中窝和颅后窝交界处可见卵圆形或哑铃形肿物,呈等密度或低密度,瘤体周围一般无脑水肿。瘤体小者可无占位效应,颅中窝内较大者可压迫鞍上池;颅后窝较大者可压迫第四脑室;骑跨颅中窝、颅后窝者呈哑铃状,为三叉神经瘤特征性表现。肿瘤有强化,较小的实性者呈均一强化,囊性变者呈环状强化。颞骨岩部尖端破坏。

MR 表现:肿物常跨越中后颅窝,典型者呈哑铃状。中颅窝三叉神经瘤压迫鞍上池与海绵窦,后颅窝三叉神经瘤压迫桥小脑角与第四脑室。肿瘤 T1WI 为低或等信号,T2WI 为高或等信号,增强后多数明显均一强化,少数囊变者环形强化,病灶周围一般无水肿(图 2-5-30)。

【首选检查】

MRI 是诊断三叉神经瘤的首选检查方法,检查方法及检查前准备:同"脑静脉窦血栓形成"。其特殊扫描序列同听神经瘤。

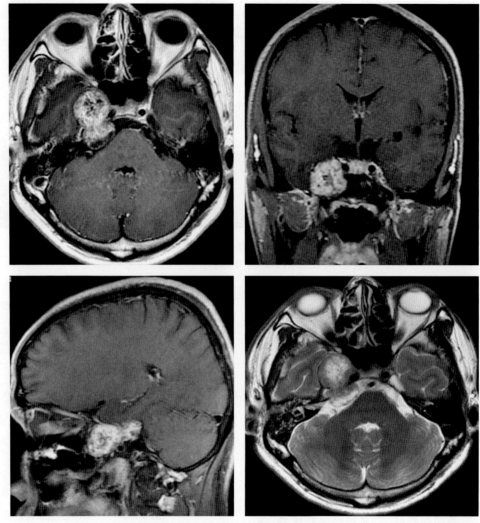

图 2-5-30　三叉神经瘤 MR 影像表现

右侧三叉神经走行区软组织肿块，跨中、后颅窝生长，实性部分等 T1WI、等 T2WI 信号，明显强化

【检查方法分析比较】

MR 检查：三叉神经鞘瘤的 MR 信号特点与听神经瘤基本相同。由于三叉神经特有的解剖位置，诊断一般不困难。小的三叉神经鞘瘤呈圆形或卵圆形，如发生在三叉神经节，可以使桥前池变形，T1WI 信号比脑脊液信号高，T2WI 比脑脊液信号低，37％的神经鞘瘤可见瘤周水肿。注射 GD-DTPA 后，肿瘤呈明显的异常对比增强。

MRI 是诊断三叉神经鞘瘤的主要技术手段，沿三叉神经走行是其主要特点。

十三、垂 体 瘤

【概述】

垂体瘤约占颅内肿瘤的 10％，按肿瘤的大小分为垂体大腺瘤（直径大于 10mm）和垂体微腺瘤（直径等于或小于 10mm）。垂体瘤通常是由于垂体前叶和后叶以及颅咽管上皮残余细胞细胞的异常结节性增生导致的，发病高峰年龄 40～50 岁，男性发病率高于女性。垂体瘤的发病机制尚未完全清楚。

【局部解剖】

垂体可分为腺垂体和神经垂体两大部分。神经垂体由神经部和漏斗部组成。垂体借漏斗连于下丘脑，呈椭圆形，位于颅中窝、蝶骨体上（图 2-5-31）。

【临床表现与病理基础】

垂体瘤的临床表现如下：内分泌功能紊乱，有分泌功能的垂体腺瘤表现为某种激素内分泌增多，无分泌功能的垂体瘤通常较大，使垂体正常结构受压而萎缩，可出现促激素减少和相应的靶腺功能减退的表现；神经功能障碍，与肿瘤大小及生长方向有关，有头痛，视神经受压症状及鞍外邻近结构受压等临床症状。无分泌功能腺瘤神经症状较明显，分泌型腺瘤临床不产生或有轻微的神经症状。

绝大多数垂体瘤呈球形或卵圆形，呈膨胀性生长，表面光滑有完整假包膜，较大的腺瘤易出血、坏死

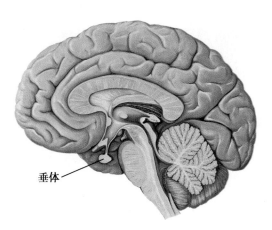

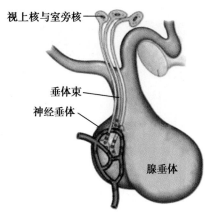

视上核与室旁核

垂体束

神经垂体

腺垂体

垂体

图 2-5-31　垂体解剖图

或囊变镜下,肿瘤失去了正常组织结构特点,瘤细胞核圆或卵圆形,有小的核仁,多数腺瘤由单一细胞构成,少数可由几种瘤细胞构成,瘤细胞排列成片块、条索状、巢状、腺样或乳头状,有的瘤细胞可有异型性或核分裂,瘤细胞巢间为血管丰富的纤细间质(图 2-5-32)。

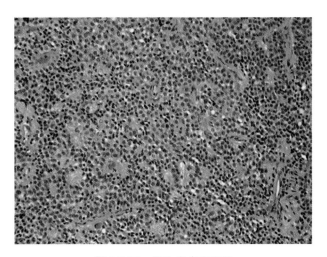

图 2-5-32　垂体瘤病理表现

【影像学表现】

X 线表现:正侧位片示蝶鞍增大、变形、鞍底下陷,有双底,鞍背变薄向后竖起,骨质常吸收破坏。

CT 表现:垂体微腺瘤:直径≤10mm,并局限于鞍内的垂体腺瘤。垂体高度异常;垂体内的密度发生改变,快速注射对比剂后立即扫描肿瘤为低密度,延迟扫描等密度或高密度,肿瘤由于液化、坏死、纤维化也可出现低密度;垂体上缘膨出;冠状位上可以观察垂体柄发生偏移或变短;冠状位薄层扫描鞍区底部骨质变薄、凹陷或侵蚀。

垂体大腺瘤:直径>10mm 的垂体腺瘤。肿瘤呈圆形或分叶状,大多数为等密度也可为稍高密度,钙化较少见,常见于放疗后。增强扫描,多数呈明显均匀强化,坏死、液化区不强化。肿瘤向鞍旁生长,可将颈内动脉向外推移甚至包裹,偶尔引起颈内动脉的闭塞。

MR 表现:垂体微腺瘤 T1WI 上低信号,多位于垂体一侧,伴出血时高信号。PRL 腺瘤边界清楚,GH 和 ACTH 腺瘤边界多不清楚,T2WI 高信号或者等信号,垂体高低增加,上缘膨出和垂体柄偏斜。注射 Gd-DTPA 后,肿瘤信号早期低于垂体,后期高于垂体。垂体大腺瘤 T1WI 和 T2WI 显示肿瘤向鞍上生长,冠状面上因鞍隔束缚呈葫芦状,此征象称为"束腰征"。肿瘤内出现坏死囊变时,T1WI 信号稍高于脑脊液,出血时表现为高信号(图 2-5-33)。

【首选检查】

垂体瘤的首选检查方法为 MRI,其扫描序列及参数如下:

脑垂体 MRI 患者的体位和线圈选择与颅脑 MRI 相同,常规扫描抑脂的 Sag SE T1WI 及 Cor SE T1WI、增强 Sag SE T1WI、Cor SE T1WI。扫描参数:①Sag SE T1WI:CS;NPW(无相位卷褶技术);TR/TE:440/min full;FOV:20cm × 20cm;层厚/层间距:3mm/1mm;矩阵:256×192;激励次数:2~4NEX;由左至右共扫描 11 层。②Cor SE T1WI:TR/TE:560/min full;FOV:20cm×15cm;层厚/层间距:2~4mm/0~1mm;矩阵:256×192;激励次数:2~4NEX;由后至前共扫描 6~8 层。疑垂体微腺瘤者尽量薄层扫描,垂体巨大肿瘤者层厚和间距可适当加大。③Cor FSE T2WI:TR/TE:2800ms/105ms;ETL:8~16;FOV:20cm×15cm;层厚/层间距:2~4mm/0~1mm;矩阵:256×256;激励次数:2~4NEX;空间预饱和方向:SI;Sat:F。此序列仅用于鉴别诊断。④增强后 Cor SE T1WI,Sag SE T1WI 序列参数及扫描线位置与平扫 Cor SE T1WI,Sag SE T1WI 完全一致,需要强调的是必须在注射造影剂前做好预扫描,显示微腺瘤时造影剂为半剂量,注

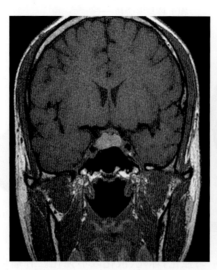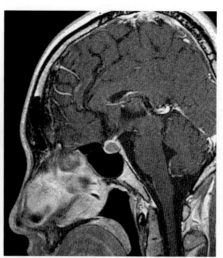

图 2-5-33　垂体瘤 MR 影像表现

垂体左侧稍长 T1WI 结节,强化程度弱于正常垂体

射后立即进床扫描;增强后 Sag SE T1WI 序列参数与增强前矢状位相同。

【检查方法分析比较】

X 线检查:X 线诊断垂体瘤特异性不高,只有瘤体长到相当大程度时,侧位片才可看到蝶鞍扩大。若肿瘤向上生长,可见蝶鞍入口增大,鞍背缩短和破坏。肿瘤偏侧生长,可致一侧鞍底下陷,扩大的鞍底呈双边样改变。若肿瘤向下生长突入蝶窦,可破坏蝶骨体,至鼻咽部形成软组织肿块。

CT 检查:CT 诊断微腺瘤必须薄层扫描,一般平扫很难发现。

PET 检查:PET 显像能敏感地测试不同组织间代谢的差异,显示垂体瘤生化和代谢异常改变的特点及临床意义,可鉴别有生命力的肿瘤组织与病灶内部的纤维化、囊肿及出血成分,有助于选择治疗方法及评价激素治疗的效果,但 PET 检查费用昂贵,PET 在国内尚未得到普及。

MR 检查:MRI 对垂体瘤的诊断具有明显优势,可以进行横断位、冠状位、矢状位扫描了解病灶与周围大血管关系,不受骨质伪影影响,对比度好。在 MRI 中微腺瘤表现为垂体局限性异常信号,T1WI 较正常垂体信号较低,T2WI 稍高信号,通常位于垂体一侧,垂体上缘局限性膨隆,垂体柄移位,鞍底向下呈浅弧样凹陷。动态增强早期,正常垂体强化明显,瘤体不强化或强化轻微。延迟扫描,肿瘤的强化往往与正常腺体不一致。垂体大腺瘤 MR 表现为肿瘤实性部分呈等信号。病变可包绕,瘤体内部可囊变、坏死,大的肿瘤常压迫第三脑室,引起双侧脑室积水。增强后瘤体实性部分呈明显强化。

十四、脑内脊索瘤

【概述】

脑内脊索瘤(chordoma)是起源于残余脊索组织的一种肿瘤。常发生于颅骨斜坡,脑内脊索瘤按发生部位可分为斜坡型、鞍旁型和鞍内型。颅内脊索瘤体积常较大,可通过硬脑膜侵犯中颅凹和后颅凹,并压迫脑组脑干、小脑。发病年龄范围广,高峰年龄在 20～40 岁。男性发病率高于女性,男女比例为 2:1。绝大多数脑内脊索瘤为良性肿瘤,但具有恶性肿瘤的生物学行为,表现为手术切除后容易复发,预后不佳。

【局部解剖】

局部解剖同图 2-2-1。

【临床表现与病理基础】

常见症状有复视、头痛及多组颅神经麻痹和锥体束征,其中以第 VI 对颅神经受累最多见,鞍区病变可累及视交叉、视神经及垂体,出现视力减退、视野缺失及垂体功能低下等,肿瘤较大时可有颅内压增高的症状。颅底脊索瘤大小不等,肿瘤质地较均匀,切面有大小不等的囊腔,内为胶冻样或黏液样物质,可有较大的钙化灶或多个出血灶等。脑内脊索瘤生长缓慢,但可侵袭性破坏邻近骨质结构(如蝶窦、岩骨、斜坡及筛骨),这是脊索瘤的一个显著特点。瘤内含有的黏液样物质越多,肿瘤越良性。镜下,多数细胞胞质为空泡状,内含有黏液,即所谓的囊泡状细胞,是本病的病理特征(图 2-5-34)。

【影像学表现】

X 线表现:颅骨 X 线可显示斜坡溶骨性破坏,鞍背区粗大桑葚样钙化或点片状钙化。

CT 表现:CT 平扫显示肿瘤呈低密度或高密度肿

块,伴有斑块或碎屑状钙化,斜坡蝶鞍、岩骨、眼眶、中颅窝及枕骨大孔等部位骨质侵蚀破坏,增强扫描肿瘤实质轻微强化(图2-5-35)。

　　MR表现:表现为长T1WI、长T2WI信号,部分呈等T1WI或等T2WI信号,由于肿瘤内部出血或钙化在,MR信号常不均匀;增强扫描普通型脊索瘤仅轻微强化,软骨性脊索瘤明显强化(图2-5-36)。

　　【首选检查】

　　脑内脊索瘤的首选检查方法为MRI,检查方法及检查前准备:同"脑静脉窦血栓形成"。

　　【检查方法分析比较】

　　CT检查:CT平扫显示肿瘤呈低密度或高密度肿块,伴有斑块或碎屑状钙化,斜坡蝶鞍、岩骨、眼眶、中颅窝及枕骨大孔等部位骨质侵蚀破坏,增强扫描肿瘤实质轻微强化。

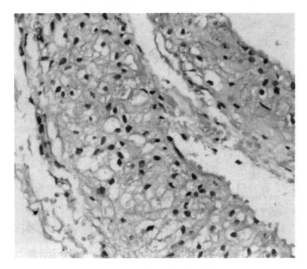

图2-5-34　脊索瘤病理表现

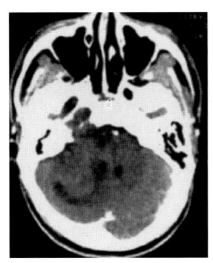
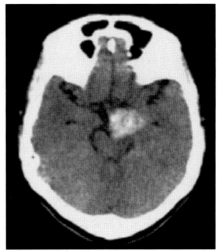

图2-5-35　脑内脊索瘤CT影像表现

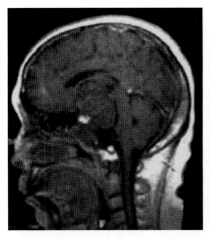
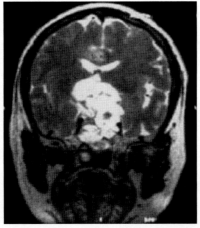
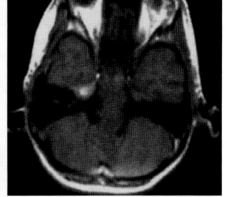

图2-5-36　脑内脊索瘤MR影像表现

MR 检查：因其 T1WI、T2WI 弛像时间较普通型短，应用 MR 检查可推测脑内脊索瘤的组织学类型。MRI 可多方位成像可十分准确的确定肿瘤与脑干的关系，以及肿瘤向鼻腔气道突出的情况，有利于肿瘤的诊断与分期。由于 MRI 无骨性伪影，而且对于骨质破坏的检出比 CT 还要敏感，因此对于颅底脊索瘤的显示优于 CT。

MRI 为脑内脊索瘤的首选检查方法，但同时在显示骨质破坏程度、范围及钙化还应结合 CT 进行综合诊断。

十五、脑 转 移 瘤

【概述】

脑转移瘤是指身体其他部位的恶性肿瘤经血行、淋巴或直接入侵颅内者，亦可经脑脊液循环种植、转移到颅内的一类疾病。原发于脑外的恶性肿瘤常转移到脑内，尤其以肺癌、乳腺癌和恶性黑色素瘤最为常见。消化道和泌尿生殖系统肿瘤位居第四位。脑转移瘤常见于成人，儿童少见。发病率较高，据统计约占颅内肿瘤的 1/4～1/3。60%～85% 的转移瘤为多发病灶。转移部位多以幕上多见。发病年龄多见于 40 岁以上的中老年人。

【局部解剖】

局部解剖同图 2-2-1。

【临床表现与病理基础】

大多数患者多有原发癌症状，部分患者以颅脑症状为首发症状，也有少数患者在未发现原发灶之前就有脑转移症状，临床表现因其发病部位的不同而异，其首发症状多为颅内压增高征象，此外可有精神症状、癫痫等，以恶性肿瘤或手术史为重要的依据。分结节型

和脑膜弥散型，以结节型多见。结节型血供多较丰富，肿瘤生长快，中心易发生坏死囊变和出血，偶见钙化周围水肿明显，与肿瘤不成比例。肿瘤的组织学特征和原发瘤相似，镜下观察肿瘤沿血管间隙蔓延转移瘤的显微镜下征象可以反映原发灶的来源；弥漫型，沿脑脊液播散转移，位于脑膜、室管膜，颅底多见，位于脑膜者称癌性脑膜炎或弥漫性软脑膜肿瘤。硬脑膜转移少见（图 2-5-37）。

【影像学表现】

CT 表现：肿瘤可见于颅内任意部位，平扫脑内转移病灶密度各异，可表现为低密度、等密度、稍高密度或混合密度病灶。多位于大脑半球皮质或皮质下区，少数见于大脑深部，60%～70% 为多发病灶，大小不一。肿瘤小者多为实性结节，较大肿瘤内易见到实性结节和低密度的坏死或囊变区，有时可见高密度的出血。多发者一般较小，且大小不一，单发者病灶可较大。多数有明显脑水肿，而且较小的肿瘤周围可有广泛的脑水肿，此为转移瘤的特征。

MR 表现：脑实质外肿瘤与颅骨内面紧贴，邻近脑组织受压且与肿瘤界限清楚，邻近的蛛网膜下腔或脑池增宽，可有邻近骨质改变；多数肿瘤为长 T1WI 和长 T2WI，脂肪瘤、颅咽管瘤、胶样囊肿可为 T1WI 高信号，畸胎瘤 T1WI 为高、低混杂信号；信号强度均匀者多为良性肿瘤，不均匀者多为恶性肿瘤；凸面脑膜瘤呈球形、颅底脑膜瘤呈盘状、施万细胞瘤呈哑铃状、脂肪瘤呈条状；肿瘤的结构均匀多为良性病变，信号混杂多为恶性病变；钙化、出血（MRI 对亚急性后期的小出血及其敏感，T1WI 为高信号）、坏死、囊变（液面性囊变多见于恶性肿瘤）也可使信号不均匀；肿瘤的数目多发性脑膜瘤、双侧听神经瘤等常与遗传性神经肿瘤综合征

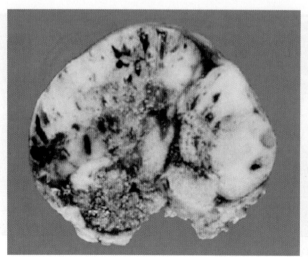
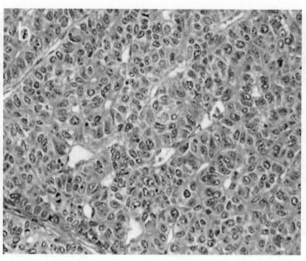

图 2-5-37　脑转移瘤病理表现

相关,不同部位、不同大小的实质内病灶常提示转移性肿瘤;增强扫描中组织有无增强及强弱表示血-脑屏障是否被破坏及其破坏程度,还可以表示肿瘤的血供情况;增强的范围不一定表示肿瘤的实际大小,特别是脑实质内浸润性生长的肿瘤;脑实质外的脑膜瘤、施万细胞瘤常显著增强;恶性胶质瘤水肿常明显,可通过胼胝体累及对侧半球;转移瘤也常引起明显水肿,占位效应和继发改变(图2-5-38)。

【首选检查】

MRI是诊断脑转移瘤的首选检查方法。检查方法及检查前准备:同"脑静脉窦血栓形成"。

【检查方法分析比较】

X线检查:肿瘤侵及颅骨时可见溶骨性骨质破坏。

DSA检查:可见肿瘤染色,较大的肿瘤可见血管受压移位。

CT检查:一般可发现直径3mm以上的肿瘤,显示钙化、骨骼、脂肪和液体效果好,有助于了解肿瘤同脑室、脑池、硬膜和颅骨的关系,增强后可了解肿瘤对血-脑脊液屏障的破坏情况和肿瘤的血供。平扫肿瘤密度不等,肿瘤小者为实性结节,大者中间多有坏死呈不规则的环状。多数伴有脑水肿,且多表现为很小的肿瘤,水肿却很广泛,此为转移瘤的特征。增强扫描,肿瘤发生强化,坏死、出血区无强化。

MR检查:MRI可以提供良好的组织对比,利于发现转移瘤,特别是增强的MRI,可以发现微小脑转移瘤,在常规直接增强的基础上,可以添加三维T1WI序列,全方位了解颅内转移瘤数量和位置,而且在肿瘤周围水肿显示方面MR检查优于CT检查。

相比几种检查方法:X线平片可见溶骨性骨质破坏,对颅骨转移诊断有较大的诊断价值,但对早期骨松质内的病变有一定的限度,对骨皮质的转移的观察不如CT,骨松质的观察不如MRI,DSA一般不用于转移瘤的诊断。CT有较高的密度分辨率,可以准确地显示病变的部位和范围,并可以显示骨质破坏,MRI

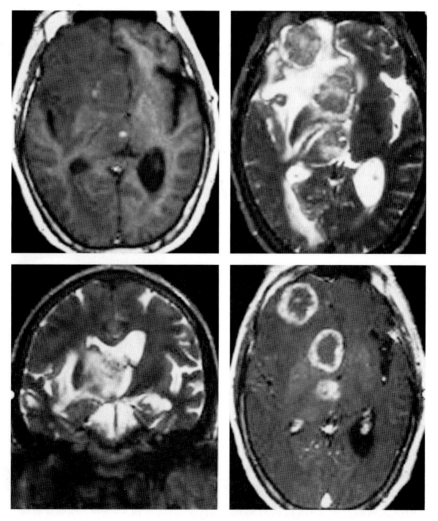

图2-5-38 脑转移瘤 MR影像表现

右前额叶见大片低信号的水肿带,和信号不均的实质性肿块内可见多个病灶,病灶增强环形强化

51

对较小的转移病灶的发现优于 CT,增强扫描更有助于发现平扫没有发现的小病灶;对骨皮质受累者选择 CT 检查,骨松质受累者选择 MRI 脂肪抑制扫描可以发现板障内小病灶。CT 与 MR 平扫对脑膜转移的诊断价值有限,如怀疑有脑膜转移应作增强扫描。

MR 平扫及增强检查是本病的首选检查手段,增强扫描较平扫有较大优势。

十六、颅 咽 管 瘤

【概述】

颅咽管瘤是指起源于胚胎时期 Rathke 囊的上皮残余细胞的一种常见的先天性肿瘤,是良性肿瘤,占颅内肿瘤的 3%～5%。是小儿常见的脑内肿瘤,约占该时期鞍区肿瘤的一半以上,而成年人少发。约 40% 颅咽管瘤发生在 8～12 岁,颅咽管瘤的第二个发病高峰在 40～60 岁的成人,男女发病率大致相等。

【局部解剖】

局部解剖同图 2-2-1。

【临床表现与病理基础】

因肿瘤生长速度及发病年龄不同而异。瘤体压迫下丘脑和垂体可出现侏儒症(多见于儿童)、尿崩症及性功能障碍等,压迫视交叉可引起视觉障碍、视野缺损,瘤体侵犯第三脑室导致脑积水,引起颅内压增高症状。颅咽管瘤边界清楚,多呈结节状生长,有完整包膜,大多为囊性或部分囊性,少部分实性。囊壁和实性部分常发生钙化,这是颅咽管瘤的重要特征之一。囊内含有胆固醇结晶,角蛋白脱屑以及正铁血红蛋白。显微镜下,其外膜是由基底部分泌黏液的上皮细胞组成,伴有珍珠状的角蛋白或松散排列的星形细胞被覆于鳞状上皮内面并形成囊壁的结节。根据其组织形态可分为三种,上皮型、牙釉质型和梭形细胞型(图 2-5-39)。

【影像学表现】

CT 表现:平扫肿瘤以囊性和部分囊性为主,形态圆形或者类圆形,少数为分叶状。CT 值变化范围较大,多数情况下可见钙化,钙化形态不一,可沿囊壁的壳状钙化,实体肿瘤内的钙化则为点状或不规则形,也可以为堆积至栗子大的团块钙化。增强扫描 2/3 肿瘤发生强化,实性部分呈均匀或不均匀强化,囊壁为环形强化(图 2-5-40a)。

MR 表现:信号强度复杂,T1WI 可以是等低或者混杂信号,这与病灶的蛋白质、胆固醇、正铁血红蛋白、钙质的含量有关。T2WI 上高信号多见,但钙化为低信号。注射 Gd-DTPA 后在 T1WI 上肿瘤实质部分呈均匀或不均匀强化,囊壁呈壳状强化(图 2-5-40b)。

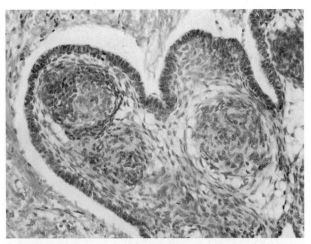

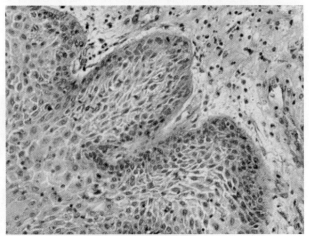

图 2-5-39　颅咽管瘤病理表现

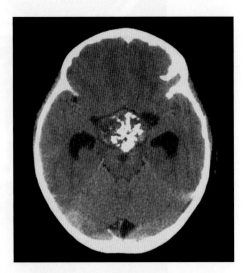

图 2-5-40a　颅咽管瘤 CT 影像表现

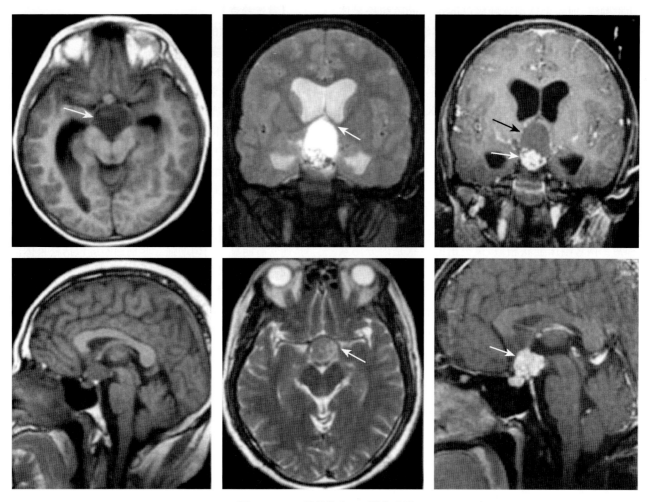

图 2-5-40b　颅咽管瘤 MR 影像表现
病灶 MR 影像学表现如箭头所示

【首选检查】

CT 为首选检查,检查方法及检查前准备:同"脑梗死"。

【检查方法分析比较】

CT 检查:颅咽管瘤平扫以囊性和囊实性混合者多见,多位于鞍上,呈边界清楚的圆形或类圆形病灶,少数为分叶状,囊性者多为低密度(CT 值多在 10～20HU 之间),囊液因所含的物质不同而 CT 值不一。囊壁为等密度,大多数可出现弧线状、斑块状或蛋壳状钙化。成人钙化率为 30%,儿童的钙化率可达到 90%,囊实性混合者表现为低、等密度的肿块,大多数在实体部分与囊壁可见钙化。实性颅咽管瘤平扫多为等密度或稍高密度的肿块,其内可见点状或不规则形钙化。CT 增强扫描囊性可见囊壁环形强化,囊内呈实性或囊实性可对称均匀或不均匀强化,囊性部分不强化。

MR 检查:囊性颅咽管瘤的 MR 表现缺乏特征信号,但同时 MRI 也具有一些优势:病变内含较高浓度的蛋白、胆固醇和正铁血红蛋白时,呈短 T1WI、长

T2WI 信号改变,在 T1WI、T2WI 图像上均呈高信号;病变为囊性坏死和残留的上皮细胞,并且蛋白含量少时,呈长 T1WI、长 T2WI 信号改变,在 T1WI 像上为低信号,T2WI 像上为高信号;钙化部分呈低信号。实性颅咽管瘤的 MR 信号表现特点:病变缺少胆固醇和正铁血红蛋白,呈等 T1WI/T2WI 信号改变。病变内含角蛋白,钙质或散在的骨小梁时,呈长 T1WI 短 T2WI 信号改变,在 T1WI、T2WI 像上均呈低信号。Gd-DTPA 增强扫描,颅咽管瘤的实性部分以及囊壁可出现明显不均匀的异常对比增强。

CT 显示肿瘤钙化较佳,MR 则可三维成像能准确显示肿瘤的位置及邻近情况。CT 与 MRI 相辅相成,为颅咽管瘤的诊断和鉴别诊断提供重要的信息,结合患者临床资料可进一步提高诊断准确率。

十七、松果体细胞肿瘤

【概述】

来源于松果体实质的肿瘤统称为松果体细胞肿瘤,简称松果体细胞瘤,约占松果体肿瘤的 15%,包括

两类肿瘤,即松果体细胞肿瘤(pineocytoma)和松果体母细胞肿瘤(pineoblastoma)。松果体细胞肿瘤为良性肿瘤,发生时间较其他松果体区肿瘤晚,患者发病率性别无差异(其他松果体肿瘤好发生于男性)。松果体母细胞瘤为恶性肿瘤,属于原始神经外胚层肿瘤(primitive neuroectodermal tumor,PXET),其发病年龄较轻,多为儿童。

【局部解剖】

局部解剖同图 2-2-1。

【临床表现与病理基础】

松果体细胞瘤生长较缓慢,一般不会沿脑脊液种植,通常无特殊临床表现;松果体母细胞瘤生长快,病程短。两者临床症状相似,最突出的症状是内分泌紊乱和性早熟,颅内压增高;如果压迫上丘,则可引起神经-眼功能障碍,即 Parinaud 综合征。松果体细胞瘤为良性肿瘤,边缘清楚。镜下瘤细胞中等密度,成片或呈不规则小叶结构,瘤细胞分化成熟,有松果体菊形团,核分裂少,间质成分是纤细的血管网。松果体母细胞瘤属恶性肿瘤,瘤体通常较大,无包膜,边缘不清,侵入周围组织。光镜下细胞密度高,可见 Homer-Wright 菊形团或 Flexner-Wintersteiner 菊形团,核分裂多(图 2-5-41)。

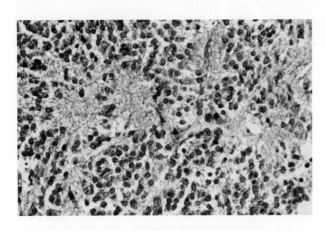

图 2-5-41　松果体细胞肿瘤病理表现

【影像学表现】

CT 表现:肿瘤平扫可呈低密度,等高混杂密度或均一稍高密度病灶,肿瘤呈边界清楚的类圆形病灶,可有散在小钙化灶,双侧侧脑室及第三脑室前部扩大,有室管膜或室管膜下转移的可见两侧侧脑室及第三脑室周围带状稍高密度病灶,可呈均匀一致的对比增强。

MR 表现:肿瘤在 T1WI 像呈等信号,也可呈低信号,而在 T2WI 像为高信号,矢状位扫描有助于了解肿瘤的生长方向以及中脑受压的程度,Gd-DTPA 增强对比亦为均一强化表现(图 2-5-42)。

【首选检查】

MRI 是本病的首选检查方法。检查方法及检查前准备:同“脑静脉窦血栓形成”。

【检查方法分析比较】

CT 检查:松果体细胞瘤 CT 平扫为边界清楚的类圆形等密度稍高密度肿块,有时可有明显的钙化,增强扫描为均匀性强化。疾病鉴别诊断特征特异性一般。

MR 检查:正中矢状面显示肿瘤及其与周围结构关系较好。松果体细胞瘤较类似松果体囊肿,呈 T1WI 低信号,T2WI 高信号;肿瘤较大时,T1WI 为低或等信号,T2WI 为高信号,且边缘可以不清楚。松果体母细胞瘤一般较大,呈分叶状,呈 T1WI 低信号及 T2WI 高信号,通常有明显不均匀增强。鉴别诊断应包括松果体区其他肿瘤,如松果体生殖细胞瘤、松果体囊肿等。

MR 检查为松果体肿瘤的首选检查,可以很清楚的显示病灶的边界是否清晰、是否有侵袭现象及其与周围脑组织的关系。

十八、皮样囊肿

【概述】

皮样囊肿又名皮样瘤,是一种先天性疾病,比表皮样囊肿少见。可发生于任何年龄,高峰年龄为 30～40岁,女性发病率高于男性。

【局部解剖】

局部解剖同图 2-2-1。

【临床表现与病理基础】

本病可无临床表现,或表现为脑组织受压症候群。皮样囊肿为境界清楚的分叶状肿块,囊壁光滑较厚,囊内含有黏稠的脂类以及上皮细胞分解的胆固醇,可有皮脂腺和毛发结构。镜下,囊壁外层由纤维组织构成,内层为复层鳞状上皮细胞,囊内含有毛发,皮肤的附件(毛囊、皮脂腺等),分泌的液体以及皮肤附件崩解的产物。如果囊肿破裂,其内部的脂类成分可以进入蛛网膜下腔和脑室内,引起化学性脑膜炎。皮样囊肿常见钙化(图 2-5-43)。

【影像学表现】

CT 表现:颅内皮样囊肿好发于中线附近的桥小脑区、鞍区、鞍旁等,病变成圆形或者不规则形状。不破裂的囊肿 CT 平扫表现为低密度影,与气体密度相似。骨窗中可以明显看到低密度影。如囊肿破裂,则在 CT 表现图像中会出现低密度脂肪滴影,CT 值－40～140HU(图 2-5-44)。

MR 表现:T1WI 显示为高信号或混杂信号,病变后部呈短 T1WI 信号,前部呈稍短 T1WI 信号;T2WI 为不均匀高信号,T2WI FLAIR 为不均匀高信号,DWI 扩散受限,压脂增强扫描不强化(图 2-5-45)。

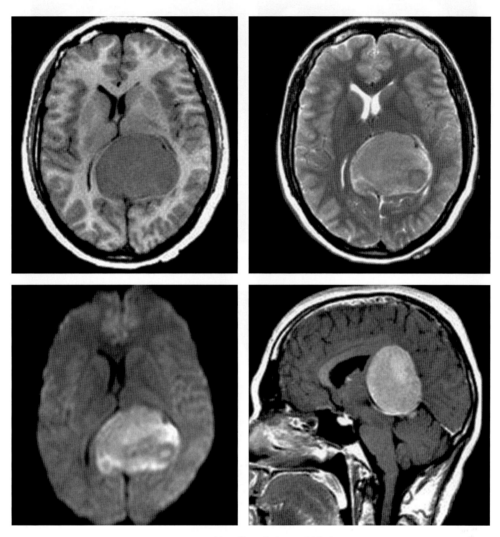

图 2-5-42 松果体细胞瘤 MR 影像表现
肿瘤位于松果体区的形状较规则边界清楚的病灶,不易侵犯脑组织

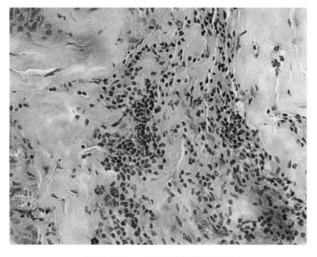

图 2-5-43 皮样囊肿病理表现

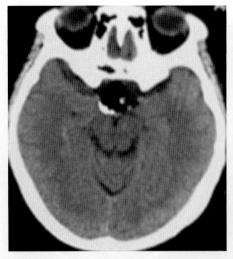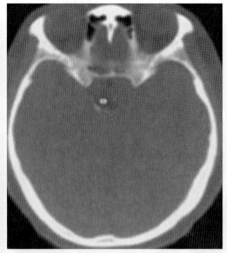

图 2-5-44　皮样囊肿 CT 影像表现

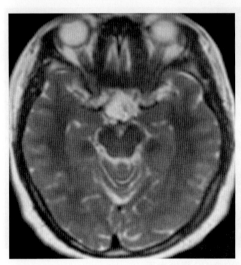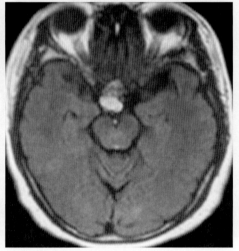

图 2-5-45　皮样囊肿 MR 影像表现

【首选检查】

MRI 是诊断皮样囊肿的首选检查方法。检查方法及检查前准备：同"脑静脉窦血栓形成"。

【检查方法分析比较】

常规 X 线检，少数可见条状钙化。

DSA 一般无阳性发现，但囊肿较大时可见局部血管受压移位。

常规 CT 典型的可以显示一个圆形或不规则形低密度区，CT 值在 - 40～- 20HU 之间。皮样囊肿破裂可以见到蛛网膜下腔内的脂肪滴或脑室内的水脂平面，肿瘤一般不增强扫描，因为皮样囊肿多于颅后窝。

MR 检查可发现典型的胆脂瘤 T1WI 呈高信号，T2WI 呈混杂信号（钙化或其内的毛发等成分信号偏低）。皮样囊肿破裂后，在蛛网膜下腔内可见到高信号的脂肪滴或脑室内的水脂平面。T1WI 脂肪抑制序列可确定是否存在脂肪成分。

MRI 为首选检查方法，根据肿瘤的信号改变，可以鉴别肿瘤内的脂肪成分。

十九、表皮样囊肿

【概述】

表皮样囊肿（epidermoid cyst）也称胆脂瘤、珍珠瘤、角质囊肿，是一种囊性、非肿瘤性病变。起源于异位胚胎残余组织，是胚胎晚期在继发性脑细胞形成时，将表皮带入的毛囊结构，也可以是外伤后的结果，其发病率占颅内肿瘤的 0.2%～1.8%。各个年龄段皆可发病，发病高峰年龄在 40～50 岁，男性发病率稍高于女性。

【局部解剖】

局部解剖同图 2-2-1。

【临床表现与病理基础】

症状发展较缓慢，病变累及部位较广泛，体征较多,但多较轻。病变增大到一定程度常表现为头痛,呕吐,癫痫或Ⅶ、Ⅷ、Ⅸ对脑神经受损症状。表皮样囊肿的大小可以因为上皮脱屑及腺体分泌而增大。囊肿破裂可以造成化学性脑膜炎,引起癫痫、血管痉挛、脑梗死甚至死亡。表皮样囊肿为境界清楚的分叶状肿块、外形常呈花瓣状。其表面有一菲薄的包膜,带有白色光泽,类似珍珠样。囊内充满白色或黄色角化物质,形似软蜡。镜下,囊壁最外层为纤维组织形成的纤维膜,内层囊壁由鳞状上皮构成。囊腔内容物为多层角化物无细胞结构,可见大量的胆固醇结晶。与皮样囊肿比较,表皮样囊肿不含毛发以及皮脂腺,毛囊等皮肤附属器(图2-5-46)。

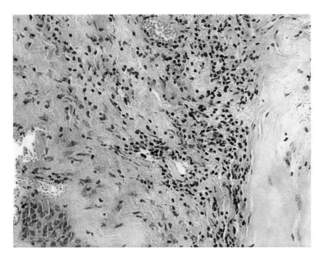

图 2-5-46　表皮样囊肿病理表现

【影像学表现】

CT 表现:在多数情况下,表皮样囊肿在 CT 中表现为低密度。当囊壁和囊内容物中蛋白、脂类物质、胆固醇结晶含量比较多,以及黏液变性和轻微钙化时,CT 稍微表现为高密度影(图2-5-47)。

MR 表现:在一般情况下,增强后 T1WI 冠状面表皮样囊肿显示为低信号,或稍低混杂信号,T2WI 显示病变为高信号。DWI 可以清晰显示病变为高信号。在囊壁和囊内容物中含蛋白等成分比较多时,T1WI 呈等或高信号,T2WI 呈低或等信号,或者高低信号混杂(图2-5-48)。

【首选检查】

MRI 是目前诊断表皮样囊肿的首选检查方法。检查方法及检查前准备:同“脑静脉窦血栓形成”。

【检查方法分析比较】

X 线平片:可以发现颅骨的圆形透光区,边界清楚,有时伴有周边的硬化环。

CT 检查:CT 扫描表皮样囊肿绝大多数征象为边界清楚的分叶状肿块,其密度与脑脊液相仿。偶尔表

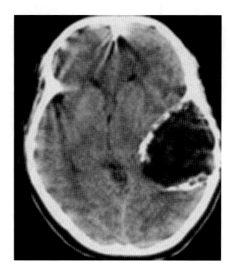

图 2-5-47　表皮样囊肿 CT 影像表现

皮样囊肿可表现为较高密度影,可能与囊内出血,囊内高蛋白成分及含铁物质的沉积有关。表皮样囊肿除偶尔囊壁可增强外,一般注射对比剂后不增强。

MR 检查:由于表皮样囊肿的信号特征与脊液大致相同,绝大部分囊肿呈不均匀的长 T1WI、长 T2WI 信号改变,这是应为囊肿内含固态胆固醇结晶与角化蛋白的缘故,因而在 T1WI 上呈稍高于脑脊液的低信号,T2WI 上呈稍低于脑脊液的高信号,脂肪抑制序列信号无变化。囊肿多呈类圆形或不规则形,位于鞍上池或桥小脑角池。部分液态胆固醇及三酸甘油酯等纯脂肪成分时,则呈短 T1WI、长 T2WI 信号改变。增强扫描囊肿不强化。较 CT 扫描特异性更好,可作为本病的鉴别诊断。

MR 为首选检查手段,根据病灶在 T1WI 和 T2WI 的表现比较容易诊断。

二十、原发性淋巴瘤

【概述】

原发性淋巴瘤为较为罕见的原发性中枢神经系统恶性肿瘤,发病率仅为原发性脑肿瘤的 1%,多为 NHL。近年来由于器官移植等情况使用免疫抑制剂有所增加,加上艾滋病的发病率增高,原发性淋巴瘤的发病率有明显增多,近十年发病率增加 3 倍之多。

【局部解剖】

局部解剖同图 2-2-1。

【临床表现与病理基础】

临床上以头痛、呕吐等颅内压增高症状最多见,其次为肢体无力或麻木,脑神经瘫痪和癫痫发作,精神症状少见。有免疫功能的淋巴瘤主要为单发,与免疫缺陷相关的淋巴瘤一般为多发病变。肿瘤可发生于中枢神经系统的任何部位,大多位于幕上,为单发或多发的

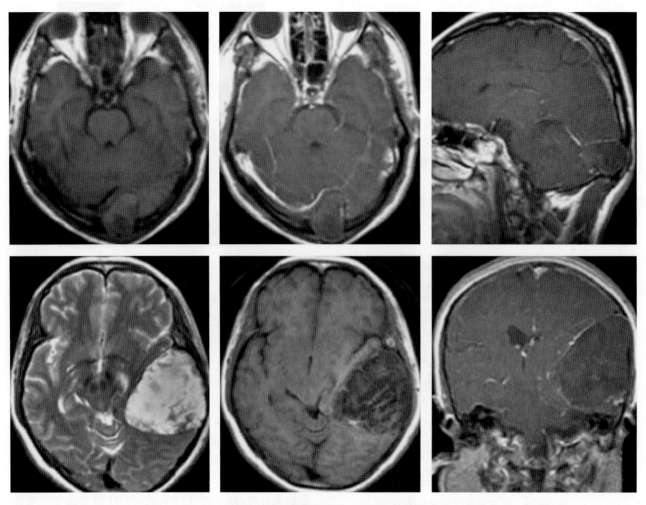

图 2-5-48　表皮样囊肿 MR 影像表现

实性肿块,很少有出血、坏死或钙化,偶有囊变。镜下,70%的原发性淋巴瘤为大细胞(B 细胞)淋巴瘤,少数为 T 细胞淋巴瘤。瘤细胞形态较单一,病灶周边区瘤细胞常围绕血管形成袖套状,中央的瘤细胞呈片状分布,伴灶性坏死和出血。常见巨细胞浸润和星形细胞反应,无显著血管内皮细胞增生(图 2-5-49)。

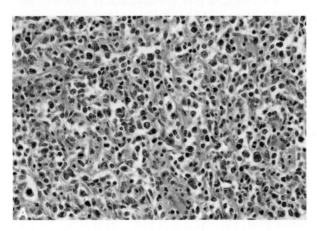

图 2-5-49　原发性淋巴瘤病理表现

【影像学表现】

MR 表现:T1WI 大多数表现为等信号或稍低信号,T2WI 可显示脑桥、小脑、大脑白质和基底节广泛高信号,边界不清。增强扫描表现为信号不均匀,轻、中度强化(图 2-5-50)。

【首选检查】

MRI 是目前诊断该疾病的首选检查方法。检查方法及检查前准备:同"脑静脉窦血栓形成"。

【检查方法分析比较】

普通 X 线检查可发现肿瘤对附近颅骨的侵犯和破坏。

CT 检查:平扫多呈稍高或等密度圆形或类圆形肿块,密度较均匀,边界清楚,肿瘤体积相对较大而水肿较轻。

MR 检查:表现为 T1WI 大多数为呈等信号或稍低信号。肿瘤可侵犯胼胝体病穿过中线进入对侧半球;T2WI 呈等信号或稍高信号。主要与肿瘤细胞排列到密集间质内水分较少有关。此淋巴瘤病样表现与大脑胶质瘤病难以鉴别,有时需用活检才能证实;Gd-DTPA

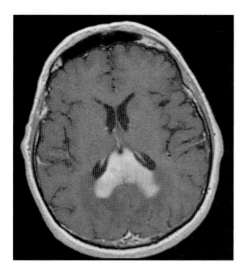

图 2-5-50 原发性淋巴瘤 MR 影像表现

增强：免疫正常者多为均匀明显强化，而免疫缺陷者多为多发不均匀环形强化。

MR 检查为首选，可以较好的显示病灶的侵犯范围及水肿程度和占位效应，且 DWI、PWI 和 MRS 有助于鉴别诊断。

第六节　代谢性脑退行性病变及其他

一、多发性硬化

【概述】

多发性硬化（multiple sclerosis，MS）又称播散性硬化，是以中枢神经系统白质受累为主的多灶性炎性病变，属于自身免疫性疾病，是最常见的中枢神经系统脱髓鞘疾病，常累及脑白质、视神经、脊髓、小脑等部位，以缓解、复发为特征。好发于 20～40 岁的中青年，女性发病率较高。

【局部解剖】

局部解剖同图 2-2-1。

【临床表现与病理基础】

临床表现复杂多变，急性或亚急性起病，可有感觉和运动障碍、视力减退等症状，反复发作，病情呈阶梯式进展；经激素治疗有效。视神经损害可以是早期症状之一，常有癫痫，感觉或运动障碍，脊髓损害时可出现肢体麻木、疼痛无力、感觉减退等表现。本病病程较长可达数十年。实验室检查，脑脊液化验免疫球蛋白（IgG）增高，是病变活动的生化指标。

多发性硬化主要累及白质，病变多位于脑室和脊髓中央管周围。病理改变分三期：早期：髓鞘崩解，周围水肿；中期：崩解产物被清除形成局部坏死灶；晚期：胶质细胞增生形成硬化斑。

【影像学表现】

CT 表现：双侧脑室周围的白质内多发散在分布点片状低密度阴影，CT 值较周围脑组织平均低 10Hu，并伴有有环状或结节状轻-中度强化，个别显示有脑沟增宽、脑池扩大的脑萎缩征象（图 2-6-1）。

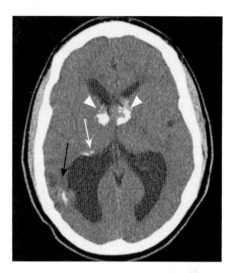

图 2-6-1 多发性硬化 CT 影像表现
病灶 CT 影像表现如箭头所示

MR 表现：T1WI 信号呈中等或稍低信号，边界模糊；T2WI 呈高信号，边界清楚，信号均匀，无明显占位特征。在增强扫描中，可见环状、斑点状强化，同时可见胼胝体锯齿状改变并伴有萎缩，个别显示还伴有脑萎缩（图 2-6-2）。

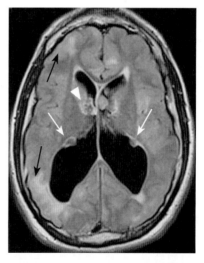

图 2-6-2 多发性硬化 MR 影像表现
病灶 MR 影像表现如箭头所示

【首选检查】

MRI 是首选检查方法。检查方法及检查前准备：同"脑静脉窦血栓形成"。

【检查方法分析比较】

CT检查:扫描可直接显示病灶,并反映病灶不同时期的病理变化,急性期:表现为病灶位于双侧侧脑室前角、后角、三角区周围的白质内,可单发或多发,边界清楚或模糊的低密度斑块,大小不一。直径从数毫米到数厘米不等,病灶的长轴与侧脑室壁垂直,多没有占位表现,CT值较周围组织平均低10HU,颇具有特征。增强扫描表现为斑点、片状或环状强化,经激素治疗后无强化。稳定期:平扫为低密度,增强扫描病灶多无强化。恢复期:白质区多发软化灶,边界清楚,合并脑萎缩。

MR检查:从图像上可见双侧脑白质区散在大小不等斑点状病灶,以双侧脑室前后角周围最常见,病灶纵轴与脑室壁多垂直,这种征象被又称为"直角脱髓鞘征象",部分融合成片。增强扫描新鲜病灶明显强化,周围有水肿带,而陈旧性病灶不强化,没有水肿带。多数伴有脑室系统扩大,脑沟增宽等脑萎缩征象。

MR检查为多发性硬化的首选检查手段,能清晰地显示病灶的大小分布及周围的水肿带。MR在MS早期即可显示MS斑块,是目前诊断本病最好的影像学手段。若患者有MR检查的禁忌则首选CT,CT对多发性硬化也有很高的诊断价值。X线摄影诊断价值有限。

二、放射性脑病

【概述】

放射性脑病(radiation encenphalopathy,REP)是指由于进行放射治疗所造成脑组织损伤的中枢神经系统疾病,常发生于放疗后数月至数年。严重程度与放射剂量成正比,且预后较差。

【局部解剖】

局部解剖同图2-2-1。

【临床表现与病理基础】

放射性脑病轻者可无明显症状,重者可出现头痛、头晕,和颅内压增高的症状。局部神经系统定位体征依病变部位不同而不同,若颞叶受损可有精神异常,若脑干受损出现脑神经和锥体束征,若小脑受损则表现为共济失调等。

本病发病部位与照射野范围一致,病变同时累及白质,但以白质为主,可单侧或双侧。病理示小血管受损闭塞,脑组织缺血、水肿、脱髓鞘以至坏死和萎缩。放射性脑病主要的病理基础改变为病变部位血管炎、脑组织结构消失、部分区域液化及坏死、部分区域可见组织充血,脑组织水肿、出血和脱髓鞘、小血管壁增厚、可见纤维素样坏死以及神经细胞数目大大减少。虽然病灶区的脑灰白质可同时受累,但以脑白质为重,且范围广泛。

【影像学表现】

CT表现:以照射区为中心的局灶性活弥漫性脑室周围大片状低密度,边缘模糊、不规则,晚期可见斑片状钙化和脑萎缩。增强扫描可见环状、斑片状活不均匀强化,早期为轻度强化延迟扫描为明显强化。

MR表现:指状水肿并局灶性脑坏死,病灶可累及双侧或单侧颞叶,病灶较大但多数仍局限于颞叶,偶可达部分额叶及顶叶。T1WI表现为大片不规则指状低信号,少数为等信号或无明显异常表现,但在T2WI上均有异常信号,T2WI多为高信号,少数为高信号和等信号的混杂信号。T1WI的增强扫描后均可见位于颞叶底部的脑回状或不规则环状强化,强化的病灶多在颅底线上1.5～3.0cm,部分病例可达颅底线上4.0～6.0cm,周围可见大片水肿,多无占位效应,少数病变范围较大者可有占位效应。囊性液化(脑软化)病灶亦可累及双侧或单侧颞叶,T1WI表现为类圆形边界清楚的如脑脊液样低信号,T2WI为水样高信号或仍为低信号,T1WI增强扫描常无强化或囊壁有浅淡强化,无占位效应。MRS示NAA降低,Cr、CHo正常或降低,或出现乳酸峰、脂肪峰(图2-6-3)。

【首选检查】

MRI是诊断此病的首选检查方法。检查方法及检查前准备:同"脑静脉窦血栓形成"。

【检查方法分析比较】

CT检查:以照射区为中心的局灶性活弥漫性脑室周围大片状低密度,边缘模糊、不规则,晚期可见斑片状钙化和脑萎缩。增强扫描,可见环状、斑片状活不均匀强化,早期为轻度强化延迟扫描为明显强化。PET/CT对评价放射性脑病坏死程度有很大价值,脑组织局部出现水肿或者脱髓鞘改变时,PET/CT可清晰显示局部组织代谢正常或活跃,而当发生明显脑组织坏死时,局部组织代谢处于明显减低状态。

MR检查:40%出现异常信号而无临床症状,受累组织表现为多灶性斑片状长T1WI、长T2WI信号,与正常脑组织逐渐移行,多位于照射野附近脑组织,以白质病变多见,病变由额叶向枕叶发展,一般不累及胼胝体、内囊,可出现弥漫性脑萎缩的表现。增强扫描坏死性病灶可有点状或片状异常对比增强。

CT可见照射部位的密度改变,MRI诊断放射性脑病的水肿效果明显,但对放射性脑病及与肿瘤复发的鉴别,CT与MRI有时难以区别,即使增强扫描也难以确定。MRS、PWI、SPECT对放射性脑病与肿瘤复发的鉴别有较大的优越性,可发现两者间不同的代谢改变及不同的血流量改变。

所以放射性脑病应结合放疗病史、临床表现和影

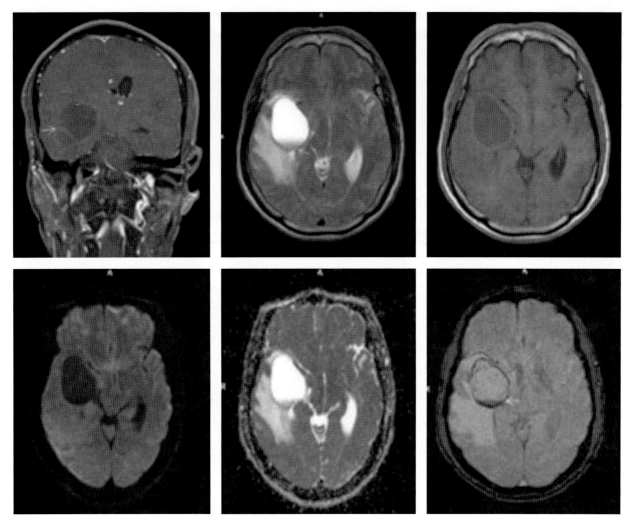

图 2-6-3　放射性脑病 MR 影像表现

像学所见做出诊断,主要应和肿瘤复发、颅内转移、胶质瘤等相鉴别。MR 检查是诊断放射性脑病的首选检查手段。

三、一氧化碳中毒性脑病

【概述】

一氧化碳中毒性脑病(COP)又名一氧化碳中毒延迟性脑病,是指一氧化碳中毒患者愈后再次出现急性痴呆等症状的中枢性疾病。一氧化碳是最常见的窒息性气体,广泛存在于生活环境和生产环境中,在我国 COP 是常见病、多发病,给人民健康带来极大危害。据统计,COP 的发病率及死亡率均居职业危害的第一位。

【局部解剖】

局部解剖同图 2-2-1。

【临床表现与病理基础】

在患者吸入 CO 后 3 天以内大脑没有任何损害表现,出现脑损伤的时间是吸入 CO 后几天到几月(3～240 天),有明显的神经精神症状(痴呆、遗忘症候群、帕金森病、舞蹈征、失语、失用、皮质盲、癫痫、幻觉、精神异常),更多患者有轻微神经精神缺陷,包括人格异常和认知障碍。许多急性一氧化碳中毒(acute carSon monoxide poisoning,ACOP)患者可出现严重的迟发性神经精神后遗症(delayed neuropsychiatric sequelae,DNPS)。

急性一氧化碳中毒脑组织充血水肿,苍白球常出现脱髓鞘,两侧可不对称,以苍白球内侧部的前上方最为常见,小者犹如一道裂隙,大者可延及内囊、苍白球外侧部和壳核。大脑皮质可见分层坏死,多累及第二层细胞,或表现为血管周围的局部缺血性坏死。海马、黑质网状带以及小脑皮质亦可有类似病变。镜下见大脑皮质和海马 hl 段(Somer 段)神经细胞以及小脑浦肯野细胞多数呈缺血性变性,细胞皱缩深染,胞浆尼氏小体消失,核固缩,核内微细结构消失。星形胶质细胞显著肿胀,血管周围出现环状出血或缺血软化。软化灶中心神经细胞及胶质细胞坏死,毛细血管内皮细胞肿胀,管壁破坏,并出现吞噬类脂或含铁血黄素的吞噬细

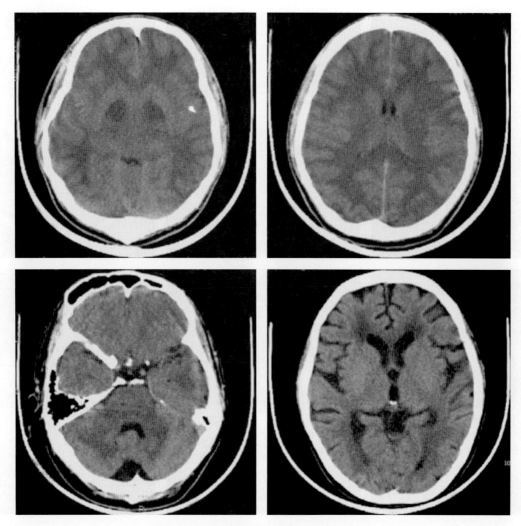

图 2-6-4　一氧化碳中毒性脑病 CT 影像表现

胞(格子细胞)。

【影像学表现】

CT 表现:多表现为双侧苍白球对称性圆形、椭圆形低密度灶,可合并双侧大脑半球脑白质弥漫性低密度、皮髓分界消失、脑室缩小或脑沟池变窄等单纯脑水肿改变,蛛网膜下腔出血表现,或可见小脑齿状核、额叶不规则片状低密度合并脑水肿等表现(图 2-6-4)。

MR 表现:主要显示为脑室周围的白质和半卵圆中心对称性融和性病灶,DWI 和 T2WI 呈高信号,T1WI 呈低信号,双侧基底核(丘脑、苍白球、壳核)对称性长 T1WI、长 T2WI 异常信号,少数额叶、颞叶、小脑呈斑片状长 T1WI、长 T2WI 信号,FLAIR 序列更为明显(图 2-6-5)。

【首选检查】

MRI 为首选检查。检查方法及检查前准备:同"脑静脉窦血栓形成"。

【检查方法分析比较】

CT 检查:脑 CT 典型表现为两侧基底核区对称性

低密度病灶,以苍白球最明显。部分病灶可见脑室旁及半卵圆中心白质对称性低密度改变,以侧脑室前后角白质多见,早期有时可见脑肿胀,表现为脑沟变浅,脑室变小,上述病变可在短期内消失,也可长期存在。

MR 检查:较轻者常首先累及两侧基底节区,两侧苍白球、脑室旁及半卵圆中心白质对称性长 T1WI、长 T2WI 信号长期存在为脑白质变性改变;严重者亦可表现为两侧广泛的白质为主的脑水肿,在 COP 的急性期,弥散磁共振成像比普通 MRI 更敏感,呈明显高信号。

MR 检查较 CT 更敏感、范围更广,可发现较早期病灶,并可发现 CT 难以发现的脑干病变,是诊断一氧化碳中毒性脑病的首选检查手段。

四、肝豆状核变性

【概述】

肝豆状核变性(hepatolenticular degeneration,

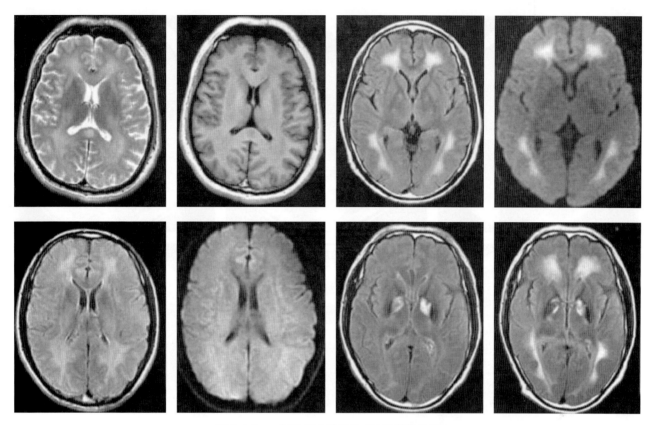

图 2-6-5　一氧化碳中毒性脑病 MR 影像表现

HLD)又称 Wilson 病(Wilson disease,WD),是一种少见的常染色体隐性遗传性铜代谢障碍引起的疾病,多发于少年及青年人,且男性发病率稍高于女性。此病目前已明确是由第 13 号染色体异常所引起的疾病。

【局部解剖】

局部解剖同图 2-2-1。

【临床表现与病理基础】

本病多在青少年期发病,有程度不同的锥体外系体征和症状,震颤、共济失调、肌张力异常、运动障碍,肝脾肿大、腹水和食管静脉曲张,眼角膜出现 K-F 环。

铜盐在脑组织中主要沉积于豆状核、尾状核,从而引起对称的豆状核变性及软化;其次是丘脑下核、红核和黑质受累,是本病的重要的病理改变,晚期引发空腔囊性变和小脑的萎缩性改变。沉积于肝脏引起肝细胞坏死和小叶性肝硬化的发生,沉积于眼角膜后缘弹力层内形成特征性的角膜色素环,呈黄棕色,即 Kayser-Fleischer 环(K-F 环)(图 2-6-6)。

【影像学表现】

CT 表现:病变对称分布于侧脑室三角区周围的脑白质区,胼胝体压部呈稍低密度,脑干未见异常密度影。病变的密度不均匀,后半部密度低于前部的密度,

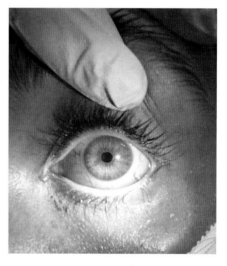

图 2-6-6　肝豆状核变性病理表现

由后往前 CT 值递增,后缘边界清晰,前缘边界模糊。双侧顶枕叶深部可见对称分布的多发点状高密度钙化影,呈簇状分布,占位效应不明显(图 2-6-7)。

MR 表现:主要表现为对称性位于双侧顶枕区白质斑片状异常信号,T1WI 低信号、T2WI 及 T2WI FLAIR 高信号,周边呈指状,胼胝体压部早期受累,呈"蝶翼状"特征性改变。DWI 扫描双侧脑室三角区及枕角周围脑白质呈明显低信号。在病灶向前扩展区

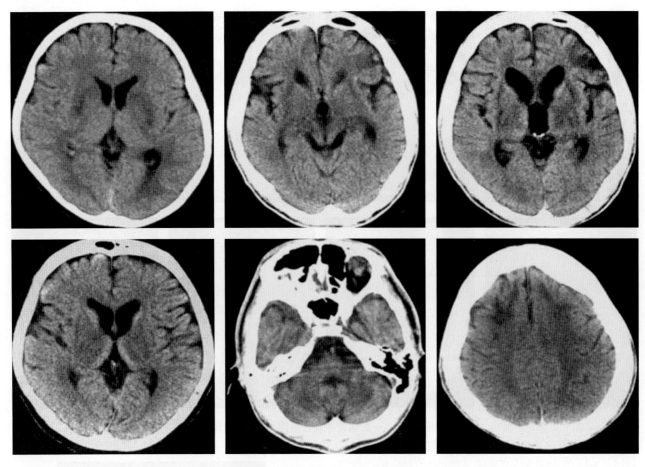

图 2-6-7　肝豆状核变性 CT 影像表现

域的边缘，DWI 为高信号。而在两者之间的区域 DWI 为稍高信号。受累皮质脊髓束 DWI 为高信号（图 2-6-8）。

【首选检查】

MRI 是诊断肝豆状核变性的首选检查方法。检查方法及检查前准备：同"脑静脉窦血栓形成"。

【检查方法分析比较】

CT 检查：CT 平扫基底节区对称性低密度区，伴有脑萎缩，无强化，合眼角膜后缘 K-F 环的出现，CT 诊断不困难。但需要与一氧化碳中毒性脑病等引起的基底节区对称性低密度区相鉴别，后者有中毒史。结合临床、生化检查综合分析，有助于鉴别诊断。

MR 检查：由于病变常对称出现，在基底节及齿状核多呈核团的形态，内囊及丘脑区域多为条状或点、片状、脑干多为片状。T1WI 在壳核、丘脑及脑干等处常呈低信号，苍白球等处常呈等信号，T2WI 病变常呈高信号或稍高信号，但在苍白球处可出现较具特征的低信号，可能与病程较长，铜沉积较多而使其出现顺磁性作用有关。T2WI 低信号在病变早期不很明显，随病程延长和加重，低信号日趋明显，是本病较具特征性的表现。另处，随病程延长可出现脑萎缩等形态学改变，通常以中心型（白质）萎缩为主，表现为脑室系统扩大，随着病程进一步延长，也可伴有周围型（皮层）萎缩，表现为脑沟、裂、池增宽等改变。

由于肝豆状核变性多发生于脑内主要核团，具有一定 MR 信号特征，因此磁共振是首选检查方法。

五、肾上腺脑白质营养不良

【概述】

肾上腺脑白质营养不良（adrenoleukody strophy，ALD）又称肾上腺弥漫轴索性脑炎。是一种罕见的 X 连锁隐性遗传性神经退行性病变，表现为进行性精神运动障碍，一侧肾上腺功能不全与进行性脑功能障碍为其特征。

【局部解剖】

局部解剖同图 2-2-1。

【临床表现与病理基础】

本病多发生于男孩，主要有进行性智力减退和肾上腺功能不全，行为异常、耳聋、视力障碍及四肢痉挛性瘫痪等症状晚期有肾上腺皮质功能不全，皮肤色素沉着，乃至危象。

本病脑白质广泛的髓鞘脱失，呈对称性分布，病变

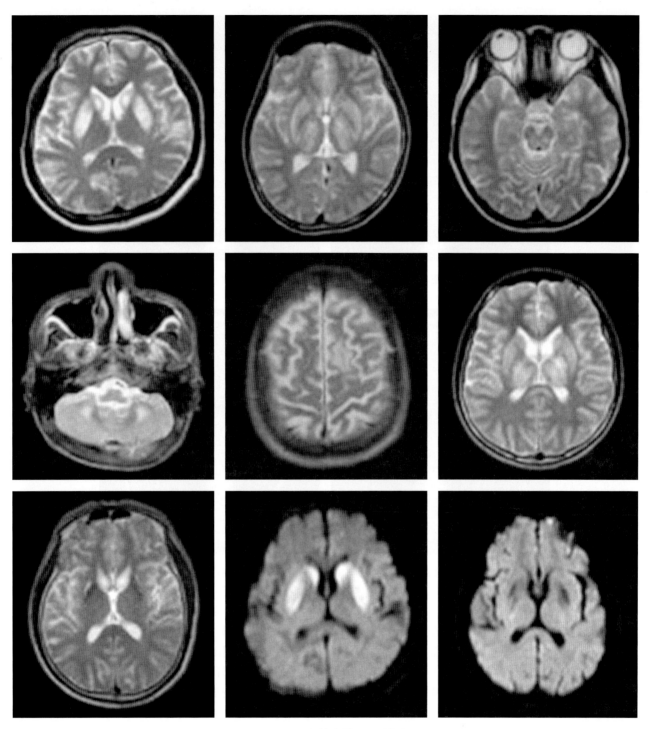

图 2-6-8　肝豆状核变性 MR 影像表现

从脑后部向前发展。前方新病灶表现为炎症反应和血脑屏障破坏，后方陈旧性病灶则为胶质增生和钙化，主要累及枕叶、顶叶和颞叶，晚期小脑及脑干也可受累，发生弥漫性脑萎缩。

【影像学表现】

CT 表现：平扫双侧侧脑室三角区周围白质区对称性大片低密度影，边缘不规则，大片状低密度影经胼胝体压部相连，形成"蝶翼"状。增强扫描病灶低密度区被花边样强化带分割为中央区和周边区，周边区密度略高于中央区（图 2-6-9）。

MR 表现：病灶常见于双侧脑室后角周围白质，呈蝶翼状由后逐渐向前扩展，如累及胼胝体压部则左右融合成大片，平扫 T1WI 呈低信号，T2WI 呈高信号，以 T2WI 显示更清楚。增强扫描新病灶均匀强化，陈旧性病灶无强化，晚期弥漫性脑萎缩以脑室扩大为主（图 2-6-10）。

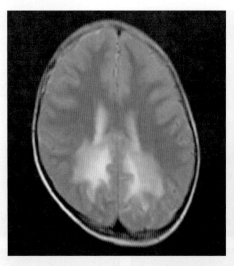
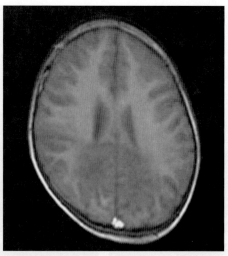

图 2-6-9 肾上腺脑白质营养不良 CT 影像表现

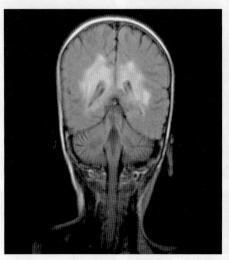
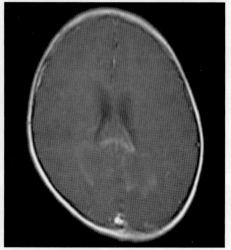

图 2-6-10 肾上腺脑白质营养不良 MR 影像表现

【首选检查】

MRI 是诊断该疾病的首选检查方法。检查方法及检查前准备:同"脑静脉窦血栓形成"。

【检查方法分析比较】

CT 检查:CT 检查可间接反映其病理变化,周边区是髓鞘正在破坏的区域,呈炎性反应。中央区内脱髓鞘和轴索脱失显著,为血管周围炎性细胞浸润,以及血脑屏障破坏,非活动期没有强化,多伴有脑萎缩。

MR 检查:平扫 T1WI 呈低信号,T2WI 呈高信号,以 T2WI 显示更清楚。

六、海洛因白质脑病

【概述】

1982 年荷兰首次报道了本病,以后仅有少数个案报道。虽然本病少见,但其影像具有特征性改变,结合病史早期较易诊断,预后效果较好。

【局部解剖】

局部解剖同图 2-2-1。

【临床表现与病理基础】

海洛因常导致多脏器损害,神经系统更易受损。吸食海洛因过量中毒具有深昏迷、呼吸严重抑制、针尖样瞳孔三联征,而长期吸食海洛因可导致海洛因性脑病,表现为:有明确吸毒史,多为烫吸海洛因者;急性或亚急性起病,亦有突然发病的报道;多以小脑受损为首发症状;进一步加重可出现锥体系及锥体外系受损的表现,甚至呈昏迷、去皮层状态,但感觉正常;脑脊液正常。上述表现虽有特点,但缺乏特异性。

病理表现:肉眼可见后颅窝脑膜与脑组织粘连,冠状切面见大脑灰质变薄,脑白质苍白。HE 染色光学显微镜下见灰质神经细胞无明显减少,白质内大量大小不均空泡形成,白质海绵状改变明显。胶质增生不明显,少突胶质细胞相对较少。小血管略有充血,血管周围无水肿及炎性细胞浸润。未见缺血坏死病灶(图2-6-11)。

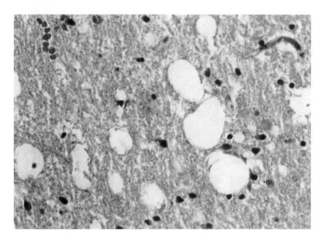

图 2-6-11　海洛因白质脑病病理表现

【影像学表现】

CT 表现:双侧小脑半球脑白质区较对称呈蝴蝶状低密度灶,边缘清晰,密度均匀,第四脑室形态、大小正常,无受压、变形,双侧大脑半球脑白质区对称性弥漫分布低密度灶,形态与受累脑白质分布形状相似,低密度灶中心密度偏低,边缘密度稍高,其密度高于脑脊液,低于正常脑白质,病灶边缘清晰可辨,脑室系统形态正常,无受压变形,邻近脑回变平,脑沟变窄。增强扫描病灶无强化改变(图2-6-12)。

MR 表现:MRI 检查示双侧基底节区、半卵圆中心、胼胝体压部、小脑对称性 T1WI 低信号,T2WI 高信号。注射钆喷酸(Gd-DTPA)后病灶无强化(图 2-6-13)。

【首选检查】

MRI 是诊断海洛因白质脑病的首选检查方法。检查方法及检查前准备:同"脑静脉窦血栓形成"。

【检查方法分析比较】

头部 CT 和 MR 均显示病灶位于脑白质区,呈广泛、对称性损害。小脑一旦受损,小脑中线旁、边界清楚的对称性类圆形或蝴蝶样病灶最具特点,这种损害部位的特点与临床上首发症状为小脑性共济失调一致。尸检见脑白质苍白,镜下脑白质内大量空泡形成,符合海绵状白质脑病的病理基础特点。这种改变同样可见于海洛因过量或其他原因导致的缺血缺氧性脑病,但这种缺血缺氧性脑病与海洛因海绵状白质脑病有本质的不同,后者无缺血、缺氧发生,病灶呈海绵状改变,但无缺血坏死灶,而且影像显示小脑必定受损,内囊前肢受累的特点与缺血缺氧性脑病恰恰相反。这些影像特点有助于与缺血缺氧性脑病鉴别。

七、AD 与 Pick 病

(一) Alzheimer 病

【概述】

阿尔茨海默病(Alzheimer disease,AD),又称老年性痴呆,是发生在老年期及老年前期以进行性痴呆为主要表现的大脑半球退行性病变,系原发性大脑退行性疾病,临床表现为记忆障碍、失语、失认等全面性痴呆。其发病机制不明,可能与遗传、免疫、病毒感染等因素有关。

【局部解剖】

局部解剖同图 2-2-1。

【临床表现与病理基础】

大多数 65 岁以后发病,65 岁前发病称为早老性痴呆。症状表现为进行性智能减退,包括记忆、思维、定

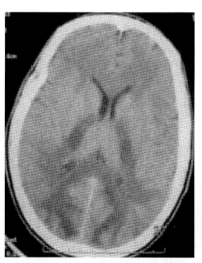
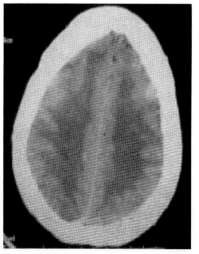

图 2-6-12　海洛因白质脑病 CT 影像表现

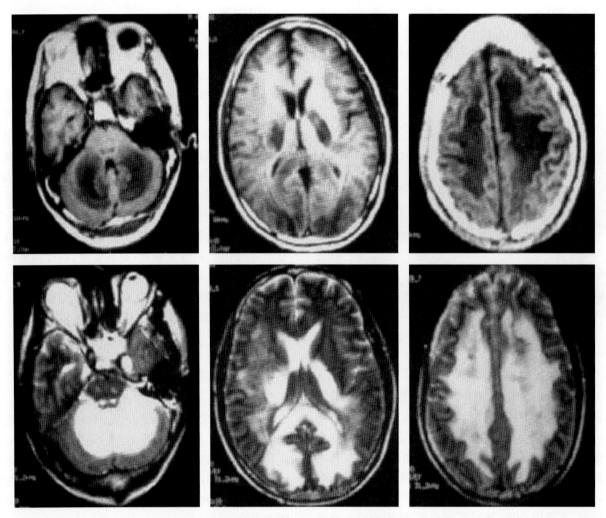

图 2-6-13　海洛因白质脑病 MR 影像表现

向、判断力障碍,情感和行为异常,意识模糊等,多于发病后 5～6 年,死于继发性感染和全身功能衰竭。病理表现为大量脑细胞丧失,脑重量减轻。镜下可见老年斑、神经纤维扭结、细胞空泡状变性等改变。Alzheimer 病典型的显微镜表现包括"老年斑"与星形胶质细胞和小胶质细胞。本病临床少见,好发于中年妇女。

【影像学表现】

CT 表现:主要表现为弥漫性脑萎缩,以颞叶前部和海马区最为明显,相应脑室、脑池和脑沟裂扩张,以侧脑室颞角、前角、鞍上池和外侧裂为主,三脑室扩大,其程度和痴呆症状成正比。

MR 表现:可显示早期颞叶萎缩,并进行海马定量测量,T2WI 上脑室周白质可见斑片状高信号灶(图 2-6-14)。

【首选检查】

MRI 是诊断 Alzheimer 病的首选检查方法。检查方法及检查前准备:同"脑静脉窦血栓形成"。

【检查方法分析比较】

MR 检查:对脑沟脑室扩大的显示较 CT 检查更

清楚,也可发现脑白质里的异常信号,是 Alzheimer 病的首选检查手段,其中 SWI 技术可更好显示脑内铁沉积。

(二) Pick 病

【概述】

Pick 病又称脑叶萎缩症,系常染色体显性遗传性疾病。其是一种发病进展缓慢的认知和行为障碍疾病,通常伴随着失语与认知障碍等,发病机制暂不明确。

【局部解剖】

局部解剖同图 2-2-1。

【临床表现与病理基础】

临床症状与脑叶萎缩部位有关。左侧颞叶萎缩影响语言及发音,额叶萎缩则影响到人格及行为异常。脑叶萎缩局限于额叶和颞叶,海马和海马回同时受累,左侧较右侧明显,其他脑叶基本正常。患病脑叶神经细胞大量丧失。但老年斑和神经纤维扭结少见。Pick 小体为其病理基础特征,即在气球样巨细胞胞浆内含有大量的嗜银包涵体(图 2-6-15)。

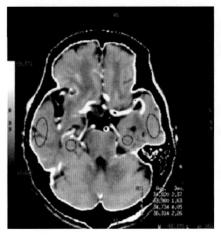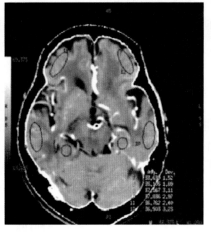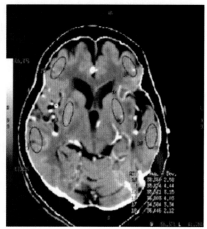

图 2-6-14 Alzheimer 病 MR 影像表现

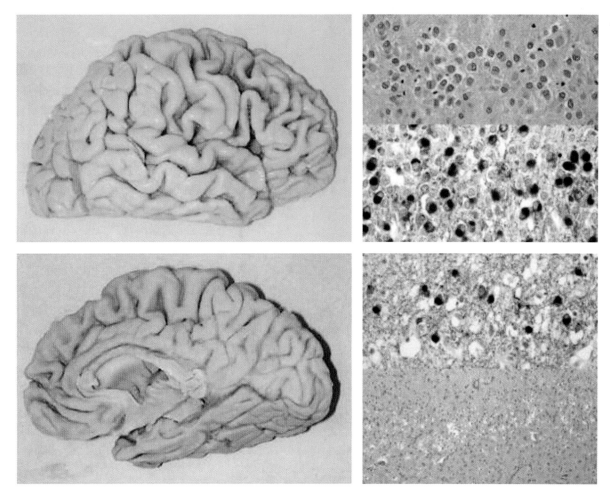

图 2-6-15 Pick 病病理表现

【影像学表现】

CT 表现：同 Alzheimer 病。

MR 表现：脑叶萎缩改变外，一般 T2WI 无脑白质高信号灶，此点与 Alzheimer 病可相互鉴别。

【首选检查】

MRI 平扫＋SWI＋MRS，检查方法及检查前准备：同"脑静脉窦血栓形成"。

【检查方法分析比较】

同 Alzheimer 病。

八、进行性多灶性脑白质病

【概述】

进行性多灶性脑白质病（progressive multifoeal leukoencephalopathy，PML）为一种亚急性进行性的中

枢神经系统脱髓鞘疾病,主要发生于细胞免疫抑制患者的机会性感染,其通常由 JC 病毒所导致,临床表现为失语、偏盲等。

【局部解剖】

局部解剖同图 2-2-1。

【临床表现与病理基础】

进行性多灶性脑白质病较少见,进行性昏迷,多于发病后 3～6 月内死亡。脑白质内出现多发、散在、虫蚀状脱髓鞘区,分布不对称,可融合扩大。病灶内明显炎性浸润、坏死和胶质增生,少突胶质细胞胞浆内可见包涵体。晚期病变呈多囊性软性化和脑萎缩(图 2-6-16)。

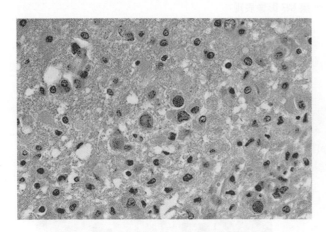

图 2-6-16　进行性多灶性脑白质病病理表现

【影像学表现】

CT 表现:脑皮层下白质内多发性类圆形低密度灶,顶枕区常见。病灶进行性增大,并出现占位效应。

MR 表现:病变在 T1WI 呈低信号,T2WI 呈高信号。双侧脑白质区多发、散在、不对称、进展性、融合病灶较为常见。增强扫描可有小斑片强化。

【首选检查】

MRI 是诊断进行性多灶性脑白质病的首选检查方法。检查方法及检查前准备:同“脑静脉窦血栓形成”。

【检查方法分析比较】

MR 检查在显示病灶方面比 CT 要好,组织分辨率比 CT 高,增强扫描更加容易发现病灶。MR 检查是进行性多灶性脑白质病的首选检查手段。

第七节　颅脑先天发育不全

一、小脑扁桃体下疝畸形

【概述】

小脑扁桃体下疝畸形(chiarimalformation)或称小脑扁桃体延髓联合畸形,又名阿诺德-奇阿(Arnold-Chiari)畸形,为常见的先天性发育异常疾病,是后颅窝畸形的一种形式。其是由于胚胎发育异常使小脑扁桃体下部下降至枕骨大孔以下、颈椎管内,严重者部分延髓下段、四脑室下部下蚓部也下疝入椎管内。常合并有脊髓空洞,也可引起脑脊液循环受阻导致脑积水。小脑扁桃体下疝畸形常伴随其他颅颈区畸形如脊髓脊膜膨出颈椎裂和小脑发育不全等。分型及诊断标准目前尚未完全统一。有作者分四型,也有分三型。分四型如下:Ⅰ型,最常见类型,表现为小脑扁桃体变长,变尖向下疝入上部椎管。Ⅱ型,小脑蚓部,脑桥、延髓及增大的第四脑室下移进入椎管。Ⅲ型,极为罕见,最严重的一种,除上述两型的表现外,还有颈椎、小脑及脑干的其他畸形,也是 Chiari 首次报道。Ⅳ型,罕见,为严重小脑发育不全或缺如,脑干发育小,后颅凹扩大,但不向下膨出。

【局部解剖】

小脑是重要的运动调节中枢,位于颅后窝,前面隔第四脑室与脑干相邻,上方隔小脑幕与大脑半球枕叶相邻,小脑两侧部膨大,为小脑半球;中间部狭窄,为小脑蚓。小脑上面稍平坦,其前、后缘凹陷,称小脑前、后切迹;下面膨隆,在小脑半球下面的前内侧,各有一突出部,称小脑扁桃体。小脑扁桃体紧邻延髓和枕骨大孔的两侧。小脑表面有许多相互平行的浅沟,将其分为许多狭窄的小脑叶片。其中小脑上面前、中 1/3 交界处有一略呈 V 字形的深沟,称为原裂;小脑下面绒球和小结的后方有一深沟,为后外侧裂;在小脑半球后缘,有一明显的水平裂。根据原裂和后外侧裂以及小脑的发生,可将小脑分成三个叶:前叶、后叶和绒球小结叶,前叶和后叶又合称小脑体(图 2-7-1a、图 2-7-1b)。

间脑由胚胎时的前脑泡发育而成,位于脑干与端脑之间,连接大脑半球和中脑,由于大脑半球高度发展而掩盖了间脑的两侧和背面,仅部分腹侧部露于脑底。间脑中间有一窄腔即第三脑室,分隔间脑的左右部分。虽然间脑的体积不到中枢神经系统 2%,但结构和功能却十分复杂,是仅次于端脑的中枢高级部位。间脑可分为 5 个部分:背侧丘脑、后丘脑、上丘脑、底丘脑和下丘脑。

在背侧丘脑灰质的内部有一由白质构成的内髓板,在水平面上此板呈“Y”字形,它将背侧丘脑大致分为三大核群:前核群、内侧核群和外侧核群。在丘脑内侧面,第三脑室侧壁上的薄层灰质及丘脑间黏合内的核团,合称为中线核群,在外侧核群与内囊之间的薄层灰质称丘脑网状核,网状核与外侧核群间为外髓板。上述各核群中均含有多个核团,其中外侧核群分为背侧组和腹侧组,背侧组从前向后分为背外侧核、后外侧核及枕,腹侧组由前向后分为腹前核、腹外侧核又称腹中间核和腹后核。内侧核群主要是背内侧核,此核又分为大细胞区和小细胞区(图 2-7-1c)。

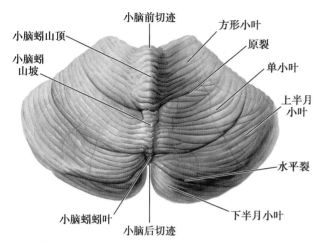

图 2-7-1a　小脑上面观

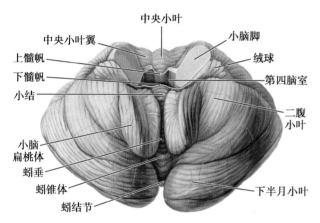

图 2-7-1b　小脑下面观

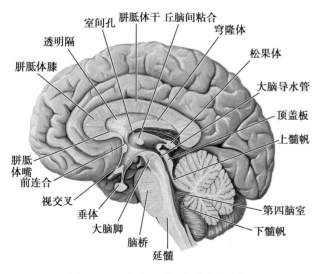

图 2-7-1c　小脑延髓区矢状位解剖图

【临床表现与病理基础】

Chiari 畸形 I 型:临床上,该型症状最轻且往往成

年后才出现症状体征,常表现为轻度运动感觉障碍和小脑症状。文献报道,小脑扁桃体下疝在枕大孔连线以下 5～10mm 以内患者,30% 无任何症状,部分患者可有脱髓鞘症状或锥体束征。小脑扁桃体位于枕大孔连线以下 12mm 或以下患者,可以表现为多种临床症状,包括小脑和脑干的症状。Chiari I 并发脊髓空洞症时临床上多出现感觉障碍、肢体乏力、肌体肌肉萎缩等较严重的症状,且随着病情进展逐渐加重,预后不佳。主要病理改变为小脑扁桃体与小脑下蚓部向下疝入椎管。原发性小脑扁桃体疝出枕大孔下,无脑脊膜膨出,扁桃体低于枕大孔 5mm 以上(含 5mm),或者扁桃体低于枕大孔 3～5mm,伴有与 Chiari 畸形相关的征象,如脊髓空洞症,颈延髓交界处扭曲成角,延髓、第 4 脑室轻度下移等。

Chiari 畸形 II 型:多见于新生儿或婴幼儿,临床症状严重,症状多有发育迟缓、癫痫、呼吸暂停、下肢运动障碍和小脑症状,且并发症多,病情进展快,多不到成年即死亡。该类型患者出生时几乎均存在脊髓脊膜膨出。小脑扁桃体与小脑蚓部、延髓、或四脑室下移疝入颈部上段椎管内,第四脑室延长、变形,延髓变长下移,扭曲,延颈髓交界处背侧常呈粗节状。后颅凹狭小,天幕发育不良、低位,常合并中脑导水管狭窄、脑积水、脊髓空洞症(图 2-7-2)。

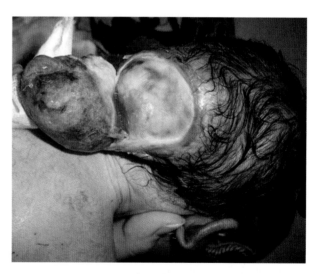

图 2-7-2　小脑扁桃体下疝畸形病理表现

【影像学表现】

超声表现:典型的表现可见在小脑下移使侧叶变形失去原有圆形,蚓部切迹看上去更具连续性,产生"香蕉小脑征"。

MRI 表现:MRI 矢状位显示病变最为清楚。小脑扁桃体呈舌状,位于枕骨大孔下,延髓及第四脑室位置下移。20%～25% 合并有脊髓空洞,有时可见幕上脑积水。矢状面 T1WI 及 T2WI 示扁桃体呈舌状延长经枕大孔疝入上颈段椎管,部分延髓、第四脑室同时向下延伸,脊髓受压变形,可见脊髓空洞为 T1WI 低信号,T2WI 高信号(图 2-7-3)。

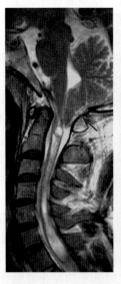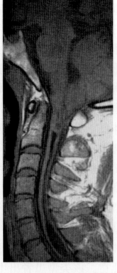

图 2-7-3　小脑扁桃体下疝畸形 MR 影像表现
病灶 MR 影像如箭头所示,T2WI 为高信号

【首选检查】

MRI 检查是小脑扁桃体下疝畸形的首选检查方法,能显示各种改变与伴发畸形。发现有脊髓空洞者行颈、胸、腰、矢状位和横轴位的常规扫描。

检查方法及检查前准备:同"脑静脉窦血栓形成"。

【检查方法分析比较】

超声检查:此为孕期特别是早孕阶段筛查的方法之一。在早孕阶段,目前仍然主张在妊娠前三个月应尽量避免行 MRI 检查,而超声的安全性可以在早孕期做出诊断。

CT 检查:CT 不作为首选检查方式。Chiari 畸形Ⅰ型中常见小脑扁桃体下移在 CT 横断面上难以显示。伴有脊髓空洞症的患者 CT 平扫显示脊髓中央圆形液性低密度影。

MRI 检查:能更好地显示各种改变与伴发畸形,且矢状面观察最佳。MRI 能清晰显示后颅凹的结构与变化,可以直观的观察小脑扁桃体及延髓、颈髓的形态、位置及相应关系,还可以直接观察蛛网膜下腔及空洞情况。MRI 对于评价后颅窝畸形比超声有较大优势,尤其在妊娠晚期,这一优势更为明显,因可较好地评价小脑半球及小脑蚓部的发育、小脑幕位置、第四脑室及小脑延髓池,从而准确诊断 Chiari 畸形等疾病,并有助于判断预后。

MRI 具有多平面及多参数成像,良好的软组织对比度,无骨伪影的优点,对显示后颅凹的结构及变异有明显的优势,使得检出率明显高于其他检查,因此是诊

断小脑扁桃体下疝畸形的首选检查方式。

二、胼胝体发育不全与中线脂肪瘤

(一)中线脂肪瘤

【概述】

中线脂肪瘤(intracranial lipoma)可能是先天性脑畸形的一种特殊形式,多数学者认为颅内脂肪瘤并非真性肿瘤,亦不是畸胎瘤,而是原脑膜长期异常存在,分化不良形成的先天性畸形。颅内中线脂肪瘤是由于胎儿神经管在闭合的过程中,如果加入了异常的中胚层脂肪即引起了颅内中线的脂肪瘤。因此,胼胝体是脂肪瘤的好发部位,大脑中线部脂肪瘤常合并有胼胝体发育不全。其发病率极低,临床上少见。

【局部解剖】

胼胝体位于大脑半球纵裂的底部,连接左右两侧大脑半球的横行神经纤维束,是大脑半球中最大的连合纤维。这些神经纤维在两半球中间形成弧形板,其后端叫压,中间叫体,前方弯曲部叫膝,膝向下弯曲变薄叫嘴。组成胼胝体的纤维向两半球内部的前、后、左、右辐射,联系额、顶、枕、颞叶,其下面构成侧脑室顶(图 2-7-4)。

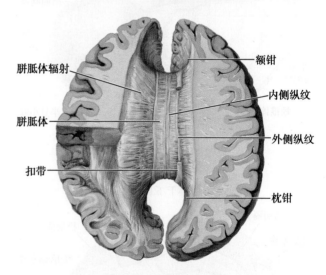

　　　　胼胝体辐射　　　　　　　　　额钳
　　　　　　　　　　　　　　　　内侧纵纹
　　胼胝体　　　　　　　　　　　　外侧纵纹
　　扣带　　　　　　　　　　　　　枕钳

图 2-7-4　胼胝体上面观

【临床表现与病理基础】

颅内脂肪瘤因部位不同而表现各异。胼胝体脂肪瘤常见症状为癫痫发作、精神症状等,邻近脑脊液循环通路可引起脑积水和颅内压增高,少数患者出现轻偏瘫,智力障碍、性格改变、代谢紊乱或脑神经障碍等。大体上,脂肪瘤是黄色的脂肪沉积。分为两种类型:一种为伴有前脑及胼胝体嘴部发育不全的前部方形脂肪瘤,另一种为带状或弯曲如线状的脂肪瘤,常位于胼胝体的后部,胼胝体的形态正常或仅轻度畸形。后一种更为常见。脂肪瘤内常见钙化,但出血少见,可见血管结构、桥小脑角区的脂肪瘤可以包绕面听神经束。

【影像学表现】

CT表现：表现为脂肪密度，明显低于周围脑脊液密度，病灶边界清晰，可有点状钙化，小病灶边缘光滑整齐、大病灶边缘不规则，病灶周围无或有轻度占位效应。

MR表现：肿瘤在T1WI和T2WI上均呈高信号，与皮下脂肪类似，在脂肪抑制序列上其信号与皮下脂肪均被抑制而呈低信号（图2-7-5）。

【首选检查】

MRI作为颅内中线脂肪瘤的首选检查。检查方法及检查前准备：同"脑静脉窦血栓形成"。因本病含脂肪成分，必须加扫压脂序列行T1WI或T2WI STIR序列轴位扫描鉴别脂肪成分。

【检查方法分析比较】

CT平扫可见圆形、类圆形或不规则的极低密度区，CT值为−110～−10Hu，常可见弯曲条状或结节样钙化，增强后肿瘤无甚强化脂肪的。胼胝体脂肪瘤常可见周围可有层状钙化。冠状扫描钙化层显示更清楚。

MR磁共振检查是中线脂肪瘤的首选检查。MR可以很容易地发现颅内脂肪瘤，明确周围解剖关系，以矢状面显示最好。但MR在钙化显示上不如CT敏感。

（二）胼胝体发育不全

【概述】

胼胝体发育不全（agenesis of corpus callosum，ACC）是神经系统较常见的先天性发育异常，包括完全性和部分性胼胝体发育不全。胼胝体部分缺失时，先形成的部分存在，后形成的部分缺失，膝部往往都存在，或与体部共存，而压部、嘴部缺失。其会导致智力低下、颅内压增高、甚至是精神发育迟缓和癫痫等。

【局部解剖】

局部解剖同图2-7-1。

【临床表现与病理基础】

单纯胼胝体部分发育不良可无任何症状，常见症状是智力低下、癫痫。合并其他畸形时，症状较重，症状与伴发畸形有关，轻者视觉或交叉触觉定位障碍，重者智力低下、癫痫、小头畸形。部分患者下丘脑功能不全。

完全性胼胝体发育不全时，胼胝体、扣带回及扣带沟均缺如，第三脑室位置上移并与纵裂池相通，其上方可出现囊肿样改变。大脑内侧面的脑回及脑沟呈放射状排列。连接两侧半球的白质纤维由正常的横向水平走行（正常位于胼胝体上方）变为在半球内纵向走行，称为Probst束，该束位于侧脑室的内上方，双侧侧脑室呈分离状平行排列，枕角常明显扩大。部分性胼胝体发育不全表现为胼胝体膝部和体部存在，压部及嘴部缺如或发育不良。胼胝体发育异常的部位和范围与病变发生的时间以及胼胝体形成的次序密切相关。在胼胝体形成的起始时的病变导致胼胝体缺如或大部分缺如，仅见胼胝体膝部；后期的病变仅导致嘴部和/或压部的缺如，而膝部、体部存在。

【影像学表现】

产前超声：一直是胎儿ACC的首选检查方法，但超声检查时，胎儿颅脑冠状面及矢状面很难显示，难以获得ACC的直接征象，并时常受胎儿颅骨干扰，因此US主要从颅脑横切面的间接征象进行诊断。

X线表现：平片常为阴性，脑血管造影显示大脑前动脉的胼周动脉因失去胼胝体的支持而向下移位，大脑内静脉和静脉角随第三脑室上升而抬高。

CT表现：两侧侧脑室明显分离，侧脑室后角扩张，形成典型的蝙蝠翼状侧脑室外形。第三脑室扩大上移，插入双侧侧脑室体部之间。严重时第三脑室上移

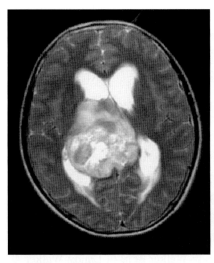
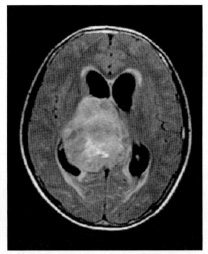
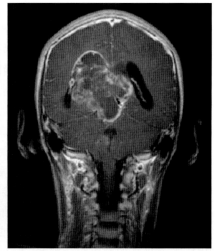

图2-7-5　胼胝体中线脂肪瘤MR影像表现

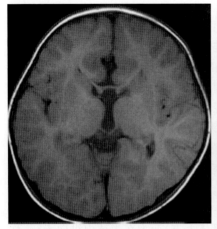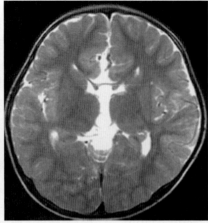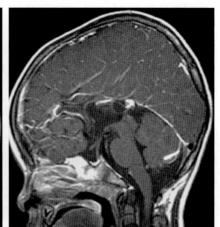

图 2-7-6　胼胝体发育不全 MR 影像表现

可达到两侧半球纵裂的顶部。合并脂肪瘤时呈低密度,CT 值为负值。

MR 表现:横断及冠状面 T1WI 显示双侧侧脑室分离,后角大而前角小,第三脑室抬高。常合并脂肪瘤,T1WI 及 T2WI 呈高信号。而矢状面 T1WI 显示胼胝体发育不全最为清楚,可见大脑半球内侧面的脑沟随着上移的第三脑室顶部呈放射状排列,顶叶、枕叶和距状裂的汇聚点消失(图 2-7-6)。

【首选检查】

MRI 为胼胝体发育不全的首选检查。常规成人检查方法及检查前准备:同"脑静脉窦血栓形成"。如有必要可加扫冠状位。

宫内胎儿扫描:目前宫内胎儿成像主要以 1.5T 超导磁共振设备为主,不主张更高场强对孕妇使用。应严格控制 SAR 值。

采用 8 通道相控阵心脏线圈,层厚:5～10mm,层间距:0.5～1.0mm,FOV:35cm×26cm～40cm×40cm,激励次数:1～2NEX。采用两维快速平衡稳态采集(2D FIESTA)序列、单激发快速自旋回波(SSFSE)序列、快速反转恢复运动抑制(FIRM)序列。孕妇足先进,取仰卧位或左侧卧位,平静呼吸。先行孕妇中下腹冠状面定位扫描,再行常规胎儿颅脑、胸、腹横断、矢状、冠状 3 个平面扫描,最后着重对颅脑行各序列三切面扫描。

【检查方法分析比较】

产前超声:之前一直是胎儿 ACC 的首选检查方法,但超声检查时,胎儿颅脑冠状面及矢状面很难显示,难以获得 ACC 的直接征象,并时常受胎儿颅骨干扰,因此 US 主要从颅脑横切面的间接征象进行诊断,对于间接征象不典型时,US 常误诊,最常误诊为单纯侧脑室增大,将部分型误诊为完全型或漏诊。MRI 视野大,具有极高的软组织分辨率,不受羊水量、胎头位置、颅骨骨化、孕周较大的影响,可顺利精确进行冠状、

矢状、横断面的扫描,在孕 20 周后,MRI 正中矢状面和冠状面可直观、清晰显示胼胝体是否存在,尤其是正中矢状面可显示胼胝体全貌。因此,US 筛查出 ACC 或诊断不明确时,应行胎儿 MRI 进一步确诊或除外其他合并畸形,将为 ACC 胎儿的处理方式和预后评估提供更加准确的产前依据。

CT 检查:不作为首选检查,但可作为初步筛查检查。CT 平扫中,胼胝体与脑质密度基本一致,故 CT 一般不能直接评价胼胝体的形态,而是通过发育不良导致的脑室形态学改变,间接地进行诊断。因此,CT 不能诊断表现轻微、小脑室形态学变化的部分性缺如。

MR 检查:磁共振检查是诊断胼胝体发育不全的首选检查。MRI 的优势在于多维成像和软组织高分辨率,是观察胼胝体的最佳方法;即使是很轻微的、不为 CT 显示的胼胝体发育不全,MRI 也可清晰显示,尤其是矢状面 T1WI 可清晰的显示胼胝体结构,是诊断胼胝体发育不全的最佳切面。在 T1WI、T2WI 上,胼胝体信号强度等同脑白质。

诊断胼胝体发育不全最佳方法和直接征象是在 MRI 矢状位上观察胼胝体的形态、缺如的部位和程度。根据 MR 表现可准确的诊断胼胝体发育不全,因此,诊断胼胝体发育不全最佳首选方法是 MRI。

三、Dandy-Walker 畸形

【概述】

Dandy-Walker 畸形(Dandy-walker malformation)属于颅后窝先天性发育异常,又称先天性第四脑室中侧孔闭锁或第四脑室孔闭塞综合征,目前病因不明。其以小脑蚓部发育不良,第四脑室及颅后窝状扩张,小脑幕上移等为特征,常出现脑积水和颅压增高。根据病变程度分为 Dandy-Walker 畸形和 Dandy-Walker 变异型两种。约 70% 的 Dandy-Walker 畸形可以合并其

他先天发育异常,包括胼胝体发育不全,灰质异位,脑裂畸形,无脑回畸形以及脑膨出等。

【局部解剖】

局部解剖同图 2-2-1。

【临床表现与病理基础】

临床上多于 2 岁前出现症状。常以脑积水为首发或主要表现,呈前囟膨隆、头围增大,可有颅内高压症状,可伴发智力发育落后、癫痫、共济失调等,并可合并其他畸形,如脑膨出、并指、心脏畸形等。Dandy-Walker 畸形以第四脑室和小脑发育畸形为特点,第四脑室囊样扩张,正中孔大多闭锁,50%一侧或双侧的侧孔开放;小脑蚓部不发育或发育不良,可伴其他颅脑畸形,如胼胝体发育异常、灰质异位、多小脑回畸形等。镜下显示扩张的囊壁由蛛网膜、室管膜细胞及小脑组织构成。Dandy-Walker 变异型表现为蚓部轻度发育不良,脑干无受压,第四脑室与枕大池相通,颅后窝囊状扩张程序不一,第四脑室轻度扩张,颅后窝无明显扩大、脑积水出现率较低。

【影像学表现】

X 线表现:平片显示脑积水征象,前后径增大,颅缝增宽,前囟大、膨隆,颅后窝膨大,枕骨变薄,横窦压迹位置高,可达顶骨处。

CT 表现:颅后窝膨大,枕骨变薄。直窦与窦汇上移至人字缝以上。小脑半球体积小,蚓部缺如或缩小。第四脑室向后扩大,形成小脑后囊肿。脑干前移,桥前池及桥小脑角池消失。常合并幕上畸形等。

MR 表现:颅后窝增大,其内主要为液体信号,直窦与窦汇上移至人字缝以上,以及小脑发育不全等。小脑蚓部缺如,并发脑积水(图 2-7-7)。

【首选检查】

MRI 是诊断 Dandy-Walker 畸形的首选检查。检查方法及检查前准备:同"脑静脉窦血栓形成"。儿童进行检查前,应予以镇静。

宫内胎儿扫描:检查方法同"胼胝体发育不全"。

【检查方法分析比较】

产前超声:产前超声由于其无辐射,方便性已经成为产前常规筛查的重要手段,对于典型的 Dandy-Walker 畸形,超声能较为准确的诊断,诊断并不困难。但日常工作中典型的较少,大部分遇到的都是较小的变异,尤其由于小脑蚓部部分缺失的超声诊断无明确标准,假阳性和假阴性均很高,诊断相对困难,因此,对于妊娠 3 个月后经超声检查怀疑 Dandy-Walker 畸形的产妇仍然需要 MRI 进一步明确诊断。

CT 检查:能较好的显示 Dandy-Walker 畸形的病理变化,结合 CT 矢状位、冠状位重建能清晰显示第四脑室与枕大池扩大相连形成巨大的囊肿。但因 CT 后

颅凹部伪影明显,幕下结构的显示明显不如 MRI。且因 X 线辐射原因不适用于胎儿,因而不能用于产前诊断。

MR 检查:磁共振是 Dandy-Walker 畸形首选的检查方式,在诊断方面明显优于 CT,尤其是 T1WI 矢状位可显示小脑蚓部、第四脑室、导水管与后颅凹囊肿间的关系。可显示颅后窝扩大,小脑幕上移,小脑蚓部缺失或发育不良,脑干发育不良及受压,颅后窝囊肿等几乎所有诊断本病的主要征象,根据对上述各结构的观察可以判断 Dandy-Walker 畸形抑或 Dandy-Walker 变异型。横轴面及冠状面可用来观察脑积水程度,判断小脑半球的发育和受压移位情况、明显受压时可见双侧小脑半球被向前向外推移,被挤到双侧颞骨岩部附近。并且 MRI 更有利于同时诊断伴随的其他先天畸形,这对于预后的判断尤为重要。

MRI 因其多平面尤其是 T1WI 矢状位对后颅凹结果及毗邻关系的清晰显示,以及产前诊断的安全性及优越性已成为 Dandy-Walker 畸形的首选检查。

四、脑裂畸形与灰质异位

(一) 脑裂畸形

【概述】

脑裂畸形(schizencephaly):是一种少见的先天性神经元移行失调畸形,导致大脑皮质内裂隙。特点是以灰质为侧壁的线样裂隙从侧脑室表面(室管膜)横贯大脑半球直达大脑表面。虽然没有一种关于脑裂病因学的理论被广泛接受,但是主要的理论是:在大脑半球完全形成之前,大脑周围的生殖基质受到局部破坏。脑裂可能是大脑发育中关键时刻,关键区域受到多种创伤的最终结果。这种缺损更像是多因素导致:遗传、毒理、代谢、血管、感染等因素。

【局部解剖】

局部解剖同图 2-2-1。

【临床表现与病理基础】

临床上表现为癫痫、运动障碍、智力低下、发育迟缓;视隔发育异常者有失明。闭合型的临床表现较轻。单侧脑裂畸形较双侧预后好,闭唇型较开唇型预后好,早年常死于慢性感染和呼吸衰竭。裂口根据边缘软脑膜与室管膜会合处的状况分为两型:闭合型和开放型。Ⅰ型脑裂,即闭唇型脑裂畸形,裂隙两侧的灰质层相贴或融合,裂隙关闭。Ⅱ型脑裂,即开唇型脑裂畸形,内折皮层分离,形成较大裂隙与脑室相同。两型均为脑表面的裂隙跨大脑半球,裂隙有灰质内衬,与脑室相通。

【影像学表现】

MR 表现:半球内显示宽窄不一的裂隙,边界较为

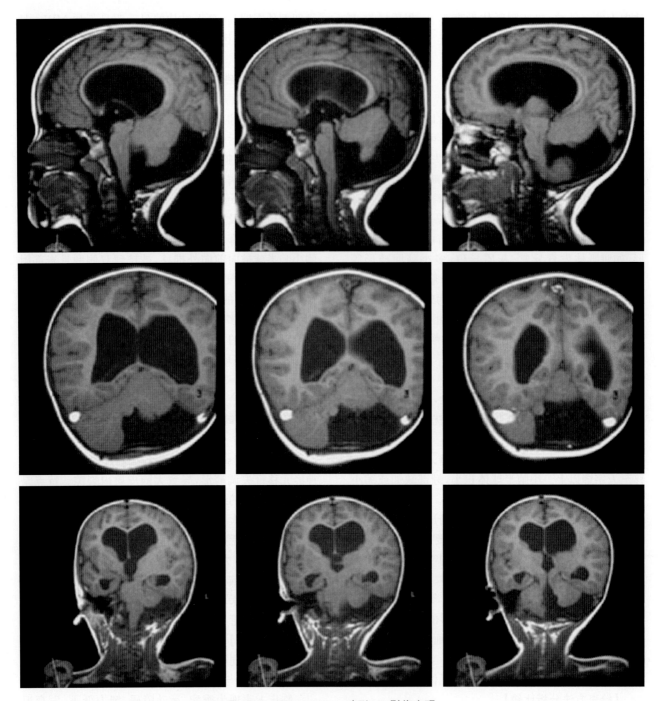

图 2-7-7 Dandy-Walker 畸形 MR 影像表现

侧脑室扩张,小脑蚓部缺如,窦汇高抬,后颅窝颅骨弧形受压

清楚,其内为脑脊液密度信号,即 T1WI 低信号,T2WI 高信号。而其中的异位灰质在 T1WI 和 T2WI 上均显示与其他部位脑灰质等信号。开放型脑裂畸形常常伴有脑积水(图 2-7-8)。

【首选检查】

胎儿 MRI 为重要检查,用于产前超声怀疑本病的进一步检查。

扫描技术:头颈部 MRI 常规扫描技术,采用常规轴位、头线圈,冠状位、矢状位,应用扫描层厚通常为

5~8mm,层间距 1~1.5mm 左右,用 TSE/FSE 序列常规扫描头颅横轴位 T1WI、T2WI、FLAIR 和矢状位 T1WI,及冠状位,必要时加扫质子加权像 PDWI。儿童进行检查前,应予以镇静。

宫内胎儿扫描:检查方法同"胼胝体发育不全"。

【检查方法分析比较】

产前超声:产前超声对脑裂畸形的诊断存在一定局限性,不太可能诊断 I 型脑裂。Ⅱ型脑裂的诊断取决于显示皮质内大脑外侧沟区的缺损以及增大的侧脑

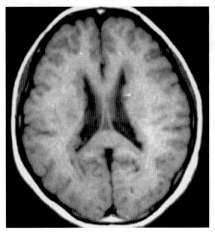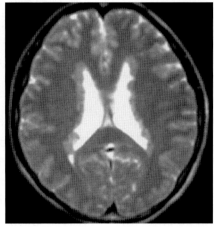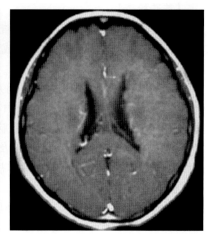

图 2-7-8　脑裂畸形和灰质异位 MR 影像表现

室中部与蛛网膜下隙间交通的建立；丘脑变小。以及可以见到上述联合畸形。因此在怀疑闭唇型脑裂畸形时候仍然建议 MRI 进一步检查。

CT 检查：能较为清楚显示开唇型病变的裂隙，但对于部分闭唇型裂隙前后融合，并且因为内衬灰质与同层脑灰质密度相同，因而部分裂隙显示不清。有文献报道 CT 诊断脑裂畸形的诊断率为 75％。此外，CT 因辐射原因不适合产前诊断。

MR 检查：磁共振检查为脑裂畸形的首选检查。由于裂隙形成的方向多变，单一位置扫描有时难以检出病变，磁共振成像的优势在于能够进行多方向成像且具有较高的组织对比分辨力，能清晰显示裂隙内衬的灰质，尤其对于闭唇型脑裂畸形明显优于 CT，此外 MRI 可用于产前诊断。因此对发现脑裂畸形是最佳的检查方法。

MRI 因其多平面、高组织分辨率且无辐射的优点，成为脑裂畸形的首选检查。

（二）灰质异位（gray matter heterotopia）

【概述】

灰质异位属于先天性神经元移行异常类疾病。是指在胚胎神经母细胞向皮层移行过程中，由于遗传性或获得性等各种原因使正常的移行中断，导致神经元在异常部位的聚集和停留的一类疾病，包括室管膜下、白质内或皮层下，灰质异位可以合并脑裂畸形、胼胝体发育不全或其他先天性异常。根据灰质异位灶是否与室管膜相连分为非室管膜下型和室管膜下型；根据病变范围分局灶型和弥漫型，弥漫型也称带状灰质异位。

【局部解剖】

局部解剖同图 2-2-1。

【临床表现与病理基础】

临床上以年轻人多发，癫痫是灰质异位最常见的症状。一般病灶小症状轻，可有顽固性癫痫发作，少数无症状，偶然发现。病灶大者伴发其他畸形时表现为精神发育迟滞、偏瘫伴癫痫。合并其他先天性畸形时，临床表现重。单纯灰质异位临床多无症状或仅有智力发育异常，预后相对较好；带状型症状较重，预后相对差。脑实质内在沿放射状胶质纤维分布的部位上，可见到停留在异常位置上的脑灰质，根据异位灰质的分布形态和位置，大体病理上将其分为三型：Ⅰ 型为结节型（nodular），异位灰质呈结节状分布于侧脑室旁，并可突向侧脑室；Ⅱ 型为板层型（laminar），异位灰质不规则分布于白质内；Ⅲ 型为带状型（band），呈带状对称分布于白质或皮层下，又称为"双层皮层"（图 2-7-9）。

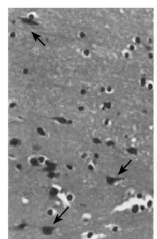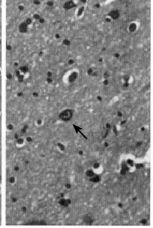

图 2-7-9　灰质异位病理表现

病灶病理表现如箭头所示

【影像学表现】

CT 表现：可在白质内发现异位灰质灶，无论平扫还是增强，其 CT 值均与正常灰质相近。

MR 表现：可清楚地显示位于白质内的与正常灰质信号相等的异位灰质，多位于卵圆中心，可有轻度占位征象，并发的脑畸形也较易于显示。

【首选检查】

MRI是诊断灰质异位的首选检查方法。检查方法及检查前准备:同"脑静脉窦血栓形成"。

【检查方法分析比较】

CT检查:一般来说,CT不作为灰质异位的首选检查方式,异位的灰质位于半卵圆中心或脑室旁白质区,呈相对稍高或等密度,但与正常脑皮质密度相等,增强扫描后病灶无强化,亦无水肿及占位效应,因而往往容易漏诊,文献报道,CT对本病的敏感性不超过40%。

MR检查:磁共振为灰质异位诊断首选的影像学检查方式。其图像直观且可多方位扫描,对软组织结构的表现力明显优于CT,灰质白质分辨清晰,异位灰质一目了然,因此诊断脑灰质异位MRI明显优于CT,尤其对较小的脑灰质异位病灶,MRI更具优势。鉴别诊断主要为结节性硬化,当结节型灰质异位呈多发小结节并位于室管膜下时,需与结节性硬化的室管膜下结节进行鉴别,后者的形态多不规则,结节的长轴与邻近侧脑室壁垂直,信号与脑灰质不同,在注射对比剂后有时能够强化,当结节型号灰质异位呈局灶病变时,可存在轻度的占位效应,需与肿瘤待进行鉴别。

MRI因软组织分辨率高,灰白质分界清晰,是灰质异位首选的检查方式。

五、脑穿通畸形

【概述】

脑穿通畸形(porencephaly)又名脑穿通性囊肿,分为先天性与后天性,前者与胚胎发育异常、母体感染或营养障碍、遗传因素有关,后者与产伤、外伤、手术等有关。先天性脑穿通畸形根据大脑受损的时间不同,可导致不同的病变。如果病损出现在妊娠26周

之前,则损伤生殖基质造成脑裂畸形;在妊娠中期(25~26周)之后由于各种原因造成损伤,导致已经发育的脑实质内出现继发空腔,则出现脑穿通畸形;如果病损出现更晚(晚期妊娠围期及出生后),则造成脑软化。

【局部解剖】

局部解剖同图2-2-1。

【临床表现与病理基础】

临床表现与囊肿大小、部位相关,一般有脑组织局部缺失相应的神经系统症状和体征,以癫痫发作多见。如脑脊液通路无阻塞,可没有颅内压增高的表现。先天性脑穿通畸形主要表现为颅骨局限性隆起、颅骨变薄及单侧颅骨透光阳性、脑电图明显病侧低电压三大特征;婴幼儿多表现为头围增大、颅骨畸形、癫痫、肢体瘫痪等;儿童青少年可见智力低下、脑性瘫痪、癫痫、颅内高压症、脑积水、视力减退或失明、颅神经麻痹、共济失调等症状。由于胎儿脑组织对损伤的反应不同于成熟的大脑,其胶质细胞反应能力缺乏,因此坏死组织被完全吸收而形成液化坏死的空腔,内含液体,空腔壁光滑,可有胶质增生,但无脑灰质组织。

【影像学表现】

CT表现:脑实质内巨大的畸形囊肿,密度与脑脊液相同,病灶部位低密度影,与脑室系统或蛛网膜下腔相通,可为单侧或多侧性,多位于额后、顶前。同一侧脑室一般亦相应扩大。增强后无强化(图2-7-10)。

MR表现:T1WI、T2WI与脑脊液相同,与脑室或蛛网膜下腔相通,病变周围无水肿,邻近的脑沟、脑池或脑室扩张(图2-7-11)。

【首选检查】

MRI是目前诊断脑穿通畸形的首选检查方法。检查方法及检查前准备:同"脑静脉窦血栓形成"。

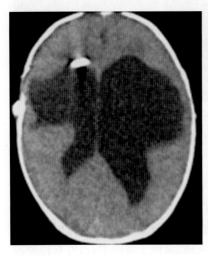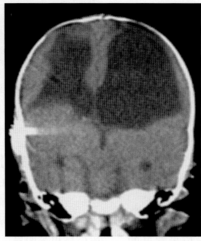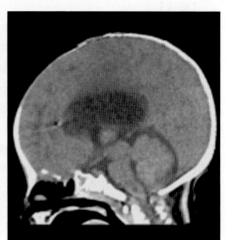

图2-7-10　脑穿通畸形CT影像表现

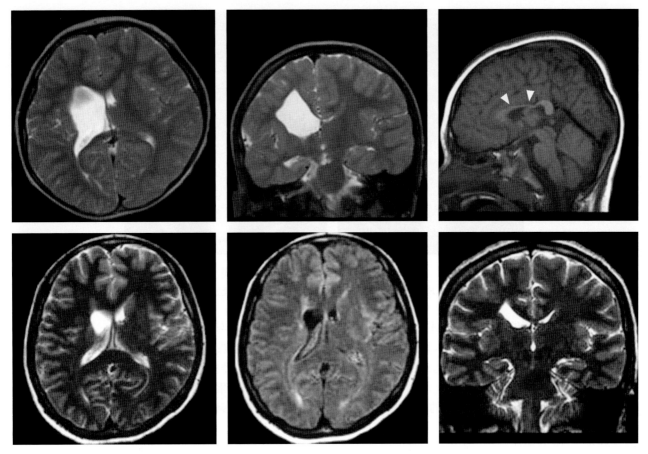

图 2-7-11 脑穿通畸形 MR 影像表现

【检查方法分析比较】

CT 检查:作为脑穿通畸形的初步筛查具有重要临床意义,CT 能较为直观地显示脑穿通畸形的存在及类型,对了解囊肿的大小、部位、形态、数目及治疗方案选择、预后估计、鉴别诊断等均有一定意义,但因 CT 软组织分辨率不高,尤其难以鉴别部分脑裂畸形,因此不作为脑穿通畸形的首选检查。

MR 检查:为脑穿通畸形的首选检查。MR 因其软组织对比分辨率高,液体与周围组织呈现明显高对比,尤其是 CT 难以与闭唇型脑裂畸形鉴别时候,MR 能清晰显示裂隙内衬的灰质,同时由于液体信号与周围组织的高对比,从而较之 CT 能更加明确的诊断和鉴别诊断脑穿通畸形。

因 MR 在诊断与鉴别诊断上的优越性,并且无电离辐射,因此通常作为脑穿通畸形的诊断的首选检查。

六、透明隔发育异常

【概述】

透明隔发育异常(agenesis of the septum pellucidum)是指胚胎期透明隔发育或融合异常。主要有两种不同的类型,透明隔间腔和威氏(Vergae)腔属于正常变异,透明隔缺失和透明隔间腔囊肿属于发育畸形。

其临床上可能引起癫痫等症状。

【局部解剖】

局部解剖同图 2-2-1。

【临床表现与病理基础】

透明隔间腔囊肿临床可无症状,亦可出现一些非特征症状,如锥体束征阳性、癫痫等。透明隔缺如者,可伴智力发育异常或精神障碍。两侧脑室间的薄膜状结构如缺如,两侧脑室相通形成单脑室,为透明隔缺如。如胚胎期透明隔融合不全,即形成透明间腔,若室间孔闭塞,透明隔间腔积液过多,壁向外膨隆突出,形成透明隔间腔囊肿。

【影像学表现】

CT 和 MR 表现:CT 扫描显示透明隔囊肿,透明隔缺如和透明隔腔,合并脑池和脑沟增宽。MRI 矢状位和冠状位 T1WI 可见在胼胝体下方透明隔的附着部残留。常伴有脑积水(图 2-7-12)。

【首选检查】

MRI 是目前诊断透明隔发育异常的首选检查方法。检查方法及检查前准备:同“脑静脉窦血栓形成”。

【检查方法分析比较】

CT 检查通常作为透明隔发育异常的初步检查,通常较为明确的诊断透明隔囊肿,但对于透明隔缺如则

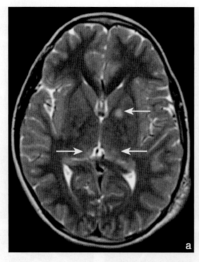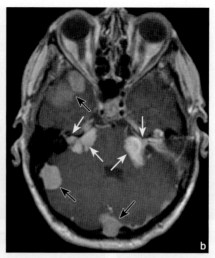

图 2-7-12　透明隔发育异常 MR 影像表现

a. 透明隔缺如,病灶如箭头所示;b. 透明隔发育异常,病灶如箭头所示

因为软组织分辨率不够往往不能够明确诊断,此外,透明隔发育异常往往伴发脑裂畸形等,而此类检查首选检查均为 MRI,因此 CT 通常不作为透明隔发育异常的首选检查。

MR 检查:为透明隔发育不良的首选检查。MR 可直接显示透明隔形态,正常表现为侧脑室体部间的膜样结构,分隔两侧侧脑室,同时由于多平面多参数的特性,MR 可以明确诊断透明隔发育不良及办法的各种畸形。MRI 可明确诊断透明隔缺如和透明隔间腔,部分性透明隔缺如矢状和冠状 T1WI 可见在胼胝体下方透明隔的附着部残留,或透明隔局部"穿孔"样表现,常伴有脑积水;透明隔间腔囊肿腔内表现与脑脊液信号强度一致,呈长 T1WI,长 T2WI 信号,并无强化。

MR 是透明隔发育异常的首选检查。

七、神经纤维瘤病

【概述】

神经纤维瘤病(neurofibromatosis,NF)是一种良性显性遗传性疾病,分为 NF1 与 NF2 两型,其中 NF1 多见,又称 von Recklinghausen 病,是第 17 对染色体长臂异常所造成的常染色体显性遗传性疾病,其发病率较高,约 1/3000～1/4000,在斑痣性错构瘤病(phakomatosis)最为常见。本病累及范围常较广泛,包括神经系统、骨骼、血管、皮肤等,是一种常见的神经皮肤综合征。NF2 少见,常见于青年或成年人,与 NF-1 不同的是,其遗传基因位于第 22 对染色体上。NF-2 的发病率明显低于 NF-1,大约为 1:50 000。

【局部解剖】

局部解剖同图 2-2-1。

【临床表现与病理基础】

临床表现复杂多变,NF1:分布于脊神经、脑神经、皮肤及皮下神经的多发性神经纤维瘤,常见的视神经胶质瘤;皮肤色素斑。NF2:颅内常见的为听神经瘤及脑膜瘤,皮肤异常改变较 NF1 少见。NF1 诊断标准:6 个或以上(青春期前直径大于 5mm,青春期后大于 15mm)的奶油咖啡斑;腋窝和腹股沟长雀斑;2 个或以上神经纤维瘤或 1 个丛状神经纤维瘤;视神经胶质瘤;2 个或 2 个以上着色的虹膜错构瘤;特殊骨损害(如蝶骨大翼发育不全,长骨假关节形成);一级亲属有确诊的 NF1 患者。具有上述两条或两条以上的即可诊断 NF1。NF2 诊断标准:双侧听神经瘤;一级亲属中有 NF2 患者,伴单侧听神经瘤;一级亲属有 NF2 患者和以下两项:神经细胞瘤、脑膜瘤、胶质瘤和青少年后囊下晶状体混浊。以上具有一条以上即可诊断 NF2。NF1 镜下结构:神经纤维瘤由梭形细胞排列组成,细胞核似栅栏状;皮肤色素斑为表皮基底细胞内黑色素沉积而致。NF2 多见双侧听神经瘤和多发性脑膜瘤,瘤细胞排列疏松,巨核细胞多见(图 2-7-13)。

【影像学表现】

X 线表现:常出现的改变是骨缺损。多出现在眶骨上后壁,眶窝可增大。颅穹窿骨及蝶鞍也可出现骨缺损,轮廓多不平整,呈类圆形,边界锐利,但无硬化缘。脊柱发生侧弯,椎间孔一个或多个增大,椎体后缘凹入,系脊神经肿瘤压迫所致。

CT 和 MR 表现:可发现多发性神经纤维瘤的瘤体和肿瘤所引起的占位效应,常并发脑、脊髓肿瘤、脑发育异常和脑血管异常等。脑膜瘤多起于大脑镰,其次为岩嵴与鞍结节,约半数为多发。脑发育异常可见脑大畸形、胼胝体发育不全、Chiari 畸形、巨脑回畸形、灰

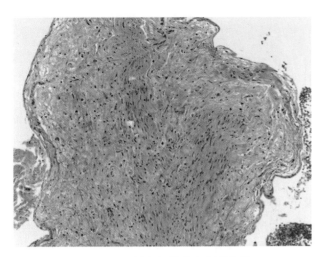

图 2-7-13　神经纤维瘤病病理表现

质异位等。脑血管异常可见动脉瘤、脊膜瘤和室管膜瘤等(图 2-7-14)。

【首选检查】

MRI 是诊断神经纤维瘤病的首选检查方法。

神经纤维瘤病临床表现以中枢神经系统病变为主,但皮肤或皮下神经亦可多发神经纤维瘤,此处以头颅 MR 为例,检查方法及检查前准备:同"脑静脉窦血栓形成"。必要时辅以冠状位扫描,加扫压脂序列(STIR),条件允许情况下可结合 MRS 诊断。

【检查方法分析比较】

CT 检查:不作为诊断 NF 的首选检查,因神经纤维瘤主要表现为颅内肿瘤性病变,因此 CT 仅作为初步筛查用。但对于 NF1 的蝶骨大翼发育不全等骨损害的评价优于 MR。

MR 检查:NF1 中视神经胶质瘤最为常见,在 T1WI 呈低信号或等信号,在 T2WI 呈等信号或高信号。注射对比剂后肿瘤增强程度不一,多数视神经胶质瘤增强不明显,少数肿瘤,特别在出现向后累及视觉通路时,增强通常非常明显,由于肿瘤可以沿视觉通路向后发展,因此横轴面 T2WI 能够显示肿瘤及伴发错构瘤的全貌。丛状神经纤维瘤是本病较特异的表现,发生率较高(约 30%),最常见的部位为三叉神经第一支区域,T1WI 是等信号,T2WI 为高信号,边界不清,可累及眼眶和海绵窦。NF2 中颅内神经鞘瘤与脑实质相比,肿瘤在 T1WI 呈等信号或低信号,T2WI 呈等或高信号。增强扫描实性部分呈明显的异常对比增强。NF-2 的脑膜瘤以多发或丛状为特点,T1WI 与 T2WI 均呈等信号,增强扫描呈明显异常对比增强。

因 MR 多方位多参数成像,以及 MRS 等技术,MR 是 NF 的首选检查方式。

八、结节性硬化

【概述】

结节性硬化(tuberous sclerosis,TS),又称 Bourneville 病,是常染色体显性遗传病,以不同器官形成错构瘤为特点的疾病,包括神经、皮肤、肾脏、肺、心脏的损害,是一种常见的神经皮肤综合征,男性发病率高于女性。

【局部解剖】

局部解剖同图 2-2-1。

【临床表现与病理基础】

结节性硬化临床上有三大特征:面部皮脂腺瘤、智力低下和癫痫发作。错构瘤结节主要发生在大脑,少见于小脑延髓等,可见皮质错构瘤、白质错构瘤、室管膜下错构瘤、室管膜下巨细胞星形细胞瘤。脑部主要病理表现为神经胶质增生性硬化结节,广泛存在于大脑皮质、白质和室管膜下。结节可使脑回增宽、变白、

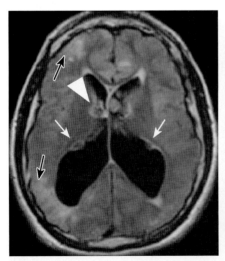
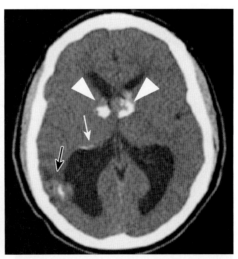

图 2-7-14　神经纤维瘤病 CT 及 MR 影像表现

病灶如箭头所示

变硬,凸入脑内可形成特有的白色或粉红色珠泪样肿块,阻塞脑室出现脑积水。镜下,结节是由胖大的纤维性星形细胞交织排列组成。皮肤改变主要是皮脂腺瘤,由皮肤神经末梢、增生的结缔组织和血管组成。眼部可见视网膜上的晶状体瘤,为神经元和胶质细胞组成(图2-7-15)。

【影像学表现】

X线表现:平片可见颅内散在钙化点和颅骨内板局限性骨质增生。钙斑多位于基底节区、蝶鞍区和脉络丛,也可见于脑实质,大小不一。

CT表现:结节或钙化居室管膜下与脑室周围,呈类圆形或不规则形高密度,病灶多为双侧多发;皮质或白质内有时见多发小结节或钙化,其密度比脑室壁钙化低,边界不清;如发生在小脑,可呈广泛结节状钙化;阻塞脑脊液通道,可出现脑积水;部分可出现脑室扩大及脑萎缩;少数可合并有室管膜下巨细胞型星形细胞瘤。增强扫描,结节显示更清楚,钙化则无强化,亦无占位效应(图2-7-16)。

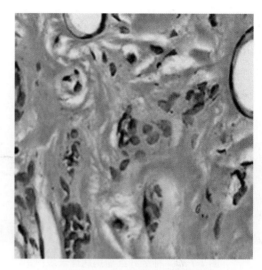

图2-7-15　结节性硬化病理表现

MR表现:病灶主要位于侧脑室周围以及深部脑白质,脑干以中脑的大脑脚为多。横断面病灶呈圆形或椭圆形,冠、位呈条状,垂直于侧脑室,此征象成为直角脱

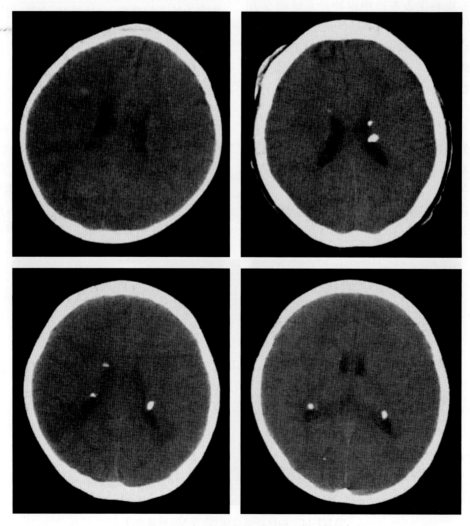

图2-7-16　结节性硬化CT影像表现

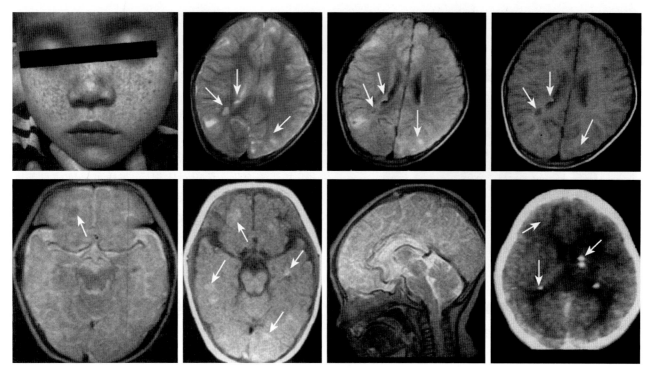

图 2-7-17　结节性硬化 MR 影像表现
病灶影像表现如箭头所示

髓鞘征。早期表现为脑皮质形态异常,进一步发展由于结节在皮层出现而使皮髓质界限显示不清。较大的结节在 T1WI 上呈等信号,T2WI 上呈高信号,有时结节周围出现厚薄不一的高信号包绕。活动期的 MS 斑块可明显强化。DTI 可反映白质纤维的破坏情况(图 2-7-17)。

【首选检查】

MRI 是诊断结节性硬化的首选检查方法。检查方法及检查前准备:同"脑静脉窦血栓形成"。必要时辅以冠状位扫描,加扫压脂序列(STIR)以鉴别错构瘤,条件允许情况下可结合 MRS 诊断。

【检查方法分析比较】

CT 检查:对钙化检出率高于 MR,但结节的检出率明显低于 MR,因而通常不作为结节性硬化的首选检查,值得指出的是,对于伴发肾脏平滑肌脂肪瘤的患者,增强 CT 对于腹部的脏器的病变为首选检查。

MR 检查:是结节性硬化的首选检查,其对颅内结节的检出率明显高于 CT,但对钙化的检出率低于 CT,此外,MR 对伴发的巨细胞星形细胞瘤等肿瘤性病变的诊断有重要意义,其诊断价值远高于 CT。

CT 显示钙化结节优于 MRI,但 MRI 显示未钙化的结节优于 CT,且对于伴发肿瘤 MR 具有显著优势,因此,MR 是结节性硬化的首选检查。

九、斯-威氏综合征

【概述】

斯-威氏综合征(Sturge-Weber syndrome,SWS)又称脑颜面神经血管瘤综合征(encephalotrigeminal angiomatosis),为先天性神经皮肤综合征之一,以面、眼脉络膜和软脑膜的血管瘤为特征,多为散发性,是一种常染色体显性遗传性疾病。

【局部解剖】

局部解剖同图 2-2-1。

【临床表现与病理基础】

表现为皮肤血管痣、癫痫、智能障碍和眼部病变。出生时脑部病变一侧按三叉神经分布的面部皮肤有葡萄酒色的血管痣,随着年龄增长而增大,亦可见于口腔黏膜与躯干,压之不褪色,扁平或略凹陷。90%患者有癫痫发作,多为血管痣对侧肢体局灶性发作,以及血管痣对侧肢体中枢性偏瘫和智力低下。半数患者有青光眼、视网膜血管瘤、脉络膜血管痣和视神经萎缩等。软脑膜多发小静脉迂曲成静脉瘤,瘤下脑皮质萎缩,相应脑室部分扩大,脑室周白质内粗大深髓静脉,脑室内脉络膜丛增大,皮层曲线形钙化,为典型病理改变。

【影像学表现】

X 线表现:位于顶后、枕区双轨状弧形钙化,沿脑回轮廓排列,也可呈无结构状,同侧颅腔可偏小并伴有颅板增厚、岩骨嵴升高等代偿性改变。

CT 表现:表现为病侧大脑半球顶枕区表面有弧带状或锯齿状钙化,钙化周围可见脑梗死灶,偶见脑内出血灶,伴脑发育不全时相邻脑沟增宽、脑室扩大和同侧颅腔缩小、颅板增厚。增强扫描可示皮质表面软脑膜的异常血管呈脑回状或扭曲状强化,并有向深部引流的扭曲静脉(图2-7-18)。

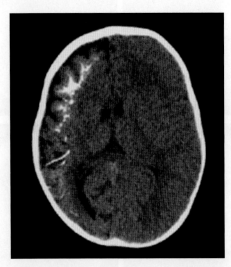

图2-7-18　斯-威氏综合征CT影像表现

MR表现:病侧大脑半球顶枕区沿脑回、脑沟有弧条状低信号,代表钙化存在,但软脑膜的异常血管亦呈扭曲状低信号,如有静脉血栓形成使血流缓慢,则呈团簇状高信号(图2-7-19)。

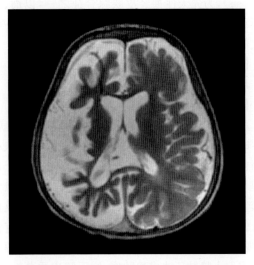

图2-7-19　斯-威氏综合征MR影像表现

【首选检查】

MRI为诊断SWS的首选检查,尤其是增强MRI是早期诊断的最佳方法。

检查方法及检查前准备:同"脑静脉窦血栓形成"。必要时辅以冠状位扫描。早期检查应该以增强MRI和MRV为主。MRV通常采用TOF-MRV或PC-MRV法获得颅脑静脉图像。

【检查方法分析比较】

CT检查:平扫能清晰显示颅内脑回样钙化,但对

颜面部血管瘤及颅内静脉显示不佳,需做增强或CTA/CTV方能显示,但辐射剂量较大且需要对比剂,增加了检查风险且不能显示软脑膜的病变。因此,CT一般作为MR检查:后辅助诊断钙化的手段。

MR检查:是SWS的首选检查,MR在扫描皮质钙化区为长T1WI、短T2WI信号,与萎缩的脑质和脑脊液信号掺杂而失去特征性,但梯度回波扫描可证实钙化存在。MR能显示局部脑萎缩,反映深部静脉的增多,扩张等变化。注射对比剂后,灰质可轻度或显著增强,FLAIR能清晰显示软脑膜的病变,MRV(采用TOF法或PC-MRV)可在不给对比剂的情况下清晰显示皮质静脉数量减少,深部静脉增多的现象。此外,MRS研究能提示神经原功能的下降或丢失。MRI是诊断SWS的首选检查。

十、神经管闭合不全

(一)颅裂

【概述】

颅裂(cranium bifidum)是指先天性的颅骨缺损,分为完全性和不完全性。前者指神经管前孔发育障碍,合并脑组织完全或大部缺失,称为无脑畸形,多在出生时或胚胎期死亡,不需影像学检查即可诊断,不列入颅裂范围;通常意义上的颅裂是不完全性,为神经管头端某段发育障碍形成的先天性局限颅骨缺损,常合并脑膨出。常有显性和隐性之分,即是否存在囊性包块隆起。

【局部解剖】

局部解剖同图2-2-1。

【临床表现与病理基础】

隐性颅裂的颅骨缺损很少,常无症状和体征,有的可见局部皮肤凹陷并有搏动,或并发皮样囊肿或皮毛窦;显性颅裂一般在出生即可颅外局限肿块,依疝内容不同,肿块的质感、搏动性、张力等特性有所不同。一般临床可作诊断,但颅底组织表现潜隐,诊断较难。依有否颅内结构疝出,分为隐性和显性颅裂,隐性很少见。一般颅裂居于中线部,从鼻根到枕骨,少数可沿任何一颅缝发展。根据颅骨缺损部位将颅裂分成颅盖组和颅底组,前者占绝大多数,其中因枕部闭合最晚而最多见,颅底部仅占10%。颅内骨缺损的面积由数平方毫米至数平方厘米等。

【影像学表现】

CT表现及MR表现:脑表面至脑室存在跨半球裂隙,内衬灰质,可相贴或分离;脑室边缘尖角状突起,脑表面裂隙开口处呈楔形(图2-7-20)。

【首选检查】

CT是目前诊断颅裂的首选检查,通常需三维

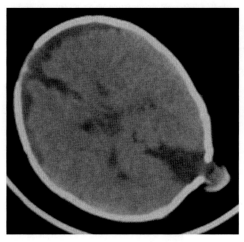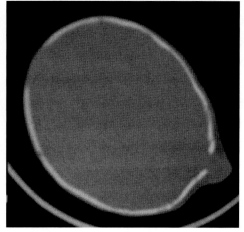

图 2-7-20　颅裂 CT 影像表现

重建。

检查方法及检查前准备:同"脑梗死"。

CT 三维平扫:采用常规螺旋轴位扫描,患者仰卧位,头颅和身体正中矢状面与台面中线垂直,两外耳孔与台面等距。头先进,以听眦线(OML)为扫描基线,范围从听眦线连续向上扫描至头顶。扫描层厚层间距依据不同设备 1~1.25mm,视野 25cm。扫描完毕后送入工作站三维重建图像。

【检查方法分析比较】

CT 检查:显性颅裂骨缺损的最佳方法是 X 线平片和三维 CT 扫描,尤其是三维 CT 能对较小的隐性颅裂和发生的颅底的颅裂清晰显示。

MR 检查:上颅骨缺损表现为 T1WI 呈线状高信号的板障层中断消失,由于正常时颅骨板障层较薄的部位亦可见板障高信号消失,若无颅内容物疝出,则诊断困难,尤其是对隐性颅裂诊断不及 CT,因此不作为颅裂的首选检查。

(二) 脑膨出

【概述】

在颅骨和硬脑膜缺损的基础上出现颅内结构的疝出称为脑膨出(cephaloceles),如果疝出的内容只包含软脑膜和脑脊液称为脑膜膨出(meningocele),如果疝出的内容包含软脑膜、脑脊液和脑组织称为脑膜脑膨出(meningoencephaloceles)。上述各类膨出均可由先天发育异常而形成,为胚胎 3~4 周时神经管闭合障碍引起,好发于中线部位。其根据受损的程度不同,临床上表现出不同程度的智力低下、癫痫甚至瘫痪等症状。

【局部解剖】

局部解剖同图 2-2-1。

【临床表现与病理基础】

颅盖骨的脑膨出临床易诊断,依其透光性有可能分辨疝内容;颅底组则临床症状潜隐,多以眶、鼻、咽部肿块或相应症状就诊,如鼻根部肿块、两眼距增宽或鼻咽腔肿块致呼吸、吞咽困难等。可合并其他畸形,常伴有智力低下、癫痫等。发生较早的神经管前孔闭合不全,表现严重如裂枕颅脑畸形、颅脑畸形、无脑畸形;发生较晚的神经管头端某段闭合不全,表现较轻如脑膜膨出或脑膜脑膨出。膨出的脑组织可正常或有皮质萎缩。膨出多位于正中线,以枕部最多见约占 70%,顶部、额上部和颅底部各占 10% 左右。按内容物分为四类:脑膜膨出,为脑膜与脑脊液疝出颅外;脑膜脑膨出,为脑组织和脑膜疝出颅外;脑室脑膨出,除脑组织、脑脊液与脑膜,还有脑室结构;囊性脑膜脑膨出,指脑膜、脑室类脑膨出伴脑脊液囊腔。

【影像学表现】

由于膨出多位于中线,故 T1WI 矢状面最为常用,可显示脑脊液及脑组织膨出的部位和程度以及相关的其他畸形。枕部膨出:颅骨缺损位于枕骨大孔和人字缝之间,膨出部分较大,内容较多,常显示发育不良的小脑组织,甚至显示脑干和部分脑室也包含在膨出的结构中。枕部脑膨出常伴有其他异常,如 Chiari Ⅱ 型畸形,Dandy-Walker 畸形,小脑发育不良,脊髓纵裂等;顶部膨出:颅骨缺损位于人字缝和前囟门之间,膨出部分大小不一,常伴有胼胝体发育不良,Dandy-Walker 畸形,Chiari Ⅱ 型畸形,前脑无裂畸形等;额骨筛窦膨出:颅骨缺损位于鼻骨和筛骨之间,多不伴有其他畸形;蝶骨部膨出:颅骨缺损位于蝶骨,膨出组织显示向前下方突出,常造成鞍区结构变形(冠状面可清楚显示鞍区结构)及内分泌变化,常合并胼胝体发育不良。

【首选检查】

MRI 是诊断脑膨出的首选检查方法。检查方法及检查前准备:同"脑静脉窦血栓形成"。

【检查方法分析比较】

产前超声:为产前颅脑畸形的重要检查手段,但因空间分辨率较差,较小的颅骨缺损可能会遗漏,需要进一步行宫内 MR 检查。

CT 检查:对颅骨缺损有较高的精确性,能分辨出 MR 所不能查出的颅骨缺损,但对膨出物的鉴别仅能靠密度判断,因而不能很好分辨膨出物的内容。

MR 检查:是脑膨出的首选检查方案,因 MRI 较高的软组织分辨率,能更清晰地分辨膨出物,可显示脑脊液及脑组织膨出的部位和程度以及相关的其他畸形。由于膨出多位于中线,故 T1WI 矢状面最为常用。

十一、视-隔发育异常

【概述】

视-隔发育异常(septo-optic dysplasia)是一种罕见的中线结构前部畸形,临床表现较为复杂,包括透明隔缺失或发育不良、视神经发育不良、不同程度下丘垂体功能障碍,可伴有胼胝体、穹隆柱及漏斗部异常,50% 合并脑裂畸形,生长迟缓、眼底检查视神经盘发育不良。本病在 1956 年由 de Morsier 首次报道,因此又称 de Morsier's 综合征。

【局部解剖】

局部解剖同图 2-2-1。

【临床表现与病理基础】

神经系统:癫痫、低张力、强直;眼部症状:眼球震颤、色盲、视敏度降低,也可以为正常视力,眼底检查可见视神经盘发育不良;其他:尿崩症及其他下丘脑功能障碍。发育迟缓,身材矮小。病理上显示透明隔发育不良,不同程度视神经、视交叉与漏斗部发育不良,原始视泡腔,视神经管狭小。

【影像学表现】

CT 和 MR 表现:两侧侧脑室之间见不到透明隔影,横断面上的额角前部和冠状位上的顶部变平坦,呈方形额角;视交叉和视神经变细;合并尿崩者垂体柄增大;鞍上池扩大,提示下丘脑发育不全;皮质萎缩可出现脑萎缩(图 2-7-21)。

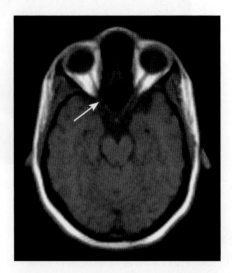

图 2-7-21　视-隔发育异常 MR 影像表现
白箭头示右侧视神经发育不良

【首选检查】

视-隔发育异常诊断的首选检查为 MRI。

检查方法及检查前准备:同"脑静脉窦血栓形成"。婴幼儿等不能配合者进行检查前,应予以镇静。

【检查方法分析比较】

CT 检查能诊断大部分透明隔畸形,但难以诊断视神经等病变,同时,由于软组织分辨率相对 MR 较低,对于鞍区病变如空蝶鞍及垂体病变均难以发现,因而 CT 一般不作为视-隔发育不良的首选检查。

MR 检查:是视-隔发育不良的首选检查,可以清楚地显示透明隔的缺如以及视神经、视交叉发育异常,MR 检查还可以发现脑内的其他畸形如 Chiari Ⅱ 型畸形、胼胝体的发育不全,脑灰质异位及由于脑白质发育不全导致的脑室扩大和由于导水管狭窄所致的脑积水等。

第三章 五官及颈部疾病

第一节 五官及颈部疾病影像学检查新进展

头颈部疾病的医学检查方式在 CT、MRI 等影像技术和设备问世以前大多采用 X 线技术,但普通 X 线检查分辨力差,有较大的局限性。随着彩色多普勒超声,CT 和 MRI 等先进的影像设备在医学临床实践中的应用和推广,头颈部的影像学检查水平得到了明显的提高。

一、超 声 检 查

超声检查在头颈部疾病检查中主要用于甲状腺、甲状旁腺以及颈部淋巴结等部位。超声具有操作简便、无创、无辐射等优势,能够发现甲状腺内 2mm 直径以上的病灶。目前高频超声是甲状腺癌检查最理想的方法之一,在甲状腺微小癌的检查上具有明显优势。利用超声检查可以清楚地发现颈部肿大的淋巴结,利用彩色多普勒超声能够鉴别淋巴结的性质,并且超声引导下的穿刺活检技术在颈部恶性转移性淋巴结病变的诊断中具有重要的意义。超声弹性成像是近年来发展的超声新技术,目前用于甲状腺结节鉴别诊断的主要为准静态激励的弹性成像及剪切波弹性成像技术。超声造影是通过外周静脉注射超声造影剂(声诺维)显示微小血管和组织血流灌注,通过微泡的气-液界面来增强多普勒散射信号,提高信噪比,增图像的对比分辨力。不同大小的结节血流灌注特点不同,因此超声造影定量分析技术有助于甲状腺微小结节的良恶性鉴别。

超声检查也存在一定的局限性,其对整体解剖结构的显示不如 CT 或者 MRI,在耳鼻喉头颈等外科检查中的应用较少,其图像质量和诊断的准确性比较依赖于检查者的技术水平。

二、数字减影血管造影

数字减影血管造影(DSA)是目前诊断颅内外血管狭窄情况的"金标准",相对于 CTA、MRA 等技术来说其影像分辨率最高。利用 DSA 检查能够显示病灶的血供情况,观察斑块表面的光滑程度及其形成过程能够为临床诊断和治疗提供重要的信息,并且在发现动脉狭窄时能够及时进行血管内治疗。但是,DSA 是一种有创伤性的方法,存在造影剂过敏反应,检查时间长,对患者和操作者有放射损伤,难以作为一种常规的检查手段。

三、正电子发射断层

正电子发射断层(positron emission tomography, PET)由探头、数据处理系统、图像显示及检查床等部分组成,它是将微量的正电子核素示踪剂注射到人体内,然后采用特殊的体外探测仪(PET)探测这些正电子核素人体各脏器的分布情况,通过计算机断层显像的方法显示人体的主要器官的生理代谢功能。凡代谢率高的组织或病变,在 PET 上呈明确的高代谢亮信号,凡代谢率低的组织或病变在 PET 上呈低代谢暗信号。由于肿瘤手术、放疗后导致的组织解剖结构的扭曲和瘢痕形成(尤其喉、口咽部),使常规影像检查方法难以检测出残余肿瘤或肿瘤复发,其在五官及颈部肿瘤诊断疗效评价及治疗后复发诊断中有独到作用。但 PET 对解剖结构的分辨率较差,在肿瘤检测和定位作用受到很大的限制。

四、计算机体层摄影技术

计算机体层摄影技术是五官及颈部应用最广泛的检查方法,对颞骨、鼻窦及颅底的解剖结构,尤其骨质改变显示十分清楚。目前 CT 已经成为颅面部骨折,鼻窦、颞骨炎性病变的常规检查方法之一。CT 检查尤其是横轴位 CT 检查操作简单,时间较短;而 MR 检查:技术要求较 CT 明显高,而且检查时间较长,对受检者要求较高。颈部常规 CT 扫描应由颅底至胸骨柄,这样才能包括所有潜在的原发肿瘤部位和可能的淋巴结转移。尽管螺旋 CT 较传统的横断面 CT 扫描分辨力稍低,但因其扫描时间短,可保证血管内充足的对比剂故扫描效果较好。最新应用于临床的多层CT技术保证了高分辨力,又能保证血管的显影。

(一) 能谱CT

CT是通过计算物体对X线的衰减来成像的,而物质对X线的吸收系数是随X线能量变化而变化的,即任何物质都有固定的对X线衰减的特征吸收曲线,并且任何物质的吸收系数可以用两种基物质的吸收系数来表达,这就是能谱成像的基本原理。能谱CT从高压发生器、球管、探测器、数模采集转换系统等方面进行了全面的革新,不仅实现了在超低剂量的情况下高分辨率、高清晰度的图像质量,而且首次使用了能谱成像技术,从根本上改变了传统CT以单一CT值为标准的成像方式,从而能够进行物质分离,使CT技术提高到一个崭新的水平。

高清成像也可应用于全身各部位的微小血管及病灶的检出,对于血管狭窄的准确判定和斑块性质的定性及定量分析具有重要的应用价值,对于一些特殊的解剖结构,如海马、耳蜗等作出精确的描述。由于单一能量的X射线在穿透人体组织时,减少了因能量不纯而产生的散射和反射,因此可以减少金属和硬化伪影,能谱CT能够有效抑制金属硬化伪影,清晰显示3mm以下五官及颈部支架内部的结构,全无硬化伪影的干扰,对于以往CT很难显示的支架内软斑块所致的再狭窄检出率明显提高。

宝石能谱CT:全新设计、全新平台的高清能谱CT采用了宝石作为探测器材料,其特有的高纯度和高通透性的物理学特性,再加上影像链中采样率的增高专有的高清算法,使得能谱CT能够在更低的剂量下获得更为清晰的图像质量,达到了很高的空间分辨率和密度分辨率。同时,其独有的能谱栅成像技术将CT诊断从形态学带入功能学领域,大大提高了诊断的准确性和安全性,将影像诊断成功率提高到一个全新的高度。

(二) CT血管造影

CT血管造影(CTA)作为一种无创的检查手段已广泛应用于临床,它可以快速、准确地显示血管狭窄的部位,评价动脉狭窄的程度以及局部斑块等情况。CTA是唯一可以显示血管壁钙化的无创检查手段,能够显示动脉狭窄的原因,对斑块情况进行分析,充分提示血管腔内信息,它还可以同时显示动脉与周围组织结特别是骨性结构的关系。

(三) CT灌注成像

由于血管狭窄部位和侧支循环代偿情况不同,脑血流动力学损伤情况与血管狭窄的程度并不完全一致,部分头颈部动脉中度,甚至重度狭窄患者的常规

CT、MR平扫无异常表现,或仅发现不能解释临床表现的腔隙性病灶。CT灌注可以直接观察到由血管病变导致的脑组织的血流灌注的改变,了解病变动脉支配区脑灌注异常的范围、程度等情况。

CT血管成像同时联合灌注成像可以直观显示血管狭窄部位、程度,病变血管相应供血区域的血流动力学情况,超早期显示脑缺血的部位、损伤范围、确定可逆及不可逆损害区域、评估侧支循环情况等。

五、磁共振成像

磁共振成像问世后,在头颈部影像检查中的应用逐渐增多,特别是对软组织和血管性病变的显示有明显的优势。如MRI中的短反转时间反转恢复序列(STIR)或化学位移脂肪抑制技术能更好地显示眶内病变;快速自旋回波序列FSE显示颞颌关节的关节盘较为理想,可以部分取代关节造影。

(一) 扩散加权成像

DWI能够评价水分子随机运动的分布状况,以往主要用于中枢神经系统。DWI一般采用的EPI序列,由于EPI相位编码的梯度幅度比常规脉冲序列弱的多,因此EPI序列对磁场不均匀性非常敏感,易在空气、组织、骨的交界处产生伪影,导致相位方向图像几何变形,使图像失真。由于五官及颈部解剖结构特殊,众多病变位于鼻咽、口咽、喉和鼻窦炎等空腔脏器,且易受吞咽、呼吸、大血管搏动等生理运动伪影影响,因此,存在较明显的磁感应性伪影和化学位移伪影,限制了DWI在五官及颈部的应用,随着MR软件和硬件技术的改进,并通过增加带宽、增大视野、减少层厚、缩短TE值等方法,可减少磁感应性伪影和化学位移伪影,与既往相比各种伪影已明显减少。国内头颈部DWI研究多集中于肿瘤及颈部淋巴结的良恶性鉴别。

(二) 灌注成像

MR灌注成像的原理与CT灌注成像相似,静脉快速注射造影剂后观察造影剂的磁化敏感效应导致的组织信号逐渐下降,以及造影剂流过组织后信号逐渐恢复的过程。可以得到MR灌注峰值时间、平均通过时间、局部血容量、血流量等定量分析参数、曲线和图像。MR灌注可以直接观察到由血管病变导致的脑组织的血流灌注的改变,了解病变动脉支配区脑灌注异常的范围、程度等情况。对于采取外科和介入治疗的患者复查PWI能观察脑灌注改善情况,为评价疗效提供客观的影像学依据。

(三) 扩散张量成像

以往的视神经成像采用脂肪抑制STIR序列,而现在采用Cube技术,能够进行三维重建且效果明显优于

STIR 序列。有研究者运用 DTI 对大鼠视神经损失模型进行分析,发现视网膜神经节细胞明显损伤发生于 7 天后,而视网膜神经节细胞的丢失与视神经轴突损伤密切相关,因此提出活体视神经损伤的 DTI 成像可作为一种无创性的方法,用于评定视网膜神经节细胞轴突损伤的发病机理。DTI 技术可量化地反映白质纤维病变的病理过程,可以证明视神经缺血后变性的病理过程首先是轴索的损伤,继之发生髓鞘的变性和脱失。如何获得良好的 DTI 图像并应用到视神经相关疾病的临床诊断中是现在放射学新的研究方向之一。

六、PET-CT

PET-CT 是将 PET 和 CT 相结合,PET 提供病灶的功能和代谢信息,CT 提供病灶的解剖定位,一次检查可显示全身各个方位的断层图像,具有灵敏高、准确度高、特异性高以及定位精确等优点,可一次了解全身状况,对早期发现并诊断病灶具有明显的优势。F-FDG 是目前临床上应用最多的 PET-CT 肿瘤代谢显像剂,它在体内分布影像实质是反映了体内葡萄糖代谢的状态和水平,恶性肿瘤具有异常旺盛的糖酵解。PET-CT 能够用解剖形态方式进行功能、代谢和受体显像的技术,它可以从分子水平上无创伤地、动态地、定量地观察 F-FDG 进入人体内的生理、生化变化。例如 PET-CT 具有较高的敏感性,可直接全面地显示鼻腔恶性淋巴瘤的原发部位及病变特征,为临床治疗方案的选择及放疗放射野的设置提供依据。

七、磁共振全身类 PET 成像技术(WB-DWI)

WB-DWI 是对全身组织进行的一种扩散加权成像,通过检测组织细胞间隙水分子扩散运动的强弱来间接地反映组织细胞的生理病理状态。在病理状态下,细胞内外的大分子分布发生改变以及细胞膜结构破坏等一系列变化,导致水分子扩散状况发生改变,继而引起 DWI 图像中的信号异常。它使得磁共振一次性覆盖全身的扫描成为现实在发现病变方面具有很高的敏感性,能有效搜寻恶性肿瘤原发及转移灶,越来越多地被用来进行大范围搜寻病变、肿瘤分期、疗效评价等,很大程度上达到了类似 PET-CT 的功能,再加上其检查方法便捷、无辐射以及合理的收费等优势更加适合于广泛普及,有很好的应用和发展前景。但它对于病变细节的分析能力则非常有限,难以对肿瘤局部的侵犯情况进行评价。常规磁共振扫描恰恰在显示组织细节方面具有强大的优势,能弥补 WB-DWI 的不足。

八、分子影像学相关技术

分子影像学是医学影像学与现代分子生物学等学科相结合而诞生的新兴学科,可以在真实完整的人或动物体内通过图像直接显示细胞或分子水平的生理和病理过程,是医学影像学一个新的发展方向。

（一）分子影像学探针技术

探针要用核素、顺磁性物质或荧光素标记后与靶目标结合,经合适的扩增方法将信息放大,然后由成像系统,如 PET、MRI 或光学成像技术来显示。目前,应用于临床诊断的分子探针已超过 20 种,而在临床前期研究成功的分子探针已超过 100 种,其中最具代表性的是智慧探针。智慧探针是经化学修饰的酶作用底物,在与靶点相互作用后发生物理、化学改变。底物被酶特异性降解,释放出对比剂或位移试剂。该探针仅在酶存在时才得以显像,故具有较高的敏感性和特异性。对特定的靶成像,常需介入专家将分子成像探针材料直接注入靶区,克服生物屏障,利用特定部位聚集高浓度的探针分子,提高中靶率。RNA 的蛋白探针可以直接评估内源性基因表达,内源性基因表达的显像是影像技术中的难题,但真正的内源性基因表达显像却又具有极为重要的意义。如果能够极为方便的对内源性基因进行显像,我们就有可能发现某个基因在何时、何处、何种水平上发生了突变或重组等。如 p53 基因是人体内在肿瘤的发生中起着重要作用的抑癌基因,一般情况下 p53 基因保护正常细胞不受外来侵袭,但突变后的 p53 基因不仅丧失了抑癌作用,反而成了致癌因素。因此,需尽早研究并应用内源性基因表达的显像,这样,疾病就能早期发现并得以根治。

（二）分子影像学图像融合技术

核素成像:核素成像技术主要是利用 PET 进行的分子影像学技术,在目前的分子影像学研究中占据着极其重要的地位。MRI 分子影像学是运用影像学手段显示组织水平、细胞和亚细胞水平的特定分子,反映活体状态下分子水平变化,并对其生物学行为在影像学方面进行定性和定量研究,主要用于基因表达与基因治疗成像,分子水平定量评价,显微成像活体细胞及分子水平评价功能性改变等。

因此,超声、DSA、CT、MRI 和 PET 各有所长。在评价五官及颈部病变时,超声价廉,CT、MRI 的分辨力高,定位准确;CT 对电子密度差异小的相邻解剖结构分辨能力差(如肿瘤和软组织之间),MRI 可以明显改善软组织分辨能力,且 MRI 为多参数成像,具有更丰富的信息;PET 的检查费用昂贵。随着各种灌注成像技术的应用,功能学与形态学相结合,以及多种影像学检查手段的综合运用,为五官及颈部病变的鉴别诊断提供了更有价值的参考指标。

第二节　眼 部 疾 病

一、色素膜黑色素瘤

【概述】

色素膜黑色素瘤是成年人眼球内最常见的原发性恶性肿瘤,单眼发病,多因视力突然下降、视物不清就诊。主要发生在40～50岁之间的成年人,很少发生于儿童或70岁以上老年人。色素膜黑色素瘤主要发生于眼球后极部,约85%发生于脉络膜,10%发生于睫状体,仅5%发生于虹膜。

【局部解剖】

眼球是视器的主要部分,近似球形,位于眶内,后部借视神经连于间脑的视交叉,眼球壁从外向内依次分为眼球纤维膜、眼球血管膜和眼球内膜三层。眼球纤维膜由强韧的纤维结缔组织构成,具有支持和保护作用。可分为角膜和巩膜两部分。其中,眼球血管膜富有血管、神经和色素,呈棕黑色。具有营养眼球内组织及遮光作用;血管膜由前向后分为虹膜、睫状体和脉络膜三部分。眼球的内容物包括房水、晶状体和玻璃体。这些结构透明而无血管,具有屈光作用,它们与角膜合称为眼的屈光装置,使物体反射出来的光线进入眼球后,在视网膜上形成清晰的物像(图3-2-1)。

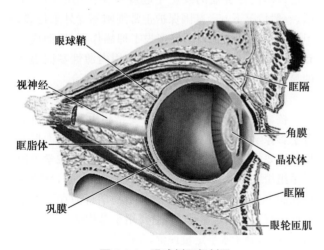

图3-2-1　眼球侧面解剖图

【临床表现与病理基础】

病灶部位不同,常表现不同,如位于眼底周边部,早期常无自觉症状。如位于后极部,患者早期常主诉视力减退,视野缺损,视物变形,眼前黑影,色觉改变,持续性远视屈光度数增加。眼底检查由于肿瘤中黑色素分布和含量不同而分别呈棕色、褐色、灰黑色及黑色肿物。继发青光眼者视网膜脱离,可出现严重视力下降。

色素膜黑色素瘤是由不同形态的细胞及细胞质和核组成,其所含黑色素不一,有者无色素,有者全黑,有者呈灰色或棕色,多数血管丰富,有些血管较粗,但管壁很薄。因此,在大的肿瘤内,常可见出血及坏死。

【影像学表现】

超声表现:脉络膜黑色素瘤有典型的超声表现,通过改变探头的角度,多方位显示病灶的大小、形态(图3-2-2)。

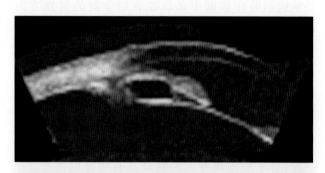

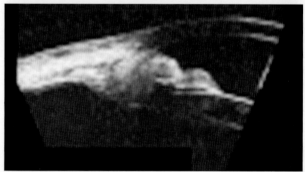

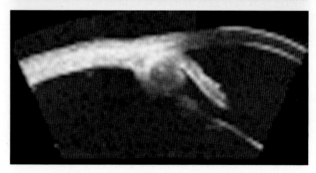

图3-2-2　色素膜黑色素瘤超声影像表现

MR表现:色素膜黑色素瘤在MRI中呈现特征性的短T1WI短T2WI信号,通过增强扫描,还能通过肿瘤的血供情况间接判断肿瘤的良、恶性。而且MRI对肿瘤的眼球外扩散做出较好的判断,但MRI价格昂贵。

【首选检查】

超声检查:超声检查一般能显示2cm以上的肿物,超声显示眼内占位性病变多呈半球形或蘑菇状,声像图上前缘回声光电多而强,向后光点渐少,接近球壁形

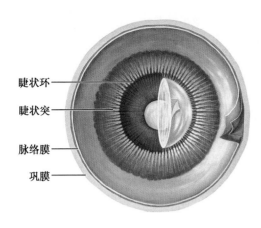
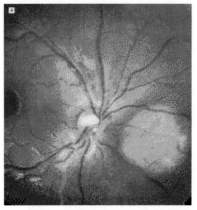

图 3-2-3　脉络膜局部解剖及检眼镜视网膜眼底图

成无回声区,即所谓挖空现象。

检查技术:超声探头频率用 7.5～10MHz,患者可以仰卧或坐位,令其轻闭双眼,将探头上涂以耦合剂,放置在被检查的眼睑上,再令非检查眼睁开、直视前方,这样很容易扫查到眼球轴位像。

【检查方法分析比较】

超声检查:超声检查以其低廉的价格和能够较好的显示病灶的范围,尤其是较好地描述病灶的眼外侵犯,被作为眼部色素膜黑色素瘤的首选检查。

CT 检查:为连续的断面成像,反映病灶的特征较为准确,在钙化方面最有优势,但其只能分辨组织密度,对色素细胞等成分无特异性表现。

MR 检查:通过增强扫描能从肿瘤的血供情况间接判断肿瘤的良、恶性。且 MRI 对肿瘤的眼球外扩散做出较好的判断。其结果也与病理诊断的一致性较好,对色素膜黑色素瘤的特异性也高。但 MRI 价格昂贵。

二、脉络膜骨瘤

【概述】

脉络膜骨瘤是由成熟骨组织构成的位于脉络膜的一种良性肿瘤,肿瘤多位于近视盘附近,呈黄白色或桔红色的扁平隆起,可见色素沉着,肿物边缘不规则,似伪足向四周伸出,可形成视网膜下新生血管膜,伴有出血或渗出性视网膜脱离。

脉络膜骨瘤多见于 20～30 岁的健康女性,因肿瘤生长及视力变化缓慢,所以临床就诊年龄明显晚于肿瘤发生年龄。国内男性病例约占 40% 比例高于国外报道。单眼发病多见,双眼发病仅占 28%。有报道称,在双眼发病的病例中有遗传倾向。病因以及发病机制至今未明。临床资料分析表明,可能是由脉络膜内先天残留的原始中胚叶组织发育而来,因而有骨迷离瘤之称。

【局部解剖】

脉络膜呈暗褐色,围绕视神经盘部有照膜,为青绿色带金属光泽的三角形区。眼球中膜的后 2/3 处的薄膜,由纤维组织、小血管和毛细血管组成,软而薄,棕红色,在巩膜和视网膜之间,连于睫状体后方,脉络膜的血循环营养视网膜外层,其含有的丰富色素起遮光暗房作用。主要功能是营养视网膜外层及玻璃体,并有遮光作用,使反射的物像清楚。同时对人的视觉系统起保护作用,对整个视觉神经有调节作用(图 3-2-3)。

【临床表现与病理基础】

脉络膜骨瘤的患者多无症状。出现症状者表现为视力下降,视物变形和视野缺损等。慢性的视力障碍多为肿瘤表面的视网膜变性所致,而急性的视力下降多由黄斑区的脉络膜新生血管产生。其并发症主要有继发性视网膜变性,视网膜下新生血管膜等。

脉络膜骨瘤的发病机制尚不明确,推测其为一种迷芽瘤,多数人认为本病是由脉络膜内先天残留的原始中胚叶组织发育而来,因而有骨迷离瘤之称(图 3-2-4)。

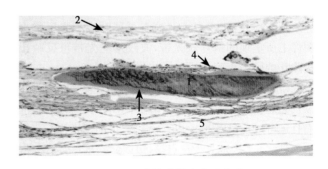

图 3-2-4　脉络膜骨瘤病理表现

1. 骨瘤;2. 视网膜脱离;3. 脉络膜;4. 视网膜色素上皮;5. 后缘

【影像学表现】

眼底荧光素血管造影:早期病变处呈斑片状强荧光,晚期为弥漫性荧光染色。

超声表现:A 型超声波检查可见肿瘤的高回声峰,

超声表现波检查可见肿瘤的强反射在图像上所呈现的鳞片状光带波纹形的光带可反映出丘陵状的肿瘤表面。降低增益后,眼内其他组织回声消失,但肿瘤回声仍然存在。

CT表现:可以作为首选检查方法,表现出与颅骨一样的高密度影。脉络膜骨瘤CT表现分为斑点形;短线(带)形;纺锤形、混合形(图3-2-5)。

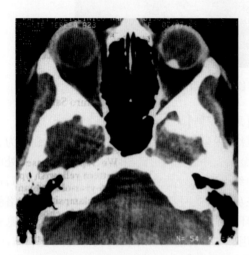

图3-2-5　脉络膜骨瘤CT影像表现

【首选检查】

CT为首选的检查方法。检查前患者无需特殊准备。

检查技术:患者头先进,仰卧于检查床上,双眼紧闭,扫描范围从眶下缘至眶上缘,层厚2.5mm,层间距2.5mm,采用螺旋扫描方式,必要时可以减薄为1.25mm,以便更好地观察微小病灶。

【检查方法分析比较】

眼底荧光素血管造影:早期病变处呈斑片状强荧光,晚期为弥漫性荧光染色。

超声检查:超声表现波检查可见肿瘤的强反射在图像上所呈现的鳞片状光带,波纹形的光带可反映出丘陵状的肿瘤表面。

CT检查:CT检查不仅可以显示脉络膜骨瘤的骨化以及无症状患者的微小钙化,有利于早期观察和治疗,而且还可以观察周围组织有无病变,帮助鉴别诊断。脉络膜骨瘤CT表现分为斑点形;短线(带)形;纺锤形、混合形。高分辨率MR加增强,用眼部表面线圈,可以发现骨瘤骨小梁中的骨髓信号,对诊断亦有帮助。

三、视网膜脱离

【概述】

视网膜脱离是视网膜的神经上皮层与色素上皮层的分离,为临床常见病,按其发病机制,可分为裂孔源性、渗出性及牵引性视网膜脱离。国内外报道均男性多于女性,男女比例约为3∶2。30岁以上者多见,10岁以下及儿童患病比较少见。左右眼患病率无差异,约有15%双眼发生,较国外文献报道的10%稍高。2/3患者伴有近视,其中以中高度为多。黄斑裂视网膜脱离好发于伴有高度近视的高龄女性,我国的发生率高于西方。视网膜脱离伴锯齿缘离断的多有眼外伤史,年龄常在30岁以下,男性多见。

【局部解剖】

视网膜在血管膜内面,可分为两层。外层为色素上皮层,由大量的单层色素上皮构成;内层为神经层,是视网膜的固有结构:两层之间有一潜在的间隙,此间隙是造成视网膜的外层与内层容易脱离的解剖学基础,视网膜剥离是指视网膜的神经层与色素上皮层分离而言。

视网膜自后向前可分为3部分:视网膜脉络膜部、视网膜睫状体部和视网膜虹膜部。视网膜睫状体部和虹膜部贴附于睫状体和虹膜的内面,无感光作用,故称为视网膜盲部。视网膜脉络膜部最大、最厚,附于脉络膜的内面,为视器接受光波刺激并将其转变为神经冲动的部分故又称为视网膜视部。视部的后部最厚,愈向前愈薄,在视神经起始处有圆形白色隆起,称视神经盘。在正常情况下,视神经盘并不突起,又称视神经盘,视神经盘的边缘隆起,中央有视神经、视网膜中央动、静脉穿过,无感光细胞,称生理性盲点。在视神经盘的颞侧稍偏下方约3.5mm处,有一由密集的视锥细胞构成的黄色小区,称黄斑,其中央凹陷称中央凹,此区无血管,是感光最敏锐处。这些结构在活体上呈褐色或红褐色,可用检眼镜窥见(图3-2-3)。

【临床表现与病理基础】

早期症状主要为闪光感与飞蚊症,后出现视野缺损与中心视力下降。当视网膜脱离发生时,在最先脱离区域所对应的方位发生视野缺损,随视网膜脱离范围增加视野缺损增大。最先发生视野缺损对应的视网膜部位常是视网膜裂孔所在部位,当视网膜出现裂孔发生部分脱离时,对侧的视野中出现云雾状阴影。视网膜脱离累及黄斑时,中心视力严重下降。视网膜全脱离,视力减至光感或完全丧失。

视网膜分为视网膜色素上皮及感光视网膜两部分,分别为胚胎视杯的外层及内层发育而成,故两者之间有潜在性间隙,此间隙若有液体发为视网膜脱离。视网膜色素上皮感光视网膜层的附着力是疏松的,这两层组织仅在视盘边缘及锯齿缘处是紧密附着在一起,视网膜脱离时不会超过这两个界限。

【影像学表现】

超声表现:早期可见,脱离的视网膜在玻璃体和视网膜下液之间形成一条强回声带。随病情发展,脱离范围扩大,形成完全性视网膜脱离,声像图上表现为眼内有"V"字形的强回声带,尖端指向视神经,开口指向眼前方(图3-2-6)。

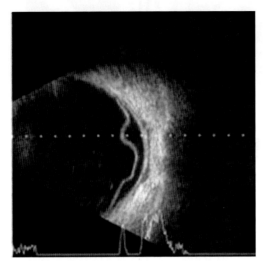

图 3-2-6　视网膜脱离超声影像表现
超声可见球壁相连的条带状高回声,与球壁间有低回声间隔

【首选检查】

超声检查是本病的首选检查。检查前准备及检查技术:同"色素膜黑色素瘤"。

【检查方法分析比较】

超声检查:具有无创伤、简便、迅速、准确率高的优点,并能克服屈光间质混浊给诊断带来的困难。可以清楚地显示是部分脱离还是完全脱离,以及脱离的深浅、部位和范围,证实视网膜脱离的存在。

CT 检查:对视网膜脱离伴钙化病灶显示较敏感。

MR 检查:无辐射,软组织分辨力高,对出血及小范围视网膜脱离显示敏感。

四、视网膜母细胞瘤

【概述】

视网膜母细胞瘤(retinoblastoma,Rb)是一种来源于光感受器前体细胞的恶性肿瘤,是婴幼儿时期眼内恶性程度最高的肿瘤,俗称"眼癌"。发病率为 1∶15 000～20 000 个活产婴儿,84％ 发生在 3 岁以内,95％ 发生在 5 岁以内的儿童,无种族和性别差异。其中三分之一为双眼发病,发病年龄早,平均为 15 个月;三分之二为单眼发病,发病年龄稍晚,平均为 27 个月。如果未能及时确诊并合理治疗,往往产生严重的后果,轻者摘除眼球,重者失去生命。近几年临床所遇病例有增多趋势,也有人认为与环境污染增加有关。

【局部解剖】

局部解剖同图 3-2-3。

【临床表现与病理基础】

患者于疾病早期可见扁平、半透明的眼底病变,可伴钙化病灶。随着疾病进展可见白瞳症或斜视,视网膜可见圆形或椭圆形边界不清的黄白色隆起肿物,可同时有视网膜血管迂曲、扩张、出血和视网膜脱离。一些患者出现类似前葡萄膜炎的临床表现如睫状充血、KP、前房积脓(通常为假性前房积脓)、虹膜改变等。

视网膜母细胞瘤属于神经外胚层肿瘤,是 Rb 基因变异造成抑癌基因功能丧失而产生的恶性肿瘤。绝大部分瘤细胞核深染,形态大小不一,胞质极少,核分裂象多,部分瘤细胞可发生凝固性坏死,坏死区内常见肿瘤细胞钙化,其最具的特征病理性改变为形成瘤细胞菊花团。肿瘤细胞可附着在色素上皮表面而对色素上皮无影响或可引起色素上皮反应性增生或化生,包绕肿瘤细胞并引起肿瘤细胞的坏死或引起色素上皮的破坏,而色素上皮下的玻璃体膜仍保持完整(图 3-2-7)。

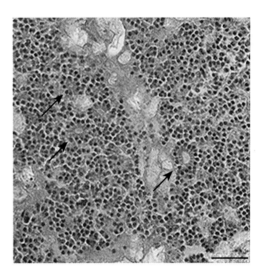

图 3-2-7　视网膜母细胞瘤病理表现
病灶病理表现如箭头所示

【影像学表现】

CT 表现:玻璃体内钙化性肿块是诊断的重要直接征象,钙化呈团块状,斑片状或点状,大小不一,可单发或多发。瘤体附着处的巩膜和脉络膜往往增厚。肿瘤生长可破坏眼球,视神经受累表现增粗、扭曲及视神经管扩大。增强检查软组织部分发生较显著强化,视神经侵犯与颅内转移灶内液体发生强化(图 3-2-8)。

MR 表现:T1WI 显示肿瘤信号较正常玻璃体信号稍高,信号可以不均匀;T2WI 显示肿块较玻璃体信号低。增强检查是观察视网膜母细胞瘤沿视神经的扩散和颅内转移,MR 检查:较 CT 敏感性高。

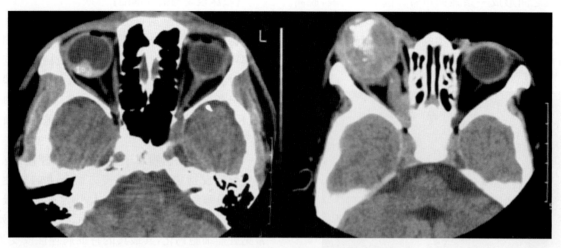

图 3-2-8　视网膜母细胞瘤 CT 影像表现

可见高密度肿块,且肿块内钙化,视神经增粗,视神经孔增大,说明肿块已经向颅内转移与扩散

【首选检查】

CT 为本病的首选检查,检查前准备及检查技术:同"脉络膜骨瘤"。

【检查方法分析比较】

X 线检查:诊断价值不大。

CT 为首选检查,主要是视网膜母细胞瘤 95％以上都会有瘤体内的钙化,在 CT 上呈现高密度影;CT 还可以发现并确定肿瘤的位置,大小,形状等,另外还能确定肿瘤是否突破眼球,视神经是否增粗,头颅检查可以发现有无颅内转移,以及第三侧肿瘤。

五、白内障

【概述】

眼球晶状体部分或全部混浊,称为白内障。患者常表现出缓慢渐进性视力下降,累及单眼或双眼,可有眩光、色觉减退、近视程度增加等症状。在我国,白内障为主要致盲性眼病,多见于 40 岁以上,且随年龄增长而发病率增多,患病率女性高于男性。白内障是最常见的致盲和视力残疾的原因,人类约 25％患有白内障。

【局部解剖】

局部解剖同图 3-2-1。

【临床表现与病理基础】

白内障的主要症状是视力减退和视物模糊,严重者可至失明。在白内障发展过程中有时在强光亮的背景下在视野某一方向可以出现点状或片状固定性黑影。由于晶状体不同部位屈光力变化,可有单眼复视、多视、散视、视物变形、近视程度变化等症状。

白内障的引发因素很多,老年人因年龄新陈代谢功能减退导致的白内障是最常见的"老年性白内障",

其他全身疾病如糖尿病也常并发白内障,眼局部外伤是继发性白内障的一个重要原因,眼球穿孔异物进入晶状体必然会发生白内障,即或没有穿孔的眼部挫伤也可以引起白内障。其次眼内炎症(如葡萄膜炎),眼内疾病(如视网膜脱离,眼内肿瘤)都能引起白内障。先天性白内障可以发生在出生前或出生后,而家族遗传因素也可使儿童白内障早期发生。其他和白内障发病有关的因素有过度暴露于阳光紫外光下,这可能是热带国家中白内障在多发的原因之一。在发展中国家,营养不良也可能是白内障早发的一个原因(图3-2-9)。

【影像学表现】

超声表现:白内障的超声像图表现为晶状体前后缘内出现点状或条状强光点或强光带,呈环状排列。具体分为:晶状体周边浑浊:晶状体周边部可见强回声,中心部无回声;核以浑浊为主:晶状体中心部可见强回声,其周边无回声或弱回声;完全性浑浊:晶状体全部呈强回声,其厚度为 4～5mm 或 6～8mm(图 3-2-10)。

【首选检查】

超声检查是本病的首先检查,检查前准备及检查技术:同"色素膜黑色素瘤"。

【检查方法分析比较】

超声检查:可以检查出比较严重的晶状体积血,计划膜、视网膜脱离、玻璃体后脱离、脉络膜脱离、缺损以及眼内占位病变等等。

CT 检查:CT 扫描对较早发现外伤性白内障有较好的敏感性,特别是当一般眼科检查有困难的时候,其特有的方便、简捷、准确等优点更体现了出来,为外伤性白内障争取尽早手术提供了可靠的依据。

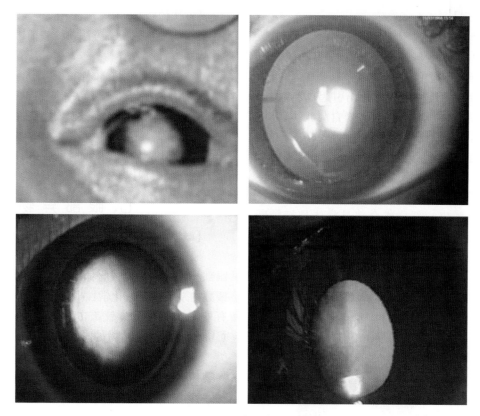

图 3-2-9 白内障病理表现

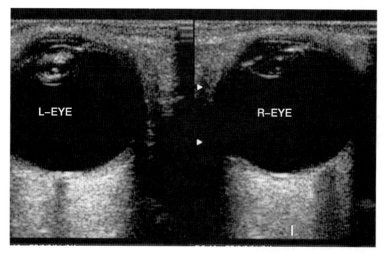

图 3-2-10 老年性白内障超声影像表现
双晶体前后皮质呈环晕状强回声,自中心向皮质逐渐减弱,以左侧明显

六、眼球及眼眶软组织损伤

【概述】

眼球及眼眶软组织损伤是常见的眼外伤,根据挫伤发生部位的不同,将其分为眼前段挫伤、眼后段挫伤及眼球破裂。眼前段挫伤包括角膜挫伤、虹膜挫伤、睫状体挫伤、前房积血、房角后退、晶状体挫伤、外伤性低眼压。眼后段挫伤包括玻璃体积血、脉络膜挫伤、视网膜挫伤、视神经挫伤。

【局部解剖】

局部解剖同图 3-2-1。

【临床表现与病理基础】

主要为眼睑肿胀,皮下出血,结膜下出血,重则引起眶内软组织肿胀,出血而眼球突出,更重者视力丧失。晶状体破裂和眼球穿通伤多见,晶状体破裂引起白内障、视力下降或丧失;穿通伤可使眼球破裂导致眼球萎缩;眼外肌损伤导致眼球组运动障碍;视神经损伤导致视力即刻消失。

【影像学表现】

机械性眼球损伤有以下常见表现:眼球体积的改变(变大或变小),由眼球内出血或眼内容物脱出引起;眼球变形、眼环不连续或合并部分球壁增厚,可由局部球壁挫伤致水肿、裂伤或穿孔伤引起;玻璃体内斑片状密度增高,即玻璃体内积血,来自睫状体、脉络膜或视网膜;晶状体密度减低,临床称外伤性白内障,是由于晶状体囊破裂导致房水渗入,或震荡、渗透压失常引起晶状体囊下上皮细胞或晶体纤维损伤,密度减低程度与受损伤程度和外伤后时间有关;晶状体位置改变(脱位或脱出),部分或全部晶状体悬韧带断裂。以上前四点在眼球挫裂伤和穿孔伤中均常见,而第五点则在前者多见。此外,还可见眼球突出,玻璃体浑浊,视网膜脱离,前房加深,晶状体形态不整、边缘模糊,及眶内积气、球后血肿等改变(图3-2-11、图3-2-12)。

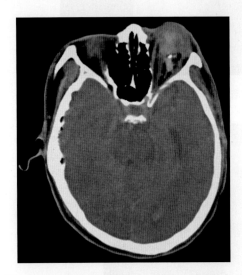

图3-2-11　眼球及眼眶软组织损伤CT影像表现

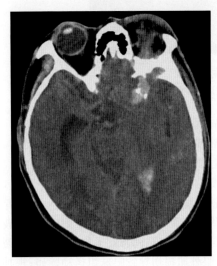

图3-2-12　眼球损伤CT影像表现

【首选检查】

CT为首选的检查方法。检查前准备及检查技术:同"脉络膜骨瘤"。

【检查方法分析比较】

CT检查:首选检查方法,该检查操作简单,成像速度快,对于眼球以及软组织损伤检查的准确率较高。

MR检查:磁共振检查虽然对于软组织的敏感性比CT好,但是由于其检查时间长,一般在临床中不应用于急诊的眼球以及软组织损伤的检查。

七、眼部异物

【概述】

眼部异物是眼外伤中最常见、最严重的一类疾病。眼部异物既可直接损害眼球,又可因异物存留在眼内或眶内造成感染或化学性损伤,甚至发生交感性眼炎。有外伤史,特别是以锤敲击和爆炸致伤者眼内异物的可能性最大。按异物的种类可分为金属类和非金属类。金属类又分为磁性异物,如铁、铁合金等;非磁性异物如铜、铝、铅、不锈钢等。非金属异物又可分为植物异物,如木质、竹;非植物性异物,如骨片、水泥、玻璃等。

【局部解剖】

局部解剖同图3-2-1。

【临床表现与病理基础】

分为眼球外异物和眼球内异物,异物滞留于眼内引起眼内炎,导致屈光间质浑浊影响视力,若损伤视神经则导致视力障碍,损伤眼外肌引起眼球运动障碍、复视和斜视等。当异物因外力进入眼球内时,破坏眼球结构引起眼球疼痛、视力障碍甚至失明。

【影像学表现】

X线表现:金属异物或不透X光异物表现为高密度影;而X线可穿透的异物不易形成影像。

CT表现:横断及冠状面可清晰准确地显示眶内异物的位置、数量。对不透光的异物较敏感,可发现小至0.6mm的铁、铜等金属(图3-2-13)。

MR表现:当怀疑眼内有金属磁性异物时,禁用MR检查,以免造成二次损伤。非磁性金属异物及植物性异物在T1WI、T2WI均呈低信号强度,较小的异物确定有困难。

【首选检查】

CT检查为首选检查。检查前准备及检查技术:同"脉络膜骨瘤"。

【检查方法分析比较】

X线检查:采用正侧位摄片,可发现金属或不透光异物,透光异物不易显影。

CT检查:用CT探测眶内异物方便、无痛苦,密度

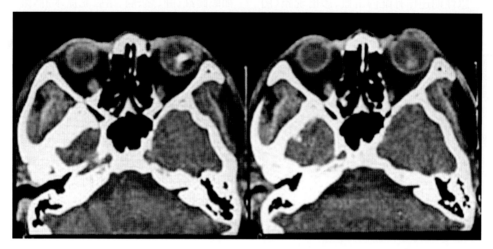

图 3-2-13　眼部异物 CT 影像表现

分辨力高,目前已成为检测眶部异物及异物定位的主要方法之一。可清楚准备地显示眶内异物位置(球内、球壁、球外),但透光性异物不能检出,但可显示异物周围肉芽肿反应。CT 对不透 X 线和半透 X 线的异物较平片敏感,可发现小至 0.6mm 的铁、铜等金属,对铝等半透光异物,显影最小径线为 1.5mm。对一些合金、玻璃碎屑亦可发现,但对木屑、泥沙等 X 线可透性异物不易检出。

MR 检查:当怀疑眼内有金属磁性异物时,禁用 MR 检查。非磁性金属异物及植物性异物在 T1WI、T2WI 均呈低信号强度,较小的异物确定有困难。

八、眶壁及视神经管骨折

【概述】

眼眶骨折是常见的颅颌面损伤类型之一,眶底和眶内壁是骨折最常累及的部位,可单独发生,也可与颅面其他骨折联合发生。眼眶对眼球起到保护作用,眼眶或眼眶周围骨骼遭受外力打击,可出现眼眶骨折,其骨折主要分为单纯性眼眶骨折和非单纯性眼眶骨折。单纯性眼眶骨折主要为拳击伤或者摔伤,眶缘完整,主要是眼眶壁损伤;非单纯性眼眶骨折多为交通事故伤,主要表现为眶壁和眶缘的联合骨折,多为颧骨复合体、鼻眶筛以及额骨骨折所合并的眼眶骨折。

【局部解剖】

眼眶是容纳眼球的骨腔,近似四棱锥形,眶尖位于锥形的顶端。眼眶由上颌骨颧骨、筛骨等 7 块骨构成。眶底主要由上颌骨、颧骨和腭骨构成。眶内壁由前向后依次由上颌骨、泪骨、筛骨和蝶骨构成,主要结构为极薄(0.2～0.4mm)的筛骨纸板。眶内壁解剖最为复杂。眶底和眶内壁是骨折最常累及的部位(图 3-2-14)。

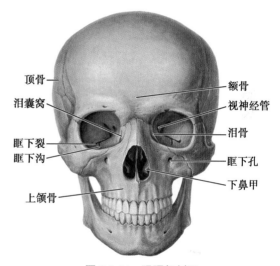

图 3-2-14　眼眶解剖图

[顶骨　额骨　泪囊窝　视神经管　眶下裂　泪骨　眶下沟　眶下孔　上颌骨　下鼻甲]

【临床表现与病理基础】

在骨折急性期可有眶内出血、眶周水肿、眶周瘀斑、结膜下出血以及皮下气肿等。骨折常造成眶腔扩大,出现眼球向下和向后移位。早期可能不明显或眼球突出,等 5～7 天后肿胀消退,眼球内陷即可显露出来。眼外肌移位牵拉或嵌顿可致眼球运动障碍。眼球下陷/内陷、眼外肌损伤和眼运动神经损伤均可产生复视。眶下神经或眶上神经损伤可致眶周麻木。另外,患者可有视力障碍(早期多因角膜外伤、眼球穿透伤、视神经管骨折、视神经挫伤或视网膜病变等引起,后期可由青光眼、角膜白斑、白内障及视神经萎缩引起)。

【影像学表现】

X 线表现:平片对眼眶下壁骨折显示良好,表现为眶下壁骨质不连续,及上颌窦浑浊,内壁骨折则出现筛窦内透亮度降低。

CT 表现:可显示眶壁骨质连续性中断、明显移位或粉碎性改变。急性期还伴有眶内出血、渗出现象（图3-2-15）。

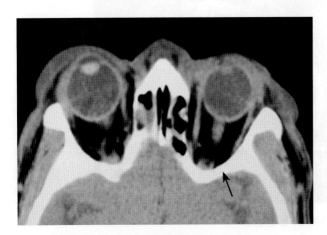

图 3-2-15　眶壁及视神经管骨折 CT 影像表现
病灶影像表现如黑色箭头所指

MR 表现：主要表现为皮质低信号影连续性中断，不如 CT 敏感，但显示眶内容物继发改变及眶内容物有无疝入上颌窦和筛窦内则较直观。

【首选检查】

CT 为首选的检查方法。检查前准备及检查技术：同"脉络膜骨瘤"。

【检查方法分析比较】

X 线检查：华氏片可以显示眶顶和眶底。通过该片位可以观察到骨折的间接征象，例如泪滴样表现或者气液平面。平片对眶内壁骨折显示不好，对异物无法定位。

CT 检查：轴位和冠状位和三维重建 CT 表现图像相结合，可以明确眶缘和眶壁骨折以及软组织损伤的具体情况，选择手术适应证，指导制定手术方案。

MR 检查：MRI 可以用来评估眼眶创伤中软组织损伤的情况。

九、眶蜂窝织炎

【概述】

眶蜂窝织炎是眶内软组织的急性炎症，属于眼眶特异性炎症的范畴，发病急剧，严重者波及海绵窦而危及生命。分为眶隔前蜂窝织炎及眶隔后蜂窝织炎，后者又称眶深部蜂窝织炎。成人没有种族和性别的差异，但儿童发病率是成人的两倍，在儿童患者，男性发病率是女性的 2 倍。

【局部解剖】

局部解剖同图 3-2-14。

【临床表现与病理基础】

本病起病迅速，病势急猛，炎症初起表现为发热畏寒、疼痛、水肿等全身症状，眼部多见广泛软组织肿胀，如眼睑红、肿、热、痛、结膜充血水肿，继而眼球突出、眼球运动障碍、视神经盘萎缩等。

鼻窦炎是眶蜂窝织炎的最常见的病因，其他病因有皮肤感染或外伤、牙齿感染、泪囊炎。60%～90% 的隔前蜂窝织炎及眶深部蜂窝织炎是由于上呼吸道感染扩散引起，通常是鼻窦炎。蜂窝织炎可广泛累及眼部诸多结构如眼球、眼睑、眼外肌、泪腺甚至海绵窦，主要为中性粒细胞浸润。病原微生物包括金黄色葡萄球菌、表皮葡萄球菌、链球菌均属于厌氧菌。引起中性粒细胞大量渗出，并伴有不同程度的组织坏死和脓液形成（图 3-2-16）。

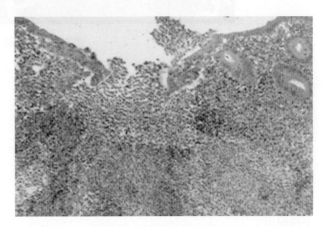

图 3-2-16　眶蜂窝织炎病理表现

【影像学表现】

超声表现：示眶内脂肪垫增厚，脂肪水肿，表现为球后脂肪垫强回声区延长，可见 T 形征。

X 线表现：受累眶内密度增高，合并有鼻窦混浊，密度增高。

CT 表现：表现为眼睑软组织肿胀及眶内正常结构界面模糊不清，眼眶间隙密度局限伴或不伴有弥漫性增高，眼球不同程度突出，泪腺增大，眶内低密度脂肪异常。平扫显示眼睑增厚，眶内可见软组织密度影，边界清楚，形态不规则，平扫呈等低混杂密度，骨窗显示眶内侧壁未见破坏。也可见眶内软组织水肿，密度增高。增强扫描周围部分明显强化，中央部分不强化（图 3-2-17）。

MR 表现：T1WI 呈稍低信号，T2WI 呈稍高信号，液化坏死区呈长 T1WI 长 T2WI 信号，增强扫描周围部分明显强化，中央部分不强化。

【首选检查】

CT 检查是本病的首选检查，检查前准备及检查技术：同"脉络膜骨瘤"。

【检查方法分析比较】

超声检查：可以同时显示眶内脂肪垫增厚，脂肪水肿。

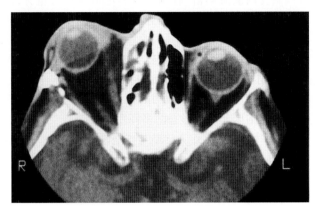

图 3-2-17　眶蜂窝织炎 CT 影像表现
右眼眼球突出和鼻窦炎

X线检查：受累眶内密度增高。

CT检查：可以同时显示眶周结构病变。对怀疑眶深部蜂窝织炎的患者，CT对比扫描是主要诊断依据，尤其当眼部不能睁开检查时，CT具较好的适用性。

MR检查：可以帮助发现病因以及排除颅内脓肿和海绵窦血栓。

十、炎性假瘤

【概述】

炎性假瘤是一种特发的非特异性慢性增殖性炎症，因其病变外观类似肿瘤，故称之为炎性假瘤。炎性假瘤按照病理组织学改变可分为淋巴细胞浸润型、纤维增生型和混合型。本病高发年龄为40～50岁，男性多于女性，通常单眼发病，也可双眼发病。临床病程可表现为急性、亚急性或慢性过程。炎性假瘤可以累及眼眶内所有组织结构，也可与眶周鼻窦炎炎性假瘤伴发。临床常根据病变侵及的部位和影像学所见分为泪腺型、肌炎型、视神经周围型弥漫型和肿块型，每一位置发生的病变临床表现都不尽相同。

【局部解剖】

局部解剖同图 3-2-14。

【临床表现与病理基础】

临床可表现为急性期或慢性期，发病过程可急可缓，眶内一种组织受累也可多种组织同时受累，病情容易反复，临床可出现急性疼痛性眼球突出及眼球运动障碍，还可有不同程度的复视及视力下降等。病理上早期为组织水肿、淋巴细胞、浆细胞及嗜酸性粒细胞浸润；进一步发展纤维组织增多，从而形成肿块样改变（图 3-2-18）。

【影像学表现】

超声表现：由于病变所累及的部位及病理形态不同，超声显示也不同。

淋巴细胞浸润型：由于组织内有较多细胞浸润在细胞和间质之间形成反射界面，在不同部位细胞与间质比例不同因此反射回声多少不同。A型超声呈低小波形或缺乏波形后方为高尖波。超声表现显示眶内病变大小不等、形状不规则、边界尚清、内回声少或中等声衰减中等，后方可显示病变累及眼球筋膜及球壁时筋膜囊水肿，可见 T 型征，此征常见于病变范围较大占据全部眼眶者。超声还可见无回声区向球内突入似球内占位病变，此时应结合其他影像检查结果综合分析确立诊断。

纤维硬化型炎性假瘤：组织学形态见胶原纤维成分较多，细胞浸润很少，声反射界面少，A 型超声显示病变内回声少，声衰减明显，病变内反射波逐渐降低后方方无反射波。超声表现显示病变形状不规则、边界清或欠清、病变前部有少许内回声、后部内回声缺乏声衰减明显后方不显示，压之无形态改变。

炎性假瘤泪腺炎型：病变主要位于泪腺区，可以累及单侧泪腺也可累及双侧泪腺。A 型超声显示肿大的

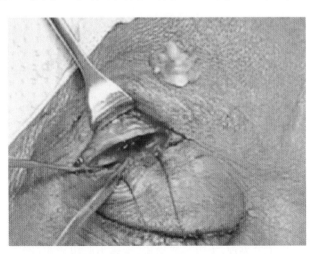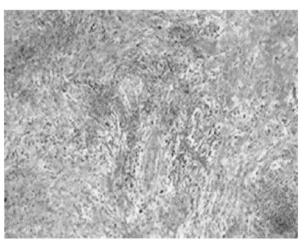

图 3-2-18　炎性假瘤病理表现

泪腺呈中等而密集的反射波后方显示清楚,超声表现显示泪腺肿大形状为椭圆形边界清楚,回声少或见块状强回声分布不均。

肌炎型:病变主要累及眼外肌,可累及一条或多条肌肉,也可在眼外肌病变的同时眶内有肿块病变。眼外肌肿大表现为梭形或球形肌肉内回声少或缺乏。

炎性假瘤视神经炎型:病变累及视神经及其周围组织,有的伴有视神经周围肿块。超声显示视神经增粗,回声增多并且回声分布不均匀,可有视盘水肿向球内突出。

彩色多普勒超声:显示有些病例病变内供血丰富,有较多的彩色血流信号呈弥漫形或呈管状,有些血流为动脉频谱有些病变则血流信号很少。

X线表现:早期多无明显征象,后期可致骨质破坏或增生硬化。

CT表现:典型表现为患侧眶内低密度脂肪影为软组织密度取代,眼外肌增粗,泪腺扩大,增强后病变强化,而视神经不强化;肿块型可见边界清楚的肿块,呈软组织密度,增强检查可见轻、中度强化(图3-2-19)。

MR表现:以淋巴细胞浸润为主的炎性肿瘤病变,在T1WI显示为中信号,T2WI为高于或等于脂肪的信号强度。纤维硬化型炎性肿瘤由于胶原纤维成分多,则病变在T1WI和T2WI均显示为低信号。肌炎型肿大的眼外肌T1WI为中信号强度,T2WI为中等或偏高信号强度。

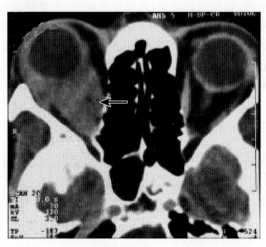

图 3-2-19   右眼眼眶炎性假瘤CT影像表现
眶脂肪内有形状不规则的高密度肿块(黑色箭头所示)

【首选检查】
CT检查为首选的检查方法。检查前准备及检查技术:同"脉络膜骨瘤"。

【检查方法分析比较】
超声检查:由于病变所累及的部位及病理形态不同,超声显示也不同。彩色多普勒超声检查:显示有些病例病变内供血丰富,有较多的彩色血流信号呈弥漫形或呈管状,有些血流为动脉频谱有些病变则血流信号很少。

X线检查:炎性假瘤常显示为正常或眼眶密度增高,确诊困难目前已很少用此进行诊断。

CT检查:对于炎性假瘤的显示CT优于超声,CT表现与其临床和病理形态的多样性一致。

MR检查:可以作为诊断与鉴别诊断的方法。

十一、Grave眼病

【概述】
Grave眼病,又称为甲状腺相关性免疫眼眶病,是引起成人单眼和双眼球突出最常见的原因之一。本病多见于中年女性,眼部改变一般认为与甲状腺功能异常和自身免疫功能失调等有关。

【局部解剖】
局部解剖同图3-2-14。

【临床表现与病理基础】
主要临床特点是无痛性突眼、上睑退缩、迟落、复视、眼球运动受限等,视力一般不受影响。若眼外肌肥厚,在眶尖压迫视神经,可有视力下降。临床上可表现为甲状腺功能亢进,甲状腺功能低下或甲状腺功能正常。

病变主要损害眼外肌和上提睑肌,病理改变为眼外肌水肿,慢性炎性细胞浸润、变性、肥大及纤维化。病变限制在眼外肌的腹部,早期以炎性细胞浸润型为主,晚期眼外肌纤维化。也可累及眶脂体、视神经和泪腺。滤泡上皮的过度增生是Grave眼病的基本图像。有大小不等的滤泡组成的小叶结构(图3-2-20)。

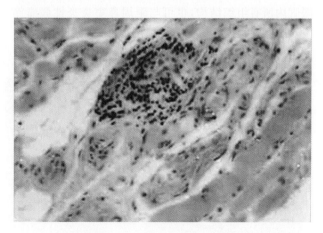

图 3-2-20   Grave眼病病理表现

【影像学表现】
X线表现:对诊断帮助不大。

CT表现:为眼外肌增粗,主要为肌腹增粗(图3-2-21a)。

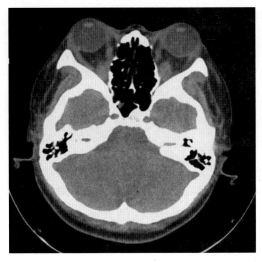

图 3-2-21a　Grave 眼病 CT 影像表现
双侧眼眶内外上下眼肌明显增粗,以肌腹明显

MR 表现:受累的眼外肌 T1WI 呈低信号,T2WI 呈高信号,晚期眼外肌已纤维化,在 T1WI 和 T2WI 呈均呈低信号。增强扫描显示,病变的早期和中期有轻度强化,晚期无强化(图 3-2-21b)。

【首选检查】

MRI 为首选检查方法,采用眼肌平扫和水脂分离序列以及 T2WI MAPPING 序列等。

检查技术:线圈选择:眼线圈,头线圈;体位要点:患者仰卧,头先进,使人体及头部长轴与床面长轴一致,头部置于线圈内。儿童及颈长患者肩部加棉垫,使听眶线与台面垂直,两眼连线与定位线一致,患者目视正前方后闭目,叮嘱患者眼球保持不动。采集中心对准两眼连线中点。

检查序列:①Ax T1 FSE:在矢状面与视 N 平行,再在冠状位图像上调正左右在同一平面、从上到下 14

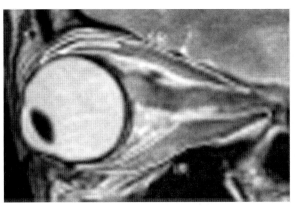
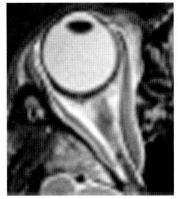
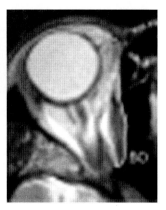

图 3-2-21b　Grave 眼病 MR 影像表现

层,包括眼眶上下缘。Fov:16 层厚:3mm,间距:0.5mm,相位编码方向:左右(如果 T1 出现高信号时,应加扫 T1 压脂排除出血)。②Ax T2 FSE:定位方法同 AX T1 压脂,加匀场。③Cor STIR:以 T1 Ax 像为基础,轴位上从后向前,后界包括视交叉,前界到双眼球后。Fov:16,层厚:3mm,间距:1mm,相位编码:左右。④ Sag T2:以患眼视 N 为中心,平行扫 12 层双眼时左右眼分开扫描。Fov:16,层厚:3mm,间距:1mm,相位编码:前后,要压脂(由于眼部对磁场均匀度要求较高,所有在有条件的机器上要加匀场)。

【检查方法分析比较】

超声检查:是一种有效方法,能显示和测量眼外肌肥大,且较为准确,优点是价廉,可多次检查,又避免了 CT 检查时的放射损伤。缺点是不能显示眶后部和眶骨的病变。

CT 检查:能清晰显示眶内软组织和眶骨,最突出的 CT 特点是双侧眼外肌肥大,CT 能评价眼外肌大小和眼球位置,对诊断成像等特点,能真实地反映眶内的

解剖状态,较准确地判断病变部位,对 Grave 眼病的诊断和治疗方案的制定有重要的意义。CT 扫描显示眶内病变及其周围结构的关系优于超声检查。

MR 检查:因其有很高的软组织分辨能力、多平面成像等特点,更能显示眼内软组织细微病变,能区分眼外肌的水肿和纤维化。在 Grave 眼病无症状时,MRI 也能显示眼外肌的一些病变,定量分析眼肌脂肪浸润情况和测定眼肌 T2WI 值,可以对本病进行具体病程分期,故可作为本病的首选检查。

十二、慢性泪囊炎

【概述】

慢性泪囊炎是指泪囊黏膜发生慢性卡他性或化脓性炎症。多由于鼻腔慢性疾患所致。沙眼炎症蔓延至泪道时也可引起。发病率以农村多见,女性多于男性 2～3 倍,一般必须手术治疗才能痊愈。

【局部解剖】

局部解剖同图 3-2-14。

【临床表现与病理基础】

本病的临床表现主要有：泪溢、溢脓；压迫泪囊部或冲洗泪道时有黏液性或脓性分泌物自泪小点流出；日久泪囊扩张，形成泪囊黏液囊肿。慢性泪囊炎多继发于鼻泪管狭窄或阻塞后，因泪液滞留于泪囊内、伴发细菌感染引起，多为单侧发病。常见致病菌为肺炎链球菌和白色念珠菌，但一般不发生混合感染，泪小点反流的分泌物作涂片染色可鉴定病原微生物（图3-2-22）。

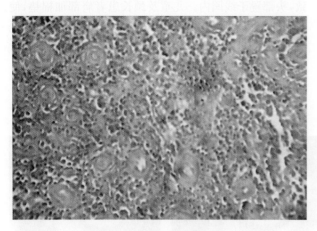

图3-2-22　慢性泪囊炎病理表现

【影像学表现】

X线表现：碘油造影可见鼻泪管有阻塞和泪囊增大。

CT表现：可发现软组织肿胀和包块，密度均匀，眼外肌增粗。增强扫描病变强化（图3-2-23a）。

MR表现：鼻泪管水成像，可以显示鼻泪管的形态，及受堵情况。增强扫描病变强化（图3-2-23b）。

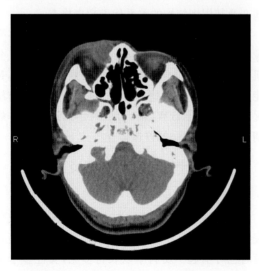

图3-2-23a　慢性泪囊炎CT影像表现

软组织肿胀明显，有软组织包块，内有液性低密度坏死，典型泪囊炎伴脓肿形成

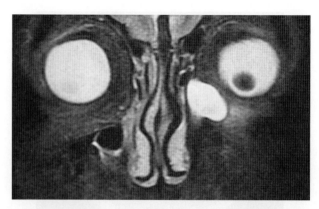

图3-2-23b　慢性泪囊炎MR影像表现

【首选检查】

MR检查为首选检查手段。检查前患者无需特殊准备，需去掉身上所有金属物品，如义齿、钥匙、手机等；安置心脏起搏器的患者禁止做此项检查。检查技术：患者头先进，仰卧于检查床上，双眼紧闭，对眼部作失、冠、轴，三个方位的检查，必要时加鼻泪管水成像，可以观察鼻泪管的形态，以及受堵情况。

【检查方法分析比较】

X线检查：碘油造影可见鼻泪管有阻塞和泪囊的大小、形态。

CT检查：操作简便，成像速度快，可以发现软组织肿胀和包块，对于泪囊炎伴脓肿的形成诊断价值高。

MR检查：鼻泪管水成像，可以无创的显示鼻泪管的形态，及受堵情况，对于软组织的显示也具有其独到的优势。

十三、视神经胶质瘤

【概述】

视神经胶质瘤为视交叉或视神经胶质细胞的原发性肿瘤，是儿童期最常见的视神经肿瘤。多发于10岁以下，女孩多见，占眶内肿瘤的1%～2%。本病实际上属于脑肿瘤，部分病例形成颅、眶沟通肿瘤。本病虽然属于良性到低度恶性肿瘤，并且发展缓慢，但因累及视神经或视交叉，临床上表现为无痛性进展性的视力丧失和眼球突出。视神经管及其后方视神经的肿瘤可能在视力丧失很久后尚无眼球突出。

【局部解剖】

局部解剖同图3-2-14。

【临床表现与病理基础】

视力减退、视野缺损、斜视；视盘水肿或视神经盘萎缩；缓慢进展的眼球突出，一般为中度突出，不能还纳。视神经胶质瘤色较灰红，视神经变粗呈梭形、纺锤形或梨形，表面光滑，切面为灰白色。视神经胶质瘤边界常较光整，有"假包膜"，而实际肿瘤细胞浸润的区域已远远超过了"假包膜"所显示的边界,较表浅的胶质母细胞瘤常侵犯和穿透大脑皮质并与硬脑膜粘连。肿瘤形状多不规则,有肿瘤区、坏死区和出血区,可有囊肿形成,瘤组织柔软易碎,血运丰富。本病的特点是:肿瘤细胞的多种组织学形态;肿瘤细胞核分裂象相当多见;供血血管丰富;来源于血管外膜的间质纤维增生(图3-2-24)。

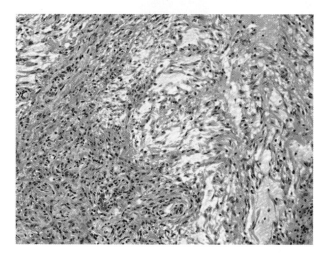

图 3-2-24 视神经胶质瘤病理表现

【影像学表现】

X线表现:平片检查可发现一侧视神经孔扩大,边缘锐利光滑。

CT表现:表现为视神经条带状或梭形增粗,边界光整清楚。肿瘤密度均匀,CT值在40~60HU之间,无钙化。增强扫描轻度强化,有时可见无强化低密度区(图3-2-25)。

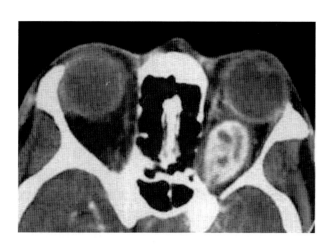

图 3-2-25 左视神经腔质瘤 CT 影像表现
示肿块呈明显、不均匀强化

MR表现:表现为T1WI中等偏低信号,T2WI明显高信号。增强后肿瘤呈较明显强化。

【首选检查】

CT为首选的检查方法。检查前准备及检查技术:

同"脉络膜骨瘤"。

【检查方法分析比较】

CT和MR都能显示视神经胶质瘤,而且都有一定特征,CT显示肿瘤与脑实质等密度或稍低密度,肿瘤内无钙化。CT显示视神经管扩大,提示管内视神经受累且肿瘤扩散至视交叉,但也有病例无视神经管扩大。MRI对于鉴别视神经胶质瘤与视神经脑膜瘤有帮助,仅见视神经管内视神经MR信号改变,并增强后强化,此时则CT诊断困难。

十四、视神经鞘脑膜瘤

【概述】

视神经鞘脑膜瘤起源于视神经鞘,其起源于眶内者占1/3,或由颅内脑膜瘤扩展而来。多发生于女性,常侵犯一侧。多为良性,偶有恶性变。一般生长缓慢,如有恶性变则生长迅速。因肿瘤常起源于眶尖视神经鞘,故早期即有视力障碍及眼球运动受限。起源于蝶骨嵴者,可有单侧眼球突出,早期视神经盘水肿,眼肌麻痹及嗅觉障碍。

【局部解剖】

局部解剖同图3-2-14。

【临床表现与病理基础】

肿瘤一般呈渐进性生长,眼球朝正前方突出,视力下降一般发生于眼球突出之后,典型表现为单侧视力下降、偏盲。视神经由于长期静脉高压,视网膜中央静脉与脉络膜静脉间形成侧支循环,即视睫状静脉,为特征表现。发生在蝶骨骨膜的脑膜瘤常使眼球向内、向下移位。肿瘤体积较大时可出现颞侧弥漫性隆起。肿瘤呈淡红色,有包膜,与周围组织有明显界限,晚期呈浸润性生长侵犯眶内组织。其组织学特征分为上皮型、砂粒体型、纤维细胞型和脉管型四种。本病发生在视神经前端者,早期可表现为视盘隆起,色灰白。发生在后端者,早期即出现视神经萎缩,呈继发性水肿性萎缩,较具特征性(图3-2-26)。

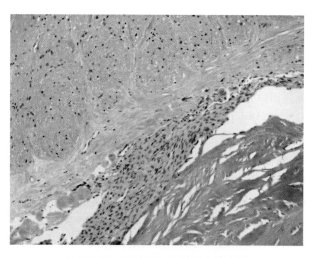

图 3-2-26 视神经鞘脑膜瘤病理表现

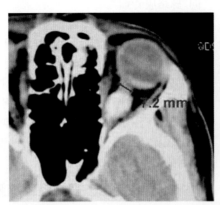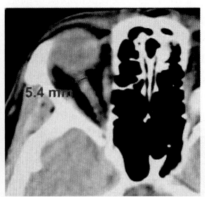

图 3-2-27　视神经鞘脑膜瘤 CT 影像表现

【影像学表现】

X 线表现：显示视神经管扩大，可有骨质增生，密度增高，边缘模糊。

CT 表现：视神经增粗呈管状、串珠状、梭形、圆锥形等，发生于眶骨膜的脑膜瘤可显示骨质增生肥厚、密度增高、骨质表面呈毛刺样或虫噬样破坏，邻近病变骨质处还可见到眶内软组织肿物，呈扁平状，边界欠清。增强扫描呈不均匀强化，坏死区不强化（图 3-2-27）。

MR 表现：T1WI 呈等、稍低信号，内见局限性影，T2WI 以稍高信号为主，内见局限性长 T2WI 信号，周围软组织可见片状浸润高信号。增强扫描呈不均匀强化。视神经鞘脑膜瘤在 T1WI 呈中低信号、T2WI 呈中低信号，信号较均质。蝶骨脑膜瘤中的骨质成分在 T1WI 和 T2WI 均呈低信号。

【首选检查】

CT 检查为首选的检查方法。检查前准备及检查技术：同"脉络膜骨瘤"。

【检查方法分析比较】

X 线检查：视神经鞘脑膜瘤向颅内蔓延者摄 X 线可显示视神经管扩大。发生在眶骨膜的脑膜瘤多累及蝶骨大、小翼，X 线显示骨质增生，密度增高，边缘模糊。超声检查：视神经鞘脑膜瘤可显示视神经明显增粗，边界尚清，内回声较少，分布不规则，衰减显著，偶见强回声光斑。

CT 检查：视神经鞘脑膜瘤可显示视神经增粗呈管状、串珠状、梭形、圆锥形等，部分患者可表现典型的"车轨征"，强化更明显。肿瘤偏心性生长时可呈类圆形或不规则块状；发生于眶骨膜的脑膜瘤可显示骨质增生肥厚、密度增高、骨质表面呈毛刺样或虫噬样破坏，骨窗 CT 显示尤为清晰，累及蝶骨大、小翼多见。邻近病变骨质处还可见到眶内软组织肿物，呈扁平状，边界欠清。

MR 检查：运用脂肪抑制和增强技术可使肿瘤明显增强，典型者可呈"车轨征"，而且尤其适合肿瘤颅内蔓延的观察，可在鞍上区发现明显强化的异常信号。肿瘤沿颅内硬脑膜蔓延，形成"脑膜尾"征。

十五、眼眶海绵状血管瘤

【概述】

海绵状血管瘤因肿瘤内为海绵样血管窦腔而得名，是成年人最常见的原发于眶内的肿瘤，占眶内肿瘤的 10%～23%，女性多见，约占 52%～70%。肿瘤近似圆球形，边界清楚，呈暗红色，切面呈海绵状。肿瘤多位于眼眶肌锥内，绝大多数为单发，极少数为多发，可一眶多发，偶见发生于两侧眶内。多数患者早期无自觉症状或仅表现有单侧进行性、无痛性眼球突出。由于约 80% 位于肌锥内，视力一般不受影响，但在少数病程较长、肿瘤较大的病例，视力可严重受损。早期眼球运动通常不受影响，晚期可出现眼球运动障碍。

【局部解剖】

局部解剖同图 3-2-14。

【临床表现与病理基础】

眼眶海绵状血管瘤好发于成人，以中年女性居多。眼球突出是眶内肿瘤常见的临床体征，海绵状血管瘤多引起缓慢地渐进性眼球突出，早期缺乏症状和其他体征，患者本人多未察觉。视力改变也常见，伴有暴露性角膜炎，充血水肿位于前部的肿瘤常引起眼睑隆起，结膜本身多无改变。眼球运动障碍、复视，晚期因肿瘤机械性阻碍，眼球向肿瘤方向转动受限。眼眶海绵状血管瘤为先天性错构瘤，呈蓝紫色位于结膜深层基质，肿瘤由大小不等的血窦及纤维间隔构成，窦壁有平滑肌，间质为结缔组织，有薄的、完整的纤维包膜，构成包膜的纤维组织与血窦间的纤维组织相延续（图 3-2-28）。

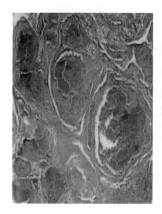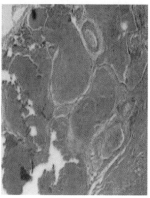

图 3-2-28　眼眶海绵状血管瘤病理表现

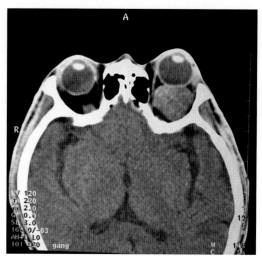

图 3-2-29　左眼球后海绵状血管瘤 CT 影像表现

【影像学表现】

X 线表现：肿瘤无阳性改变，较大者有不同程度的眼眶扩大。

CT 表现：表现为眶内肿块，呈圆形、椭圆形或梨形，边缘光整，密度均匀，CT 值平均为 55HU；肿瘤钙化少见；可见眶尖空虚征，即眶内肿瘤不侵及眶尖脂肪，使眶尖脂肪存在，表现为低密度区。动态增强扫描可见肿瘤首先出现小点状强化，其后强化面积逐渐扩大，最终均匀明显强化（图 3-2-29）。

MR 表现：肿瘤呈略长或等 T1WI 信号明显长 T2WI 高信号。增强扫描可以更好地显示肿瘤的"渐进性强化"征象（图 3-2-30、图 3-2-31）。

【首选检查】

CT 检查为首选的检查方法。检查前准备及检查技术：同"脉络膜骨瘤"。

【检查方法分析比较】

X 线检查：早期为正常所见。

超声检查：超声对海绵状血管瘤诊断符合率较高，有经验的医生可能准确无误地提示此肿瘤的组织学诊断，并可测定肿瘤的大小、位置以及与周围重要结构的关系，但由于眼科专用超声仪换能器的频率高，穿透力

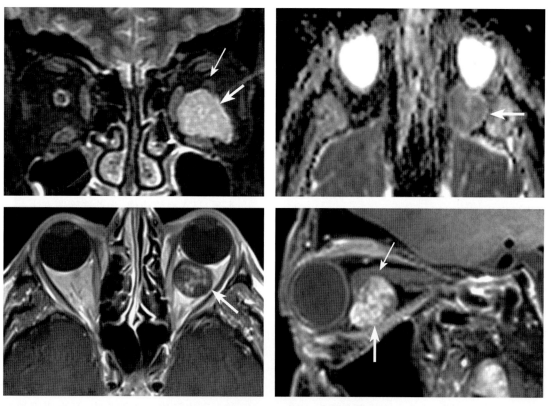

图 3-2-30　眼眶海绵状血管瘤 MR 影像表现

病灶影像表现如箭头所示

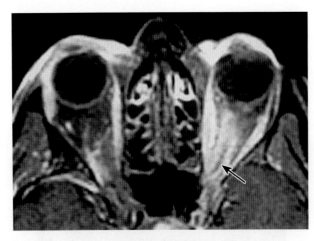

图 3-2-31　眼眶海绵状血管瘤 MR 影像表现
病灶位置如箭头所示

差,眼球后 1cm 距离之后的小肿瘤常难以确定。

CT 检查:CT 可准确提示肿瘤的存在,确定空间位置肿瘤数目和肿瘤引起的继发改变海绵状血管瘤的 CT 像特征颇多。

MR 检查:更明确显示肿瘤的位置、范围、边界和周围结构的关系。至关重要的是显示肿瘤与视神经的关系。

ECT 检查:利用 ^{99m}Tc 标记红细胞在 ECT 上进行闪烁摄像,肿瘤可浓集放射性核素。

十六、颈动脉海绵窦瘘

【概述】

颈动脉海绵窦瘘(carotid cavernous fistula,CCF)是颈动脉与海绵窦的直接交通,是一种较为常见的神经眼科综合征。颈动脉海绵窦瘘是一般的名称,颈总动脉的任何分支,包括颈内动脉、颈外动脉及其分出的细小血管,与海绵窦的直接或间接交通都可称为颈动脉海绵窦瘘。颈内动脉海绵窦瘘多见于青年男性且多有头部外伤史,而女性患者以孕妇多见。按病因可分为外伤性(75％以上)和自发性(不足 25％)。除少数双侧颈动脉海绵窦瘘可同时出现双眼症状外,一般多发生于单侧,开始多发生于一侧眼,随着病情的发展,少数可表现为双眼或对侧眼的症状,目前尚缺乏本病其他相关的流行病学资料。

【局部解剖】

局部解剖同图 3-2-14。

【临床表现与病理基础】

头痛:多见于早期,疼痛位于眼眶部位,随着病程迁延头痛常会逐步减轻。血管杂音:几乎每例都有,杂音如机器轰鸣样连续不断,夜晚及安静时尤为明显,常使患者难以忍受、烦躁不安,严重影响休息和睡眠。搏动性突眼。眼结膜充血与水肿。眼球运动障碍。在正

常情况下,海绵窦接受眶内的眼上及眼下静脉血流,并经岩上及岩下窦导出。当动脉与海绵窦交通时,动脉血注于海绵窦,眼上、眼下静脉内血液压力增高,其内的血液向前逆流岩上窦和岩下窦均被纤维组织形成的脑膜所束缚,可抵抗较高的血管内压,不易扩张,眶内静脉被松软的脂肪体所围绕,不能承受压力,所以海绵窦内的动脉血便逆流至眼上下静脉,使眼上、下静脉扩张。眶内静脉血回流阻力增加,引起各级静脉扩张,眶内组织水肿而出现一系列的体征。

【影像学表现】

X 线表现:患侧眼眶密度较高,少数病史较长者可见眶上裂增大。

CT 表现:表现为眼上静脉增粗,海绵窦增大,还可继发眼球突出,眼外肌增粗,眼睑肿胀;增强显示增粗的眼上静脉和增大的海绵窦明显强化(图 3-2-32)。

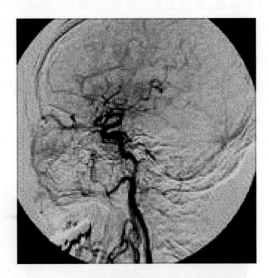

图 3-2-32　颈动脉海绵状瘘 DSA 影像表现

MR 表现:平扫能清楚显示增粗的眼上静脉和扩大的海绵窦。增强扫描不能提供更多的信息。

【首选检查】

头颈 CTA 血管成像,为首选筛选方法。

【检查方法分析比较】

头颅 CT 和 MR 检查:显示眼球突出及眶内眼静脉或颅内引流静脉增粗及伴随脑组织水肿。DSA 是最重要的确诊手段,检查时必须常规进行两侧颈内动脉及椎动脉造影,必要时补充颈外动脉造影,以利于明确诊断全面了解颈动脉海绵窦瘘供血和引流静脉情况。

十七、眼眶神经鞘瘤

【概述】

神经鞘瘤又称血旺细胞瘤,是由周围神经的鞘膜细胞形成的良性肿瘤。眶内分布有第Ⅲ、Ⅳ、Ⅵ对颅神

经和第Ⅴ对颅神经的第一、二支,这些神经的轴突外被覆神经鞘细胞,均可发生神经鞘瘤。该肿瘤是眶内较常见的良性肿瘤,好发于成年人。

【局部解剖】

局部解剖同图3-2-14。

【临床表现与病理基础】

慢性进展性无痛性眼球突出是常见的就诊原因,肿瘤好发于肌锥内或眶上部,导致眼球轴位突出或向下移位,可发生复视或斜视。肿瘤表浅者,可在眶周扪及肿物,表面光滑,中等硬度,实性或囊性感,轻活动,无触痛。缓慢视力下降。可因肿瘤较大压迫眼球后极部,眼轴缩短,引起远视和散光。继发脉络膜皱折、视盘水肿等。肿瘤发生在眶尖长期压迫视神经导致继发性视神经萎缩,引起视力减退,压迫眼外肌出现眼球运动受限等。个别病例肿块沿眶上裂长入颅内,造成头痛头胀等症状。

标本可见神经鞘瘤为边界清楚、包膜完整的椭圆形或梭形肿瘤,内部多有囊性变或出血。肿瘤位置较深,为一具有分叶的球形肿块,有时具有假囊。肿瘤切面上的外观和质地,均依其胶原的不同含量而各异;肿瘤内同时有实性细胞区和疏松黏液样组织区,在富含细胞的区域内,呈松软的脑髓样组织外观。在胶原型的纤维肉瘤中,组织的质地较硬且富含纤维。一般不出现类似于纤维样瘤的腱膜样病变(图3-2-33)。

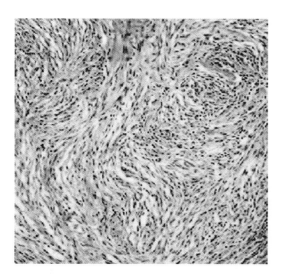

图3-2-33　眼眶神经鞘瘤病理表现

【影像学表现】

超声表现:超声显示为圆形、类圆形或不规则形状的占位病变,边界清晰,内回声较弱,分布欠均匀,肿瘤内可见片状无回声区,多少不等,为囊性变结构。

X线表现:肿瘤较大时可见眶腔密度增高,部分病例可见眶上裂扩大。

CT表现:眼球后肿块,形状多为长圆形,与颅内沟通时形成哑铃形,边界清楚光整,肿瘤实质密度较低,CT值为35HU左右,其内有不规则低密度区。增强检查,肿瘤中度强化。肿瘤多位于眶上部和眶后段,形状呈圆形、类圆形、圆锥形、串珠状、梭形、葫芦形、分叶状等,边界清晰、光滑(图3-2-34)。

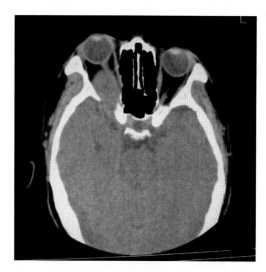

图3-2-34　眶内神经鞘瘤CT影像表现

MR表现:T1WI呈中低信号,T2WI可呈低、中或高信号,肿瘤内如有液化腔则信号不均一。

【首选检查】

CT为首选的检查方法。检查前准备及检查技术:同"脉络膜骨瘤"。

【检查方法分析比较】

CT检查:眶内密度均匀,瘤内如有囊性变,则密度偏低,少数肿瘤可完全囊性变;通过眶尖的骨质改变可间接提示肿瘤的颅内蔓延:眶上裂扩大、眶上裂骨质变薄并后翘等。

MR检查:运用脂肪抑制和增强技术可使肿瘤明显强化,液化腔强化,此技术还可清晰显示肿瘤颅内蔓延。神经鞘瘤也是最易经眶上裂向颅内蔓延的眶内肿瘤之一。

所以,首选的检查方法应为CT。

十八、泪腺混合瘤

【概述】

泪腺肿瘤在眶原发性肿瘤中发病率最高,而泪腺混合瘤又是其中最常见者,有良性及恶性两种。良性泪腺混合瘤多见于中年人,病程长,来源于泪腺管或腺泡,也可以起源于副泪腺及先天性胚胎组织残留。恶性泪腺混合瘤缺少或无完整的包膜,包块因与眶缘发生粘连而有压痛。瘤组织除有良性泪腺混合瘤的结构外,还有癌变的组织构成。瘤组织向眶内浸润,破坏骨质,可发生全身转移,严重者向颅内转移,危及生命。

泪腺混合瘤是泪腺上皮性肿瘤最多见的一种。泪腺上皮性肿瘤在眼眶原发性肿瘤中,其发病率报告不一,一般在10%~15%,国内报告为19.7%~25.4%。良性多形性腺瘤原称良性混合瘤,此瘤主要发生在成年人,平均发病年龄约41岁,无明显性别倾向。综合国内大样资料报告,多形性腺瘤占全部泪腺上皮性肿瘤的56.5%,接近国外统计的50%。

【局部解剖】

泪腺是由细管状腺和导管组成,它就是分泌泪液的器官。泪腺位于眼眶外上方泪腺窝里,分为上下两个部分:上部为眶部,也叫上泪腺,较大,形态很像杏仁,大约12mm×20mm;下部为睑部,也叫下泪腺,较小。泪腺有10~12条排泄管,泪液产生后就由这些排泄管排出(图3-2-35)。

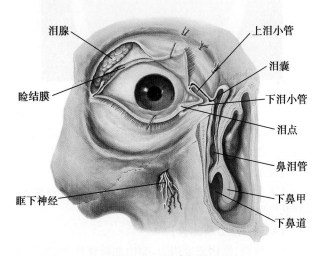

图3-2-35　泪腺解剖图

【临床表现与病理基础】

泪腺混合瘤80%为良性,但术后易复发,少数发生恶变。好发于中老年人,单眼发病。最常见表现为缓慢进展的无痛性眼球向下方突出,眼球向外上方运动受限,复视。恶性肿瘤则疼痛明显,肿块增大迅速。睑部泪腺起源的泪腺混合瘤,侵及上皮下及穹隆部结膜,肿块易于早期发现及扪及,又可引起上睑下垂。眶部泪腺混合瘤,早期无症状,随着肿瘤生长,在眼眶缘外上方可扪及硬而不规则肿块,有移动性,一般与皮肤、眶缘无粘连,继之眼球向前方及内下方移位突出,并有向外、向上运动障碍。视力障碍:早期视力无明显变化,可有复视。随着病程的发展,可有视力减退,其原因可有肿瘤压迫眼球引起明显散光,或是暴露性角膜炎,也可能是视神经受累。

肉眼形态为单个多叶性包块,周围有被膜,瘤细胞侵蚀包膜,导致表面可见多个小结节状突起,切面可见

软的黏液样区与纤维样组织。大部分的泪腺混合瘤在黏液性的实质中可见到腺管状组织,它是由2层上皮组织组成,内层上皮可分泌黏液物质,又可引起扁平上皮鳞状化生。外层细胞向黏液瘤样、纤维性或软骨样物质化生。从泪腺的腺泡或导管的上皮细胞发生腺瘤,又可惹起间质的各种变化,呈现复杂的组织改变。肿瘤的实质有丰富的透明质酸酶抗酸性粘多糖物质。肿瘤的包膜及肿瘤本身有明显纤维组织可以引起非异性炎症反应(图3-2-36)。

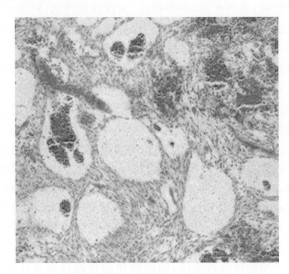

图3-2-36　泪腺混合瘤病理表现

【影像学表现】

超声表现:典型的良性多形性腺瘤超声显示为眶外上方圆形或类圆形占位病变,边界清楚、光滑,内回声多或中等而分布均匀,声衰减中等,无可压缩性。

X线表现:显示眶腔扩大或泪腺向外上方膨隆,边界清晰整齐。

CT表现:平扫表现为圆形或类圆形高密度块影,边界清楚,整齐,密度均匀。病变较大时冠状CT可显示骨吸收或骨缺损。增强表现为不均匀强化(图3-2-37)。

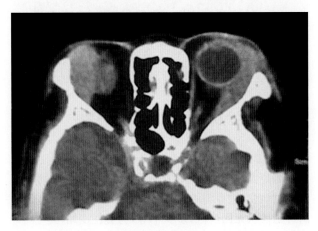

图3-2-37　双侧泪腺混合腺瘤CT影像表现

MR 表现：平扫 T1WI 呈中信号，T2WI 为高信号，但部分肿瘤 T2WI 信号较低，呈中信号。

【首选检查】

CT 为首选的检查方法。检查前准备及检查技术：同"脉络膜骨瘤"。

【检查方法分析比较】

超声检查：由于肿瘤压迫引起的泪腺窝扩大，在超声上显示为肿瘤后方局部向后突出，形成骨压迫征，这些声学特征非常符合多形性腺瘤的组织学所见。

CT 检查：CT 扫描在泪腺上皮性肿瘤的诊断中具有重要位置。CT 显示肿瘤位于眶外上方泪腺区，肿瘤呈膨胀性增长，圆形或类圆形高密度块影，边界清楚、光滑，内密度基本均质。泪腺窝骨壁可有压迫性改变（骨凹）及泪腺窝扩大。

MR 检查：MRI 对良性多形性腺瘤的诊断如同其他眼眶良性肿瘤一样，由于扫描多个角度，而使对肿瘤的空间位置了解地更清楚，增强后扫描显示肿瘤明显增强。

第三节 耳部疾病

一、外耳道乳头状瘤

【概述】

外耳道乳头状瘤（papilloma of external auditory canal）是发生于外耳道软骨部皮肤的良性肿瘤，是其鳞状细胞或基底细胞长期受刺激增殖的结果，恶变发生率 2% 左右。中国南方发病率较高，且男性多见。

【局部解剖】

外耳道是一条自外耳门至鼓膜的弯曲管道，全长约 2.1～2.5cm。外 1/3 为软骨部，内 2/3 为骨性部。外耳道内表面覆有一层皮肤，与下方的软骨膜或骨膜紧贴，不易移动（图 3-3-1）。

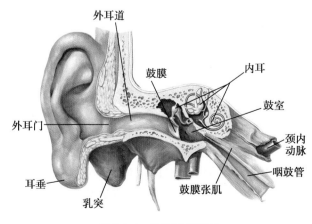

图 3-3-1 外耳道解剖图

【临床表现与病理基础】

主要表现为耳痒、耳胀、耳内阻塞感、听力障碍及挖耳出血，有感染者可充血肿胀呈肉芽状，增殖迅速者可侵犯中耳和乳突，偶在耳廓后下形成瘘管，病理表现为基底细胞层增殖（图 3-3-2）。

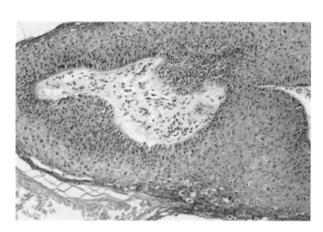

图 3-3-2 外耳道乳头状瘤病理表现

【影像学表现】

CT 表现：可见较高密度的软组织影，边界清楚，增强扫描呈均匀中等强化。若周围骨质破坏或术后复发者则应考虑恶变的可能性。

MR 表现：MR 表现为外耳道等 T1WI 长 T2WI 信号，增强扫描强化明显（图 3-3-3）。

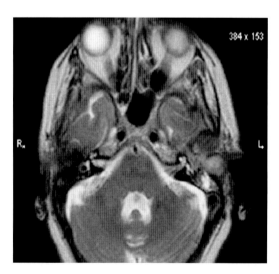

图 3-3-3 外耳道乳头状瘤 MR 影像表现

【首选检查】

MRI 是此病的首选影像学检查方法。

扫描前准备：扫描前向患者解释检查过程及可能出现的情况；要求患者摘除所以含金属物品（活动义齿、助听器、发夹、项链等）；确保患者无检查禁忌证，提供耳塞，需要增强扫描的患者，扫描前建立静脉通道。

检查技术：以快速三平面定位像定位，常规扫描横断面和冠状面 T2WI。扫描范围包括双侧桥小脑角、听神经内耳迷路区域。成像参数：2D FSE T2WI：NPW；TR/TE：6000～8000ms/200～300ms；FOV：16cm×16cm；层厚/层间距：3mm/0mm；回波链（ETL）：16；矩阵：256×256 或 320×256；激励次数：6NEX；Sat：SI；频率方向：S/I。

【检查方法分析比较】

CT 检查：CT 缺乏对此病特征性的影像学表现，对于乳头状瘤恶变引起的骨质破坏显示效果较好。

MR 检查：是本病确诊的首选影像检查。MRI 具有多方位、多序列的扫描特点，对乳头状瘤本身的显示以及邻近结构的改变具有较好的显示效果，与 CT 结合则能提供较大的诊断信息。

二、外耳道胆脂瘤

【概述】

外耳道胆脂瘤（external auditory canal cholesteatoma，EACC）是外耳道内由角化上皮和胆固醇混合形成的良性病变，可分为先天性和继发性两类，前者多合并先天性外耳道畸形，后者多由外耳道炎症引起。继发性胆脂瘤多见于中老年人，其绝大多数为单侧发病，也可双耳发病。

【局部解剖】

局部解剖同图 3-3-1。

【临床表现与病理基础】

早期多无不适症状，随着病灶的发展和骨质破坏可出现耳痛、听力下降等症状，破坏乳突、鼓窦及上鼓室可引起听力障碍，累及面神经和鼓索神经可引起周围性面瘫、味觉障碍等。病理表现为皮肤脱屑、胆固醇结晶堆积、上皮包裹所形成的囊状团块。团块的内层为复层鳞状上皮，囊的外层为纤维组织，与周围组织连接紧密。胆脂瘤中的成纤维细胞产生的胶原酶能破坏骨质的胶原，导致骨质破坏外耳道扩大（图 3-3-4）。

【影像学表现】

X 线表现：平片可显示骨质的破坏情况。

CT 表现：外耳道扩大明显呈烧瓶状，其内可见软组织密度灶，骨壁轻度破坏或正常，鼓室可受累，严重者侵及乳突、上鼓室可累及面神经（图 3-3-5、图 3-3-6）。

MR 表现：是本病的首选影像检查。MRI 显示为不均匀的等 T1WI 稍长 T2WI 信号，包膜呈低信号，增强扫描可见包膜强化，但内部无强化（图 3-3-7）。

【首选检查】

MR 检查是外耳道胆脂瘤的首选影像检查。检查前准备及检查方法：同"外耳道乳头状瘤"。

【检查方法分析比较】

X 线检查：平片可显示骨质的破坏情况，但无特异

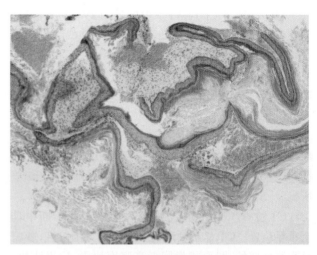

图 3-3-4　外耳道胆脂瘤病理表现

性，诊断价值有限。

CT 检查：能显示外耳道软组织影和膨隆性骨质破坏。

MR 检查：是外耳道胆脂瘤的首选影像检查。MRI 对胆脂瘤本身和合并的感染显示优于 CT，但对骨质破坏显示欠佳。

三、外耳道鳞状细胞癌

【概述】

外耳道鳞状细胞癌是外耳道的恶性肿瘤，其病因可能与慢性外耳道炎或慢性中耳炎的炎性刺激有关。耳廓病变确诊时平均年龄为 65～70 岁，男性略多见。外耳道内肿瘤的发病年龄为 52～55 岁，女性略多。

【局部解剖】

局部解剖同图 3-3-1。

【临床表现与病理基础】

外耳道鳞状细胞癌早期表现为屑状斑丘疹，有痒感，搔抓易引起出血，逐步发展为硬结，之后表面糜烂、溃烂或形成菜花样肿物。初期无疼痛，晚期侵及软骨膜时疼痛较明显。耳廓鳞癌发展缓慢，发生转移亦较晚，最常发生转移的部位为腮腺淋巴结，其次为颈静脉二腹肌淋巴结及颈后上淋巴结。外耳道鳞状细胞癌通常表现出显著的角化。起源于外耳道者，通常可见来自于外耳道表皮的证据。起源于外耳道深部者，通常伴有来源于中耳的病变及鼓膜融解（图 3-3-8）。

【影像学表现】

CT 表现：为软组织密度影，以外耳道外壁为中心向外生长，与邻近组织分界不清，呈浸润性生长，增强后表现为明显不均匀强化（图 3-3-9）。

MR 表现：在 T1WI 上表现为等信号或低信号，病灶较大时，中央有液化坏死，故 T2WI 多为不均匀信号影，增强呈明显强化（图 3-3-10）。

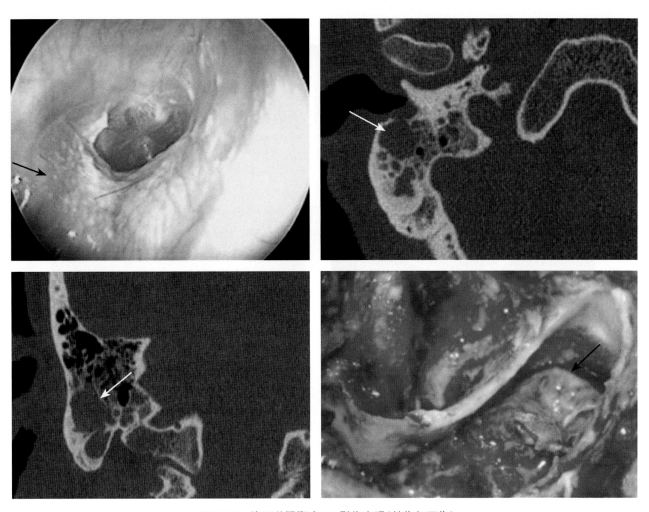

图 3-3-5 外耳道胆脂瘤 CT 影像表现（轴位与冠位）

病灶具体位置如箭头所示

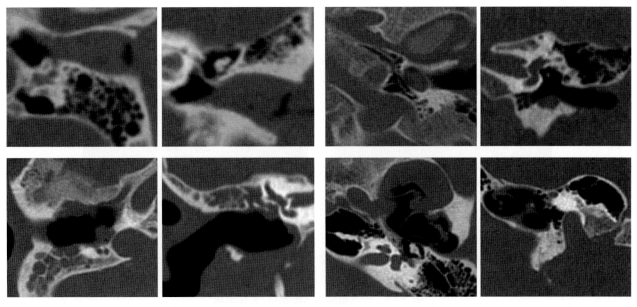

图 3-3-6 外耳道胆脂瘤颞骨 CT 影像表现

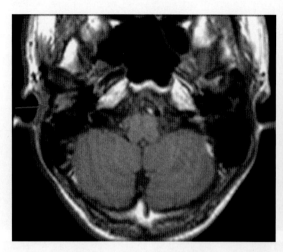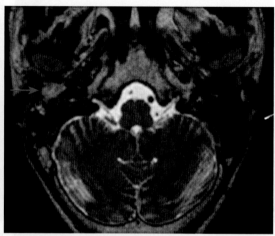

图 3-3-7　外耳道胆脂瘤 MR 影像表现

病灶影像表现如箭头所示

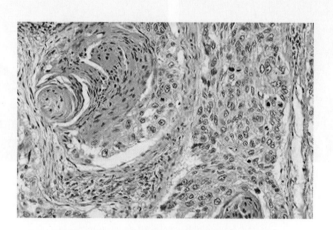

图 3-3-8　外耳道鳞状细胞癌病理表现

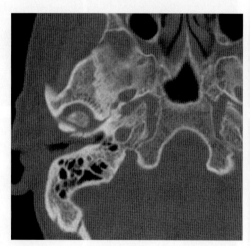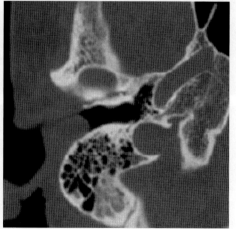

图 3-3-9　外耳道鳞状细胞癌 CT 影像表现

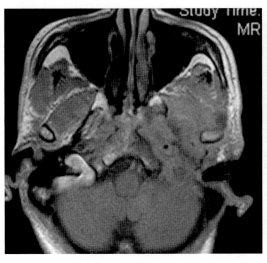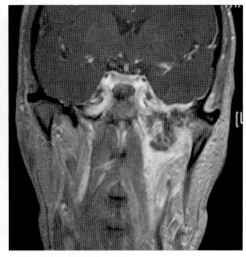

图 3-3-10　外耳道鳞状细胞癌 MR 影像表现

【首选检查】

MR 检查是外耳道鳞状细胞癌的首选影像检查。检查前准备及检查方法:同"外耳道乳头状瘤"。

【检查方法分析比较】

X 线检查:平片可显示骨质的破坏情况,诊断价值有限。

CT 检查:可显示外耳道软组织影和虫蚀样骨质破坏。

MR 检查:是外耳道鳞状细胞癌的首选影像学检查。MRI 对显示肿瘤及其范围优于 CT,但对骨质破坏显示欠佳。

四、外耳道先天性闭锁

【概述】

外耳道先天性闭锁系胚胎发育异常所致,以骨性闭锁最多见,膜性闭锁少见,可为单侧或双侧,双侧发病者多不对称。先天性小耳及外耳道闭锁常同时发生,前者系第 1、2 鳃弓发育不良引起,后者系第 1 鳃沟发育障碍所致,可能伴有第 1 囊发育不全所引起鼓室、咽鼓管甚至乳突发育畸形等。

【局部解剖】

局部解剖同图 3-3-1。

【临床表现与病理基础】

主要临床表现为传导性耳聋。一般可按畸形发生的部位和程度分为 3 级。第 1 级:耳廓小于正常各部尚可分辨,外耳道存在或部分闭锁,鼓膜存在。听力尚可。第 2 级:耳廓基呈条索状突起,相当于耳轮,外耳道闭锁,鼓膜及锤骨柄未发育。锥砧二骨融合者占 1/2。镫骨已育或未育。此为临床常见类型,约为第 1 级的 2 倍,呈传导性耳聋。第 3 级:耳廓残缺,仅有零星而规则的突起。外耳道,听骨链畸形,有内耳功能障

碍,发病率最低,约占 2%。第 2、3 级畸形可能伴发颌面发育不全称 Treocher Collins 综合征,其特点为掩、颧、上颌、下颌、口、鼻等积形。伴小耳、外耳道闭锁及听骨畸形。

病理表现为正常的外耳道结构消失,代之以骨性或膜性封闭。因鼓室发育不良致颞颌关节后移和面神经管乳突段前移,有时可见异常走行的骨性通道或异常位置的外耳道开口(图 3-3-11)。

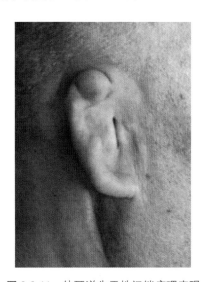

图 3-3-11　外耳道先天性闭锁病理表现

【影像学表现】

X 线表现:可显示外耳道的骨性整体观,诊断价值有限。

CT 表现:骨样高密度代替外耳道或软组织密度阴影,充填外耳道并于外耳道皮肤相连,骨性外耳道严重狭窄(图 3-3-12)。

【首选检查】

CT 为首选影像学检查方法。

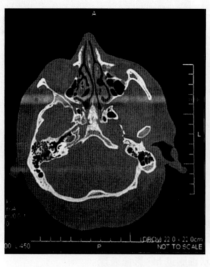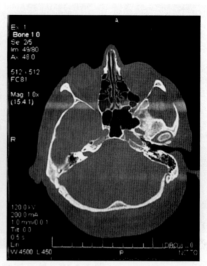

图 3-3-12　外耳道先天性闭锁 CT 影像表现

检查技术：常规行高分辨率 CT 检查，能很好地显示骨的细微解剖结构特点。扫描体位横断面与冠状面相结合，根据病变大小和需要采用 1～3mm 层厚进行连续扫描。冠状面扫描：仰卧位，将肩背垫高，头尽量后仰，使基准面与台面平行。用于观察外耳道上下壁、中耳和内耳结构；横断面扫描：仰卧位，平行于基准平面扫描，扫描范围包括整个岩锥，观察外耳道前后壁，上鼓室内的锤、砧骨关系，乳突窦入口、耳蜗，以及咽鼓管、颈动脉管，颈静脉孔和舌下神经管等颅底结构。

【检查方法分析比较】

X 线检查：诊断价值不大。

CT 检查：可以明确闭锁的性质、部位、程度，中耳鼓室、听骨链、乳突以至内耳是否伴有畸形，是外耳道先天性闭锁的首选检查。

MR 检查：MRI 显示欠佳，诊断价值有限。

五、外耳道错构瘤

【概述】

错构瘤是由一种或多种分化成熟的组织成分构成，结构紊乱且呈局限生长的瘤样病变，多发生于纵隔、肺，较少见于耳鼻咽喉部，尤其以喉部和中耳最为少见，临床易误诊。

【局部解剖】

局部解剖同图 3-3-1。

【临床表现与病理基础】

多表现为耳部肿块，大多表面光滑，为暗红色，生长缓慢，逐渐长大时出现耳部或邻近组织、器官受压症状。病理检查可见耳部错构瘤主要由软骨、脂肪、血管及纤维组织等间叶组织组成。

【影像学表现】

超声表现：因不同病理类型有不同表现：以脂肪等为主者可见中至高或中弱回声区，包块呈不规则的椭圆形，其内有多个片状光团相互融合；以囊性为主者可见回声区内较强的分布不均的光点，伴多个不等圆形无回声区；以血管成分为主者可见较强的分布不均的光点，以及少许无回声区或点状无回声区，超声检查后的表现和其病理切片的表现基本一致，能很好地反映出病变的性质。

CT 表现：病变呈卵圆形的软组织密度增高或降低的块状影，密度均匀表面光滑，增强扫描，肿块强化（图 3-3-13）。

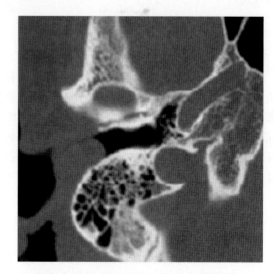

图 3-3-13　外耳道错构瘤 CT 影像表现

MR 表现：T1WI 为中低信号软组织影，T2WI 呈高信号，增强边界强化不明显。

【首选检查】

CT 检查为外耳道错构瘤的首选检查。检查前准备及检查方法：同“外耳道先天性闭锁”。

【检查方法分析比较】

超声检查:能反映病变的性质。

CT 检查:CT 可很好的显示软组织密度增高或降低,增强后信号明显增强。

MR 检查:MRI 的特异性不强,只能辅助诊断。

第四节　鼻与鼻窦疾病

一、急性鼻窦炎

【概述】

急性鼻窦炎是鼻窦黏膜的一种急性化脓性炎症,常继发于急性鼻炎。急性鼻窦炎多由上呼吸道感染引起,细菌与病毒感染可同时并发。所有人群均易发生急性鼻窦炎,低龄、年老体弱者更多见。成人通常平均每年感染 2～5 次,儿童每年可发病 6～10 次(学龄儿童平均高达每年 12 次)。本病影响病患的生活质量,可能会导致下呼吸道感染,严重者有可能引起眼眶、颅内并发症。

【局部解剖】

鼻腔是由骨和软骨及其表面被覆的黏膜和皮肤构成。鼻腔内衬黏膜并被鼻中隔分为两半,向前通外界处称鼻孔,向后通鼻咽处称鼻后孔。每侧鼻腔又分为鼻前庭和固有鼻腔,两者以鼻阈为界。鼻阈为皮肤与黏膜的交界处,鼻前庭壁由皮肤覆盖,生有鼻毛,有滤过和净化空气功能,因其缺少皮下组织且富有皮脂腺和汗腺,所以它不但是疖肿的好发部位而且发病时疼痛剧烈。

鼻中隔由筛骨垂直板、犁骨和鼻中隔软骨构成支架,表面覆盖黏膜而成,位置通常偏向一侧。鼻腔外侧壁自上而下可见上、中、下三个鼻甲突向鼻腔,上鼻甲与中鼻甲之间称上鼻道,中鼻甲与下鼻甲之间为中鼻道,下鼻甲下方为下鼻道。上鼻甲的后上方多数人有最上鼻甲。最上鼻甲或上鼻甲的后上方与蝶骨体之间的凹陷为蝶筛隐窝。切除中鼻甲,可见半月裂孔,它是位于中鼻道中部凹向上方的弧形裂隙,该裂隙的前上方有筛漏斗通额窦,上方圆形隆起为筛泡,其内为中筛窦。鼻泪管位于下鼻道的前上方(图 3-4-1)。

【临床表现与病理基础】

局部症状可有鼻阻塞、脓涕、局部疼痛和头痛等。全身症状:畏寒发热、周身不适、精神不振、食欲减退等,以急性牙源性上颌窦炎的全身症状较剧。儿童发热较高,严重者可发生抽搐、呕吐和腹泻等全身症状。

早期为急性卡他期,黏膜短暂贫血,继而血管扩张,渗透性增加,黏膜红肿,上皮肿胀,纤毛运动迟缓,上皮下层有多形核白细胞和淋巴细胞浸润,分泌物为

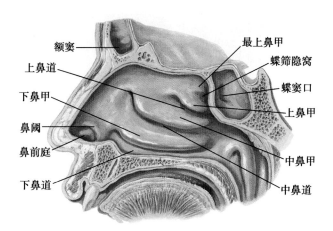

图 3-4-1　鼻腔解剖图

浆液性或黏液性。后即转入化脓期,窦腔黏膜水肿及血管扩张加重,炎性细胞浸润更为明显,分泌物变为粘脓性,时间越久,充血越重,毛细血管可破裂出血,由于水肿压迫,使血液供应不足,可发生纤毛上皮细胞坏死脱落,此时分泌物为黄色脓液(图 3-4-2)。

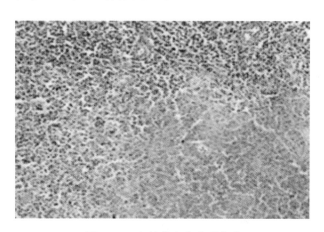

图 3-4-2　急性鼻窦炎病理表现

【影像学表现】

鼻内镜检查:鼻腔内可见脓液,鼻腔黏膜充血水肿。

X 线表现:急性期表现为窦腔密度增高,可见窦腔内有液平面,借助腔内气体可见黏膜增厚(图 3-4-3)。

CT 表现:急性期表现为鼻甲肥大,鼻腔、鼻窦黏膜增厚,窦内分泌物潴留,呈液-气平面,可随体位改变。平扫分泌物呈低密度或与黏膜密度相似,增强后黏膜明显强化。

MR 表现:急性期窦腔内渗出液为浆液,含蛋白等有形成分较少,T1WI 低信号,T2WI 高信号;若蛋白含量较高则 T1WI 为等或高信号,T2WI 为高信号。

【首选检查】

X 线鼻颏位和鼻额位摄片,为首选筛查方法。

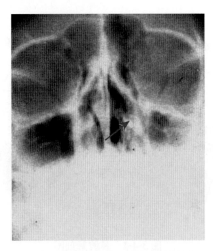

图 3-4-3　急性鼻窦炎 X 线平片影像表现

病灶位置如红色箭头所示

【检查方法分析比较】

X 线检查：X 线鼻颏位和鼻额位摄片有助于诊断，急性鼻窦炎时可显示鼻窦黏膜肿胀、窦腔混浊、透光度减弱，有时可见液平面。

CT 检查：可见鼻窦内液平面或软组织密度影。CT 由于其分辨率高，观察病变较为细致和全面，是目前诊断急性鼻窦炎的较好指标。

MR 检查：可见鼻窦内长 T2WI 信号，可以与鼻窦软组织影相鉴别。

急性鼻窦炎可根据上述典型的临床症状，通过常规 X 线鼻颏位和鼻额位摄片，可初步筛查，CT 及 MRI 分别鉴于昂贵的费用与辐射损伤也不宜作为首选。而平片既有一定的诊断价值并且经济，所以急性鼻窦炎的首选筛查方法为 X 线鼻颏位和鼻额位摄片。

二、慢性鼻窦炎

【概述】

慢性鼻窦炎是鼻窦的慢性化脓性炎症。较急性者多见，常为多个鼻窦同时受累。慢性鼻窦炎多因对急性鼻窦炎治疗不当，或对其未予彻底治疗以致反复发作，迁延不愈，使之转为慢性，此为本病的首要病因。

【局部解剖】

局部解剖同图 3-4-1。

【临床表现与病理基础】

局部症状可有脓涕、鼻塞、嗅觉障碍、头痛等症状，由于脓涕流入咽部和长期用口呼吸，常伴有慢性咽炎症状，如痰多、异物感或咽干痛等，若影响咽鼓管，也可有耳鸣、耳聋等症状。全身症状较轻缓或不明显，一般可有头昏、易倦、精神抑郁、萎靡不振、食欲缺乏、失眠、记忆力减退、注意力不集中、工作效率降低等症状。极少数病例若已成为病灶者，可有持续低热。

病理上表现为黏膜增厚，固有膜水肿，血管壁增厚，管腔狭窄甚至闭塞，间质内有较多圆形细胞浸润；转入慢性期后，部分黏膜被破坏，常伴有鳞状上皮化生和肉芽组织形成，固有膜明显增厚，其内有大量淋巴细胞、浆细胞浸润，局部可有息肉形成。鼻窦炎性病变严重时，可扩散并侵犯邻近组织引起骨髓炎、眼眶蜂窝织炎、软脑膜炎和脑脓肿等，甚至导致败血症(图 3-4-4)。

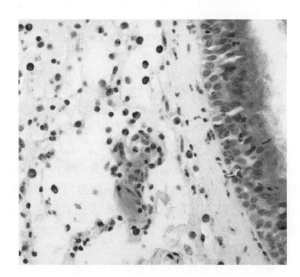

图 3-4-4　慢性鼻窦炎病理表现

【影像学表现】

X 线表现：表现为黏膜增厚明显，沿窦腔呈环形密度增高影，也可呈凹凸不平的息肉状；黏膜下皮质白线消失。邻近骨壁增厚硬化，也可为骨壁吸收，白线模糊不清(图 3-4-5)。

CT 表现：平扫分泌物呈低密度或与黏膜密度相似，常见窦壁骨质硬化增厚或骨质吸收。增强后黏膜明显强化，可与低密度分泌液区别。

MR 表现：增厚的黏膜 T1WI 等信号，T2WI 高信号。

【首选检查】

X 线鼻窦摄片，为首选筛查方法。

【检查方法分析比较】

慢性鼻窦炎可根据上述典型的临床症状，通过常规 X 线鼻颏位和鼻额位摄片，可初步筛查，CT 及 MRI 分别鉴于昂贵的费用与辐射损伤也不宜作为首选。而平片既有一定的诊断价值并且经济，所以慢性鼻窦炎的首选筛查方法为 X 线鼻颏位和鼻额位摄片。

三、鼻　息　肉

【概述】

鼻息肉是鼻部常见疾病，是鼻腔内的赘生的良性组织，严重时可堵塞鼻腔。它是由极度水肿的鼻腔鼻窦黏膜在重力作用下逐渐下垂形成，多数认为慢性感染和变态反应是致病的可能原因。发病率占总人口

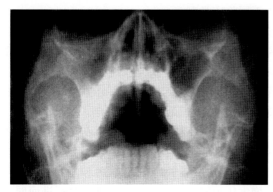

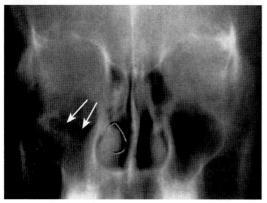

图 3-4-5　慢性鼻窦炎 X 线平片影像表现
病灶位置如白色箭头所示

1％～4％。可单发或多发。鼻息肉复发倾向强，术后复发率可达 15％～40％。

【局部解剖】

局部解剖同图 3-4-1。

【临床表现与病理基础】

主要症状为持续性鼻塞，嗅觉减退，闭塞性鼻音，睡眠打鼾和张口呼吸；可有流涕，头痛，耳鸣、耳闷和听力减退。黏液性息肉，颇似剥皮葡萄状或鲜荔枝肉状，表面光滑半透明，呈粉红色，有细带多来自中鼻道，触之柔软活动；出血性息肉（较少）表面光滑，充血，触之软而易出血；纤维性息肉呈灰白色，表面光滑，触之较实不易出血；多发性息肉常来自筛窦，单个息肉多从上颌窦内长出，坠入后鼻孔称"后鼻孔息肉"；鼻息肉增多变大，长期不予治疗，可致鼻背增宽形成"蛙鼻"。

鼻息肉由高度水肿的鼻黏膜构成。上皮为假复层柱状纤毛上皮，也有部分上皮化生为鳞状上皮，系长期外界刺激所致。上皮下为水肿的疏松结缔组织，其间有浸润的炎性细胞，包括浆细胞、嗜中性细胞、嗜酸细胞和淋巴细胞等。其中嗜酸细胞浸润是鼻息肉组织学的一个明显特点。以往根据组织学构成的不同，又常将鼻息肉分成三种病理类型：水肿型、腺泡型和纤维型。前两型主要是炎性细胞浸润、血管渗出增多、腺体分泌旺盛的结果，后者则源于成纤维细胞和胶原纤维

增生。其完整的病变变化规律是：圆细胞浸润于鼻窦黏膜，固有层水肿，进一步引起黏膜限局性突起，并有腺体在局部增生。突起的黏膜由于固有层水肿逐渐加重，可经窦口膨入鼻腔并继续生长。此为活跃阶段，其中有的可演变纤维型即终末阶段（图 3-4-6）。

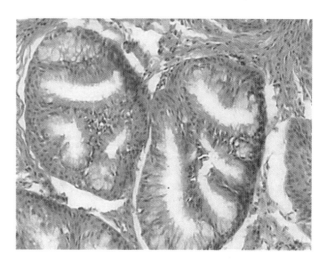

图 3-4-6　鼻息肉病理表现

【影像学表现】

X 线表现：鼻腔可见软组织充填，或窦腔浑浊，密度增高。

CT 表现：表现为窦腔或鼻窦内软组织密度影，边缘光滑，局限于鼻窦者，多见上颌窦，密度均匀，有蒂为典型表现；鼻窦炎伴息肉时，鼻息肉多起自筛窦和上颌窦，可见鼻窦黏膜增厚、窦腔内分泌物及鼻腔软组织肿块，增强检查呈轻度线条状强化，代表包绕鼻息肉的黏膜。当息肉充满窦腔时，窦壁呈膨胀性改变，偶可见骨质吸收或硬化（图 3-4-7）。

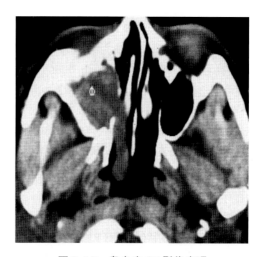

图 3-4-7　鼻息肉 CT 影像表现

MR 表现：鼻息肉 T1WI 呈中等信号，T2WI 为高信号，增强不强化或呈线条状轻度强化。若为出血性

息肉则 T1WI 及 T2WI 信号混杂,增强扫描有不同程度的强化。

【首选检查】

CT 为首选检查方法。

【检查方法分析比较】

X 线因只能观察病变大致情况,已基本被 CT、MR 取代。CT 与 MRI 冠状位图像可同时显示鼻腔及鼻窦息肉及相互关系,为较好的检查方法。

四、真菌性鼻窦炎

【概述】

真菌性鼻窦炎又称霉菌性鼻窦炎,是耳鼻喉科临床常见的一种特异性感染性疾病。传统观点认为,真菌鼻窦炎多在机体长期使用抗生素、糖皮质激素、免疫抑制剂或接受放射治疗等情况下发生,也可在一些慢性消耗性疾病如糖尿病、烧伤致机体抵抗力下降时发生。

【局部解剖】

鼻窦炎是鼻腔周围含气颅骨的腔,开口于鼻腔。窦壁衬以黏膜并与鼻腔黏膜相移行。鼻窦炎有 4 对,左右相对分布,包括额窦、筛窦、蝶窦和上颌窦。有温暖、湿润空气及对发音产生共鸣的作用。其中额窦开口于中鼻道;筛窦包括前中后三个筛窦,除后筛窦开口于上鼻道,其余两个开口于中鼻道;蝶窦分别开口于左、右蝶筛隐窝;上颌窦开口于中鼻道的半月裂孔(图 3-4-8)。

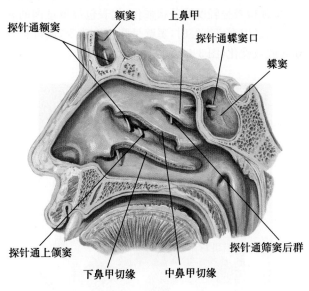

图 3-4-8   鼻窦解剖图

探针通额窦 · 额窦 · 上鼻甲 · 探针通蝶窦口 · 蝶窦 · 探针通上颌窦 · 下鼻甲切缘 · 中鼻甲切缘 · 探针通筛窦后群

【临床表现与病理基础】

真菌性鼻窦炎先单侧鼻窦起病,以上颌窦发病率最高,其次为蝶窦、筛窦,额窦罕见。根据病理特征可分为不同临床类型:

真菌球:临床表现似慢性鼻窦炎,如单侧鼻塞、流脓涕,或有恶臭等。亦可不表现任何症状,仅在鼻窦影像学检查时发现。真菌球发展较大者,可有面部隆起和疼痛(压迫眶下神经),少有脓血涕和周围结构如眼眶受累症状,一般无全身症状。

变应性真菌性鼻-鼻窦炎:临床表现为眶侧或颌面部缓慢进展的隆起,隆起无痛、固定、质硬和呈不规则形,酷似鼻窦黏液囊肿、黏液脓囊肿和恶性肿瘤。隆起不断增大压迫眼眶则引起眼球突出、移位,进而眼球活动受限、复视、上睑下垂等。个别严重者可出现眶周软组织肿胀、疼痛,累及眶内和视神经可致视力减退或失明。

急性侵袭性真菌性鼻-鼻窦炎:临床表现为发热、鼻腔结构破坏、坏死、大量脓性结痂、眶周及面颊部肿胀、疼痛(侵犯眶下神经),或眼球突出、结膜充血、眼肌麻痹、视力减退及眶后疼痛等,或腭部缺损,或剧烈头痛、颅内高压、癫痫、意识模糊或偏瘫等,或眶尖综合征、海绵窦血栓性静脉炎等,若不及时诊治,可在数日内死亡。

慢性侵袭性真菌性鼻-鼻窦炎:本临床表现与非侵袭型真菌性鼻-鼻窦炎相似,后期病变侵犯不同部位时,引起相应症状,临床表现与急性侵袭性真菌性鼻-鼻窦炎相似,但这种侵犯是缓慢进行性的。因此,进展缓慢、病程较长是与急性侵袭性真菌性鼻-鼻窦炎的主要鉴别点。

真菌性鼻-鼻窦炎从病理学角度分为两大类型:非侵袭型真菌性鼻-鼻窦炎和侵袭型真菌性鼻-鼻窦炎。非侵袭型者又依据其不同病理改变分为真菌球和变应性真菌性鼻-鼻窦炎。侵袭型者则分为急性侵袭性真菌性鼻-鼻窦炎和慢性侵袭性真菌性鼻-鼻窦炎。非侵袭型真菌性鼻-鼻窦炎病理学特征是真菌感染局限在鼻窦腔内,黏膜和骨壁内无真菌侵犯。侵袭型真菌性鼻-鼻窦炎病理学特征是真菌感染不仅位于鼻窦腔,同时侵犯鼻窦黏膜和骨壁,并向鼻窦外周围结构和组织如眼眶、前颅底或翼腭窝等发展,鼻窦内病变大体特征是表现为坏死样组织、干酪样物或肉芽样物,并有大量黏稠分泌物,或血性分泌物。镜下特征是见大量真菌。鼻窦黏膜和骨质可见真菌侵犯血管,引起血管炎、血管栓塞、骨质破坏和组织坏死等(图 3-4-9)。

【影像学表现】

X 线表现:表现为黏膜增厚明显,沿窦腔呈环形密度增高影,也可呈凹凸不平的息肉状;黏膜下皮质白线消失。邻近骨壁增厚硬化,也可为骨壁吸收,白线模糊不清(图 3-4-10)。

CT 表现:真菌性者多单侧发生,以上颌窦多见,表

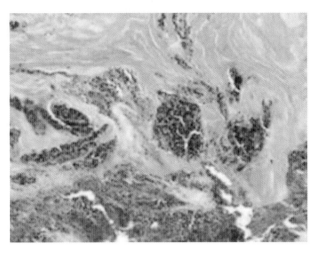

图 3-4-9　真菌性鼻窦炎病理表现

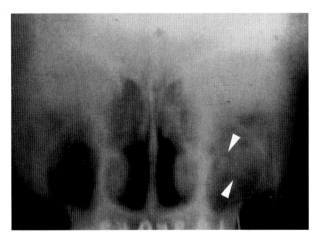

图 3-4-10　非侵袭性真菌性鼻窦炎 X 线平片影像表现
病灶位置如白色箭头所示

现窦腔内充填软组织影伴窦口区点状及片状致密影,窦壁骨质增生硬化为主,也可见骨质破坏;侵袭性真菌性鼻窦炎表现为窦腔内软组,密度影,伴窦壁骨质增生硬化及破坏,邻近结构如眼眶,翼腭窝,颅内受累。

MR 表现:鼻腔、鼻窦软组织结节影,T1WI 呈稍低或等信号,T2WI 病变多为低信号。侵袭性者伴有窦壁骨质破坏则需与肿瘤、恶性肉芽肿鉴别,其主要鉴别点是本病有钙化。

【首选检查】

CT 为首选检查方法。

【检查方法分析比较】

X 线检查:因只能观察病变大致情况,已基本被CT、MRI 取代。

CT 检查:鼻窦 CT 有助于明确病变范围,有助于明确局部骨质变化情况,有助于与鼻腔肿瘤相鉴别。CT 由于其较高的分辨率,观察病变较为细致和全面。

MR 检查:MRI 对鼻窦内软组织和液体有较好的区分度。

五、鼻窦黏膜下囊肿

【概述】

鼻窦黏膜下囊肿又称为黏液腺（潴留）囊肿,系液体潴留于黏膜下疏松结缔组织中形成,又称间质囊肿,常见于上颌窦。可单发或多发,一般较小,不充满窦腔。类圆形,囊肿壁较薄,囊内可为浆液或黏液。

【局部解剖】

局部解剖同图 3-4-8。

【临床表现与病理基础】

临床上大多无症状,常为鼻窦平片检查所发现,偶因囊肿破裂时鼻腔内流黄水。鼻窦黏膜下囊肿为窦壁黏膜下的腺体轻度炎症或变态反应后,使腺体导管开口阻塞,黏液潴留,腺体扩大而形成;或因黏膜息肉样囊变,此种囊肿多位于黏膜下。这种囊肿常见于上颌窦,额窦和蝶窦次之(图 3-4-11)。

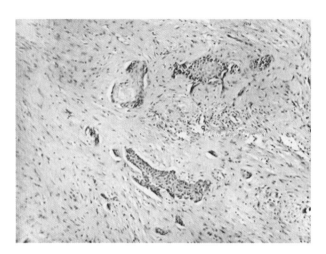

图 3-4-11　鼻窦黏膜下囊肿病理表现

【影像学表现】

X 线表现:表现为窦腔透亮度的减低,不同程度的窦腔扩大,骨质变薄及窦壁骨质的吸收、破坏。

CT 表现:软组织密度占位于附近窦壁内侧,密度均匀,近于水的密度,无增强,边缘光滑锐利。相邻窦壁骨质无异常改变(图 3-4-12)。

MR 表现:肿块边缘光滑,圆顶状,T1WI 低信号,T2WI 高信号,信号均匀。黏膜下囊肿呈球状,多位于窦壁底部,大者可占据大半个窦腔,但其余黏膜多无增厚改变,T1WI 呈中等信号,T2WI 呈高信号,粘蛋白含量高时。T1WI 和 T2WI 均可显示高信号,其内容物十分黏稠时,均呈现为低信号。

【首选检查】

CT 为首选筛查方法。

【检查方法分析比较】

X 线检查:能显示骨质的吸收、破坏。

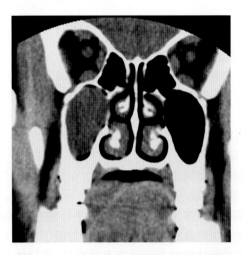

图 3-4-12　鼻窦黏膜下囊肿 CT 影像表现

CT 检查：可清晰显示窦腔膨大、骨质变薄，囊肿轮廓光滑完整，骨质的吸收、破坏，囊肿突入到邻近结构的情况。CT 检查能准确、全面显示鼻窦黏液囊肿的骨质改变，又能显示其特征性，对于黏液囊肿的诊断和鉴别有重要意义。

MR 检查：能通过 MR T1WI、T2WI 信号的变化有诊断和鉴别诊断的作用。

六、鼻窦黏液囊肿

【概述】

鼻窦囊肿是指原发于鼻窦内或来源于牙或牙根并向上颌窦内发展的囊性肿物。鼻窦黏液囊肿为鼻窦囊肿中最常见者。多发于筛窦，其次为额窦，上颌窦较少见，原发于蝶窦罕见。本病多见于青年和中年人，10 岁以下儿童不患此病。本病多为单侧。囊肿增大可累及其他鼻窦。囊肿可继发感染演变成脓肿，危险性极大。多认为是鼻窦自然开口完全堵塞，窦内分泌物积留，以致逐渐形成黏液囊肿。

【局部解剖】

局部解剖同图 3-4-8。

【临床表现与病理基础】

早期可无任何不适，以后黏液囊肿逐渐增大，压迫囊壁，可引起头痛。若突入眶内可使眼球移位，并有复视、流泪、视力障碍等症状。囊肿发生于筛窦者眼球向外移位，发生于额窦者眼球向外下方移位。蝶窦黏液囊肿症状复杂，可致眼球突出，并因压迫眶尖而致失明、眼肌麻痹、眼部感觉障碍和疼痛等病征，称为眶尖综合征。若囊肿向上发展压迫脑垂体，可引起闭经、性欲减退、尿崩等内分泌失调现象；若压迫颈内动脉还可致该动脉发生血栓；若蝶窦黏液囊肿自然向前壁破溃，黏液排出到鼻腔（自发间歇性清亮鼻溢），则以上症状可暂时缓解，此现象有重要诊断意义。脓

囊肿除上述局部症状外还可出现高热及周身不适等症状。

黏液囊肿壁即囊腔膜因受压而变薄，纤毛柱状上皮变为扁平形，黏膜下层可见炎性细胞浸润，有时呈现息肉或纤维性变。囊肿内容为淡黄、棕褐或淡绿等色的黏稠液体，内含胆固醇。鼻窦骨壁变薄或破坏。

【影像学表现】

X 线表现：对诊断不明确或怀疑有其他病变者，可协助定位和诊断。

CT 表现：典型表现是窦腔膨大，骨质变薄外移或部分消失，腔内，密度较低且均匀，轮廓规则。增强检查囊肿无强化（图 3-4-13、图 3-4-14）。

MR 表现：囊内液体信号取决于囊液中的蛋白含量，黏蛋白少、水分多则 T1WI 位中低信号，T2WI 为高信号；黏蛋白较多时 T1WI 及 T2WI 均为中等或高信号。

【首选检查】

CT 检查为首选筛查方法。

【检查方法分析比较】

X 线检查：有协助定位和诊断作用。

CT 检查：鼻窦 CT 有助于明确病变范围，有助于明确局部骨质变化情况，有助于与鼻腔肿瘤相鉴别。CT 由于其较高的分辨率，观察病变较为细致和全面，是目前诊断慢性鼻窦炎的良好指标。

MR 检查：MRI 对鼻窦内软组织和液体有较好的区分度。

七、内翻性乳头状瘤

【概述】

内翻性乳头状瘤是鼻腔鼻窦常见的良性肿瘤之一。本病属于乳头状瘤的一种，约占鼻腔鼻窦乳头状瘤的 70%，约占全部鼻腔鼻窦肿瘤的 0.5%～4%。内翻性乳头状瘤虽是一种良性肿瘤，但其特有的术后复发及恶变倾向使得本病拥有区别于其他鼻腔鼻窦良性肿瘤的鲜明特征。内翻性乳头状瘤在人群中患病率为 0.2/100 000 和 0.6/100 000，男女比例在 3∶1～5∶1，年龄范围可在 6～89 岁间，中年男性多见（50～70 岁，平均约 54 岁）。大多数为单侧病变，双侧罕见。治疗上则以手术切除为主，务求彻底切除病变以减少复发可能。

【局部解剖】

局部解剖同图 3-4-1。

【临床表现与病理基础】

内翻性乳头状瘤患者常表现为鼻塞及鼻内肿块，可伴有流涕，有时带血，也可有头面部疼痛和嗅觉异常等；随着肿瘤扩大和累及部位不同，可出现相应的症状

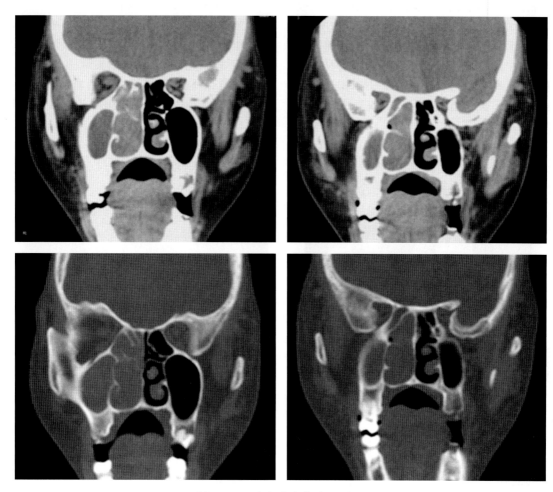

图 3-4-13　鼻窦黏液囊肿 CT 表现

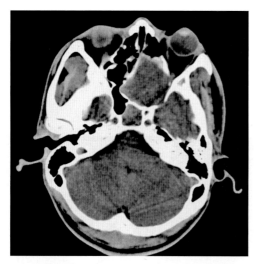

图 3-4-14　鼻窦黏液囊肿 CT 表现

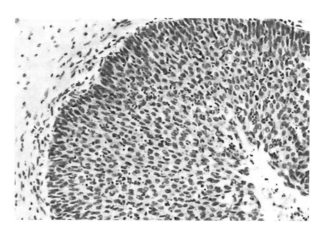

图 3-4-15　内翻性乳头状瘤病理表现

和体征。内翻性乳头状瘤较为多见于鼻窦或鼻腔侧壁,病理特点为表层上皮过度增生,向基质内呈乳头状增生,可表现为鳞状上皮、移行上皮及纤毛柱状上皮同时存在(图 3-4-15)。

【影像学表现】

X 线表现:局限于鼻腔内者显示鼻腔内软组织影增加;较大时可致鼻中隔移位,鼻中隔和鼻腔侧壁骨质吸收、破坏,比赛多有阻塞性炎症而致窦腔密度增高;如邻近的窦壁发生骨质吸收、破坏,应考虑恶变可能。

CT 表现:表现为鼻腔或鼻窦内软组织密度肿块,

呈乳头状,密度均匀,增强后轻度强化。可发生骨质吸收破坏或骨质增生,如发生恶变,骨质破坏更加明显。复发者同时显示鼻腔鼻窦术后改变,肿瘤阻塞鼻窦开口时引起继发性鼻窦炎改变,CT平扫一般不容易区别肿瘤与继发炎性改变,此时可进行增强扫描,实性肿块部分有强化改变。肿瘤增大后可侵入眼眶或颅前窝(图3-4-16)。

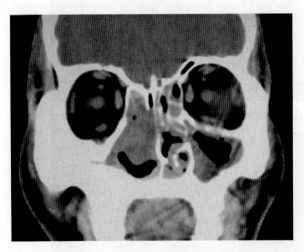

图3-4-16　内翻性乳头状瘤CT影像表现

MR表现:肿块T1WI呈等信号,T2WI呈混杂等、高信号,增强后病变不均匀强化,呈脑回状,具有特征性。

【首选检查】

CT检查为首选筛查方法。

【检查方法分析比较】

CT检查:能判断肿物累及范围,鼻腔及鼻窦骨骼发育状况,以选择合适手术路径。

MR检查:磁共振检查对于肿瘤的判断有一定优势,可以了解肿瘤分布范围,血液供应状况,另外根据增强扫描的强化状况也可以一定程度上对肿瘤良恶性进行初步鉴别。

八、颅骨骨瘤

【概述】

颅骨骨瘤是以肿块坚硬如石,紧贴于骨,推之不移为主要表现的肿瘤性疾病,为良性骨肿瘤,好发于青少年。95%以上发生在颅骨和鼻副窦内。发生在颅骨外板者,局部有坚硬无痛之肿块隆起。发生在颅骨内板或鼻副窦者,可能有相应的压迫症状,如眩晕、头痛等,颅骨骨瘤很少恶变。颅骨骨瘤易发生在12～20岁左右的年轻人,以原发性骨瘤为常见,次为50～60岁者,以转移性骨瘤及多发性骨髓瘤转移居多。

【局部解剖】

局部解剖同图3-4-1。

【临床表现与病理基础】

颅骨骨瘤肿块坚硬,境界清楚,一般无症状,压迫周围组织会产生相应症状。发生于颅骨内板可能引起颅内压增高和脑压迫症状,如头晕、头痛,甚至癫痫等;发生于颅骨外板时,可造成外貌畸形,若发生于下颌骨,口腔或鼻腔内常引起压迫症状。颅骨区外骨瘤有时可出现恶变(图3-4-17)。

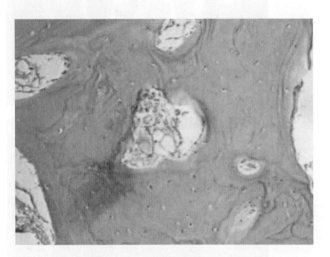

图3-4-17　颅骨骨瘤病理表现

【影像学表现】

X线表现:肿瘤形态为圆形或类圆形,或呈不规则状、分叶状,瘤体大小可不等;致密型表现为肿块呈均匀增白,边界都清楚光滑;松质型为外围有密度较高的致密骨结构,其内可分辨出骨小梁的松质骨;混合型瘤体以密质骨和松质骨混合组成。

CT表现:圆形或分叶状骨块,边界光滑清楚。密质型骨瘤的密度均匀致密;松质型骨瘤边缘有厚薄的骨皮质,瘤内可见骨小梁结构;混合型骨瘤多为纤维骨瘤,高密度的瘤体内杂有较多分散低密度的纤维区(图3-4-18)。

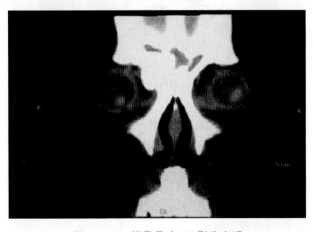

图3-4-18　颅骨骨瘤CT影像表现

MR 表现:T1WI 和 T2WI 像上致密颅骨骨瘤表现为无信号区,少数松质骨瘤内如含有脂肪组织,MRI 显示为高信号。

【首选检查】

CT 为首选检查。

【检查方法分析比较】

X 线检查:颅骨部常呈一致性密度增高骨突出,外缘光滑其基底部与骨板相连。

CT 检查:能显示瘤体内呈圆形、椭圆形、不规则形或分叶状,边界清楚。

九、血　管　瘤

【概述】

血管瘤是先天性良性肿瘤或血管畸形,多见于婴儿出生时或出生后不久,它起源于残余的胚胎成血管细胞,发生于口腔颌面部的血管瘤占全身血管瘤的60%,其中大多数发生于颜面皮肤、皮下组织及口腔黏膜,如舌、唇、口底等组织,少数发生于颌骨内或深部组织。血管瘤按其临床表现及组织学特征一般可分为毛细血管型血管瘤、海绵状血管瘤及蔓状血管瘤,其中以毛细血管瘤及海绵状血管瘤较常见。

【局部解剖】

局部解剖同图 3-4-1。

【临床表现与病理基础】

毛细血管型血管瘤,由发育异常的扩张的毛细血管构成。多发于颜面部及口腔黏膜,不高出皮肤者为鲜红或紫红色,周界清,外形不规则,呈葡萄酒斑状;高出皮肤者表面高低不平,似杨梅状。压迫瘤体时由于血液流出瘤体,表面颜色退去,解除压力后,血液立即充满瘤体,恢复原有的大小及色泽。

海绵状血管瘤,由无数发育畸形的血窦组成,蓝紫色、柔软的包块,可压缩,体位元移动试验阳性,即瘤体低于心脏平面时瘤内血液回流受阻,瘤体增大,瘤体高于心脏平面时血液回流通畅,瘤体缩小,在柔软的瘤体内有时可扪及静脉石,穿刺抽出可凝固全血。

蔓状血管瘤,由血管壁显著扩张的动脉与静脉直接吻合而成。肿瘤高起呈串珠状,表面温度较高,扪诊有搏动感,听诊有吹风样杂音,压闭供血动脉则搏动及杂音消失。

本病病理可分为两型,即窦型和毛细血管型,窦型者多见于成年人,多具有完整的包膜,肿瘤为圆形、卵圆形或分叶状,由扩大的血窦构成,血窦间有纤维组织间质隔开,在纤维组织丰富者,易误认为纤维瘤。毛细血管型较少见,常见于幼儿,由毛细血管构成,呈弥漫性生长,无完整的包膜,故手术时不易彻底切除(图 3-4-19)。

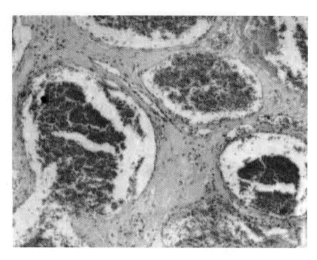

图 3-4-19　海绵状血管瘤病理表现

【影像学表现】

X 线表现:发生鼻腔者可在病变侧鼻腔内有软组织增厚或有软组织肿块影。同侧鼻窦炎透光度减低;发生于上颌窦内者可见上颌窦透光差,肿瘤大者可导致窦腔膨大变形,窦壁骨质可被压迫吸收变薄,甚至骨壁破坏,有的在瘤体内可见高密度的静脉石。

CT 表现:鼻腔和鼻窦炎内有软组织肿块。增强后肿块强化明显,密度不均,边缘都光滑锐利,局部骨质可变形。上颌窦的海绵状血管瘤可使窦腔扩大,骨壁可吸收破坏。鼻中隔血管瘤多为带蒂的结节状组织影,而海绵状血管瘤基底多宽广,肿块形态欠规则。有的血管内可见高密度的静脉石(图 3-4-20)。

MR 表现:在 T1WI 像上一般呈中等信号,同肌肉组织相仿。在 T2WI 和质子加权像上表现为明显的高信号。肿块行增强后肿块可有明显的强化。

【首选检查】

CT 检查为首选检查方法。CT 表现为均质的稍高密度,如肿瘤内见小圆形高密度钙化,为静脉石形成,是海绵状血管瘤的特征性表现之一,但钙化率不高,增强扫描后病灶呈渐进性强化,海绵状血管瘤一般不累及眼球和视神经。

【检查方法分析比较】

CT 检查:鼻腔或鼻窦内软组织肿块,边界清晰,形态规整或不规整,有时可见高密度的静脉石,增强后明显强化,但多数密度不均匀,邻近骨质受压变形或侵蚀。CT 检查为首选检查方法。

十、鳞状细胞癌

【概述】

鳞状细胞癌亦称表皮样癌,主要从有鳞状上皮覆盖的皮肤开始。皮肤和结膜交界处的睑缘是其多发部

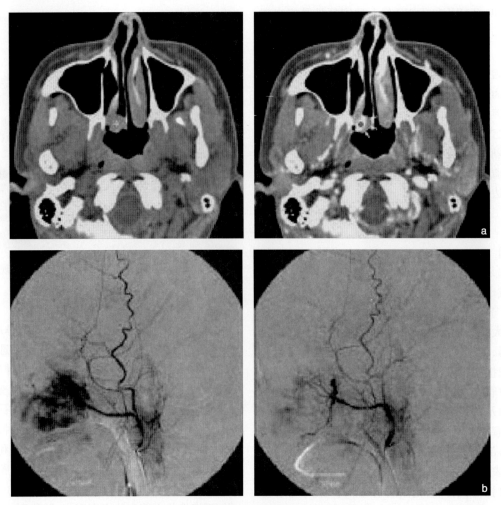

图 3-4-20　海绵状血管瘤 CT 及 DSA 影像表现
a. CT；b. DSA

位。此类肿瘤恶性程度较基底细胞癌者为高。发展较快，破坏也较大。既可破坏眼部组织，侵入鼻窦或颅内，又可以通过淋巴管转移至耳前或颌下淋巴结，甚至引起全身性转移。

【局部解剖】

局部解剖同图 3-4-1。

【临床表现与病理基础】

原发性鳞癌少见，早期为一小的丘疹，结节状或呈疣状突起，淡红色，表面粗糙，生长迅速易破溃并向周围浸润，多见于头顶部。继发性鳞癌多见，常在原有头皮的慢性溃疡、瘢痕等损害基础上癌变所致。按临床形态，通常有两型：菜花型，初为浸润型小斑块、小结节或溃疡，之后呈乳头状甚至菜花样隆起，淡红色，基底较宽，质硬，表面可见毛细血管扩张，伴有鳞屑和结痂，中心区常有钉刺样角质，若将其剥离则底部易出血，此型面部和四肢多见；深在型，初为淡红色坚硬结节，表面光滑，逐渐增大，中央出现脐凹陷，周围有新结节形成，破溃后形成火山样溃疡，边缘隆起外翻，质

硬，溃疡底面高低不平，创面有污垢坏死组织和脓样分泌物，散发恶臭。病变发展较快并向深层浸润可达颅骨，可有早期区域性淋巴结转移。亦有经血道转移者，但罕见。

鳞癌一般分化较好，高分化的鳞癌约占 75％，癌细胞呈乳头状，巢状、条索状或腺样结构，可浸润至真皮层或皮下组织，按癌细胞分化程度分 4 级：Ⅰ级：分化成熟的鳞癌，具有细胞间桥和癌珠。癌珠为鳞癌特征性结构，是由同心性排列的角癌细胞组成。Ⅱ级：以棘细胞为主要成分，并具有明显的异形性，包括癌细胞体增大，核大小不等，染色深浅不一，核分裂多见，癌珠少，且其中央有角化不全。Ⅲ级：细胞分化差，皮表层大部分细胞排列紊乱，细胞体积增大，核大异形明显，核分裂多见，无癌珠，但有个别细胞呈角化不良，病变在表皮内呈辐射状扩展，浸润真皮较晚。Ⅳ级：为未分化型，无棘细胞，无细胞间桥和癌珠，癌细小呈梭形，核细长染色深，并有坏死和假腺样结构，少数呈鳞状细胞和角化细胞，可作为诊断依据（图 3-4-21）。

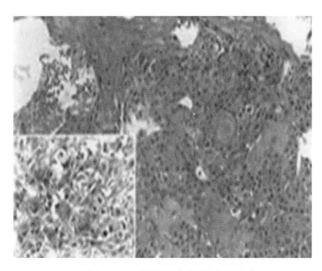

图 3-4-21 鳞状细胞癌病理表现

【影像学表现】

CT 表现：鼻腔、鼻窦内不均匀的软组织密度肿物，内部可有低密度坏死，增强扫描呈不均匀强化。边缘多不规则。周围侵犯：常有同侧或对侧鼻腔、上颌窦、筛窦、眶内、颅内受侵；鼻腔、上颌窦恶性肿瘤向后易侵犯翼腭窝并经与其相连的管道往周围结构浸润。溶骨性骨质破坏：尤以上颌窦内侧壁多见（图 3-4-22）。

MR 表现：肿块 T1WI 像上为低至中等信号，而在 T2WI 像上高信号，肿瘤的坏死区在 T2WI 像上表现为散在的高信号区。肿瘤侵及鼻窦炎时，窦腔内有类似鼻腔内肿瘤信号组织。窦腔阻塞时，T1WI 为低信号，而 T2WI 呈高信号。增强后肿瘤组织可以强化。

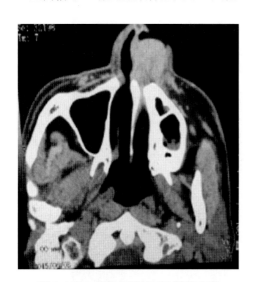

图 3-4-22 鳞状细胞癌 CT 影像表现

【首选检查】

CT 为首选检查方法。

【检查方法分析比较】

X 线检查：能显示部分骨质破坏。

CT 检查：能显示不同程度骨质破坏和鼻腔内软组织肿块。

MR 检查：采用冠状位和矢状位扫描，MRI 可明确肿块与周围结构的关系，显示眼外肌及眼球受压移位。

十一、鼻淋巴瘤

【概述】

在所有鼻腔的恶性肿瘤中，恶性淋巴瘤占第二位，仅次于鼻腔鳞癌。肿瘤多位于鼻腔前部，可有相邻鼻翼、鼻背部皮肤增厚，皮下脂肪消失，NHL 环绕骨质生长，但少有骨结构破坏或变形。本病好发于中老年人，男女比例 4：1。临床症状主要有鼻塞、鼻区及面颊肿胀、血涕、发热、头晕、咽痛等。鼻内镜检查显示鼻黏膜坏死、溃疡出血，表面有恶臭的干痂和脓痂。鼻腔鼻窦淋巴瘤大多数为非霍奇金淋巴瘤，病理来源主要以 T/NK 淋巴细胞为主，病变区可见大、中、小多型性异常细胞，多伴有片状或灶状坏死。

【局部解剖】

局部解剖同图 3-4-1。

【临床表现与病理基础】

淋巴瘤最典型的表现是浅表部位的淋巴结无痛性、进行性肿大，表面光滑，质地较韧，以颈部和锁骨上淋巴结肿大最常见，腋窝、腹股沟淋巴结次之。进行性肿大的淋巴结可能对周围的组织器官造成压迫，并引起相应的症状。除了上述局部症状，约半数患者还可能出现发热、盗汗、乏力、消瘦、食欲缺乏、皮疹、瘙痒、贫血等全身症状。

淋巴细胞为主型以中、小淋巴细胞增生为主，有时以组织细胞增生为主，典型 R-S 细胞不易找到，但常存在较多 L-H 细胞。结节硬化型以双折光宽胶原纤维束，将存在腔隙型 R-S 细胞的淋巴组织分隔成大小不一结节为特征，典型 R-S 细胞罕见。混合细胞型典型 R-S 细胞和 H 细胞多，炎性细胞明显多形性，伴血管增生和纤维化。淋巴细胞消减型除存在典型 R-S 细胞外，还可出现许多多形性 R-S 细胞（网状细胞型）或弥漫性非双折光纤维组织增生，反应性炎性细胞显著减少（图 3-4-23）。

【影像学表现】

CT 表现：软组织肿块密度。骨质破坏少见，多为鼻甲或其周围骨质被环绕，少部分有局部骨质侵蚀变薄（图 3-4-24）。

MR 表现：肿块在 T1WI 上呈中低信号，与肌肉信号相仿。在 T2WI 上呈中高信号，高于肌肉但低于鼻窦黏膜的信号，增强扫描呈中等强化（图 3-4-25、图 3-4-26）。

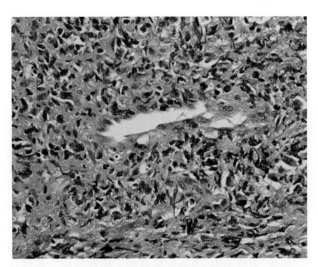

图 3-4-23　鼻淋巴瘤病理表现

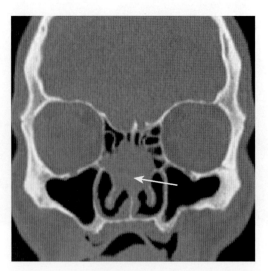

图 3-4-24　鼻腔鼻窦淋巴瘤 CT 影像表现
病灶位置如箭头所示

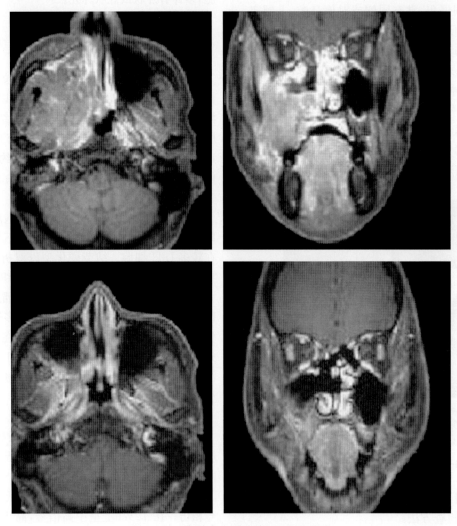

图 3-4-25　鼻腔鼻窦淋巴瘤 MR 影像表现

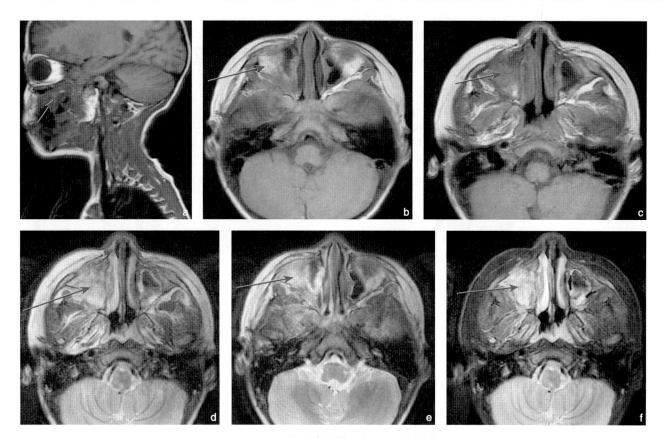

图 3-4-26　鼻腔鼻窦淋巴瘤 MR 影像表现

a. 磁共振 SAG T1WI 序列；b、c. 磁共振 AXI T1WI 序列；d、e. 磁共振 AXI T2WI 序列；f. 磁共振 AXI T2WI STIR 序列（病灶位置如绿色箭头所示）

【首选检查】

CT 检查为首选检查方法。

【检查方法分析比较】

CT 检查：多发生于鼻腔前部或下鼻甲，向前易浸润前庭、鼻翼及邻近面部皮肤。弥漫性淋巴瘤表现为鼻腔中线区明显骨质破坏伴软组织肿块，充满鼻腔和上颌窦、筛窦，半数以上病例累及邻近的面部软组织、牙槽骨、硬腭、眼眶、鼻咽部、颞下窝、翼腭窝等。

MR 检查：T1WI 为低或中等信号，T2WI 为中等或高信号，多数病变轻到中度强化。MRI 可早期发现骨髓浸润，也可清楚显示淋巴瘤沿神经周蔓延的途径。

第五节　咽喉口腔疾病

一、鼻咽血管纤维瘤

【概述】

鼻咽血管纤维瘤（nasopharyngeal angiofibroma）在鼻咽部各种良性肿瘤中较常见，常发生于 10～25 岁男性青年，男女之比为 19：1。与一般纤维瘤不同，它由致密结缔组织、大量弹性纤维和血管组成，因瘤中含有丰富血管，容易出血，故又名"男性青春期出血性鼻咽

血管纤维瘤"，能较好地反映本病的特征。据多数学者意见，一般在 25 岁以后可能停止生长，亦有术后复发未再处理，随访中发现肿瘤自然消失者。

【局部解剖】

咽是消化管上端扩大的部分，是消化管与呼吸道的共同通道。咽呈上宽下窄、前后略扁的漏斗形肌性管道，长约 12cm，其内腔称咽。咽位于第 1～6 颈椎前方，上端起于颅底，下端约在第 6 颈椎下缘或环状软骨的高度续于食管。咽的前壁不完整，自上向下分别有通向鼻腔、口腔和喉腔的开口；后壁平坦，借疏松结缔组织连于上位 6 个颈椎体前面的椎前筋膜。这种连接形式既有利于咽壁肌的活动，又会成为炎症扩散、蔓延的基础。咽的两侧壁与颈部大血管和甲状腺侧叶等相毗邻（图 3-5-1）。

【临床表现与病理基础】

主要症状为进行性鼻塞，阵发性突然出血、量多、持续短暂。反复大量出血可致贫血。肿瘤压迫邻近器官可出现耳鸣、听力减退。患侧面颊部膨隆，眼球突出、移位，软腭下塌，致患者常张口呼吸，甚至破坏颅底侵入颅腔，出现头痛及颅神经症状。

病理可见在纤维间质中有血管增生，这些血管壁大多很薄，裂隙状，肌层可以缺如，灶状和衬垫状，或是环状，内皮细胞可以饱满，但一般单薄。这些纤维性间

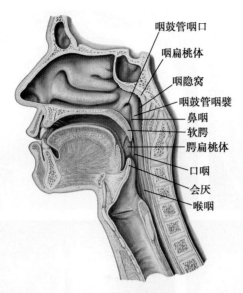

图 3-5-1　咽部解剖图

咽鼓管咽口
咽扁桃体
咽隐窝
咽鼓管咽襞
鼻咽
软腭
腭扁桃体
口咽
会厌
喉咽

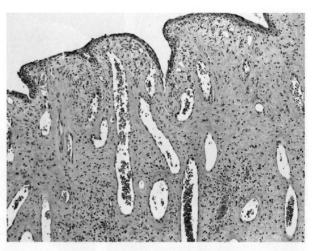

图 3-5-2　鼻咽血管纤维瘤病理表现

质由梭形、圆形、多角形或星形的细胞及数目不等的纤细而粗大的胶原纤维组成,可见多核。除了肥大细胞以外,其他炎症细胞常缺乏。长期存在的病变中纤维化成分增多,血管成分逐渐减少。激素治疗后间质纤维化明显,血管壁变厚。肉瘤样变罕见,通常需要放疗(图 3-5-2)。

【影像学表现】

CT 表现:瘤体呈类圆形、椭圆形、分叶状或哑铃状,密度均匀。一般不含静脉石或钙化,对周围组织为推挤压迫改变,使骨结构受压变形,肌组织间隙移位,对骨质可有压迫或骨质破坏(图 3-5-3)。

瘤体呈与肌肉相仿密度,其 CT 值为 40～50HU。注入造影剂后,瘤体有明显强化,其 CT 值超过 100HU。

MR 表现:肿块在 T1WI 呈中等信号,按瘤体内血管分布情况其信号可不均。增强 T1WI 和 T2WI 为高信号,其中掺杂低信号的血管基质信号,可呈胡椒盐样改变。

【首选检查】

CT 检查为首选检查方法。检查前准备:明确检查目的和要求;去除体部的金属饰物及体外异物等,消除伪影干扰;对增强扫描者,按含碘对比剂使用要求进行准备,检查前 4h 禁食;对婴幼儿、外伤、意识不清及躁动不安的患者,酌情给予镇静剂。

检查技术:横断面扫描:受检者仰卧位,听眦线垂直台面。先摄取头颈部侧围定位片,常规范围从蝶骨平板平面开始,向下至硬腭平面。层厚及层间距为 5mm。对鼻咽癌患者要了解颈部淋巴结情况,可以 10mm 层厚及层间距向下连续扫描至舌骨平面。增强扫描用 100ml 造影剂快速滴注,在注射总量 2/3 后开始扫描;冠状位扫描:受检者仰卧位,头下垂、后仰。使听眦线尽量与台面平行。扫描范围从翼板前缘至第一颈椎前缘,层厚及层间距为 5mm。

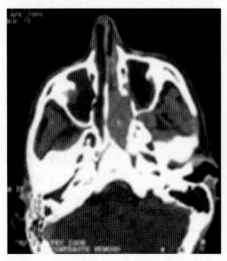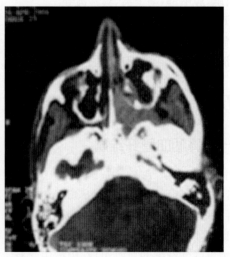

图 3-5-3　鼻咽血管纤维瘤 CT 影像表现

【检查方法分析比较】

X线检查:显示鼻咽部软组织密度影,与上颌窦后壁前弯一致,同时伴翼板扭曲移位。骨的边缘可被明显地侵蚀。

CT检查:CT为首选方法,可了解肿瘤的部位和范围。可显示鼻咽及邻近肿块伴有咽鼓管和鼻窦阻塞性炎症,肿瘤为造影剂显著增强,与肌肉和炎症性病变有明显区别,CT可清楚显示骨质压迫性破坏和裂孔扩大以及肿瘤向咽外结构不同程度扩展。

MR检查:可显示瘤内血管流空征,对咽外扩展,特别是对颅内颅底侵犯较CT更为清楚。

二、鼻咽癌

【概述】

鼻咽癌是指发生于鼻咽腔顶部和侧壁的恶性肿瘤。是我国高发恶性肿瘤之一,发病率为耳鼻咽喉恶性肿瘤之首。常见临床症状为鼻塞、涕中带血、耳闷堵感、听力下降、复视及头痛等。鼻咽癌大多对放射治疗具有中度敏感性,放射治疗是鼻咽癌的首选治疗方法。但是对较高分化癌,病程较晚以及放疗后复发的病例,手术切除和化学药物治疗亦属于不可缺少的手段。

【局部解剖】

局部解剖同图3-5-1。

【临床表现与病理基础】

临床表现:原发癌症状:涕血和鼻出血;耳部症状:由于肿瘤浸润,压迫咽鼓管咽口,出现分泌性中耳炎的症状和体征;鼻部症状:原发癌浸润至后鼻孔区可致机械性堵塞,位于鼻咽顶前壁的肿瘤易引发鼻塞;头痛是常见的症状,临床上多表现为单侧持续性疼痛,部位多在颞、顶部。眼部症状:视力障碍(可失明),视野缺损,复视,眼球突出及活动受限,神经麻痹性角膜炎。脑神经损害症状:鼻咽癌在向周围浸润的过程中以三叉神经、展神经、舌咽神经、舌下神经受累较多,嗅神经、面神经、听神经则甚少受累。颈淋巴结转移:颈淋巴结转移率高。远处转移:鼻咽癌确诊时往往远处转移。恶病质:可因全身器官功能衰竭死亡,也有因突然大出血而死亡者。

病理类型:原位癌:癌细胞尚未冲破基底膜。

浸润癌:分为微小浸润癌、鳞状细胞癌、腺癌、泡状核细胞癌和未分化癌。微小浸润癌:是指基底膜被癌细胞破坏,但浸润范围未能超过光镜下400倍的一个视野;鳞状细胞癌:虽然鼻咽癌大多起源于柱状上皮,但是大多数鼻咽癌却是鳞状细胞癌。欲诊断鳞状细胞癌,切片中必须具备鳞状分化的特征。根据癌细胞鳞状分化程度的高低,可以将鼻咽鳞状细胞癌分为高度、中度和低度分化三级;腺癌:鼻咽腺癌与鼻咽鳞状细胞

癌比较起来极为少见,尤其是在鼻咽癌的高发区。按组织发生学观点,腺癌必须是发源于腺体者;泡状核细胞癌:大部分癌细胞核呈空泡状变的鼻咽癌即可称为泡状核细胞癌。由于它具有比较特殊的形态以及经放射治疗后预后较好,因此独立为一型;未分化癌:癌细胞分布较弥散,常与间质相混杂。细胞中等大小或偏小,短梭形、椭圆形或不规则形,脑浆少,略嗜碱性。核染色质增加,颗粒状或块状,有时可见核仁(图3-5-4)。

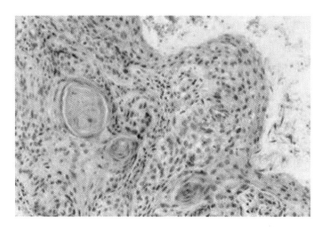

图3-5-4　鼻咽癌病理表现

【影像学表现】

鼻咽壁增厚或软组织肿物:早期咽隐窝变浅、闭塞,咽侧壁增厚,失去正常对称的外观;中晚期CT表现为较均匀的软组织密度肿物突入鼻咽腔,致鼻咽腔不对称、狭窄或闭塞,肿物与周围组织分界不清。增强后肿物可有中度强化(图3-5-5)。

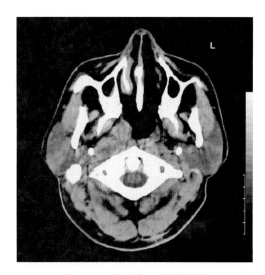

图3-5-5　鼻咽癌CT影像表现

MR表现:在T1WI大部分为等信号,少数为稍低信号,T2WI信号升高,介于脂肪信号和肌肉信号间,注射造影剂后肿瘤组织有轻度或中度强化,可与周围组

织区分。

【首选检查】

CT检查为首选检查。检查前准备及检查技术：同"鼻咽血管纤维瘤"。

【检查方法分析比较】

X线检查：鼻咽侧位片可见鼻咽顶后壁软组织增厚，与正常咽喉壁组织境界不清，表面不规则，部分可见蝶骨体和斜坡骨质破坏。

CT检查：咽隐窝变浅、消失。CT扫描有较高的分辨率，不仅能显示鼻咽部表层结构的改变，还能显示鼻咽癌向周围结构及咽旁间隙浸润的情况，对颅底骨质及向颅内侵犯情况亦显示较清晰、准确。

MR检查：MRI对软组织的分辨率比CT高。MR检查可以确定肿瘤的部位、范围及对邻近结构的侵犯情况。对放疗后复发的鼻咽癌，MRI有独到的作用。它可以鉴别放疗后组织纤维化和复发的肿瘤。复发肿瘤呈不规则的块状，可同时伴有邻近骨或（和）软组织结构的侵犯以及淋巴结肿大。放疗后的纤维化呈局限性增厚的块状或局限性的不规则的斑片状结构，与邻近组织的分界不清。在T1WI像上，复发的肿瘤和纤维化组织多呈低信号；在T2WI像上，复发肿瘤为高信号，而纤维组织呈低信号。

CT对肿瘤位置、范围及侵犯程度，特别是颅底骨质破坏明显优越。MRI对其颅底侵犯观察优于CT，综合影像学对肿瘤分期和治疗有重要作用。

三、扁桃体癌

【概述】

扁桃体癌是腭扁桃体常见的恶性肿瘤。多见于40岁以上的男性。肿瘤多发生于扁桃体上极，常有浅表溃疡，也可有浸润，经扁桃体上窝及舌腭弓向软腭侵犯，进而向下侵及舌根，并常有颈淋巴结转移。病理类型可有鳞状细胞癌、淋巴上皮癌、未分化癌、腺癌等，以鳞癌多见。

【局部解剖】

局部解剖同图3-5-1。

【临床表现与病理基础】

早期症状不显，只有咽部不适，异物感或轻微疼痛。晚期明显咽痛，吞咽时加剧，并可放射到同侧耳或面部。常有口臭、出血及张口困难等症状。一侧扁桃体明显肿大，呈结节状或菜花状，或表面有溃疡、坏死、假膜。肿瘤发展快，常侵犯周围组织，出现吞咽、呼吸障碍。早期常有颈淋巴结转移，出现同侧或双侧颈淋巴肿大、质硬、固定。本病的病理类型可有鳞状细胞癌、淋巴上皮癌、未分化癌、腺癌等，以鳞癌多见（图3-5-6）。

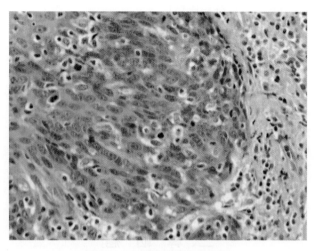

图3-5-6　扁桃体癌病理表现

【影像学表现】

CT表现：肿瘤较小，常不能显示。肿瘤较大时，可见一侧口咽侧壁软组织增厚，咽旁间隙外移、受压、狭窄。增强后，可有强化，肿瘤与周围分界不清，可侵及腭弓、舌根、舌缘、咽侧壁和磨牙后三角区（图3-5-7）。

MR表现：MRI显示T1WI肿瘤呈等信号，信号强度类似或稍低于肌肉信号，T2WI呈不均匀稍高信号，信号强度高于肌肉信号，增强扫描多数不均匀强化。

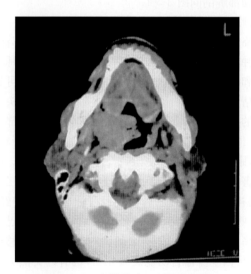

图3-5-7　扁桃体癌CT影像表现

【首选检查】

CT为首选检查方法。以横断面扫描为基础，范围以硬腭平面开始，向下以5mm层厚及层间距达会厌游离缘。检查前准备及检查技术：同"鼻咽血管纤维瘤"。

【检查方法分析比较】

CT检查：CT表现为扁桃体区软组织肿块，肿瘤呈稍低密度。CT对了解肿瘤的范围和侵犯的深度很有帮助。

MR检查:肿块在T1WI为低信号,在T2WI呈高信号。增强后,肿块有强化,并显示其浸润生长特点和范围。MR检查特征性不够明显,CT为本病的首选检查手段。

四、口咽部扁桃体非霍奇金淋巴瘤

【概述】

非霍奇金淋巴瘤(NHL)是具有很强异质性的一组独立疾病的总称,是指霍奇金淋巴瘤以外的各种恶性淋巴瘤。与霍奇金淋巴瘤相比NHL病情进展较快,早期即有远隔转移甚至呈多中心发生,原发于淋巴结外的病变较霍奇金淋巴瘤为多,咽淋巴环、滑车上淋巴结及深部淋巴结受累多见,出现白血病的频度明显增高。肝、脾、肺、骨、皮肤、肾等组织均可有NHL的病变,频度不等,而扁桃体中发生NHL可占该部位恶性淋巴瘤90%以上。发病年龄14~71岁,平均44.8岁,男多于女,男女之比1.5~2:1。多发于40岁以上的患者。

【局部解剖】

局部解剖同图3-5-1。

【临床表现与病理基础】

初期常表现为"感冒"或"鼻窦炎"的症状和邻近结构受侵症状;全身症状有发热、盗汗、乏力等。主要体征有:咽和鼻黏膜充血、扁桃体肿大、分泌物增多、晚期可有鼻咽部的溃疡、鼻中隔坏死、穿孔、鼻甲脱落、腭垂坏死脱落,甚至骨质破坏等。可见息肉或结节样新生物的形成(图3-5-8)。

【影像学表现】

CT表现:长呈巨块型凸入口咽腔,边界尚清。增强呈中度均值强化(图3-5-9)。

MR表现:在T1WI为等、高信号,T2WI为高信号,信号边缘光整,呈巨块型生长。

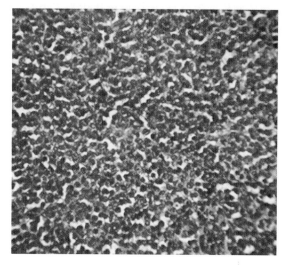

图3-5-8 扁桃体非霍奇金淋巴瘤病理表现

【首选检查】

CT为首选影像学检查方法。检查前准备及检查技术:同"鼻咽血管纤维瘤"。

【检查方法分析比较】

CT检查:扁桃体肿块密度均匀,边界光整,轻至中度强化,肿块前边缘部分或中央区见小圆形气体影无咽旁间隙受侵是扁桃体NHI的典型CT表现。为本病的首选检查手段。

MR检查:扁桃体肿块信号均匀,边界光整,轻至中度强化。特征性不明显,用作CT辅助诊断。

五、扁桃体慢性炎症

【概述】

慢性扁桃体炎多由急性扁桃体炎反复发作或因扁桃体隐窝引流不畅,窝内细菌、病毒滋生感染而演变来。这些积存的细菌不断分泌毒素,并可经过腺窝周

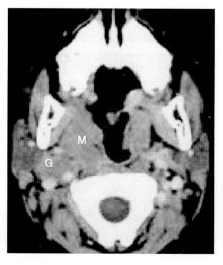
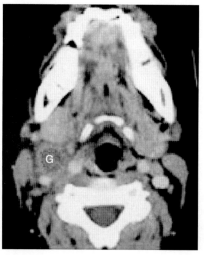

图3-5-9 口咽部扁桃体非霍奇金淋巴瘤CT影像表现

围的血管网传播到全身,因而扁桃体成为不少全身性疾病如风湿热、肾炎等的病灶,这也正是其危害所在。病源菌以链球菌及葡萄球菌等最常见。临床表现为经常咽部不适,异物感,发干,痒,刺激性咳嗽,口臭等症状。

【局部解剖】

局部解剖同图 3-5-1。

【临床表现与病理基础】

主要症状为经常咽部不适,异物感,发干,痒,刺激性咳嗽,口臭等症状。儿童过度肥大的扁桃体可引起呼吸、吞咽、语言障碍。若伴有腺样体肥大可引起鼻塞、鼾声及分泌性中耳炎症状。由于经常咽下分泌物及隐窝中的细菌毒素,可致消化不良,头痛,乏力、低热等症状。

慢性扁桃体炎在大体病理和组织形态上分为三型:

增生型:多见于儿童。扁桃体淋巴组织增生,淋巴滤泡增多,结缔组织增加,扁桃体慢性充血、肥大;纤维型:多见于成人。扁桃体淋巴组织萎缩,间质内纤维瘢痕组织增生,隐窝口阻塞,扁桃体变小而坚韧;隐窝型:主要病变深居扁桃体隐窝内,淋巴滤泡呈慢性炎症,淋巴组织瘢痕化。由于隐窝口被瘢痕组织阻塞引流不畅,以致隐窝明显扩大,或有大量脱落上皮、细菌、淋巴

细胞和白细胞聚集形成脓栓。此型因病情重易产生并发症,又称慢性脓毒性扁桃体炎(图 3-5-10)。

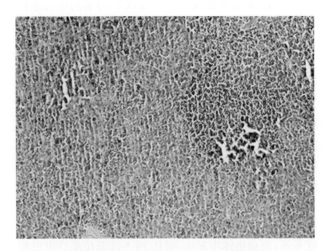

图 3-5-10　扁桃体慢性炎症病理表现

【影像学表现】

CT 及 MR 表现:扁桃体增生肥大,咽隐窝内可见钙化影。咽侧壁增厚或隆起,多为双侧性,较对称,但以单侧为著,从信号上难以区分肿瘤(图 3-5-11)。

【首选检查】

CT 为首选影像学检查方法。检查前准备及检查

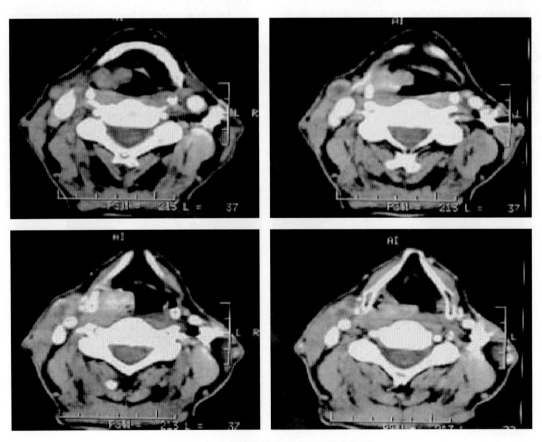

图 3-5-11　扁桃体慢性炎症 CT 影像表现

技术：同"鼻咽血管纤维瘤"。

【检查方法分析比较】

CT 检查可清楚显示扁桃体和周围炎性结构的异常，明确病变部位、范围，对病变来源、性质提供依据。

六、喉　癌

【概述】

喉癌分原发性和继发性两种。原发性喉癌指原发部位在喉部的肿瘤，以鳞状细胞癌（90%）最为常见。继发性喉癌指来自其他部位的恶性肿瘤转移至喉部，较为少见。喉癌症状主要为声嘶、呼吸困难、咳嗽、吞咽困难、颈部淋巴结转移等。高危人群应当注意戒烟，控制饮酒，做好预防工作。早期发现，早期诊疗对于减轻喉癌的危害非常重要，一方面可提高患者术后生存率，另外有可能尽量保留喉的发音功能，减少术后并发症。

【局部解剖】

喉主要由喉软骨和喉肌构成，它既是呼吸的管道，又是发音的器官。上界是会厌上缘，下界为环状软骨下缘。借喉口通喉咽，以环状软骨气管韧带连接气管。成年人的喉在第 3 至第 6 颈椎前方。喉的前方有皮肤、颈筋膜、舌骨下肌群等自浅入深成层排列，后方为咽，两侧有颈血管、神经和甲状腺侧叶（图 3-5-12）。

【临床表现与病理基础】

喉癌症状主要为声嘶、呼吸困难、咳嗽、吞咽困难、颈部淋巴结转移等。早期无任何症状，甚至肿瘤发展至相当程度时，仅有轻微或非特异的感觉，如咽痒、异物感、吞咽不适感等，往往在肿瘤发生淋巴结转移时才引起警觉。

原发性喉癌根据发生部位可分为声门上型（30%）、声门型（60%）及声门下型（10%）。继发性喉癌指来自其他部位的恶性肿瘤转移至喉部，较为少见，如甲状腺、喉咽、舌根、食管及气管上段等邻近部位转移而来，远处转移极罕见，如皮肤恶性黑色素瘤、消化道腺癌、肺癌等转移。根据形态学观察，喉癌可分为以下 4 型：溃疡浸润型、菜花型、结节型或包块型、混合型（图 3-5-13）。

【影像学表现】

声门上型喉癌：会厌、会厌披裂皱襞等出现软组织增厚或肿物。会厌前间隙可见软组织影。肿物可向两侧喉旁间隙扩散而侵及声门区，向上侵及舌根，向后侵及杓状软骨或梨状窝内壁。MRI 表现在 T1WI 呈低信号，T2WI 呈高信号。易向颈深上组淋巴结转移。

声门型喉癌：表现为早期一侧声带局部增厚。晚期环甲膜不规则增厚。甲状软骨破坏，CT 表现为软骨增白、硬化；骨髓腔变狭或消失或为软骨局部中断、凹

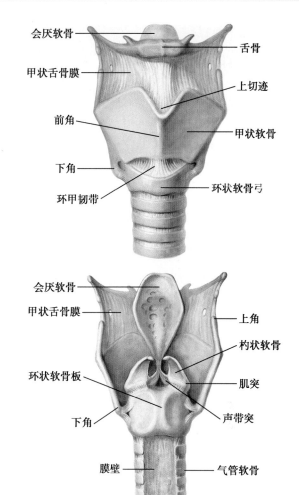

图 3-5-12　喉部解剖图

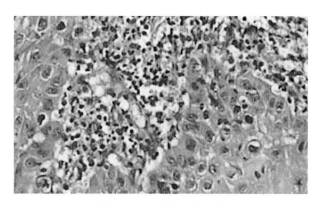

图 3-5-13　喉癌病理表现

陷。肿块向前可越过环甲膜或伴随穿越该膜的血管向前侵袭；向后可侵及杓状软骨、梨状窝、环杓肌。

声门下型喉癌：表现为声门下环状软骨黏膜厚度超过 1mm 或出现软组织块影，毛糙不平，增强有强化；中、晚期黏膜下软组织团块、腔壁增厚、管腔狭窄，软骨破坏，肿瘤向腔外扩散；易颈部淋巴结转移，多位于颈上、中深组淋巴结。呈边缘强化，内部常可见坏死（图 3-5-14、图 3-5-15）。

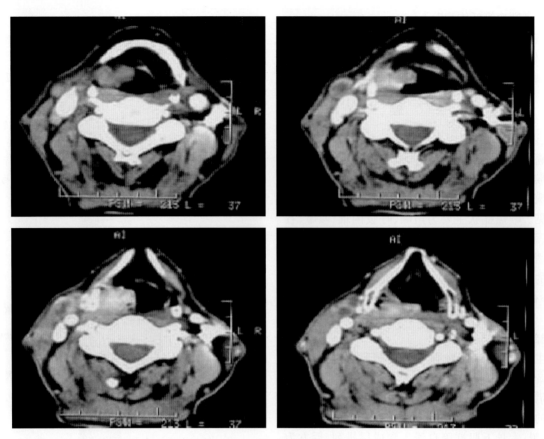

图 3-5-14　喉癌 CT 影像表现

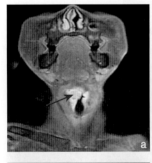
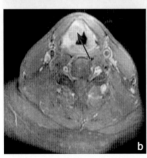
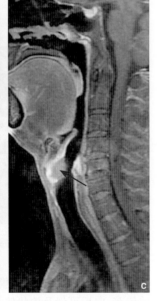

图 3-5-15　喉癌 MR 影像表现

a～c. 分别代表 Cor T1WI+C、Ax T1WI+C、Sag T1WI+C，表面增强示肿块呈明显强化。影像报告：喉腔右侧壁肿块，考虑为肿瘤性病变，声门型喉癌，病灶位置如红色箭头所示

【首选检查】

CT 为首选影像学检查方法。喉部检查以横断面

扫描为基础，可以重建出冠状面成像。受检者仰卧、下颌上抬，先摄取颈部侧位定位片，使扫描基线与舌骨平行。范围自会厌游离缘以 5mm 层厚及层间距向下达环状软骨下缘。喉部检查时嘱被检者平静缓慢呼吸，不能吞咽或讲话，以减少运动伪影。一般需做增强扫描，其余检查前准备及检查技术：同"鼻咽血管纤维瘤"。

【检查方法分析比较】

常规 X 线检查由于其密度分辨率差，已基本被 CT 取代。CT 具有很高的密度和空间分辨率，能准确判断肿瘤向深层组织侵犯的范围，是喉癌影像学检查中最重要的方法。MRI 的软组织分辨率高，可从不同角度观察肿瘤的全貌，易于发现早期的软骨侵犯。

七、声带鳞状上皮乳头状瘤

【概述】

起源于上皮组织的良性肿瘤，可单发或多发。单发者成人居多，偶尔发生于儿童。多发者主要在 10 岁以下儿童。有术后极易复发的特性。

【局部解剖】

局部解剖见图 3-5-12。

【临床表现与病理基础】

成人以声音嘶哑为主要症状。儿童早期为声音嘶哑或异常哭声,以后出现喘鸣及急性呼吸困难。病理为复层鳞状上皮及下的结缔组织向表面呈乳头状增生,在儿童很少恶变;而在成人易恶变。

【影像学表现】

CT表现:肿块较小可无明显异常表现;肿块较大时,可见室带、声带、前联合及声门下表面组织增厚,局部凸起,可致喉腔狭窄;喉旁间隙浸润时,考虑癌变。

MRI表现:肿物在MRI T1WI呈等信号,T2WI呈高信号。增强强化不明显。

【首选检查】

CT为首选影像学检查方法。检查前准备及检查技术:同"喉癌"。

【检查方法分析比较】

CT对局限小的病灶,CT常规扫描无阳性发现,即使采用2~3mm薄层高分辨率CT扫描亦然。对单发病变者可见室带表面不光整,增厚呈团块,病变有明显钙化无深部浸润及侵及喉旁间隙。多发性可表现为彼此分散肿块、或融合成大团块,表面呈菜花或分叶状,但均无深部浸润改变。

八、室带淀粉样变

【概述】

喉淀粉样变又称淀粉样瘤,但并非真正的肿瘤,多局限于喉部,也可为全身淀粉样变性的一部分,同时伴有其他器官受累,以气管和支气管居多。

【局部解剖】

局部解剖见图3-5-12。

【临床表现与病理基础】

多见于中老年人,男性多于女性。病史较长。早期表现为声音嘶哑、喉干、咳嗽及喘鸣,缺乏特异性;晚期病变广泛浸润时,可出现呼吸困难及吞咽困难。按照病变的范围和形态,分为局限肿块和广泛浸润两种类型。前者病灶呈灶性分布,好发于声门上区,后者病变在上皮下广泛浸润,多累及声门上、下区。病理上由于淀粉样物质沉积于黏膜下,使局部黏膜出现单个或多个结节状突起,呈黄色或暗红色,质地软脆,可有钙化(图3-5-16)。

【影像学表现】

X线表现:平片喉部蚕豆大小的软组织肿块,表面光滑,声带和室带活动度良好,严重者喉腔弥漫性狭窄,并侵及声门上、下区(图3-5-17)。

CT表现:局限型淀粉样变表现为喉部单发或多发局限性软组织增厚,表面光滑;弥漫型淀粉样变可见喉部声门上、下区广泛软组织增厚,密度增高,可有细小钙化。增强扫描无强化。

MR表现:病变在T1WI及T2WI中均呈等信号或

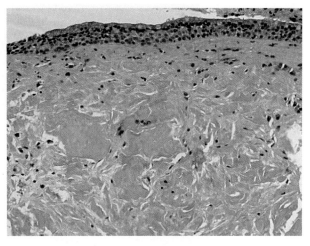

图3-5-16 喉淀粉样变病理表现

低信号。

【首选检查】

CT为首选影像学检查方法。检查前准备及检查技术:同"喉癌"。

【检查方法分析比较】

CT可清楚显示喉部和周围淀粉样变化结构的异常,明确病变部位、范围,对病变来源、性质及肿瘤的分期提供依据,能清楚显示周围喉软骨的破坏。

九、声带息肉

【概述】

声带息肉是发生于声带固有层浅层的良性增生性病变,也是一种特殊类型的慢性喉炎。最主要的临床症状为声嘶。通过喉镜检查可以做出临床诊断。治疗方式主要为手术切除治疗。若经治疗好转后,患者仍暴露于用声过度、用声不当、吸烟等危险因素中,则声带息肉可再次出现。术后要继续避免和治疗可能的致病因素。

【局部解剖】

局部解剖见图3-5-12。

【临床表现与病理基础】

主要症状为不同程度的声嘶。患者声嘶程度与声带息肉的大小及部位有关,通常息肉大者声嘶较重,反之声嘶较轻。息肉长在声带游离缘时声嘶明显,长在声带上表面时对发声影响较小,广基的大息肉可完全失声。息肉垂于声门下腔者常常伴有咳嗽。巨大的息肉位于两侧声带之间者,可完全失声,甚至可阻塞呼吸道,导致呼吸困难和喘鸣。

声带息肉的主要病理改变是声带的任克氏间隙早期发生局限性水肿,血管扩张或出血,晚期演变为纤维化、透明样变或淀粉样变,表面均覆盖正常的鳞状上皮,形成白色或粉红色的椭圆形隆起。病理组织学特点是纤维蛋白渗出并机化,呈疏松网状或丛簇,并以结

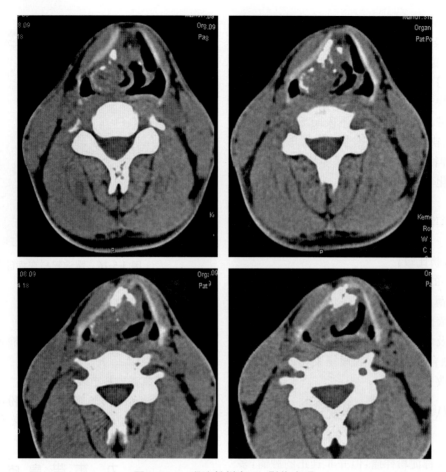

图 3-5-17　喉淀粉样变 CT 影像表现

缔组织或内皮细胞联结成小房，有新形成血管通过。小房内含有血浆者称水肿性息肉，含红细胞者称出血性息肉或血管瘤性息肉。此外，有上皮萎缩、基底膜变薄、黏膜下水肿和淋巴细胞、组织细胞、成纤维细胞等浸润及血管扩张。部分病例可见上皮不同程度增生及间质炎性细胞浸润。声带息肉可有多种病理改变，是一种多种表现的良性损害，也可能为处于一个发病过程中的不同阶段（图 3-5-18）。

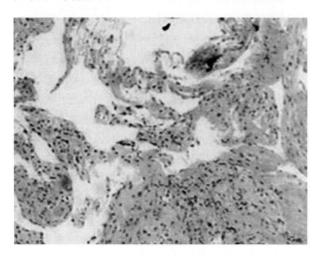

图 3-5-18　声带息肉病理表现

【影像学表现】

CT 表现：平扫示一侧声带前中游离缘有一带蒂肿块，其密度与声带相仿，肿块边缘光整；弥漫型可见一侧或双侧声带肥厚，边界清晰。增强后水肿组织强化不显（图 3-5-19）。

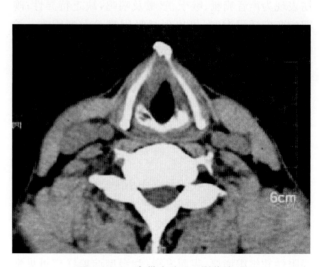

图 3-5-19　声带息肉 CT 影像表现

MR 表现：肿胀组织在 T1WI 呈较肌组织低的信号，T2WI 呈等或稍高信号。

【首选检查】

CT 为首选影像学检查方法。检查前准备及检查技术：同"喉癌"。

【检查方法分析比较】

CT 检查：CT 表现为一侧声带前中游离缘带蒂结节，其密度与声带相仿。为本病的特征性指征。

MR 检查：MR 表现为病变在 T1WI 呈低信号，T2WI 呈中等或稍高信号。

十、腮腺多形性腺瘤

【概述】

腮腺多形性腺瘤又称为混合瘤，是最常见的涎腺肿瘤，约占所有涎腺肿瘤的 60%，约 80% 发生在腮腺，10% 在下颌下腺。它是胞膜情况不定的、以镜下结构的多形性而不是细胞的多形性为特征的肿瘤，最常见的是上皮和变异肌上皮成分与黏液样或软骨样成分的混合。

【局部解剖】

唾液腺位于口腔周围，能分泌并向口腔内排泄唾液。唾液腺分大、小两类。小唾液腺位于口腔各部黏膜内，属黏液腺，如唇腺、颊腺、腭腺和舌腺等。大唾液腺有 3 对，为腮腺、下颌下腺、舌下腺（图 3-5-20）。

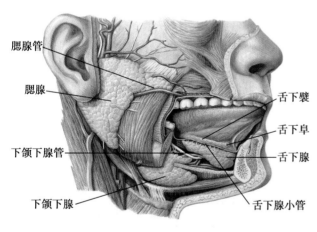

图 3-5-20　腮腺解剖图

【临床表现与病理基础】

通常表现为缓慢生长的椭圆形或圆形肿块，常无自觉症状，病史较长。肿瘤界限清楚，质地中等，多数直径在 0.2～12.5mm；小的肿瘤通常形成光滑、可活动的实性肿块；较大者倾向于隆起并影响表面皮肤或黏膜，扪诊呈结节状，高起处常较软，可有囊性变，低凹处较硬，多为实质性组织；多次复发者可形成固定的肿块。当肿瘤在缓慢生长一段时期后突然出现生长加速，并伴有疼痛、面神经麻痹等症状时，应考虑恶变。病期在 5～10 年以上、直径超过 10mm 的多形性腺瘤，需仔细观察是否存在局灶性恶变和包膜外浸润。

多形性腺瘤有很大程度的形态学变异，肿瘤细胞类型多样，组织结构复杂，其主要成分有包膜、上皮和肌上皮细胞、间叶和间质成分。包膜厚度不定，在主要为黏液样成分的肿瘤，可能实际上无包膜。上皮细胞成分的细胞类型变化多，包括立方样、基底样、鳞状、梭形、浆细胞样和透明细胞，通常形成片状或管样结构。黏液样物质中的肿瘤细胞是肌上皮细胞，外围细胞倾向于和周围间质混合。间叶样成分为黏液样、软骨样或透明变样，有时可构成肿瘤的大部分。软骨样组织似乎为真性软骨，呈 II 型胶原和硫酸角质素阳性，偶尔构成肿瘤的大部分，软骨内可形成骨，间质也可直接发生骨化生。肿瘤细胞间和间质内均质的玻璃样物质沉积在某些肿瘤中很明显，主要形成球状或片状，呈弹性蛋白阳性（图 3-5-21）。

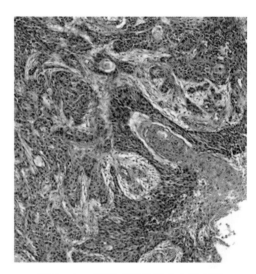

图 3-5-21　腮腺多形性腺瘤病理表现

【影像学表现】

超声表现：表现为圆形、类圆形和分叶状形态，其内部回声主要表现为不均匀低回声实质性肿块。包膜完整者表现为明显且连续的强回声光带包绕肿瘤；包膜不完整者表现为间断的包膜回声光带；无包膜者则无包膜回声光带（图 3-5-22）。

CT 表现：形态规则，多为圆形或椭圆形，界限清楚，边缘光滑，密度均匀一致，周围及皮下脂肪层清晰，咬肌、翼内肌、胸锁乳突肌、二腹肌后腹等均清晰可见。病灶最大径>2cm 时，密度不均匀，表现为无强化的小片状稍低密度区。增强扫描早期强化明显，延迟后密度逐渐降低。

MR 表现：多形性腺瘤较小时信号较均匀，T1WI 为等信号，T2WI 为稍高信号或高信号，周边可见低信号薄壁包膜。发生坏死、囊变时信号不均匀，而腺淋巴

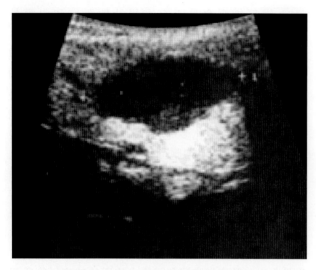

图 3-5-22　腮腺多形性腺瘤超声影像表现

瘤易产生蛋白含量高的囊腔,T1WI 及 T2WI 均呈高信号,颇具特征。

【首选检查】

超声为首选影像学检查方法。

【检查方法分析比较】

超声检查:可以通过其内部不均匀低回声发现实质性肿块。根据强回声光带的性质判定是否存在包膜,从而诊断本病。此外,在 CT 图像上多表现为密度均匀软组织肿块,双排螺旋 CT 扫描表现为早期强化不明显,呈延迟强化;MR 检查具有长 T1WI 及 T2WI 的特征,可以鉴别诊断。

十一、腮腺囊腺淋巴瘤

【概述】

腮腺囊腺淋巴瘤又称乳头状淋巴囊腺瘤或 Warthin 瘤。腺淋巴瘤绝大多数发生在腮腺,这是腺淋巴瘤所特有的,可能与其组织来源有关。发生在腮腺内的常见部位是腮腺的后表面及其下极。腺淋巴瘤可发生于任何年龄,男女发病率为 5∶1。发病年龄在 45～65 岁,平均 55 岁。近年的研究认为本病与免疫功能减退、吸烟及 EB 病毒感染有关。

【局部解剖】

局部解剖见图 3-5-20。

【临床表现与病理基础】

大多数患者发现局部有无痛性肿块,肿块呈圆形、椭圆形,表面光滑。多数病例肿瘤质地软,有柔性,少数为囊性。边界清楚,可活动,与皮肤无粘连,一般瘤体不超过 6cm。少数病例肿块有波动感或压痛,一般无功能障碍。

本病的组织发生来源于腺体内淋巴结或残存于邻近淋巴结构内的异位涎腺组织。肿块外被覆有较薄的

包膜,有时包膜不完整。瘤内有大小不等囊腔,少数为实性。囊腔含黏液、胶冻样物或与干酪样坏死相似物质,可有乳头状突起。瘤内有上皮构成腺管和囊腔壁;淋巴成分极为丰富,并伴有淋巴滤泡(图 3-5-23)。

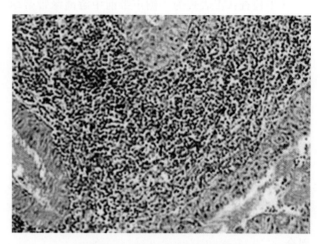

图 3-5-23　腮腺淋巴瘤病理表现

【影像学表现】

超声表现:肿块形态不规则,呈浸润状,内部为不均匀实性回声、低回声与较强回声交错分布。

CT 表现:表现为边界不清楚,轮廓不规则的软组织密度肿块,增强扫描后呈不均匀轻度或中度强化相邻脂肪或筋膜界面消失,若肿瘤生长迅速则中央坏死,出现不规则低密度区(图 3-5-24)。

MR 表现:肿块多数 T1WI 为稍低信号,T2WI 以较高信号为主的混合信号,轮廓不规则边界多不清楚。

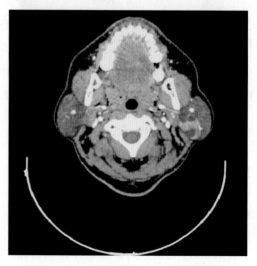

图 3-5-24　腮腺囊腺淋巴瘤 CT 影像表现

【首选检查】

CT 为首选影像学检查方法。检查前准备及检查技术:同“喉癌”。

【检查方法分析比较】

腮腺淋巴瘤若来源于腮腺旁组织,肿块与腺体之间无低密度带存在。腺淋巴瘤易产生蛋白质含量高的囊腔,T1WI、T2WI 及质子密度加权均呈高信号,颇具特征。腮腺混合瘤发生坏死囊变时,瘤体内出现纤维间隔和条索、钙化时,T2WI 表现低信号、极低信号,此征象常提示混合瘤。

十二、上颌骨含牙囊肿

【概述】

含牙囊肿又称滤泡囊肿,是指环绕着未萌出牙或额外牙的牙冠,且附着于牙颈部的囊肿,属于牙源性囊肿。一般多发生于下颌骨,占含牙囊肿的 75% 以上,而发生于上颌骨者很少。含牙囊肿多来自单个牙胚,临床上见囊肿含一个牙;也可来自多个牙胚,临床上囊肿含多个牙。

【局部解剖】

上颌骨成对,构成颜面的中央部,几乎与全部面颅骨相接,可分为体和突。其中上颌体内含上颌窦,分前面、颞下面、眶面及鼻面。前面有眶下孔,孔下方凹陷,称尖牙窝。颞下面朝向后外,中部有几个小的牙槽孔。眶面构成眶的下壁,有矢状位的眶下沟,向前下连于眶下管。鼻面构成鼻腔外侧壁,后有大的上颌窦裂孔,通入上颌窦,前有纵行的泪沟(图 3-5-25)。

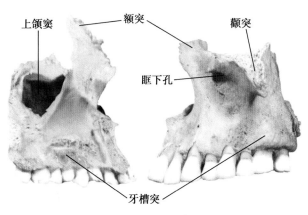

图 3-5-25 上颌骨解剖图

【临床表现与病理基础】

初期无自觉症状。若继续生长,骨质逐渐向周围膨胀,则形成面部畸形,根据不同部位可出现相应的局部症状。本病发生于牙冠或牙根形成之后,在缩余釉上皮与牙冠面之间出现液体渗出而形成含牙囊肿。可来自 1 个牙胚(含 1 个牙),也可来自多个牙胚(含多个牙)者。含牙囊肿是最常见的牙源性颌骨囊肿之一,占 18%,仅次于根尖囊肿(图 3-5-26)。

【影像学表现】

可显示为圆形或卵圆形密度减低影,界限清楚,边

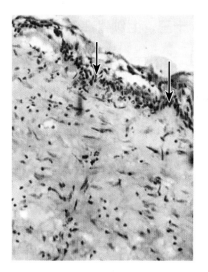

图 3-5-26 上颌窦含牙囊肿病理表现
病灶病理变化如箭头所示

缘为一致密骨壁形成的高密度线条影像包绕;多为单房,亦可多房,囊腔多连于牙冠根交界处,其中可含不同发育阶段的牙(图 3-5-27)。

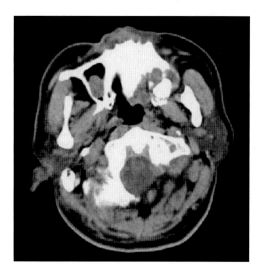

图 3-5-27 上颌骨含牙囊肿 CT 影像表现

【首选检查】

CT 为首选检查方法。检查前准备及检查技术:同"鼻咽血管纤维瘤"。

【检查方法分析比较】

囊肿在 X 线片上显示为一清晰圆形或卵圆形的透明阴影,边缘整齐,周围常呈现一明显白色骨质反映线,但角化囊肿中有时边缘不整齐。CT 检查与 X 线表现相似,但显示更加清晰,另外还可显示颌面部软组织病变。MR 检查在 T1WI 上呈边缘光滑的类圆形低信号灶,在 T2WI 上呈高或高低混杂信号灶,多房性囊肿其内可见低信号线形分隔。

十三、上颌骨造釉细胞瘤

【概述】

造釉细胞瘤为颌骨中心性上皮肿瘤，为最常见的颌骨牙源性肿瘤，占 63.2%。多见于 20～40 岁青壮年，男女无差异。80%～90% 发生于下颌骨，以下颌骨体和升支交界处多见。生长缓慢，初期无症状，后期颌骨膨大，面部畸形、牙齿松动、移位、脱落。

【局部解剖】

局部解剖见图 3-5-25。

【临床表现与病理基础】

一般无明显自觉症状。由于肿瘤逐渐增大使颌骨膨隆，颜面出现畸形；皮层骨受压吸收、变薄，按之常有"乒乓球"样弹性感觉；侵犯牙槽骨时，可使牙齿移位、牙根吸收、松动甚至脱落。如并发感染可出现红肿、疼痛等炎症症状。肿瘤继续增大，可影响咀嚼、语言等功能。

本病来源牙板和造釉器的残余上皮和牙周组织的残余上皮。大小不一，无包膜，分实性和囊性两种结构。实性呈灰白色；囊性多为大小不等囊腔，也可单囊，囊内为透明黄绿色或棕色液体，有时呈胶冻状（图 3-5-28）。

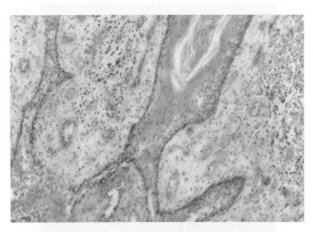

图 3-5-28　上颌骨造釉细胞瘤病理表现

【影像学表现】

X 线表现：多房型：分房大小不等，呈圆形或卵圆形，房间骨隔多清晰锐利。局部骨皮质受压变形膨胀变薄。邻牙受累时，可见牙根呈锯齿状、截断状吸收；蜂窝型：分房大小基本相同，间隔厚，较粗糙，呈蜂窝状，边缘清晰。瘤内可含牙或不含牙；单房型：单房囊状，边缘呈分叶状，有切迹；局部恶性征型：颌骨明显膨胀，牙槽侧密质骨破坏、消失（图 3-5-29）。

MR 表现：T1WI 呈稍低信号，T2WI 瘤组织表现为高低信号混杂影。增强后肿瘤实质区明显强化。

【首选检查】

CT 为首选检查方法。检查前准备及检查技术：同"鼻咽血管纤维瘤"。

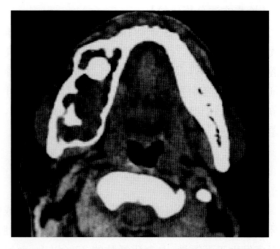

图 3-5-29　上颌骨造釉细胞瘤 CT 影像表现

【检查方法分析比较】

X 线检查：造釉细胞瘤一般局限于颌骨内，X 线平片能明确病变的部位，是较为经济的筛选方法之一，能明确病变的部位和范围，典型表现为下颌骨磨牙或升支区多房、分叶状、膨胀性透光区，内见厚度不一骨隔，囊壁边缘硬化，囊内有时可见牙齿，局部骨皮质受压变形膨胀变薄。

CT 检查：由于 CT 密度分辨率较高对病变的显示更为清晰，若肿瘤突破皮质，能进一步明确病变的范围，目前是首选检查方法。局部颌骨膨隆，颌骨内见类圆形或分叶状肿块，病灶呈囊实性混杂密度，其间可有部分残存的骨质形成间隔样改变。颌骨皮质变薄，内缘呈多个切迹样或断续样改变。

MR 检查：具有局部侵袭性，但无神经周围性播散。

第六节　颈部疾病

一、结节性甲状腺肿

【概述】

结节性甲状腺肿又称腺瘤样甲状腺肿，是临床常见甲状腺良性疾病。发病年龄一般大于 30 岁，多见于中年女性。发病率很高，多见于长期处于缺碘或相对缺碘以致甲状腺肿的环境中的患者，导致甲状腺反复增生，引起甲状腺弥漫性肿大，伴有各种退行性变，最终形成结节。其发病机制及病因尚不明确，系多种因素所致，如遗传、放射性接触、化学物质刺激、碘缺乏、致甲状腺肿物质存在及内分泌系统失调等。结节性甲状腺肿表现为甲状腺腺体内不均质的增生结节，一般是多发，也可以单发。后期可发生囊性变、伴局部纤维化、钙化等。

【局部解剖】

甲状腺是人体最大的内分泌腺体。分左、右两个侧叶和连接两叶的甲状腺峡，左、右侧叶位于喉下部与气管上部的两侧面。左右叶均呈锥体形,有两层被膜包绕,外层为甲状腺外层被膜,内层为甲状腺固有被膜,紧贴腺体,很薄。甲状腺邻近器官有气管、咽喉、食管及喉返神经、侧叶后面为颈动脉、颈内静脉和迷走神经、交感于颈部,甲状腺有两对甲状旁腺(图3-6-1)。

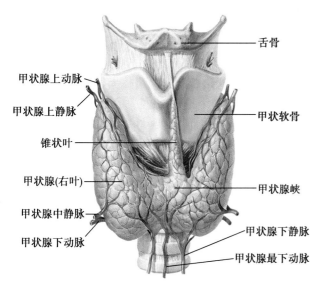

甲状腺上动脉
甲状腺上静脉
锥状叶
甲状腺(右叶)
甲状腺中静脉
甲状腺下动脉

舌骨
甲状软骨
甲状腺峡
甲状腺下静脉
甲状腺最下动脉

图 3-6-1 甲状腺解剖图(前面观)

【临床表现与病理基础】

结节性甲状腺肿一般不呈功能上的改变,患者基础代谢率正常。主要症状:当结节较大时,可压迫气管、食管、血管、神经等各种症状。其中,压迫气管比较常见。自一侧压迫,气管向另一侧移位或弯曲;自两侧压迫,气管狭窄,呼吸困难,尤其在胸骨后甲状腺肿时更显严重;气管壁长期受压,可导致气管软化,引起窒息。压迫食管,会引起吞咽时不适。压迫颈深部大静脉,可引起五官及颈部的血液回流困难。压迫喉返神经,可引起声带麻痹(多为一侧),患者发音嘶哑。结节

性甲状腺肿出现甲状腺功能亢进症时,患者有乏力、体重下降、心悸、心律失常、怕热多汗、易激动等症状。

肿物主要由大小不等形态不规则滤泡结构组成,有的滤泡上皮呈乳头状增生,薄层纤维组织包裹分隔滤泡组织,滤泡腔内含多量胶质,间质纤维组织增生,淋巴细胞浸润,囊性变时内多为咖啡色糊状物或淡灰色胶样物,少数是浅黄色液体。结节性甲状腺肿钙化时病理可见灰白色质如结石状物(图3-6-2)。

【影像学表现】

超声表现:甲状腺体积增大,内部回声增强增粗,分布不均匀,内见多个形态不规整的结节状回声,边界欠清晰,可见粗大钙化及囊性变,血流信号增多(图3-6-3)。

CT表现:甲状腺内可见多个形态规则,边缘清晰的低密度区;可见弧形或粗斑点状钙化,位于结节边缘;无侵犯及浸润现象。

MR表现:结节无包膜、边界不清楚、信号不均,其形态、信号取决于内部结构。T1WI像可为低(囊性变)、中或高(蛋白含量高的胶体、出血)信号。T2WI像呈长高信号,急性出血时亦可为较低信号。

【首选检查】

超声检查为首选筛查方法。可以明确甲状腺结节为实质性或囊肿性,诊断率达95%。检查前准备:注意正常的饮食,注意正常的作息,防止内分泌混乱。其他无特殊准备。

检查技术:卧位、头部后仰,充分暴露颈前区和颈侧区;方法:甲状腺两侧叶的横断面的滑动扫查和纵断面的滑动扫查,以及两颈侧区淋巴结的检查。全面观察甲状腺大小、形态、回声、血流情况,判断有无结节及囊性、实性、混合性特征。

【检查方法分析比较】

超声检查:首选筛查方法。超声显像具有方便简捷、价格便宜的特点,可以进行精确的形态、体积评估

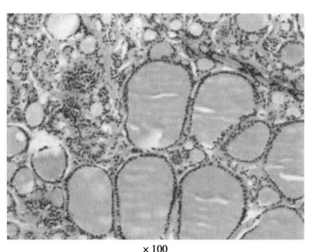

×100

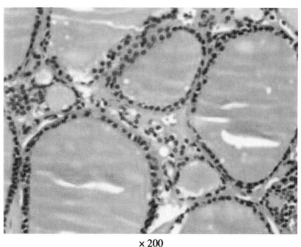

×200

图 3-6-2 结节性甲状腺肿病理表现

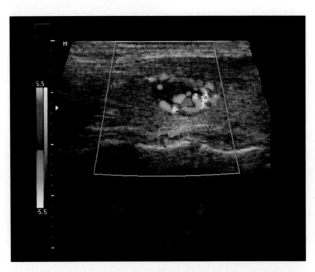

图 3-6-3　结节性甲状腺肿超声影像表现

和动态显像。另外,对甲状腺结节实质性、囊性鉴别诊断具有十分重要的意义。

CT 检查:CT 检查可确定甲状腺结节病灶形态、大小,分布情况以及累及的邻近组织范围和程度,尤其对颈部甲状腺结节内钙化灶检出率要高于 MRI 和超声。另外,CT 增强扫描更有利于甲状腺结节病灶的鉴别诊断。但是,考虑到受检者所受辐射对身体的伤害,一般情况下建议先行超声检查再行 CT 检查。

MR 检查:MRI 有极高的软组织分辨率,且可进行多方位、多参数成像。颈部甲状腺结节在不同时期 MR 信号强弱呈不同变化,可根据其信号强弱特征判断甲状腺结节内成分及性质。MRI 对甲状腺结节内囊变、出血、坏死的发现要优于 CT 和超声表现显像,但对结节内钙化灶的检出不敏感,不易鉴别诊断。另外,MR 检查费用相对昂贵且成像时间长,患者或难以配合。

二、甲状腺腺瘤

【概述】

甲状腺腺瘤是起源于甲状腺滤泡组织的良性肿瘤。临床病理上分为滤泡状和乳头状腺瘤两种,以滤泡状腺瘤多见。甲状腺腺瘤可发生在各个年龄段,以 15～40 岁最多见,女性多于男性。其中,中青年以乳头状腺瘤多见,中老年以滤泡状腺瘤多见。其发病机理尚不明确,可能与遗传、外部射线照射、TSH 过度刺激等因素有关。腺瘤多为单发,呈圆形或类圆形,周围有完整的包膜。腺瘤生长缓慢,大部分无任何症状。常因瘤体短时间内迅速增大,局部出现肿痛时才得以发现。

【局部解剖】

局部解剖同图 3-6-1。

【临床表现与病理基础】

甲状腺腺瘤患者多数无自觉症状,往往在无意中发现颈前区肿块。多数为单个,无压痛。包膜感明显,可随吞咽移动。肿瘤生长较为缓慢,当肿瘤内出血或囊变,体积可急剧增大出现疼痛或者压痛症状。少数增大的肿瘤会侵犯、压迫周围组织。当侵犯气管时,使气管移位,导致患者会出现呼气不畅等症状;当瘤体出现在胸骨后时会压迫气管或大血管,导致呼吸困难和上腔静脉压迫症的发生。

甲状腺腺瘤的病理特征不同,分为以下几个类型:滤泡状腺瘤、乳头状腺瘤、功能自主性甲状腺腺瘤。其中,绝大多数为滤泡状腺瘤。瘤体大体形态为甲状腺内有完整包膜的单个结节,直径一般在 4cm 以下,大腺瘤内常有出血、坏死、囊性变、纤维化和钙化。甲状腺腺瘤有共同的病理组织学特点:一般均有完整的包膜。肿瘤的组织结构与周围甲状腺组织不同。瘤体内部质地较为一致(图 3-6-4)。

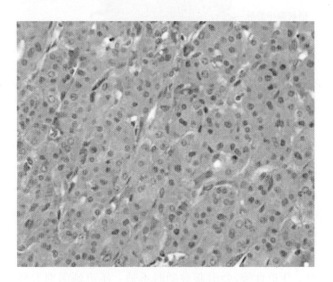

图 3-6-4　甲状腺滤泡状腺瘤病理表现

【影像学表现】

超声表现:滤泡状腺瘤多见,多为实性包块,呈椭圆形低回声或稍高回声区,边界清晰,部分周边可见薄声晕,内部可出现液化坏死和囊变。CDFI 显示周边丰富的环形血流信号并向内部发出分支(图 3-6-5)。

CT 表现:多单发,边缘清楚,常可见低密度的完整包膜。增强后,肿瘤局部强化,但不如正常甲状腺组织显著;少数可见边缘钙化;瘤体囊变者,在平扫时呈低密度,出血时,密度增高。

MR 表现:实性的肿瘤,T1WI 信号不一,与正常甲状腺比较呈中、低信号,出血部分呈高信号。T2WI 呈高信号;可见完整的低信号包膜,其厚薄不一。

【首选检查】

超声检查,为首选筛查方法。检查前准备及检查技术:同“结节性甲状腺肿”。

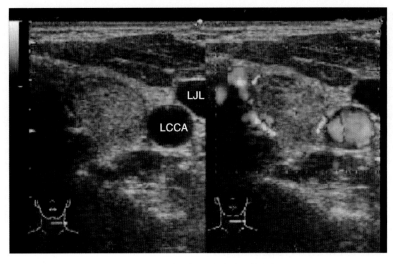

图 3-6-5　甲状腺腺瘤超声影像表现
LJL:左侧颈内静脉;LCCA:左侧颈总动脉

【检查方法分析比较】

超声检查:首选筛查方法。以明确甲状腺结节为实质性或囊肿性,诊断率达 95%。甲状腺内形态不规则低回声区,内部回声不均,可出现沙砾样钙化,部分后方回声衰减。CDFI 显示结节内部分支状血流信号。伴淋巴结转移时可见颈部淋巴结肿大,淋巴门结构被破坏或消失,内部可见沙砾样钙化或液化。

CT 检查:CT 检查可确定甲状腺腺瘤形态、大小、分布情况以及累及邻近组织的范围和程度。另外,CT 增强扫描更有利于甲状腺腺瘤的鉴别诊断。但是,考虑辐射对受检者身体的伤害,一般情况下建议先行超声探查再行 CT 检查。

MR 检查:MRI 有极高的软组织分辨率,且可进行多方位、多参数成像。可根据甲状腺腺瘤在不同时期 MR 信号强弱变化特征,判断甲状腺腺瘤成分及性质。MRI 尤其对腺瘤内囊变、出血、坏死的检出率明显高于 CT、超声表现显像。但是 MR 检查费用相对昂贵且成像时间长,患者或难以配合。

PET-CT 检查:亦属于功能性检查。根据甲状腺代谢情况判断肿瘤良恶性具有十分重要的意义。但其费用高昂辐射较大,常限制其临床应用。

甲状腺腺瘤的首选检查方法为超声表现显像。但是,对于瘤体较大不易诊断或需判断肿瘤与邻近组织间关系时应采用 CT、MR 检查。

三、甲状腺癌

【概述】

甲状腺癌,是最常见的甲状腺恶性肿瘤,是来源于甲状腺上皮细胞的恶性肿瘤。甲状腺癌早期临床表现不明显,多无自觉症状,颈部肿块往往为非对称性硬块。肿块易较早产生压迫症状,如伴有声音嘶哑,呼吸不畅,吞咽困难,或局部压痛等压迫症状,颈静脉受压时,可出现患侧静脉怒张与面部水肿等体征。特别在甲状腺肿大伴有单侧声带麻痹时,为甲状腺癌的特征之一。

【局部解剖】

局部解剖同图 3-6-1。

【临床表现与病理基础】

甲状腺癌早期临床表现不明显,患者或家人与医生偶然发现颈部甲状腺有质硬而高低不平的肿块,多无自觉症状,颈部肿块往往为非对称性硬块,甲状腺肿块可逐渐增大,随吞咽上下活动,并可侵犯气管而固定,肿块易较早产生压迫症状,如伴有声音嘶哑,呼吸不畅,吞咽困难,或局部压痛等压迫症状,颈静脉受压时,可出现患侧静脉怒张与面部水肿等体征,为甲状腺癌的特征之一。

甲状腺癌一般分为分化型甲状腺癌包括甲状腺乳头状(微小)癌和甲状腺滤泡状癌,低分化型甲状腺癌如髓样癌和未分化型甲状腺癌,还有一些少见的恶性肿瘤,如甲状腺淋巴瘤,甲状腺转移癌及甲状腺鳞癌等。其中,甲状腺乳头状癌的比例约为 90%,甲状腺滤泡状癌的比例约为 5%,甲状腺髓样癌的比例约为 4%,其余为甲状腺未分化癌等其他恶性肿瘤(图 3-6-6)。

【影像学表现】

CT 表现:肿块形态不规则,边界模糊,可侵犯周围组织结构(邻近肌肉,气管、食管、喉及大血管)。肿块密度不均,肿块内不规则高密度区可混杂低密度灶。增强扫描,肿块实性部分不均匀强化,强化程度低于正常甲状腺。肿块内可见细砂粒钙化、粗颗粒(弧状或斑片状)钙化,淋巴结转移。

MR 表现:肿块在 T1WI 呈中或低信号,出血时则呈高信号。T2WI 信号增高,偶见不完整包膜(图 3-6-7~图 3-6-9)。

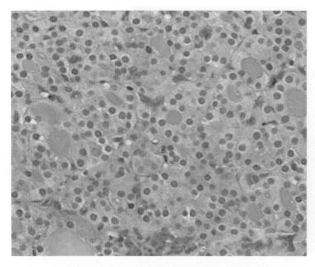

图 3-6-6　甲状腺滤泡状腺癌病理表现

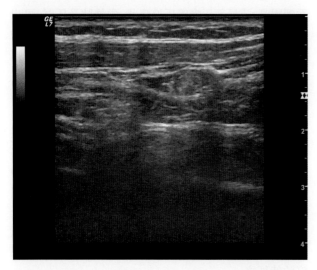

图 3-6-7　甲状腺癌伴淋巴结转移超声影像表现

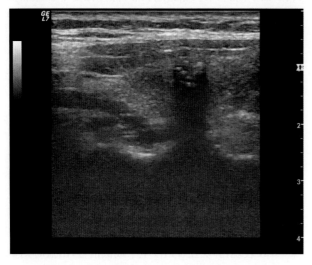

图 3-6-8　甲状腺癌伴淋巴结转移超声影像表现

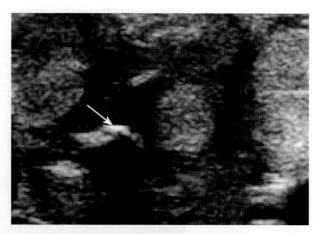

图 3-6-9　甲状腺癌超声影像表现
病灶位置如白色箭头所示

【首选检查】

超声检查,为首选筛查方法。检查前准备及检查技术:同"结节性甲状腺肿"。

【检查方法分析比较】

同"甲状腺瘤"。

四、颈部神经鞘瘤

【概述】

颈部神经鞘瘤起源于周围神经髓鞘,亦称施万细胞瘤或雪旺细胞瘤。属周围神经最常见的良性肿瘤,约占外周神经肿瘤 21%,极少数恶变。NF2 基因(定位 22q12.2)是神经鞘瘤的肿瘤抑制基因,神经鞘瘤的发生与 NF2 基因失活有关。本病的发病年龄不确定,多见于 30~40 岁的成年人,无明显性别差异。

【局部解剖】

颈位于颈椎前,上启下颌骨下缘、乳突尖、上项线及枕外隆突的连线与头部分界;下至胸骨颈静脉切迹、胸锁关节、锁骨、肩峰和第 7 颈椎棘突的连线与胸部、上肢和背部分界。

颈部局部解剖将两侧颈前三角合称颈前区,以舌骨为界,分为舌骨上区和舌骨下区。舌骨上区包括颏下三角和左、右下颌下三角;舌骨下区包括左、右颈动脉三角和左、右肌三角。胸锁乳突肌区及颈后三角合称颈侧区(图 3-6-10)。

【临床表现与病理基础】

本病多以发现肿块就诊,有时伴疼痛或感觉异常,迷走神经鞘瘤可引起声嘶。质中,光滑,横向活动度好,纵向活动欠佳,叩击或加压可有放射样疼痛或感觉异常。偏心性生长,与神经无粘连,可将肿瘤与神经分离而剥除,不会损伤神经干。

神经鞘瘤为边界清楚、包膜完整的椭圆形或梭形肿瘤,内部多有囊性变和出血。组织学上可见肿瘤内

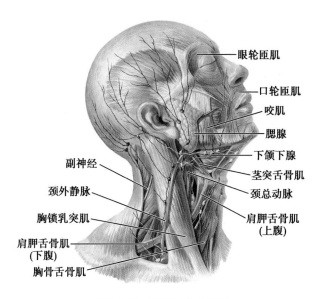

图 3-6-10 颈部局部解剖图

同时包括实性细胞区和疏松黏液组织区,镜下多由梭形细胞组成,细胞分化良好(图 3-6-11)。

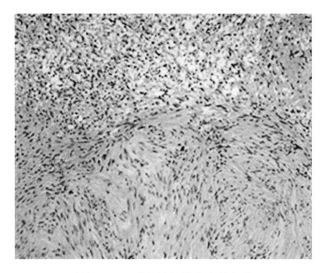

图 3-6-11 颈部神经鞘瘤病理表现

【影像学表现】

超声检查:表现为近似无回声的低回声团块,轮廓清晰,圆形或椭圆形,内部可出现液化区域或钙化灶,较大时边缘或有切迹,病变周围为不光滑的强回声带包绕,连续性较好。彩色多普勒血流显像于部分肿瘤内可见较丰富的血流信号。若在瘤体两端发现低回声条索状神经束可明确诊断(图 3-6-12)。

MR 表现:T1WI 呈等信号,T2WI 呈高信号,对比增强有强化,中央液化坏死区无强化。

【首选检查】

超声为首选影像学检查方法。检查前准备及检查技术:同"结节性甲状腺肿"。

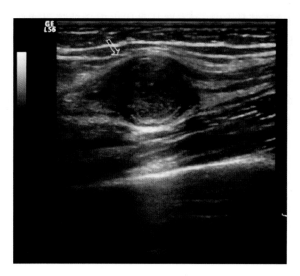

图 3-6-12 颈部神经鞘瘤超声影像表现
病灶位置如箭头所示

【检查方法分析比较】

超声检查:表现为近似无回声的低回声团块,轮廓清晰,圆形、椭圆形边缘或有切迹,病变周围为不光滑的强回声带包绕,连续性较好。彩色多普勒血流显像于部分肿瘤内可见较丰富的血流信号。

CT 检查:发生于颈动脉间隙内,呈软组织肿块密度影,分界清晰,可以是圆形、类圆形或分叶状。肿瘤较小时,密度均匀,较大时由于坏死、液化,瘤体内常见低密度区。增强扫描肿瘤可强化,小肿瘤均匀强化,较大肿瘤中心低密度区不强化。颈内、外动脉受压向前移位,颈内、外动脉分叉角可扩大。

五、颈部囊性淋巴管瘤

【概述】

淋巴管瘤并非真性肿瘤,而是一种先天性良性错构瘤。由于胚胎发育过程中,某些部位的原始淋巴囊与淋巴系统隔绝后,所发生的肿瘤样畸形。约半数在出生时即已存在,90%以上在 2 岁以内发现。男女发生率大致相仿。囊状淋巴管瘤好发于颈部,又称囊状水瘤,是临床上最多见的,约占 3/4。其余见于腋部、纵隔、后腹膜和盆腔。

【局部解剖】

局部解剖同图 3-6-10。

【临床表现与病理基础】

临床表现为颈后三角区囊性肿块,具有向锁骨上下、口底、气管食管旁及纵隔蔓延生长特点,界限常不清楚。多见于婴幼儿。出生时即呈巨大,亦可逐渐长大;囊瘤柔软,一般无压缩性,能透光。表面皮肤正常,不粘连;内容物淡黄透明或乳糜状,偶带血性。囊瘤累及口底、舌或咽部时,可有语言、呼吸或吞咽障碍。囊瘤位于锁骨上时,可有臂丛受压出现运动障碍或肌肉萎缩。有时气管受压移位。淋巴管瘤是由增生、扩张、结构紊乱的淋巴管所组成,可向周围呈浸润性生长。按其形态和分布可分为三种类型:单纯性淋巴管瘤、海绵状淋巴管瘤、囊状淋巴管瘤。镜下可见大量含有胆固醇结晶的淋巴细胞(图3-6-13)。

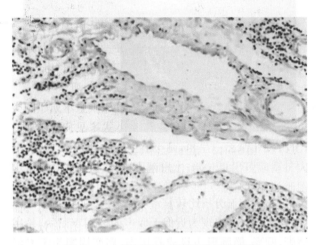

图 3-6-13　颈部囊性淋巴管瘤病理表现

【影像学表现】

超声表现:表现为颈部多房囊性肿物,囊壁菲薄,边界清晰,内可见较多纤细分隔。CDFI显示囊性肿物内无血流信号(图3-6-14、图3-6-15)。

CT表现:呈单或多房的薄壁囊性肿物,水样密度,如有出血则密度可增高。边界清楚,也可以楔入肌肉之间表现为一侧颈部低密度囊性病灶,好发于胸锁乳突肌前方,相当于下颌下腺后方的下颌下间隙内,圆形或类圆形,常见多囊,大小不一,增强扫描无强化。

MR表现:T1WI像呈低信号,有囊内出血或囊液脂肪含量高者呈高信号,偶可见液-液平面,T2WI像呈

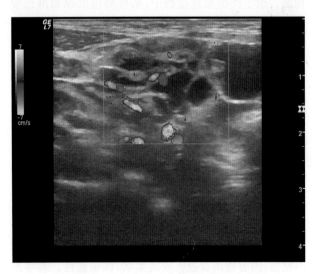

图 3-6-14　颈部囊性淋巴管瘤超声影像表现

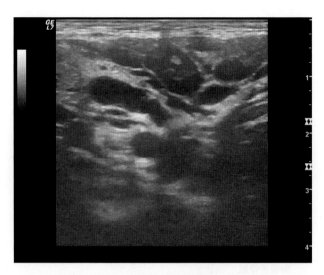

图 3-6-15　颈部囊性淋巴管瘤超声影像表现

高信号。

【首选检查】

超声为首选影像学检查方法。检查前准备及检查技术:同“结节性甲状腺肿”。

【检查方法分析比较】

超声检查:表现为颈部多房性囊肿,囊内回声低,囊壁菲薄。

CT检查:表现为一侧颈部低密度囊性病灶,如有出血则密度可增高,好发于胸锁乳突肌前方,相当于颌下腺后方的颌下间隙内,圆形或类圆形,常见多囊,大小不一,边界清楚,也可楔入肌肉之间,增强扫描无强化。

MR检查:冠状面及矢状面对显示肿物的上、下边界及轮廓更为有利。

六、颈部鳃裂囊肿

【概述】

鳃裂囊肿属于鳃裂畸形,是先天性疾病,由各对鳃裂未完全退化的组织发育而成。鳃裂囊肿生长缓慢,发病年龄常见于20～50岁,以30岁左右多见。胚胎发育第3周时,头部两侧各有5对斜行突起、平行的鳃弓。鳃弓之间,外侧为凹进的沟形鳃裂所分离,内侧则为凸出的咽囊。鳃裂囊肿的起源尚不清楚,多数认为系由胚胎鳃裂残余组织所形成。

【局部解剖】

局部解剖同图3-6-10。

【临床表现与病理基础】

主要症状为颈侧或腮腺区无痛性肿块,大小不定,肿块生长缓慢,常合并有瘘管,继发感染常发热,疼痛,瘘管有脓性分泌物和黏液流出。鳃裂囊肿上皮可癌变。

病理学显示鳃源性囊肿被覆上皮有两种,来自鳃

沟者属外胚层鳞状上皮,源于咽囊者属内胚层假复层纤毛柱状上皮,也有同时衬以上述两种上皮者。上皮下富有淋巴组织,甚至有淋巴滤泡及生发中心形成。若感染出血,囊壁纤维化增厚,壁内有大量胆固醇结晶及异物巨细胞反应,囊壁与周围组织紧密粘连(图 3-6-16)。

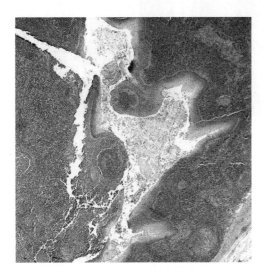

图 3-6-16　鳃裂囊肿病理表现

【影像学表现】

CT 表现:口咽部扁桃体周围,类圆形均质低密度区,囊壁光滑,囊区大小不一。增强后囊壁轻度强化。当囊壁增厚,边缘不光滑,强化扫描可见囊壁明显强化,与周围组织结构分界不清晰,周围脂肪密度增高,囊内容物密度增高,提示囊肿有感染(图 3-6-17)。

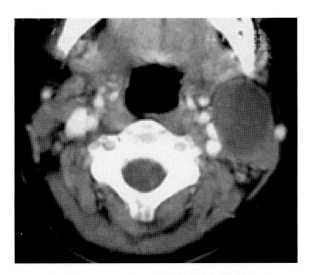

图 3-6-17　颈部鳃裂囊肿 CT 影像表现

MR 表现:囊内信号 T1WI 大部分为低信号、小部分为稍高信号,T1WI 信号改变取决于囊内液体成分,囊内蛋白含量高,含胆固醇结晶或伴有感染时,信号升高。T2WI 上均呈高信号。

【首选检查】

CT 检查为首选筛查方法。

检查的准备:CT 检查前去除身体(扫描部位)上的所有金属饰物和各种物质,避免伪影干扰,其他无特殊准备。增强扫描前要做碘过敏试验,确定阴性者方能检查。

检查技术:轴位扫描,患者仰卧,头颅在头架内摆正放平,使正中定位灯与唇中线重合,内部定位灯光线与听唇线重合。

【检查方法分析比较】

CT 检查:对囊肿的大小、形状、位置及邻近组织间的关系作出准确判断。非感染的病变表现为壁薄而光滑,伴感染的囊肿为壁不规则增厚,因而对合并感染的鳃裂囊肿有更高的诊断价值,有助于排除颈部感染。其检查时间快,检出率高,可作为本病的手段检查手段。

MR 检查:有更好的软组织分辨率和多平面成像技术对于颈侧部肿物可提供最佳评估,MR 表现为T1WI 序列上低至等信号,在 T2WI 序列上为高信号,合并慢性感染表现为 T1WI 序列上呈高信号,与囊肿内蛋白含量相关。

超声检查:超声显像具有方便简捷、价格便宜的特点,但其无法显示病灶完整形态,无法明确周围组织结构关系,因而对颈部鳃裂囊肿的诊断率要低于 CT、MRI。

核素检查和 PET 检查:核素代谢显像对颈部囊性病变不敏感,且检查费用昂贵,故颈部鳃裂囊肿不宜行核素代谢显像检查。

颈部鳃裂囊肿的首选检查方法为 CT 检查。但需要更为详细的了解囊肿与邻近组织间的关系还得借助MR 检查。

七、颈动脉体瘤

【概述】

颈动脉体瘤是发生在颈动脉体化学感受器的肿瘤,常见于颈动脉分叉处,也可见于颈部其他动脉周围,临床上较少见,女性较男性多,好发于 30~40 岁,恶变率为 5%~10%。

【局部解剖】

颈总动脉是头颈部的主要动脉干。左侧发自于主动脉弓,右侧起于头臂干。两侧颈总动脉均经胸锁关节后方,沿食管、气管和喉的外侧上行,至甲状软骨上缘高度分为颈内动脉和颈外动脉。颈总动脉上段位置表浅,在活体上可以摸到其搏动。当头面部大出血时,可在胸锁乳突肌前缘,平喉的环状软骨高度,向后内将颈总动脉压向第六颈椎的颈动脉结节,进行急救止血。在颈动脉分叉处有颈动脉窦和颈动脉小球两个重要结构。

颈动脉窦是颈总动脉末端和颈内动脉起始部的膨大部分。窦壁外膜较厚,其中有丰富的游离神经末梢压力感受器。当血压增高时,窦壁扩张,刺激压力感受器,立刻反射性地引起心率减慢,末梢血管扩张,血压下降(图3-6-18)。

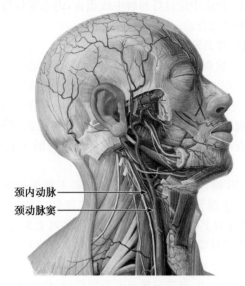

图3-6-18　颈部动脉局部解剖

颈内动脉
颈动脉窦

【临床表现与病理基础】

临床上患者常常以颈部无痛性肿块而就诊,肿块多位于下颌角下方和胸锁乳突肌前方,肿瘤质地较软,可压缩,边缘光滑,可有Horner征。肿瘤来自副神经节组织的非嗜铬副神经瘤,故亦称颈动脉体副神经瘤,大多数为良性,少数具恶性,偶有区域淋巴结或远处转移。

颈动脉体瘤肉眼观察肿瘤为红棕色,圆形或卵圆形,有分叶,外有包膜。细胞主要为多边形,胞质嗜伊红染色,内含很多空泡和微粒体。

【影像学表现】

超声表现:肿块位于颈动脉分叉处,颈前三角区纵切显示近似短梭形,边界不规则之实性肿块,肿瘤内回声粗密,分布不均,中间伴有无回声区,包膜回声增强,其后方回声无衰减。瘤体实性回声与肿瘤内的颈内外动脉近端血管壁无明显间隙。瘤体体积越大,则患侧的颈内外动脉被肿瘤挤向表浅侧越明显,且将两支动脉分别推向本侧,致使颈内外动脉根部之间的夹角明显扩大,最大者可达60度以上。CDFI:肿瘤内有丰富的彩色血流信号(图3-6-19)。

CT表现:瘤体位于舌骨水平,可使颈静脉孔扩大,呈浸润性骨破坏。CT增强扫描时瘤体强化明显,密度

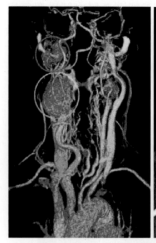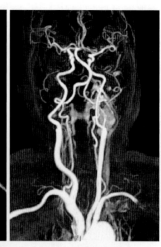

图3-6-19　颈部动脉体瘤CT影像表现

病灶AR重建位置如圆圈所示

与邻近的血管相仿,小的肿瘤密度均匀,大的肿瘤中可见有小的低密度区。瘤周可见有小的供血动脉及引流静脉。

MR表现:瘤体T1WI像呈与肌肉相仿的中等信号,有时可见高信号的出血灶。由于血液流空现象所致的无信号区与增强后的肿瘤混杂在一起,形成所谓"盐与胡椒"征(salt and beepersign)。T2WI像信号增高,用Gd-DTPA增强扫描T1WI像见肿瘤信号增高。颈动脉体瘤的MRA显示颈外动脉与颈内动脉分离现象。

【首选检查】

MRI为首选检查方法,采用MRA+CEMRA序列。

【检查方法分析比较】

X线检查:平片多数无明显异常表现,少数病例咽侧壁软组织密度肿块隆起。颈动脉造影于颈总动脉分叉部位见丰富血管网,构成肿瘤轮廓,颈内外动脉受压分离,分叉角度扩大。

超声检查:颈前三角区纵切显示近似短梭形,边界不规则之实性肿块,肿瘤内回声粗密,分布不均,中间伴有无回声区,包膜回声增强,其后方回声无衰减。瘤体实性回声与肿瘤内的颈内外动脉近端血管壁无明显间隙。瘤体体积越大,则患侧的颈内外动脉被肿瘤挤向表浅侧越明显,且将两支动脉分别推向本侧,致使颈内外动脉根部之间的夹角明显扩大,最大者可达60度以上。CDFI:肿瘤内有丰富的彩色血流信号。

CT检查:颈动脉间隙软组织密度肿块,平扫形态规则、分界较清,同侧咽侧壁可膨隆。增强扫描强化明显,强化密度可均匀或不均匀,肿瘤较小时均匀,较大时不均匀,颈动脉CTA的三维图像上,可见颈总动脉分叉处上方的颈内、外动脉之间的距离增加和形态呈杯状的特征。

MR 检查:T1WI 呈中等信号,T2WI 呈高信号,增强扫描强化明显。在 T1WI 和 T2WI 瘤体内可见迂曲的低信号影,为肿瘤血管,是特征性表现,颈部 MRA 可清楚显示颈部血管推移情况,颈部 3D PC 或 CEMRA 诊断的可靠性高。

八、颈部淋巴结转移瘤

【概述】

颈部转移性肿瘤多于原发性肿瘤,占颈部恶性肿瘤的 80%。多见于头颈部恶性肿瘤,如鼻咽癌、甲状腺癌、喉癌等的转移,20% 源于胸腹部肿瘤。

【局部解剖】

颈部淋巴结主要分布在颈前、颈外侧、咽后三个区域。颈前区包括颈前浅淋巴结、颈前深淋巴结、喉前淋巴结(上群)(下群)、甲状腺淋巴结、气管前淋巴结、气管旁淋巴结;颈外侧淋巴结包括颈外侧浅淋巴结、颈外侧深淋巴结、颈内静脉淋巴结(上群)(下群)、副神经淋巴结、颈横淋巴结;咽后淋巴结包括咽后内侧淋巴结、咽后外侧淋巴结(图 3-6-20)。

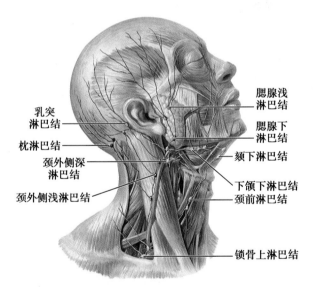

图 3-6-20　颈部淋巴结局部解剖图

【临床表现与病理基础】

多数患者在原发肿瘤病史的基础上,发现颈部及锁骨上窝结节状肿块,常常多发,质硬。少数患者以颈部肿物就诊。多为鳞状细胞癌主要来自口腔、鼻窦、喉和咽等处肿瘤,腺癌多来自甲状腺癌及咽癌、鼻腔肿瘤(图 3-6-21)。

【影像学表现】

超声表现:表现为颈部淋巴结肿大,肿大的淋巴结通常呈圆形,短轴/长轴的比率大于或等于 0.5,内部回声多样,淋巴门结构被破坏或消失。CDFI:边缘型血流或者混杂血流信号。

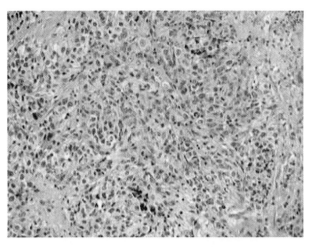

图 3-6-21　颈部淋巴结转移瘤病理表现

CT 增强扫描:颈部转移淋巴结的 CT 诊断指标主要根据淋巴结的大小、密度、内部结构、边缘、数目和周围组织结构的改变。

大小:诊断头颈部鳞状细胞癌的颈静脉链转移淋巴结以最小径≥8mm 为宜,甲状腺癌的转移淋巴结较鳞状细胞癌小,最小径 5～8mm 的淋巴结也应引起警惕,甲状腺癌患者出现食管沟区的任何大小的淋巴结均应高度警惕为转移的可能。任何以大小作为诊断指征者均有假阳性及假阴性的可能。

密度和内部结构:肿瘤细胞取代了淋巴结髓质正常结构或引起坏死,在增强扫描时显示为皮质不规则强化,对比之下,髓质内的不规则低密度区更为明显,皮质强化的形态、大小、厚度不一,是可靠的诊断转移指征。

形态和数目:正常或反应性增生的淋巴结一般呈肾形、长径与短径之比近似于 2。转移淋巴结多呈球形,长、短径相仿。头颈部恶性肿瘤患者在淋巴引流区 3 个或以上相邻的淋巴结,即使每个淋巴结的最小径较小,在 5～8mm 之间,也应警惕有转移淋巴结之可能。

淋巴结的包膜外侵犯:在增强 CT 扫描中包膜外侵犯表现为淋巴结边缘不完整,模糊,有不规则强化,周围脂肪间隙消失,外侵明显的肿瘤尚可侵犯周围重要结构(图 3-6-22)。

MR 表现:T1WI 呈等信号或稍低信号,T2WI 呈等信号或高信号,中央液化坏死 T1WI 呈低信号,T2WI 呈高信号。增强扫描无坏死液化淋巴结呈均匀中等强化,中央液化坏死区不强化,周边呈环形强化。

【首选检查】

CT 为首选检查方法。检查前准备及检查技术:同"颈部鳃裂囊肿"。

【检查方法分析比较】

超声检查:超声扫描评价转移淋巴结的大小、形态、数目的诊断指标与 CT、MR 相仿。转移淋巴结多呈低

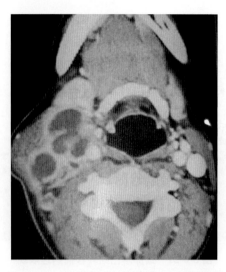

图 3-6-22　颈部淋巴结转移瘤 CT 影像表现

回声,有时回声不均。当超声扫描发现低回声的圆形淋巴结时,即使最小径<8mm,也应警惕为转移,超声导引下细针穿刺细胞学检查有助于良、恶性的鉴别。

CT 检查:一般为单侧性,晚期病例可累及双侧,好发部位有颈动脉间隙、颌下区及乳突下区,变现为多发大小不等软组织密度结节或肿块,中心可有坏死液化区。诊断标准为直径大于等于 15mm,分界清楚或不清楚,淋巴结较大时可有融合现象。平扫时与周围组织密度相似,增强扫描轻度强化,但明显低于血管性强化,结节内无坏死时强化均匀,中央液化坏死区不强化,周围血管可有受压表现,侵犯颈静脉可形成静脉瘤栓。

MR 检查:MRI 评价颈部淋巴结转移瘤的大小、形态、数目等诊断指标与 CT 相仿。T1WI 多呈中、低信号,T2WI 呈中、高信号。如果淋巴结内部有坏死成分时,T2WI 像为高信号。淋巴结内部信号不均匀是诊断转移的可靠征象。

甲状腺乳头状癌转移淋巴结有囊变者,T1WI 及 T2WI 像上的信号强度同囊内的甲状球蛋白含量高低或有无出血有关,但也可如一般的囊性病变即 T1WI 呈低信号,T2WI 呈高信号,此时应特别注意有无囊壁结节。

九、颈部淋巴结结核

【概述】

颈部淋巴结结核多见于儿童和青少年,尤其是消瘦的青年女性。是由于结核杆菌侵入颈部所引起的特异性感染,起病缓慢,常偶然发现颈部单发或多发不规则形包块,早起无症状,质地较硬,具有散在性、活动性、无粘连性。随着病情的逐步发展,包块活动度减少,可形成串珠状,是常见的肺外结核感染部位。

【局部解剖】

局部解剖见图 3-6-20。

【临床表现与病理基础】

主要表现为单侧或双侧颈部无痛性肿物,部分患者有低热、盗汗、体重减轻等结核中毒症状,少部分患者既往有结核或者感染过结核病史。触诊可发现肿块质地硬、边界不清,少部分可伴有局部压痛或者疼痛。

颈部淋巴结结核感染初期仅单纯淋巴结肿胀,质地较硬,无痛,可移动。当出现淋巴结周围炎时,则出现疼痛和压痛,移动性差,界限不清,炎症蔓延至多个淋巴结,往往融合粘连成较大的硬块,液化坏死形成冷脓肿,如溃破易形成瘘管或溃疡。淋巴结结核在病理学上分为四型:干酪性结核,增殖性结核,混合型结核,无反应性结核(图 3-6-23)。

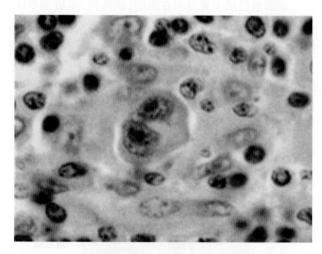

图 3-6-23　颈部淋巴结结核病理表现

【影像学表现】

超声检查:结核淋巴结表现多样,肿大淋巴结可相互融合,内部出现干酪样坏死区及钙化灶,CDFI:坏死淋巴结血流不丰富。超声对颈部淋巴结结核的定性及定量诊断具有明显的优势,既方便又快捷(图 3-6-24)。

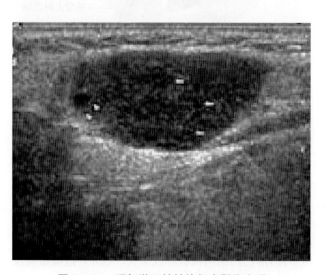

图 3-6-24　颈部淋巴结结核超声影像表现

CT 表现:CT 增强扫描所见能反映结核性淋巴结炎的各个病理阶段。好发部位为颈淋巴结,结核可以侵犯颈静脉周围及后三角区淋巴结,以颈静脉下组及后三角组下区最为多见,密度:单个或多个颈淋巴结增大,密度均匀增高,提示为增殖型病变;环形周边强化,为结核性肉芽组织;中央低密度为干酪性或液化坏死,可以是多个环形病变相互贴邻呈间隔厚薄不一的花环状,也可以融合形成一个大的囊性病变;不均质强化、钙化为炎症、肉芽肿及钙化病变。边缘:病变为纤维组织所包裹时边缘清楚;病变周围组织呈炎症、水肿时边缘模糊。数目:可单发或多发,以多发或融合病变多见。若上述表现同时出现,提示不同时期的结核病变同时共存。

【首选检查】

超声检查,为首选筛查方法。

检查前准备:无特殊准备。检查过程中需配合医生,颈部不能随意活动。检查技术:卧位、头部后仰,充分暴露颈前区和颈侧区;方法:探头划及两颈侧淋巴结区域。全面观察淋巴结大小、形态、回声及颈部血流情况,判断颈部淋巴结及颈部血流有无异常改变。

【检查方法分析比较】

超声检查:高频超声,对颈部淋巴结结核的定性及定量诊断具有明显的优势,既方便又快捷,可以明确颈部淋巴结分布及颈部血流运行情况。超声表现为低回声结节,有时呈囊性,其中可有较高回声的凝固性坏死区,病变常融合,且边界不清,超声引导下穿刺活检,有助于病理学诊断。

CT 检查:肿物形状不规则,内可见大片低密度坏死区,周围环形强化明显,呈“花环状”改变,不同时期结核病变可同时共存。特别是增强扫描能清楚显示颈部淋巴结结核病变的数目、部位及不同的强化类型,反映不同时期病理改变同时存在及其与周围结构的关系,特别是显示临床触诊难以发现的颈深部淋巴结结核有着重要的意义,为颈部淋巴结结核与颈部其他常见肿块的鉴别诊断提供有价值信息。

MR 检查:淋巴结病变形状可不规则,内部信号不均,T2WI 呈较高及更高信号,T1WI 呈等或稍低信号,增强扫描明显不均匀强化,可见不规则坏死区。MRI 有极高的软组织分辨率,且可进行多方位、多参数成像。能清楚的分辨颈部皮肤、肌肉、血管、腺体等细微结构,可以显示颈筋膜划分的几个间隙,因此对颈部淋巴结病变的评价有重要的价值。

超声探查是颈部淋巴结结核的首选检查方法。但是要明确颈部淋巴结分期及分布情况必须借助 CT 或者 MRI。

第四章　胸　部　疾　病

第一节　胸部疾病影像学检查新进展

除了部分临床实验检查,影像学检查是胸部疾病诊断的主要手段。影像学检查包括 X 线摄影、CT、MRI 以及一些特殊检查。在影像学检查不仅可以获得胸部疾病的范围、位置和性质等信息,还能为临床诊断提供详细的图文信息,为临床手术提供可靠的指导。在传动的胸部检查中,X 线摄影,包括高千伏 X 射线摄影技术、CR、DR 等是最简单的诊断手段,具备成熟完善的技术和较高的诊断正确率。但随着科技的进步,CT、MRI 等新技术在诊断中大放异彩,并有取而代之的趋势,本章总结了影像学新技术在胸部疾病诊断中的应用,并通过对各种影像学检查技术进行比较,为不同的疾病的检查提供高效合理的检查方案。

一、DR 新技术

DR 能量减影用于胸部摄影是近来一种新的检查技术,能量减影既往主要用于心血管造影检查,这种减影方法利用了碘与周围软组织对 X 线的吸收衰减系数在不同能量下有明显差异的特性,碘在 33 千电子伏特(keV)能级时衰减曲线发生跃变,衰减系数突然增大,而软组织衰减曲线是连续的,并且能量越大,衰减系数越小。若将一块含骨、软组织、空气和微量碘的组织分别用能量稍低于和稍高于 33keV 的 X 线曝光,则后一影像比前一幅影像的碘信号大约减少 80%,骨信号大约减少 40%,软组织信号减少约 25%,气体则在 2 个能级上几乎不衰减。若将这两幅影像相减,所得的影像将有效地消除气体影,保留少量软组织影及明显的骨影和碘信号。若将 130kV 时采集的影像用约 1.33 的系数加权后再减影,能很好地消除软组织和气体影,仅留下较少的骨信号及明显的碘信号。在 200ms 内分别以高千伏和低千伏(分别为 130kV 和 70kV)2 次曝光,根据人体体型及被检查部位厚度不同,高千伏可以

选择范围为 110~150kV(峰值 kV),低千伏可以选择范围为 60~80kV。通过后处理同时提供 3 幅影像(标准影像、骨骼影像、软组织影像),所以俗称"骨肉分离技术"。骨骼影像适用于肋骨骨折以及肺部结节内钙化的显示,软组织影像可去除肋骨等骨性结构,使肺实变和结节影得以更好地显现。从原理上看,能量减影是一种较好的减影方法,但在实施中要求管电压能在两种能量之间进行高速切换,增加了 X 线机的复杂性,普通 X 线机不能采用这种方法。

二、CT 新技术

高分辨 CT 扫描(HRCT)提高了 CT 影像的空间分辨率,并增强了清晰度。此法可清晰、细微地显示肿瘤结节的密度、边缘及病变与肺血管、支气管和肿块的关系,还可确定有无胸膜转移。

螺旋 CT(spiral CT,helical CT)由单层螺旋 CT 发展到双层及多层螺旋 CT。多层螺旋 CT 增加了单位时间的信息获取量,减少了扫描的时间,更加优化了图像质量和检查效果。和常规 CT 扫描比较,螺旋 CT 的优点为:此法能够使患者在一次屏气状态下完成肺脏的全部扫描。由于扫描范围的体积数据连续采集,避免了常规 CT 检查时可能发生的因呼吸不均匀造成的病灶遗漏;螺旋 CT 扫描可在任何一个层面重建图像。例如对肺内结节病灶,可保障图像通过结节中心,减少体积效应,能准确地测量 CT 值和观察病变形态;螺旋 CT 增强效果优于常规 CT 扫描,使用的造影剂量也较少,约 30%~50%;螺旋 CT 表现图像经过后处理可进行肺内结节、气管、支气管和血管的三维重建。结节病灶三维重建有助于观察病变形态和与周围结构关系。沿支气管长轴的多平面重建(MPRS)可显示病变在支气管长轴上的形态。CT 仿真内镜(CTVB)技术对设备的要求较高,要求一次屏气完成整个靶器官的连续性薄层容积扫描,只有高档螺旋 CT 和电子束 CT 才能满足这个要求,并将所获得的二维或三维图像数据,辅以人工伪彩,经过计算机软件后处理-表面遮蔽和容积再现技术,而形成的仿

真内镜影像。仿真气管支气管内窥镜（virtual bronchoscopy）可观察管腔内外病变形态。三维 CT 血管重建又称 CTA，是诊断肺动静脉栓塞的首选方法，多层螺旋 CT 动态增强扫描因其扫描速度快、敏感、无创，诊断肺动静脉栓塞既可靠又安全。在螺旋 CT 基础上的实时 CT 透视（real-time fluoroscopy）使 CT 导向经皮针刺活检和引流更准确、方便。

在心脏疾病诊断方面，作为运动器官一直是常规轴向扫描 CT 机临床应用的盲区，多层螺旋 CT 的出现，突破了这一盲区。4 层螺旋 CT，单位时间内的扫描覆盖范围小，心脏扫描时间长（约 40～50s），采用分扇区采样心电门控技术，可对心率正常（约 60 次/分）的患者进行冠状动脉成像，成功率低，图像质量不理想。16 层螺旋 CT 的推出使 CT 冠状动脉成像初步进入临床应用，心脏扫描时间较短（约 10～15s），心率波动对冠状动脉图像影响有所减轻，对比剂用量减少。最新 64 层螺旋 CT 缩短了采样时间、增加了采样次数，只用 5 秒就可完成全心脏扫描，可看清软、硬斑块及支架等。在非正常心率情况下（心律不齐或更快如 170 次/分）也可获得较高质量冠状动脉图像。冠状动脉支架置入后常需要术后追踪观察，以除外再狭窄。4 层螺旋 CT 支架影像伴有金属伪影，无法对冠状动脉支架内腔进行评估。64 层螺旋 CT 能够清晰显示各种型号及规格支架内腔情况，显著降低支架壁伪影，为冠状动脉支架内腔进行评估，开辟了新的前景。64 层螺旋 CT 做心脏冠状动脉成像成功率接近 100%。64 层螺旋 CT 心脏扫描时间与电子束 CT 差距已明显缩短，在某些性能方面甚至已超过电子束 CT，但价格方面 64 层螺旋 CT 具有明显优势。

在肺部诊断方面，多层螺旋 CT 缩短了扫描时间，可以减少呼吸产生的肺部运动伪影，运动伪影在横轴位扫描时可能不明显，但在图像后处理沿 Z 轴的图像重建是比较明显的。快速扫描对于难以较长时间屏气的患者尤为重要，多层螺旋 CT 扫描快、扫描范围长，在较短时间可获得整个胸部的图像。多层螺旋 CT 还有一个重要优势，是获得薄层图像，16 层以上多层螺旋 CT 的亚毫米准直可显示肺动脉的 6 级分支。过去肺脏扫描中肺内结节与血管断面很难区别，64 层螺旋 CT 新的三维处理软件技术能彻底解决肺纹理条影断面与结节灶鉴别的难题。X 片胸部检查中，由于心脏纵隔的阻挡产生遮盖区，（胸片后前位有 20%～25% 肺野被遮盖，侧位 15%～20% 肺野被遮盖）而导致对肺部早期病变（如早期肺癌等病变）漏诊的烦恼已获解决。长期以来早期肺癌普查以胸部平片（侧位片）为首选，由于多层螺旋 CT 的发展，而受到动摇。多层螺旋 CT 已成为早期肺癌早发现、早诊断、早治疗的可靠技术支持。

多层螺旋 CT 能够显示较小血管的栓子，还可检查出心、肺的其他疾病，适合肺栓塞的鉴别诊断。作为肺栓塞诊断金标准的导管法肺动脉造影因属有创伤性检查，又因检测外周血管栓子的准确性较低，目前已被多层螺旋 CT 所取代。CT 是肺内孤立结节肿块、空洞病变、肺叶肺段影像、肺弥漫结节病变、肺弥漫间质病变、肺门肿块、胸膜病变及纵隔肿物鉴别诊断的最佳方法。在发现病变方面，螺旋 CT 比 X 线平片对肺结节的显示增强 40%。

低剂量 CT 肺部是的很有价值的检查方法，由于肺部是含气器官，组织对比度较高，射线吸收率很低，对胸部应用低剂量扫描提供了有利条件。目前，低剂量螺旋的临床研究应用是放射影像学科研究的重点。Naidich 于 1990 年首次提出了低剂量的概念，即在其他条件不变的情况下，通过降低管电流来降低辐射，同时保证图像诊断要求如何使 X 线在 CT 成像过程中最有效应用，达到剂量控制与图像质量的完美融合，一直是人们追求的目标多年来，国内和国外的医疗机构对低剂量胸部检查的研究和应用取得了一定的成果。

胸部低剂量 CT 在其检查范围中应用合适的扫描参数，显著降低了辐射剂量，产生的图像质量与常规扫描图像质量无统计学差异，能够满足临床诊断需要，可用于常规胸部 CT 检查，尤其适用于人群体检和肺癌高危人群的筛查。低剂量 CT 是检测早期肺癌有效的方法，可提高检出率，实现疾病的早期诊断和治疗。由于胸部低剂量 CT 扫描可以明显降低 CT 球管的容量负荷，并延长球管曝光时间，因此低剂量扫描还具有较高的经济价值。

电子束 CT（EBCT）又称超高速 CT（UFCT）、电子束成像系统（EBIS）或电子束体层成像（EBT），美国 Douglas boyd 博士于 1983 年首先开发并应用于临床。因其扫描速度快，时间分辨力高，对心血管检查有独到之处而广泛应用于临床，有第五代 CT 之称。EBCT 的特点是没有 X 射线球管，由电子枪产生电子，具有很高的时间分辨率，且其体位与传统的 CT 有所差别。但其价格昂贵，空间分辨率较低。

EBCT 由于具有很高的时间分辨力，尤其适合心脏血管、其他运动脏器和不合作患者的检查及 CT 透视等。能准确显示心血管解剖结构，可进行冠状动脉钙化评分、心功能和心肌射血分数测定、心肌灌注、瓣膜运动、心肌重量分析，对冠心病、心肌病、瓣膜病及心包疾患等先天或后天性疾病的早期诊断具有比常规 CT 和 MRI 更高的价值。对肝脏可行多期螺旋扫描，并通过连续重叠扫描消除肋骨伪影。这使得 EBCT 更便于在临床上被广泛应用。但由于设备本身的庞大、昂贵，维护费用高、图像信噪比、空间分辨率和密度分辨率的局限性以及多排 CT 的发展突飞猛进,使其面临着更大的挑战。

三、MRI 新技术

呼吸系统疾病的影像检查方法主要为胸部 X 线片及 CT。磁共振(MR)在一些特定的情况下选择使用,对胸部 X 线及 CT 检查予以补充。例如纵隔肿瘤、肺癌的分期、胸部血管的疾病等。和其他影像比较 MRI 的优势为多平面成像、组织的对比度高、对血流敏感和使用 Gd-DTPA 为造影剂等。

磁共振全身弥散加权成像技术(whole-body diffusion weighted imaging,简称弥散加权成像技术,DWI)是近年来由日本学者 Takahara T 等开发的一种弥散加权成像的新技术,它可以在自由呼吸状态下完成大范围(包括胸部、腹部及盆腔)薄层扫描,经三维最大密度投影(three-dimensional maximum intersity projection,3D MIP)图像重建得到高信噪比(signal-to-noise ratio,SNR)、高分辨率的图像;通过背景抑制及黑白翻转技术,可对病变的显示达到同正电子发射型计算机断层显像(positron emission tomography,PET)相媲美的效果,直观、立体地显示病变部位、形态、大小及范围,并可行表面弥散系数(apparent diffusion coefficient,ADC)和体积的定量测量。

MR DWI 是目前唯一能观察活体水分子微观运动的成像方法,它利用了 MR 对运动检测敏感的基本特性。在梯度磁场的情况下,弥散水分子中的质子的横向磁化发生相位位移,相位位移广泛弥散、相互干扰导致 MR 信号衰减,这种衰减取决于弥散系数及磁场梯度强度。在通常情况下,即常规 MR 成像序列中的弥散效应非常小,可忽略不计。如在成像序列中加入强磁场梯度即弥散梯度,即可获取 DWI 图像。弥散梯度的大小由梯度脉冲的强度和持续时间即所谓的梯度因子(gradient factor)决定,用 b 值表示。

肺结节和肺内异常病变检出率的提高,为磁共振在肺癌中的应用奠定了基础。采用并行采集技术和快速扫描成像技术,MRI 的检出几乎可达到与 CT 相一致的程度,但是 MRI 在空间分辨率上还是稍差一点,所以在评价病变的内部特征征象如空洞等病灶时,仍然不及 CT。DWI 的信号强度可以用来鉴别良恶性肺结节,利用 b 值为 $1000s/mm^2$ 时获取 DWI 成像,来测量病灶与胸髓的信号强度比(LSR),从而来鉴别肺部良恶性病变,获得了较高的敏感性、特异性和准确性,DWI 对肺癌的 N 分期和肺癌的疗效检测方面有重要意义。背景信号抑制 MR DWI 能够立体、直观地显示病灶的形态、大小及位置,有利于帮助迅速、准确地发现病变,实现了肺部病变 ADC 的定量测量,成为胸部肺疾病鉴别诊断的一种有效方法。

随着 3.0TMR 设备的不断改进,提高了信噪比的同时提高了空间分辨率,用于呼吸系统疾病的诊断也逐渐得到推广。LAVA(liver acquisition volume acceleration,容积加速肝脏采集)是一种快速三维容积 T1WI 脂肪抑制成像技术,具有成像速度快、薄层扫描,图像伪影少和组织分辨率高的特点,可分辨微小病变,同时可重建血管,是未来发展的方向。

MR 血管成像,MR 技术的进展使得 MR 血管成像(MRA)成为常用方法之一。MRI 可正确地诊断肺动静脉畸形(AVM)及肺栓塞等肺内血管病变。MR 有助于肺癌的分期,判断肿瘤对胸壁及纵隔的侵犯。MR 获得的身体不同角度的图像,并且有较高的对比度,容易显示与胸壁及纵隔相连的病变。MR 的冠状位及矢状位图像比 CT 的横轴位图像能更好地显示在身体长轴方向上的肿瘤蔓延情况。例如对于肺尖部瘤(肺上沟瘤,pancoast 肿瘤),MR 可清楚显示肿瘤对脊椎,脊髓,血管及神经的浸润。对于骨破坏的显示 MR 不如 CT。

MR 不使用造影剂即可显示心脏及大血管的肿瘤侵犯,对于胸内淋巴结的转移 MR 与 CT 有相似的诊断效果。MR 的冠状位图像可诊断 CT 难以发现的主-肺动脉窗淋巴结。肺的功能性 MRI 在肺部疾病的诊断中逐步起到重要的作用。近年来对一些疾病进行了初步的研究,其应用结果尚须进一步证实。此项应用目前尚未广泛推开,相信在不久的将来 MR 能成为呼吸系统疾病诊断的常规方法。

四、其他新技术

肺动脉造影(PAA)和上腔静脉造影是了解血管分布,解剖结构,血流灌注的重要手段之一,是诊断肺栓塞的"金标准",肺动脉造影可以明确诊断评估病情及指导治疗。由于螺旋 CT 和 MR 对血管病变诊断可靠性增高,肺血管造影的应用明显减少。

肺部常用的介入放射学技术主要有穿刺活检、肺癌的经导管治疗和支架应用。

穿刺活检:经皮肺结节穿刺活检可在透视、超声、CT 或 MR 导向下进行,以 CT 导向穿刺活检最为常用。MR 导向活检在多轴层面任意角度的图像监视下进行,提高了成功率,但需要可应用于磁场的特殊穿刺器械。CT 导向经皮穿刺活检对于小于 2cm 的肺癌诊断敏感性为 93%～96%,此种技术安全、简便、是周围型肺癌术前定性诊断的最可靠方法。实时 CT 透视术已用于经皮穿刺活检及胸腔积液的引流,使操作简捷方便。肺癌的经导管灌注化疗及栓塞治疗:经支气管动脉灌注化疗药物进行局部化疗,或栓塞肿瘤的供血动脉是常用的非手术疗法,此法与全身化疗及放射治疗联合应用效果较好。支架的应用:当晚期肺癌引起气管支气管严重狭窄、阻塞或上腔静脉因肿瘤转移而狭窄、阻塞时,可植入相应的支架进行姑息治疗。

PET-CT 是呼吸系统疾病检查方法之一,PET/CT 检查是最新的检查方法。进行胸部 X 线检查或者胸部 CT 检查,肺部有阴影,不能确诊的患者,肺部肿瘤分型,对于肺癌患者进行全身检查,查看是否还有转移灶,确定肺部病灶多少,肺部疾病鉴别诊断,为放疗或伽玛刀治疗提供病灶的 PET-CT 精确定位,治疗后的患者复查,评价治疗效果等情况下可行 PET-CT 检查。

呼吸系统疾病运用 PET/CT 检查,主要是利用肺部肿瘤组织摄取 18FDG 的量与肿瘤的恶性程度直接相关;由于 PET/CT 可以准确探测到 18FDG 所在部位和摄取量并形成三维断层影像,因此,应用 18FDG-PET/CT 显像可早期发现肺部肿瘤原发及转移病灶,为临床选择正确、合理的治疗方案提供帮助。PET-CT 作为一种安全的、非侵入性的显像方法,将代谢功能图像与结构图像融合,双方信息的互补明显提高肿瘤诊断和分期的准确度,使得肿瘤的诊断和治疗登上了一个新台阶。PET-CT 可以准确定位转移淋巴结,识别肿瘤对周围胸壁、血管或纵隔等的侵犯,鉴别肿瘤和瘤周炎症或肺不张等,使诊断分期更准确,尽管 PET 在肺癌诊断方面存在一定的假阴性和假阳性结果,但相对于 CT、MRI 等传统影像学检查方法,它明显提高了肺癌诊断和分期的准确性,在对肺癌的治疗计划制定、疗效评估中也起到了一定的作用,相信随着新型示踪剂的进一步研究和应用,PET 在肺癌诊治上的作用会更加重要。随着各种新技术的发展、空间分辨率的提高以及 [11]C-胆碱、[18]F-氟硝基咪唑等新示踪剂的出现,乃至 PET-CT 显像适应证纳入我国的医保范畴,PET-CT 在肺癌分期中的应用必将拥有更好的前景。

第二节　气管与支气管疾病

一、气管与支气管炎

【概述】

气管与支气管炎是由生物、物理、化学刺激或过敏等因素引起的气管与支气管黏膜炎症。临床症状主要为咳嗽和咳痰。可分为急性与慢性两种。

【局部解剖】

气管起于环状软骨下缘(平第 6 颈椎体下缘),向下至胸骨角平面(平第 4 胸椎体下缘),分为左、右主气管,其分叉处称气管杈。左主支气管细而长,嵴下角

大,斜行。右主支气管短而粗,嵴下角小,走行较直。主支气管进入肺门后,左主支气管分上、下两支,右主支气管分上、中、下三支,进入相应的肺叶,称肺叶支气管。肺叶支气管再分支即肺段支气管(图 4-2-1)。

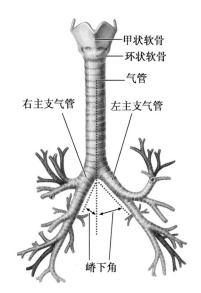

图 4-2-1　支气管树解剖图

【临床表现与病理基础】

急性气管与支气管炎,起病急,通常全身症状较轻,可有发热。初为干咳或少量黏液痰,随后痰量增多,咳嗽加剧,偶伴血痰。听诊可闻及散在干、湿啰音,咳嗽后减少或消失。呼吸道表现约在 2～3 周消失,如反复发生或迁延不愈,可发展为慢性支气管炎。慢性支气管炎以咳嗽、咳痰为主要症状,患者每年发病持续 3 个月,连续 2 年或 2 年以上,并除外引起慢性咳嗽、咳痰的其他疾病。急性气管与支气管炎:气管、支气管黏膜充血水肿,淋巴细胞和中性粒细胞浸润;同时可伴纤毛上皮细胞损伤脱落;黏液腺体肥大增生(图 4-2-2)。

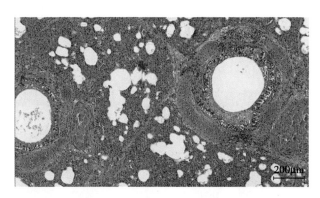

图 4-2-2　急性支气管炎病理表现

【影像学表现】

X 线表现:早期 X 线检查阴性,当病变发展到一定

阶段,胸片上可出现某些异常征象,主要表现为肺纹理增多、增粗、增强、紊乱、扭曲及变形。由于支气管增厚,当其走行与 X 线垂直时可表现为平行的线状致密影,即"轨道征"。肺组织的纤维化表现为条索状或网状阴影。弥漫性肺气肿表现为肺野透亮度的增加,肋间隙增宽,心脏垂直,膈低平。小叶中心性肺气肿表现为肺透亮度不均匀,或形成肺大泡。肺组织的纤维化也可导致肺动脉压力过高,累及心脏,使肺动脉段隆凸、右心室肥厚增大(图 4-2-3a)。

CT 表现:对于急性支气管炎 CT 检查也无明显特征,当转为慢性支气管炎后,其表现依不同患者可有很大差异。CT 显示支气管壁增厚,易显示"轨道征",管腔不同程度的狭窄或扩张,肺纹理的紊乱变形;出现肺气肿时则表现为肺组织密度降低且不均匀,小血管影稀疏细小;胸膜下区常可见肺大泡影,气管呈刀鞘状;间质纤维化可见弥漫性网状阴影(图 4-2-3b)。

【首选检查】

胸部后前正位 X 线摄影,为首选筛查方法。

检查方法及检查前准备:患者面对立式摄影架,下颌上扬,搁于架上,人体正中矢状面置于立式摄影架正中,双上肢微屈,双手背置于髂上同时肘内旋,双下肢分开与肩同宽站稳。吸气后屏气曝光。中心射线对准第六胸椎水平投射至 IP 中心。

【检查方法分析比较】

X 线检查:支气管炎的急性期在 X 线片上无特异性表现,表现为阴性或肺纹理增粗,需要结合临床病史及实验室检查,但可通过胸部 X 线检查以排除其他疾病或合并症。在此基础上结合临床及实验室检查不难做出诊断。慢性支气管炎在影像学表现上具有一定的特异性,表现为双肺纹理增强、紊乱,部分支气管轻度扩张,表现为"轨道征",亦需要结合临床(即慢性进行性咳嗽连续两年以上,每年连续咳嗽、咳痰至少三个月,并除外全身性或肺部其他疾病)即可准确诊断。

CT 检查:胸部 CT 检查具有良好的密度分辨能力,解剖关系明确,能提供没有组织重叠的横断面图,因此它能够得到更多影像诊断信息。在诊断和鉴别诊断气管与支气管炎时可以弥补常规胸片的不足,特别是累及细小支气管,且合并有少许炎症时,选用 HRCT 有一定优势,但不作为首选检查。

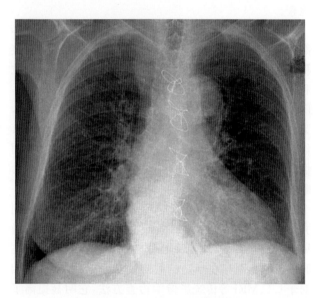

图 4-2-3a　支气管炎 X 线影像表现
双肺纹理增多、增强、增粗、紊乱

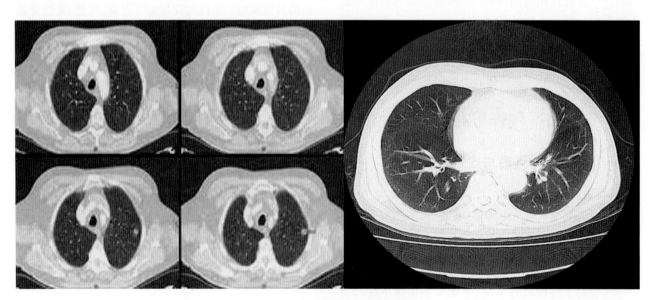

图 4-2-3b　支气管炎 CT 影像表现

二、支气管扩张

【概述】

支气管扩张为较常见的慢性呼吸道疾病,是指支气管管腔超过正常范围的永久性或不可逆转性改变。分先天性和继发性两种,以后者居多。继发性支气管扩张大多继发于急、慢性呼吸道感染和支气管阻塞后,反复发生支气管炎症,致使支气管壁结构破坏,引起支气管异常和持久性扩张。

【局部解剖】

局部解剖同图4-2-1。

【临床表现与病理基础】

主要为慢性咳嗽、咳大量浓痰、反复咯血、反复肺部感染和慢性感染中毒症状等,其严重度可用痰量估计:轻度,小于10ml/d;中度,10～150ml/d;重度,大于150ml/d。50%～70%的患者有程度不等的咯血,咯血量与病情严重程度、病变范围有时不一致。患者反复感染常表现为同一肺段反复发生肺炎并迁延不愈。早期或干性支气管扩张可无异常肺部体征,病变重或继发感染时常可闻及下胸部、背部固定而持久的局限性粗湿啰音,有时可闻及哮鸣音。支气管扩张常常是位于段或亚段支气管管壁的破坏和炎性改变,受累管壁的结构,包括软骨、肌肉和弹性组织破坏被纤维组织替代。

肉眼可见支气管壁明显增厚,伴有不同程度的变形,管腔可呈囊、柱状或梭状扩张。扩张的管腔内常有黏液充塞、黏膜明显炎症及溃疡,支气管壁有不同程度破坏及纤维组织增生。镜下可见支气管壁淋巴细胞浸润或淋巴样结节,黏液腺及淋巴细胞非常明显。支气管黏膜的柱状上皮常呈鳞状上皮化生。支气管壁有不同程度的破坏,甚至不能见到正常结构,仅见若干肌肉及软骨碎片。管壁上有中性粒细胞浸润,周围肺组织常有纤维化、萎陷或肺炎等病理基础。一般炎性支气管扩张多见于下叶。由于左侧总支气管较细长,与气管的交叉角度近于直角,因此痰液排出比右侧困难,特别是舌叶和下叶基底段更是易于引流不畅,导致继发感染,伴随支气管行走的肺动脉可有血栓形成,有的已重新沟通。支气管动脉也可肥厚、扩张。支气管动脉及肺动脉间的吻合支明显增多。病变进展严重时,肺泡毛细血管广泛破坏,肺循环阻力增加,最后可并发肺源性心脏病、甚至心力衰竭(图4-2-4)。

【影像学表现】

X线表现:支气管扩张在透视或平片肺部可无异

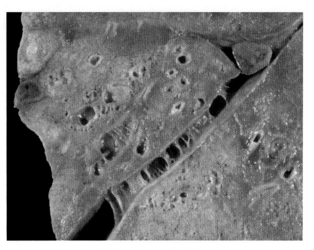

图4-2-4 支气管扩张病理表现

常表现,有的表现为肺纹理增多、紊乱或呈网状、蜂窝状,还可见支气管管径明显增粗的双轨征或者不规则的杆状致密影。扩张的支气管表现为多发薄壁囊状空腔阴影,其内常有液平面。病变区可有肺叶或肺段范围肺不张,表现为密度不均的三角致密影,其内可见柱状、囊状透光区及肺纹理聚拢。继发感染时显示小片状和斑点状模糊影,或大片密度增高影,常局限于扩张部位。经治疗可以消退,易反复发作。因此,支扩、肺部感染、肺不张三者常并存,且互为因果(图4-2-5a)。

CT表现:柱状支气管扩张表现为扩张支气管较伴行肺动脉管径明显增粗,其管壁增厚,当支气管内充满积液时,即呈柱状或结节状高密度影。在检查层面上可见"轨道征",在垂直检查层面上可见"印戒征"。

囊状支气管扩张表现为一组或多发性含气的囊中,若囊内充满液体则呈现一串葡萄状。当合并感染时可见液面及由渗出物充满囊腔而形成多个圆形或类圆形致密影,均与肺动脉分支伴随。

静脉曲张性支气管扩张表现与柱状相似,但管壁不规则,可呈串珠状(图4-2-5b)。

MR表现:病变区主要表现为肺野结构紊乱,可见索条状或蜂窝状高信号影,尤其在心电门控、T1WI上显示清晰。扩张的支气管壁增厚而不规则,在横断面上表现为大小不等的戒指状,在水平面上则呈粗细不均的长柱状或串珠状影。囊状支气管扩张可呈环状高信号影,其内可见气液平面。

血管造影及DSA检查:支气管动脉造影是诊断和治疗支气管动脉扩张并咯血的有效方法,表现为支气管动脉分支增粗、增多、紊乱及造影剂外溢。栓塞后表现为支气管动脉主干闭塞,出血征象消失。

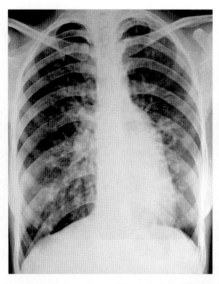
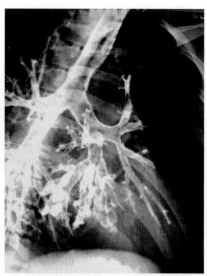

图 4-2-5a　支气管囊状扩张 X 线影像表现

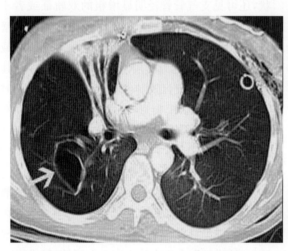
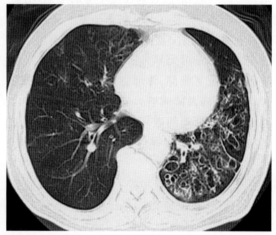

图 4-2-5b　支气管扩张 CT 影像表现

【首选检查】

CT 检查,为首选影像学筛查方法。

检查技术:胸部扫描取仰卧位,双手高举过头,以减少肩部及两上肢对胸部的扫描伪影。以胸锁切迹为定位标志,扫描前先摄取胸部正位定位片,在定位片上选取扫描范围,从肺尖至肋膈角。一般扫描层厚:10mm,间隔:10mm,矩阵:512×512,FOV:35～40cm。扫描时采用吸气后屏气或平静呼吸下进行连续扫描,螺距 Pitch 选 1。发现小病灶,特别是局灶性小病灶,应行薄层或高分辨力 CT 扫描,层厚:2～5mm,层间隔:2～5mm。图像显示:胸部 CT 表现图像应该用两种不同的窗宽和窗位进行观察,即肺窗和纵隔窗,肺窗的窗宽:1000～1600,窗位:－600～－800;纵隔窗的窗宽为300～500,窗位一般取 30 左右。

【检查方法分析比较】

X 线检查:早期支气管扩张,在 X 线平片可无异常发现,较严重的支气管扩张,可表现为粗细不规则的管状透亮影,囊状支气管扩张表现为多个圆形或卵圆形薄壁透亮区,部分可见小液平面,继发感染时,扩张气管周围可见斑片几大片状模糊影,边界可不清晰。

CT 检查:已成为其诊断的主要手段,可作为支气管扩张首选检查。

MR 检查:可见扩张支气管周围肺纹理紊乱,支气管呈柱状或囊状扩张,对气液平面,显示更直观。支气管碘油造影,现在已很少使用,因其属于有创性检查,副作用大。

三、先天性支气管囊肿

【概述】

先天性支气管囊肿是胚胎发育时期气管支气管树分支异常的罕见畸形,分为纵隔囊肿、食道壁内囊肿和支气管囊肿。可为单发或多发,大小可从数毫米至一厘米占据一侧胸廓的 1/3~1/2。纵隔支气管囊肿大多位于隆突附近,通过蒂与一侧支气管相连。通常为孤立性,多位于后纵隔,中纵隔次之,上纵隔最少。可因周围结构的压力产生症状。

【局部解剖】

局部解剖同图 4-2-1。

【临床表现与病理基础】

婴幼儿的纵隔囊肿可压迫大气道引起呼吸困难,哮鸣或持续性咳嗽,运动时明显加重。一些成人的纵隔支气管囊肿可长到很大而没有症状。出现的症状或体征大多数是由于继发感染引起,或者由囊肿压迫周围组织或器官引起。胚芽发育障碍发生在气管或主支气管分支阶段形成的囊肿。

位于纵隔内,称为支气管囊肿;发生在小支气管分支阶段的发育障碍形成的囊肿,多数位于肺组织内,称为肺囊肿。支气管肺囊肿多见于下叶,两肺分布均等;纵隔支气管囊肿大多位于隆突附近,通过蒂与一侧支气管相连通常为孤立性,后纵隔多见,中纵隔次之,上纵隔最少。囊肿为单房或多房,薄壁,内覆呼吸性上皮,通常充满黏液样物质。囊壁可含黏液腺、软骨、弹性组织和平滑肌(图 4-2-6)。

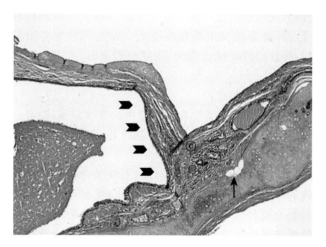

图 4-2-6 先天性支气管囊肿病理表现
囊壁含黏液腺,内覆呼吸性上皮(箭头)

【影像学表现】

超声表现:位于胸膜下的囊肿,声像图上通常显示一个相应的无声区,周围为规则整齐的包膜回声。由于肺组织产生强烈的回声,囊肿的两侧壁有时不易显示。液气囊肿可见液平线,线上方为强烈的气体反射,下方则为液体的无回声区。含气囊肿超声检查无法显示。

X 线表现:单发囊肿一般下叶比上叶多见,而多发囊肿可见一叶、一侧或者双侧肺。

含液囊肿:呈圆形、椭圆形或分叶状;高密度影,密度均匀,出血者可见钙化;边缘光滑锐利,有时囊壁可见弧形钙化,周围肺组织清晰;深呼、吸气相囊肿形态

大小可改变;邻近胸膜无改变。

含气囊肿:薄壁环状透亮影,囊肿壁厚度 1mm 左右;囊肿越大壁越薄;囊壁内外缘光滑且厚度均匀一致;透视下或呼吸相摄片,可见其大小和形态有改变;与支气管相通处活瓣性阻塞,则形成张力性含气囊,同侧肺纹理受压集中,且被推向肺尖或肋膈区,纵隔向健侧移位;有时含气囊肿可见有间隔,表现为多房性。

液气囊肿:囊肿内可见液气平面;感染后囊壁增厚;反复感染后囊壁可有纤维化改变;并发感染则在其周围可见斑片状浸润影,与周围肺组织发生粘连,可是其形态不规则;位于叶间胸膜附近的肺囊肿感染时,可见局部叶间胸膜增厚。

多发性肺囊肿:多见于一侧肺;多为含气囊肿,大小不等,占据整侧肺时,称为蜂窝肺或囊性肺;少数可见小的液平面,立位可见高低不平的多个液平面;囊壁薄而边缘锐利,感染后囊壁可增厚且模糊;通常伴有胸膜增厚;肺体积减小(图 4-2-7a)。

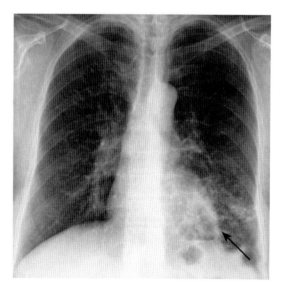

图 4-2-7a 支气管囊肿 X 线影像表现
左下肺多发囊状影(箭头所示),内见液平

CT 表现:肺窗上含液囊肿表现为圆形高密度影,边缘清楚锐利。纵隔窗上囊肿密度均匀,CT 值为 0~20HU。如合并出血或囊内蛋白质含量较高,则 CT 值相应增高,易与肺实质性肿瘤混淆。含气囊肿在肺窗上表现为边界清楚的圆形低密度无肺纹理区,纵隔窗上多能显示其薄壁。液气囊肿在肺窗及纵隔窗上均可见液气平面征象(图 4-2-7b,图 4-2-7c)。

MR 表现:肺囊肿的 MRI 信号强度特点取决于囊肿成分,如为浆液成分,则具有水的信号特点,即长 T1WI 长 T2WI 信号,如液体内蛋白成分多或有胆固醇类晶体,可使 T1WI 缩短,T1WI 上表现为高信号。MRI 对含气囊肿及气液囊肿的观察不如 CT 全面。

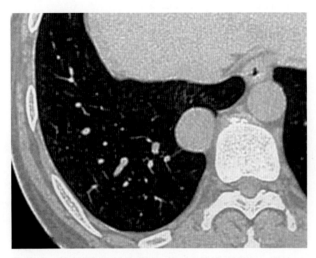

图 4-2-7b　支气管含气囊肿 CT 影像表现

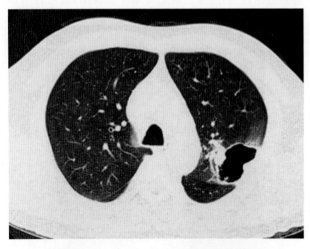

图 4-2-7c　支气管含液囊肿 CT 影像表现

【首选检查】

胸部正位 X 线摄影,为首选筛查方法。检查前准备及检查技术:同"气管与支气管炎",婴幼儿的体位及中心射线视情况而定。

【检查方法分析比较】

由于大部分支气管囊肿患者无症状,只有当囊肿很大压迫邻近组织或纵隔时患者产生呼吸困难和发绀等症状,少数患者有咯血,如继发感染则有发热、咳嗽、胸痛等。单纯性支气管囊肿经胸部 X 线检查偶尔才发现。当有些支气管囊肿无法与其他实质性占位难以区分时,可做胸部 CT 扫描,MRI 对含气囊肿及气液囊肿的观察不如 CT 全面,而含气囊肿超声检查无法显示。

四、气管、支气管异物

【概述】

气管、支气管异物为临床常见急症。异物可存留

在喉咽腔、喉腔、气管和支气管内,引起声嘶、呼吸困难等,右支气管较粗短长,故异物易落入右主支气管。本病 75% 发生于 2 岁以下的儿童。

【局部解剖】

局部解剖同图 4-2-1。

【临床表现与病理基础】

异物所在部位不同,可有不同的症状。喉异物:异物进入喉内时,出现反射性喉痉挛而引起吸气性呼吸困难和剧烈的刺激性咳嗽。如异物停留于喉入口,则有吞咽痛或咽下困难。如异物位于声门裂,大者出现窒息,小者出现呛咳及声嘶、呼吸困难、喉鸣音等。如异物为小膜片状贴于声门下,则可只有声嘶而无其他症状。尖锐异物刺伤喉部可发生咯血及皮下气肿。气管异物:异物进入气道立即发生剧烈呛咳,并有憋气、呼吸不畅等症状。随着异物贴附于气管壁,症状可暂时缓解;若异物轻而光滑并随呼吸气流在声门裂和支气管之间上下活动,可出现刺激性咳嗽,闻及拍击音;气管异物可闻及哮鸣音,两肺呼吸音相仿。如异物较大,阻塞气管,可致窒息。此种情况危险性较大,异物随时可能上至声门引起呼吸困难或窒息。支气管异物:早期症状和气管异物相似,咳嗽症状较轻。植物性异物,支气管炎症多较明显即咳嗽、多痰。呼吸困难程度与异物部位及阻塞程度有关。大支气管完全阻塞时,听诊患侧呼吸音消失;不完全阻塞时,可出现呼吸音降低。

【影像学表现】

气管、支气管异物在影像学中的具体表现,通常会和异物形状、异物大小以及异物性质、停滞时间、感染与否等因素息息相关。

X 线表现:直接征象:金属、石块及牙齿等不透 X 线的异物在胸部 X 线片上可显影。根据阴影形态可判断为何种异物。正位及侧位胸片能准确定位。密度低的异物在穿透力强的正位胸片、斜位胸片及支气管体层片上引起气道透亮阴影中断;间接征象:非金属异物在 X 线上不易显示,根据异物引起的间接征象而诊断。

气管内异物:异物引起呼气性活瓣梗阻时,发生阻塞性肺气肿,使两肺含气增多。由于吸气时进入肺内的气体比正常情况少,胸腔负压增大,引起回心血量增多,故心脏阴影增大,同时膈肌上升。呼气时因气体不能排除,胸内压力增高,使心影变小,膈下降。这些表现与正常情况相反。

主支气管异物:一侧肺透光度增高:呼气性活瓣阻塞时患侧透明度升高,肺血管纹理变细;纵隔摆动:透视或者拍摄呼、吸气相两张对比判断。呼气性活瓣阻塞时纵隔在呼气相向健侧移位,吸气时恢复

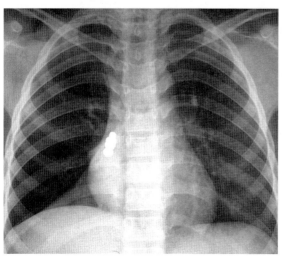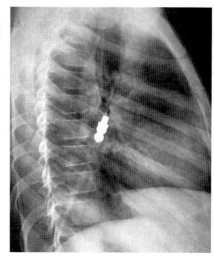

图 4-2-8a　右侧中间段支气管异物 X 线影像表现

正常位置。吸气性活瓣阻塞时纵隔在吸气相向患侧移位,呼气时恢复正常位置;阻塞性肺炎和肺不张:支气管阻塞数小时后可发生小叶性肺炎,较长时间的阻塞后发生肺不张。阻塞性肺炎表现为斑片状阴影,肺纹理增粗、密集、模糊。肺不张后,肺体积缩小,呈致密阴影。长期肺不张引起支气管扩张和肺纤维化,使阴影的密度不均匀;其他改变:肺泡因剧烈咳嗽时内压增高而破裂,肺间质内有气体进入发生间质性肺气肿,气体沿间质间隙进入纵隔而发生纵隔气肿,表现为纵隔旁带状低密度影,继之发生颈部气肿,面、头、胸部皮下气肿。气体从纵隔破入胸腔发生气胸。

肺叶支气管异物:早期为阻塞性肺炎,为反复发生或迁延不愈的斑片状阴影。发生肺不张后肺体积缩小、密度增高,病变发生在相应的肺叶内(图 4-2-8a)。

CT 表现:多层螺旋 CT 后处理技术在气管及支气管异物检查中应用广泛,首先进行常规扫描,可以观察到明显的不同形状的高密度影,与周围结构的边界十分清晰,多位于管腔中间或贴于单侧壁上,然后进行二维重建技术:多平面重建(MPR)、曲面重建(CMPR);三维重建技术:最小密度投影(MinIp)、容积再现(VR)及三维显示技术:CT 仿真内窥镜(CTVE)等技术方法成像。这些后重建图像实现单独或联合显示气管、支气管树等结构,并任意切割、旋转及三维解剖测量,较常规图像清楚、直观,显示解剖、异物位置全面、准确,并能发现患者合并肺不张、肺气肿、阻塞性肺炎等并发症状(图 4-2-8b)。

【首选检查】

CT 检查为首选影像学筛查方法。检查前准备及

检查技术:同"支气管扩张"。

【检查方法分析比较】

凡疑似有气管、支气管异物者应行 X 线透视或深呼气胸片,不透 X 线异物可直接显示,透 X 线异物则只能根据间接征象,如纵隔摆动、局部肺气肿,肺不张等来推断异物的部位,如上述诊断仍有困难者,可进一步行 CT 检查,以便直接显示异物。

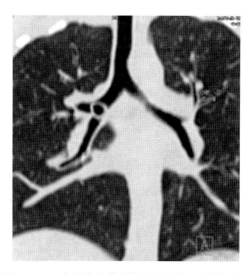

图 4-2-8b　右侧支气管异物(花生皮)CT 影像表现

第三节　肺部感染性病变

一、大叶性肺炎

【概述】

病原体先在肺泡引起炎症,经肺泡间孔向其他肺

泡扩散,致使部分肺段或整个肺段、肺叶发生炎症改变。典型者表现为肺实质炎症,通常并不累及支气管。致病菌多为肺炎链球菌。

【局部解剖】

肺位于胸腔内,在膈肌的上方、纵隔的两侧。肺的表面被覆脏胸膜,透过胸膜可见许多呈多角形的小区,称肺小叶,其发炎称小叶性肺炎。正常肺呈浅红色,质柔软呈海绵状,富有弹性。成人肺的重量约等于自己体重的 1/50,男性平均为 1000～1300g,女性平均为 800～1000g。健康男性成人两肺的空气容量约为 5000～6500ml,女性小于男性。

两肺外形不同,右肺宽而短,左肺狭而长。肺呈圆锥形,包括一尖、一底、三面、三缘。肺尖钝圆,经胸廓上口伸入颈根部,在锁骨中内 1/3 交界处向上突至锁骨上方达 2.5cm。肺底坐于膈肌上面,受膈肌压迫肺底呈半月形凹陷。肋面与胸廓的外侧壁和前、后壁相邻。纵隔面即内侧面与纵隔相邻,其中央有椭圆形凹陷,称肺门。膈面即肺底,与膈相毗邻。前缘为肋面与纵隔面在前方的移行处,前缘角锐利,左肺前缘下部有心切迹,切迹下方有一突起称左肺小舌。后缘为肋面与纵隔面在后方的移行处,位于脊柱两侧的肺沟中。下缘为膈面与肋面、纵隔面的移行处,其位置随呼吸运动而显著变化。

肺借叶间裂分叶,左肺的叶间裂为斜裂,由后上斜向前下,将左肺分为上、下两叶。右肺的叶间裂包括斜裂和水平裂,它们将右肺分为上、中、下三叶。肺的表面有毗邻器官压迫形成的压迹或沟。如:两肺门前下方均有心压迹;右肺门后方有食管压迹,上方是奇静脉沟;左肺门上方毗邻主动脉弓,后方有胸主动脉(图 4-3-1)。

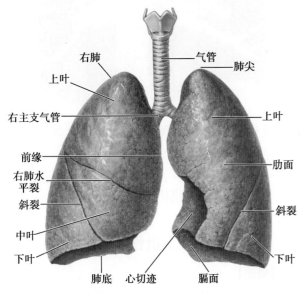

图 4-3-1　肺局部解剖图

右肺　　**气管**　　**肺尖**　　**上叶**　　**右主支气管**　　**上叶**　　**前缘**　　**右肺水平裂**　　**肋面**　　**斜裂**　　**中叶**　　**斜裂**　　**下叶**　　**下叶**　　**肺底**　　**心切迹**　　**膈面**

【临床表现与病理基础】

起病急骤,寒战、高热、胸痛、咳嗽、咳铁锈色痰。早期肺部体征无明显异常,重症者可有呼吸频率增快,鼻翼扇动,发绀等。实变期可有典型体征,如患侧呼吸运动减弱,语颤增强,叩诊浊音,听诊呼吸音减低,有湿啰音或病理性支气管呼吸音。

大叶性肺炎其病变主要为肺泡内的纤维素性渗出性炎症。一般只累及单侧肺,以下叶多见,也可先后或同时发生于两个以上肺叶。典型的自然发展过程大致可分为四个期:充血水肿期:主要见于发病后 1～2d。肉眼观,肺叶肿胀、充血,呈暗红色,挤压切面可见淡红色浆液溢出。镜下,肺泡壁毛细血管扩张充血,肺泡腔内可见浆液性渗出物,其中见少量红细胞、嗜中性粒细胞、肺泡巨噬细胞。渗出物中可检出肺炎链球菌,此期细菌可在富含蛋白质的渗出物中迅速繁殖。红色肝变期:一般为发病后的 3～4d 进入此期。肉眼观,受累肺叶进一步肿大,质地变实,切面灰红色,较粗糙。胸膜表面可有纤维素性渗出物。镜下,肺泡壁毛细血管仍扩张充血,肺泡腔内充满含大量红细胞、一定量纤维素、少量嗜中性粒细胞和巨噬细胞的渗出物,纤维素可穿过肺泡间孔与相邻肺泡中的纤维素网相连,有利于肺泡巨噬细胞吞噬细菌,防止细菌进一步扩散。灰色肝变期:见于发病后的第 5～6d。肉眼观,肺叶肿胀,质实如肝,切面干燥粗糙,由于此期肺泡壁毛细血管受压而充血消退,肺泡腔内的红细胞大部分溶解消失,而纤维素渗出显著增多,故实变区呈灰白色。镜下,肺泡腔渗出物以纤维素为主,纤维素网中见大量嗜中性粒细胞,红细胞较少。肺泡壁毛细血管受压而呈贫血状态。渗出物中肺炎链球菌多已被消灭,故不易检出。溶解消散期:发病后 1 周左右,随着机体免疫功能的逐渐增强,病原菌被巨噬细胞吞噬、溶解,嗜中性粒细胞变性、坏死,并释放出大量蛋白溶解酶,使渗出的纤维素逐渐溶解,肺泡腔内巨噬细胞增多。溶解物部分经气道咳出,或经淋巴管吸收,部分被巨噬细胞吞噬。肉眼观,实变的肺组织质地变软,病灶消失,渐近黄色,挤压切面可见少量脓样混浊的液体溢出。病灶肺组织逐渐净化,肺泡重新充气,由于炎症未破坏肺泡壁结构,无组织坏死,故最终肺组织可完全恢复正常的结构和功能(图 4-3-2)。

【影像学表现】

X 线表现:大叶性肺炎的病理改变可分为 4 期,即充血期、红色肝样变期、灰色肝样变期、消散期。X 线表现与病理分期有密切关系,但往往比临床症状出现得晚,主要表现为不同形式及范围的渗出与实变。充血期:肺泡尚充气,往往无明显异常 X 线征象。实变期:小片状及大片状均匀性致密影,与肺叶轮廓大致相符,其内时见"空气支气管征",病变边界模糊,邻近叶间裂时可见明显边界。消散期:病变密度逐渐减低,可呈大小不一的斑片样模糊影,进一步吸收后出现条索状阴影,直至吸收完全后恢复正常,部分不吸收发展为机化性肺炎(图 4-3-3a)。

CT 表现:在充血期即可发现病变区呈磨玻璃样阴影,边缘模糊。病变区血管仍隐约可见。实变期时可见呈大叶或肺段分布的致密阴影,在显示空气支气管征方面 CT 较 X 线胸片更清晰。消散期随病变的吸收,实变阴影密度减低,呈散在、大小不等的斑片状阴影,最后可完全吸收。消散期的表现易与肺结核或小叶性肺炎相混淆(图 4-3-3b)。

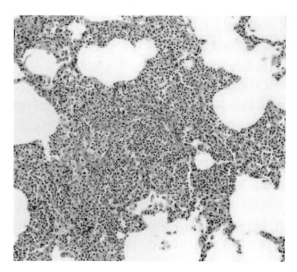

图 4-3-2 大叶性肺炎病理表现

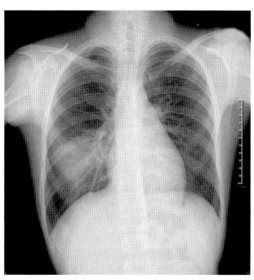
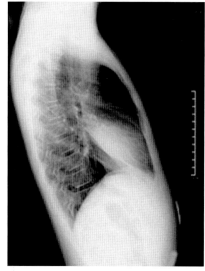

图 4-3-3a 大叶性肺炎 X 线影像表现
可见大片状高密度影

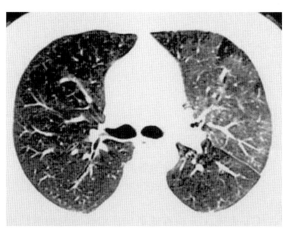
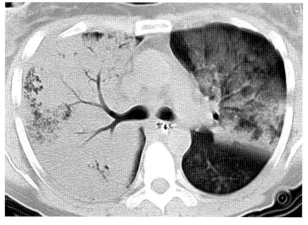

图 4-3-3b 大叶性肺炎 CT 影像表现

【首选检查】

胸部后前正位 X 线摄影,为首选筛查方法。检查前准备及检查技术:同"气管与支气管炎"。

【检查方法分析比较】

大叶性肺炎的患者,根据典型症状、体征及实验室检查,再结合胸部 X 线检查,较易做出初步诊断,而对一些症状不典型的病变,如继发于其他基础疾病、或呈局灶性肺炎改变的患者,胸部 CT 检查,可作为胸片常用的补充诊断及进一步诊断的方法,与其他疾病,特别是肺不张及肺癌的鉴别诊断,而进行普通平扫后,诊断仍不明确的,需要进行增强 CT 扫描。当肺炎吸收不全或者迁延不愈的少数呈肿块状态改变,CT 检查又不能得出满意结论时,MRI 检查可补充胸片及胸部 CT 不足,这样有针对性的应用 MRI 检查,可提高诊断准确率。所以怀疑大叶性肺炎患者,首选检查为胸部正侧位片。

二、支气管肺炎

【概述】

病原体经支气管入侵,引起细支气管、终末细支气管及肺泡的炎症,常继发于其他疾病。其病原体有肺炎链球菌、葡萄球菌、病毒、肺炎支原体以及军团菌等。

【局部解剖】

局部解剖同图 4-3-1。

【临床表现与病理基础】

主要为发热、咳嗽、呼吸困难和发绀,全身中毒症状,肺部可闻及中、小湿啰音等。重症者,以上症状体征明显加重,可有呼吸衰竭,心力衰竭,中毒性脑病、脱水性酸中毒、中毒性肠麻痹,中毒性肝炎,还可并发脓胸、脓气胸、肺脓肿、肺大泡和败血症等。

病理可分为一般性和间质性两大类。一般性支气管肺炎主要病变散布在支气管壁附近的肺泡,支气管壁仅黏膜发炎。肺泡毛细血管扩张充血,肺泡内水肿及炎性渗出,浆液性纤维素性渗出液内含大量中性粒细胞、红细胞及病菌。病变通过肺泡间通道和细支气管向周围邻近肺组织蔓延,呈小点片状的灶性炎症,而间质病变多不显著。有时小病灶融合起来成为较大范围的支气管肺炎,但其病理变化不如大叶肺炎那样均匀致密。后期在肺泡内巨噬细胞增多,大量吞噬细菌和细胞碎屑,可致肺泡内纤维素性渗出物溶解吸收、炎症消散、肺泡重新充气。间质性支气管肺炎主要病变表现为支气管壁、细支气管壁及肺泡壁的发炎、水肿与炎性细胞浸润,呈细支气管炎、细支气管周围炎及肺间质炎的改变。蔓延范围较广,当细支气管壁上细胞坏死,管腔可被黏液、纤维素及破碎细胞堵塞,发生局限性肺气肿或肺

不张。病毒性肺炎主要为间质性肺炎。但有时灶性炎症侵犯到肺泡,致肺泡内有透明膜形成。晚期少数病例发生慢性间质纤维化,可见于腺病毒肺炎(图 4-3-4)。

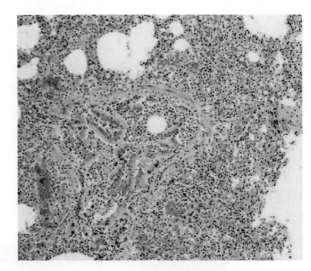

图 4-3-4　支气管肺炎病理表现

【影像学表现】

X 线表现:支气管肺炎又称小叶性肺炎,其典型 X 线表现为:病变多见于两肺中下肺野的内、中带;病变具有沿支气管分布的特征,多呈斑点及斑片状密度增高影,边界不清,可以融合呈大片状,液化坏死后可见空洞形成。当支气管堵塞时,可有节段性肺不张形成。支气管肺炎吸收完全,肺部组织可完全恢复,久不消散的则会引起支气管扩张等(图 4-3-5a)。

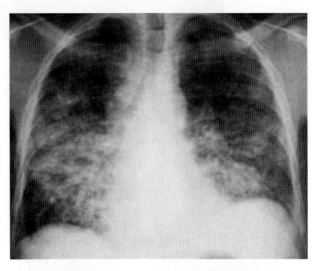

图 4-3-5a　支气管肺炎 X 线影像表现

右中下肺及左下肺见斑片状密度增高影,边界不清

CT 表现:CT 检查能更加显示肺部的细微结构,诸如腺泡、气管及细支气管壁等。病变呈弥漫的斑片影,

典型者呈腺泡样形态,边界模糊,周围可见阻塞性肺气肿及节段性肺不张等,支气管壁可见增厚,时而可见痰栓。CT更能显示一些支气管肺炎特有的征象,如树桠征等(图4-3-5b)。

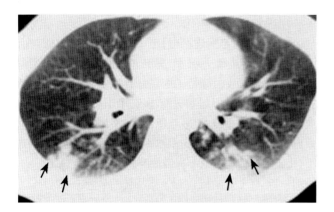

图4-3-5b　支气管肺炎CT影像表现
双下肺胸膜下腺泡样改变,边界模糊(黑箭头所示)

【首选检查】

胸部后前正位X线摄影,为首选筛查方法。检查前准备及检查技术:同"气管与支气管炎"。

【检查方法分析比较】

根据支气管肺炎好发于两中下肺野,多沿支气管分布的斑片影,可合并有空洞,肺气肿等多种影像学改变,累及胸膜时,可见胸腔积液,好发于婴幼儿及老年人,再结合X线胸片即可做出诊断,但细菌、病毒及真菌均可引起支气管肺炎,仅靠影像学检查,难于鉴别支气管肺炎的病原性质,有时也很难与结核鉴别,因而不宜提出病原学诊断,所以一般首选胸部正侧位片进行筛查,必要时行CT及其他实验室检查,综合诊断。

三、间质性肺炎

【概述】

以弥漫性肺实质、肺泡炎和间质纤维化为病理基本改变,以活动性呼吸困难、X线胸片示弥漫阴影、限制性通气障碍、弥散功能降低和低氧血症为临床表现的不同类疾病群构成的临床病理实体的总称。炎症主要侵犯支气管壁肺泡壁,特别是支气管周围血管周围小叶间和肺泡间隔的结缔组织,而且多呈坏死性病变。

【局部解剖】

局部解剖同图4-3-1。

【临床表现与病理基础】

起病常隐匿,病程发展呈慢性经过,机体对其最初反应在肺和肺泡壁内表现为炎症反应,导致肺泡炎,最后炎症将蔓延到邻近的间质部分和血管,最终产生间质性纤维化,导致瘢痕产生和肺组织破坏,使通气功能

降低。继发感染时可有黏液浓痰,伴明显消瘦、乏力、厌食、四肢关节痛等全身症状,急性期可伴有发热。

可分为四期。一期,肺实质细胞受损,发生肺泡炎;二期,肺泡炎演变为慢性,肺泡的非细胞性和细胞性成分进行性地遭受损害,引起肺实质细胞的数目、类型、位置和(或)分化性质发生变化,肺泡结构的破坏逐渐严重而变成不可逆转;三期,间质胶原紊乱,肺泡结构大部损害和显著紊乱,镜检可见大量纤维组织增生;四期,肺泡结构完全损害,代之以弥漫性无功能的囊性变化。不能辨认各种类型间质性纤维化的基本结构和特征(图4-3-6)。

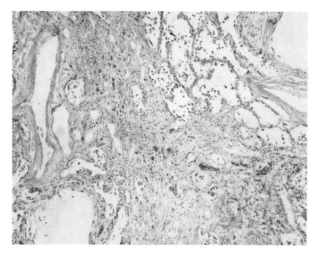

图4-3-6　间质性肺炎病理表现

【影像学表现】

X线表现:病变分布广泛,多好发于两肺门及肺下野,且两肺同时受累,多见于支气管血管周围间质,呈纤细条索状密度增高影,走行僵直,可相互交织成网格状。病变也可呈细小结节影,大小一致,分布不均,通常不累及肺尖和两肺外带。由于其炎性浸润,可使肺门影增大,密度增高。病变消散较慢,部分消散不完全的可导致慢性肺间质性纤维化或支气管扩张(图4-3-7a)。

CT表现:普通CT扫描多见两下肺野弥漫分布的网格状致密影,HRCT则可见小叶间隔及叶间胸膜增厚。病变早期由于有炎性渗出,可见磨玻璃影,肺门及支气管旁淋巴结肿大等,部分患者可有胸腔积液。部分可见中下肺中、内带散在细小结节影,大小、分布均匀;恢复期结节影首先消散,条索影随后逐渐消失。可并发肺气肿,表现为肺野透亮度增高,横膈低平,肋间隙增宽(图4-3-7b)。

【首选检查】

胸部正位X线摄影,为首选筛查方法。检查前准备及检查技术:同"气管与支气管炎"。

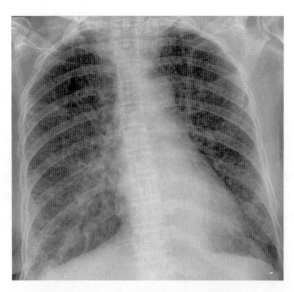

图 4-3-7a　间质性肺炎 X 线影像表现
双肺可见纤细条索状密度增高影，走行僵直

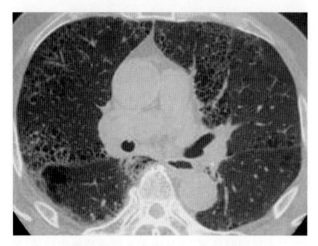

图 4-3-7b　间质性肺炎 CT 影像表现
两肺野弥漫分布的网格状致密影

【检查方法分析比较】

根据两肺纹理增强，两下肺网格状及小结节状影，肺气肿，且多呈对称性分布，多根据 X 线胸片即可做出诊断，对于范围不大，症状不明显的患者，需行常规 CT 扫描，CT 可表现为两肺野内侧网状模糊影，小叶间隔及叶间胸膜增厚，有时可见磨玻璃密度影改变等，但是由于肺间质性炎症的病因很多，影像学表现相近，多需结合临床，询问病因（结缔组织病、尘肺、结节病、朗格汉斯细胞增生症等），综合考虑，同时注意需与粟粒状肺结核鉴别，以便做出明确的诊断，所以一般首选胸部正侧位片，必要时再进一步检查。

四、真菌性肺炎

【概述】

引起原发性真菌性肺炎的大多是皮炎芽生菌、荚

膜组织胞浆菌或粗球孢子菌，其次是申克孢子丝菌、隐球菌、曲菌或毛霉菌等菌属。真菌性肺炎可能是抗菌治疗的一种合并症，尤见于病情严重或接受免疫抑制治疗以及患有艾滋病而致防御功能下降的患者。

【局部解剖】

局部解剖同图 4-3-1。

【临床表现与病理基础】

常继发于婴幼儿肺炎、肺结核、糖尿病、血液病等，滥用抗生素和激素等是主要诱因。具有支气管肺炎的各种症状和体征，但起病缓慢，多在应用抗生素治疗中肺炎出现或加剧，可有发热，咳嗽剧烈，痰为无色胶冻样，偶带血丝。肺部听诊可有中小水泡音。其病理改变可由过敏、化脓性炎症反应或形成慢性肉芽肿（图 4-3-8）。

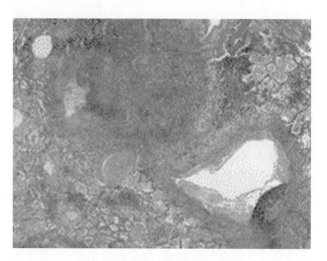

图 4-3-8　真菌性肺炎病理表现

【影像学表现】

X 线表现：肺曲菌球是肺曲菌病的最具特征的表现，多位于肺部空洞或空洞内的圆形类圆形致密影，大小约在 3～4cm 左右，密度一般均匀，边缘光整，可部分钙化，其位置可以改变。在曲球菌与空洞壁之间有时可见新月形空隙，称为空气半月征。如支气管黏液阻塞支气管可引起远侧肺组织的实变和不张，病灶坏死可形成脓肿，少数可见空洞形成，侵袭性曲菌病主要表现为单侧或双侧肺叶或肺段的斑片样致密影（图 4-3-9a）。

CT 表现：通常表现为薄壁空洞或空腔内的孤立球形病灶，边缘光滑，大小不一，亦可见空气半月征，可随体位改变而改变，增强扫描一般无强化。侵袭性曲菌病早期，患者肺部可出现结节和肿块，其周围可出现环绕的磨玻璃影，即为晕轮征，为周围出血所致。多发病灶多伴空洞形成及肺门淋巴结肿大（图 4-3-9b，图 4-3-9c）。

【首选检查】

胸部后前正位 X 线摄影，为首选筛查方法。检查前准备及检查技术：同"气管与支气管炎"。

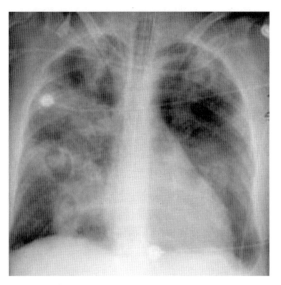

图 4-3-9a 真菌性肺炎 X 线影像表现

双肺可见片状高密度影,其内可见空洞及空洞内可见类圆形致密影,密度尚均匀,可见空气半月征

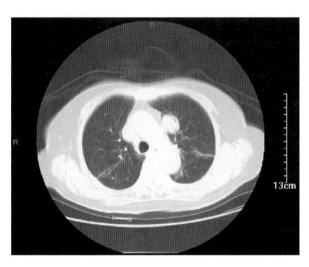

图 4-3-9b 真菌性肺炎 CT 影像表现

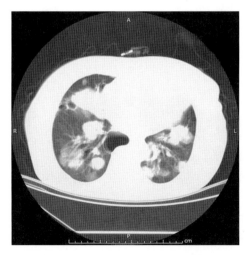

图 4-3-9c 真菌性肺炎 CT 影像表现

左上肺真菌球,内见空气半月征

【检查方法分析比较】

此种炎症,多见于慢性消耗性疾病、免疫缺陷性疾病、恶性肿瘤等疾病在治疗过程中或器官移植术后患者长期大量使用激素,长期使用抗癌药进而导致免疫功能低下,继发肺部感染,另外长期大剂量使用广谱抗生素,因菌群失调也可导致真菌性肺炎的发生。X 线摄影如见空洞内的曲霉球菌形态规则,密度均匀,边缘光整,为孤立性且具活动性,空洞壁间见空气半月征,为肺曲霉菌的特征性表现,可初步诊断本病,一般为本病首选,但若黏液阻塞支气管形成斑片样致密影,需行 CT 扫描与大叶性肺炎相鉴别,表现为两肺多发球形病变者需与血源性肺脓肿相鉴别,而多次查痰找到曲菌,更有助于本病的诊断。

五、过敏性肺炎

【概述】

是一组由不同致敏原引起的非哮喘性变应性肺疾患,以弥漫性间质炎为其病理特征。系由于吸入含有真菌孢子、细菌产物、动物蛋白质或昆虫抗原的有机物尘埃微粒(直径<10μm)所引起的过敏反应,因此又称为外源性变应性肺泡炎。

【局部解剖】

局部解剖同图 4-3-1。

【临床表现与病理基础】

于接触抗原数小时后出现症状:有发热、干咳、呼吸困难、胸痛及发绀。少数患者接触抗原后可先出现喘息、流涕等速发过敏反应,4~6h 后呈Ⅲ型反应表现为过敏性肺炎。肺部可有湿啰音,多无喘鸣音,无实化或气道梗阻表现。

病理表现为亚急性肉芽肿样炎症,有淋巴细胞、浆细胞、上皮样细胞及朗格汉斯巨细胞浸润等,以致间质加宽。经过慢性病程后出现间质纤维化及肺实质破坏,毛细支气管为胶原沉着及肉芽组织堵塞而闭锁。持续接触致敏抗原后可发生肺纤维性变,严重时肺呈囊性蜂窝状(图 4-3-10)。

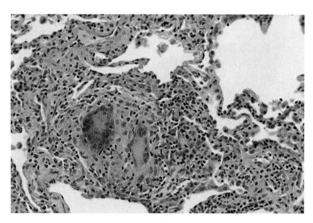

图 4-3-10 过敏性肺炎病理表现

【影像学表现】

X线表现:急性早期胸部X线可以不显示明显异常。曾有报道病理活检证实有过敏性肺炎,但胸部X线完全正常。另有26例临床症状典型的蘑菇肺仅8例显示胸部X线异常。另一组报道107个农民肺99例(93%)胸部X线有弥漫性肺部阴影。阴影的多少与肺功能、BAL、临床症状严重程度不一定相平行。胸部X线表现多为两肺弥散的结节。结节的直径从1mm至数个毫米不等,边界不清,或呈磨玻璃阴影。有的阴影为网状或网结节型,病变分布虽无特殊的倾向但肺尖和基底段较少。细网状和结节型多为亚急性表现。Fraser等曾见到农民肺、蘑菇肺和饲鸽者肺,急性期在暴露于重度抗原后短时内两下肺泡样阴影比较常见。肺泡样阴影常为闭塞性细支气管炎的小气道闭塞,所致肺泡内的内容物形成密度增加的影像。弥漫性网状或网状结节状阴影的持续存在再加上急性加重期的腺泡样阴影(图4-3-11a)。

CT表现:过敏性肺炎的CT表现为:斑片状影:急性期表现为肺内大小不等的斑片状高密度影,可单发,但常为多发而散在分布,多数斑片状影融合成大片状可呈地图状,其内可见空气支气管征,病灶边缘模糊;磨玻璃样影:由于肺泡壁或肺泡腔炎性浸润,肺内可见散在分布的大小不等磨玻璃样影;小结节影:主要见于中下肺野,结节大小为2~4mm,中等密度,边缘迷糊;线状影:仅见于HRCT,为小叶间隔增厚所致,以中、下肺野多见,胸膜下区更明显;蜂窝状影:为晚期间质性纤维化的表现。

高分辨率体层摄影(HRCT)是诊断过敏性肺炎的主要手段之一。早期过敏性肺炎胸部X线检查正常者HRCT可以发现早期肺间质的病变,HRCT可以发现一些重要特点,如在肺髓质与皮质之间弥漫的网结节或磨玻璃阴影中有囊性透光区,认为这是过敏性肺炎的特点,是因过敏性肺炎伴闭塞性细支气管炎所致。过敏性肺炎的另外一个特点为在阴影之间有一部分正常的肺组织,间插于磨玻璃或结节和网状阴影之间。上述两种表现只有HRCT才能发现,这些改变常规CT或胸片常被容积效应所掩盖。HRCT表现如下:两侧或一侧点片状、结节或网状阴影;磨玻璃状阴影;以上两项同时存在的阴影间囊性透光区或正常的肺组织对本病诊断有参考价值;肺间质纤维化的表现,晚期可有蜂窝肺(图4-3-11b)。

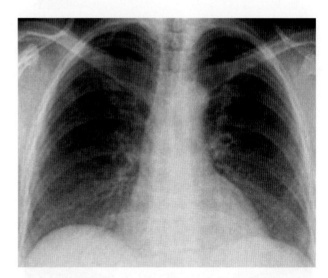

图4-3-11a　过敏性肺炎X线影像表现
两中下肺的磨玻璃影

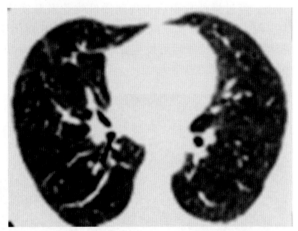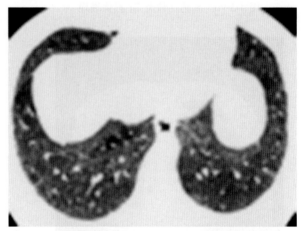

图4-3-11b　过敏性肺炎HRCT影像表现
显示边界不清的小叶中心混浊,磨玻璃混浊和早期网状

【首选检查】

结合患者的抗原接触史、临床症状、体征,可以首选X线胸部正位片。胸部正位X线摄影,为首选筛查方法。检查前准备及检查技术:同"气管与支气管炎"。

【检查方法分析比较】

本病诊断主要根据抗原接触史、临床症状、体征、胸部X线,结合血清学检查沉淀抗体及支气管肺泡灌洗等作出诊断。也有些病例诊断比较困难,误诊为它病,常通过反复发作才找出过敏原。个别通过吸入激发试验肯定诊断。少数患者需作肺活检。在不明了是否有其他疾病的情况下,可以首选X线胸部正位片,了解肺部基本情况。如与支气管炎,间质性肺炎,肺结核,特发性间质性纤维化难以鉴别,或诊断有困难时,需进行胸部CT检查,而HRCT更有助于该病诊断。

六、肺 脓 肿

【概述】

是多种病原菌感染引起的肺组织化脓性炎症,导致组织坏死、破坏、液化形成脓肿。以高热、咳嗽、咳大量脓臭痰为主要临床特征。常见病原体包括金黄色葡萄球菌、化脓性链球菌、肺炎克雷伯菌和铜绿假单胞菌等。

【局部解剖】

局部解剖同图4-3-1。

【临床表现与病理基础】

吸入性肺脓肿起病急骤,畏寒、高热,体温达39～40℃,伴有咳嗽、咳黏液痰或黏液脓性痰。炎症累及壁层胸膜可引起胸痛,且与呼吸有关。病变范围大时可出现气促。此外还有精神不振、全身乏力、食欲减退等全身中毒症状。如感染不能及时控制,可于发病后10～14d,突然咳出大量脓臭痰,偶有中、大量咯血而突然窒息致死。血源性肺脓肿多先有原发病灶引起的畏寒、高热等感染中毒症的表现。经数日或数周后才出现咳嗽、咳痰,痰量不多,极少咯血。慢性肺脓肿患者常有咳嗽、咳脓痰、反复发热和咯血,持续数周到数月。可有贫血、消瘦等慢性消耗症状。肺部体征与肺脓肿的大小和部位有关。早期常无异常体征,脓肿形成后病变部位叩诊浊音,呼吸音减低,数天后可闻及支气管呼吸音、湿啰音;随着肺脓肿增大,可出现空瓮音;病变累及胸膜可闻及胸膜摩擦音或呈现胸腔积液体征。慢性肺脓肿常有杵状指(趾)。

病理表现为肺组织化脓性炎症、坏死,形成肺脓肿,继而坏死组织液化破溃到支气管,脓液部分排出,形成有气液平的脓腔,空洞壁表面常见残留坏死组织。病变有向周围扩展的倾向,甚至超越叶间裂波及邻接的肺段。若脓肿靠近胸膜,可发生局限性纤维蛋白性胸膜炎,发生胸膜粘连;如为张力性脓肿,破溃到胸膜腔,则可形成脓胸、脓气胸或支气管胸膜瘘。肺脓肿可完全吸收或仅剩少量纤维瘢痕。若支气管引流不畅,坏死组织残留在脓腔内,炎症持续存在,则转为慢性肺脓肿。脓腔周围纤维组织增生,脓腔壁增厚,周围的细支气管受累,致变形或扩张(图4-3-12)。

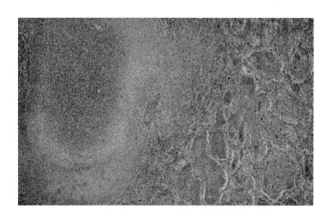

图4-3-12　肺脓肿病理表现

【影像学表现】

X线表现:急性化脓性炎症阶段,表现为大片的致密影,密度均匀,边缘模糊,如有坏死液化则密度可减低,坏死物排出后空洞形成,可见液平面,如病变好转,则显示脓肿空洞内容物及液平面减少甚至消失,愈合后可不留痕迹,或仅少许条索影。病程较快的患者,由于坏死面积较大可见肺组织体积减小。病程较慢者空洞周围纤维组织增生,空洞壁也更为清晰,肺脓肿邻近胸膜可增厚,也可形成脓胸或脓气胸(图4-3-13a)。

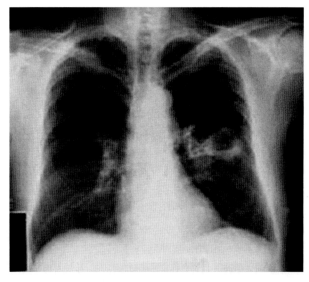

图4-3-13a　肺脓肿X线影像表现
左中肺脓肿空洞,其内可见液平面,边缘模糊

CT表现:病变早期亦表现为片样高密度影,肺窗可见胸膜侧密度高而均匀,肺门侧密度多较淡薄且密度不均,纵隔窗可见空气支气管征病灶液化坏死形成空洞后可见气液平面,慢性脓肿可见洞壁增厚,内壁清楚,可形成多房空洞。增强扫描坏死部分强化,未坏死部分则可出现不同程度环形强化,慢性肺脓肿周围可见广泛纤维灶和胸膜增厚,也可有局限性支气管扩张和肺气肿表现。血源性肺脓肿多为两肺多发结节状高密度影,边缘模糊,亦可液化坏死(图4-3-13b)。

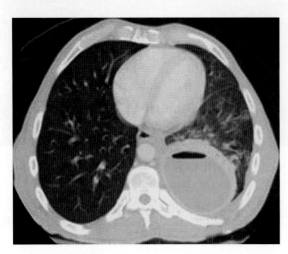

图4-3-13b　肺脓肿CT影像表现
洞壁光滑,坏死形空洞内可见气液平面

MR表现:早期T1WI可见境界模糊片状中等信号影,T2WI为中高信号,信号不均;病变出现空洞时,片状模糊影中可见极低信号含气空洞影,可伴液平,液体成分在T2WI呈高信号,内壁光滑。慢性肺脓肿表现为厚壁空洞,内外壁界限清楚,有或无液平。肺脓肿可伴发脓胸,可游离积脓或包裹性积脓,呈长T1WI长T2WI改变。

【首选检查】

结合患者的抗原接触史、临床症状、体征,可以首选X线胸部正位片。胸部正位X线摄影,为首选筛查方法。检查前准备及检查技术:同"气管与支气管炎"。

【检查方法分析比较】

X线如发现肺部大片致密影,在结合患者病程急剧,有高热、寒战、胸痛,咳腥臭味脓痰,且病变位于两肺后部,除外大叶性肺炎,可见初步诊断急性肺脓肿,所以一般可作为首选,常规CT扫描可进一步了解病变,例如病灶内是否有液化坏死,空洞是否形成及其大小等,是否跨肺叶等,以便进一步明确诊断,对于一些X线表现不典型的,肺脓肿需与空洞型肺结核、周围型肺癌鉴别,可进一步行CT平扫加增强,可见中央相对低密度区,周围可见不同程度强化,慢性肺脓肿形态不规则,洞壁较厚,周边多无卫星病灶,亦无毛刺或分叶状改变,区别于肺结核空洞和癌性空洞。如诊断仍不

明确的,必要时可以进行CT引导下肺穿刺或查痰找结核菌或癌细胞。

七、肺结核

【概述】

是由结核分枝杆菌引发的肺部感染性疾病。是严重威胁人类健康的疾病。结核分枝杆菌的传染源主要是排菌的肺结核患者,通过呼吸道传播。健康人感染此菌并不一定发病,只有在机体免疫力下降时才发病。临床分型:

原发性肺结核:多见于年龄较大儿童。婴幼儿及症状较重者可急性起病,高热可达39~40℃;可有低热、食欲缺乏、疲乏、盗汗等结核中毒症状。少数有呼吸音减弱,偶可闻及干性或湿性啰音。

血行播散型肺结核:起病急剧,有寒战、高热,体温可达40℃以上,多呈弛张热或稽留热,血沉加速。亚急性与慢性血行播散性肺结核病程较缓慢。

浸润型肺结核:多数发病缓慢,早期无明显症状,后渐出现发热、咳嗽、盗汗、胸痛、消瘦、咳痰及咯血。

慢性纤维空洞型肺结核:反复出现发热、咳嗽、咯血、胸痛、盗汗、食欲减退等,胸廓变形,病侧胸廓下陷,肋间隙变窄,呼吸运动受限,气管向患侧移位,呼吸减弱。

【局部解剖】

局部解剖同图4-3-1。

【临床表现与病理基础】

可出现呼吸系统症状和全身症状。呼吸系统症状主要为咳嗽咳痰、咯血、胸痛、呼吸困难等;全身症状为结核中毒症状,发热为最常见症状,多为长期午后潮热,部分患者有倦怠乏力、盗汗、食欲减退和体重减轻等。

原发性肺结核:结核杆菌经呼吸道进入肺后,最先引起的病灶称原发灶,常位于肺上叶下部或下叶上部靠近胸膜处,病灶呈圆形,约1cm大小。病灶内细菌可沿淋巴道到达肺门淋巴结,引起结核性淋巴管炎和肺门淋巴结结核。肺原发灶、结核性淋巴管炎、肺门淋巴结结核合称原发综合征,是原发性肺结核的特征性病变。

血行播散型肺结核:由结核杆菌一次大量侵入引起,结核杆菌的来源可由肺内病灶或肺外其他部位的结核灶经血播散。这些部位的结核杆菌先进入静脉,再经右心和肺动脉播散至双肺。结核在两肺形成1.5~2mm大小的粟粒样结节,这些结节病灶是增殖性或渗出性的,在两肺分布均匀,大小亦较均一。

浸润型肺结核:多见外源性继发型肺结核,即反复结核菌感染后所引起,少数是体内潜伏的结核菌,在机体抵抗力下降时进行繁殖,而发展为内源性结核,也有由原发病灶形成者,多见于成年人,病灶多在锁骨上

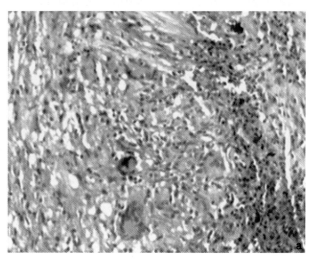
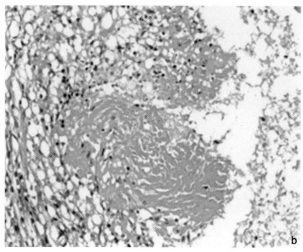

图 4-3-14 肺结核

a. 干酪性肺炎；b. 病理表现

下,呈片状或絮状,边界模糊,病灶可呈干酪样坏死灶,引发较重的毒性症状,而成干酪性(结核性)肺炎,坏死灶被纤维包裹后形成结核球。经过适当治疗的病灶,炎症吸收消散,遗留小干酪灶,钙化后残留小结节病灶,呈现纤维硬结病灶或临床痊愈。有空洞者,也可经治疗吸收缩小或闭合,有不闭合者,也无存活的病菌,称为"空洞开放愈合"。

慢性纤维空洞型肺结核:由于治疗效果和机体免疫力的高低,病灶有吸收修补,恶化进展等交替发生,单或双侧,单发或多发的厚壁空洞,常伴有支气管播散型病灶和胸膜肥厚,由于病灶纤维化收缩,肺门上提,纹理呈垂柳状,纵隔移向病侧,邻近肺组织或对侧肺呈代偿性肺气肿,常伴发慢性气管炎、支气管扩张、继发肺感染、肺源性心脏病等;更重使肺广泛破坏、纤维增生,导致肺叶或单侧肺收缩,而成"毁损肺"(图 4-3-14)。

【影像学表现】

X线表现:原发型肺结核(Ⅰ型肺结核):多见于儿童,少数见于青年,常无影像学异常。如果发生明显的感染,常常表现为气腔实变阴影(图 4-3-15a),累及整个肺叶。原发性肺结核患者可发生胸腔积液,常仅表现为胸腔积液而无肺实质病变。淋巴结增大常发生于儿童原发性肺结核感染。有时可侵及肺门淋巴结(图 4-3-15b)和纵隔淋巴结,尤其好发于右侧气管旁区域,可增大。淋巴结增大在成人原发性肺结核中罕见,除非是免疫功能低下的患者。淋巴结结核分枝杆菌感染增强 CT 常表现为中心低密度影,提示坏死(图 4-3-15c)。原发综合征:即是肺部原发灶,局部淋巴管炎和所属淋巴结炎三者的合称,X 线表现多为上叶下部及下叶后部靠近胸膜处的云絮状或类圆形高密度灶,边

缘可模糊不清。如有突出于正常组织轮廓的肿块影,多为肺门及纵隔肿大的淋巴结。典型的原发综合征显示为原发灶,淋巴管炎与肿大的肺门淋巴结连接在一起,形成哑铃状,此种征象已不多见。CT 检查不仅可见清楚的显示病灶,亦可显示由于肿大淋巴结压迫支气管形成的阶段性肺不张,对周围胸膜的显示也明显优于 X 线平片。

胸内淋巴结结核:按病理改变分型为炎症型和结节型。炎症型多为从肺门向外扩展的高密度影,边缘模糊,与周围组织分界不清,亦可成结节状改变。结节型多表现为肺门区域突出的圆形或卵圆形边界清楚的高密度影,右侧多见。如气管旁淋巴结肿大可表现为上纵隔影增宽,如呈波浪状改变,则为多个肿大的淋巴结。对于一些隐匿于肺门阴影中或是气管隆嵴下的肿大淋巴结,通过行 CT 扫描可清楚的显示其大小及形态。

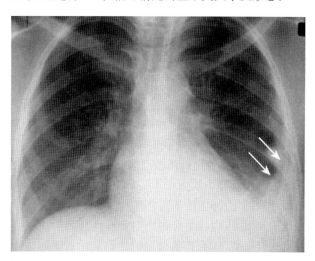

图 4-3-15a 原发性肺结核 X 线影像表现

胸部正位片可见左肺下叶实变,伴左侧少量胸腔积液(箭头)

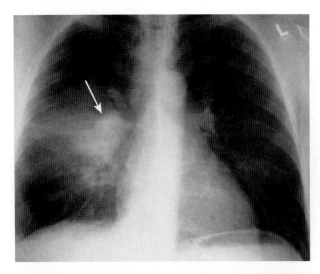

图 4-3-15b　原发性肺结核淋巴结增大 X 线影像表现
胸部正位片显示右肺门淋巴结增大（箭头）伴肺内实变及轻度气管旁淋巴结增大

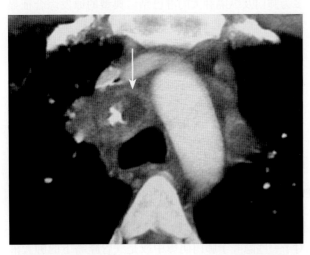

图 4-3-15c　原发性肺结核淋巴结 CT 增强影像表现
增强 CT 显示右侧气管旁淋巴结内低密度影和坏死灶（箭头）

血行播散型肺结核（Ⅱ型肺结核）：急性粟粒性肺结核：X 线表现：典型病灶分布特点为"三均匀"，即广泛均匀分布于两肺的粟粒样的结节状高密度灶，大小约 1～2mm，部分呈磨玻璃样改变，病灶晚期可见融合。CT 扫描尤其是高分辨率 CT 扫描可清晰显示弥漫性的粟粒性病灶，并可观察病灶有无渗出。

亚急性或慢性血行播散型肺结核：X 线表现为"三不均匀"，即双肺多发大小不一，密度不均的渗出增殖灶和纤维钙化，钙化灶多见于肺尖和锁骨下，渗出病灶多位于其下方，病灶融合可产生干酪性坏死形成空洞和支气管播散。CT 扫描更加清楚的显示病变的大小及其形态，以及继发改变（图 4-3-15d～图 4-3-15f）。

慢性血行播散型肺结核：病变类似于亚急性血行

播散型肺结核表现，只是大部分病变呈增殖性改变，病灶边缘基本清晰，纤维索条状影更明显，或者病灶钙化更多见，胸膜增厚和粘连更显著等。同时，两肺纹理增粗紊乱更明显。

继发型肺结核（Ⅲ型肺结核）：浸润型肺结核：病变多局限于肺的一部，以肺尖、锁骨上、下区及下叶背段为多见；X 线片上的征象多样，一般为陈旧性病灶周围出现渗出性病灶表现为中心密度较高而边缘模糊的致密影；新渗出性病灶表现为小片状云絮状影，范围较大的病灶可波及一个肺段或整个肺叶浸润；空洞常表现为壁薄、无内容物或很少液体；渗出、增殖、播散、纤维化、空洞等多种性质的病灶同时存在，活动期的肺结核易沿着支气管向同侧或对侧播散。CT 表现与 X 线表现相似，但显示病变大小、形态、范围、轮廓、密度及其与周围结构间关系更清晰、客观和准确，从而更易确立诊断和了解病变的转归。

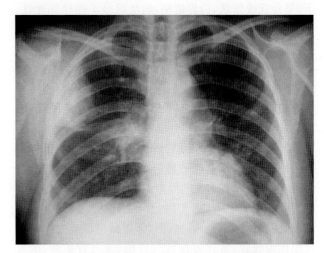

图 4-3-15d　右侧原发性肺结核综合征 X 线影像表现

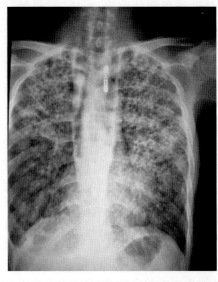

图 4-3-15e　双肺急性粟粒型肺结核伴椎旁脓肿 X 线影像表现

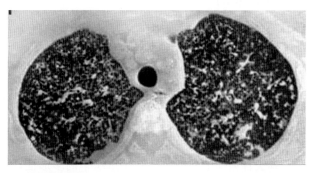

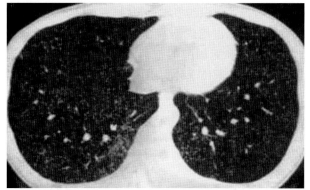

图 4-3-15f　粟粒型肺结核 CT 线影像表现

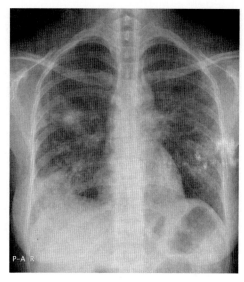

图 4-3-15g　右侧浸润型肺结核 X 线影像学表现

干酪性肺炎：似大叶性肺炎，显示一片无结构的、密度较不均匀的致密影，可累及一肺段或肺叶，密度较一般性肺炎高；干酪样坏死灶中心发生溶解、液化并可经支气管排出，出现虫蚀样空洞或无壁空洞；下肺野及对侧肺野可见沿支气管分布的小斑片状播散灶。

结核瘤：大多为孤立性球形病灶，多发者少见。多位于上叶尖后段和下叶背段。形态常为圆形或椭圆形，有时可见分叶（几个球形病灶融合在一起形成），一般 2～3cm。其内可见点状钙化、层状钙化影；结核瘤中心的干酪改变可以液化而形成空洞，常为厚壁性；结核瘤附近肺野可见有散在的结核病灶，即"卫星病灶"。

慢性纤维空洞型肺结核：两上肺野广泛的纤维索条状病灶及新旧不一的结节状病灶；可见形状不规则的纤维性空洞，少有液气面；同侧或对侧可见斑片状播散病灶，密度可低可高甚至钙化；纵隔气管向患侧移位，同侧肺门影上移，其肺纹理拉长呈垂直走向如垂柳状，患侧胸部塌陷；常伴有胸膜肥厚粘连，无病变区呈代偿性肺气肿（图 4-3-15g～图 4-3-15j）。

结核性胸膜炎：X 线表现：结核性胸膜炎多表现为单侧及双侧的胸腔积液。当积液量大于 250ml 以上时，立位胸片检查则可发现。X 线表现为两次肋膈角变钝，呈内低外高的弧形液体阴影。叶间裂积液表现为沿叶间裂走向的梭行高密度影，积液量较多时可呈圆形或卵圆形。包裹性积液表现为突向肺野内的扁丘状及半圆形密度增高影，边界清楚。

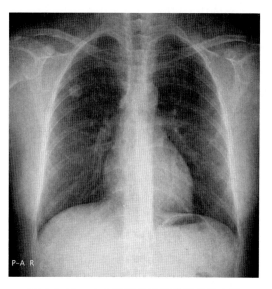

图 4-3-15h　右上肺结核球 X 线影像学表现

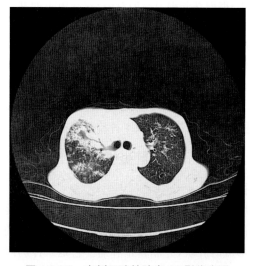

图 4-3-15i　右侧干酪性肺炎 CT 影像表现

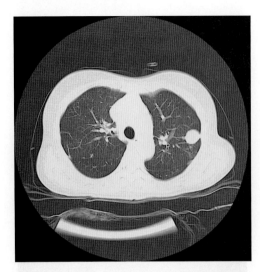

图 4-3-15j　左侧结核球 CT 影像表现

CT 表现：CT 扫描不仅能清晰显示积液，还能显示由于积液继发的肺不张及膨胀不全，对于一些少量的叶间积液或包裹性积液也能清楚显示。对于粘连性局限性肺底积液，根据下肺压缩成新月形或线形，也能明确显示。

MR 表现：由于 MRI 对液体有特征性信号改变，根据其蛋白含量多少可分别在 T1WI 上呈低信号、中等信号、高信号等。

【首选检查】

胸部后前正位 X 线摄影，为首选筛查方法。检查前准备及检查技术：同"气管与支气管炎"。

【检查方法分析比较】

从以上各种结核的影像学表现得知，除一部分单纯的支气管内膜结核外，几乎都可以显示出肺部病灶形态、范围和大小。因此，X 线检查是筛选肺结核患者最常用、最简便和最有效的方法，另外由于部分结核患者病灶属于长期、慢性发展，需结合患者历次影像学检查，分析比较，了解病灶发展过程，且由于肺结核的 X 线表现无特异性和确切的特征性，它的所有 X 线形态表现都可能在其他疾病中出现，所以它的综合特征表现没有必然性。临床诊断必须结合痰菌检查。CT 及 MR 检查可作为普通 X 线平片检查的补充。

八、肺炎性假瘤

【概述】

肺炎性假瘤是肺内良性肿块，是由肺内慢性炎症产生的肉芽肿、机化、纤维结缔组织增生及相关的继发病变形成的肿块，并非真正肿瘤。它是一种病因不清的非肿瘤性病变。

【局部解剖】

局部解剖同图 4-3-1。

【临床表现与病理基础】

肺炎性假瘤患者多数年龄在 50 岁以下，女性多于男性。1/3 的患者没有临床症状，仅偶然在 X 线检查时发现，2/3 的患者有慢性支气管炎、肺炎、肺化脓症的病史，以及相应的临床症状，如咳嗽、咳痰、低热，部分患者还有胸痛、血痰，甚至咯血，但咯血量一般较少。

肺炎性假瘤的病理学特征是组织学的多形性，肿块内含有肉芽组织的多寡不等、排列成条索的成纤维细胞、浆细胞、淋巴细胞、组织细胞、上皮细胞以及内含中性脂肪和胆固醇的泡沫细胞或假性黄瘤细胞。肺炎性假瘤一般位于肺实质内，累及支气管的仅占少数。绝大多数单发，呈圆形或椭圆形结节，一般无完整的包膜，但肿块较局限、边界清楚，有些还有较厚而缺少细胞的胶原纤维结缔组织与肺实质分开（图 4-3-16）。

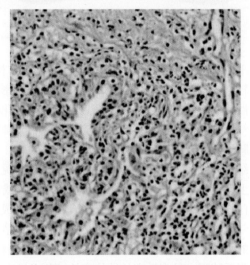

图 4-3-16　肺炎性假瘤病理表现

【影像学表现】

X 线表现：病变形态不一，大小不等，多小于 5cm，位于肺的表浅部位，一般为中等密度影，密度可均匀，硬化血管瘤型可见斑点状钙化影，有假性包膜时，病变边界清楚，乳头状增生型多见，有的肿块由于不规则可表现为分叶状。无假性包膜时，边界模糊，以组织细胞增生型多见。有的炎性假瘤甚至表现为周围型肺癌的毛刺样改变（图 4-3-17a）。

CT 表现：CT 检查除可以更加充分的显示病变的自身的形态、性质外，还可以观察周围组织受压情况，肺纹理及血管移位等。增强扫描大多数肿块呈显著的均匀强化，少数仅周围部分强化或者不强化。纵隔及肺门淋巴结可有轻度肿大（图 4-3-17b）。

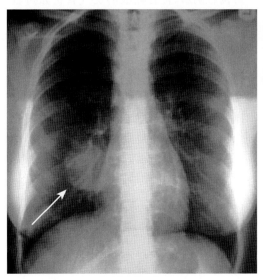
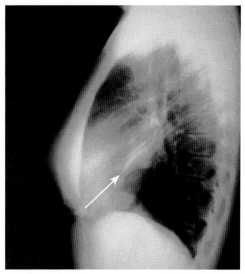

图 4-3-17a　肺炎性假瘤 X 线影像表现
右肺中叶软组织肿块,边缘见毛刺(箭头)

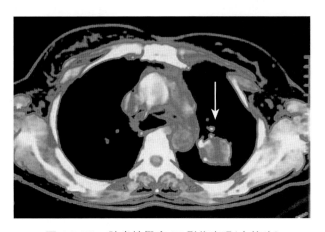

图 4-3-17b　肺炎性假瘤 CT 影像表现(白箭头)

【首选检查】

首选检查胸部正侧位 X 线摄影。检查技术:患者面对立式摄影架,下颌上扬,搁于胸片架上,人体正中矢状面置于立式摄影架正中,双上肢微屈,双手背置于髂上同时肘内旋,双下肢分开与肩同宽站稳。吸气后屏气曝光。中心射线对准第六胸椎水平投射至 IP 中心。

胸部侧位,体位视病变部位决定左、右侧位。侧面贴于立式摄影架,人体冠状面与立式摄影架垂直,双上肢上举抓住固定杆,双下肢分开与肩同宽站稳。吸气后屏气曝光。中心射线对准肩胛骨下角水平腋中线处水平投射至平板探测器的中心。

【检查方法分析比较】

炎性假瘤 X 线检查一般能够发现病变,但由于其影像学缺乏特征性,位置表浅,多在 5cm 以下左右,形

态不一,CT 增强扫描肿块不同程度强化,动态观察可无变化,与结核球、周围型肺癌及球形肺炎鉴别诊断十分困难,应在 CT 引导下行穿刺活检,以便明确诊断。

九、慢性肺炎

【概述】

慢性非特异性炎症,可分为原发性慢性肺炎和急性肺炎演变而来,促成慢性肺炎的因素有营养不良、佝偻病、先天性心脏病或肺结核患儿发生肺炎时,易致病程迁延;病毒感染引起间质性肺炎,易演变为慢性肺炎;反复发生的上呼吸道感染或支气管炎以及慢性鼻窦炎均为慢性肺炎的诱因;深入支气管的异物,特别是缺乏刺激性而不产生初期急性发热的异物(如枣核等),因被忽视而长期存留在肺部,形成慢性肺炎;免疫缺陷小儿,包括体液及细胞免疫缺陷,补体缺乏及白细胞吞噬功能缺陷皆可致肺炎反复发作,最后变成慢性;原发性或继发性呼吸道纤毛形态及功能异常亦可致肺慢性炎症。

【局部解剖】

局部解剖同图 4-3-1。

【临床表现与病理基础】

慢性肺炎的特点是周期性的复发和恶化,呈波浪形。由于病变的时期、年龄和个体的不同,症状多种多样。在静止期体温正常,无明显体征,几乎没有咳嗽,但在跑步和上楼时容易气喘。在恶化期常伴有肺功能不全,出现发绀和呼吸困难等。恶化后好转很缓慢,经常咳痰,甚至出现面部水肿、发绀、胸廓变形和杵状指(趾)。

炎症病变可侵及各级支气管、肺泡、间质组织和血

管。特别在间质组织的炎症，每次发作时都有所进展，使支气管壁弹力纤维破坏，终因纤维化而致管腔狭窄。同时，由于分泌物堵塞管腔而发生肺不张，终致支气管扩张。由于支气管壁及肺泡间壁的破坏，空气经过淋巴管散布，进入组织间隙，可形成间质性肺气肿。局部血管及淋巴管也发生增生性炎症，管壁增厚，管腔狭窄(图4-3-18)。

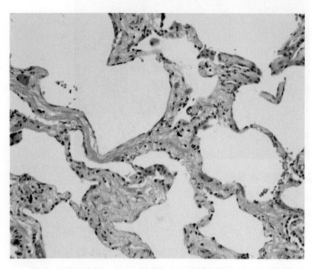

图4-3-18　慢性肺炎病理表现

【影像学表现】

X线表现：肺纹理增强：支气管壁和支气管周围组织的细胞浸润和结缔组织增生以及小叶间隔的细胞浸润和结缔组织增生是肺纹理增强的病理基础。在胸片上前者表现为走行紊乱的不规则线条状阴影，可伴有血管的扭曲移位及全小叶肺气肿。

结节和斑片状阴影：气管周围的渗出与增生改变的轴位影像和腺泡病变表现为结节影。支气管的狭窄扭曲可导致小叶肺不张或盘状肺不张。小叶肺不张呈斑片状阴影，盘状肺不张呈条状阴影。

肺段、肺叶及团块阴影：慢性炎症局限于肺叶或肺段时则呈肺叶肺段阴影，肺叶肺段阴影可体积缩小。由于合并支气管扩张、肺气肿、肺大泡或小脓肿、肺大泡或小脓腔，肺叶或肺段阴影的密度可不均匀。在支气管体层片或支气管造影片上可见支气管扩张。但支气管狭窄或阻塞较少见。有时在肺叶肺段阴影内可见团块状阴影，其病理基础为脓肿或炎性肿块。肺叶阴影多见于右中叶慢性炎症。其他肺叶较少见，肺段阴影较常见。呈肿块阴影的慢性肺炎，其大小从不到3cm至大于10cm，肿块边缘较清楚，周围可见不规则索条状阴影，在团块内有时可见4～6级支气管扩张。炎性肿块阴影在正侧位胸片上各径线差有时较大，例如在正位胸片上呈圆形，在侧位胸片上呈不规则形状或椭圆形，此点有利于与周围型肺癌鉴别。

蜂窝状及杵状影：含空气的囊状支气管扩张可呈

蜂窝状阴影、含有黏液的支气管扩张可表现为杵状阴影，其特点为与支气管走行方向一致。

肺气肿征象：弥漫性慢性肺炎可合并两肺普遍性肺气肿。而限局性慢性肺炎常与瘢痕旁肺气肿并存，因此慢性肺炎区的密度不均匀。有时慢性肺炎还可与肺大泡并存。

肺门团块状阴影：肺门区炎性肺硬化可表现为边缘不整齐、形态不规则类圆形团块状影，此时常需与肺癌鉴别。有时慢性肺炎还可伴有肺门淋巴结增大。但较少见。有时可见肺门部淋巴结肿大(图4-3-19a)。

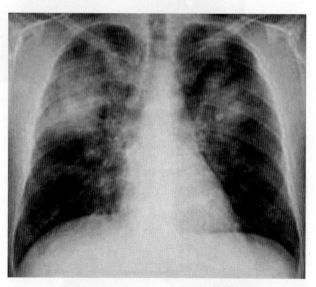

图4-3-19a　慢性肺炎X线影像表现

CT表现：虽然CT在显示肺纹理走行改变，显示条索状、结节状、斑片状阴影及局限性肺气肿等比X线更好，但也缺乏特征性。局限型慢性肺炎表现肺段、肺叶及团块状阴影时。其CT主要表现为：高密度肺段、肺叶实变影可见于任何肺段或肺叶，多见于两肺下叶背段及右中叶。病灶内可见空气支气管征，支气管无明显狭窄或梗阻。病灶内有时可见柱状或囊状支气管扩张的管腔。以化脓为主的慢性肺炎有时其内可见单发或多发大小不等的脓腔。病变的肺段或肺叶体积缩小。表现为高密度的团块状的慢性肺炎可单发或多发，形态不规则，边缘较清楚，有时其内可见空洞或扩张支气管的管腔(图4-3-19b)。

MR表现：可见肺段或肺叶的团块状病灶T1WI上呈中等信号、T2WI上呈高信号，信号不甚均匀，其内有时可见无信号的正常或扩张的支气管影。病灶内的脓腔T1WI上呈低信号。

【首选检查】

慢性肺炎在临床上或X线影像上，均缺乏特异性，首选方法胸部后前正位X线摄影。检查前准备及检查技术：同"气管与支气管炎"。

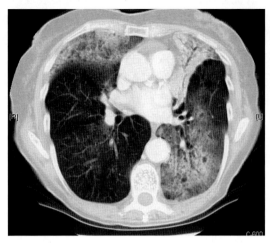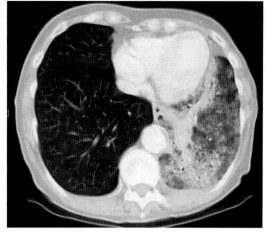

图 4-3-19b　慢性肺炎 CT 影像表现

【检查方法分析比较】

慢性肺炎无论是从临床上或 X 线影像上，均缺乏特异性。肺段、肺叶实变影内有小脓腔或可见空气支气管征者有助于局限型慢性肺炎的鉴别，慢性肺炎并发支气管扩张与支气管扩张合并慢性肺炎的鉴别，前者以慢性肺炎病变为主，后者以支气管扩张为主，动态观察有助于二者的鉴别。而 X 线平片检查方便、价格低廉、辐射损伤小，利于初检及动态观察。

十、放射性肺炎

【概述】

放射性肺炎是肺组织接受一定剂量的电离辐射后所导致的急性炎性反应，目前对该病的基础及临床研究不多，缺乏严格的诊断标准，治疗多数为对症处理、长期大剂量皮质激素治疗等。停止放射治疗后多数患者可以缓慢恢复，也有部分患者逐步发展成放射性肺纤维化，严重者会导致患者呼吸衰竭而死亡。

【局部解剖】

局部解剖同图 4-3-1。

【临床表现与病理基础】

放射性肺炎通常发生于放射治疗后 3 个月内，如果照射剂量较大或同时接受了化疗等，或者遗传性放射损伤高度敏感的患者，放射性肺炎也可能发生于放射治疗开始后 2～3 周内。肺癌患者接受放疗后 70% 以上会发生轻度的放射性肺损伤，多数无症状或症状轻微，仅有约 10%～20% 的患者会出现临床症状。放射性肺炎的临床症状没有特异性，通常的临床表现为咳嗽、气短、发热等，咳嗽多为刺激性干咳，气短程度不一，轻者只在用力活动后出现，严重者在静息状态下也会出现明显呼吸困难。部分患者可以伴有发热，甚至发生在咳嗽气短等症状出现前，多在 37～38.5℃ 之间，但也有出现 39℃ 以上高热者。放射性肺炎的体征不明显，多无明显体征，部分患者会出现体温升高、肺部湿啰音等表现。放射性肺炎临床症状的严重程度与肺受照射的剂量及体积相关，也和患者的个体遗传差异相关。

电离辐射导致放射性肺炎的靶细胞包括 II 型肺泡细胞、血管内皮细胞、成纤维细胞以及肺泡巨噬细胞等。II 型肺泡细胞合成和分泌肺泡表面活性物质，维持肺泡表面张力，接受电离辐射后，II 型肺泡细胞胞质内 Lamellar 小体减少或畸形，肺泡细胞脱落到肺泡内，导致肺泡张力变化，肺的顺应性降低，肺泡塌陷不张。血管内皮细胞的损伤在照射后数天内就可以观察到，毛细血管内皮细胞超微结构发生变化，细胞内空泡形成、内皮细胞脱落，并可以发生微血栓形成、毛细血管阻塞，最终导致血管通透性改变，肺泡换气功能受损。肺泡巨噬细胞及成纤维细胞在接受电离辐射损伤后也会出现相应的变化，促进和加重放射性肺炎的发生（图 4-3-20）。

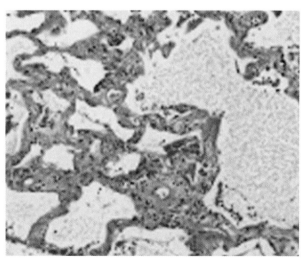

图 4-3-20　放射性肺炎病理表现

【影像学表现】

X线表现:其表现取决于放射线照射的部位、照射的方向、照射野及照射量。乳腺癌术后放射照射所引起的放射性肺炎病灶多位于第1～2肋间。肺癌放疗后引起的放射性肺炎发生在原发病灶所在的肺叶,食管癌于恶性淋巴瘤放疗后引起的放射性肺炎位于两肺内带。放射性肺炎的X线表现:急性期:通常表现为大片状高密度阴影,密度较均匀,边缘较模糊;慢性期:由于病灶纤维结缔组织增生明显,原来的大片状阴影范围缩小,病灶较前密度增高而不均匀,可见网状及纤维索条状阴影。大范围的慢性放射性肺炎体积缩小可伴纵隔向患侧移位,同侧胸膜肥厚粘连,胸廓塌陷变形,膈升高(图4-3-21a)。

CT表现:CT显示放射性肺炎范围和分布较X线

有优势,临床上较普遍应用。其主要表现:长条、片状高密度影。由于放射性肺炎常局限于放射线照射的区域,因此放射性肺炎多呈长条、片状分布,多为前后走行,位于纵隔或脊柱旁;病灶呈跨叶分布。放射性肺炎与一般感染性肺炎不同,通常不局限于某一肺叶,而呈跨叶分布;病灶密度不均。放射性肺炎病灶内有时可见空气支气管征,且可见含气支气管分支并拢或支气管扩张征象,或其内有网状或纤维条索影;病灶边缘平直。放射性肺炎的内侧贴近纵隔,边缘不清,但其外侧缘平直,与未被照射的肺正常区域分界较清;病灶体积缩小。放射性肺炎病灶的纤维结缔组织增生使病变肺组织体积缩小,边缘呈内凹表现;肺叶范围的放射性肺炎,可见叶间裂向实变侧移位而内凹(图4-3-21b)。

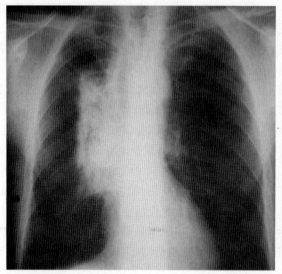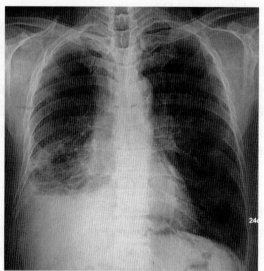

图4-3-21a　放射性肺炎X线影像表现

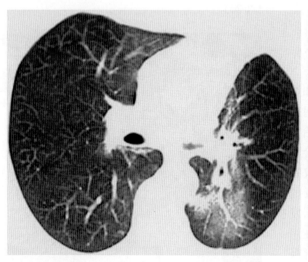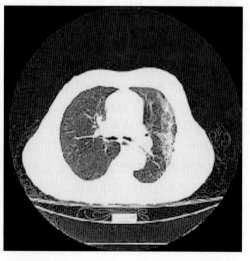

图4-3-21b　放射性肺炎CT影像表现

长条、片状分布,病灶边缘平直

MR表现：放射性肺炎为放射治疗后所引起的非感染性炎症，但其急性期病例改变主要为渗出，MR表现则与感染性肺炎类似，T1WI上呈低或中等信号，T2WI上呈高信号。慢性期随着纤维组织增生，T2WI上的信号逐渐减低。由于放疗后肿瘤复发在T2WI上呈高信号，因此根据，T2WI上的信号高低，可鉴别慢性放射性肺炎与放疗后肿瘤复发。

【首选检查】

结合患者有放射治疗史选择CT检查为首选筛查方法。检查前准备及检查技术：同"支气管扩张"。

【检查方法分析比较】

放射性肺炎放射学改变发生率15％～100％，X线片显示：放射野相应的部位出现密度较高的模糊片状阴影，而CT发现放射后改变敏感性明显优于胸片，更能显示放射性肺炎阴影的内部细微结构，50％以上的胸部肿瘤病例放疗后表现有CT改变。近来有些学者将^{67}Ga的单光子发射计算机体层摄影（SPECT）应用于RIP的早期诊断，研究发现，患者在胸部的放疗后，不仅在原发癌和继发癌部位会出现异常^{67}Ga摄取，且在有放射性肺损伤者的双肺出现^{67}Ga的摄取增加。^{67}Ga肺扫描虽有希望成为预测放射性肺炎或放射性肺纤维化的指标，但临床应用尚需一段时间。

十一、特发性肺间质纤维化

【概述】

特发性肺间质纤维化是一种原因不明，以弥漫性肺泡炎和肺泡结构紊乱最终导致肺间质纤维化为特征的疾病，按病程有急性、亚急性和慢性之分，临床更多见的是亚急性和慢性型。现认为该病与免疫损伤有关。预后不良，早期病例即使对激素治疗有反应，生存期一般也仅有5年。

【局部解剖】

局部解剖同图4-3-1。

【临床表现与病理基础】

通常为隐匿性起病，主要的症状是干咳和劳力性气促。随着肺纤维化的发展，发作性干咳和气促逐渐加重。进展的速度有明显的个体差异，经过数月至数年发展为呼吸衰竭和肺心病。起病后平均存活时间为2.8～3.6年。通常没有肺外表现，但可有一些伴随症状，如食欲减退、消瘦等。体检可发现呼吸浅快，双肺底可闻及吸气末期Velcro啰音。晚期可出现发绀等呼吸衰竭和肺心病的表现。50％以上患者有杵状指（趾）。

特发性肺纤维化的病理改变与病变的严重程度有关。主要特点是病变在肺内分布不均一，肺泡壁增厚，伴有胶原沉积、细胞外基质增加和灶性单核细胞浸润。炎症细胞不多，通常局限在胶原沉积区或蜂窝肺区。肺泡腔内可见到少量的Ⅱ型肺泡上皮细胞聚集。可以看到蜂窝肺气囊、纤维化和纤维增殖灶（图4-3-22）。

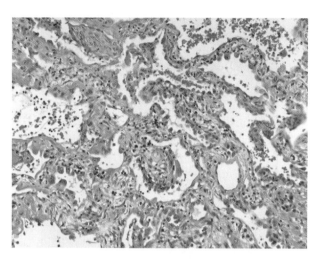

图4-3-22　特发性肺间质纤维化病理表现

【影像学表现】

其主要表现：磨玻璃样影及实变影：病变早期，两下肺后外基底段部位可见小叶状轻度密度增高影；其内可见含气支气管影，支气管血管树增粗。实变影可相互融合成肺段甚或肺叶实变；线状影：表面与胸膜面垂直的细线形影，长约1～2mm，宽约1mm，多见于两肺下叶，也可见其他部位。两肺中内带区域的小叶间隔增厚则表现为分枝状细线形影；胸膜下弧形线影：表现为胸膜下0.5cm以内的与胸壁内面弧度一致的弧形线影，长约5～10cm，边缘较清楚或较模糊，多见于两下肺后外部；蜂窝状影：表现为数1mm至2cm大小不等的圆形或椭圆形含气囊腔，壁较薄而清楚，与正常肺交界面清楚。主要分布于两肺基底部胸膜下区；小结节影：在蜂窝、网、线影基础上，可见少数小结节影，边缘较清楚，并非真正的间质内结节，而是纤维条索病变在横断面上的表现，或相互交织而成；肺气肿：小叶中心性肺气肿表现为散在的、直径2～4mm的圆形低密度区，无明确边缘，多见于肺部外围，但随病变发展可逐渐见于肺中央部。有时胸膜下可见直径1～2cm大小的圆形或椭圆形肺气囊；支气管扩张：主要为中小支气管扩张，多为柱状扩张，可伴支气管扭曲、并拢。

典型的HRCT表现为：网状阴影、牵拉性支气管扩张、肺结构扭曲及蜂窝状阴影；从肺尖至肺基底部病变呈梯度式递增分布。这些主要的表现同UIP/IPF组织病理学表现相一致。其中病变时限上的异质性是IPF最重要的组织学特征之一，反映在影像学上表现为病程早期就可见到牵拉支气管扩张、蜂窝变。其中基底部、胸膜下蜂窝状影是IPF的最主要HRCT表现之一。肺结构扭曲反映了肺纤维化是较常见的表现之一。同其他间质性肺疾病的 HRCT 表现相比,IPF 的线状影与网状阴影较粗大(图 4-3-23)。

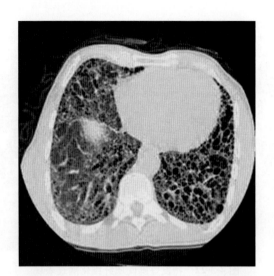

图 4-3-23　特发性肺间质纤维化 CT 影像表现

【首选检查】

CT 为首选筛查方法。检查前准备及检查技术:同"支气管扩张"。

【检查方法分析比较】

虽然平片能提供的诊断及预后信息有限,且对显示早期病变不敏感,但通过对同一患者的系列平片追踪观察能评估病变的进展情况。CT 检查比 X 线胸片能更早的发现肺间质纤维化病变及更准确了解病变的分布,因此用于早期诊断及鉴别诊断。特别是 HRCT,被认为是特发性间质性纤维化的最佳影像学检查手段。目前认为即使没有肺活检,根据典型的 HRCT 表现并结合临床和实验室检查可以确定特发性间质性纤维化的诊断。例如病变呈外围性胸膜下分布,从外围向中心逐渐减轻,病变表现形态可为磨玻璃样、网状、蜂窝状等,比 X 线胸片能更早的、更准确的发现肺间质纤维化病变,及更准确了解病变的分布,因此用于早期诊断及鉴别诊断。

十二、肺结节病

【概述】

肺结节病(sarcoidosis)是一种病因未明的多系统多器官的肉芽肿性疾病,近来已引起国内广泛注意。常侵犯肺、双侧肺门淋巴结、眼、皮肤等器官。其胸部受侵率高达 80%～90%。本病呈世界分布,欧、美国家发病率较高,东方民族少见。多见于 20～40 岁,女略多于男。病因尚不清楚,部分病例呈自限性,大多预后良好。

【局部解剖】

局部解剖同图 4-3-1。

【临床表现与病理基础】

早期结节病的症状较轻,常见的呼吸道症状和体征有咳嗽、无痰或少痰,偶有少量血丝痰,可有乏力、低热、盗汗、食欲减退、体重减轻等。病变广泛时可出现胸闷、气急,甚至发绀。后期主要是肺纤维化导致的呼吸困难。肺部体征不明显,部分患者有少量湿啰音或捻发音。

结节病的病理特点是非干酪样坏死性类上皮肉芽肿。肉芽肿的中央部分主要是多核巨噬细胞和类上皮细胞,后者可以融合成朗格汉斯巨细胞。周围有淋巴细胞浸润,而无干酪样病变(图 4-3-24)。

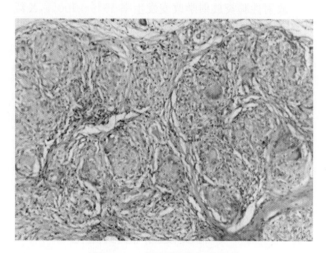

图 4-3-24　肺结节病病理表现

【影像学表现】

X 线表现:约有 90% 以上的患者伴有胸部 X 线的改变,而且常是结节病的首次发现。其主要变现:纵隔、肺门淋巴结肿大。为结节病最常见表现,为唯一异常表现。多组淋巴结肿大是其特点,其中两侧肺门对称性淋巴结肿大且状如土豆,多为本病典型表现,其肿大淋巴结一般在 6～12 个月期间可自行消退,恢复正常;或在肺部出现病变过程中,开始缩小或消退;或不继续增大,为结节病的发展规律。

肺部病变:肺部病变多发生在淋巴结病变之后。最常见的病变为两肺弥漫性网状结节影,但肺尖或肺底少或无。结节大小不一,多为 1～3mm 大小,轮廓尚清楚。其次为圆形病变,直径 1.0～1.5cm,密度均匀,边缘较清楚,单发者类似肺内良性病变或周围型肺癌,多发者酷似肺内转移瘤。此外为阶段性或小叶性浸润,类似肺部炎性病变,一般伴或不伴胸腔内淋巴结病变。少数表现为单纯粟粒状颇似急性粟粒型肺结核。以纤维性病变为主,不易与其他原因所致的肺纤维化区别,且可引起多种继发性改变。

胸膜病变:胸膜渗液可能为胸膜脏、壁层广泛受累所致。肥厚的胸膜为非干酪性肉芽肿。

骨骼病变:较少见,约占全部结节病的10%。骨损害一般限于手、足的短管状骨,显示小囊状骨质缺损并伴有末节指(趾)变细、变短(图4-3-25a)。

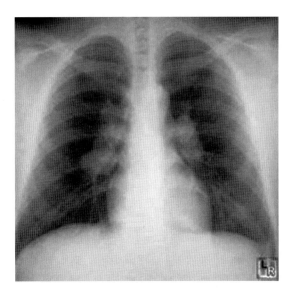

图 4-3-25a 肺结节病X线影像表现
两侧纵隔、肺门淋巴结肿大

CT表现:纵隔、肺门淋巴结肿大。CT显示纵隔、肺门淋巴结肿大较敏感,一般平扫即可发现。当淋巴结轻度肿大而不易被发现时,行CT增强检查可避免漏诊。肿大淋巴结多在1～3mm大小,呈软组织密度,密度均匀,边缘清楚,其周围脂肪界面存在。增强检查肿大淋巴结呈均匀性强化;肺部病变。CT检查可见大小结节影或块状影。有的晚期病例可见支气管血管束扭曲、聚拢或变形,叶间裂、血管支气管移位,支气管扩张和不同程度的肺气肿表现。HRCT显示支气管血管束增厚,边缘不规整或结节状,周围可有大小不等的结节状影;小叶间隔增厚和细小蜂窝影,主要见于胸膜下区;胸膜病变:初期表现为胸腔积液,多数可自然吸收,少数可发展为胸膜肥厚(图4-3-25b)。

MRI表现:显示纵隔、肺门淋巴结轻度肿大有优势。肿大淋巴结在T1WI上呈中等或稍低信号,T2WI上呈中等或稍高信号,信号较均匀。肺内病变的显示不如CT。

核医学表现:肺结节病的核医学检查中,放射性核素⁶⁷Ga显像较为常用,结节病病灶摄取⁶⁷Ga机理尚不清楚,近年来研究发现⁶⁷Ga的摄取取决于被激活的巨噬细胞,而不是淋巴细胞数目,活动期的结节病患者肺泡巨噬细胞是被激活的吞噬细胞,因此,⁶⁷Ga显像阳性可以作为判别患者是否处于活动期的指标之一,但不能作为诊断依据,这是因为炎症、肿瘤、其他肉芽肿性炎也可出现异常放射性浓集区。

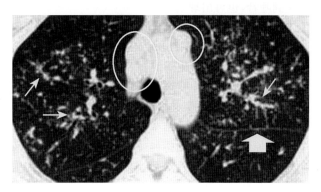

图 4-3-25b 肺结节病CT影像表现
纵隔、肺门淋巴结肿大,大小不等的结节状影(黄圈),小叶间隔增厚(黄箭头)

【首选检查】

胸部正位X线摄影,为首选筛查方法。检查前准备及检查技术:同"气管与支气管炎"。

【检查方法分析比较】

约有90%以上的患者伴有胸部X线的改变,而且常是结节病的首次发现,常侵犯双侧肺门淋巴结及肺。CT及MR检查:在肺结节病的某些改变上(如纵隔内、肺门淋巴结)有独到优势,可对本病进行定性、定量诊断,病可见及时发现并发症,可以作为X线检查的补充或印证,而⁶⁷Ga显像阳性可以作为判别患者是否处于活动期的指标之一,但不能作为诊断依据。因此X线胸部检查,可作为首选筛查方法,为进一步检查提供依据。

十三、矽 肺

【概述】

矽肺是由于长期吸入石英粉尘所致的以肺部弥漫性纤维化为主的全身性疾病,是我国目前常见的且危害较为严重的职业病。目前是职业病中发病率最高的病种之一,也是12种尘肺中较重的一种。

【局部解剖】

局部解剖同图4-3-1。

【临床表现与病理基础】

矽肺的早期可能没有自觉症状,或症状很轻。Ⅱ、Ⅲ期矽肺患者多有症状,但症状轻重和胸部X线改变的程度不一定平行,在有肺部并发症时,症状加重。早晨咳嗽较重,无痰或有少量黏液痰。肺内有并发感染时,则痰量增多,或有脓性痰。单纯矽肺多无胸痛或有轻微胸痛,一旦有明显胸痛应考虑有肺内感染或并发肺结核的可能。胸膜摩擦音常是并发肺结核的征象。早期矽肺气短不明显,晚期矽肺并发肺结核、肺气肿时,气短明显。早期患者一般状态尚好,晚期则营养欠佳。晚期患者,特别是并发肺结核或肺部感染时,肺部可听到呼音,也可出现发绀。

矽肺基本病变是矽结节形成,眼观矽结节呈圆形灰黑色、质韧、直径 2～3mm。在人体,最早的改变是吸入肺内的粉尘粒子聚集并沉积在相对固定的肺泡内,巨噬细胞及肺泡上皮细胞(主要是Ⅱ型)相继增生,肺泡隔开始增厚。聚集的细胞间出现网织纤维并逐渐转变成胶原纤维,形成矽结节。典型矽结节,结节境界清晰,胶原纤维致密扭曲排列或呈同心圆排列,纤维间无细胞反应,出现透明性变,周围是被挤压变形的肺泡(图 4-3-26)。

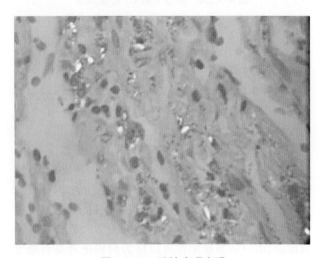

图 4-3-26　矽肺病理表现

【影像学表现】

X 线表现:圆形小阴影是矽肺最常见和最重要的一种 X 线表现形态,其病理变化以结节型矽肺为主,呈圆形或近似圆形,边缘整齐或不整齐,直径小于10mm;不规则形小阴影多为接触游离二氧化硅含量较低的粉尘所致,病理基础主要是肺间质纤维化。表现为粗细、长短、形态不一的致密阴影。之间可互不相连,或杂乱无章的交织在一起,呈网状或蜂窝状;致密度多持久不变或缓慢增高。早期也多见于两肺中下区,弥漫分布,随病情进展而逐渐波及肺上区;大阴影:长径超过 10mm 的阴影,为晚期矽肺的重要 X 线表现,边界清楚,周围有明显的肺气肿;多见于两肺上、中区,常对称出现;大阴影长轴多与后肋垂直,不受叶间裂限制;胸膜变化:胸膜粘连增厚,先在肺底部出现,可见肋膈角变钝或消失;晚期膈面粗糙,由于肺纤维组织收缩和膈胸膜粘连,呈"天幕状"阴影;肺气肿:多为弥漫性、局限性、灶周性和泡性肺气肿,严重者可见肺大泡;肺门和肺纹理变化:早期肺门阴影扩大,密度增高,有时可见淋巴结增大,包膜下钙质沉着呈蛋壳样钙化,肺纹理增多或增粗变形;晚期肺门上举外移,肺纹理减少或消失(图 4-3-27a)。

CT 表现:病变呈类圆或不规整致密块影,边界清楚、锐利,CT 值较高,少数斑块内可形成空洞,动态观察可见阴影变大,增强扫描多不强化或轻度强化(图 4-3-27b)。

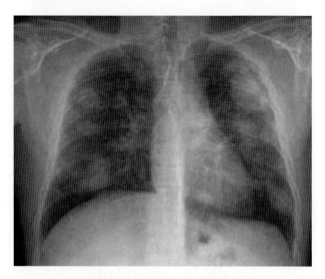

图 4-3-27a　矽肺 X 线影像表现
两肺散在类圆形结节影,边界尚清

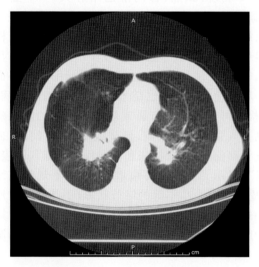

图 4-3-27b　矽肺 CT 影像表现

【首选检查】

胸部正位 X 线摄影,为首选筛查方法。检查前准备及检查技术:同"气管与支气管炎"。

【检查方法分析比较】

X 线胸片是诊断矽肺的主要方法。主要表现为结节阴影(直径一般在 1～3mm)、网状阴影或(和)大片融合病灶。其次为肺门改变、肺纹理改变和胸膜改变。接触矽尘含量高和浓度大的矽肺患者,常以圆形或类圆形阴影为主,早期出现于两中下肺的内中带,以右侧为多,随后逐渐向上扩展,亦可先出现在两上肺叶。含矿尘量低或为混合性粉尘,多以类圆形或不规则阴影为主。大阴影一般多见于两肺上叶中外带,常呈对称性具跨叶的八字形,其外缘肺野透亮度增高。因大块肺纤维化收缩使肺门上移,使增粗的肺纹理呈垂柳状,并出现气管纵隔移位。肺门阴影密度增加,有时可见"蛋壳样钙化"的淋巴结。胸膜可有增厚、粘连或钙化的改变。

诊断原则和方法:接触游离二氧化硅粉尘职业史为前提,X线胸片为依据。根据国家尘肺X线诊断标准(GBZ70—2002),参考受检者的系列胸片和该单位矽肺发病情况,方可做出X线诊断和分期。与X线胸片相比,CT能更早的检出病变,能更详细的了解病灶分布、病灶的内部改变及一些继发性改变,如显示小矽结节影、网状或线状影、肺气肿、肺门淋巴结的蛋壳状钙化及胸膜改变等都优于X线胸片。CT检查已成为矽肺诊断的重要方法。

第四节　肺部先天性疾病

一、先天性肺发育不全

【概述】

肺先天性发育不全可根据其发生程度分为3类:肺未发生:一侧或双侧肺缺如;肺未发育:支气管原基呈一终端盲囊,未见肺血管及肺实质;肺发育不全:可见支气管、血管和肺泡组织但数量和(或)容积减少。患者可能伴发肺血管及其他畸形病变。先天性肺发育不全的主要原因可能是胸内肺生长发育的有效容量减少,最常见的原因是膈疝一侧膈肌不能关闭,腹腔脏器疝入胸腔,从而影响肺的发育。

【局部解剖】

局部解剖同图4-3-1。

【临床表现与病理基础】

严重病例出生后即死亡。主要表现为呼吸困难,甚至呼吸窘迫,以及长期反复呼吸道感染,体检可见患侧胸廓塌陷,活动度减弱,叩诊呈浊音,听诊呼吸音减低或消失,患者可伴有其他先天性畸形的临床表现,如肾功能不全等。病情轻微者可能无明显临床症状仅于常规胸部X线检查时发现(图4-4-1)。

【影像学表现】

X线表现:肺的发育异常通常表现为患侧片状密度均匀密度增高影,无肺纹理,患侧膈肌抬高,肋间隙变窄,纵隔偏向患侧;健侧代偿性肺气肿,血管纹理增粗。按肺发育状况具体分为如下几种:一侧肺不发育:患侧胸腔无含气肺组织及支气管影,纵隔

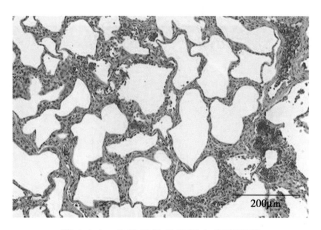

图4-4-1　先天性肺发育不全病理表现

向患侧移位,健侧肺代偿气肿或伴发肺纵隔疝;一侧肺发育不全:患侧部分肺膨胀不全,或呈均匀致密影,纵隔向患侧移位;肺叶发育不全:肺内密实影尖端指向肺门,支气管造影可见支气管扩张(图4-4-2a)。

CT表现:一侧肺不发育表现患侧主支气管及肺动脉缺如,患侧呈高密度影,纵隔偏向患侧,患侧膈上抬。一侧肺发育不全,表现患侧片状密度增高影,可见"空气支气管征",纵隔向患侧偏移。CT增强扫描可见肺动脉分支缺如或细小,是先天性肺发育异常的重要表现(图4-4-2b)。

MR表现:为肺动脉血管异常,显示一侧肺动脉缺如或分支动脉变少、细小(图4-4-2c)。

【首选检查】

X线摄影为首选筛选方法。检查前准备及检查技术:同"气管与支气管炎",对病变一侧可加摄相应一侧的侧位片。

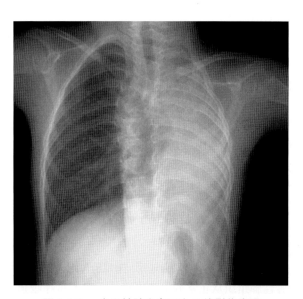

图4-4-2a　先天性肺发育不全X线影像表现

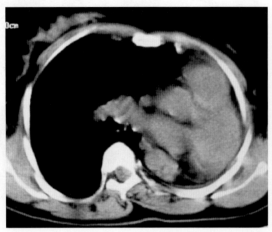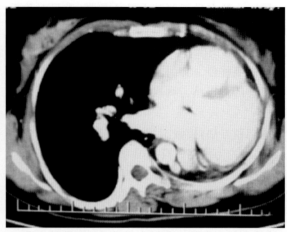

图 4-4-2b　先天性肺发育不全 CT 影像表现

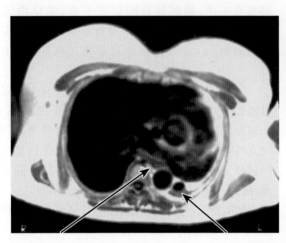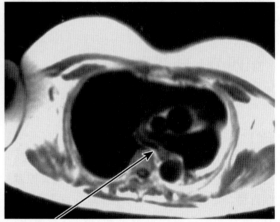

图 4-4-2c　先天性肺发育不全 MR 影像表现

左侧肺动脉分支细小(箭头)

【检查方法分析比较】

该病主要表现为呼吸困难,甚至呼吸窘迫,以及长期反复呼吸道感染,其症状以呼吸系统异常为主要表现,胸部平片是诊断和排查呼吸系统疾病的常规方法,因此,首选胸片进行筛选。CT 扫描,特别是胸部 CTA 扫描,不仅可以看到胸部解剖结构的异常变化,还可以看到血管的变异,所以 CT 扫描是该病的一种重要检查方法。胸部 CTA 甚至可以替代肺动脉血管造影。MRI 检查也可发现肺动脉血管异常,显示一侧肺动脉缺如或分支动脉变少、细小,可以作为先天性肺发育不全的一种补充检查手段。

二、肺隔离症

【概述】

肺隔离症是一种先天畸形,指没有功能的胚胎性、囊肿性肺组织从正常肺隔离出来。一般不与呼吸道相通连,供血动脉来自主动脉(胸主动脉或腹主动脉分支)。可分为两型:即叶内型及叶外型,叶内型较多见,病肺与其邻近正常肺组织被同一脏层胸膜所覆盖,可发生在任何肺叶内,但多见于肺下叶。尤以左侧后基底段为多。叶外型较少见,病部位于其邻近正常肺组织的脏层胸膜外,多数位于左肺下叶与横膈之间。

【局部解剖】

局部解剖同图 4-3-1。

【临床表现与病理基础】

病肺初始阶段可不与正常支气管相通,可无任何症状,仅在 X 线检查时发现胸内有肿块状阴影。可出现咳嗽、咳痰、发热和反复肺感染等症状。肺隔离症是肺的发育畸形,部分肺组织与主体肺分隔,并形成无功能囊性肿块。可分为叶内型和叶外型两种,叶内型即病肺周围系正常肺组织,二者有共同的胸膜包裹,与正常支气管系统相通,并有来自体循环的异常动脉,本型约 60% 位于左侧,几乎均在下叶的后基底段。叶外型者病变部分有自身的胸膜,也有来自体循环的异常动脉,多在肺下韧带内,同时有肺动脉、肺静脉回流至奇静脉、半奇静脉和门脉系统,病变部位的支气管与正常的支气管不相通,故不具呼吸功能(图 4-4-3)。

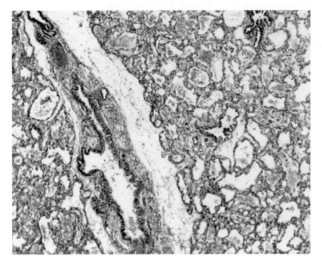

图 4-4-3　肺隔离症病理表现

【影像学表现】

X 线表现:肺野下叶后基底段近脊柱旁圆形或类圆形密度增高影少数有分叶状,边界清晰,密度较均匀,常合并感染,与气道相通时可见囊状影像,可见气液平。胸片主要是发现病灶及位置(图 4-4-4a)。

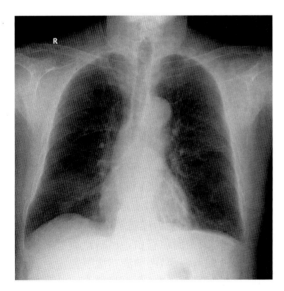

图 4-4-4a　肺隔离症 X 线影像表现

CT 表现:表现为边界清楚的软组织密度影,有时可见蜂窝状囊状低密度影和囊状透亮区,增强扫描可见不规则强化,以实质部分强化明显,囊性部分不强化,若病灶伴有感染,病灶内可见脓肿样改变,周围边

界毛糙模糊。CT 三维重建可发现异常供血动脉为临床提供手术依据(图 4-4-4b、图 4-4-4c)。

MR 表现:MRA 技术能较好的发现异常的供血动脉及形态,是一种安全,有效,无创的检查方法。囊性病变呈长 T1WI,长 T2WI 信号,单房囊呈均匀信号,多房囊可见中等信号的分隔。囊内含黏液、丰富蛋白时,T1WI 呈短 T1WI 信号;实质性病变呈中等软组织信号。MR 多平面成像更有利于显示膈肌上下病变及显示异常血供和引流静脉(图 4-4-4d)。

血管造影:临床高度怀疑肺隔离症而 X 线胸片不能确定时,主动脉造影或选择性动脉造影可以观察到异常体动脉分支供应病变部位肺组织而得以明确诊断。

【首选检查】

X 线摄影为首选筛选方法。检查前准备及检查技术:同"气管与支气管炎",对病变一侧可加摄相应一侧的侧位片。

【检查方法分析比较】

尽管 X 线平片对肺隔离症的检查特异性较低,但其检出率很高,在未知肺部疾患的情况下首选 X 线摄影,是一种简单、廉价的检查方法,能较直观的发现病灶及定位,为进一步确诊提供必要的依据。MDCT 及 MR 成像在诊断及鉴别诊断上有价值。该病初期无症状,有些是在体检时发现,或合并肺部感染时 X 线检查发现,所以筛查首选 X 线平片。血管造影曾经是检查该病的金标准,其准确性及风险性并存,目前基本已被 MDCT 替代,MDCT 的灌注一站式检查可发现异常血供和引流静脉,MR 表现为软组织肿块影,其信号多不均匀,囊性部分为长 T1WI 长 T2WI 信号,实性部分为等低 T1WI 等高 T2WI 信号,有时可见引流的流空血管影。

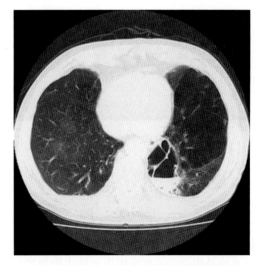

图 4-4-4b　肺隔离症 CT 影像表现

185

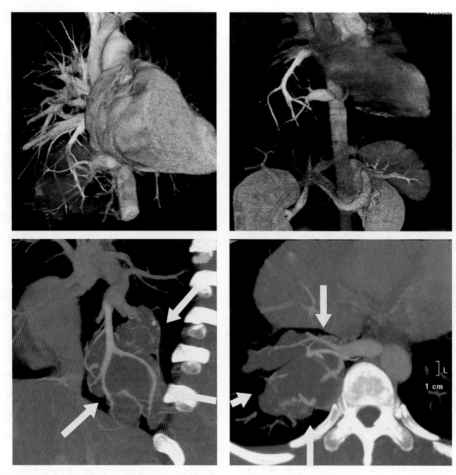

图 4-4-4c　MDCT 后处理技术显示肺隔离症
异常供血动脉（黄箭头）

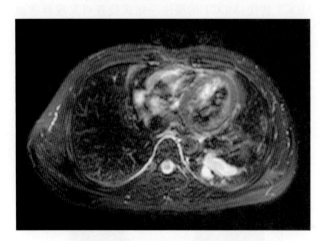

图 4-4-4d　肺隔离症 MR 影像表现

第五节　肺实质性病变

一、肺　水　肿

【概述】

　　肺水肿是指由于某种原因引起肺内组织液的生成和回流平衡失调，使大量组织液在很短时间内不能被肺淋巴和肺静脉系统吸收，从肺毛细血管内外渗，积聚在肺泡、肺间质和细小支气管内，从而造成肺通气与换气功能严重障碍。在临床上表现为极度的呼吸困难，端坐呼吸，发绀，大汗淋漓，阵发性咳嗽伴大量白色或粉红色泡沫痰，双肺布满对称性湿啰音。分为心源性和非心源性两大类。本病可严重影响呼吸功能，是临床上较常见的急性呼吸衰竭的病因。

【局部解剖】

　　局部解剖同图 4-3-1。

【临床表现与病理基础】

　　肺水肿间质期，患者常有咳嗽、胸闷，轻度呼吸浅速、急促，查体可闻及两肺哮鸣音。肺水肿液体渗入肺泡后，患者可表现为面色苍白，发绀，严重呼吸困难，咳大量白色或血性泡沫痰，两肺满布湿啰音。

　　肉眼可见肺表面苍白，含水量增多，切面有大量液体渗出。显微镜下观察，可将其分为间质期、肺泡壁期和肺泡期。间质期是肺水肿的最早表现，液体局限在肺泡外血管和传导气道周围的疏松结缔组织中，支气管、血管周围腔隙和叶间隔增宽，淋巴管扩张。液体进一步潴留时，进入肺泡壁期。液体蓄积在厚的肺泡毛细血管膜一侧，肺泡壁进行性增厚。发展到肺泡期时，可见充满液体的肺泡壁丧失了环形结构，出现褶皱。无论是微血管内压力增高还是通透性增加引起的肺水肿，肺泡腔内液体的蛋白均与肺间质内相同，提示表面活性物质破坏，而且上皮丧失了滤网能力（图4-5-1）。

【影像学表现】

X线表现：间质性肺水肿X线主要表现肺静脉影增粗，肺门影变大、变模糊，可见Kerley氏线征，肺叶间裂增厚等；肺泡性肺水肿表现为两肺可见大片状模糊影，多位于肺中心部或基底部，及可见"蝶翼征"，可伴少量胸腔积液，肺泡性肺水肿病变动态变化大。急性呼吸窘迫征引起的肺水肿X线表现通常为散在片状模糊影，随病变发展融合成大片毛玻璃样影或实变影，广泛肺影密度增高称为"白肺"，对复张性肺水肿、神经性肺水肿结合病史即可做诊断（图4-5-2a）。

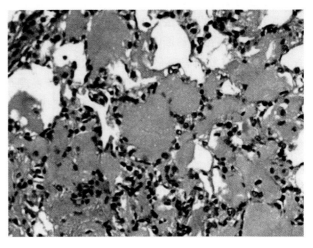

图 4-5-1　肺水肿病理表现

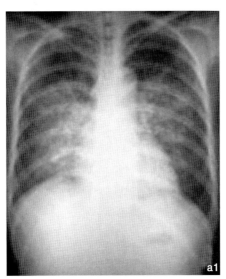
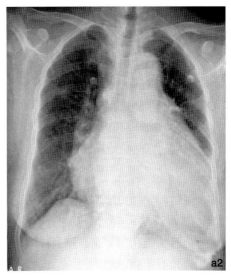

图 4-5-2a　肺水肿X线表现

a1.肺泡性肺水肿X线影像表现"蝶翼征"；a2.间质性肺水肿X线影像表现

CT表现：间质性肺水肿CT表现与胸片大致相同，肺门模糊，小叶间隔均匀光滑增厚，支气管血管束增粗，光滑；肺内有毛玻璃密度影像。当病变进展为肺泡性肺水肿时，两肺内有肺泡实变阴影，呈小片状、大片融合状影像，有空气支气管征。受重力影响在肺脏下背侧、两肺下野的病变改变较为显著。几天后复查，随着心脏功能的改善，肺内影响明显吸收。肺泡性肺水肿表现为两肺透光度减低，并见广泛性分布结节样、斑片样密度增高影及毛玻璃样影，以两肺内、中带分布较明显，右侧较左侧多（图4-5-2b）。

【首选检查】

X线摄影为首选筛选方法。检查前准备及检查技术：同"气管与支气管炎"，对病变一侧可加摄相应一侧的侧位片。

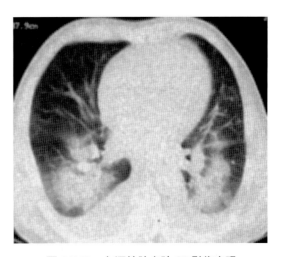

图 4-5-2b　心源性肺水肿CT影像表现

【检查方法分析比较】

X线胸片对典型肺水肿的X线征象显示明显,通常结合病史即可做出诊断,因此X线胸片仍为首选检查,并可进行有效动态观察。X线检查也只有当肺水量增加30％以上时才出现异常阴影,在有临床表现而X线表现无显著异常时必须进一步行CT扫描检查,CT扫描除可见典型肺水肿征象,如蝶翼征,Kerley B线等,还可观察肺血管壁,肺间质异常,肺血管等,另外还可进一步了解心脏大小、形态及心包积液等,必要时结合实验室检查,血气分析有助了解动脉血氧分压、二氧化碳分压及酸碱平衡的失衡严重程度,并可作为动态变化的随访指标。

二、肺　气　肿

【概述】

肺气肿是指终末细支气管远端的气道弹性减退,过度膨胀、充气和肺容积增大或同时伴有气道壁破坏的病理状态。按其发病原因肺气肿有如下几种类型:老年性肺气肿,代偿性肺气肿,间质性肺气肿,灶性肺气肿,旁间隔性肺气肿,阻塞性肺气肿。

【局部解剖】

局部解剖同图4-3-1。

【临床表现与病理基础】

临床表现症状轻重视肺气肿程度而定。早期可无症状或仅在劳动、运动时感到气短,随着肺气肿进展,呼吸困难程度随之加重,以至稍一活动甚或完全休息时仍感气短。此外尚可感到乏力、体重下降、食欲减退、上腹胀满。除气短外还有咳嗽、咳痰等症状。典型肺气肿者胸廓前后径增大,呈桶状胸,呼吸运动减弱,语音震颤减弱,叩诊过清音,心脏浊音界缩小,肝浊音界下移,呼吸音减低,有时可听到干、湿啰音,心率增快,心音低远,肺动脉第二心音亢进。

肺气肿按解剖组织学部位分为肺泡性肺气肿和间质性肺气肿:肺泡性肺气肿按发生部位又可细分为腺泡中央型、腺泡周围型、全腺泡型肺气肿;腺泡中央型指肺腺泡中央区的呼吸细支气管呈囊状扩张,肺泡管及肺泡囊无明显改变,腺泡周围型则是肺泡管及肺泡囊扩张,而呼吸细支气管未见异常改变,从呼吸细支气管至肺泡囊及肺泡均扩张即是全腺泡型肺气肿。肺内陈旧瘢痕灶邻近发生的瘢痕旁若肺气肿囊腔超过2cm,累及小叶间隔称为肺大泡。间质性肺气肿是因肺内压骤然升高,气体从破裂的肺泡壁或支气管管壁进入肺间质,在肺膜下或下叶间隔内形成小气泡形成,气泡可扩散至肺门、纵隔,甚至颈胸部皮下软组织内(图4-5-3)。

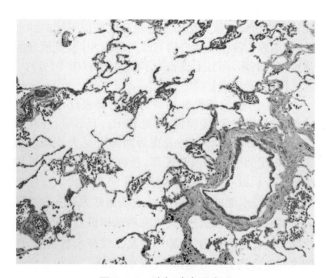

图4-5-3　肺气肿病理表现

【影像学表现】

X线表现:X线主要表现为肺野扩大,肺血管纹理变疏变细,肺透亮度增加,肋间隙增宽,纵隔向一侧偏移,横膈下移,心缩小等,侧位像显示胸腔前后径增大(图4-5-4a)。

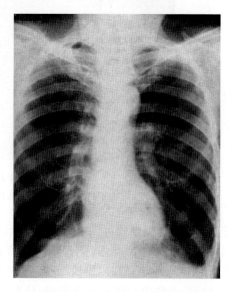

图4-5-4a　肺气肿X线影像表现

CT表现:全小叶型肺气肿表现为弥漫分布肺密度减低区,多发融合成大小不等、无明确边界囊状影,肺纹理稀疏、扭曲、断裂,周围少有正常肺组织;小叶中央型表现为肺内密度减低的局限性囊样变,部分病灶融合呈簇状,通常没有可辨别的壁,病灶中央可见点状高密度影,病变之间可见正常的肺组织;间隔旁型表现为肺野外带胸膜下或叶间裂胸膜下灶性分布的低密度灶,可有薄壁,易产生自发性气胸;瘢痕旁型肺气肿表现为结节、斑块状形态、大小不一的低密度灶。

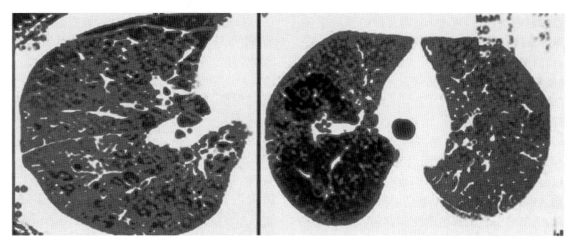

图 4-5-4b　小叶中央型和全小叶型肺气肿 CT 影像表现

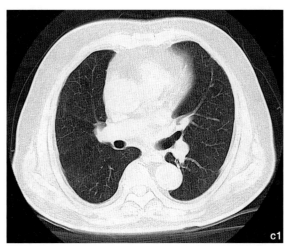
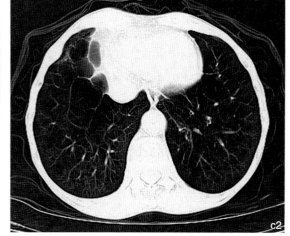

图 4-5-4c　肺气肿 CT 影像表现
c1："简化肺结构"；c2：泡性肺气肿

HRCT：能显示各型肺气肿。小叶中心型最为常见，破坏区周围绕以正常肺，呈斑片状或小圆形低密度区，好发于两肺上叶尖后段和下叶背段；全小叶型好发于中下叶，为大片均匀一致的无壁低密度区，范围广，病变区内血管纹理稀疏、变形，形成弥漫性"简化肺结构"；间隔旁型常发生在胸膜下小叶间隔旁，呈局限性低密区。瘢痕旁型或不规则形为肺瘢痕区周围发生肺气腔增大和肺破坏或在肺组织纤维化区域与"支扩"并存，形成"蜂窝肺"；肺大泡，为瘢痕旁型肺气肿的另一种表现，为薄壁无血管低密度区，边缘清楚（图 4-5-4b、图 4-5-4c）。

【首选检查】

X 线摄影为首选筛选方法。检查前准备及检查技术：同"气管与支气管炎"，对病变一侧可加摄相应一侧的侧位片。

【检查方法分析比较】

因 X 线检查表现为胸腔前后径增大，胸骨前突，胸骨后间隙增宽，横膈低平，肺纹理减少，肺野透光度增加，悬垂型心脏，肺动脉及主要分支增宽，外周血管细小。一般对中、重度肺气肿的患者结合临床病史，及肺功能检查，胸片即可做出诊断。CT 检查，特别是 HRCT 对肺气肿有较好的检出率，较胸片能检出较早期的征象，利于鉴别及区分不同类型肺气肿，能较好的反映出肺气肿的实际情况。

三、Wegener 肉芽肿

【概述】

Wegener 肉芽肿是一种坏死性肉芽肿性血管炎，属自身免疫性疾病。该病在 1931 年由 Klinger 首次描述，在 1936 年由 Wegener 进一步作了病理学的描述。该病男性略多于女性，从儿童到老年人均可发病，未经治疗的 Wegener 肉芽肿病死率可高达 90% 以上，经激素和免疫抑制剂治疗后，Wegener 肉芽肿的预后明显改善。尽管该病有类似炎性的过程，但尚无独立的致病因素，病因至今不明。

【局部解剖】

局部解剖同图 4-3-1。

【临床表现与病理基础】

Wegener 肉芽肿临床表现多样，可累及多系统。典型的 Wegener 肉芽肿有三联征：上呼吸道、肺和肾病变。可以起病缓慢，持续一段时间，也可表现为快速进展性发病。病初症状包括发热、疲劳、抑郁、食欲缺乏、体重下降、关节痛、盗汗、尿色改变和虚弱。其中发热最常见。大部分患者以上呼吸道病变为首发症状。通常表现是持续地流鼻涕，而且不断加重。肺部受累是本病基本特征之一，约 50% 的患者在起病时即有肺部表现，总计 80% 以上的患者将在整个病程中出现肺部病变。胸闷、气短、咳嗽、咯血以及胸膜炎是最常见的症状，及肺内阴影。大部分病例有肾脏病变，出现蛋白尿，红、白细胞及管型尿，严重者伴有高血压和肾病综合征，终可导致肾衰竭，是 Wegener 肉芽肿的重要死因之一。

全身系统和脏器均可受累，病理特点有：呼吸道上部（鼻，鼻窦炎，鼻咽部，鼻中隔为主）或下部（气管，支气管及肺）坏死性肉芽肿性病变，小血管管壁纤维素样变，全层有单核细胞，上皮样细胞和多核巨细胞浸润，病变严重时可侵犯骨质引起破坏。肺部可见空洞形成。肉芽肿也见于上颌骨、筛骨眼眶等处，广泛的血管炎引起的梗死及溃疡造成鞍状鼻畸形，眼球突出等。肾脏病变呈坏死性肾小球肾炎的改变。全身性灶性坏死性血管炎，主要侵犯小动脉、细动脉、小静脉、毛细血管及其周围组织，血管壁有多形核细胞浸润，纤维蛋白样变性，肌层及弹力纤维破坏，管腔中血栓形成，管壁坏死，形成小动脉瘤，出血等（图 4-5-5）。

【影像学表现】

X 线表现：肺野内单发或多发大小不等类圆形影或团状影，少数为粟粒型。多分布于两肺中下野及肺尖部。球形病灶可出现肉芽肿坏死、液化而形成空洞，厚薄不规则，可为单房或多房。肺浸润病变多表现大小不一边缘模糊斑片状影。以上表现可同时存在，可伴有胸腔积液、肺不张、肺梗死或气胸等（图 4-5-6a）。

CT 表现：基本同胸片，CT 能早期发现 X 线不能发现的病变如浸润、结节或空洞形成，CT 显示结节状影更多，结节及球形病灶周围可见针刺状影，邻近胸膜可有放射状索条影，少数可表现为小叶性、节段性高密度影，定位更准确。CT 增强可见供血动脉进入结节病灶（图 4-5-6b）。

【首选检查】

X 线摄影为首选筛选方法。检查前准备及检查技术：同"气管与支气管炎"，对病变一侧可加摄相应一侧的侧位片。

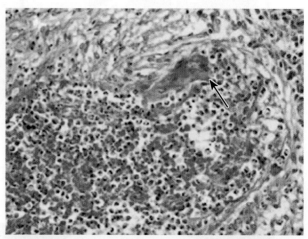
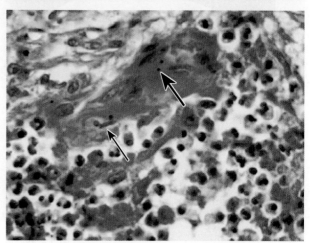

图 4-5-5　Wegener 肉芽肿病理表现
管腔中血栓形成，管壁坏死，形成动脉瘤（箭头）

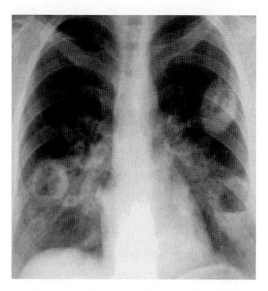

图 4-5-6a　Wegener 肉芽肿 X 线影像表现

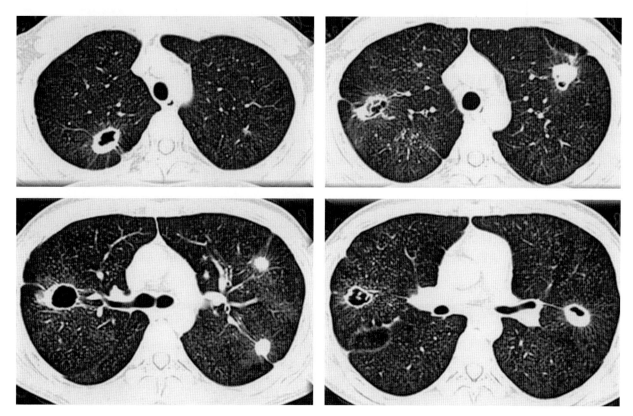

图 4-5-6b　Wegener 肉芽肿 CT 影像表现

【检查方法分析比较】

因 Wegener 肉芽肿肺部受累是本病基本特征之一，约 50% 患者在起病时即有肺部表现，总计 80% 以上的患者将在整个病程中出现肺部病变，肺部病变的最基本常规检查是 X 线胸片，而对怀疑该病症结合胸片表现才进一步行 CT 及 MR 检查。

四、肺泡蛋白质沉积症

【概述】

肺泡蛋白质沉积症（pulmonary alveolar proteinosis, PAP）是以肺泡和细支气管腔内充满 PAS 染色阳性，来自肺的富磷脂蛋白质物质为其特征。好发于青中年，男性发病率约 3 倍于女性。病因未明，可能与免疫功能障碍（如胸腺萎缩、免疫缺损、淋巴细胞减少等）有关。

【局部解剖】

局部解剖同图 4-3-1。

【临床表现与病理基础】

发病多隐袭，典型症状为活动后气急，以后进展至休息时亦感气急，咳白色或黄色痰、乏力、消瘦。继发感染时，有发热、脓性痰。少数病例可无症状，仅 X 线有异常表现。呼吸功能障碍随着病情发展而加重，呼吸困难伴发绀亦趋严重。

肉眼肺大部分呈实变，胸膜下可见黄色或黄灰色结节，切面有黄色液体渗出。镜检示肺泡及细支气管

内有嗜酸 PAS 强阳性物质充塞，是 II 型肺泡细胞产生的表面活性物质磷脂与肺泡内液体中的其他蛋白质和免疫球蛋白的结合物，肺泡隔及周围结构基本完好。电镜可见肺泡巨噬细胞大量增加，吞噬肺表面活性物质，胞浆肿胀，呈空泡或泡沫样外观（图 4-5-7）。

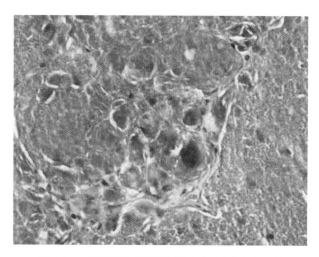

图 4-5-7　肺泡蛋白质沉积症（PAS 染色）病理表现

【影像学表现】

X 线表现：典型表现为从两肺弥漫且基本对称的由肺门向外放散的弥漫细小的羽毛状或结节状阴影，

呈"蝶翼"状,类似肺泡性肺水肿;可表现两肺弥漫性颗粒状致密影,融合成斑片状,边缘模糊;可因支气管沉积物阻塞表现节段性肺不张、肺气肿等(图 4-5-8a)。

CT 表现:典型表现为多发片状阴影,呈"地图样"分布,其边缘多清楚锐利,呈直线状或弧状,有的边缘成角,形成三角形、多边形、颇具特征;支气管充气相:可表现为细小支气管充气相,也可仅见近端较大;蝶翼征(bat-wing sign):两侧肺门旁广泛模糊片状影,呈蝶翼状分布。支气管充气相,存在于斑片状影或蝶翼状影之中。该征象的出现提示腺泡实变;"碎石路"征:由弥漫性磨玻璃影及内部的网格状小叶间隔增厚组成(铺路石样表现)。这种改变系由于增厚的小叶间隔密度高于实变区沉积于肺泡内的蛋白样物质所致,而与病变相间的肺组织则完全正常,这一表现具有特征性(图 4-5-8b)。

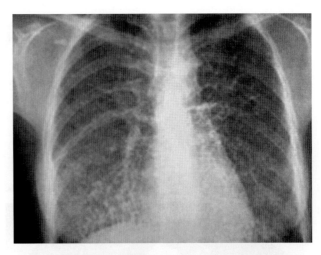

图 4-5-8a 肺泡蛋白沉积症 X 线影像表现

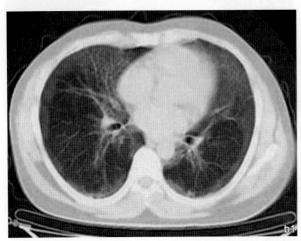 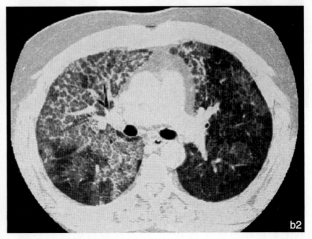

图 4-5-8b 肺泡蛋白沉积症 CT 影像表现
b1. 为外围型为主;b2. 为中央型分布为主

MR 表现:两肺可见弥漫性异常信号,以中下肺显著,呈短 T1WI、长 T2WI 信号,压脂后为高信号,病变分界清楚,MRI 检查对该病特异性改变较强。

【首选检查】

X 线摄影为首选筛选方法。检查前准备及检查技术:同"气管与支气管炎",对病变一侧可加摄相应一侧的侧位片。

【检查方法分析比较】

典型的胸部 X 线表现为"蝶翼"状,类似肺泡性肺水肿,可是多数的 PAP 病例报到 PAP 的胸片没有上述典型的特征,因此 X 线胸片的表现通常不具有特异性,不能把 X 线胸片作为诊断肺泡蛋白质沉积症的依据。但在未知病因的情况下,X 线胸片不失为一种初步筛查的检查方法,而外科肺活检获得的组织病理学结果仍然是确定诊断的"金标准"。近年来,有些患者用纤支镜得到确诊。随着 CT 的发展,特别是 HRCT 的应用,依据其独特的 CT 影像表现,结合临床病史和支气管肺泡灌洗液检查,高达 75% 的患者可得到诊断。

第六节 肺部肿瘤

一、肺 癌

【概述】

肺癌发生于支气管黏膜上皮称支气管肺癌。肺癌一般指的是肺实质部的癌症,通常不包含其他肋膜起源的中胚层肿瘤,或者其他恶性肿瘤如类癌、恶性淋巴瘤,或是转移自其他来源的肿瘤。特指来自于支气管或细支气管表皮细胞的恶性肿瘤,占肺实质恶性肿瘤的 90%~95%。肺癌目前是全世界癌症死因的首位,而且每年人数都在上升。而女性得肺癌的发生率尤其有上升的趋势。本病多在 40 岁以上发病,发病年龄高峰在 60～79 岁之间。种族、家属史与吸烟对肺癌的发病均有影响。

肺癌起源于支气管黏膜上皮局限于基底膜内者称为原位癌癌肿,可向支气管腔内或邻近的肺组织浸润生长并可通过淋巴血行或经支气管转移扩散。生长速度和转移扩散的情况与肿瘤的组织学类型分化程度等生物学特性有一定关系。

右肺多于左肺,上叶多于下叶,从主支气管到细支气管均可发生。起源于主支气管肺叶支气管的肺癌位置靠近肺门者称为中央型肺癌;起源于肺段支气管以下的肺癌位置在肺的周围部分者称为周围型肺癌。

【局部解剖】

局部解剖同图 4-3-1。

【临床表现与病理基础】

临床表现按部位可分为原发肿瘤、肺外胸内扩展、胸外转移和胸外表现四类。原发肿瘤引起的症状和体征主要为咳嗽、血痰或咯血、气短或喘鸣、发热、体重下降等;肺外胸内扩展引起的症状和体征主要为胸痛、声音嘶哑、咽下困难、胸水、上腔静脉阻塞综合征、Horner 综合征等;胸外转移至中枢神经系统可引起颅内压增高,精神状态异常等,转移至骨骼可引起骨痛和病理性骨折等,转移至胰腺,表现为胰腺炎症状或阻塞性黄疸;胸外表现,指肺癌非转移性胸外表现,或称之为副癌综合征,主要表现为肥大性肺性骨关节病、异位促性腺激素、分泌促肾上腺皮质激素样的、分泌抗利尿激素、神经肌肉综合征、高钙血症、类癌综合征等。

肺癌按病理组织学可分为非小细胞癌和小细胞癌两类。非小细胞癌包括鳞状上皮细胞癌、腺癌、大细胞癌等;小细胞癌包括燕麦细胞型、中间细胞型、复合燕麦细胞型(图 4-6-1)。

【影像学表现】

超声表现:因受到肺气及骨骼的影响,通常被认为不宜作为肺部的诊断方法,但肺周围型病变紧邻胸膜胸腔时,超声多能显示,表现为低回声实质性肿块,内部可有血流信号。超声引导下穿刺活检可明确病变的性质及组织类型。此外,根据肺部肿瘤与胸膜关系及呼吸时移动状态的观察,可对肺癌浸润胸膜、胸壁程度做出判断。

X 线表现:在大体病理形态上,肿瘤的发生部位不同,其 X 线平片表现亦不同。中央型肺癌 X 线胸片显示肺门肿块阴影,边缘清楚。若支气管被肿块阻塞,可引起相应肺段肺气肿、肺不张、肺炎,称为"肺癌三阻征"。中央型肺癌转移到邻近肺门淋巴结引起肺门阴影增大,若侵犯到膈神经可导致横膈的矛盾运动。周围型肺癌 X 线表现为肺内结节阴影,肿瘤密度一般较均匀,亦可发生钙化或形成空洞。肿瘤边缘多分叶不光滑,呈"分叶征""毛刺征"。若肿瘤侵犯邻近脏层胸膜,可表现为"胸膜凹陷征"。周围型肺癌转移常表现为肺内多发结节阴影。弥漫型肺癌表现为双肺多发弥漫结节或斑片状影像,结节呈粟粒大小至 1cm 不等,以两肺中下部较多(图 4-6-2a、图 4-6-2b)。

CT 表现:用于肺癌的鉴别诊断及分期,也是早期发现与确诊的重要方法。肺癌的 CT 表现与胸片表现大体一致,但 CT 分层显示、有更高的密度分辨率,可清晰显示肿瘤的位置、形态、大小、边缘及密度。CT 增强扫描可进一步对肺癌进行鉴别诊断,明确有无淋巴转移及软组织、骨质破坏(图 4-6-2c)。

MR 表现:肺癌肿块在 T1WI 上呈与肌肉相似的中等均匀信号。在 T2WI 上为高信号,信号多不均匀。纵隔大血管在 MRI 上因其流空效应而呈黑影,与肿瘤很易区分。MRI 的三维成像有助于肺内结节的准确定位,及判断是否有邻近组织受侵。另外,MRI 可助于判断肺门及纵隔淋巴结肿大和管、胸壁组织受侵(图 4-6-2d)。

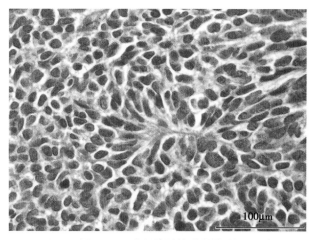

图 4-6-1 小细胞肺癌病理表现

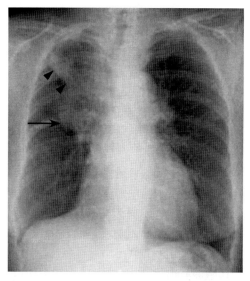

图 4-6-2a 中央型肺癌 X 线影像表现
右肺门淋巴结增大(箭头),右上肺不张(箭)

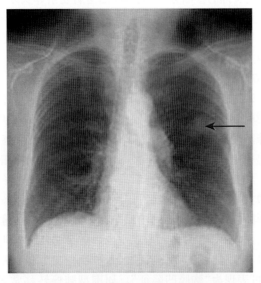

图 4-6-2b　周围型肺癌 X 线影像表现
左上肺均匀结节影

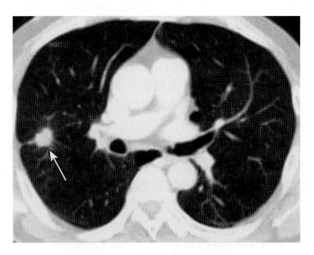

图 4-6-2c　周围型肺癌 CT 影像表现
右上肺分叶状结节影（箭头）

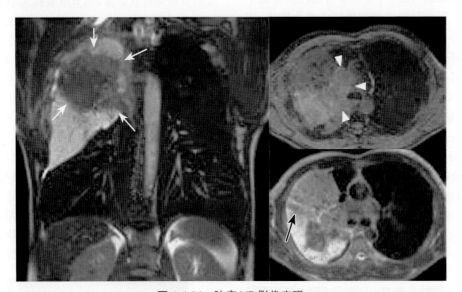

图 4-6-2d　肺癌 MR 影像表现
肿块与周围不张肺组织边界清晰（白箭头）及侵犯周围胸膜（黑箭头）

【首选检查】

初步筛查可用 X 线检查，目前随着低剂量 CT 技术的出现，可以选用低剂量胸部 CT，可以大大提高肺癌的检出率。检查前准备及检查技术：同"支气管扩张"。

【检查方法分析比较】

肺部天然对比度好，肺部的占位性病变极易在胸部平片上显示。在大体病理形态上，肿瘤的发生部位不同，X 线平片表现亦不同。根据不同肺部肿瘤的特征影像，X 线平片即可做出初步判断。特别是高千伏摄影的应用，由于骨骼和软组织对高电压 X 射线吸收率相似，在胸部后前位片中，肺野可见度增加，被肋骨遮盖的肺野均能显示，肺纹理也较常规摄影显示得多，对某些肺部肿瘤的诊断符合率甚至可达 94%（经手术

证实）。因此，X 线摄影是肺癌首选的影像筛查方法。但 X 线平片的诊断及鉴别诊断能力稍不足，而螺旋 CT 在这方面极具优势，应用薄层 CT 和 HRCT 观察肺癌的微细结构（有些小的病灶及转移灶在平片上不易发现，但这却是临床医生确定治疗方案所必需的）；螺旋 CT 的 MPR，3DCT 多方位观察肺癌，了解病变与周围组织间的相互关系；CTVE 用于初步观察中央型肺癌的气管、支气管改变；CT 引导肺穿刺活检可用于周围型肺癌的定性诊断；增强 CT 用于鉴别肺门周围的肺结节与血管断面、判断淋巴结转移及大血管受累情况。CTA 也用于判断大血管受累情况及了解肿块的血供。MR 用于辅助肺癌的鉴别诊断和分期，并可助于判断肺门及纵隔淋巴结肿大和管、胸壁组织受侵。超声目

前常不作为诊断肺部肿瘤的检查方法,但有些时候需要超声来进行定位穿刺。抽取胸水时,患者要求是坐位或坐卧位,超声就显示出了其独特优势。PET可用于肺癌的鉴别诊断、疗效评估、复发判断。

二、肺 转 移 瘤

【概述】

原发于身体其他部位的恶性肿瘤经血道或淋巴道转移到肺称为肺转移瘤。据统计在死于恶性肿瘤的病例中,20%～30%有肺转移。恶性肿瘤发生肺转移的时间早晚不一,大多数病例在原发癌肿出现后3年内发生转移,亦有长达10年以上者,但也有少数病例肺转移灶比原发肿瘤更早被发现。转移到肺的原发恶性肿瘤多来自乳腺、骨骼、消化道和泌尿生殖系统。

【局部解剖】

局部解剖同图4-3-1。

【临床表现与病理基础】

症状轻重与原发肿瘤的组织类型、转移途径、受累范围有密切关系。多数病例有原发癌的症状。早期肺转移多无明显的呼吸道症状。肺部病变广泛,则可出现干咳、痰血和呼吸困难等。病理表现与原发肿瘤的组织类型相关。以血行转移多见,即肺内或肺外肿瘤细胞经腔静脉回流至右心从而转移到肺内,癌细胞浸润并穿过肺小动脉及毛细血管壁,在邻近肺间质及肺泡内生长形成转移瘤;淋巴道转移前期类似血行转移,癌细胞穿过血管壁累及支气管血管周围淋巴管,并在内增殖形成转移瘤;胸膜、胸壁或纵隔内肿瘤还可直接向肺内侵犯(图4-6-3)。

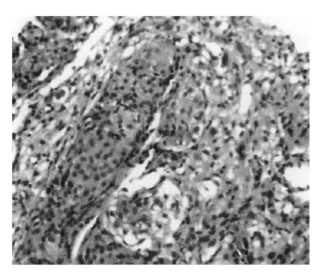

图4-6-3　脑膜瘤肺转移病理表现

【影像学表现】

X线表现:原发性恶性肿瘤向肺内转移的途径有血性转移、淋巴转移及直接侵犯,转移方式不同其X线胸片表现亦不同。血行性转移表现为两肺多发结节及

肿块阴影、边缘清楚,以两中下肺野常见。也可表现为单发的结节及肿块,也有的表现为多发空洞影像,成骨肉瘤与软骨肉瘤的转移可有钙化。淋巴道转移表现为网状及多发细小结节阴影,若小叶间隔增生可见"Kerley B线"。纵隔、胸膜、胸壁向肺内直接侵犯表现为原发肿瘤邻近的肺内肿块(图4-6-4a)。

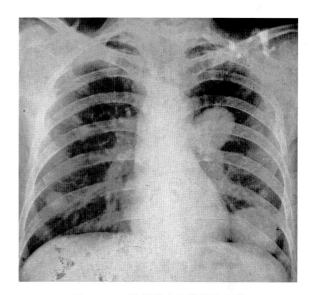

图4-6-4a　肺转移瘤X线影像表现

CT表现:CT表现与X线表现大体一致,但较细小的结节在胸片与常规CT扫描中往往不易检出,需要用薄层或HRCT观察。HRCT为诊断淋巴道转移的最佳检查方法,表现为支气管血管束增粗、并有结节,小叶间隔呈串珠样改变。另外,CT检查可明确判断纵隔及肺门淋巴结肿大(图4-6-4b)。

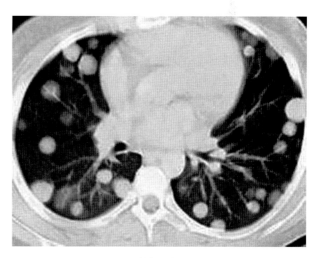

图4-6-4b　肺转移瘤CT影像表现

MR表现:血行转移灶多分布于双肺周边、边缘光滑,在T1WI像上呈中等信号,T2WI像上呈高信号,信号较均匀,亦可见空洞。淋巴转移在双肺内表现为弥

漫分布的网状影,支气管束可见不规则结节状增厚,两肺中下野多见。

【首选检查】

X线平片,为首选筛查方法。检查前准备及检查技术:同"气管与支气管炎",对病变一侧可加摄相应一侧的侧位片。

【检查方法分析比较】

在已知原发癌的情况下,结合X线平片影像特征诊断转移癌并不困难,但肺部是多种癌容易累及的器官,临床表现也相差较大,容易与其他肺部疾病相混淆。肺转移瘤早期呼吸道症状较轻或无。常在胸部常规X线检查时,或在根治性手术或放疗后6个月到3年间复发时被发现。就是说症状随转移部位的不同而不同,如果转移发生在肺间质,为孤立性结节时,常无临床症状;如果转移灶位于支气管内膜,患者可出现呼吸道症状。临床出现胸痛常见于同时有肋骨转移者;少数病例的支气管黏膜受侵犯可出现小量咯血,但绒膜癌肺转移可发生大咯血。当转移瘤侵犯胸膜、主气管或邻近结构时,可出现与原发性支气管肺癌相同的症状,如咳嗽、痰中带血丝、胸痛、胸闷、气急等。症状出现较早时,提示转移灶累及支气管。如果同时伴有纵隔转移,患者可表现为音哑、上腔静脉综合征、膈麻痹及食道或气管压迫症状,偶有肿瘤引起急性肺栓塞,表现为进行性呼吸困难。因此,当怀疑有癌肺部转移时,CT可以清楚显示转移癌性质、转移程度及淋巴结累及状况,必要时行MR及PET检查。

三、肺错构瘤

【概述】

肺错构瘤的来源和发病原因尚不十分清楚,比较容易被接受的假说认为,错构瘤是支气管的一片组织在胚胎发育时期倒转和脱落,被正常肺组织包绕,这一部分组织生长缓慢,也可能在一定时期内不生长,以后逐渐发展才形成瘤。错构瘤大多数在40岁以后发病这个事实支持这一假说。常无临床表现,多为体检时影像学检查偶然发现。合理手术是最佳治疗方法,预后良好。

【局部解剖】

局部解剖同图4-3-1。

【临床表现与病理基础】

错构瘤的发生年龄多数在40岁以上,男性多于女性。绝大多数错构瘤(约80%以上)生长在肺的周边部,紧贴于肺的脏层胸膜之下,有时突出于肺表面,因此临床上一般没有症状,查体也没有阳性体征。只有当错构瘤发展到一定大小,足以刺激支气管或压迫支气管造成支气管狭窄或阻塞时,才出现相应等临床症状。

错构瘤病理学特征是正常组织的不正常组合和排列,这种组织学的异常可能是器官组织在数量、结构或成熟程度上的错乱。错构瘤的主要组织成分包括软骨、脂肪、平滑肌、腺体、上皮细胞,有时还有骨组织或钙化(图4-6-5)。

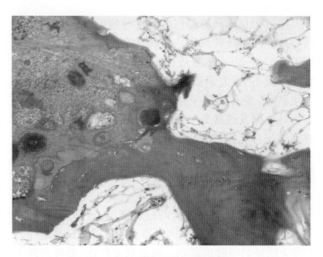

图 4-6-5　肺错构瘤病理表现

【影像学表现】

X线表现:根据肿瘤的发生部位,错构瘤可分为周围型及中央型。周围型错构瘤发生于肺段以下支气管与肺内,主要由软骨组织构成。中央型错构瘤发生于肺段及肺段以上支气管,主要由脂肪组织构成。周围型错构瘤表现为肺内的孤立结节,边缘清楚,无分叶,部分病变内会有爆米花样钙化。中央型错构瘤阻塞支气管引起阻塞性肺炎或肺不张,表现为斑片状模糊阴影或肺叶、肺段的实变、体积缩小(图4-6-6a)。

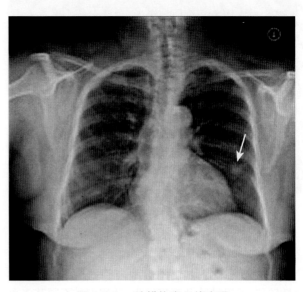

图 4-6-6a　肺错构瘤X线表现

左上肺结节,边界清楚,无分叶(箭头)

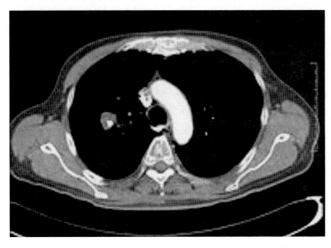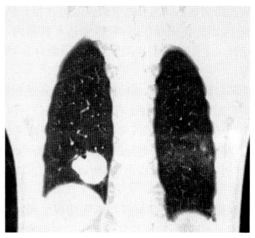

图 4-6-6b　肺错构瘤 CT 影像表现

CT 表现：肺错构瘤的 CT 平扫表现与 X 线胸片表现大体一致。但 CT 的优势在于可测量肿瘤内部组织的 CT 值，脂肪组织 CT 值在－40～－90HU 之间，瘤体内部的脂肪成分对错构瘤的诊断有重要意义。另外，CT 三维重建可以从支气管长轴方向显示病变与支气管的关系。CT 增强检查时，绝大多数病灶无明显强化，动态增强扫面的时间-密度曲线无上升的改变。中央型错构瘤发生在主支气管及肺叶支气管腔内，呈结节状，边缘清楚。肺段支气管的错构瘤仅表现为支气管截断（图 4-6-6b）。

MR 表现：可全方位的显示瘤体与周围气管、支气管的关系，因而有助于肿瘤的定位诊断。肿瘤内含局灶性脂肪时，在 T1WI 像上呈高信号，T2WI 像上呈中等偏高信号。脂肪抑制扫描，该高等信号变为低信号，这种表现有助于定性诊断。

【首选检查】

X 线平片，为首选筛查方法。检查前准备及检查技术：同"气管与支气管炎"，对病变一侧可加摄相应一侧的侧位片。无法明确诊断时可选择 CT。

【检查方法分析比较】

肺错构瘤因无特殊临床表现，往往体检发现，肺部 X 线平片简便易行，价格低廉，并且便于病变的跟踪观察。因而 X 线平片是肺错构瘤的首选筛查方法。而 CT 在定位、定性及鉴别诊断优于平片，图像的后处理技术有助于了解相互解剖关系。MR 检查的价值与 CT 相当，定性诊断比 CT 好。

第七节　胸膜疾病

一、胸膜炎

【概述】

胸膜炎又称"肋膜炎"，是胸膜的炎症。胸膜炎是致病因素（通常为病毒或细菌）刺激胸膜所致的胸膜炎症。胸腔内可有液体积聚（渗出性胸膜炎）或无液体积聚（干性胸膜炎）。炎症消退后，胸膜可恢复至正常，或发生两层胸膜相互粘连。由多种病因引起，如感染、恶性肿瘤、结缔组织病、肺栓塞等。

【局部解剖】

胸膜是衬覆于胸壁内面、膈上面、纵隔两侧面和肺表面等处的一层浆膜。被覆于胸壁内面、纵隔两侧面和膈上面及突至颈根部等处的胸膜部分称壁胸膜，覆盖于肺表面的称脏胸膜，两层胸膜之间密闭、狭窄、呈负压的腔隙称胸膜腔。壁、脏两层胸膜在肺根表面及下方互相移行，肺根下方相互移行的两层胸膜重叠形成三角形的皱襞称肺韧带。

壁胸膜依其衬覆部位不同分为以下四部分：

肋胸膜是衬覆于肋骨、胸骨、肋间肌、胸横肌及胸内筋膜等诸结构内面的浆膜，其前缘位于胸骨后方，后缘达脊柱两侧，下缘以锐角反折移行为膈胸膜，上部移行为胸膜顶；膈胸膜覆盖于膈上面，与膈紧密相贴、不易剥离；纵隔胸膜衬覆于纵隔两侧面，其中部包裹肺根并移行为脏胸膜，纵隔胸膜向上移行为胸膜顶，下缘连接膈胸膜，前、后缘连接肋胸膜；胸膜顶是肋胸膜和纵隔胸膜向上的延续，突至胸廓入口平面以上，与肺尖表面的脏胸膜相对，在胸锁关节与锁骨中、内 1/3 交界处之间，胸膜顶高出锁骨上方 1～4cm，经锁骨上臂丛麻醉或针刺时，为防止刺破肺尖，进针点应高于锁骨上 4cm。

脏胸膜是贴附于肺表面，并伸入至叶间裂内的一层浆膜。因其与肺实质连接紧密故又称肺胸膜。

胸膜腔是指脏、壁胸膜相互移行，二者之间围成的封闭的胸膜间隙，左、右各一，呈负压。胸膜腔实际是个潜在的间隙,间隙内仅有少许浆液,可减少摩擦。

胸膜隐窝是不同部分的壁胸膜返折并相互移行处的胸膜腔,即使在深吸气时,肺缘也达不到其内,故名胸膜隐窝。主要包括肋膈隐窝、肋纵隔隐窝和膈纵隔隐窝等。

肋膈隐窝左右各一,由肋胸膜与膈胸膜返折形成,是诸胸膜隐窝中位置最低、容量最大的部位。深度可达两个肋间隙,胸膜腔积液常先积存于肋膈隐窝。

肋纵隔隐窝位于心包处的纵隔胸膜与肋胸膜相互移行处,因左肺前缘有心切迹,所以左侧肋纵隔隐窝较大。

膈纵隔隐窝位于膈胸膜与纵隔胸膜之间,因心尖向左侧突出而形成,故该隐窝仅存在于左侧胸膜腔(图4-7-1)。

【临床表现与病理基础】

胸膜炎最常见的症状为胸痛。胸痛常突然出现,程度差异较大,可为不明确的不适或严重的刺痛,可仅在患者深呼吸或咳嗽时出现,亦可持续存在并因深呼吸或咳嗽而加剧。亦可表现为腹部、颈部或肩部的牵涉痛。胸膜炎是致病因素刺激胸膜所致的胸膜炎症,使胸膜充血、水肿,白细胞浸润并有多数内皮细胞脱落,胸膜面失去其原来的光泽。胸膜纤维蛋白渗出,致使胸膜增厚粗糙(图4-7-2)。

【影像学表现】

超声表现:在诊断胸壁胸膜疾病时,能显示浅表软组织的分层及细微结构,具有较高分辨率。即通过肋间扫查显示胸壁各层解剖结构,显示壁层胸膜、脏层胸膜及其间胸腔,从而为病变来源、累及或侵犯范围等的判断提供了较准确的信息。胸膜炎时可发现增厚的胸膜及胸膜腔内积液。

X线表现:急性期主要表现为胸腔游离积液或包裹性积液,部分患者并发支气管胸膜瘘则可见气液平面。积液量少时可见肋膈角变钝。慢性期主要表现为胸膜增厚、粘连,甚至钙化,使患侧肋间隙变窄,胸廓塌陷,纵隔移向患侧,横膈上升。胸膜钙化时在肺野边缘呈片状、不规则点状或条状高密度影。包裹性胸膜炎时,胸膜钙化可呈弧线形或不规则环形(图4-7-3)。

CT表现:可于纵隔窗上诊断各种类型的胸腔积液。正常壁层胸膜在常规CT上不能显示,当胸膜增厚时,表现为沿胸壁带状软组织影,厚薄可不均,表面不光滑,与肺的交界面可见粘连影,甚至钙化。

MR表现与CT相同,但MRI对胸壁各层次显示良好,易于显示胸壁病变情况。

【首选检查】

X线平片,为首选筛查方法。检查前准备及检查技术:同"气管与支气管炎"。

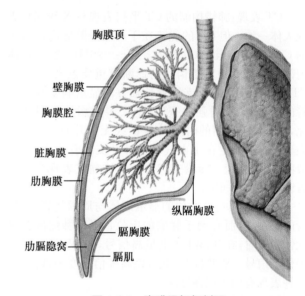

图 4-7-1　胸膜局部解剖图

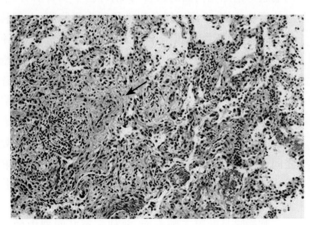
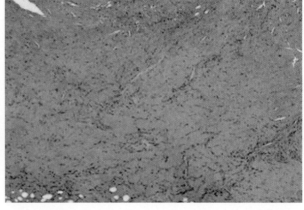

图 4-7-2　胸膜炎病理表现
胸膜增厚、粗糙(箭头)

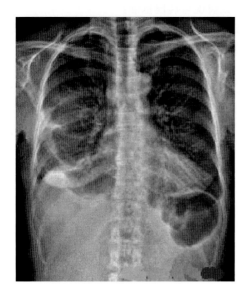

图 4-7-3 胸膜炎 X 线影像表现

【检查方法分析比较】

X 线平片虽然不能直接显示胸膜炎,但其检查简单易行,可了解胸部有无其他疾患,是胸膜炎的首选筛查方法。在正对病灶时呈现为片状高密度影,与肺内炎性病变不易区别。但转动体位找到切线位时,可见局部胸膜缘明显增厚呈高密度线、带影,钙化时更明显。CT 诊断胸膜病变的敏感性与准确性高于其他影像技术。与普通 X 线相比,CT 能发现微小的胸膜增厚、钙化,能准确地显示病变起源部位、明确病变与邻近组织的关系。MRI 对胸壁各层次显示良好,易于显示胸壁病变情况。超声在诊断胸壁胸膜疾病时,准确性较高,但对整个胸腔缺乏整体观。因此,X 线平片为首选筛查方法,必要时再行其他检查。

二、胸膜间皮瘤

【概述】

胸膜间皮瘤为胸膜原发性肿瘤,是来源于脏层、壁层、纵隔或横膈四部分胸膜的肿瘤。国外发病率高于国内,各为 $0.07\%\sim0.11\%$ 和 0.04%。死亡率占全世界所有肿瘤的 1% 以下。近年有明显上升趋势。50 岁以上多见,男女之比为 2：1。与石棉接触有关。目前,恶性型尚缺乏有效的治疗方法。

【局部解剖】

局部解剖同图 4-7-1。

【临床表现与病理基础】

局限型者可无明显不适或仅有胸痛、活动后气促;弥漫型者有较剧烈胸痛、气促、消瘦等。患侧胸廓活动受限,饱满,叩诊浊音,呼吸音减低或消失,可有锁骨上窝及腋下淋巴结肿大。由于间皮瘤细胞形态的多样性,光镜下恶性间皮瘤组织学分型尚不统一。世界卫

生组织曾将弥漫性恶性间皮瘤分为上皮型、肉瘤型和混合型。电镜检查示瘤细胞表面及瘤细胞内腔面有细长的蓬发样微绒毛,胞浆内丰富的张力微丝及糖原颗粒,有双层或断续的基底膜,瘤细胞间有较多的桥粒为恶性间皮瘤的超微结构特征(图 4-7-4)。

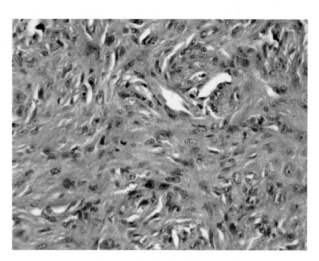

图 4-7-4 胸膜间皮瘤病理表现

【影像学表现】

超声表现:表现为壁层胸膜低回声或中等回声结节,常伴有胸腔积液。超声能较好的显示局限型间皮瘤的范围,但弥漫型间皮瘤则难以全面观察,受限的部位有脊椎旁胸膜、纵隔胸膜、叶间胸膜、肩胛骨重叠的后胸膜等处。另外,胸膜轻度增厚或病灶较小超声也较难判断。

X 线表现:难以显示小的病灶,有时仅可见胸腔积液。病变较大时可以显示突入肺野的结节,呼吸时随肋骨运动(图 4-7-5a)。

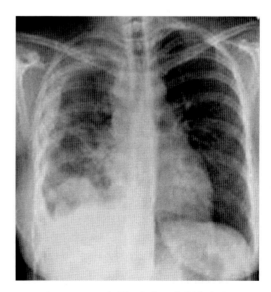

图 4-7-5a 胸膜间皮瘤 X 线影像表现

CT表现:根据肿瘤的生长方式及大体形态将胸膜间皮瘤分为局限型与弥漫型。局限型胸膜间皮瘤多发生于肋胸膜,多为良性,呈类圆形或分叶状的肿块,边缘光滑,CT增强时可见均匀一致的强化。弥漫型胸膜间皮瘤均为恶性,主要CT表现是胸膜较广泛的结节或不规则增厚,常合并胸腔积液,CT增强时胸膜结节明显强化(图4-7-5b)。

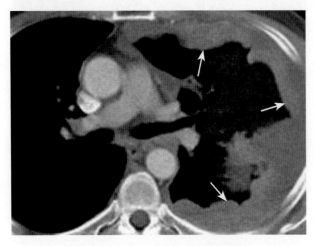

图4-7-5b　胸膜间皮瘤CT影像表现
胸膜结节状、不规则增厚(箭头)

MRI表现:可较好的显示胸膜间皮瘤,肿块呈长T1WI长T2WI信号。可伴有胸腔积液与积血,积液呈长T1WI长T2WI信号,积血呈短T1WI长T2WI信号。因此,MRI检查可明确肿瘤的存在,对胸膜间皮瘤的确诊有一定的帮助。

【首选检查】

X线摄影检查,为首选筛查方法。检查前准备及检查技术:同"气管与支气管炎"。

【检查方法分析比较】

结合各种影像学检查方法优点及影像学表现,X线平片是胸膜间皮瘤的首选筛查方法,CT能更明确更清晰的显示病变大小和位置,MRI检查可明确肿瘤的存在,对胸膜间皮瘤的确诊有一定的帮助。超声引导下活检,可对病灶进行确诊。

三、气胸与液气胸

【概述】

气胸是指气体进入胸膜腔,造成积气状态,称为气胸。通常分为三大类:自发性气胸、创伤性气胸和人工气胸。自发性气胸是由于肺部疾病使肺组织和脏层胸膜破裂,或由于靠近肺表面的微小泡和肺大疱破裂,肺和支气管内空气进入胸膜腔所致。液气胸则是指气胸的同时伴有胸腔内积水。

【局部解剖】

局部解剖同图4-7-1。

【临床表现与病理基础】

起病大多急骤,典型症状为突发胸痛、继而胸闷或呼吸困难,并可有刺激性干咳。也有发病缓慢,甚至无自觉症状。部分患者发病前有用力咳嗽、持重物、屏气或剧烈活动等诱因,也有不少患者在正常活动或安静休息时发病。症状轻重取决于起病急缓、肺萎缩程度、肺原发疾病以及原有心肺功能状况等。胸体征视积气多少而定。少量气胸可无明显体征,气体量多时患侧胸部饱满,呼吸运动减弱,触觉语颤减弱或消失,叩诊鼓音,听诊呼吸音减弱或消失。肺气肿并发气胸患者虽然两侧呼吸音都减弱,但气胸侧减弱更明显。大量气胸时纵隔向健侧移位。右侧大量气胸时肝浊音界下移,左侧气胸或纵隔气肿时在左胸骨缘处听到与心跳一致的咔嗒音或高调金属音。当患者出现发绀、大汗、严重气促、心动过速和低血压时应考虑存在张力性气胸。

【影像学表现】

超声表现:缺乏胸膜滑动征和"彗星尾"伪像是气胸的主要征象。发现"肺点征"可以确诊气胸并可以用来测量气胸大小。

X线表现:可对气胸及液气胸做出诊断,并可判断肺组织被压缩得程度。气胸区无肺纹理,为气体密度。少量气胸时,气胸区呈线状或带状,可见被压缩肺的边缘,呼气时显示较清楚。大量气胸时,气胸区可占据肺野的中外带,内带为压缩的肺,呈密度均匀软组织影。同侧肋间隙增宽,横膈下降,纵隔向健侧移位,对侧可见代偿性肺气肿(图4-7-6a)。

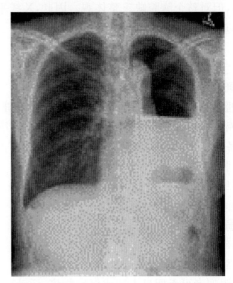

图4-7-6a　液气胸X线影像表现

CT表现:与X线平片一致。气胸在CT肺窗上表现为肺外带半月形异常透亮区,其内无肺纹理,液气胸时气胸区可见液平。CT可发现少量的气体及液体,可更清楚的显示肺组织受压情况,且易于检出可能合并的皮下气肿与纵隔气肿(图 4-7-6b)。

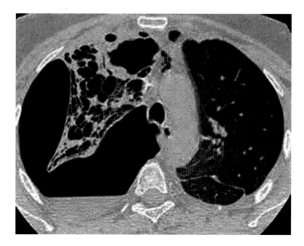

图 4-7-6b　液气胸 CT 影像表现

MR 表现:较少用于气胸与液气胸的诊断,但 MRI 在了解胸腔液体成分上稍优于 CT,对伴发胸腔积血尤为敏感,血性积液在 T1WI 与 T2WI 上均呈高信号。

【首选检查】

X 线摄影检查为首选筛查方法。检查前准备及检查技术:同"气管与支气管炎"。

【检查方法分析比较】

X 线平片即可对气胸及液气胸做出诊断,并可判断肺组织被压缩的程度及积液量。但当部分患者不能站立或坐位时,平片检查效果不好,特别是少量液、气或液气时,CT、超声及 MR 检查:效果比平片好,检出率明显高于平片。超声相对于 X 线、CT 检查无电离辐射,可在床旁检查的优点,尤其对少量胸水的检出更为灵敏。此外,胸腔穿刺抽液、置管引流等亦在临床上常规应用。因此,X 线平片为首选筛查方法,必要时选用其他检查方法予以补充。

第八节　循环系统疾病

一、冠　心　病

【概述】

冠心病指冠状动脉粥样硬化使血管腔狭窄或阻塞,或因冠状动脉功能性改变导致心肌缺血缺氧或坏死而引起的心脏病,可分为急性冠脉综合征和慢性冠脉病两大类。

【局部解剖】

心是一个中空的肌性纤维性器官,形似倒置的、前后稍扁的圆锥体,周围裹以心包,斜位于胸腔中纵隔内。国人成年男性正常心重约(284±50)g,女性(258±49)g,但心重可因年龄、身高、体重和体力活动等因素不同而有差异。

心约 2/3 位于正中线的左侧,1/3 位于正中线的右侧,前方对向胸骨体和第 2～6 肋软骨;后方平对第 5 胸椎～8 胸椎;两侧与胸膜腔和肺相邻;上方连出入心的大血管;下方邻膈。心的长轴自右肩斜向左肋下区,与身体正中线构成 45°角。心底部被出入心的大血管根部和心包返折缘所固定,心室部分则较活动。

心有时可以反位,成为右位心,常同时伴有腹腔内脏器官的反位。心可分为一尖、一底、两面、三缘,表面尚有 4 条沟。心尖圆钝、游离,由左心室构成,朝向左前下方,与左胸前壁接近,在左侧第 5 肋间隙锁骨中线内侧 1～2cm 处可扪及心尖搏动。

心被心间隔分为左、右两半心,左、右半心各分成左、右心房和左、右心室 4 个腔,同侧心房和心室借房室口相通。心在发育过程中出现沿心纵轴的轻度向左旋转,故左半心位于右半心的左后方。

心壁由心内膜、心肌层和心外膜组成,它们分别与血管的 3 层膜相对应。心肌层是构成心壁的主要部分。

心的血液供应来自左、右冠状动脉;回流的静脉血,绝大部分经冠状窦汇入右心房,一部分直接流入右心房;极少部分流入左心房和左、右心室。心本身的循环称为冠状循环。尽管心仅占体重的约 0.5%,而总的冠脉血流量占心输出量的 4%～5%。因此,冠状循环具有十分重要的地位(图 4-8-1a～图 4-8-1d)。

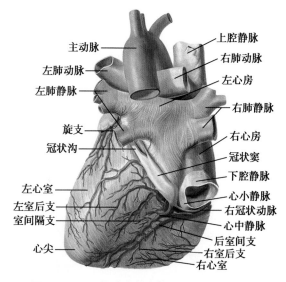

图 4-8-1a　冠状动脉的血管及其分支(后面观)

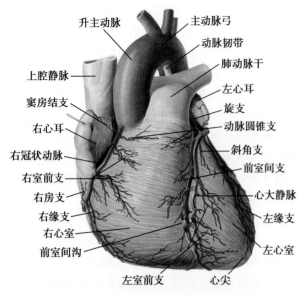

图 4-8-1b　冠状动脉的血管及其分支(前面观)

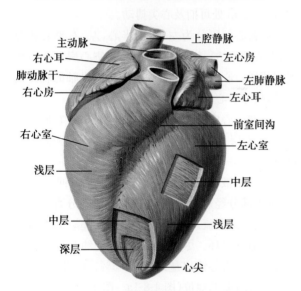

图 4-8-1c　心脏的结构及心肌分层解剖图

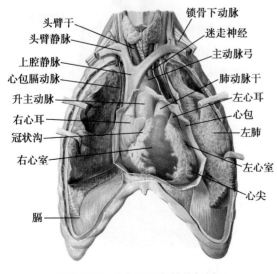

图 4-8-1d　心包及比邻结构解剖图

【临床表现与病理基础】

临床分为隐匿型、心绞痛型、心肌梗死型、心力衰竭型(缺血性心肌病)、猝死型五个类型。其中最常见的是心绞痛型,最严重的是心肌梗死和猝死两种类型。心绞痛是一组由于急性暂时性心肌缺血、缺氧所起的症候群,包括:胸部压迫窒息感、闷胀感、剧烈的烧灼样疼痛,一般疼痛持续 1~5min,偶有长达 15min,可自行缓解;疼痛常放射至左肩、左臂前内侧直至小指与无名指;疼痛在心脏负担加重(例如体力活动增加、过度的精神刺激和受寒)时出现,在休息或舌下含服硝酸甘油数分钟后即可消失;疼痛发作时,可伴有(也可不伴有)虚脱、出汗、呼吸短促、忧虑、心悸、恶心或头晕症状。心肌梗死是冠心病的危急症候,通常多有心绞痛发作频繁和加重作为基础,心肌梗死是冠心病的危急症候,通常多有心绞痛发作频繁和加重作为基础,也有无心绞痛史而突发心肌梗死的病例(此种情况最危险,常因没有防备而造成猝死)。心肌梗死的表现包括:突发时胸骨后或心前区剧痛,向左肩、左臂或他处放射,且疼痛持续 0.5h 以上,经休息和含服硝酸甘油不能缓解;呼吸短促、头晕、恶心、多汗、脉搏细微;皮肤湿冷、灰白、重病病容;大约十分之一的患者的唯一表现是晕厥或休克。

患冠状动脉疾病的人,大约 99% 是由冠状动脉粥样硬化引起的。病变早期,血液中的胆固醇及其他脂质和复合糖类在动脉内膜中沉淀下来,继而引起内膜纤维组织增生,内膜逐渐隆起、增厚,形成肉眼能够看到的灰黄色斑块,以后斑块不断扩大,中心部分因营养不足而发生软化、崩溃,可见黄色"粥样"物质,再以后动脉的中层也有脂质沉淀下来,而且中层的弹性纤维和平滑肌纤维断裂,血管内膜下逐渐发生纤维组织增生,还有钙质沉淀下来,结果,动脉管壁就变脆、变硬,管腔变窄,导致心肌缺血。1995 年,美国心脏协会将冠状动脉粥样硬化病变分成Ⅰ~Ⅵ型。Ⅰ期:冠状动脉粥样硬化前期,单核细胞聚集在内皮细胞表面,并向血管内膜迁移;Ⅱ期:出现脂纹和脂斑,血管内膜局部被充满脂质的巨噬细胞(泡沫细胞)浸润;Ⅲ期:细胞外和泡沫细胞内脂质以及平滑肌细胞数量增加;Ⅳ期:细胞外脂质汇合到斑块中心,平滑肌细胞在脂质核外形成包膜;Ⅴa 期:胆固醇物质充满脂核,完整的纤维帽将脂核与管腔分开,脂核的边缘是泡沫细胞;Ⅴb 期:在Ⅴa 期基础上出现钙化;Ⅴc 期:斑块发生纤维化,无脂核,含有少量巨噬细胞;Ⅵ期:斑块侵蚀核破裂,伴血栓形成。按照冠状动脉斑块的脂核成分和大小、纤维帽的厚度以及局部炎症反应和巨噬细胞浸润等将斑块分为不稳定斑块(易损斑块)和稳定性斑块。易损斑块是指脂核占斑块容积的比例超过 40%,伴有大量巨噬细胞浸润,内部无胶原纤维,纤维帽薄弱,平滑肌细胞较少的斑块。这种斑块不稳定,容易破裂,继发血栓形成,引起冠状动脉狭窄加重和血栓形成,导致急性冠脉综合征的发生(图4-8-2)。

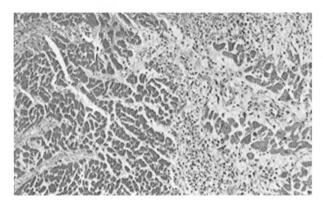

图 4-8-2　冠心病病理表现

【影像学表现】

超声表现:可以评价室壁节段性运动、室壁厚度、心脏形态、收缩功能。还可以显示梗死后并发症,如:室壁瘤、室间隔穿孔、附壁血栓、二尖瓣关闭不全(图4-8-3a)。

X线表现:对冠心病的诊断无帮助,影像表现为主动脉迂曲扩张,偶尔可见呈条状钙化的冠状动脉。

CT 表现:CT 除清晰显示冠状动脉的狭窄以外,还能清晰显示冠状动脉的斑块位置、大小,通过测量 CT 值能够判断斑块的类型(图4-8-3b、图4-8-3c)。冠状动脉闭塞可表现为:①闭塞端呈"鼠尾"样逐渐变细的征象,多为动脉粥样硬化发展缓慢所致;②闭塞端呈"截断"征象,多为硬化斑破裂,急性血栓形成所致的管状闭塞。

斑块的类型按照CT值测量结果分为软斑块(14±26Hu)、中间斑块(91±21Hu)、钙化斑块(419±194Hu)。根据CT密度值的不同,MDCT可鉴别富含脂质的斑块和富含纤维组织的斑块。同时,MDCT还全面显示了心肌和心室结构、形态以及运动情况,通过测量心室容积变化计算心脏功能指标的改变;在急性心肌梗死患者,MDCT灌注扫描能够显示缺血心肌的范围和运动异常改变,还能够进行心肌节段性运动分析,为 CHD 患者提供了丰富的诊断信息,具有很高的诊断价值。冠心病患者在接受了支架植入或搭桥手术后,通过 MDCT 检查,还能够观察支架、桥血管的通畅情况以及患者心功能的改善情况,对患者的疗效和预后作出评判。但是,MDCT 对冠脉血管管腔狭窄的准确性会受到钙化斑块的影响;有研究显示在钙化积分大于 600 的患者,MDCT 冠脉 CTA 的准确性明显降低。患者心律过高或严重的心律不齐也会对 MDCT

心脏检查的准确性造成负面影响(图4-8-3d)。

MR 冠状动脉成像表现:对显示冠状动脉的狭窄和确定粥样斑块的性质有一定的作用。软斑块或易损斑块的 MR 表现为:冠状动脉斑块内出现高信号(短T1WI、长 T2WI)脂核,斑块强化提示为纤维肉芽组织增生性斑块。但由于钙化斑块在 MR 上无信号,以及MR 的空间分辨率,影响了对粥样斑块性质的判定。目前,MR 在冠心病的临床应用以心肌灌注成像为热点。通过普通动态增强扫描和药物负荷试验来进行心肌缺血的诊断和分析,判断心肌梗死后患者的心肌存活性。

冠状动脉造影表现:X 线冠状动脉造影是判断冠状动脉狭窄的"金标准",能够清晰显示冠状动脉的狭窄、闭塞和异常扩张,并能显示狭窄、闭塞血管周围的侧支循环血管(图4-8-3e)。

【首选检查】

冠状动脉 CTA 是冠心病筛查的首选影像学检查方法。CCTA 敏感性及特异性较高,操作较为简单。

检查技术:

心脏扫描前准备:向患者叙述检查过程及可能出现的反应,取得患者的配合,使患者保持平静而稳定的心率;必要时可使用药物使心率降至理想范围;对患者进行反复的屏气训练,并确保患者在曝光期间胸腹部均处于静止状态,并在患者呼气和吸气时观察心率变化;连接心电监护仪的。

扫描技术:定位像,用正、侧位定位像来确定心脏的扫描范围,扫描范围上缘为隆突下 1cm,下缘为左膈下2cm;常规用小剂量测试法和造影剂追踪法,合理选择。

心脏螺旋扫描参数:造影剂用量建议采用 40～70ml,4～5ml/s,扫描类型为 Cardiac Helical,螺旋时0.35s,扫描范围从心底部至心尖,层厚 0.625mm,FOV25cm×25cm,选用千伏 120kV,自动毫安,无重叠重建。

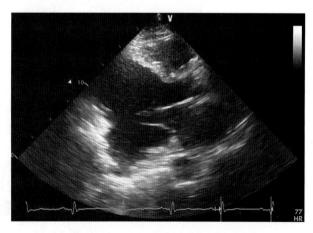

图 4-8-3a　左室后壁室壁瘤超声表现

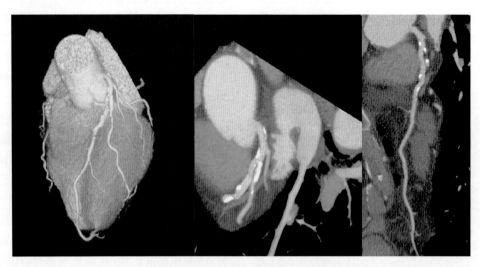

图 4-8-3b　冠状动脉 CTA 影像表现
VR 及 MPR 显示冠脉钙化

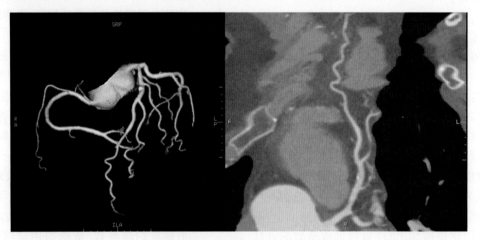

图 4-8-3c　冠状动脉 CTA 影像表现
3D 及 MPR 显示冠脉钙化及狭窄部位

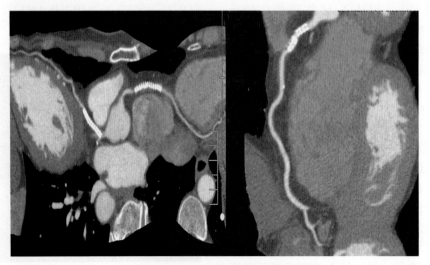

图 4-8-3d　冠心病 CTA 影像表现
曲面重组显示 LAD 和 RCA 分别支架植入

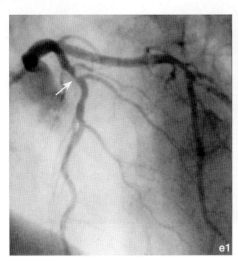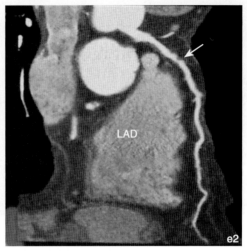

图 4-8-3e　急性心肌梗死冠状动脉造影影像表现

e1. DSA 示 LAD 起始段狭窄（箭头）；e2. CTA 显示其为软斑块形成（箭头）

图像后处理：若需进行多期重建，可以在扫描结束后进入后重建系统，可以各期重建。

【检查方法分析比较】

心血管造影：可以观察到心内解剖结构的改变与血流方向，估计心脏瓣膜功能、心室容量与心室功能，但是他属于创伤性检查，此外还可以用于介入治疗。MDCT：能显示心脏大血管轮廓及其与纵隔内器官、组织的毗邻关系。CT 平扫显示心肌和心腔内结构的价值有限。对比剂的引入和心电门控可提高心脏 CT 检查价值和准确性。MR 可反映解剖及形态学的改变和心功能检测、心肌灌注、心肌活性等综合情况。冠状动脉血管内超声检查可检测到血管内皮的异常，而血管内皮的异常是动脉粥样硬化的早期表现，先于斑块的形成，对于冠心病的早期发现有价值。并且冠状动脉血管内超声（IVUS）为确定粥样斑块性质的"金标准"。常规经胸超声可以判断左室收缩功能及梗死后并发症。当临床怀疑有冠心病时，首先做心电图了解基本情况，根据病情的需要及进展，选用彩色多普勒检查或 MDCT 造影。当患者造影剂过敏时可行 MR 检查，确诊或治疗还是心血管造影。

二、冠状动脉起源异常

【概述】

本病是一种先天性心脏病，在正常的情况下，左、右冠状动脉是从主动脉发出的，并提供心脏需要的血液，它们的开口深处主动脉根部，分别在左、右主动脉窦内，若以主动脉瓣附着缘连线为界，可将主动脉窦分为窦内和窦外，开口的绝大多数（80%～91%）均处于窦内，其余的开口在窦外或窦线上，而在异常的情况下，较为常见的是冠状动脉起源于肺动脉和主动脉，少

数也可起源于颈总动脉和无名动脉，常伴有其他严重的畸形。

【局部解剖】

局部解剖同图 4-8-1。

【临床表现与病理基础】

病婴出生 1 个月内可无异常表现，出生后 2～3 个月即可开始呈现心肌缺血缺氧，喂奶或哭吵时诱发气急，烦躁不安，口唇苍白或发绀，大汗淋漓，乏力，心率增快，咳嗽、喘鸣等可能由于心绞痛和心力衰竭而产生的症状。左、右冠状动脉侧支循环非常丰富的少数病例，则可延迟到 20 岁左右呈现心绞痛和慢性充血性心力衰竭的症状，这些病例心前区常可听到连续性杂音，二尖瓣关闭不全也较严重。体格检查：生长发育较差，瘦小，体重不增，呼吸增快，心浊音界扩大，心率增速，有肝大，颈静脉充盈、肺野啰音等心力衰竭征象，心尖区可听到二尖瓣关闭不全产生的收缩期杂音。冠状动脉侧支循环丰富者，心前区可听到柔和的连续性杂音。

多数的冠状动脉起源异常不产生明显的血流动力学改变。起自对侧 Valsalva 窦或窦上高位的异常冠状动脉穿行于心脏各房、室及大血管之间，在运动、兴奋等高负荷情况下，异常走行的冠状动脉受到心房、心室或血流增加的主、肺动脉的钳夹，可能发生心肌缺血甚至猝死。左主干起源于肺动脉会影响心肌供血。

【影像学表现】

超声表现：经胸或经食管超声发现冠状动脉起源异常或冠状窦未见正常冠脉开口均可强烈提示冠状动脉起源异常，但超声心动图不能显示整个冠脉走行。

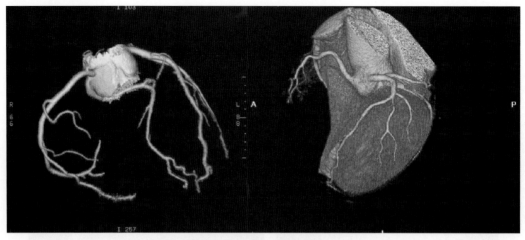

图 4-8-4　冠状动脉起源异常 CT 影像表现
左图 LCX 开口变异 CCTA 图像；右图 RCA 异常起源于左窦

冠状动脉造影：冠状动脉起源异常的诊断以往依赖于介入性冠状动脉造影。但由于冠状动脉起源异常，插管操作困难，异常起源的冠状动脉与心脏各房室的相互位置关系在介入性冠状动脉造影的图像上显示并不理想。

MDCT 表现：心脏容积再现图像能清晰、直观地显示冠状动脉的主干以及较为粗大的分支，并能直接显示异常血管与心脏各房室的相互位置关系，为临床提供有价值的诊断信息（图 4-8-4）。

【首选检查】

冠状动脉造影检查是确诊冠状动脉异位起源的可靠方法，是诊断的金标准。检查技术：一般经皮穿刺股动、静脉送入心导管，将导管送到选择造影的部位。主动脉造影和选择性右冠状动脉造影显示仅有右冠状动脉一支起源于主动脉，右冠状动脉显著增粗，造影剂逆向充盈左冠状动脉，再回流入肺动脉。选择性左心室造影常显示左心室腔扩大，左心室收缩力显著减弱和左心室前壁运动功能减退。

【检查方法分析比较】

心血管造影：可以观察到心内解剖结构的改变与血流方向，估计心脏瓣膜功能、心室容量与心室功能，但是属于创伤性检查，此外还可以用于介入治疗。

MDCT 检查：能显示心脏大血管轮廓及其与纵隔内器官、组织的毗邻关系。CT 平扫显示心肌和心腔内结构的价值有限。对比剂的引入和心电门控可提高心脏 CT 检查价值和准确性。

MR 检查：可反映解剖及形态学的改变和心功能检测、心肌灌注、心肌活性等综合情况。超声能对怀疑先心病的患者进行筛查，指导进一步检查。总之，心血管造影是诊断的金标准，CTA 可作为筛查用于临床，当患者造影剂过敏时可行 MR 检查。

三、冠状动脉瘘

【概述】

冠状动脉瘘指左右冠状动脉与心脏或大血管存在先天性异常交通。其特征性表现为冠状动脉未经过毛细血管网而与心腔或大血管（体循环或肺循环）之间直接相交通，统称为冠状动静脉瘘（coronary arteriovenous fistula，CAVF），简称冠状动脉瘘（coronary artery fistula，CAF）。多为先天畸形。半数以上患者可无症状，仅在体检时发现心脏杂音，但左向右分流量较大者，可在体力活动后出现心悸、心绞痛及心力衰竭症状。

【局部解剖】

局部解剖同图 4-8-1。

【临床表现与病理基础】

半数以上患者可无症状，仅在体检时发现心脏杂音，但左向右分流量较大者，可在体力活动后出现心悸、心绞痛及心力衰竭症状。如瘘管进入右房者，更易出现心衰症状。瘘入冠状静脉窦者则易发生房颤。心前区可听到连续性杂音并伴局部震颤，杂音最响部位取决于冠状动脉瘘入心脏的部位。心前区可听到连续性杂音并伴局部震颤，杂音最响部位取决于冠状动脉瘘入心脏的部位。少部分患者分流量随着年龄的增长而瘘口增大，使得在小儿期原无症状而在成年以后出现，一般当肺循环血流量/体循环血流量大于 1.5 时，常出现乏力、心悸、劳力性气短，甚至水肿、咯血和阵发性呼吸困难等不同程度的心力衰竭的表现。

冠状动脉瘘是指冠状动脉主干或其分支与某一心腔或其从属血管干支之间存在直接交通，所引起的自高压的冠状动脉到低压心腔的分流。冠状动脉瘘的发生率并不低，约占冠状动脉造影的 0.5%。冠状动脉一般瘘口越大则受累冠状动脉迂曲扩张越明显，有瘘口呈瘤样扩张者。冠状动脉瘘左、右冠状动脉都可受累，右冠状动脉发生率更高，也有起自双侧冠状动脉者（图 4-8-5）。

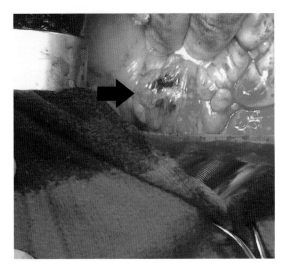

图 4-8-5　冠状动脉瘘病理表现(箭头所示)

【影像学表现】

超声心动图表现:病变的冠状动脉主干及分支扩张,内径通常大于 0.6cm,在瘘口处可以显示异常高速湍流,可合并房室扩大及主动脉扩张,经食管超声显示异常冠脉走形及瘘口更有优势(图 4-8-6a)。

X 线表现:在诊断冠状动脉瘘时作用有限,但根据瘘口位置不同,心影、肺门、肺动脉段及肺血的相应改变对该病的诊断有一定帮助。

心血管造影表现:可见异常的冠状动脉显示增粗迂曲、延长及其侧支循环形成;可明确瘘口位置或肺动脉的情况;与其相连通的心腔增大及增大程度;了解血液分流情况。

CT 冠状动脉造影表现:其显示冠状动脉狭窄的敏感性和特异性高达 99% 和 95%。MDCT 冠状动脉造影时在三维显示冠状动脉的管腔和管壁情况的同时,还全面显示了心脏各房、室以及主、肺动脉和大静脉的结构,因而在显示冠状动脉的异常起源、走行和终止部位以及与相邻组织结构的关系方面具有无法取代的优势,特别是能直观准确地显示多瘘口、瘘道,血流改变紊乱的复杂冠状动脉瘘(图 4-8-6b)。

MR 表现:SE 序列冠状位扫描显示冠状动脉畸形最佳,必要时加扫横断位及斜位。可见异常的冠状动脉显示增粗迂曲、延长、或囊状或梭状扩张,远端变细,且与心脏相连通,与其相应心腔或不同程度扩大。常有左心室肌肥厚,升主动脉增宽。

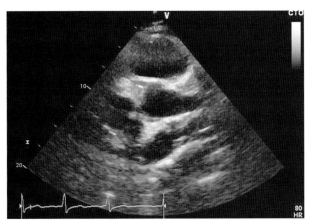
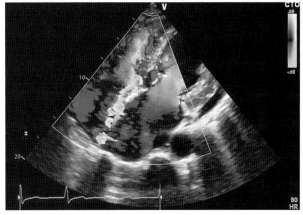

图 4-8-6a　冠状动脉瘘超声表现

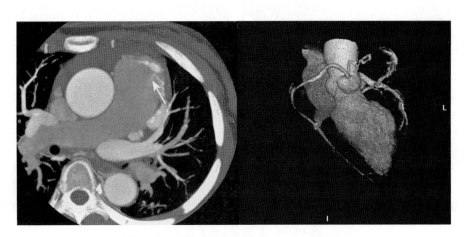

图 4-8-6b　冠状动脉瘘 CT、VR、CPR 影像表现

冠状及轴位 MPR 图像显示 LCX-右心室瘘,箭头指示为瘘口

【首选检查】

超声心动图为冠状动脉瘘的首选影像学检查方法。检查方法：患者左侧卧位，将超声探头置于胸骨旁区、心尖区、剑下区、胸骨上区获得相应的标准切面，并测量各心室腔大小、主动脉、肺动脉管径、计算左室收缩及舒张功能、观察瓣膜活动及血流信号。

【检查方法分析比较】

超声检查：超声心动图对本病的诊断准确率较高，还可评估左室功能对较小的分支瘘易于漏诊。

X线检查：平片对本病诊断限度很大，仅部分右冠状动脉扩张迂曲明显，右心缘下段膨凸，结合肺血情况、各房室形态变化以及相关临床杂音，可对本病做出提示性诊断。

心血管造影：心血管造影是本病传统的确诊技术，但是是有创检查，正逐步被 CCTA 所取代。

MDCT 检查：CCTA 图像空间分辨率极高，应用各种三维重建技术对瘘口形态的观察及瘘入部位的判断常较主动脉造影更为清晰，其对冠状动脉分支瘘的诊断敏感性及特异性也已接近造影检查。

MR 检查：可反映解剖及形态学的改变和心功能检测、心肌灌注、心肌活性等综合情况。

超声心动图是首选检查方法。心血管造影是诊断的金标准当患者造影剂过敏时可行 MR 检查。

四、扩张型心肌病

【概述】

扩张型心肌病是最常见的心肌病类型，主要特征是左心室或双心室心腔扩大和收缩功能障碍，产生充血性心力衰竭，常伴有心律失常。平均发病年龄约40岁，男性多于女性(2.5∶1)，该病代表了多种尚未明确的有害因子引起心肌损伤的共同表现形式，其病因目前仍不明确。

【局部解剖】

局部解剖同图 4-8-1。

【临床表现与病理基础】

患者早期可无症状，本病起病缓慢，临床症状逐渐进展，主要表现为左心功能衰竭，由心排出量减少导致的疲劳及其乏力较为常见。最初在劳动或劳累后气急，以后在轻度活动或休息时也有气急，或有夜间阵发性气急。右心衰竭症状出现较迟较隐秘，尤其提示预后不佳。心律失常、血栓栓塞、猝死是常见症状，可以发生在疾病的任何阶段。体格检查常发现不同程度心脏扩大及充血性心力衰竭的体征。右心衰竭时肝脏肿大，水肿的出现从下肢开始，胸水和腹水在晚期患者中不少见。

扩张型心肌病 4 个心腔均增大及扩张，心室较心房扩张更为明显，心腔扩张较轻者，室壁稍增厚，病变发展，扩张加重，心室壁相对变薄，心室壁厚度正常或稍增厚。心脏瓣膜一般正常，心腔内血栓尤其位于心尖部的血栓并不罕见。光学显微镜下可见间质及血管周围广泛纤维化，累及左心室心内膜下层尤其多见。偶可见较小范围的坏死及细胞浸润，心肌细胞大小差异明显，部分肥大部分萎缩。

【影像学表现】

超声心动图表现：左室腔明显增大，但室间隔和左室后壁厚度正常，左室收缩功能普遍降低(图 4-8-7a)。

X线表现：心脏增大，呈中度至高度增大，以左室增大最为显著，心影呈"普大"型或"主动脉"型；心脏搏动异常。表现为两心缘搏动普遍减弱；可有肺淤血、间质肺水肿等左心功能不全的征象(图 4-8-7b)。X线心室造影显示心腔造影主要征象为心腔扩张，对比剂滞留，表现为不同周期的心腔大小与形态无明显变化。

CT 增强扫描表现：可以直接显示心室腔的大小、形态以及心肌壁的厚度，并能测量心肌各节段区域运

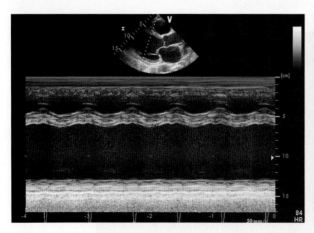
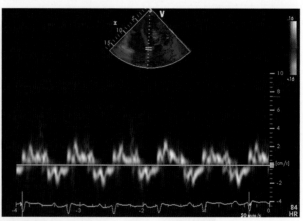

图 4-8-7a　扩张型心肌病超声表现

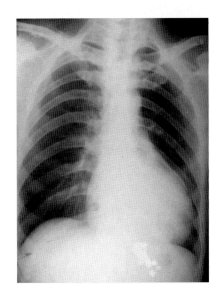

图 4-8-7b 扩张型心肌病 X 线平片影像表现
心影呈"普大型"

动功能指标,提示心脏收缩功能的损害。CT 扫描可见左心室呈气球样扩张,有时累及右心室或双心室,常伴有不同程度的心肌肥厚。电影 CT 能直接观察左室整体收缩功能,有助于本病的诊断。

MR 表现:黑血技术可显示心脏内部结构,白血技术不需要注入造影剂即能直接显示心室腔扩大和心肌壁增厚,电影 MR 序列可动态显示心脏收缩、舒张功能的变化,并可显示房室瓣关闭不全时,血液在房室间异常反流的部位和程度。运用网格标记技术(tagging)可以观察心肌局部异常运动情况。心室腔增大(横径增大较长径明显),以左室腔的球形扩张为主,左室壁及室间隔厚度正常,收缩期增厚率普遍下降为本病的MR 征象。

核素显像表现:扩张性心肌病患者心肌灌注显像多表现为放射性分布不均匀,无灌注缺损,代谢显像常与灌注显像一致,核素心室显像表现为弥漫性的室壁运动异常,核素心室造影也可显示心腔扩大与室壁运动减弱,左室喷血分数减少,运动后更为明显。

【首选检查】
超声心动图为首选方法。检查方法同"冠状动脉瘘"。

【检查方法分析比较】
X 线平片检查该病无特异性,心影普遍增大和(或)出血肺淤血可提示诊断,具有筛查作用。超声心动图应为首选方法,常规超声可直接测量各房室内径大小,观察室壁运动幅度,彩色多普勒和频谱多普勒技术可准确评价心腔血流和瓣膜口反流程度等。MR 多角度多层面多序列成像可以提供更多形态和功能的诊

断信息,分辨率高,不需要对比剂,但是扫描时间长。常规采用横轴位、心腔短轴位及心腔长轴位来观察心腔形态,MSCT 或 EBCT 作用近似 MR,由于有放射辐射并需要对比剂,一般不被临床采用。心血管造影为有创检查,只能显示心腔和瓣膜。因此临床首选超声心动图为扩张型心肌病的检查手段,必要时行 MR 进一步检查。

五、肥厚型心肌病

【概述】
肥厚型心肌病是以心肌肥厚为特征。根据左心室流出道有无梗阻可分为梗阻性和非梗阻性肥厚型心肌病,不对称性室间隔肥厚致主动脉瓣下狭窄者称特发性肥厚型主动脉瓣下狭窄。病因可能与遗传、内分泌紊乱相关。

【局部解剖】
局部解剖同图 4-8-1。

【临床表现与病理基础】
本病男女间有显著差异,大多在 30～40 岁出现症状,随着年龄增长,症状更加明显,主要症状有:呼吸困难,劳力性呼吸困难,严重呈端坐呼吸或阵发性夜间呼吸困难;心绞痛;晕厥与头晕,多在劳累时发生;心悸等。

肉眼观心脏增大、重量增加,成人者心多重达 500g 以上,两侧心室壁肥厚、室间隔厚度大于左心室壁的游离侧,二者之比 >1.3(正常 0.95)。乳头肌肥大、心室腔狭窄,左室尤其显著。由于收缩期二尖瓣向前移动与室间隔左侧心内膜接触,可引起二尖瓣增厚和主动脉瓣下的心内膜局限性增厚。光镜下心肌细胞弥漫性肥大,核大、畸形、深染,心肌纤维走行紊乱。电镜下肌原纤维排列方向紊乱,肌丝交织或重叠排列,Z 带不规则,可见巨大线粒体(图 4-8-8)。

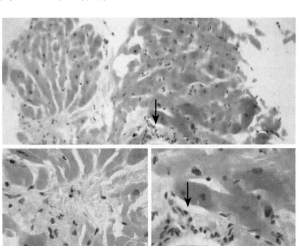

图 4-8-8 肥厚性心肌病病理表现(箭头所示)

209

【影像学表现】

超声心动图表现：心室壁增厚：正常室间隔与左心室后壁的厚度平均为 10mm，两者的比值为 1.0。肥厚型心肌病超声心动图最主要的特征是非对称性室间隔肥厚，室间隔厚度（IVS）＞1.5cm，室间隔与左室后壁厚度比值大于 1.3～1.5，增厚的部位凸向左心室腔，病变部位心肌回声增强，不均匀，纹理不清，呈毛玻璃状或斑点颗粒状。肥厚部位的心肌收缩速度及幅度明显降低，一般不超过 0.5cm，收缩期增厚率＜30%，甚至消失。二尖瓣前叶在收缩期向前运动（SAM）：二尖瓣 E 峰降低，EF 斜率下降，二尖瓣前叶收缩期 CD 段向室间隔呈弓形隆起，导致左心室流出道狭窄，称为 SAM 征。该现象为梗阻性肥厚型心肌病的特征性征象之一。超声心动图将 SAM 征分为轻、中、重三度。左室流出道狭窄：正常左心室流出道宽度（LVOT）为 20～35mm。肥厚型心肌病由于其肥厚的室间隔在收缩期向左心室流出道膨出，加之 SAM 现象并与室间隔接触，导致严重的左心室流出道狭窄，多小于 20mm。左心室腔内径减小，收缩期心尖部的心腔几乎闭合。左心房扩大较为常见。主动脉瓣运动异常：主动脉瓣在收缩中晚期可有半开放后再开放或扑动现象。梗阻性肥厚型心肌病时，因为梗阻发生在收缩中、晚期，所以收缩早期左心室流出道基本正常，主动脉瓣开放也正常；而收缩晚期梗阻加重，血流阻滞，左心室流出道远端血流量减少，导致主动脉瓣部分关闭；射血末期，左心室流出道内压差减小，血流量增加，主动脉瓣再次开放。左室舒张功能受损：射血分数（LVEF）下降，心功能改变以舒张功能障碍为主。肥厚型心肌病左室舒张功能受损，表现在二尖瓣口血流频谱的心脏舒张功能 E/F 比值异常，E 峰降低，A 峰增高，E/A＜1（正常成人 A 峰 E 峰流速比值＞1.2）（图 4-8-9a）。

X 线表现：X 线检查示心脏正常或轻度增大，约 1/4 患者心脏大小正常，1/2 患者心影稍增大，1/4 心脏呈中度至重度增大，以左室为主，左房也可扩大。心影多呈"主动脉"型或"主动脉-普大"型或中间型。心脏增大表现为左心缘的圆隆。可能会出现肺静脉淤血，但明显的肺水肿较少见。

CT 增强扫描表现：可以直接显示心室腔的大小、形态以及心肌壁的厚度，测量左心室流出道的狭窄，并能测量心肌各节段区域运动功能指标，提示心脏收缩-舒张功能的损害。

MR 表现：可全面观察心肌厚度以及心腔大小和形态。白血序列不需要注入造影剂即能直接显示心室腔扩大和心肌壁增厚，T2WI/TSE 序列上显示部分心肌呈中等信号中混杂点状高信号，提示心肌缺血或纤维化。电影 MR 序列可动态显示心脏收缩-舒张功能的变化，运用网格标记技术（tagging）可以观察增厚的心肌局部网格变形不明显，提示运动异常减弱（图 4-8-9b）。

核素显影表现：肥厚型心肌病患者核素心室造影时，可见到左心室腔变小放射性浓度降低，围绕左心血池可见一圈放射性空白区，为肥厚心肌的壁影。因本病多为不对称性室间隔增厚，故可见增厚的室间隔突出心腔，二尖瓣前移，流出道狭窄，放射性浓度减低。肥厚型心肌病患者的左心室收缩功能呈高动力状态，且在收缩早期改变更为明显，左心室射血分数（LVEF）、左心室前 1/3 射血分数（1/3EF）及高峰充盈时间正常或增高，但病变心肌顺应性降低致使射血时间延长。随着病情进展，少数患者可出现左心室收缩功能受损的表现，由高动力型转变为低动力型，出现左心室射血分数及峰充盈下降。肥厚型心肌病患者均有舒张期充盈障碍，顺应性降低，表现为高峰充盈时间明显延长，峰充盈明显降低。

【首选检查】

超声心动图为诊断肥厚型心肌病的首选影像学方法。检查方法同"冠状动脉瘘"。

【检查方法分析比较】

X 线平片无特异性征象，平片诊断有限。超声心动图简便准确，为诊断该病的首选和常规方法。超声心动图可以定量左心室流出道狭窄程度，检测流出道、主动脉瓣上、瓣下血流速度以及瓣口反流速度、反流量，对心室舒张功能的判断也是超声检查的优势。MR 能够多轴位全面显示心肌各个节段，对心尖肥厚型心肌病的诊断更具优势。此外可以发现肥厚心肌的信号异常、灌注减低及延迟强化。MDCT 由于有放射辐射且需要对比剂而较少应用，但是 CCTA 可以较准确评价肥厚型心肌病继发的冠脉病变。心血管造影是有创的，目前少用于诊断，可用于心肌活检或射频消融。

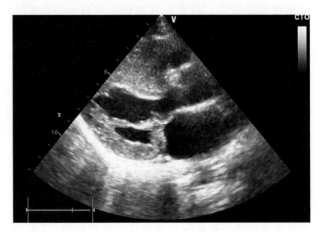

图 4-8-9a　肥厚型心肌病超声影像表现

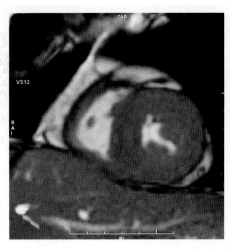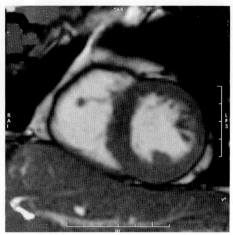

图 4-8-9b　肥厚型心肌病 MR 影像表现

M(收缩末期)和 MR(舒张末期)

六、限制型心肌病

【概述】

限制型心肌病以单侧或双侧心室充盈受限和舒张容量下降为特征,但收缩功能和室壁厚度正常或接近正常,以心脏间质纤维化增生为其主要病理变化。大多数限制型心肌病继发于系统性疾病如淀粉样变性、结节病、硬皮病、血色病、伴有或不伴有嗜酸性粒细胞增多症的心内膜心肌疾病或由于放射治疗所致。

【局部解剖】

局部解剖同图 4-8-1。

【临床表现与病理基础】

可分为左心室型、右心室型和混合型,以左心室型最常见。在早期阶段,患者可无症状,随着病情进展可出现运动耐量降低、倦怠、乏力、劳力性呼吸困难和胸痛等症状,这主要是由于限制型心肌病患者心输出量不能随着心率加快而增加。左心室型早期可出现左心功能不全表现,如易疲劳、呼吸困难、咳嗽及肺部湿性啰音等。右心室型及混合型则以右心功能不全为主,如颈静脉怒张、吸气时颈静脉压增高(Kussmaul 征)、肝大、腹水、下肢或全身水肿等。

在疾病早期阶段,心肌活检可见心内膜增厚,内膜下心肌细胞排列紊乱、间质纤维化。随着病情的进展,患者的心内膜明显增厚,外观呈珍珠样白色,质地较硬,致使心室壁轻度增厚。这种损害首先累及心尖部,继而向心室流出道蔓延,可伴有心室内附壁血栓形成。患者心脏的心室腔可无增大,心房增大与心室顺应性减低有关。冠状动脉很少受累。在病变发展到严重阶段,心内膜增厚和间质纤维化显著,组织学变化为非特异性(图 4-8-10)。

【影像学表现】

超声心动图表现:心内膜增厚,心室腔变小,双侧

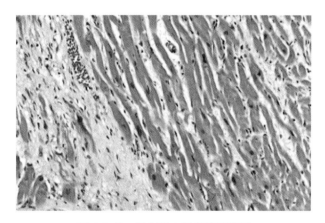

图 4-8-10　限制型心肌病病理表现

心房扩大,心肌舒张功能受损,运动速度和应变减低,二尖瓣血流频谱 $E/A \geqslant 2$,并不随呼吸变化,二尖瓣血流减速时间缩短(图 4-8-11)。

X 线表现:正常或普遍增大呈球形,80% 的病例伴有右心房增大,部分患者左心缘上段膨隆,上腔静脉扩张,肺血减少,偶可见到心内膜心肌钙化的阴影;脏和左心房增大程度较轻,左心室受累时常可见肺淤血及肺循环高压。

CT 表现:平扫可检查有无心包及心内膜钙化,增强容积扫描可显示心脏形态及功能改变。

MR 表现:可见心内膜增厚,心尖部心室腔闭塞,心肌心内膜 MR 信号异常,室壁舒张运动减弱。右心型主要表现为右心室流入道缩短,变形,心尖闭塞或圆隆,流出道扩张,右心室壁舒张运动减弱,右房明显扩大,上腔静脉扩张。左心型表现为左心室壁增厚,以心内膜增厚为主;左心室腔变形,心尖圆钝心内膜面凹凸不平,左心房扩大明显,主、肺动脉扩张。双心型兼有上两种征象,以右心室受累为主。

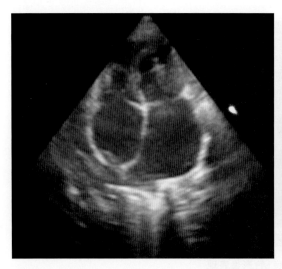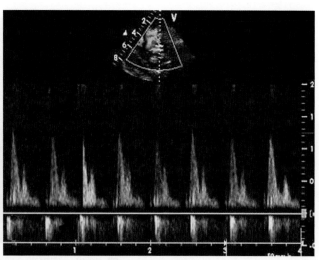

图 4-8-11   限制型心肌病超声影像表现

心导管检查和左室造影表现：半数病例心室压力曲线可出现与缩窄性心包炎相似的典型"平方根"形改变和右心房压升高及 Y 谷深陷。但 RCM 患者左、右心室舒张压差值常超过 5mmHg，右心室舒张末压＜1/3 右心室收缩压，右心室收缩压常＞50mmHg。左室造影可见心室腔缩小，心尖部钝角化，并有附壁血栓及二尖瓣关闭不全。左室外形光滑但僵硬，心室收缩功能基本正常。

【首选检查】

超声心动图简便准确，为诊断该病的首选方法。检查方法同"冠状动脉瘘"。

【检查方法分析比较】

X 线平片可显示右心房增大，结合临床可以对本病作出提示诊断，对左心型的诊断则有很大限度。超声心动图简便准确，可以无创的显示心脏形态学和功能改变，为诊断该病的首选和常规方法。MR 除了可以无创的显示心脏形态学和功能改变，可以任意层面扫描，对心尖部显示更为准确。CT 可以通过对比增强，容积扫描显示心脏形态及功能改变，对心包及心内膜钙化敏感，但应有放射辐射及应用对比剂而较少应用。心血管造影仍为本型心肌病诊断的主要依据，但是为有创检查。综合几种检查方法特点及影像学表现，超声心动图和 MR 增强扫描都是目前临床诊断该病的主要方法。限制性心肌病的心室壁增厚以心内膜为主，MR 检查：能够区别心肌与增厚的心内膜以及附壁血栓，因而在鉴别诊断中具有特殊的应用价值。

七、致心律失常性右室心肌病

【概述】

致心律失常性右室心肌病（arrhythmogenic right ventricular cardiomyopathy，ARVC）旧称致心律失常性右室发育不良（arrhythmogenic right ventricular dysplasia，ARVD），其特征为右心室心肌被进行性纤维脂肪组织所替代，临床常表现为右心室扩大、心律失常和猝死。1995 年 WHO/ISFC 工作组专家委员会关于心肌病定义及分类的报告中将 ARVD/C 列为与扩张型心肌病、肥厚型心肌病、限制型心肌病并列的第 4 类原发性心肌病。男女发病之比为 2.7：1。任何年龄均可发病，80％以上病例在 7～40 岁。

【局部解剖】

局部解剖同图 4-8-1。

【临床表现与病理基础】

患者常以症状性心律失常特别是室性心动过速（左束支传导阻滞型）就诊，部分患者可在常规心电图检查中发现室性期前收缩，后者常起源于右心室游离壁并呈左束支传导阻滞图形；有少数患者可无症状只因常规胸部 X 线检查发现右心室增大而引起注意，部分儿童和青年患者首发症状为晕厥、猝死，常发生在体力活动时。主要体征为右心室增大相对性三尖瓣关闭不全之收缩期杂音，及肺动脉瓣听诊区第二心音固定性分裂。

光镜下典型的病理改变为右室全部或局部为纤维脂肪组织或单纯脂肪组织所替代，肌小梁变平；心内膜亦有纤维化局部偶有单核细胞或炎性细胞浸润；室间隔较少受累，但可见局灶性间质纤维化（图 4-8-12）。

【影像学表现】

超声心动图表现：可见右心室舒张末期内径扩大，右室普遍性或局限性活动降低，右室壁呈节段性膨出；右心室与左心室的舒张末期内径比＞0.5，右室普遍性或局限性活动降低，右室壁呈节段性膨出，右室调节束和肌小梁回声增强、增粗。

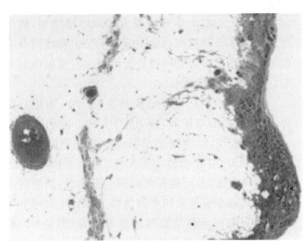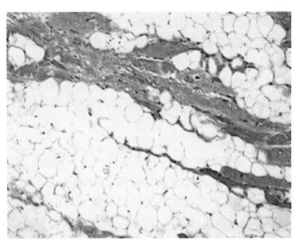

图 4-8-12　致心律失常性右室心肌病病理表现

X线表现:显示心脏正常或增大,轮廓呈球形,肺动脉流出道扩张,左侧缘膨隆,多数患者心胸比率≥0.5,但无特异性,对诊断本病价值不大。

MR表现:对发现心室肌内局限性脂肪增多有较大价值。MR成像 T1WI 序列和脂肪抑制 T1WI 序列扫描技术或快速梯度回波正/反相位扫描技术的帮助下,可以准确发现右心室心肌被脂肪组织替代的依据,从而作出明确的诊断。如应用可精确测定右心室容量的电影磁共振成像技术,可显示右心室容量增大(图 4-8-13)。主要征象为右心室扩大,以心脏短轴显示最佳;右心室壁普遍变薄;病变部位出现节段性室壁运动异常,以反向运动多见;可见右心室,右心房增大。

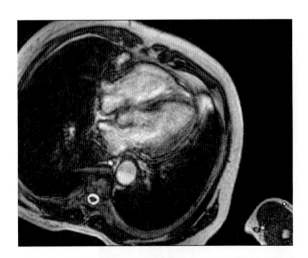

图 4-8-13　致心律失常性右室心肌病 MR 影像表现

心血管造影表现:可见右心室扩大、右心室壁运动异常。冠状动脉造影多无异常。右心室室腔扩大,近心尖部脂肪浸润,游离壁心肌变薄,电影回放呈节段性运动。

核素心室造影表现:诊断右心室收缩异常的特异性与阳性预测值均为 100%,但敏感性仅为 80%。可早期发现右心室壁局部放射性充盈缺损。

【首选检查】

MR检查:磁共振心脏平扫+灌注成像。

【检查方法分析比较】

X线检查:X线平片无特异性征象。超声检查:超声心动图可以直接显示本病的形态学特征,显示非小梁化区的心肌结构和功能,了解心功能,同时可以诊断并存的其他畸形及病变。磁共振检查:MR可以更清晰辨别出不同部位和程度的心肌致密化不全病变,其特征性表现为显著的小梁化心肌及深入到室壁内的小梁间隙;还可以对病变心肌的功能进行评价,包括心肌厚度、运动幅度、射血分数及心腔扩大程度等。尤其是对于累及左心室前侧壁和心尖部、右心室的病变,MR比超声心动图提供更明确的形态显示和更高的空间分辨率。心血管检查无明显特异性,而冠状动脉造影多无异常。核素显像敏感性低。经分析比较得知,超声心动图和MR是能准确诊断本病的检查技术,MR提高了心肌致密化不全的诊断率,是超声心动图检查的有效补充和替代方法。

八、肺源性心脏病

【概述】

肺源性心脏病是由于慢性支气管、肺、胸廓或肺动脉血管慢性病变所致的肺循环阻力增加、动脉高压、进而使右心肥厚、扩大,伴或不伴右心功能衰竭的心脏病。根据起病缓急和病程长短,可分为急性和慢性两类。临床上以后者多见。

【局部解剖】

局部解剖同图 4-8-1。

【临床表现与病理基础】

本病发展缓慢,临床上除原有肺、胸疾病的各种症状和体征外,主要是逐步出现肺、心功能衰竭以及其他器官损害的征象。按其功能的代偿期与失代偿期进行分述:肺、心功能代偿期,主要是慢阻肺的表现;肺、心功能失代偿期,主要表现以呼吸衰竭为主,有或无心力衰竭。

【影像学表现】

超声心动图表现:右心室流出道内径≥30mm、右心室内径≥20mm、右心室前壁的厚度≥5mm、左、右心室内径比值<2、右肺动脉内径或肺动脉干及右心房增大,肺动脉瓣曲线出现肺动脉高压征象:α波低平或<2mm,有收缩中期关闭征。

X线表现:心脏呈二尖瓣型,肺血增多,主动脉结正常,肺动脉段突出。具体肺部变化,随病因而异,肺气肿最常见;肺动脉高压表现:肺动脉总干弧突出,肺门部肺动脉扩大延长及肺动脉第一分支。一般认为右肺动脉第一下分支横径≥15mm,或右下肺动脉横径与气管横径比值≥1.07,或动态观察较原右肺下动脉干增宽2mm以上,可认为有该支扩张。肺动脉高压显著时,中心肺动脉扩张,搏动增强而外周动脉骤然变细呈截断或鼠尾状;心脏变化:心脏呈垂直位,故早期心脏都不见增大。右心室流出道增大时,表现为肺动脉圆锥部显著凸出。此后右心室流入道也肥厚增大,心尖上翘。有时还可见右心房扩大。心力衰竭时可有全心扩大,但在心力衰竭控制后,心脏可恢复到原来大小。左心一般不大,偶见左心室增大(图4-8-14a)。超声心动图表现:肺总动脉舒张期内径明显增大,右肺动脉内径增大,右心室流出道增宽伴舒张末期内径增大,右心室内径增大和右心室前壁及室间隔厚度增加,搏动幅度增强。多普勒超声心动图时显示三尖瓣反流及右室收缩压增高。多普勒频谱分析可显示右室射血时间缩短,右室射血前期延长。

CT表现:平扫可显示胸肺原发病变,增强扫描可见右心房、右心室扩大,肺动脉干及中心肺动脉扩张。

MR表现:能清晰显示肺动脉高压和肺心病的相应形态学改变:肺动脉主干和左、右肺动脉干扩张,右心室游离壁增厚,心腔扩张以右心室为著,严重时可以见到室间隔平直甚至向左侧偏移。MRI电影序列可以显示三尖瓣至肺动脉瓣的血液反流(图4-8-14b、图4-8-14c)。右心导管检查表现:经静脉送入漂浮导管至肺动脉,直接测定肺动脉和右心室压力,可作为肺心病的早期诊断。除此之外,肺阻抗血流图及其微分图的检查在一定程度上能反映机体内肺血流容积改变,了解肺循环血流动力学变化,肺动脉压力大小和右心功能。

核素显像表现:核素心血管造影有助于了解右心室功能改变;肺灌注扫描如肺上部血流增加,下部减少,则提示有肺动脉高压存在。

【首选检查】

因为X线检查可以同时检查心脏和肺部,所以为该病的首选检查。

【检查方法分析比较】

X线检查:肺源性心脏病的影像学诊断应包括原发疾病和心血管变化两个方面,X线检查"心肺兼顾",仍为最重要、最基本的方法。

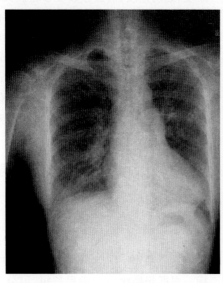
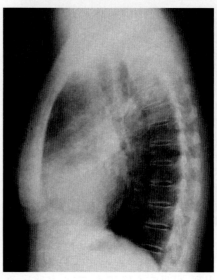

图4-8-14a　肺源性心脏病X线影像表现
双侧肺纹理稀疏,肺动脉段膨隆,心尖圆钝

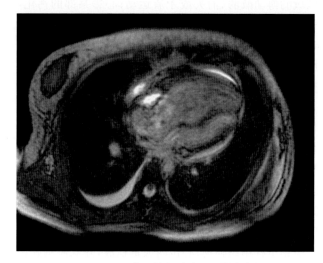

图 4-8-14b　肺源性心脏病 MR 影像表现
MRI 白血序列（B-FFE）显示右心室腔明显扩大，室间隔左偏，呈矛盾运动，右心房增大不明显

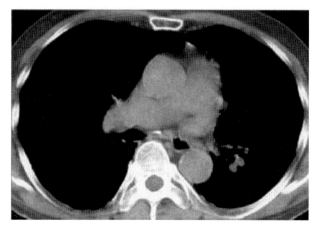

图 4-8-14c　肺源性心脏病 MR 影像表现
肺动脉主干和左、右肺动脉干扩张

超声检查：超声心动图可以诊断肺源性心脏病的心脏变化。肺血管疾病和肺血流，因此有重要的诊断作用。

MR 作为无创性的检查技术，也是有一定的意义。右心导管术可作为肺心病的早期诊断，是一种有创检查。核素显像对临床诊断意义很大，但不作为筛选方法。X 线检查可以观察肺内病变，心脏及周围大血管的情况，简便易行，可以 X 线检查为该病的首选检查。

九、心肌、心包肿瘤

【概述】

心脏肿瘤可分为原发性和继发性两大类，继发性心脏肿瘤（即为转移瘤）比原发性心脏肿瘤更常见。原发心包肿瘤非常罕见，其中 75% 是良性，25% 为恶性。原发心脏肿瘤来源于间胚叶，种类繁多。原发性良性心包肿瘤有脂肪瘤、分叶状纤维性息肉、血管瘤和畸胎瘤。原发性恶性心包肿瘤为间皮细胞瘤和肉瘤，分布广泛，常浸润组织。继发性肿瘤，直接从胸腔内扩散累及心包，最常见的是支气管肺癌和乳房癌。

【局部解剖】

局部解剖同图 4-8-1。

【临床表现与病理基础】

早期无症状，晚期症状有胸部疼痛、发热、干咳和气急。体征上，较早期有心包摩擦音，以后心包渗液，出现心包填塞。症状有颈静脉怒张、脉压减小、心音减弱、肝大，病情迅速加重。

横纹肌瘤：是婴儿和儿童时期最常见的心脏肿瘤，经常被认为是一种错构瘤。横纹肌瘤常见多发，累及两个房室，通常位于心肌内，有时也能位于心腔内或形成蕈伞形肿块游离。大约有 33% 的横纹肌瘤可以形成结节硬化。遍布黄棕色血管纤维瘤、指甲旁的纤维瘤和皮下结节的出现可以提示该病。黏液瘤：占所有良性心脏肿瘤的 40%，是一种心腔内肿瘤，可以发生于心脏任何部分。其中有 75% 的黏液瘤发生于左心房，大多有蒂附着于房间隔近卵圆窝处，内有内囊、出血、坏死，少数可钙化。23% 发生于右心房，而 2% 发生于心室腔内。根据黏液瘤的大小和活动性，黏液瘤通常引起左、右心室的充盈阻塞，并发呼吸困难、肺水肿和右心衰，症状类似于二、三尖瓣狭窄。30%~40% 的黏液瘤可形成血栓，大多数黏液瘤位于左心房内，栓塞的症状频繁发生，主要是视网膜动脉受影响。外周栓塞也可因黏液瘤发生。瘤体部分脱落可以引起脑血管阻塞而误诊为脑栓塞等。脂肪瘤：约占心脏良性肿瘤的 10%，中年人及老年人发生频繁，可以位于心腔内、心肌内、心包内，左心室和右心房及房间隔最常见。累及心脏的脂肪瘤体积可极少也可以很大，质地柔软，发生心包积液，临床可以无症状。其他继发性心脏肿瘤：原发于其他组织和器官的恶性肿瘤转移到心脏比原发心脏肿瘤更常见。多源于肺癌、乳腺癌、白血病、淋巴瘤及间叶组织肉瘤等。当机体其他部分有肿瘤，而又出现了心脏进行性扩大、心动过速、心律失常及心力衰竭，常意味着心脏转移。局限于心脏的转移肿瘤，大多数引起心包积液。心脏转移肿瘤的最常见的临床表现是心脏压塞，肿瘤直接侵犯心脏与腔静脉或肺静脉，常导致房室瓣阻塞及体循环或肺循环或两者阻塞（图 4-8-15）。

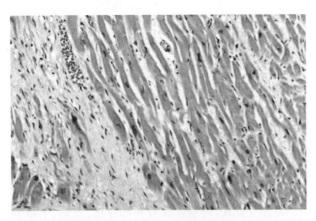

图 4-8-15　心房黏液瘤病理表现

【影像学表现】

超声心动图表现:左房黏液瘤最常见,表现为左房内致密反射光团,有蒂附着于卵圆窝边缘,心脏舒缩时可上下移动,穿过二尖瓣时可造成二尖瓣阻塞。其他房室黏液瘤表现类似。横纹肌瘤可表现为心肌或室间隔出现孤立或数个高回声团。黏液瘤表现为心内膜孤立高回声团。而脂肪瘤表现为不随心脏收缩移动的不均匀回声团(图 4-8-16a)。

X线表现:典型横纹肌瘤可表现为一侧或双侧心缘出现单个或多个结节状膨突,即所谓的"怪异"心影。黏液瘤可表现为二尖瓣狭窄征象,部分可见瘤体的片状钙化。小的局限性肿瘤平片心脏和肺血管纹理可在正常范围,但是有下列征象,而不能以常见的先天、后天性心脏病解释者,应考虑心肌肿瘤的可能:心影增大,心形怪异;心影某部异常膨出;心脏尤其异常膨凸

区域的搏动减弱、消失或矛盾运动;心影某部的钙化,可呈点状、斑片状或环状等。另外,肺血减少,上腔和奇静脉扩张,多提示有右心房、室内的肿瘤。而以肺静脉为主的肺循环高压征象为左心房、室肿瘤的重要指征。心影的普遍增大多半与并发的心包积液有关。

CT 表现:CT 检查可提示部分肿瘤的部位和性质,横纹肌瘤显示为孤立或多发的等密度影,增强明显强化。黏液瘤表现为边界清楚的单个团状软组织密度影。而脂肪瘤增强扫描无强化。心包囊肿:2/3 位于右前心膈角,位于在膈肌上;典型的泪滴状伏在心包旁,边缘光滑锐利。囊壁薄,大部分含澄清液体。CT 值 0~20HU。又如心包间皮瘤:心包不规则增厚,前缘可见类结节样组织肺物;心包内大量积液,并双侧胸腔积液,右冠状动脉钙化(图 4-8-16b,图 4-8-16c)。

MR 表现:能清楚分辨心肌、心内膜、心包和心包外脂肪,可了解肿块内结构及邻近组织的相互关系。不同肿瘤有不同信号,如黏液瘤圆形或卵圆形分叶状等 T1WI 长 T2WI 信号影,增强扫描信号不均,提示为瘤体内部存在钙化、坏死、出血、纤维化、钙化;淋巴管瘤包膜完整、边界清晰的长 T1WI、长 T2WI 信号灶;纤维瘤局灶性心肌内膨胀性生长,呈等 T1WI 短 T2WI 信号改变,增强强化不均匀,延迟强化明显;脂肪瘤 T1WI、T2WI 均为高信号,抑脂序列呈低信号;血管瘤:等 T1WI 长 T2WI 信号灶,有时可见瘤体中血管流空,增强缓慢强化;心脏肉瘤可见等信号的瘤体中央高信号结节影,即所谓"花椰菜"征;浸润性生长的血管肉瘤可见增强后沿血管池走行的线性强化,即所谓"日光放射"征(图 4-8-16d)。

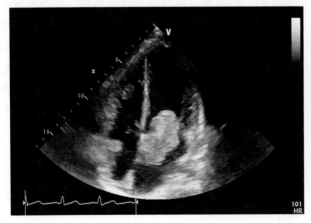 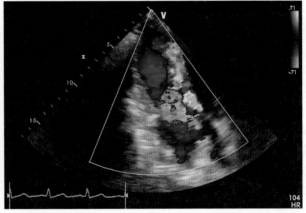

图 4-8-16a　左心房黏液瘤超声影像表现

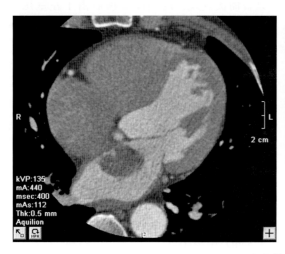
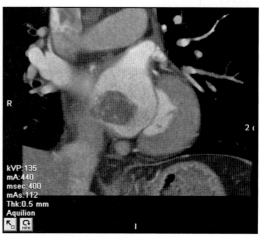

图 4-8-16b　左心房横纹肌瘤 CT 影像表现
64 排 CT 轴位及冠状位显示左心房横纹肌瘤

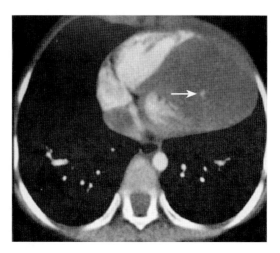

图 4-8-16c　左心室下壁纤维瘤 CT 影像表现(箭头所示)

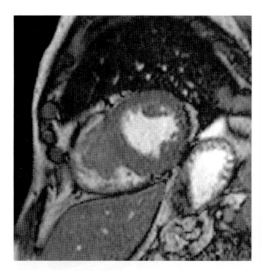
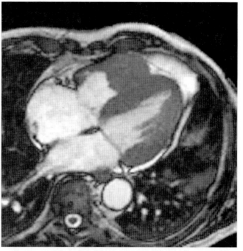

图 4-8-16d　右心室转移瘤 MR 影像表现
白血(B-FFE)序列矢状位及四腔位显示右心室转移瘤

【首选检查】

超声心动图为首选检查方法,需要进一步检查时,可选用MRI(心脏平扫+灌注成像)。

【检查方法分析比较】

X线检查:X线平片简单、廉价,通过某些非正常征象可提示心脏肿瘤可能。如一侧或双侧心缘不规则或呈结节状突起,呈所谓的"怪异"形心影,可能为心脏肿瘤的一个重要特征。肺淤血系瘤体组织二尖瓣口所致,多见于左心房黏液瘤,但其他所有累及二尖瓣口的肿瘤均可出现这一征象,累及右心室流入道或流出道的肿瘤胸片表现为肺血减少,与肺动脉狭窄、三尖瓣病变等疾病无法鉴别。超声检查:超声心动图对心腔内或心包腔内肿瘤具有很高的诊断准确性,能够清楚地显示肿瘤的形态、大小、位置、运动、瘤蒂及附着部位。为该病的首选方法。

CT检查:可以清楚的显示心腔内或心肌肿瘤的形态、大小、位置,而且具有超声无法比拟的大视野、高空间分辨率。同时还可以显示心肌、肌壁、心包及其周围结构(如中纵隔、肺、膈肌等)的关系,进一步对肿瘤进行精确定位,并可对肿瘤的定性及良恶性程度的判断提供相当重要的信息。

MR检查:MR除了以上CT的优势外,还具有特有的高软组织分辨率、任意层面成像及无创等特性,使其在心脏肿瘤的诊断与随访中的作用越来越重要,其在肿瘤的病理定性方面优于CT。X线胸片无特异性,其所提示的异常常作为进一步检查的依据。超声心动图简便,尽管特异性有待研究,但对腔内及心包内肿瘤敏感性高,可作为临床首选检查。CT与MR是最优选择,两者结合可对绝大多数常见心肌肿瘤进行组织学定性诊断。

十、先天性心脏病

【概述】

先天性心脏病是胎儿时期心脏血管发育异常所致的心血管畸形,是小儿最常见的心脏病。发病可能与遗传尤其是染色体易位与畸变、宫内感染、大剂量放射性接触和药物等因素有关。

【局部解剖】

局部解剖(图4-8-17a~图4-8-17e)。

【临床表现与病理基础】

多数患者早期缺乏症状,偶见发生反复发作性肺炎和充血性心力衰竭。因体循环血量减少而表现为气促、乏力和影响生长发育。体检可见心前区隆起、心尖搏动弥散、心浊音界扩大、胸骨左缘第2~3肋间可闻及Ⅱ~Ⅲ级收缩期喷射性杂音,肺动脉瓣区第二音亢进并呈固定分裂。一般无发绀,可随着年龄增大,而出现不同症状,多数患者在青少年时期由于体检时心脏

杂音而被发现。房间隔缺损后由于左室压力高于右室,产生左向右分流,其分流量的多少与缺损面积大小、二心室压力差及肺动脉阻力有着直接关系,患者无发绀;缺损较大者,右心因容量负荷增加导致右心室肥大和肺动脉高压,严重的可以引起继发逆向分流(右向左分流)而导致发绀。

患儿的临床表现与室间隔缺损的大小和肺血管阻力情况有关。小的缺损在婴儿期和儿童期可无症状,缺损较大的患儿左心功能不全,反复发生呼吸道感染,多汗、喂养、进食困难,生长发育迟缓,活动受限。查体于胸骨左缘三、四肋间可闻及响亮的全收缩期杂音,并可扪及震颤。室间隔缺损按大小分为小缺损(小于0.5cm)、中等(0.5~1.0cm)、大缺损(大于1.0cm);按照发生部位分为漏斗部室间隔缺损、膜部室间隔缺损和肌部室间隔缺损。在心室水平产生左至右的分流,分流量多少取决于缺损大小。异常分流引起左心室负荷增加,肺小动脉功能/器质性损害以及不同程度的肺动脉高压。右心室收缩期负荷也增加,最终进入阻塞性肺动脉高压期,可出现双向或右至左分流。

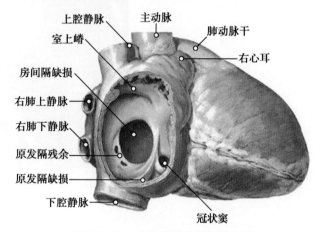

图4-8-17a　房间隔缺损解剖示意图

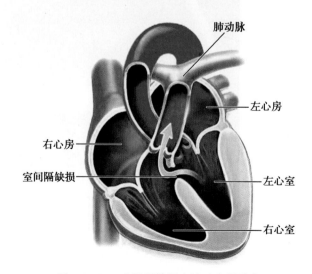

图4-8-17b　室间隔缺损血流动力学改变

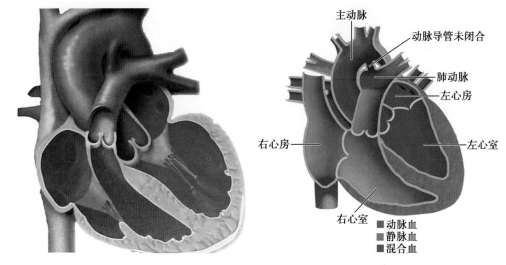

图 4-8-17c 动脉导管未闭示意图

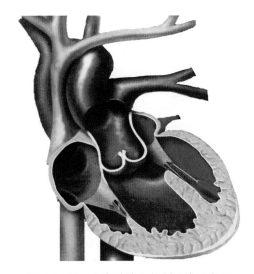

图 4-8-17d 永存动脉干解剖异常示意图

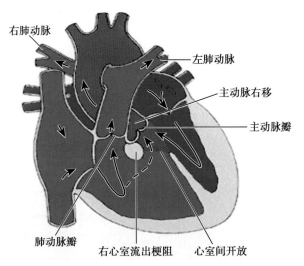

图 4-8-17e 法洛四联症血液动力学示意图

症状随病变严重程度而不同。轻型者无症状,重的有乏力、劳累后心悸、气喘、胸闷、咳嗽、咯血等。少数有发育不良。部分可发生感染性动脉内膜炎,未经治疗的患者晚期可出现心力衰竭,肺动脉显著高压而有发绀、肺动脉或未闭的动脉导管破裂出血等。最突出的体征是在胸骨左缘第二肋间有响亮的连续性机器声样杂音,占据几乎整个收缩期与舒张期,在收缩末期最响并伴有震颤,向左上胸及背部传播。分流量较大的患者可有心脏浊音界增大,心尖搏动增强,心尖区有舒张期杂音(相对性二尖瓣狭窄),肺动脉瓣区第二心音增强或分裂。无并发症的动脉导管未闭,由于主动脉压高于肺动脉压,故不论在心脏收缩期或舒张期中,血液均由主动脉持续地流入肺动脉。回流至左心房和左心室的血液亦相应增加,使左心室的负荷加重,左心室增大。由于主动脉血液持续分流入肺动脉,周围动脉舒张压下降,脉压增宽。肺循环的血流量增多,常达体循环血流量的2~4倍,使肺动脉及其分支扩大。分流量大可发生肺动脉高压,表现为肺动脉段高度凸出甚至瘤样扩张,右心房扩大明显。

婴儿出生后数周内由于肺血管床阻力高,肺血流量少,临床症状不明显,随着肺血管床阻力降低后即可出现心力衰竭和肺部感染症状。肺血流量增多者常呈现呼吸困难、心力衰竭和心动过速。肺血流量减少则出现发绀,同时伴红细胞增多和杵状指(趾)。体格检查:患者全身情况较弱,体重不增,心率增快,心脏扩大,肝脏肿大,在肺动脉瓣区闻及单一的第2心音,胸骨左缘第3、4肋间有响亮、粗糙的收缩期杂音和震颤。伴有瓣膜关闭不全者心尖区有舒张早期或中期杂音,动脉干瓣膜关闭不全常有水冲脉。动脉干即骑跨在室间隔缺损之上。肺动脉可从动脉干根部、主干部或弓部分出,甚至肺动脉不发育,肺循环的血液仅来自扩大的支气管动脉。

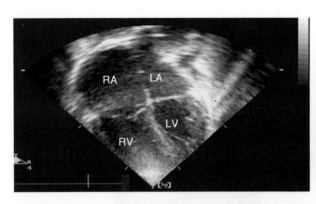 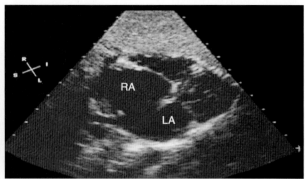

图 4-8-18a　ASD 超声心动影像表现

显示房间隔缺损,房、右室及右室流出道增大,右心室超负荷表现

症状:发绀:是法洛四联症的主要症状。大多数患儿在生后 3～6 个月出现,也有在儿童和成人时期才出现者。发绀在运动和哭闹时加重,静息时减轻;呼吸困难和活动耐力降低;蹲踞:是法洛四联症的特征性姿态,在儿童多见。其机制是蹲踞时使体循环血管阻力和静脉回流增加,从而使右向左分流减少,肺部血流增加,改善缺氧、呼吸困难及发绀;缺氧性发作:在婴幼儿及儿童时期多见。患儿在哭闹或有其他因素使体循环阻力增加时,可使动脉血氧严重降低,导致缺氧性昏厥,发绀加重。体征:生长发育缓慢:主要发生在严重肺动脉狭窄的病例;杵状指(趾):多发生于发绀出现后数月至 2 年,逐渐加重,其严重程度与缺氧有关,也表明肺动脉狭窄和主动脉骑跨的严重程度;心脏体征:右室流出道梗阻产生的收缩期杂音在胸骨左缘第 3～4 肋间最响,呈喷射性。杂音的高低与肺动脉的狭窄程度有关,狭窄愈重,杂音愈低愈短;肺动脉瓣第 2 音减弱甚至消失,系因肺动脉狭窄,肺部血流减少所致。法洛四联症由四种心脏畸形组成,即肺动脉狭窄、室间隔缺损、主动脉骑跨及右心室肥厚。

【影像学表现】

(一) 房间隔缺损

超声心动图表现:可显示房间隔中断,右心房、室内径增大,肺动脉增宽,三尖瓣活动幅度增大。多普勒彩色血流显像可观察到心房内由左向右的穿隔血流。与此同时,超声心动图可以对房间隔缺损进行准确分类(图 4-8-18a、图 4-8-18b)。

X 线表现:与 ASD 的大小即血液分流量的多少有明显关系。可表现为肺血增多,心脏增大,心脏及大血管搏动增强。

CT 表现:可见右心房增大,肺动脉扩张。直接征象为房间隔中断或无房间隔显示,增强可见房间隔有

交通。

MR 表现:在 SE 序列横轴位、唱、短轴位图像上,可清楚显示房间隔中断及中断部位,并能准确测量大小。右心房、室增大,主动脉扩张。电影 MR 可见分流血液喷射(图 4-8-18c、图 4-8-18d)。

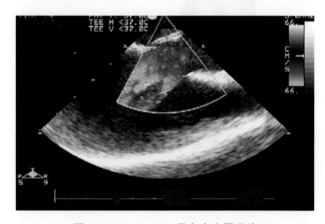

图 4-8-18b　Doppler 见心房水平分流

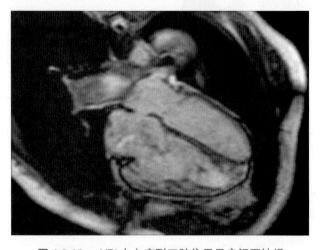

图 4-8-18c　MRI 白血序列四腔位显示房间隔缺损

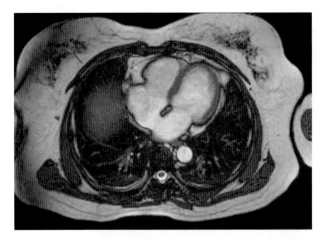

图 4-8-18d　房缺患者的白血序列四腔位 MR 影像表现

（二）室间隔缺损

超声心动图表现：显示室间隔局部回声失落。可能伴有房室内径增大及肺动脉高压表现。在回声失落处彩色多普勒显示以红色为主的多彩色、越过室间隔的血流束或于室间隔右室面局部显示高速正向湍流频谱曲线。超声心动图能辨别室间隔缺损的位置、数目、大小以及室间隔缺损合并的其他常见心内畸形，量化心室容积大小、心肌肥厚程度和心脏射血分数。多普勒超声：由缺损的右室面向缺孔和左室面追踪可探测到最大湍流，可显示心内分流的方向，半定量测定心内分流量，还可以根据肺动脉的血流速度估测肺动脉压（图 4-8-18e、图 4-8-18f）。

X线表现：取决于室间隔缺损的大小、心内分流量和肺动脉压力之间的关系。小的缺损 X 线平片无明显表现；典型的室间隔缺损表现为：心影呈"二尖瓣"型，有中至高度增大；左、右心室明显增大，以左室大为主，或伴有轻度左房增大；肺动脉段呈中至高度凸出，肺门动脉扩张，肺纹理增多增粗；主动脉结正常或缩小。合并重度肺动脉高压时，心脏不大或以右心室增大为主，双侧肺动脉明显增宽，中、外肺野肺血减少（图 4-8-18g）。

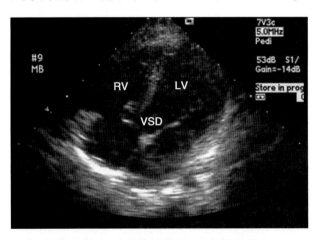

图 4-8-18e　室间隔缺损超声心动影像表现

二维显示缺损直接征象

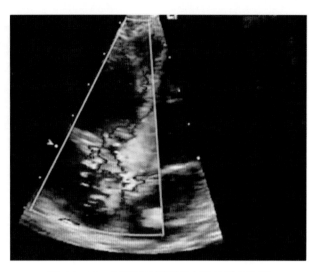

图 4-8-18f　室间隔缺损彩色多普勒影像表现

显示心室水平分流

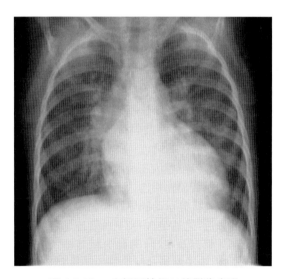

图 4-8-18g　室间隔缺损 X 线影像表现

CT 表现：直接征象为室间隔中断，不连续。间接征象为：分流量小者，CT 表现无异常；分流量大者，可见左心室，右心室增大，肺血管纹理增多增粗。

MR 表现：可准确显示室间隔缺损。在四腔位可清晰显示室间隔连续性中断以及相应的继发改变如左右室扩大和肺动脉扩张等。电影 MRI 可见心室水平的异常血流呈低信号改变，根据血流信号判定分流方向，估计分流量。且电影 MRI 有利于发现膜部、肌部小缺损，特别是收缩期显示更佳（图 4-8-18h）。

心血管造影表现：能直接显示室间隔缺损，了解缺损的位置、大小、形态、缺损的数目。宜采用长轴斜位、四腔位及右前斜位等多方位进行左心室造影。根据右心室显影密度、造影剂分流的方向和右心室最早显影的部位，一般可以判断缺损的解剖类型和发生部位。行右心房 DSA 检查时，在右心房显影后 5～7s 左心室显影，随后右心室再度显影，于左斜位上呈典型"裤衩征"。

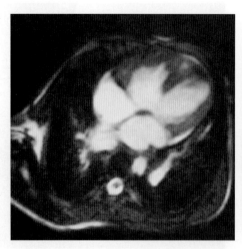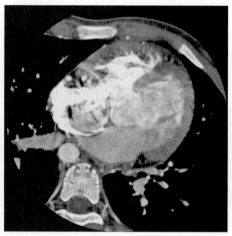

图 4-8-18h　室间隔缺损 MR 影像表现

（三）动脉导管未闭

超声心动图表现：二维超声可以直接探查到 PDA，脉冲多普勒是典型的连续性湍流频谱，彩色多普勒可见肺动脉与主动脉分流血流信号（图 4-8-18i）。

X 线表现：可见肺充血、肺动脉影增粗和搏动强、肺动脉总干弧凸起、主动脉弓影明显、左心室增大。部分病例可见主动脉在动脉导管附着处呈局部漏斗状凸起，称为"漏斗征"。在左前斜位片中见在降主动脉开始处主动脉骤然向内收缩（图 4-8-18j）。

CT 表现：直接征象为主动脉弓见一条增强的血管与主肺动脉的左肺动脉相连，主动脉端膨大，肺动脉端相对细小。能直接显示动脉导管未闭和血流由主动脉向肺动脉的分流，尤其是 MDCT 血管造影容积重现对未闭的动脉导管以及主、肺动脉的相互位置关系显示尤为直观清晰，便于测量动脉导管的径线和长度（图 4-8-18k，图 4-8-18l）。

MR 表现：在 SE 序列 T1WI 横轴位、短轴位图像上，可见主动脉峡部与左肺动脉起始部有管状流空（黑影）相连通，电影 MRI 和 MRA 可现实自主动脉峡部有血流高信号喷射至左肺动脉根部，依次可测算长度、宽度。另外可见左心房室增大，以左室增大为著，肌壁增厚，升主动脉、主肺动脉扩张，晚期右心室也增大。

主动脉造影表现：可见主动脉弓显影的同时肺动脉也显影，有时还可显出未闭的动脉导管和动脉导管附着处的主动脉局部漏斗状膨出，有时也可见近段的升主动脉和主动脉弓扩张而远段的主动脉管径较细。选择性主动脉造影在检查的同时，可行介入封堵（图 4-8-18m）。

（四）永存动脉干

超声心动图表现：超声检查显示动脉干骑跨在高位的室间隔缺损之上，常见左心房，左心室大，动脉干瓣膜可增厚，只见"主动脉瓣"而不见"肺动脉瓣"的回声。

X 线影像学表现：主要可出现大量从左到右的分流。Ⅰ型：动脉干可比正常主动脉粗，上纵隔影增宽，主动脉结节影可较高。或左肺门动脉与升主动脉等高，达主动脉弓，或见右位主动脉弓。两侧肺动脉及其分支扩张，肺血增多；Ⅱ型、Ⅲ型 X 线表现相似，单侧或双侧肺血增多，肺动脉段平直或隆突，心腰有时可凹陷。双心室影增大，以右心室增大为主；Ⅳ型：肺血少，纹理细而乱。

CT 和 MR 表现：CT 及 MRI 均能够清晰显示单一、粗大的动脉干，在其上方可见肺动脉和主动脉。电影 MRI 还能显示瓣膜活动和异常血流变化（图 4-8-18n）。

（五）法洛四联症

超声心动图表现：见主动脉明显增宽，根部扩大。主动脉前壁与心室间隔间的连续性中断，该处室间隔回声失落，而主动脉后壁与二尖瓣则保持连续，右心室腔扩大，其流出道、肺动脉瓣或肺动脉内径狭窄。超声造影法还可显示右心室到主动脉的右至左分流（图 4-8-18o）。

X 线表现：轻型或非典型四联症（多属肺动脉狭窄较轻、室间隔缺损不大），心影可正常范围，心腰凹陷不明显，或稍平直。如果有"第三心室"，则常见肺动脉的稍下方，心腰轻度外凸，肺血减少；若无发绀出现时，心影多轻至中度增大，肺动脉轻凸，可有轻度肺血增多现象，而主动脉弓部扩张。若重症四联症，则心脏呈木靴形，心脏可中大，少数可巨大，皆以右心室增大为主，心腰凹陷显著，左心室萎小，肺血明显减少，肺野有较多的侧支循环网状影，多有右位主动脉弓并存（图 4-8-18p）。

CT 表现：平扫可见主动脉位于主肺动脉右后方，主动脉扩张，肺动脉变细；纵隔窗可见左右肺动脉有不同程度的变细或狭窄；肺窗可见肺内血管分支纤细、稀疏（图 4-8-18q）。

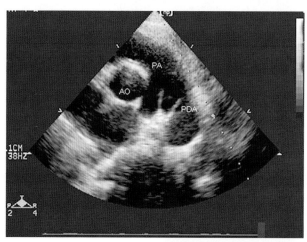

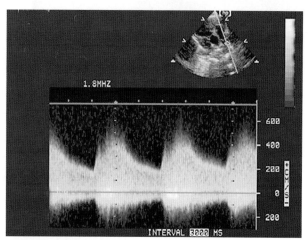

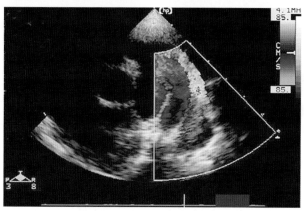

图 4-8-18i　各种超声心动图对 PDA 检查影像表现

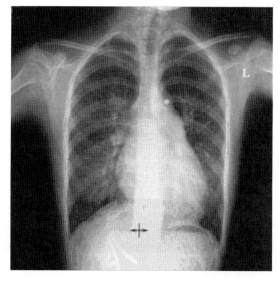

图 4-8-18j　动脉导管未闭 X 线影像表现"漏斗征"

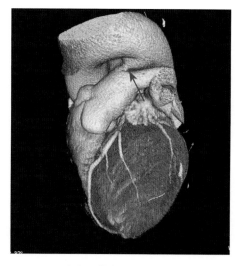

图 4-8-18k　动脉导管未闭患者的 64CT 影像表现

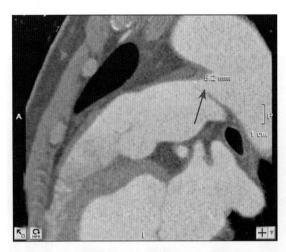

图 4-8-18l　同患者 CPR 影像表现
箭头示未闭之动脉导管 VR 图像

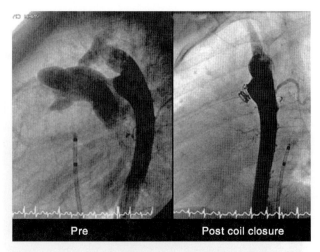

图 4-8-18m　动脉导管未闭介入治疗前后血管造影对比

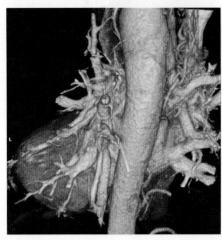

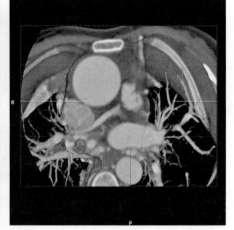

图 4-8-18n　永存动脉干患者 MDCT VR 和 MIP 影像表现
显示肺动脉缺如

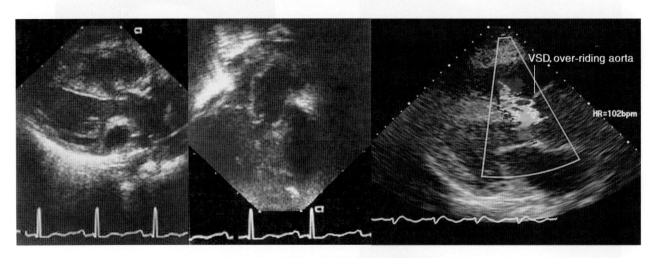

图 4-8-18o　法洛四联症超声心动影像表现

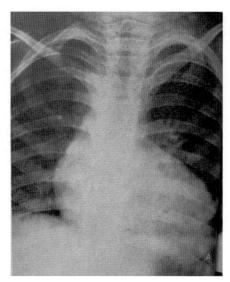

图 4-8-18p　法洛四联症 X 线影像表现
心腰凹陷,心尖圆钝,上翘,右心室增大

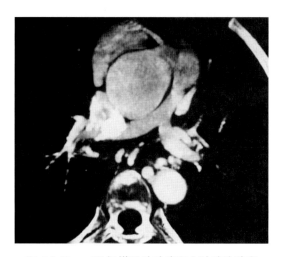

图 4-8-18q　CT 扫描见肺动脉和主肺动脉狭窄

MR 表现:右心室增大和右心室肥厚可清晰显示。右心室流出道扫描可以直接显示右心室漏斗部的狭窄,通过电影 MRI 图像还能够准确测量左右心室的舒张末期容积、输出量、射血分数等心功能指标。

【首选检查】

房间隔缺损、室间隔缺损、动脉导管未闭、法洛四联症首选超声心动图检查,永存动脉干首选 CT 检查。

【检查方法分析比较】

（一）房间隔缺损

X 线检查:X 线平片表现典型者往往畸形程度较大,并且因分流量大小、畸形缺损部位及肺动脉高压程度不同而变化较大。小的缺损或畸形或合并多个畸形时诊断受限,属初步检查方法。

超声检查:超声心动图可以显示畸形的部位、大小、分流量大小等可以做出分型诊断。彩色多普勒超声心动图采用连续多普勒测量,敏感性高,可直观显示分流方向。

磁共振检查:MR 可以多方位多序列的显示畸形或缺损部位,但对于小的缺损或畸形,尤其是近心尖部的畸形,即便是采用连续、无间断的电影 MR 检查,有时也难发现,检出率较超声心动图低。

心血管造影:心血管造影属于有创检查,目前仅用于少数合并复合或复杂畸形病例的诊断。

（二）室间隔缺损

X 线摄影检查:室间隔缺损可有肺纹理增加或减少、心脏增大等表现。但是肺纹理正常,心脏大小正常,并不能排除先天性心脏病。

超声检查:可对心脏各腔室和血管大小进行定量测定,用以诊断心脏解剖上的异常及其严重程度。

CT 和 MRI 均可准确显示室间隔缺损,但 MR 心脏检查优于 CT。X 线心血管造影对诊断室缺特别是拟行手术者很有价值,但属有创检查,不作为首选。综合考虑几种检查的准确性、特异性及性价比,超声检查较好。

（三）动脉导管未闭

动脉导管未闭一般结合 X 线平片和超声心动图都能作出正确的诊断和鉴别诊断。但未闭的导管较细时,心脏外形在正常范围内,X 平片会漏诊,因而超声心动图为最佳检查手段,MR 及 MDCT 可作为补充检查。如非以封堵治疗为目的,选择性主动脉造影一般不采用。全面显示未闭的动脉导管的形态、大小,主、肺动脉位置关系以及继发心脏改变的最佳影像学检查方法应选择 MDCT 主动脉造影,尤其是在准备进行手术或介入治疗前。

（四）永存动脉干

多种影像学检查方法均能作出永存动脉干的诊断。进行准确的分型和制订手术治疗计划则必须充分显示室间隔缺损的位置、大小,动脉干的骑跨程度以及心室的形态改变。此外,永存动脉干的纵隔动脉、支气管动脉多明显扩张、迂曲,并形成复杂的异常交通支,采用 MDCT 扫描后容积重现（VR）和多平面重建（MPR）,能够全面显示永存动脉干患者主动脉的形态、肺动脉的发出部位、右心室流出道发育情况、室间隔缺损的部位、大小,并显示肺动脉与纵隔动脉、支气管动脉的异常交通,为临床治疗提供帮助,是诊断永存动脉干最佳的影像学检查方法。

（五）法洛四联症

X线摄影检查：典型的法洛氏四联症X线平片结合临床症状不难做出诊断，但是肺纹理正常，心脏大小正常，并不能排除先天性心脏病，X线影像学表现不能作为诊断法四的依据。

心导管检查：是先天性心脏病进一步明确诊断和决定手术前的重要检查方法之一。通过导管检查，了解心腔及大血管不同部位的血氧含量和压力变化，明确有无分流及分流的部位。通过导管检查仍不能明确诊断而又需考虑手术治疗的患者，可作心血管造影。

MDCT及MR的独特价值在于显示肺动脉主干及分叉部狭窄，左右肺动脉起始部狭窄以及肺野内周围肺动脉的狭窄；MDCT容积重现直接显示狭窄的左右肺动脉与左右心室以及主动脉的位置关系，比X线心血管造影更为直观、清晰，但是，由于右心内残余造影剂的影响，MDCT对右心室的形态显示和功能分析准确性不及MR检查。

超声检查：检查方便，敏感性及特异性好，性价比高，是法四首选检查方法。在治疗过程中，根据不同患者或治疗要求，选用其他检查。

十一、心包积液

【概述】

心包积液是指由于各种原因引起心包腔内过多液体的潴留。当心包内发生过多的液体潴留时，导致心脏的舒张不充分，即舒张性心功能不全。

【局部解剖】

局部解剖同图4-8-17。

【临床表现与病理基础】

本病以女性多见，发病年龄以更年期为多，患者常能参加日常工作而无自觉不适，出现症状时多表现为气短，胸痛，有些患者在病程早期出现心包堵塞的症状，又随着病程的进展逐渐减轻乃至消失，本病有不少是在例行体检时被发现，易被误诊为心脏扩大。

【影像学表现】

超声心动图表现：心包脏壁层分离，心脏周围可见液性暗区包绕。

X线表现：少量心包积液X线平片可无异常改变。中等量积液可见心影向两侧普遍增大呈烧瓶状或球状，心脏搏动减弱，肺纹理正常（图4-8-19a）。

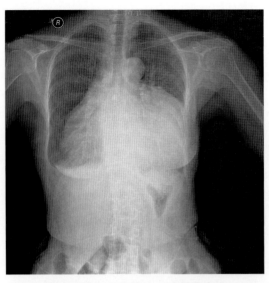

图4-8-19a　心包积液X线影像表现

CT表现：对心包积液敏感，显示积液沿心脏轮廓分布，在心包腔内呈液性低密度环绕心脏。少量积液即可显示心包腔内低密度或等密度液体影，并可通过测量CT值对心包积液作出定性诊断（图4-8-19b）。

MR表现：表现为心包积液的脏、壁间隙增宽。显示图像上心包积液的信号特点与积液的种类、成分和扫描序列有关。炎性液体的蛋白含量较高，呈不均匀高信号；血性积液和恶性肿瘤性心包积液多呈混杂信号，后者在液体信号中尚可见实质性结节影（图4-8-19c）。

【首选检查】

超声心动图检查是心包积液的首选检查方法。检查方法及检查前准备：同"冠状动脉瘘"。

【检查方法分析比较】

X线检查：当心包积液超过200ml时才能有明确的征象，即心影向两侧扩大，呈普大或球形，容易与扩张性心肌病相混淆。但扩张性心肌病伴有肺血异常改变，而心包积液肺纹理多正常。超声心动图检查：方便普及、价格低廉、可行床边检查的特点，常常作为心包积液的首选检查。

CT检查：即使只有50ml左右的积液量也可发现。MR具有一定的软组织分辨率，可对积液成分作出初步分析，可弥补超声的不足，同时对少量积液的早期发现，以及显示其他并发心血管疾病，有一定的帮助。电影序列可显示右心室受压及舒张受限的情况。尽管多种影像学方法可用于诊断心包积液，但X线平片及超声不能直接显示或显示不清心包结构，误诊漏诊时有发生。

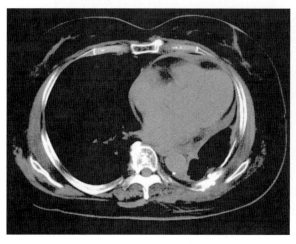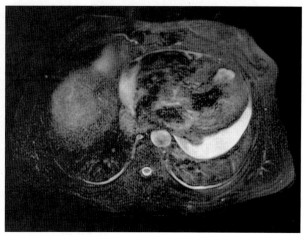

图 4-8-19b　心包积液 CT 及 MR 影像表现
CT 显示心包少量积液；MR T2WI/TSE 抑脂像显示心包中量积液

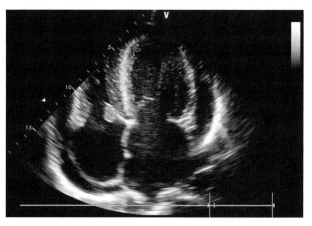

图 4-8-19c　心包积液超声影像表现
心包脏壁层分离，心脏周围可见液性暗区包绕

CT 和 MRI 对心包积液的诊断十分明确和敏感，尚可对心包腔内液体的量和成分作出定性诊断，通过 MRI 电影序列动态回放还可以评价心包积液对心脏功能的影响。

十二、急性心包炎

【概述】

急性心包炎是由心包脏层和壁层的急性炎性反应引起的一组临床综合征，常为某种疾病表现的一部分或并发症，亦可单独发生。病因可以包括：病毒或者细菌感染、自身免疫、物理及化学等因素。

【局部解剖】

局部解剖同图 4-8-17。

【临床表现与病理基础】

临床上以胸痛、心包摩擦音和连续的心电图变化为特征，伴或不伴心包积液，严重时可出现心脏压塞。

急性心包炎可分为纤维蛋白性和渗出性两种。在急性期，心包壁层和脏层上有纤维蛋白、白细胞及少许内皮细胞的渗出。此时尚无明显液体积聚，为纤维蛋白性心包炎；随后如液体增加，则转变为渗出性心包炎，常为浆液纤维蛋白性。积液一般在数周至数月内吸收，但也可伴随发生壁层与脏层的粘连、增厚及缩窄。液体也可在较短时间内大量积聚引起心脏压塞（图 4-8-20）。

【影像学表现】

急性心包炎当有心包积液时影像学表现同心包积液。

【首选检查】

超声心动图为急性心包炎的首选检查方法。检查方法及检查前准备：同"冠状动脉瘘"。

【检查方法分析比较】

X 线检查：X 线检查低廉，可同时观察心脏、大血管形态及肺叶，对本病的诊断提供依据，但无心包积液或量少时敏感度低。超声检查：超声心动图发现心包增厚较 X 线检查敏感，同时超声心动图可以多次重复，能全面观察心脏情况，有助于区别心脏瓣膜病和心肌病等与本病难以鉴别的疾病。但是超声心动图受患者身体条件因素、设备条件、操作者的经验的影响较大。磁共振检查：MR 具有高软组织分辨率、多方位、多序列等特点，能够直接、全面显示心包结构，对心包炎的诊断提供了新方法。总之，心电图超声心动图为心包炎诊断的首选方法，对不典型病理和诊断有疑问者应做进一步检查。

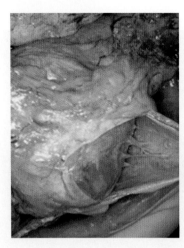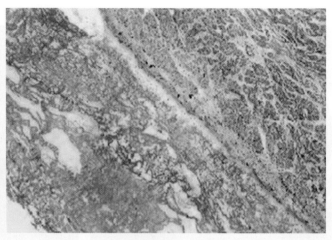

图 4-8-20　纤维蛋白性心包炎病理表现

十三、缩窄性心包炎

【概述】

缩窄性心包炎为心包炎症后,心脏的脏、壁层心包由纤维结缔组织紧密粘连,限制心脏活动,影响心室正常充盈,引起心排血量降低和静脉压增高等一系列循环障碍的临床表现,发病率约占心脏病总数的 1.6%。

【局部解剖】

局部解剖同图 4-8-17。

【临床表现与病理基础】

常见症状为呼吸困难、疲乏、食欲缺乏、上腹胀满或疼痛;呼吸困难为劳力性。体征有颈静脉怒张、肝大、腹水、下肢水肿、心率增快,可见 Kussmauls 征等。

急性心包炎后,随着渗液逐渐吸收可有纤维组织增生、心包增厚粘连、壁层与脏层融合钙化,使心脏及大血管根部受限。心包病理显示为透明样变性组织,为非特异性;如有结核性肉芽组织或干酪样病变,提示为结核性病因,另外心包肿瘤和放射治疗也偶可引起本病(图 4-8-21)。

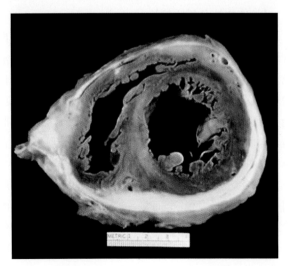

图 4-8-21　缩窄性心包炎病理表现

【影像学表现】

超声心动图表现:心包增厚、回声增强,心脏外形改变,双房增大,左房与左室后壁连接处夹角<150°,左室壁舒张中晚期活动受限,室间隔出现异常后向运动,下腔静脉、肝静脉增宽。二尖瓣 E 峰呼气时比吸气时增高>25%,减速时间缩短<160ms。

X 线表现:平片显示心缘钙化是诊断缩窄性心包炎的可靠依据。心影大小正常或稍大,心影增大可能由于心包增厚或伴有心包积液,左右心缘正常弧弓消失,呈平直僵硬,心脏搏动减弱,上腔静脉明显增宽,部分患者心包有钙化呈蛋壳状,此外,可见心房增大(图 4-8-22a)。

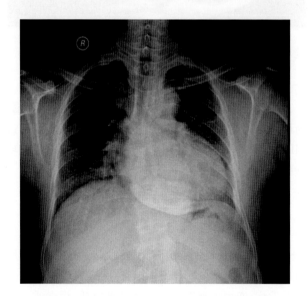

图 4-8-22a　缩窄性心包炎 X 线平片影像表现

CT 表现:可以清晰显示增厚的心包,厚度大于 3mm 是 CT 诊断缩窄性心包炎的依据。CT 对心包的钙化十分敏感。增强 CT 扫描可以显示心室腔缩小、室间隔变形、僵直等改变(图 4-8-22b)。

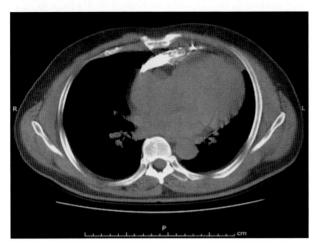

图 4-8-22b　缩窄性心包炎 CT 影像表现

MR 表现:可确定心包厚度,腔静脉扩张以及右心室的狭窄部位。冠状面显示较佳,可见心室受压缩小,运动受限。此外,还可以见到腔静脉和肺静脉扩张,左、右心房扩大等继发改变。

【首选检查】

超声检查为缩窄性心包炎的首选检查。检查方法及检查前准备:同"冠状动脉瘘"。

【检查方法分析比较】

X 线检查:X 线检查低廉,可同时观察心脏、大血管形态及肺叶,特别是心包的钙化很敏感,但对于心包无钙化者诊断阳性率不高。超声心动图检查:超声心动图发现心包增厚较 X 线检查敏感,同时超声心动图可以多次重复,能全面观察心脏情况,有助于区别心脏瓣膜病和心肌病等与本病难以鉴别的疾病。但是超声心动图受患者身体条件因素、设备条件、操作者的经验的影响较大。

CT 检查:CT 对缩窄性心包炎的主要病理改变分辨率高,特异性强,是观察心包钙化的最佳方法。是诊断缩窄性心包炎合并心包积液、与限制性心肌病鉴别的最佳手段。CT 容积数据采集量大,速度快,分辨率高,图像显示更加立体真实,是缩窄性心包炎最具有价值的检查方法。

MR 检查:MR 具有高软组织分辨率、多方位、多序列等特点,能够直接、全面显示心包结构,对心包炎的诊断提供了心方法。电影 MRI 能够显示心脏运动受限,并定量分析心功能改变程度,有利于临床评价病情程度,估计预后。

心血管造影检查:心血管造影和心导管检查为有创检查,其多数功能均可由上述影像检查方法替代,仅在特殊情况下有针对地选用。

总之,常规 X 线及超声心动图为心包炎诊断的首选方法,但是诊断符合率有限,对不典型病理和诊断有疑问者应做进一步检查,MR 作为一种新方法诊断效果量化,但由于 MR 普及率低,价格相对昂贵,常作为补充检查。MSCT 容积数据采集量大,速度快,分辨率高,图像显示更加立体真实,是缩窄性心包炎最具有价值的检查方法。

十四、主动脉瘤

【概述】

主动脉瘤指主动脉壁局部或弥漫性的异常扩张,压迫周围器官而引起症状,瘤状破裂为其主要危险。常发生在升主动脉主动脉弓、胸部降主动脉、胸腹主动脉和腹主动脉。动脉粥样硬化为最常见的原因。

【局部解剖】

心血管系统包括心、动脉、毛细血管和静脉。

心主要由心肌构成,是连接动、静脉的枢纽和心血管系统的"动力泵",且具有内分泌功能。心内部被心间隔分为互不相通的左、右两半,每半又各分为心房和心室,故心有 4 个腔:左心房、左心室、右心房和右心室。同侧心房和心室借房室口相通。心房接受静脉,心室发出动脉。在房室口和动脉口处均有瓣膜,它们颇似泵的阀门,可顺流而开启,逆流而关闭,保证血液定向流动。

动脉是运送血液离心的管道。动脉管壁较厚,可分 3 层:内膜菲薄,腔面为一层内皮细胞,能减少血流阻力;中膜较厚,含平滑肌、弹性纤维和胶原纤维,大动脉以弹性纤维为主,中、小动脉以平滑肌为主;外膜由疏松结缔组织构成,含胶原纤维和弹性纤维,可防止血管过度扩张。动脉壁的结构与其功能密切相关。大动脉中膜弹性纤维丰富,有较大的弹性,心室射血时,管壁被动扩张;心室舒张时,管壁弹性回缩,推动血液继续向前流动。中、小动脉,特别是小动脉中膜平滑肌可在神经体液调节下收缩或舒张以改变管腔大小,从而影响局部血流量和血流阻力。动脉在行程中不断分支,愈分愈细,最后移行为毛细血管。

毛细血管是连接动、静脉末梢间的管道,管径一般为 $6\sim8\mu m$,管壁主要由一层内皮细胞和基膜构成。毛细血管彼此吻合成网,除软骨、角膜、晶状体、毛发、牙釉质和被覆上皮外,遍布全身各处。毛细血管数量多,管壁薄,通透性大,管内血流缓慢,是血液与组织液进行物质交换的场所。

静脉是运送血液回心的血管。小静脉由毛细血管汇合而成,在向心回流过程中不断接受属支,逐渐汇合成中静脉、大静脉,最后注入心房。静脉管壁也可以分内膜、中膜和外膜 3 层,但其界线常不明显。与相应的动脉比较,静脉管壁薄,管腔大,弹性小,容血量较大(图 4-8-23)。

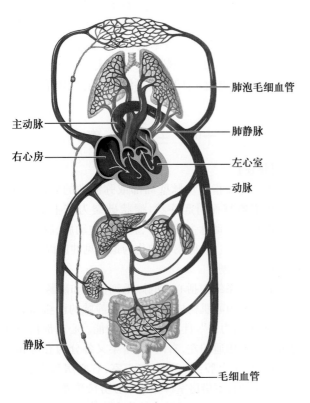

图 4-8-23　人体血管示意图

主动脉　肺泡毛细血管　肺静脉　右心房　左心室　动脉　静脉　毛细血管

【临床表现与病理基础】

主动脉瘤的症状是由瘤体压迫、牵拉、侵蚀周围组织所引起，视主动脉瘤的大小和部位而定。胸主动脉瘤压迫上腔静脉时面部、颈部和肩部静脉怒张，并可有水肿；压迫气管和支气管时引起咳嗽和气急；压迫食管引起吞咽困难；压迫喉返神经引起声嘶等。腹主动脉瘤常见，可以无症状，由于病因以动脉粥样硬化为主，故常有肾、脑、冠状动脉粥样硬化的症状。最初引起注意的是腹部有搏动性肿块。比较常见的症状为腹痛，多位于脐周或中上腹部，也可涉及背部，疼痛的发生与发展说明动脉瘤增大或小量出血。疼痛剧烈持续，并向背部、骨盆、会阴及下肢扩展，或在肿块上出现明显压痛，均为破裂的征象。

按性质主动脉瘤可分为：真性主动脉瘤和假性主动脉瘤。真性主动脉瘤：动脉瘤的囊由动脉壁的一层或多层构成。按形态主动脉瘤可分为：囊性动脉瘤和梭形动脉瘤：囊性动脉瘤瘤体涉及动脉周界的一部分，呈囊状，可有颈，成不对称外凸；梭形动脉瘤瘤体涉及整个动脉周界。外伤性动脉瘤常呈囊状，粥样硬化常呈梭状。按发生部位，主动脉瘤可分为：升主动脉瘤、主动脉弓动脉瘤、降主动脉瘤或胸主动脉瘤和腹主动脉瘤。升主动脉瘤常涉及主动脉瘤，降主动脉瘤或胸主动脉瘤起点在左锁骨下动脉的远端，腹主动脉瘤常

在肾动脉的远端。主动脉瘤大多为单个，极少数为二个或多个。随病程发展，主动脉瘤可以发生：破裂、附壁血栓形成和继发感染。破裂：动脉瘤薄弱的瘤壁受血流不断冲击而逐渐膨大，最后穿破而引起出血。附壁血栓形成：瘤体膨大处血流缓慢，形成涡流，如瘤壁内面粗糙，易有血栓形成，血栓脱落可致栓塞。继发感染：继发感染使瘤壁更为薄弱，轻易破裂。有时动脉瘤反复向四周少量出血，在瘤的四周积累多量纤维组织，形成包囊，如此则可能起保护作用以不致破溃。假性主动脉瘤由于外伤、感染等原因，血液从动脉内溢出至动脉四周的组织内，血块及其机化物、纤维组织与动脉壁一起构成假性动脉瘤壁。动脉瘤壁成分不同是假性动脉瘤与真性动脉瘤的最大差异（图 4-8-24）。

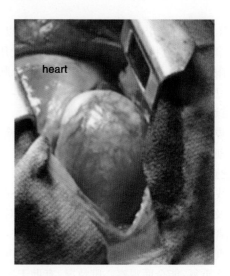

heart

图 4-8-24　主动脉瘤病理表现
heart：心脏

【影像学表现】

超声心动图：真性动脉瘤为局部血管梭形和囊状扩张，扩张段前后壁与其两端正常血管壁相延续，当瘤体内有血栓时可见血流充盈缺损。假性动脉瘤可见动脉旁厚壁无回声区，与血管壁不连续，彩色多普勒可显示破口处的高速血流及瘤体内红蓝相间涡流。

X线表现：在后前位及侧位片上可以发现主动脉影扩大，从阴影可以估计病变的大小、位置和形态。胸主动脉瘤主要表现为纵隔增宽或者出现与主动脉密不可分的肿块影。还可显示气管、食管的受压、移位、变形等。

X线血管造影、CT 和 MR 表现：图像上均显示动脉瘤局部呈梭形或囊袋状扩张，也可为宽基底或窄颈附着于主动脉。瘤体边缘不光滑、分支动脉不显影等征象提示存在瘤体内附壁血栓的形成（图 4-8-25）。

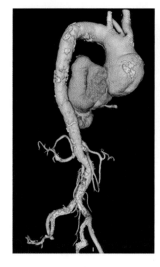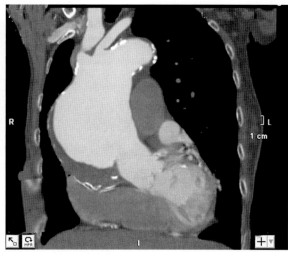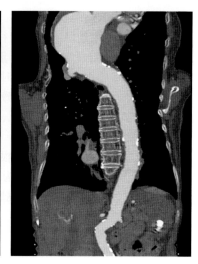

图 4-8-25　升主动脉瘤 VR 像、冠状位 MPR 以及 CPR 影像表现

均清晰显示扩张的瘤体，MPR 以及 CPR 像上还显示附壁血栓的存在

【首选检查】

CTA 为首选检查。检查前准备及检查技术：同"冠心病"。

【检查方法分析比较】

超声检查：超声心动图能无创性为临床提供主动脉瘤生长部位、大小、累及范围以及周围组织的压迫情况，并能显示瘤体内血流情况；可反复多次检查，长期动态跟踪随访，但操作者依赖性较强。

X 线摄影检查：X 线平片可作为初筛，对于有典型 X 线征象的主动脉瘤，平片对其定位和定性有较大帮助，但是对于靠近主动脉的其他性质的肿块则有诊断限制了，需要其他影像学检查的帮助。

心血管造影检查：DSA 与心血管造影均为有创，目前已不作为常规检查项目，但血管造影仍有独特价值，如准确发现头臂干血管病变，全面显示主动脉系统的情况，尤其是对拟行介入治疗的患者可进一步将明确病变。

CT 检查：CT 可以通过三维重建再现动脉瘤的大小、形态及其与主动脉分支的关系，病变对于附壁血栓钙化的显示敏感性高。

MR 检查：MR 可在不利用造影剂的条件下清楚显示动脉瘤的大小、形态、类型、瘤壁附壁血栓及动脉瘤与主动脉分支血管的关系等，可作为确诊的首选，但是由于扫描时间长，受患者呼吸伪影影响大，在临床应用上有所限制。

总之，主动脉瘤一般通过影像检查均可做出明确诊断，在 X 线诊断有困难或不易与其他疾病相鉴别时，可选用 MSCT 或 MR，可进一步提供动脉瘤准确详尽的信息。超声心动图检查方便易行，可作为随诊检查手段。

十五、主动脉夹层

【概述】

动脉夹层是指由于内膜局部撕裂，受到强有力的血液冲击，内膜逐步剥离、扩展，在动脉内形成真、假两腔。从而导致一系列包括撕裂样疼痛的表现。主动脉是身体的主干血管，承受直接来自心脏跳动的压力，血流量巨大，出现内膜层撕裂，如果不进行恰当和及时的治疗，破裂的机会非常大，死亡率也非常高。最为常见的原因是高血压，几乎所有的主动脉夹层患者都存在控制不良的高血压现象。

【局部解剖】

主动脉是身体的主干血管，承受直接来自心脏跳动的压力，根据其解剖位置可分为胸主动脉及腹主动脉两段，当主动脉结构存在异常时，异常结构和异常血流相互作用，血液进入主动脉内膜下的中膜内，导致中膜破裂、剥离形成双腔主动脉，称为主动脉夹层（图 4-8-26）。

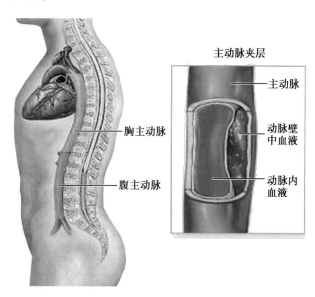

图 4-8-26　主动脉夹层解剖示意图

【临床表现与病理基础】

典型的急性主动脉夹层患者往往表现为突发的、剧烈的、胸背部、撕裂样疼痛。严重的可以出现心衰、晕厥、甚至突然死亡；多数患者同时伴有难以控制的高血压。主动脉分支动脉闭塞可导致相应的脑、肢体、肾脏、腹腔脏器缺血症状：如脑梗死、少尿、腹部疼痛、双腿苍白、无力、花斑，甚至截瘫等。除以上主要症状和体征外，因主动脉供血区域广泛，根据夹层的累积范围不同，表现也不尽相同。目前认为本病的基础病理变化是遗传或代谢性异常导致主动脉中层囊样退行性变（图4-8-27）。

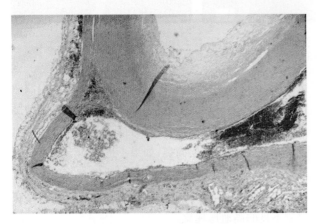

图4-8-27　主动脉夹层病理表现

【影像学表现】

超声表现：动脉增宽，内膜分离，可见细线样回声将管腔分为真假两腔。彩色多普勒超声显示真腔内血流明亮，流速快；假腔内血流暗淡或无血流信号。

X线表现：诊断价值有限，平片可见上纵隔或主动脉弓影增大，主动脉外形不规则，有局部隆起，可有气管、食管的移位，左侧胸腔积液或心包积液，左心室增大。如见主动脉内膜钙化影，可准确测量主动脉壁的厚度。正常在2～3mm，增到10mm时则提示夹层分离可能性，若超过10mm则可肯定为本病（图4-8-28a）。

CT表现：可全面显示病变的主动脉扩张和内膜撕裂破口和真假腔以及附壁血栓的存在。平扫显示主动脉增粗，增强扫描能清楚显示真、假腔以及假腔内的血栓（图4-8-28b）。多种重建后处理技术包括MPR、VR、SSD、MIP等的综合运用能够对主动脉夹层进行准确的诊断和分型。

MR表现：MRI能直接显示主动脉夹层的真假腔，清楚显示内膜撕裂的位置和剥离的内膜片或血栓。通常真腔受压较小，血流速度较快，多呈低信号，假腔宽大，血流较慢，呈等或高信号。MRI能显示破口，确定夹层的范围和分型，以及假腔内血栓的存在（图4-8-28c）。

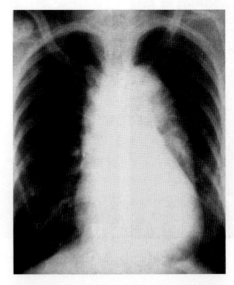

图4-8-28a　主动脉夹层的X射线影像表现

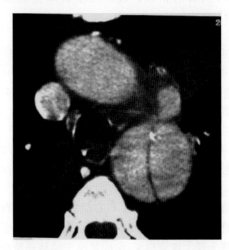

图4-8-28b　主动脉夹层CT影像表现

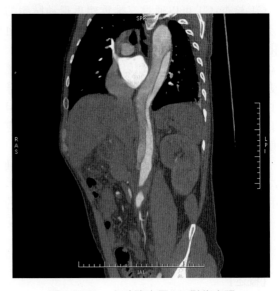

图4-8-28c　主动脉夹层MR影像表现

【首选检查】

CTA 可以快速无创的显示主动脉夹层的主要征象、累及范围,尤其适用生命体征不稳定的患者,可作为首选。检查前准备及检查技术:同"冠心病"。

【检查方法分析比较】

超声检查:超声心动图由于其无创、广泛应用、快速、易在床边操作以及不用对比剂等优点,适合临床疑诊或血流动力学不稳定的患者,但是有限的声窗限制了夹层的范围等全面评价,且易受患者自身因素如肺气肿、肥胖或胸廓畸形和操作者的影像,经食管超声检查也有一定的禁忌证。

心血管造影:心血管造影是一种有创的检查手段,目前在诊断主动脉夹层上基本不用,但是对于DeBackeyⅠ型和Ⅱ型主动脉夹层累及主动脉根部者,在主动脉造影的同时必须进行冠状动脉造影以了解冠状动脉情况,完善术前检查。

CT 血管造影检查:CTA 可以快速无创地显示主动脉夹层的主要征象、累及范围,尤其适合生命体征不稳定的患者,可作为首选,但是在显示夹层破口、夹层与主动脉分支关系等方面有一定的限度,但仍然可作为主动脉夹层的首选影像学检查方法。

磁共振检查:MR 除了具有 CTA 的优势外,还可以对血流进行测定,并能动态观察血流在真假腔内的运动和主动脉瓣关闭不全等,目前已被普遍接受为诊断主动脉夹层的"金标准"。但是由于扫描时间长,受患者呼吸伪影影响较大,并不适用生命体征不稳定的患者。

十六、肺动脉栓塞

【概述】

肺动脉栓塞是内源性或外源性栓子堵塞肺动脉或其分支引起肺循环障碍的临床和病理生理综合征。其中最主要、最常见的种类为肺动脉血栓栓塞,还包括其他以肺血栓性栓子栓塞为病因的类型,如脂肪栓塞、羊水栓塞、空气栓塞、异物栓塞和肿瘤栓塞。

【局部解剖】

肺动脉是运送血液以进行气体交换的功能性血管,其分支在肺门先位于支气管前方,后转向后方。在肺内的分支多与支气管的分支伴行,直至分支进入肺泡隔,包绕肺泡壁形成肺泡毛细血管网。

左、右侧支气管动脉为营养性血管,通常有 1～4 支,左侧主要起自胸主动脉和主动脉弓;右侧主要来自第 3～5 间后动脉。在肺门处支气管动脉互相吻合,广泛交通成网。进入肺内紧密伴随支气管走行,经支气管肺段门进入支气管肺段内,形成 1～3 支肺段支气管肺动脉。支气管动脉最终在支气管壁的外膜和黏膜下层分别形成供应支气管的毛细血管网(图 4-8-29)。

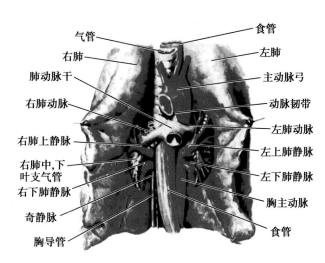

图 4-8-29　支气管及肺段的血液供应示意图

【临床表现与病理基础】

临床表现主要决定于血管堵塞的多少、发生速度和心肺的基础状态,轻者仅累及 2～3 个肺段,可无任何症状;重者 15～16 个肺段,可发生休克或猝死。基本有四个临床症候群:急性肺心病:突然呼吸困难、濒死感、发绀、右心衰竭、低血压、肢端湿冷,见于突然栓塞二个肺叶以上的患者;肺梗死:突然呼吸困难、胸痛、咯血及胸膜摩擦音或胸腔积液;"不能解释的呼吸困难";慢性反复性肺血栓栓塞:起病缓慢,发现较晚,主要表现为重症肺动脉高压和右心功能不全。

大多数急性肺栓塞可累及多支肺动脉,栓塞的部位为右肺多于左肺,下叶多于上叶,但少见栓塞在右或左肺动脉主干或骑跨在肺动脉分叉处。血栓栓子机化差时,通过心脏途径中易形成碎片栓塞在小血管。若纤溶机制不完全溶解血栓,24h 后栓子表面即逐渐为内皮样细胞被覆,2～3 周后牢固贴于动脉壁,血管重建。早期栓子退缩,血流再通的冲刷作用,覆盖于栓子表面的纤维素、血小板凝集物及溶栓过程,都可以产生新栓子进一步栓塞小的血管分支。肺梗死的组织学特征为肺泡内出血和肺泡壁坏死,但很少发现炎症,原来没有肺部感染或栓子为非感染性时,极少产生空洞。梗塞区肺表面活性物质丧失可导致肺不张,胸膜表面常见渗出,1/3 为血性。若能存活,梗塞区最后形成瘢痕(图 4-8-30)。

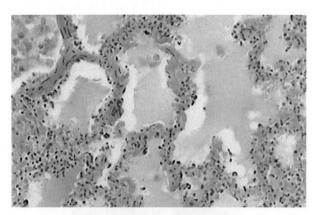

图 4-8-30　肺动脉栓塞病理表现

【影像学表现】

X 线表现：有异常表现，但缺乏特异性。提示征象有：单侧肺或局部肺纹理稀疏，双侧肺纹理不对称，一侧肺门或肺动脉分支细小，对侧肺门扩张；尖端指向肺门的楔形阴影（图 4-8-31a）。

CT 表现：CTA 能显示肺动脉血管三维图像，有助于判定肺栓塞的部位，还可以对病叶或段的肺实质进行直接观察，了解肺实质有无渗出、实变或通气不良等变化；对肺动脉增粗至肺动脉高压、肺水肿、右心衰均有一定征象表现（图 4-8-31b）。直接征象为动脉腔内充盈缺损，肺动脉完全梗阻，出现轨道征或漂浮征，管壁不规则增厚。

【首选检查】

首选肺部 CT 血管造影，可以清楚显示肺动脉主干、叶、段级动脉内的血栓征象等。

【检查方法分析比较】

超声心动图：超声心动图由于收到胸廓、肺组织的影像，在诊断时受到限制，一般只能显示主肺动脉及左、右肺动脉主干内的血栓，但在显示深静脉血栓上具有简便易行、敏感性高的特点，对于诊断和防治肺栓塞

十分重要。

X 线摄影检查：X 线平片多可以提示肺动脉栓塞，表现为肺血液不对称假象，并多伴有肺动脉高压征象。

肺动脉血管造影：肺动脉造影仍是目前诊断肺栓塞的"金标准"，但属于有创检查，很多患者无法承受，因此并不作为肺栓塞的常规检查。

CT 肺动脉造影：能清楚显示肺动脉主干、叶、段级动脉内的血栓征象等，但是对亚段以下的肺动脉显示不佳，但仍然可作为肺动脉栓塞的首选影像学检查方法。

MR 肺动脉血管成像：可显示肺叶及肺叶以上的肺栓塞，MR 肺动脉灌注联合 MR 肺动脉血管成像可提高 MR 诊断肺栓塞的敏感性和特异性。

放射性核素肺灌注通气：该方法敏感性高，但是特异性差，且有辐射污染，不能直接显示血栓，空间分辨率差，基本不作为首选方法。

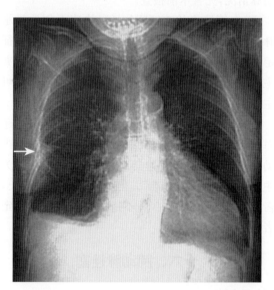

图 4-8-31a　肺动脉栓塞的 X 线影像表现

可以看到楔形阴影（箭头所示）

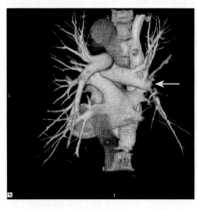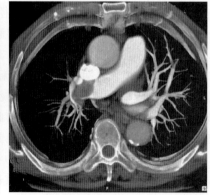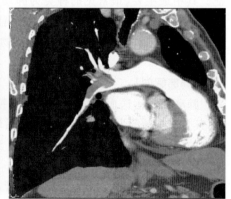

图 4-8-31b　肺动脉栓塞 CT、MIP、MPR 影像表现

左肺动脉栓塞 CT 显示远端肺纹理稀疏，MIP 及 MPR 像上可见栓子

第九节 食管疾病

一、食管平滑肌瘤

【概述】

食管平滑肌瘤在食管良性肿瘤中最常见（约占90％）。男性多于女性，男女之比例为2∶1。各年龄均有发病，多发于20～50岁。多为单发，少数为多发。

【局部解剖】

食管是咽和胃之间的消化管。食管在系统发生上起初很短，随着颈部的伸长和心肺的下降，而逐渐增长。在发育过程中，食管的上皮细胞增殖，由单层变为复层，使管腔变狭窄，甚至一度闭锁，以后管腔又重新出现。

食管可分为颈段、胸段和腹段。人体食管的颈段位于气管背后和脊柱前端，胸段位于左、右肺之间的纵隔内，胸段通过膈孔与腹腔内腹相连，腹段很短与胃相连。颈部：长约5cm，其前壁借疏松的结缔组织与气管贴近，后方与脊柱相邻，两侧有颈部的大血管。胸部：长18～20cm，前方自上而下依次有气管、左主支气管和心包，并隔心包与左心房相邻。该部上段的左前侧有主动脉弓，主动脉胸部最初在食管的左侧下降，以后，逐渐转到食管的右后方。

腹部：最短，长1～2cm，与贲门相续。食管全长有三处狭窄和三个压迹。第一处狭窄位于食管的起始处，距切牙约15cm，第二处在食管与左主支气管的交叉处，距切牙约25cm，第三处在食管穿膈处，距切牙约40cm。上述三个狭窄常是食管损伤、炎症和肿瘤的好发部位，异物也易在此滞留。食管全长还有三处压迹：主动脉弓压迹，为主动脉弓自食管的左前方挤压而成，压迹的大小，随年龄而增加；左主支气管压迹，紧靠主动脉弓压迹的下方，与食管第二处狭窄的位置一致，是左主支气管压迫食管的左前壁所致；左心房压迹，长而浅，为左心房向后挤压食管所致，压迹可随体位和心的舒缩而变化（图4-9-1）。

【临床表现与病理基础】

约半数平滑肌瘤患者完全没有症状，是因其他疾病行胸部X线检查或胃肠道造影发现的。有症状的也多轻微，最常见的是轻度下咽不畅，很少影响正常饮食。一小部分患者诉疼痛，部位不定，可为胸骨后、胸部、背部及上腹部隐痛，很少剧烈疼痛。可单独发生或与其他症状并发。有1/3左右患者有消化功能紊乱，表现为胃灼热、反酸、腹胀、饭后不适与消化不良等。

个别患者有呕血及黑便等上消化道出血症状，可能因肿瘤表面黏膜糜烂、溃疡所致。

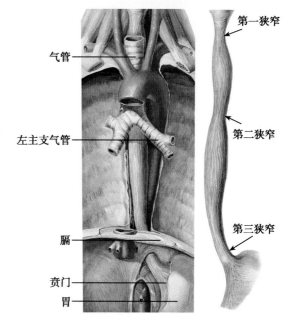

图 4-9-1　食管解剖图

肿瘤呈圆形、椭圆形，也有不规则形状，如分叶型、螺旋形、生姜形、围绕食管生长呈马蹄形的。食管平滑肌瘤病有多个肿瘤的可致整个食管壁增厚，诊断有一定困难。肿瘤质坚韧，多有完整的包膜，表面光滑。主要向腔外生长，生长缓慢，切面呈白色或带黄色。组织切片见为分化良好的平滑肌细胞，长梭形，边界清楚，瘤细胞呈束状或漩涡状排列，其中混有一定数量的纤维组织，偶尔也可见神经组织。食管平滑肌瘤变为肉瘤的很少（图4-9-2）。

【影像学表现】

X线表现：食管钡餐造影是检查该病的主要方法之一，壁间型：肿瘤在腔内或同时向腔外生长，并可同时向两侧生长。切线位，表现为向腔内凸出的半圆形或分叶状，边缘锐利的充盈缺损，病变区与正常食管分界清楚，呈弧状压迹并具锐角；正位，肿瘤表现为圆形充盈缺损。当钡剂通过后，肿瘤周围为钡剂环绕，在肿瘤上下缘呈弓状或环状影，称为"环形征"，为本病之典型表现。向壁外生长：体积较大，可造成纵隔内软组织肿块，后者与食管内的充盈缺损范围相符，肿块可误认为纵隔肿瘤。肿瘤区黏膜皱襞撑平消失，可见"涂布征"，肿瘤周围黏膜皱襞正常，部分肿瘤表面可见不规则龛影（图4-9-3a）。纤维食管镜检查，是检查该病重要方法，但食管镜检查给患者带来一定痛苦，且禁忌证较多，一般在钡餐检查确定病变位置但对其良恶性征象不明确时可通过食管镜检查，必要时可取样活检。

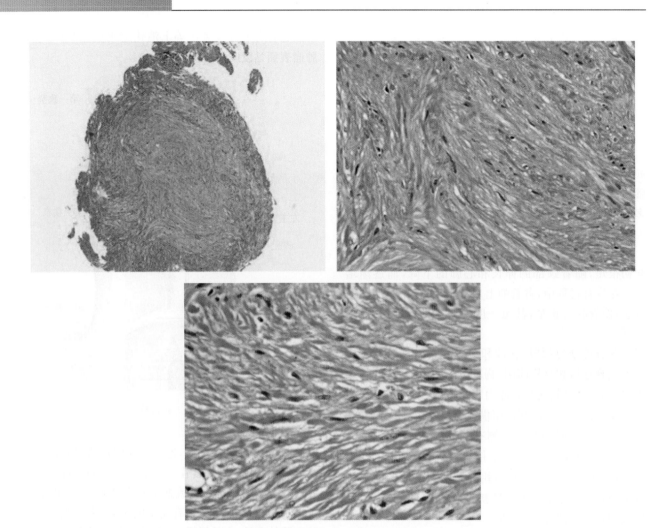

图 4-9-2　食管平滑肌瘤病理表现

压迫或与畸形相混,CT 和 MR 有助于其鉴别,另外 CT
和 MRI 可观察病变内部及周围组织看其范围及侵入
程度,还可观察附近淋巴结是否肿大等(图 4-9-3b)。

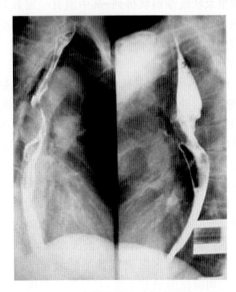

图 4-9-3a　食管平滑肌瘤钡餐影像表现

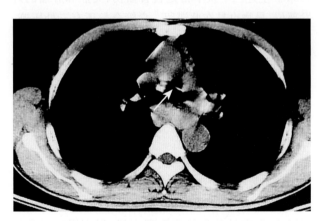

图 4-9-3b　食管平滑肌瘤 MR 影像表现
食管周围淋巴结肿大(箭头)

CT 及 MR 表现:可了解肌瘤的大小,有无坏死及
生长方向。通常食管钡餐及食管镜检查后大部分都能
够得出较明确诊断,但少数中段病变易与主动脉血管

【首选检查】
食管吞钡 X 线检查为首选筛查方法。检查前准

备:检查前一日晚9点后勿再进任何饮食,检查当日也勿进食进水,排除对检查的干扰。检查技术:患者站立位,先做常规胸部透视。一般用钡水比为3:1～4:1的钡糊,有梗阻症状的可给较稀钡剂,吞钡时做多方位透视。可做气钡双重对比造影。

【检查方法分析比较】

食管镜的检查禁忌多,患者痛苦大,食管镜最大的优势是在检查的同时可取组织活检,是确诊该病的金标准。CT和MR不仅有助于其鉴别诊断,观察病变内部及周围组织看其范围及侵入程度,还可观察附近淋巴结是否肿大等。而食管钡餐检查经济,对病变检出率较高,患者禁忌证少,检查方便,因此可作为该病首选筛查方法。

二、食管癌

【概述】

食管癌系指由食管鳞状上皮或腺上皮的异常增生所形成的恶性病变。其发展一般经过上皮不典型增生、原位癌、浸润癌等阶段。食管鳞状上皮不典型增生是食管癌的重要癌前病变,由不典型增生到癌变一般需要几年甚至十几年。长期不良的生活或饮食习惯可能是导致食管癌发生的元凶。

【局部解剖】

局部解剖同图4-9-1。

【临床表现与病理基础】

食管癌起病隐匿,早期可无症状。部分患者有食管内异物感,或食物通过时缓慢或有哽噎感。也可表现为吞咽时胸骨后烧灼、针刺样或牵拉样痛。进展期食管癌则常因咽下困难就诊,吞咽困难呈进行性发展,甚至完全不能进食。常伴有呕吐、上腹痛、体重减轻等症状。病变晚期因长期摄食不足可伴有明显的营养不良、消瘦、恶病质,并可出现癌转移、压迫等并发症。

早期食管癌可分为隐伏型、糜烂型、斑块型和乳头型,其中以斑块型为最多见。中晚期食管癌可分为5型,即:髓质型、蕈伞型、溃疡型、缩窄型和未定型。我国约占90%为鳞状细胞癌,少数为腺癌(图4-9-4)。

【影像学表现】

X线表现:食管钡餐造影对食管癌的有较特异性征象,因此诊断率较高。增生型以充盈缺损为主;浸润型以环形狭窄为主要征象;溃疡型多见不规则龛影;混合型则具有多种特征。检查时常见病变近端扩张,破入纵隔或与支气管相通者,可见累及部位的相关影像学改变。对早期食管癌X线表现为食管黏膜皱襞紊乱、中断,管壁局限性僵硬、蠕动中断,钡剂流经时速度减慢,病变处出现小的充盈缺损及小龛影等;较晚期食管癌表现食管较明显不规则狭窄,黏膜紊乱、中断及破坏消失,充盈缺损明显,形态多样龛影(图4-9-5a～图4-9-5d)。

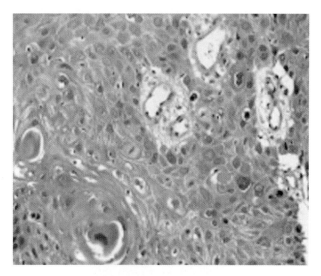

图4-9-4　食管鳞状上皮不典型增生病理表现

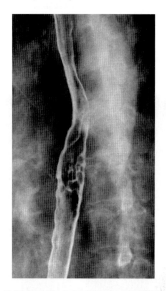

图4-9-5a　早期食道癌(小结节积簇型)钡餐造影影像表现

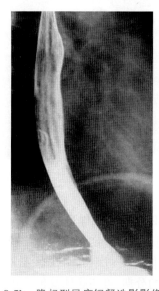

图4-9-5b　隆起型早癌钡餐造影影像表现

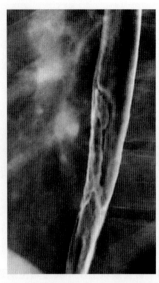

图 4-9-5c　溃疡型早癌钡餐造影影像表现

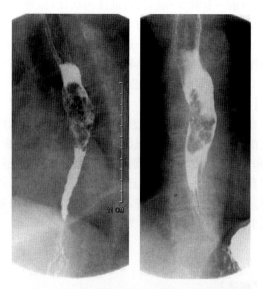

图 4-9-5d　进展期食道癌(肿块型)钡餐造影影像表现

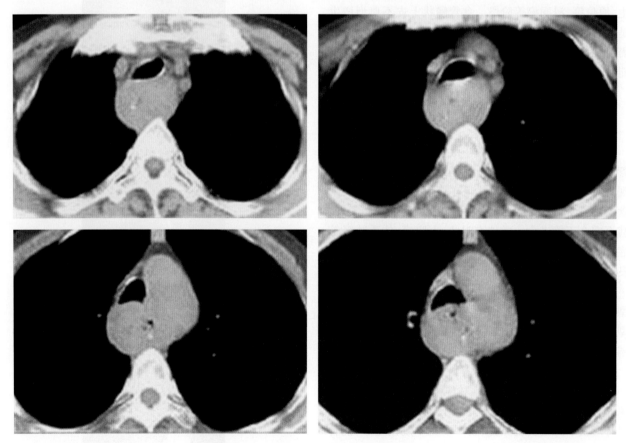

图 4-9-5e　小溃疡型食道癌 CT 影像表现

CT 及 MR 表现：CT 和 MRI 可观察病变内部、侵入层次及向周围扩展程度，还可观察附近淋巴结是否肿大等，对评估手术切除可能性有意义(图 4-9-5e)。CT 对食管癌的分期、可切除性及预后评估更为精确。

分四期：一期，腔内有块，壁不增厚，无纵隔蔓延或转移，食管周围脂肪层清晰；二期，壁厚超过 5mm，但无纵隔蔓延或转移，脂肪层仍正常；三期，壁增厚并直接侵犯周围组织，可以有局部纵隔淋巴结转移但无远处转移;四期,有远处转移。

【首选检查】

食管吞钡 X 线检查为首选筛查方法。检查前准备及检查技术:同"食管平滑肌瘤"。

【检查方法分析比较】

食管钡餐检查不仅经济,而且对不同食管癌的病变检出率较高,在检查病变的同时,可动态观察食管的功能性改变,对食道的形态及功能变化有整体观,并可了解食管癌的进展状况。患者禁忌证少,检查方便,因此可作为该病首选筛查方法。纤维食管镜检查直观,可取组织活检,但患者痛苦大,当梗阻严重时食管镜较难通过,难以了解整个病变范围。CT 及 MR 可观察病变范围及病变内部,对腔内腔外及邻近组织累及情况可获得比食管钡餐检查更多的信息,可了解淋巴结是否有转移,对评估手术切除可能性有意义。

三、食管炎性疾病

【概述】

食管炎(esophagitis)是指食管黏膜浅层或深层组织由于受到不正常的刺激,食管黏膜发生水肿和充血而引发的炎症。可分为原发性与继发性食管炎。按病理学可分成两大类:

急性食管炎:单纯性卡他性炎:常因食入刺激性强的或高温食物引起;化脓性炎:多继发于食管憩室引起的食物潴留、腐败、感染,或形成脓肿,或沿食管壁扩散造成蜂窝织炎。进而可继发纵隔炎、胸膜炎与脓胸;坏死性食管炎:强酸强碱等化学腐蚀剂可造成食管黏膜坏死及溃疡形成,愈合后可引起瘢痕狭窄。此外,还可由某些传染病如伤寒、猩红热、白喉等的炎症病变波及食管黏膜所致。

慢性食管炎:单纯性慢性食管炎:常由于长期摄入刺激性食物,重度吸烟,食管狭窄致食物潴留与慢性淤血等引起。病理变化常呈现食管上皮局限性增生与不全角化,还可形成黏膜白斑;反流性食管炎(regurgitant esophagitis):是由于胃液反流至食管,引起食管下部黏膜慢性炎性改变;Barrett 食管炎:慢性反流性食管炎可引起食管下段黏膜的鳞状上皮被胃黏膜柱状上皮所取代,成为 Barrett 食管,该处可发生溃疡或癌变(Barrett 食管腺癌)。

【局部解剖】

局部解剖同图 4-9-1。

【临床表现与病理基础】

食管炎其症状主要是以吞咽疼痛、困难、心口灼热及胸骨后疼痛居多,当食管炎严重时可引起食道痉挛及食道狭窄。急性腐蚀性食管炎系因吞服了强酸、强碱等化学腐蚀剂而造成食管严重损伤所引起的炎症。早期症状为流涎、呕吐、发热及吞咽疼痛和困难,胸骨后和剑突下疼痛,约 2 周上述症状渐消失,烧伤后期(约 1 个月后)再度出现吞咽困难,并有逐渐加重的趋势,出现部分或完全性食管梗阻。同时可能伴有咳嗽、发热等呼吸道吸入性感染的症状。

食管黏膜接触腐蚀剂后,数小时至 24h 内食管产生急性炎症反应,食管黏膜高度水肿,表面糜烂,多伴渗出物、出血及坏死组织,由于组织高度水肿和痉挛等造成食管早期梗阻。水肿一般在 3d 后开始消退,数日至 2～3 周为炎症反应消退时期,3 周后开始瘢痕形成,食管逐步收缩变窄,可造成食管狭窄,严重者食管壁全部被纤维组织代替,并与周围组织粘连。

临床表现通常为胸骨后或心窝部疼痛,轻者仅为灼热感,重者为剧烈刺痛。疼痛常在食物通过时诱发或加重,有时头低位如躺下或向前弯腰也能使疼痛加重。疼痛可放射至背部。早期由于炎症所致的局部痉挛,可出现间歇性咽下困难和呕吐。后期由于纤维瘢痕所致的狭窄,可出现持续性吞咽困难和呕吐。

病理改变急性期为黏膜充血、水肿,易出血,形成糜烂和表浅溃疡;慢性期病变可深达肌层,引起黏膜下层内纤维组织增生,黏膜面可呈轻度息肉样变。纤维收缩可形成食管宫腔狭窄和食管缩短。

【影像学表现】

急性食管炎:

X 线表现:X 线检查应在急性炎症消退后,患者能吞服流食方可作食管造影检查。如疑有食管瘘或穿孔,造影剂可流入呼吸道,最好采用碘油造影。依据病变发展分为如下几种:急性期(1～3d):因黏膜水肿、出血,管壁蠕动减弱或消失,可产生阵发性痉挛。因黏膜脱落,造影剂在黏膜面附着不好,并可见不规则浅钡斑;中期(3～10d):食管呈收缩、狭窄状态,不能扩张。可见多发浅或深之溃疡,黏膜皱襞紊乱;晚期:主要表现为管腔狭窄,其范围一般较长,也可以生理性狭窄部位为主。造影剂难以通过。食管缩短,狭窄以上可见扩张。狭窄部分可见溃疡龛影或有假性憩室形成(图 4-9-6a)。

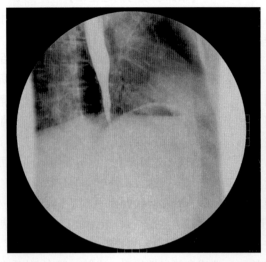
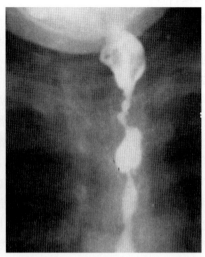

图 4-9-6a　腐蚀性食管炎 X 线影像表现

慢性食管炎：

反流性食管炎早期食管钡餐造影可能无明显异常，或可见食管下段轻微痉挛改变，偶见锯齿状第三收缩波，可见黏膜充血，水肿。中期，表面糜烂，浅表溃疡，食管壁毛糙，可见针尖状钡点，小龛影。晚期，可出现食管管腔狭窄，狭窄段与正常段分界不清，管壁不光整、僵硬，部分可出现滑动性食管裂孔疝征象（图 4-9-6b、图 4-9-6c）。胃-食管闪烁显像表现：此法可估计胃-食管的反流量在患者腹部缚上充气腹带，空腹口服含有 300μ Ci^{99m} Tc-Sc 的酸化桔子汁溶液 300ml（内含桔子汁 150ml 和 0.1mol/L HCl 150ml），并再饮冷开水 15～30ml 以清除食管内残留试液，直立显像。正常人 10～15min 后胃以上部位无放射性存在否则则表示有 GER 存在。此法的敏感性与特异性约 90%。

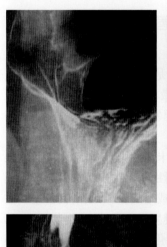
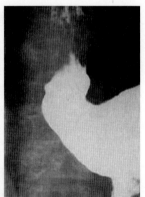
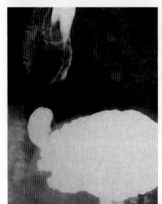
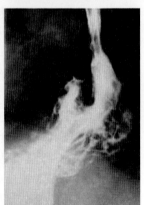

图 4-9-6c　短食管型食道裂孔疝钡餐造影影像表现

【首选检查】

食管吞钡 X 线检查为首选筛查方法。检查前准备及检查技术：同"食管平滑肌瘤"。

【检查方法分析比较】

腐蚀性食管炎病史简单明确，食管吞钡 X 线检查简单，结合病史，易于诊断并与其他疾病鉴别，是

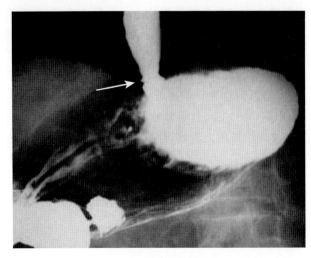

图 4-9-6b　反流食管炎钡餐造影影像表现（箭头所示）

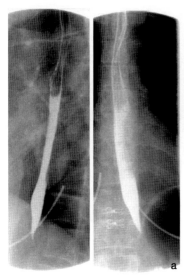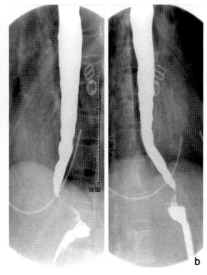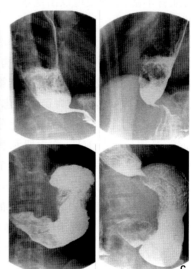

图 4-9-7　贲门失弛缓症钡餐造影影像表现

a. 轻度；b. 中度；c. 重度

影像学检查的首选方法。对于损伤仅限于黏膜层的患者，食管镜检对病变准确诊断优于食管吞钡 X 线检查。食管钡餐检查经济，患者禁忌证少，检查方便，可作为该病首选筛查方法。检查时可动态观察钡剂通过状况及食管蠕动功能，但反流性食管炎早期食管钡餐造影可能无明显异常，假阴性率高。特别是生理性食管反流，食管黏膜组织没有器质性改变时食管钡餐检查影像学上可能没有任何改变。在临床怀疑反流性食管炎时必须借助实验室检查、胃-食管闪烁显像、内镜检查及活组织病理检查予以确诊。

四、贲门失弛缓症

【概述】

贲门失弛缓症，此病过去曾称为贲门痉挛，是由于食管贲门部的神经肌肉功能障碍所致的食管功能性疾病。其主要特征是食管缺乏蠕动，食管下端括约肌（LES）高压和对吞咽动作的松弛反应减弱。功能性狭窄和食管病理性扩张可同时存在。本病为一种少见病（估计每 10 万人中仅约 1 人），可发生于任何年龄，但最常见于 20~39 岁的年龄组。儿童少见，在男女性别上差异不大。

【局部解剖】

局部解剖同图 4-9-1。

【临床表现与病理基础】

主要为吞咽困难、胸骨后疼痛、食物反流以及因食物反流误吸入气管所致咳嗽、肺部感染等症状。其中，无痛性吞咽困难是本病最常见最早出现的症状。食管扩张严重时可引起心悸、呼吸困难等压迫症状。食管贲门失弛缓症为食管下段肌壁的神经节细胞变性、减少，妨碍了正常神经冲动的传递，而致食管下端贲门部不能松弛。

【影像学表现】

X 线表现：表现为食管自下而上呈漏斗状或鸟嘴状，边缘光滑，黏膜皱襞正常，钡剂通过贲门受阻，呈间隙性流入，狭窄段以上食管不同程度扩张，食管蠕动减弱或消失，第三收缩波频繁出现。需与食管下段占位性病变相鉴别（图 4-9-7）。

【首选检查】

食管吞钡 X 线检查为首选筛查方法。检查前准备及检查技术：同"食管平滑肌瘤"。

【检查方法分析比较】

贲门失弛缓症的诊断需要对食管的形态及功能性变化进行连续观察，因此食管吞钡为首选检查。X 线胸部平片对本病也有一定帮助，初期胸片可无异常。随着食管扩张，可在后前位胸片见到纵隔右上边缘膨出。大部分病例可见胃泡消失。

第十节　乳　腺　疾　病

一、乳　腺　炎

【概述】

乳腺炎是指乳腺的急性化脓性感染，多为产后哺乳的妇女，尤以初产妇更为多见，往往发生在产后的 3~4 周。发病原因包括乳汁的淤积和细菌的侵入等。

因乳房血管丰富,早期就可以出现寒战、高热及脉搏快速等脓毒血症表现。

【局部解剖】

乳房为人类和哺乳动物特有的结构。男性乳房不发达,但乳头的位置较为恒定,多位于第4肋间隙,或第4及第5肋骨水平,常作为定位标志。女性乳房于青春期开始发育生长,妊娠和哺乳期有分泌活动。

位置:乳房位于胸前部,胸大肌和胸筋膜的表面,上起第2~3肋,下至第6~7肋,内侧至胸骨旁线,外侧可达腋中线。胸大肌前面的深筋膜与乳腺体后面的包膜之间为乳腺后间隙,内有一层疏松的结缔组织,但无大血管存在,有利于隆乳术时将假体(如硅胶等)植入,使乳房隆起。有时也可将假体植入胸大肌后面的深筋膜与胸小肌之间的胸大肌后间隙。

形态:成年未产妇女的乳房呈半球形,紧张而有弹性。乳房中央有乳头,其位置因发育程度和年龄而异,通常在第4肋间隙或第5肋与锁骨中线相交处。乳头顶端有输乳管的开口。乳头周围的皮肤色素较多,形成乳晕,表面有许多小隆起,其深面为乳晕腺,可分泌脂性物质滑润乳头。

乳头和乳晕的皮肤较薄,易受损伤而感染。妊娠和哺乳期,乳腺增生,乳房增大;停止哺乳后,乳腺萎缩,乳房变小;老年时,乳房萎缩而下垂。

结构:乳房由皮肤、皮下脂肪、纤维组织和乳腺构成。纤维组织主要包绕乳腺,形成不完整的囊,并嵌入乳腺内,将腺体分割成15~20个乳腺叶,叶又分为若干乳腺小叶。一个乳腺叶有一个排泄管,称为输乳管,行向乳头,在近乳头处膨大为输乳管窦,其末端变细,开口于乳头。乳腺叶和输乳管均以乳头为中心呈放射状排列,乳腺手术时宜作放射状切口,以减少对乳腺叶和输乳管的损伤。乳腺周围的纤维组织还发出许多小的纤维束,向深面连于胸筋膜,向浅面连于皮肤和乳头,对乳房起支持和固定作用,称为乳房悬韧带,或Cooper韧带。

有些人的乳腺外上部常有一突出部分伸入腋窝,称腋突(axillary process),在乳腺癌检查或手术时应予注意(图4-10-1a、图4-10-1b)。

【临床表现与病理基础】

急性单纯乳腺炎初期主要是乳房的胀痛,局部皮温高、压痛,出现边界不清的硬结,有触痛。急性化脓性乳腺炎局部皮肤红、肿、热、痛,出现较明显的硬结,触痛更加,同时患者可出现寒战、高热、头痛、无力、脉快等全身虚状。乳腺的疼痛伴有触痛,这些是乳腺的炎症性表现,多见于急性乳腺炎和乳腺脓肿。

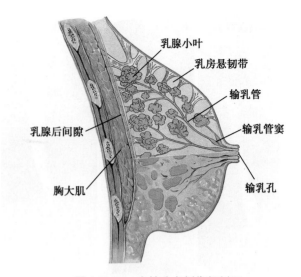

图4-10-1a　女性乳房侧位解剖图

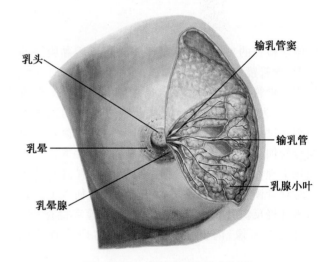

图4-10-1b　女性乳房正位解剖图

浆细胞性乳腺炎是因乳腺导管上皮不规则增生,分泌功能紊乱,乳头和乳晕下大乳管内含脂质类分泌物积聚,引起乳管扩张,以后积聚物分解,产生的化学物质不断刺激周围组织,引起炎症。大量淋巴细胞、浆细胞反应,形成小的炎性包块(图4-10-2)。

【影像学表现】

超声表现:常见的乳腺感染性疾病包括急性乳腺炎、慢性乳腺炎与乳腺脓肿。急性乳腺炎表现为受累局部出现界限不清的低至无回声,内部回声不均,边界不清,加压可见流动,CDFI示腺体内血流信号轻度增加;慢性乳腺炎中,病灶大小不一,多数病灶界限不清,慢性脓肿壁厚、内有脓液回声,后方回声增强;乳腺脓肿内液体吸收完全后为瘢痕所替代,可形成边界不清的中低回声结构,后方回声衰减,脓肿形成早期,液化不完全,肿块呈囊实性,内部回声不均,可见分隔及强回声点,后方回声增强(图4-10-3a)。

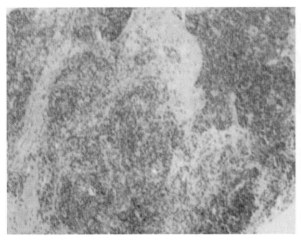
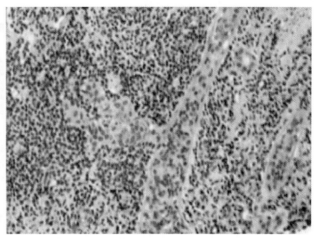

图 4-10-2 淋巴细胞性乳腺炎病理表现

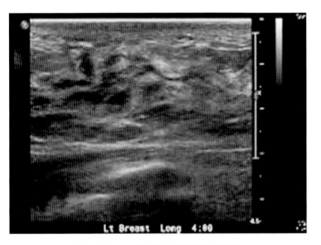

图 4-10-3a 乳腺炎超声影像表现

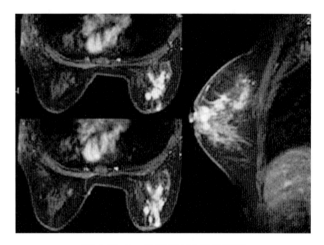

图 4-10-3b 乳腺炎 MR 影像表现

X线表现：急性乳腺炎常累及乳腺的某一区段或全乳，表现为片状致密影，乳腺小梁增粗，边缘模糊，结构扭曲，血供增加，患处皮肤水肿增厚，皮下脂肪层浑浊并出现较粗大的网状结构。部分病例可在片状阴影内见圆形或椭圆形的更多团块影，病灶相邻部分的皮下脂肪层混浊，静脉影增粗，皮肤局限性增厚。经抗生素治疗后，上述X线征象可迅速消失。慢性乳腺癌病变较局限，X线上表现为局限性的皮肤缺损，乳腺片状或结节状密度增高影。有瘘管形成，经碘剂造影见乳腺实质内有不规则窦腔影。

CT表现：平扫表现为片状不规则致密影，边缘模糊，密度不均，CT增强扫描病变区常呈轻度至中度强化。随着炎症日趋局限，脓肿边缘则日渐清晰，增强后脓肿壁表现为环状强化。

MR表现：乳腺炎在T1WI上表现为片状低信号，T2WI上呈高信号，且信号强度不均，边缘模糊，增强后表现与CT强化表现一致（图4-10-3b）。

【首选检查】

超声为首选检查方法，需进一步定性诊断时，可以选择MRI（平扫＋DWI＋灌注成像）。

【检查方法分析比较】

乳腺炎病因明确，虽然X线钼靶检查可明确诊断，但患者多伴有肿痛，给检查带来一定难度。MR检查：虽准确率高但耗时较长费用较贵。超声检查无需任何准备，患者检查痛苦小，容易配合，结合临床及实验室检查也可以明确诊断，而不必再进一步检查。因而超声是乳腺感染性疾病的首选检查方法。

二、乳腺囊性增生

【概述】

乳腺囊性增生其本质上是一种生理增生与复旧不全造成的乳腺正常结构的紊乱，是妇女的多发病，常见于中年妇女。在我国，囊性改变少见，多以腺体增生为

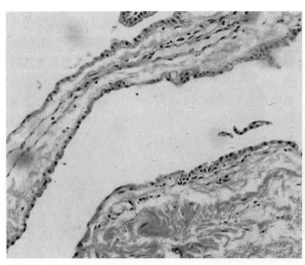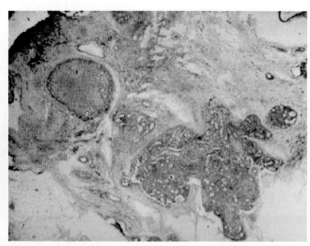

图 4-10-4　乳腺囊性增生病理表现

主,故多称"乳腺增生症"。根据病因可分为单纯性囊肿、积乳性囊肿及其他类型囊肿。可多发,也可单发。积乳性囊肿又称为乳汁淤积症,是哺乳期因一个腺叶的乳汁排出不畅,致使乳汁在乳内积存而成,临床上主要表现是一侧或双侧乳房胀痛和肿块,部分患者具有周期性。

【局部解剖】

局部解剖同图 4-10-1。

【临床表现与病理基础】

最初症状一般是乳腺肿物,单侧多见,位于乳晕区外的乳腺周边部位,呈圆形或椭圆形,边界清楚,表面光滑,稍活动,触之囊性有轻度触痛,直径常在 2～3cm,一般无腋区淋巴结肿大。

常见的乳腺囊肿有单纯囊肿、积乳囊肿等。单纯囊肿在乳腺囊肿中最为多见。主要是由于内分泌紊乱引起导管上皮增生,管内细胞增多,致使导管延伸、迂曲、折叠,折叠处管壁因缺血而发生坏死,形成囊肿。积乳囊肿又称乳汁潴留样囊肿,较单纯囊肿少见,主要是由于泌乳期某一导管阻塞,引起乳汁淤积而形成囊肿(图 4-10-4)。

【影像学表现】

超声表现:表现为腺体增厚,结构紊乱,内部回声不均。若终末小导管扩张或囊肿形成,可见腺体内有多个大小不等无回声区,边界清,后方回声增强(图 4-10-5a)。

X 线钼靶表现:乳腺增生性疾病的临床症状为乳腺胀痛与乳腺内多发性肿块,症状常与月经周期有关,月经前可能加重症状,故为了减轻患者痛苦,最好在月经后 1～2 周进行检查。

X 线表现因乳腺增生成分不同而表现各异,通常表现为乳腺内局限性或弥漫性片状,棉絮状或大小不

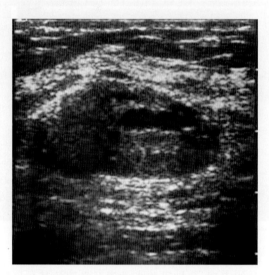

图 4-10-5a　乳腺囊性增生超声影像表现

等的结节状影,边界不清。小乳管扩张形成囊肿时,表现为类圆形阴影,边缘光滑锐利(图 4-10-5b)。

CT 表现:表现与 X 线表现一致。平扫可见乳腺组织增厚,呈片状或块状多发致密影,密度稍高于周围腺体。有囊肿形成时,表现为圆形水样密度区,密度均匀无强化。当局限型乳腺增生伴有结构不良时,需与浸润性乳腺癌鉴别,而动态增强 CT 有助于两者的鉴别。局限性乳腺增生的密度多表现为缓慢渐进性增加,与强化晚期时相,病变的密度仍处于上升趋势,而浸润性乳腺癌的密度呈快速明显增高。

MR 表现:增生的导管腺体组织在 T1WI 表现为低或中等信号,与正常乳腺组织信号相似,在 T2WI 上信号强度主要依赖于增生组织内含水量,含水量越高信号强度越高。当乳导管、腺泡扩张形成囊肿时在 T1WI 上呈低信号、T2WI 上呈高信号。若少数囊肿因液体内蛋白含量高,T1WI 上亦呈高信号。

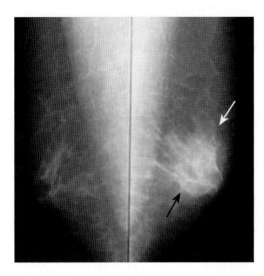

图 4-10-5b　乳腺囊性增生 X 线钼靶影像表现

小乳管扩张形成囊肿（白箭头），乳腺内小结节（黑箭头）

【首选检查】

超声检查是筛查乳腺增生性疾病的首选检查方法。检查前无需任何准备。

【检查方法分析比较】

虽然 X 线钼靶检查可明确诊断，但有电离辐射。MR 检查：虽准确率高，但耗时较长，费用较贵。超声检查无需任何准备，容易配合，诊断明确不必再进一步检查。因而超声是增生性疾病的首选检查方法。

三、乳腺良性肿瘤

【概述】

乳腺良性肿瘤是以无痛性肿块为首发症状的乳腺疾病，以纤维腺瘤为最多，约占良性肿瘤的 3/4，其次为乳管内乳头状瘤，约占 1/5。

【局部解剖】

局部解剖同图 4-10-1。

【临床表现与病理基础】

乳腺良性肿瘤中较多见的有腺纤维瘤和管内或囊内乳头状瘤，其主要症状为无痛性肿块、乳头溢液和乳头改变等。乳腺腺纤维瘤：多位于乳腺的外上象限。常呈卵圆形，小者为樱桃大或者胡桃大，但也可有较大者。一般肿瘤表面平滑、坚硬。肿瘤境界清楚，与皮肤及周围组织无粘连。可在乳腺内四周推动无阻。虽推之可移，但放手即回原位。多无自发痛及触痛。囊内乳头状瘤：患者一般无疼痛，主要症状是乳头溢液和出血，有时可在乳头部摸到小的长圆形肿物，质软与皮肤不粘连，可推动。挤压乳腺时可自乳头中排出血性分泌物（图 4-10-6）。

【影像学表现】

乳腺纤维腺瘤：

超声表现：是筛查纤维腺瘤的首选检查方法。纤维腺瘤的超声表现通常因为各纤维腺瘤的组织构成不同而使声像图表现出变化，一般肿块呈类圆形，横径通常大于纵径，边界光滑，有完整包膜，内部呈均匀的低回声，后方无衰减，可见侧方声影。CDFI 示较小的纤维瘤周边可见彩色血流信号，较大的纤维瘤周边及内部均可见彩色血流信号（图 4-10-7d）。

X 线钼靶表现：对纤维腺瘤的检出率因肿瘤的部位、大小、病理特征、钙化情况及乳腺本身类型而异，如发生在致密型乳腺中，因缺乏自然对比而呈假阴性，而 X 线对脂肪型乳腺中的纤维腺瘤检出率非常高。纤维腺瘤 X 线表现为圆形或卵圆形肿块，亦可呈分叶状，边缘光滑整齐，肿块边缘或中心可呈蛋壳样、粗颗粒状钙化。肿块推压周围脂肪组织可致肿块周围薄层晕环"晕圈征"（图 4-10-7a）。

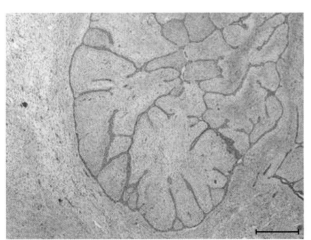
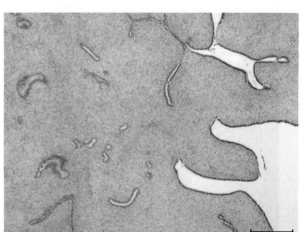

图 4-10-6　乳腺良性肿瘤病理表现

CT表现:平扫表现与X线表现一致。CT增强扫描时,纤维腺瘤一般呈轻中度均匀强化,强化后CT值增高30~40HU,但少数血运丰富的纤维腺瘤亦可呈明显强化。

MR表现:纤维腺瘤的MR表现与其组织成分有关。T1WI时,多表现为低信号或中等信号,T2WI上,依肿瘤内成分不同而表现为不同的信号强度。动态增强MRI扫描,纤维腺瘤大多数表现为缓慢渐进性的均匀强化或由中心向外围扩散的离心样强化,少数者可呈快速显著强化(图4-10-7b)。

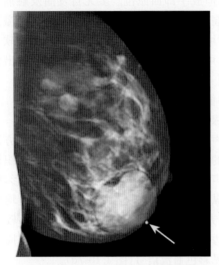

图4-10-7a   乳腺纤维腺瘤X线钼靶影像表现
晕圈征(黄箭头)

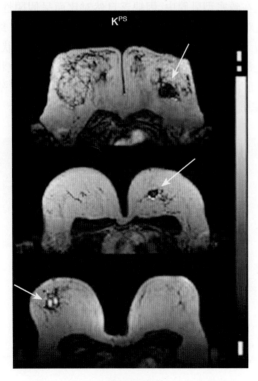

图4-10-7b   乳腺纤维腺瘤MR影像表现
病灶位置如箭头所示

乳腺大导管内乳头状瘤:

超声表现:在乳腺导管不扩张时较难发现肿物。典型的导管内乳头状瘤表现为在扩张的无回声导管腔内出现不规则的似息肉样中等回声,表面光滑,形状规整(图4-10-7c)。

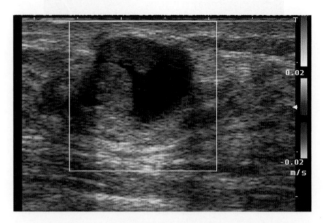

图4-10-7c   乳腺导管内乳头状瘤超声影像表现
病灶位置如白色方形框所示

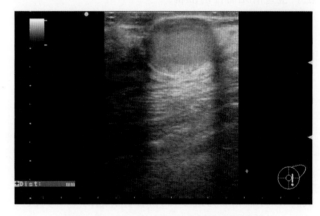

图4-10-7d   乳腺纤维腺瘤超声影像表现

X线钼靶表现:常规X线平片无阳性发现。乳腺导管造影是最准确最有效的检查方法,表现为乳导管突然中断,断端呈光滑杯口状,若大导管与远导管同时显影则其内可见类圆形或卵圆形充盈缺损,管壁光滑整齐,同时显示近大导管的乳导管明显扩张。

CT表现:由于肿瘤较小且位于乳晕附近,CT上常难以显示。当导管内乳头状瘤较大或形成较大囊肿后,CT上可显示圆形或卵圆形肿物,边缘光滑。

MR表现:肿物在T1WI上呈低信号,T2WI上呈较高信号,边界规则,与纤维腺瘤相仿。增强扫描时纤维成分多、硬化性的乳头状瘤无明显强化;而细胞成分多、非硬化性的乳头状瘤可有明显强化。

【首选检查】

超声为首选检查方法,需进一步定性诊断时,可以选择 MRI(平扫+DWI+灌注成像)。

【检查方法分析比较】

以上几种检查方法都可以对乳腺纤维腺瘤做出准确诊断,超声具有方便快捷、无电离辐射及价格低的优点,是筛查纤维腺瘤的首选检查方法。X 线造影对诊断乳腺导管内乳头状瘤最为理想,能清晰显示其病理改变,以此作出诊断,并可以根据其形态学表现与其他乳腺疾病相鉴别。其他几种影像学检查对该病的诊断能提供帮助,但在其病程中检出率差异较大,有时也难与其他疾病相鉴别。该疾病的药物治疗效果有限,手术治疗是根治的唯一方法。为了手术的完美实施,术前必须做 X 线乳腺导管造影检查。

因此,无论对检查还是治疗,X 线乳腺导管造影是大导管内乳头状瘤的首选检查方法。

四、乳 腺 癌

【概述】

乳腺癌是发生在乳房腺上皮组织的恶性肿瘤。是一种严重影响妇女身心健康甚至危及生命的最常见的恶性肿瘤之一。乳腺癌是女性排名第一的常见恶性肿瘤。在我国占全身各种恶性肿瘤的 7%～10%,且呈逐年上升趋势。

【局部解剖】

局部解剖同图 4-10-1。

【临床表现与病理基础】

乳房肿块是乳腺癌最常见的临床表现。乳头溢液多为良性改变,但对 50 岁以上,有单侧乳头溢液者应警惕发生乳癌的可能性;乳头凹陷;乳头瘙痒、脱屑、糜烂、溃疡、结痂等湿疹样改变常为乳腺佩吉特病(Paget 病)的临床表现。肿瘤侵犯皮肤的 Cooper 韧带,可形成"酒窝征";肿瘤细胞堵塞皮下毛细淋巴管,造成皮肤水肿,而毛囊处凹陷形成"橘皮征";当皮肤广泛受侵时,可在表皮形成多数坚硬小结节或小条索,甚至融合成片,如病变延伸至背部和对侧胸壁可限制呼吸,形成铠甲状癌;炎性乳腺癌会出现乳房明显增大,皮肤充血红肿、局部皮温增高;另外,晚期乳腺癌会出现皮肤破溃形成癌性溃疡。乳腺癌时同侧腋窝淋巴结可肿大,晚期乳腺癌可向对侧腋窝淋巴结转移引起肿大;另外有些情况下还可触到同侧或对侧锁骨上肿大淋巴结。

乳腺癌可分为非浸润性癌、早期浸润性癌和浸润性癌,其中,浸润性癌又可分为浸润性特殊型癌、浸润性非特殊型癌和其他罕见癌。非浸润性癌又称原位癌,是乳腺癌的早期阶段,肿瘤局限在乳腺导管或腺泡内;浸润性乳腺癌,是癌细胞已穿破乳腺导管或小叶腺泡的基底膜并侵入间质;早期浸润癌是从原位癌发展到浸润癌的早期阶段,癌细胞突破上皮的基底膜,但浸润程度尚浅(图 4-10-8)。

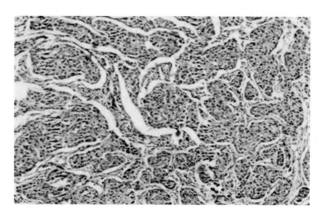

图 4-10-8 乳腺浸润性导管癌病理表现

【影像学表现】

超声表现:肿块形态多不规则,边缘可见毛刺,边界不清,纵径大于横径,肿块内部多呈低回声,后方回声衰减,内部可见沙砾样钙化,淋巴结转移的患者可探及患侧腋窝处淋巴结增大,淋巴门结构消失。CDFI 多可检测到走行不规则、分布杂乱的血流信号(图 4-10-9a、4-10-9b)。

X 线钼靶表现:对显示微小钙化非常敏感,而微小钙化作为诊断乳腺癌的指标敏感性 27.2%、特异性 96.3%、准确性 84.8%。乳腺癌在 X 线片上表现可归纳为主要征象与次要征象。主要征象包括肿块与钙化。肿块是乳腺癌最常见、最基本的 X 线征象。肿块的形状多呈类圆形、分叶状或不规则状,边缘多数可见轻微或明显的毛刺或浸润。肿块密度多较高。钙化是乳腺癌的一个主要 X 线征象,其有助于乳腺癌的检出与诊断,钙化多表现为细小沙砾状,常密集成簇,粗细不均,浓淡不一。次要征象包括皮肤增厚和局限凹陷、乳头内陷、血供增加、阳性导管征、彗星尾征及淋巴结肿大。影像表现如下:肿块:肿块是乳腺癌的最常见、最基本的 X 线征象。肿块常小于临床测量,形状多呈类圆形、分叶状或不规则形。肿块的边缘多数可见轻微或明显的毛刺或浸润,或两者兼有。局限致密浸润:当乳腺某一区域的密度异常增高,或两侧乳腺比较发现不对称的较致密区,即为局限致密浸润。钙化:多表现为成簇细砂粒状或针尖状,钙化可在肿块内或在肿块外,也可看不到肿块,只见成簇的钙化。毛刺：X线上，毛刺的形态表现为多种多样，它可表现为较短小的尖角状突起，或呈粗长触须状、细长状、伪足状、火焰状、不规则形等等。有的病例毛刺较细小，须用放大镜或放大摄影观察才能识别出。皮肤增厚和局限凹陷（酒窝征）：出现皮肤增厚的同时，还可同时伴有邻近的皮下脂肪层致密、浑浊，并出现粗糙网状交叉的索条阴影，悬吊韧带增宽、增密，浅筋膜浅层也显示局限增厚、致密。乳头内陷和漏斗征：乳头内陷多见于中、晚期的乳腺癌。血运增加：乳腺癌的血运增加在X线片上可表现为三种形式：患侧乳腺血管直径（通常为静脉）较健侧明显增粗；病灶周围出现多数细小血管丛；病变区出现粗大的肿瘤引流静脉。"导管征"在X线片上表现为乳头下一或数支乳导管阴影增密、增粗、边缘粗糙，并指向癌灶方向。"彗星尾征"于癌灶的后或上方，形成一向外逐渐变细的狭长三角形致密阴影，此征比较少见（图4-10-9c、图4-10-9d）。

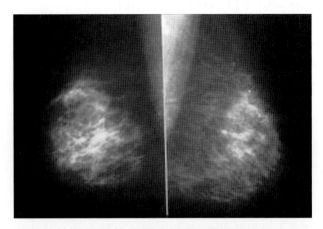

图 4-10-9c　乳腺癌X线钼靶影像表现

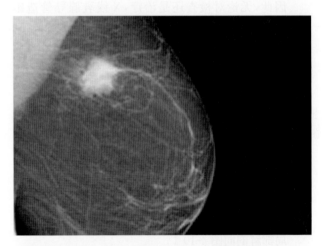

图 4-10-9d　乳腺癌X线钼靶影像表现

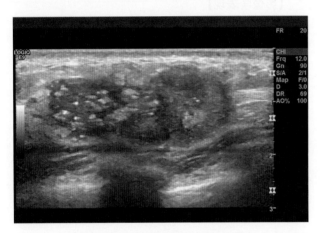

图 4-10-9a　乳腺癌超声影像表现

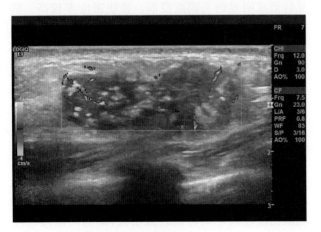

图 4-10-9b　乳腺癌超声影像表现

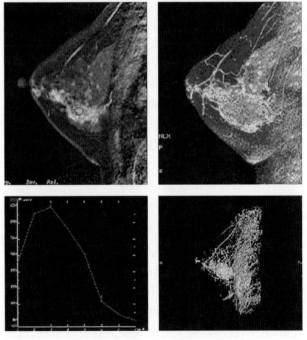

图 4-10-9e　乳腺癌 MR 影像表现

CT 表现：乳腺癌的 CT 表现与 X 线片基本相同，但在某些征象的显示上各有优缺点。对于脂肪型乳腺，X 线平片发现小结节的能力优于 CT；而对于致密型乳腺，因 CT 为体层扫描，减少相邻结构的重叠干扰，故发现病变能力优于 X 线。CT 虽有较高密度分辨率，但由于受部分容积效应影响常无法显示微小钙化。而对于其他征象，CT 较 X 线片显示得更明确和可靠。动态增强 CT 扫描乳腺癌多有明显强化且表现为"快进快出"曲线类型。

MR 表现：乳腺癌在平扫 T1WI 上表现为低信号，T2WI 上信号强度通常取决于肿瘤内部成分，细胞与含水量高则信号强度高，成胶原纤维所占比例大则信号强度低。MRI 对钙化显示欠佳。MRI 动态增强扫描是乳腺癌鉴别诊断必不可少的步骤，表现为肿块强化不均匀或由边缘向中心的向心样强化(图 4-10-9e)。

【首选检查】

X 线钼靶是乳腺癌筛查的首选检查方法。检查前无需任何准备。

【检查方法分析比较】

由于超声定位简便易行、准确性高、无电离辐射，故对于钼靶 X 线摄影与超声均能显示的病灶，应首选超声作为引导经皮穿刺组织活检。但是，对于在超声图像中表现为等回声的肿块及位于肿块之外的微小钙化，超声不易显示。虽 CT 扫描及 MR 成像在乳腺癌诊断方面都具有一定优势，但对于以少许微小钙化为唯一表现的 T0 期乳腺癌(临床扪诊阴性)，也只有凭借软 X 线检查才能被早期发现和诊断。结合形态学与血流动力学表现，MR 诊断乳腺癌的准确率可以达到 90% 以上。

第五章 腹部疾病

第一节 腹部疾病影像学检查新进展

一、腹部 CT 影像学检查

CT 是临床工作中不可或缺的影像检查技术，但是随着辐射防护意识的提高，如何在降低辐射剂量的同时满足临床疾病诊断的需求，已经成为 CT 检查中备受关注的问题。随着医学影像技术的飞速发展，CT 设备快速更新换代，近几年先后应用于临床的多排螺旋 CT(multi-slice CT，MSCT)、能谱 CT(spectral CT)、双源 CT(dual source CT，DSCT)使 CT 的成像质量不断提高，应用范围不断扩大，同时降低扫描辐射剂量的途径也得以拓宽，极大地促进了 CT 检查技术的临床应用前景。

(一) 双能量 CT 虚拟平扫在腹部检查中的应用

目前应用于临床的双源 CT 主要以西门子公司生产的双源 CT 为代表，在机架内部安装了两个相邻一定角度的球管以及相对应的两套探测器。扫描时探测器 A 覆盖整个扫描视野，同时探测器 B 仅限于较小的中心视野，两套探测器与球管组合分别独自发射和采集信号就可以同时获得 140KV 和 80KV 的两组图像，另外利用脂肪、软组织和碘 3 种成分解析方法进行分析可获得融合的虚拟平扫图像，而虚拟平扫图像可代替常规平扫用于腹部多处疾病的诊断，从而减少患者接受的辐射剂量。

研究发现利用双源 CT 虚拟平扫进行肝脏扫描时，虚拟平扫图像的信噪比明显高于常规平扫，动脉期的虚拟平扫图像质量也要优于门静脉期图像，同时结合实时动态曝光剂量调节技术辐射剂量降低效果显著。在肾上腺疾病的诊断中，肾上腺结节的 CT 值在虚拟平扫图像与常规平扫图像并没有显著差异，两组图像对于肾上腺结节的良恶性诊断具有高度一致性。双源 CT VNC 用于肾脏疾病已见许多报道。另有研究发现，双源 CT 的肾脏常规增强扫描结合虚拟平扫技术

可使得肾脏透明细胞癌的诊断准确率得以提高，同时利用彩色编码碘覆盖技术，复杂肾囊肿是否存在增强的诊断准确性也会获得提高判断。

虚拟平扫图像可以提供更好的图像质量，并且可以减少一次常规平扫的辐射剂量，同时相比常规平扫具有更高的信噪比和相似病灶的检出能力，符合现代医学的要求。目前双源双能量 CT 虚拟平扫技术尚在初级阶段，随着 CT 技术的进展其在腹部的应用会得到进一步推广。

(二) 能谱 CT 在腹部检查中的应用

宝石能谱 CT 是一种具有全新高清成像功能的能谱成像 CT，对比常规 CT，能谱 CT 可以在更低的剂量下，获得更为清晰的图像，同时具有更高的密度分辨率，而且能谱 CT 能够将传统 X 线混合能量分解成 40～140kV 连续不断的 101 个单能量，可提供除传统图像外的能谱曲线、单能量图像、有效原子序数及基物质图像等，在一定程度上实现了物质定性分离和定量测定，对各种组织成分进行分析。

宝石能谱 CT 可以获得不同能量水平的单能量图像，并消除硬化伪影测得准确的 CT 值，通过选择最优单能量能级可提高小病灶检出率。能谱 CT 单能量图像对比度高，利于血管的成像，可通过选择最佳的单能量级别以获得周围组织与血管的最佳对比度，对于血管受侵情况的诊断具有重要作用。能谱 CT 可根据能谱曲线有效原子系数区分动脉粥样硬化斑块中的血栓样组织、脂质成分及纤维成分，通过测定可判断斑块中各成分的相对含量，从而判断斑块稳定性。水基图像则可被用来辨别增强后的胰腺实质与急性出血，进而发现某些胰腺疾病导致的灌注异常。能谱 CT 成像定量分析有助于肝癌及门静脉栓塞性质的鉴别，胰腺囊性肿瘤的鉴别诊断以及肾脏复杂性囊肿与肾癌的鉴别。有研究通过测量规范化碘浓度(NIC)和病灶-正常组织比例(LNR)发现，小血管瘤患者与小肝癌患者之间存在显著差异，提示能谱 CT 能够提高小血管瘤与小肝癌鉴别诊断的敏感性。另有研究发现能谱 CT 对于常规 CT 和磁共振成像不能检

测的小胰岛细胞瘤能作出准确的术前定位和诊断,并认为能一定程度上预测性分析肝肾间隙肿瘤的性质及肾癌 Fuhrman 核分级,并可以通过能谱 CT 对不同成分构成结石进行成分分析,提供更多的诊断信息,指导临床采取不同的治疗方案。

目前,对于能谱 CT 的应用研究国内外还处于起步阶段,由于能谱 CT 成像的特点和优势,相信在未来随着研究的不断深入,技术的逐步推广应用,能谱 CT 成像将在临床和科研中发挥重要的作用。

(三) 低剂量 CT 扫描在腹部检查中的应用

国际放射防护委员会(ICRP)主张,X 线检查应遵循实践正当性、防护最优化原则。最优化是指以最小的代价和最小的患者接受剂量来获得有价值的影像,进而在进行正确诊断的全部过程中有计划、有系统的活动。低剂量 CT 扫描技术的意义首先在于极大地降低了辐射所带来的危害和风险;其次,在 CT 血管成像时可降低含碘对比剂用量及注射流率,减少容易产生对比剂肾病的高危患者、年老体弱、心功能不全者等特殊人群由对比剂注入而带来的不良反应发生率;另外,降低了球管和探测器的损耗以及 CT 运营成本。

近几年,低剂量 CT 扫描技术从最初的手动修改参数发展到以曝光控制技术和迭代重建技术为代表的新方法。由于腹部脏器间组织自然对比度不高,传统 CT 需要采用较高的剂量来保证图像质量,CARE kV 技术可根据患者体型在 70~140kV 范围内自动选择最优的管电压,研究表明在图像背景噪声不增加且满足诊断要求时可降低 25% 的辐射剂量;另有研究发现西门子的第二代基于原始数据的迭代重建算法(sinogram affirmed iterative reconstruction,SAIR)相比传统重建技术在进行腹部血管扫描时,可有效去除图像伪影和噪声同时减少 50% 辐射剂量。低剂量 CT 扫描还可以应用在 CT 灌注成像领域,目前 CT 灌注成像技术作为功能成像已应用于肝脏、胰腺、肾脏、淋巴结、软组织病变等全身多个部位,采用低剂量的 CT 扫描技术则能够在保证组织灌注参数准确性的基础上降低辐射剂量,因此对于腹部脏器的 CT 灌注成像具有较高的应用价值。

二、腹部磁共振影像学检查

磁共振成像具有高组织分辨率、无电离辐射的优点,腹部广泛应用于肝脏、胰腺、胆道系统、脾脏、肾脏及肾上腺的检查。目前,磁共振常规序列已经不能完全满足临床诊断工作的需要,随着磁共振功能成像序列的应用发展,多种功能成像序列在腹部影像检查中的价值和地位日益受到重视。

(一) 弥散加权成像在腹部检查中的应用

近几年,随着 DWI(弥散加权成像)应用技术的成熟,DWI 已可用于腹部疾病检查。DWI 是利用特殊的磁共振成像序列观察活体组织中水分子的微观扩散运动,是一种对水分子扩散运动敏感的成像技术,使用表观弥散系数(ADC)来描述生物分子在体内的弥散。b 值是 DWI 成像最关键的参数,它反映了序列对扩散运动表现的敏感程度,是检测扩散运动能力的指标,b 值的大小决定了弥散加权的程度。当 b 值<600 时 ADC 值差异较大,b 值>600 时 ADC 值差异变小,随着 b 值的增大,扩散敏感梯度场强度增强、时间延长,组织信号衰减加重,从而影响图像质量。

在肝脏疾病诊断中,硬化肝组织的 ADC 平均值为 $(0.9 \sim 1.96) \times 10^{-3} \, mm^2/s$,与正常肝组织相比明显降低,在一定程度上 ADC 值可以用来反映肝硬化的程度。肝脏恶性肿瘤、肝海绵状血管瘤与肝囊肿的平均 ADC 值存在差异,肝囊肿>肝海绵状血管瘤>肝恶性肿瘤(肝癌、转移瘤),肝脓肿的 ADC 值也明显低于肝囊肿及正常肝实质,可以用来对肝脏囊性病灶进行鉴别诊断。肾脏血供丰富,相比其他腹部脏器有更高的 ADC 值,通过 DWI 技术可以将肾脏肿瘤与其他疾病相鉴别。在炎性肠病研究方面,DWI 可以应用于未进行肠道准备的炎性肠病患者,Crohn's 患者受累的肠段由于弥散受限 DWI 呈高信号,ADC 值减低并且 ADC 值能够对 Crohn's 病的活动性进行定量评估。

(二) 波谱成像在腹部检查中的应用

磁共振波谱(magnetic resonance spectroscopy,MRS)是一种利用人体的代谢物质在 MR 中的化学位移来测定分子组成及空间构型的检测方法,不同代谢产物的化学位移不同,反映人体能量代谢的病理生理变化。

应用 ^{31}P-MRS 可以无创地分析检测活体人肝脏中含磷化合物的浓度,通过某些化合物浓度比率及浓度差异的不同可以建立人肝细胞正常、肝细胞硬化及肝细胞癌变的诊断和鉴别诊断,也可用于糖原储积性疾病、酒精性肝病和胆道系统疾病等细胞代谢的改变评价。糖原储积疾病(葡萄糖-6-磷酸缺乏)的肝脏 ^{31}P-MRS 显示 Pi 和 ATP 水平降低,在磷酸单酯(PME)区域显示较强共振峰表明代谢功能有障碍。在没有肝硬化的患者中,定量 ^{31}P-MRS 研究表明酒精性肝炎患者 PME 共振中糖磷酸分布更高。^{31}P-MRS 还可以用于对肾移植患者的检查,可以对移植前受体肾脏的功能、供体肾脏的活性以及肾脏移植后的排斥反应进行测定。

(三) 弥散峰度成像在腹部检查中的应用

弥散峰度成像(DKI)技术基于非高斯分布模型,是 DWI 延伸出的一种新 MRI 技术,可以量化水分子偏离高斯分布的程度,能够更准确地反映人体环境微观结构的细微变化。平均峰度(MK)是 DKI 的典型参数,反映了组织微观结构的复杂程度,组织结构复杂程度越高 MK 越大。研究发现随着肝纤维化分期进展和炎症评分程度加重,MK 值呈现上升的趋势,平均扩散系数(MD)则逐渐下降,呈现出负相关性,MD 值反映了肝纤维化分子的扩散受限程度,因此磁共振 DKI 在肝纤维化程度的诊断中具有一定的灵敏度,有助于肝纤维化分期的诊断。对前列腺癌患者进行研究比较发现前列腺癌组织的 ADC 值低于周围带,而 MK 值高于周围带,ADC 值与 Gleason 评分呈负相关而 MK 值与 Gleason 评分呈正相关。

目前 DKI 技术可提供多个参数,DKI 成像模型也更加接近真实的人体内微环境,可以更准确地反映微观结构的变化,为临床诊断提供更加多样化的诊断信息,其在腹部应用的不足在于病理与 MRI 表现图像的对应及样本量的缺乏,但随着技术的成熟,DKI 会被广泛应用于腹部疾病诊断。

(四) 磁敏感加权成像在腹部检查中的应用

磁敏感加权成像(susceptibility weighted imaging,SWI)是近年来在磁共振技术的基础上发展起来的一种新技术。目前 SWI 在中枢神经系统的应用已十分广泛和成熟,基于 SWI 对静脉、出血、铁沉积、钙化等成分显示的敏感性特点,研究者们逐渐将目光聚焦到 SWI 对体部的研究,在肝脏的应用尚处于初级阶段,肝血色素沉着病等的磁敏感成像也在研究发展中。

SWI 技术依赖血氧饱和度造成的磁敏感性差异,结合相位信息可以显示低流速的静脉血流,并且不受血流速度和方向的影响,相比较 MRA 平扫能更加清晰显示畸形静脉血管影像,为从另一个角度观察肝血管畸形病变提供了依据。糖尿病可引起体内多种物质代谢异常,包括肝脏和脾脏铁蛋白含量的变化,有研究利用 SWI 评估铁蛋白含量的变化,并随访静脉放血术后铁蛋白含量的变化以指导治疗。SWI 可以对肝脏铁含量进行量化分析,协助诊断含铁血黄素沉着病,指导螯合剂的治疗。探索多次屏气腹部 SWI 在肝硬化含铁结节检出中的价值,SWI 对于肝硬化含铁结节的检测表明,SWI 对于含铁结节的检出明显高于 T1WI、T2WI 和 T2*WI,是一种有效的检出方法。与常规 MRI 相比,SWI 可显示恶性肿瘤瘤内静脉和微量出血,初步评价肿瘤血供状态,为富血供肿瘤与乏血供肿瘤的鉴别提供信息,是肿瘤成像的一种有用的补充序列。

(五) 弹性成像在腹部检查中的应用

弹性成像通过检测组织的弹性特征来进行疾病的诊断,弹性差异不仅存在于人体不同的正常组织结构之间,也存在于正常组织与病理组织之间。弹性成像基本原理是对组织施加一定的激励后,组织会对生物力学、弹性力学等物理作用产生响应,利用不同的成像方式(超声、磁共振或光学成像)结合数字信号和数字图像处理技术获知组织的响应程度,进而反映组织内部弹性模量的差异。磁共振弹性成像(magnetic resonance elastography,MRE)的基本原理是利用运动敏感梯度的作用,通过 MR 技术检测体内组织在外力作用下产生的质点位移并获得 MR 相位图像,同时结合对弹性力学的逆求解,得出组织内各点的弹性系数分布图,即 MR 弹性图,将组织弹性力学参数作为医学诊断的依据。

MRE 剪切波在组织中传播的速度和组织硬度呈正相关关系,所以通过剪切波的传播图像可以评估人体组织的硬度。肝硬化和肝纤维化是慢性肝病的重要病理特征,局部或弥漫性的肝实质病变均可导致肝组织弹性的不均匀性,研究发现肝脏的剪切弹性值和肝纤维化分期成正相关且存在显著性差异,因此 MRE 可以对肝纤维化进行评估和分期,在早期肝硬化的检出方面具有独特优势,并且研究证明 MRE 在肝纤维化分期方面的评估能力要优于 MR 扩散加权成像(DWI)。另有学者发现正常组织、良性肿瘤、肝纤维化组织和肝恶性肿瘤的平均剪切硬度呈上升趋势,所以 MRE 也可以通过测量组织弹性特征参数来鉴别肝良、恶性肿瘤。MRE 作为 MRI 技术的拓展,为腹部疾病的无创性诊断提供了一种全新的检查手段,随着技术的发展,MRE 在腹部疾病的诊断中将有更大的发展空间和潜力。

(六) 电影功能成像序列在腹部检查中的应用

磁共振电影成像(MR-Cine)是一种常用的心脏检查方法,能提供动态成像,对心脏的形态和心脏功能进行评价。目前研究文献发现 MR 动态成像技术同样可以应用于腹部评估胃肠道功能情况,是一种可靠、无创的评估结肠运动的检查方法,相对于其他检查技术能够更加准确地捕捉到各个时期十二指肠降段的蠕动波,并且能准确计算出十二指肠收缩幅度,进而为临床上诊断功能性消化不良疾病提供更多的诊断信息。MR-Cine 可以一次性在一个单独时间内完成检测并获得数据,相对于消化道钡餐造影和上消化道测压检查更具操作优势,甚至可以部分替代上述检查。MR 电影成像能够显示 Crohn's 患者的病变范围,由于有纵行溃疡的肠段和正常的小肠蠕动明显不同,可以很容易的区分病变和正常的肠管。另外,FIESTA 序列动态成像动态观察以 30ml/min 速率向肠腔内注入对比剂的肠道充盈变化,并对肠道的蠕动进行评估,可以鉴别炎性改变引起的肠腔狭窄和瘢痕、粘连引起的狭窄,优于常规的 MR 灌注成像。MR 电影成像相对于高分辨率超声在评估腹腔粘连方面也具有更明显的优势。

三、腹部超声影像学检查

超声波检查(US 检查)是通过弱超声波照射入人

体后,在不同介质的分界面产生回声,收集回声转化为声像图,从而间接反映人体各层组织结构,超声检查具有在合理强度内无创伤、无辐射、分辨率高、准确率高等优点,在腹部检查中尤其是在疾病的早期诊断中,超声检查具有其他影像学检查手段不可取代的作用。现阶段计算机技术与超声技术的结合,使得超声技术有了更加广泛的应用。

(一)动态三维成像技术在腹部检查中的应用

动态三维成像(dynamic three-dimensional imaging)可以显示大血管的起源、位置、方向及前后左右关系,观察有无缺损并判断缺损部位、形态大小。动态三维成像是唯一能在实时状态下观察肿瘤所占据的空间位置、内部结构及周边关系,并且具有无创伤性,不需要三维重建,节省了时间,提高工作效率及诊断的准确性。

在腹部肿瘤诊断中,可以根据肿瘤内部血管三维超声彩色能量图像,显示的血管走行、分支及分布范围,根据血管分部的情况判定肿瘤的良恶性。对肝肾等部位较大肿瘤的血管进行三维能量血管成像,显示肿瘤边缘血管和周围供血血管的关系,可以为鉴别肝外和肝内肿瘤提供依据。对实质脏器血管的血流图和能量图进行三维成像,可以观察脏器的血供情况和血管狭窄等某些血管病变,对于移植肾的血流灌注显示可用于术后排异反应的诊断。

(二)超声弹性成像技术在腹部检查中的应用

超声弹性成像是通过复杂的算法在很短的时间内将来自病灶的数据作为射频脉冲进行处理,并将侧向位移造成的伪影最小化,从而准确地测量出组织的形变程度,实时进行组织弹性分布的计算,并在传统超声成像中以色块的方式进行显示。由于风险较低,超声弹性成像技术是检测生物组织内生物弹性分布的理想成像方式。

研究表明内窥镜超生弹性成像在胰腺恶性肿瘤的诊断方面敏感性、特异性和准确率分别达到了100%,85%和94%,内窥镜超生弹性成像可以作为一种有效的方式来鉴别胰腺实性包块。采用超声弹性成像不仅可以检出小肝癌结节,甚至可以鉴别肝转移灶,还可以区分腺瘤、血管瘤、脂肪瘤等其他类型的肝脏病变。研究显示弹性成像在肝脏恶性肿块的分级诊断上敏感性、特异性和准确率分别达到了93%,87%和92%,均优于常规二维超声。在诊断肝纤维化上弹性成像的灵敏度和准确率分别是90%和87%,也都高于常规超声。组织弹性成像为全新的诊断方式,操作简单,图像稳定性和重复性好,有助于肝脏肿瘤类型和良恶性的初步判断,可带给我们更多的临床诊断信息,因此实时组织弹性成像将成为临床诊断重要手段之一。

(三)宽景超声成像技术在腹部检查中的应用

宽景超声成像(ultrasound extended-filed-of-view imaging,EFOV)技术又称超宽视野成像、拓宽视野成像或全景超声成像技术(panoramic ultrasound imaging technology),它是通过探头的移动获取一系列的二维切面图像后,利用计算机重建将这一系列二维图像拼接成为一幅连续超宽视野的切面图像。EFOV可以提供更好的结构层次与空间关系,清晰地显示病变位置、大小、范围、内部回声及其毗邻,定量并准确地测量脏器大小以及体积较大的病灶,较好地展示和延伸管道结构。

EFOV可应用于较大的器官上的疾病如肝脏肿瘤、多囊肝、腹膜后肿瘤、多囊肾、胰腺癌等,此技术可清晰全貌地显示病灶大小、轮廓和内部结构并进行准确的测量,方便对这些病变整体与近邻脏器的关系进行检查与评价。EFOV对肝脏疾病和肾脏疾病可以从不同方位观察肝肾部位的大小、形态和近邻关系,有利于肝癌分期诊断、治疗和估计预后。随着计算机技术的不断发展,EFOV在图像重建、配准及融合算法上面有着长足的进步,也使得EFOV的准确性及还原性不断提高,完全有理由相信EFOV具有极大的发展潜力及良好的应用前景,而且其结合常规实时灰阶和彩色多普勒超声会使现代超声诊断技术更趋完善。对疾病的诊断,尤其是腹部疾病的早期诊治有着重要的作用,同时也对超声CT的研究奠定了基础。

(四)超声分子影像技术在腹部检查中的应用

超声分子影像(ultrasound molecular imaging)是通过将目的分子特异性抗体或配体连接到声学造影剂表面,构筑靶向声学造影剂,使声学造影剂主动结合到靶区,进行特异性超声分子成像的一种新的超声影像技术。超声造影剂以及相关成像技术的开发使超声在肝肿瘤诊断中的应用取得了很大进步。通过超声造影,不仅使肝内微小病灶的检出率大大提高,并能根据不同肝肿瘤病灶的血供及微循环的不同,通过观察造影剂在肝内的行踪及其分布情况,对其进行定性诊断。

超声分子成像不仅可以更早的地发现和确定疾病,对疾病的治疗效果直接做出细胞及分子水平的评价,而且可以通过靶向微泡造影剂携带药物与活体细胞结合,用作分子成像与治疗。用超声辐照微泡对小鼠皮下H22肝癌移植瘤进行治疗,采用免疫组织化学SP法检测血管内皮生长因子(vascular endothelial growth factor,VEGF)蛋白表达,发现与单纯使用超声治疗组相比,肿瘤体积缩小,VEGF蛋白表达减低。随着纳米级超声造影剂、高分子材料超声造影剂等新型造影剂制备材料和方法的不断完善以及各种高灵敏度超声造影技术的发展,超声分子影像技术必将会在诸如肝癌等腹部疾病的早期诊治中做出巨大贡献。

（五）介入性超声术在腹部检查中的应用

介入性超声（interventional ultrasound）是在实时超声引导或监视下，完成各种穿刺活检、肿瘤消融、超声造影以及抽吸、置管、注药等操作，以达到诊断或治疗的目的。从超声技术发展的新概念上讲，还应包括术中超声（intraoperative ultrasound，IOUS）、腔内超声（intraluminal ultrasound）、微泡造影增强超声（contrast-enhanced ultrasonography，CEUS）、肿瘤的热消融和化学消融以及高强度聚焦超声（high-intensity focused ultrasound，HIFU）等。

在腹部疾病的诊断与治疗中，介入超声以其微创性，已成为继腹部传统超声、CT、ERCP、MRCP后一个不可或缺的重要技术手段。随着超声高频探头的应用，术中超声已成为开腹手术中外科医师最重要的辅助诊断手段之一。尤其在胆道疾病中的应用，可显著降低胆道残留结石，便于准确判断胆管直径、管壁厚度、胆管梗阻位置与病因和提高对胆道变异、复杂胆囊开腹切除手术、胆囊癌与胆管癌切除术等术中结构的辨认。随着小型便携式超声系统、专用腹腔镜超声系统、管内超声与腔内超声专用探头（如内镜下、血管内、胰胆管内等）、超声造影剂和治疗性超声传递剂（微泡）和高强度聚焦超声（HIFU）用于恶性肿瘤的消融治疗等新产品、新技术的进一步涌现，以及超声各种技术的相互融合使用，如：三维彩色多普勒内镜超声微气泡造影谐波成像技术，将进一步提高我们对腹部脏器病变的三维空间认识，肿瘤诊断与分期判断的准确性，抗肿瘤血管生成治疗效果的监测及病变脏器周围重要血管毗邻关系的识别等。

第二节　肝脏疾病

一、肝弥漫性病变

【概述】

肝弥漫性病变，主要是由于慢性肝炎所致，病变在乙肝患者中较普遍，慢性丙型肝炎也不少见，损伤的肝细胞刺激纤维组织大量增生，致使肝纤维化。随着生活水平的提高，我国酒精性肝病和非酒精性肝病的发病率不断上升。这两种肝病中较重的病变是脂肪性肝炎，如不积极治疗，损伤的肝细胞也可刺激肝内纤维组织的大量增生，由肝纤维化发展到肝硬化。

【局部解剖】

肝脏是人体内最大的器官，执行多种非常重要的生理功能。它位于上腹部，在肺及膈的下方。肝脏可分为两个主要部分：较大的右叶和较小的左叶。每叶又可分为组成肝小叶的几个部分，人体内的所有血液

每两分钟就流经这些肝小叶一次。当血液通过时，其成分会发生许多重要变化（图5-2-1a、图5-2-1b）。

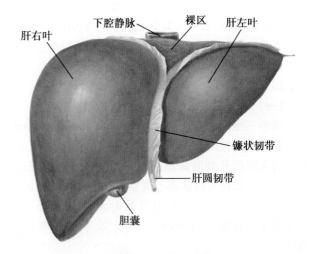

图5-2-1a　肝脏正面观

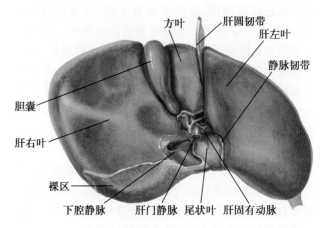

图5-2-1b　肝脏底面观

【临床表现与病理基础】

肝弥漫性病变起病隐匿，发病缓慢，轻度时常无明显症状，只有在超声健康体检中发现，重度者可出现乏力、肝大、肝区痛及压痛等症状，少数患者可出现食欲减退、恶心、黄疸和肝功能异常，脾肿大等症状，偶见男性阳痿和女性月经过多或闭经等。病理表现为不同程度的肝纤维化（图5-2-2）。

【影像学表现】

脂肪肝：

超声表现：外形：全肝大，以前、后径更著；包膜光滑；下角圆钝，右下角＞75℃，左下角＞60℃。实质：回声呈弥漫性雾状密度增加，细而亮。但随深度的增加回声深度明显下降，亮度亦减低。低肝脏膈、背面区域更为稀少，并伴横膈线段暗淡或不清。"浅部一大片，深部看不见"为其衰减增大的特征。管道：较粗管道显示模糊，管壁常不可见清晰识别，内径难以准确测定（图5-2-3）。

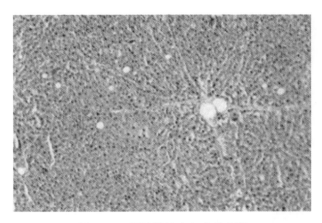

图 5-2-2　肝弥漫性病变病理表现

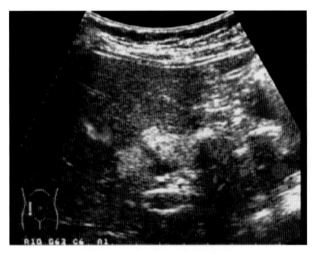

图 5-2-3　脂肪肝超声影像表现

小灶型局限性脂肪肝肝内无血流信号

CT 表现：平扫显示肝的密度降低，弥漫性脂肪肝浸润表现全肝密度降低。局灶性浸润则出现肝叶、肝段或亚段的局部密度降低。正常人 CT 检查，肝密度总高于脾的密度，如果肝/脾 CT 值之比＜0.85，则可诊断脂肪肝，肝/脾比值也可作为治疗后的观察指标。对比增强扫描，肝比脾的强化效果差，强化的肝内血管在脂

肪浸润的肝实质内显示特别清楚。肝的 CT 平扫表现为圆形、条形或不规则形相对高密度区，境界清楚。增强扫描表现与脂肪浸润区同步均匀强化。

MR 表现：大部分病例表现正常，少数病例显示 T1WI 和 T2WI 呈稍高信号，STIR 序列上稍高信号消失。

肝硬化：

超声表现：轻度硬化可无明显变化。中至重度时，左、右肝叶大小不称，常左大右小，亦可两叶均匀肿大。重度时全肝萎缩，并伴腹水。尾状叶肿大，与右叶横径比＞0.65，与左叶前后径比＞0.50。肝表面高低不平，可出现细粒状、锯齿状、小结节状至较大结节隆起等改变。肝实质回声粗糙、变亮，可出现粗点状、短线状、细网状、粗网状或结节状等改变。肝内管道：肝静脉变化最早，可呈内径变细，行程迂曲甚或"消失"；门静脉肝内段可无变化亦可扩张，但肝外段多扩张，内径＞14mm；肝动脉分支较正常人易发现，系门静脉高压后代偿性改变；肝管变化不明显。

X 线表现：胃肠道钡餐造影可显示胃底、食管静脉曲张。血管造影可见肝动脉分支变小变少、扭曲，脾、门、静脉扩张。

CT 表现：CT 扫描可反映肝硬化的病理形态学改变，主要表现包括：肝脏大小的改变：早期肝脏可能表现增大。中晚期肝硬化可出现肝叶增大和萎缩，也可表现全肝萎缩。更多地表现为尾叶、左叶外侧段（左外叶）增大，右叶、左叶内侧段（左内叶）萎缩，部分也可表现右叶增大并左叶萎缩或尾叶萎缩，结果出现肝各叶大小比例失调，如尾叶/右叶横径比＞0.65；肝脏形态轮廓的改变：因结节再生和纤维收缩，肝边缘显示凹凸不平；肝密度的改变：脂肪变性、纤维化可引起肝弥漫性或不均匀的密度降低。较大而多发的再生结节可表现为散在的稍高密度结节；肝裂增宽：纤维组织增生，肝叶萎缩，致肝裂和肝门增宽，胆囊也可因此外移；继发性改变：脾大；门静脉扩张，侧支循环形成，脾门、胃底、食管下段及

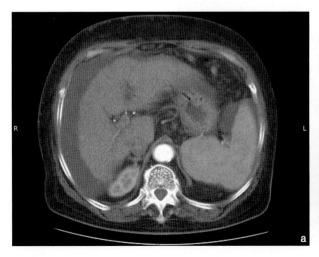

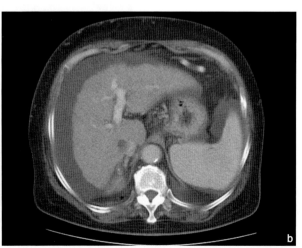

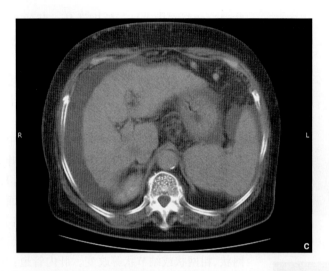

图5-2-4　肝硬化的CT影像表现

a. CT动态增强动脉期相；b. CT动态增强门静脉相；c. CT动态增强平衡期相

腰旁静脉血管增粗扭曲；腹水肝脏体积缩小(图5-2-4a)；各叶比例失调，肝裂增宽，肝脏边缘毛糙，脾脏体积增大(图5-2-4b)，门脉期显示门静脉及食管胃底静脉扩张(图5-2-4b)，可见少量腹水(图5-2-4c)。

MR表现：肝硬化变细的血管和炎性纤维组织表现为肝实质内结构紊乱，并可见高信号的细小网格结构，T2WI上比较明显。肝硬化结节一般T1WI表现等信号，T2WI呈低信号，信号均匀，无包膜，对比增强无明显强化。肝脏平扫(图5-2-5a、图5-2-5b)示肝脏实质密度不均匀，脾脏增大，T2WI可见胆囊水肿(图5-2-

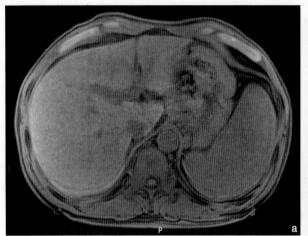

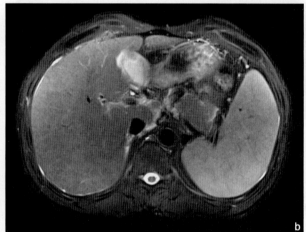

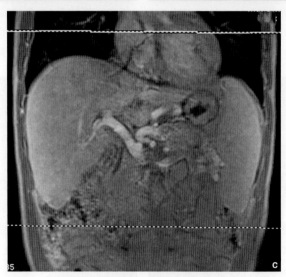

图5-2-5　肝硬化的MR影像表现

a. MR平扫轴位T1WI相；b. MR平扫轴位T2WI脂肪抑制相；c. MR灌注冠位T1WI相

5b),灌注扫描(图 5-2-5c)示肝脏不均匀强化,门静脉扩张(图 5-2-5c)。

【首选检查】

超声检查为首选筛查方法。

检查前准备:患者检查当日禁早餐。如同时检查胃肠钡餐透视,则应先行超声检查。若腹内积便或积气较多,宜于前夜服用泻药以促使排出粪便和消化道内积气,仍需空腹候检并禁吸烟。

检查技术:首先,按常规要求测量左、右叶有关径线及大小,观察肝脏外形、包膜及内部血管分布;其次,可按照右肋间切面、肋下切面,剑突下切面的顺序扫描;最后,分区交叉扫描,以每一探头的放置部位为一个小分区,在每一小分区内应尽量侧动探头形成立体锥形三角观察区。这样,在顺序变换探头放置部位后其在另一小分区内观察时,不少切面与前一观察区重叠交叉,可减低遗漏,检出小病灶。

【检查方法分析比较】

肝硬化超声检查可发现肝脏回声强度增强,正常细微组织结构回声消失及散发于全肝的再生节结和深部回省衰减征象,特别是肝脏形态学改变对确立肝硬化诊断非常有帮助,CT 和 MRI 则能较好的显示肝硬化和肝脏形态异常和继发性改变,包括腹水、脾肿大和静脉曲张等,对肝硬化的诊断具有较大价值。超声对脂肪肝也有阳性发现,CT 和 MRI 也较为敏感,CT 的诊断正确性高,测其 CT 值可明确诊断。

二、原发性肝癌

【概述】

原发性肝癌简称肝癌,是指肝细胞或肝内段管上皮细胞发生的恶性肿瘤。其死亡率在恶性肿瘤中居第二,东亚及环太平洋地区是肝癌高发地区,我国新发肝癌人数占全球人数一半以上。我国发病率高的原因在于我国乙肝患病人数多,丙型肝炎的发病率近年亦有明显的上升趋势,肝癌多在乙肝、丙肝等慢性肝炎后肝硬化的基础上产生。本病多见于中年男性,男女比例5∶1。

【局部解剖】

局部解剖同图 5-2-1。

【临床表现与病理基础】

常见症状有:肝区疼痛、食欲缺乏、消瘦、乏力以及不明原因的发热、腹胀、腹泻、黄疸等。有肝炎、肝硬化背景或肿瘤浸润性生长较大致肝脏功能失代偿者可有出血倾向,如牙龈、鼻出血及皮下淤斑等;也可出现低蛋白血症,致水肿、腹水、腹胀等。肿瘤转移至肺可引起咳嗽。肿瘤侵及并阻塞肝静脉或下腔静脉时可出现呈进行性加重的下肢水肿,甚至出现腹水等布-加综合

征的表现。

原发性肝癌按病理学分型可分为肝细胞型肝癌、胆管细胞型肝癌及混合型肝癌。在我国,本病的主要类型是肝细胞肝癌,占原发性肝癌的 90% 以上。按肿瘤的形态可分为结节型、巨块型和弥漫型肝癌(图 5-2-6)。

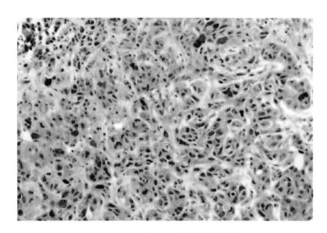

图 5-2-6 原发性肝癌病理表现

【影像学表现】

超声表现:原发性肝癌的声像图表现分为直接征象和间接征象。直接征象中巨块型表现为肝脏内实性肿块,内部回声不均匀,可表现为镶嵌征,即结中结,肿块周边可见低回声晕环。结节型表现为肝内多发的回声结节。此外弥漫型表现为肝脏弥漫性肿大,内部回声不均匀,可见弥漫性多发低回声结节,边界不清。原发性肝癌的间接征象有肝脏肿大,形态失常,肝血管受压移位,门静脉癌栓形成,周围淋巴腺转移,侵及肝内胆道及肝门结构。CDFI 示肿瘤内部及周边出现彩色血流信号,频谱为高速的动脉血流,阻力指数可高可低(图 5-2-7)。

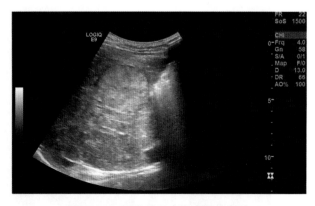

图 5-2-7 原发性肝癌超声影像表现
肝右叶高回声团块,周边可见声晕

X 线表现:平片诊断价值有限,有时可见肝脏局限性增大、变形或胃肠道受压移位等间接征象。

CT 表现:在各种影像学检查技术中,CT 最能反映

肝脏的病理形态表现,如病灶的大小形态、部位、数目以及病灶内有无出血坏死、钙化等。CT平扫绝大多数肝癌表现为低密度,也可为等密度或混合密度,等密度灶平扫不能发现。高密度者很少,常伴有脂肪肝。肝癌密度常不均匀,在低密度病灶中可见更低密度区,为病灶内坏死、囊性变或脂肪变性所致。脂肪变性区的CT值常小于−10Hu。病灶内出血较少见,表现为低密度病灶中有斑片状高密度区。少数肝癌的密度较均匀,这常见于较小且坏死不明显的肝癌。位于肝周边的肝癌可使肝的轮廓局限性隆起。肝癌的边缘大多模糊且不光整,癌灶内可有分隔呈条状低密度影。膨胀生长型的病灶,不论结节还是巨块型,边界均清晰,大部分有假包膜存在,在CT上表现为肿瘤周围一圈低密度的环影(即晕环征),厚度可从数毫米至1cm不等,尤其在小肝癌中较常见。增强CT检查,动脉期可见病灶明显强化,均匀或不均匀,此时正常肝组织尚未强化,病灶密度高与肝组织;门静脉期病灶内对比剂浓度迅速下降,正常肝组织强化,门静脉晚期以及实质期病灶密度又低于正常组织。即所谓的"快进快出"。肝尾叶占位(图5-2-8),边缘光滑,边界较清楚。动脉期(图5-

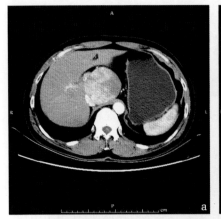
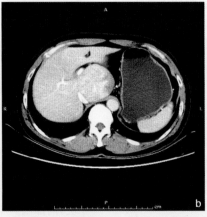
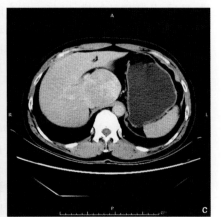
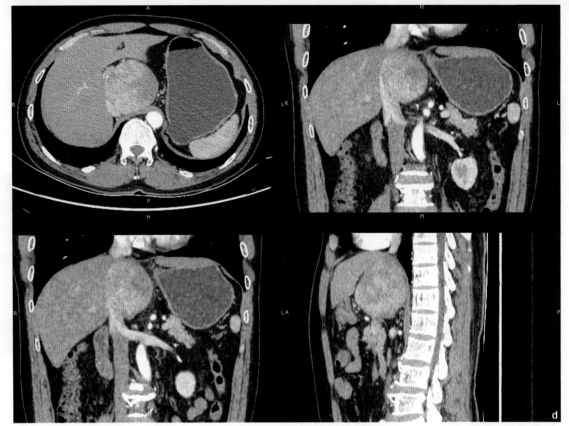

图5-2-8　原发性肝癌CT影像表现

a.CT动态增强动脉期相;b.CT动态增强门静脉期相;c.CT动态增强平衡期相;d.CT动态增强期多面重建相

2-8a)及门静脉期(图 5-2-8b)呈斑片状不均匀强化,延迟期(图 5-2-8c)呈相对不均匀稍低密度,强化形式呈"快进快出";病灶包膜轻度强化(图 5-2-8c);多平面重建(图 5-2-8d)显示邻近下腔静脉受推移(图 5-2-8d)。

MR 表现:在 T1WI 上呈稍低信号,边界非常不清楚,有时与正常组织难以鉴别;在 T2WI 上信号稍高于正常肝组织。原发性肝癌的占位征象、肝门和腹膜后的淋巴结转移都能在 MRI 上很好的显示。肝右叶前

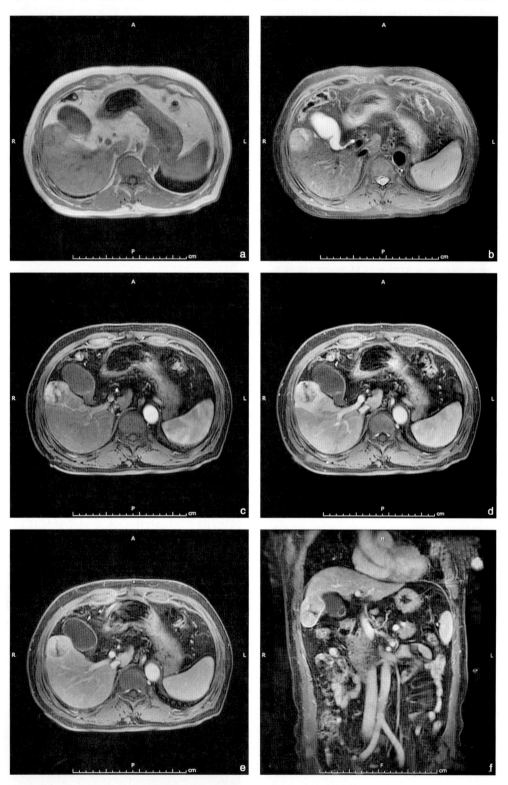

图 5-2-9　原发性肝癌 MR 影像表现

a. MR 平扫轴位 T1WI 相;b. MR 平扫轴位 T2WI 脂肪抑制相;c. MR 灌注轴位 T1WI 动脉期相;d. MR 灌注轴位 T1WI 门静脉期相;e. MR 灌注轴位 T1WI 延迟期;f. MR 灌注冠位 T1WI 相

下段异常强化结节灶,信号不均匀,T1WI呈不均匀稍低信号(图5-2-9a),T2WI呈不均匀稍高信号(图5-2-9b),增强扫描动脉期病变呈不均匀明显强化,动脉期(图5-2-9c)及门静脉期(图5-2-9d)呈不均匀斑片状强化,延迟扫描(图5-2-9e)呈相对低信号,包膜薄环样强化(图5-2-9e、5-2-9f)。

【首选检查】

超声检查为首选筛查方法,需进一步明确病变性质时,选择腹部CT增强或MRI(平扫+DWI+PWI)。检查前准备及检查技术:同"肝弥漫性病变"。

【检查方法分析比较】

超声检查,一般可根据典型的声像图特征,结合其他生化检查及临床表现,多数可提示较明确的诊断。CT和MRI对原发性肝癌的敏感性和特异性均较高,对了解肿瘤和肝动脉、门静脉、肝静脉的关系,血管的受侵情况以及有否瘤栓形成等有重要价值,其特异性优于超声检查。

CT检查:多期增强技术可以在动脉期和门脉期分别完成全肝扫描,因而能充分反映病灶的血供特点。

MR动态增强扫描结合DWI对于肝癌的诊断具有很高的敏感度和特异度,它的软组织分辨率高,可以清晰显示瘤灶内部结构,鉴别有无脂肪变性或出血坏死等。

三、肝局灶增生结节

【概述】

肝局灶性增生结节是一种发病率仅次于肝血管瘤的肝脏常见良性病变,其特点为结节性增生性肝损害。由于近年来影像技术的发展,肝脏局灶性结节性增生的报道逐渐增加。以往文献中曾有多种命名,如局灶性肝硬化、肝脏错构瘤、肝脏炎性假瘤等,直至1958年方被Edmondson命名为肝脏局灶性结节性增生。该命名在1975年被世界卫生组织及1976年国际肝脏研究协会所采纳。

【局部解剖】

局部解剖同图5-2-1。

【临床表现与病理基础】

大多数(约75%)肝局灶增生结节患者无明显症状表现,常在超声检查或腹部手术时意外发现。部分有症状的患者表现为右上腹疼痛、不适、肝大或右上腹包块。体检可发现肝脏位于右肋缘下或右上腹有一质硬肿块,表面光滑,随呼吸上下移动,有压痛。

肝局灶增生结节为一种少见的良性占位性病变,实际上并非真正的肿瘤。病因不明,多见女性。病变主要由正常肝细胞、胆管、肝巨噬细胞等组成,虽无包膜,但与周围组织界线清楚,肿瘤内可见放射状纤维瘢

痕组织由内向外分布构成的纤维分隔,隔内含动脉、静脉及增生的胆管(图5-2-10)。

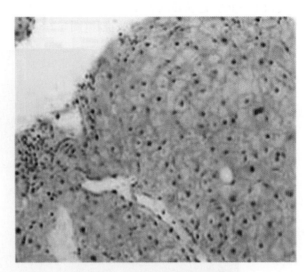

图5-2-10　肝局灶增生结节病理表现

【影像学表现】

超声表现:可以有低、高或混合回声,缺乏特征性,可见纤维分隔。CT表现:平扫可表现为肝内低密度或等密度改变,边界清楚。当中心存在纤维性瘢痕时,可见从中心向边缘呈放射状分布之低密度影像为其特征。增强可为高密度、等密度或低密度不等,主要因其供血情况而不同。病变内纤维分隔无增强,动脉晚期病变呈低密度,边界清晰。超声显示:边界清晰,周边为低回声,内部呈星芒状高回声(图5-2-11)。

血管造影表现:典型病变可表现为血管呈放射状分布如轮辐样和外围血管的抱球现象。

CT表现:肝右叶下缘肿块,增强后动脉期可见明显强化(图5-2-12a),中心未见明显强化,门脉期强化程度增加(图5-2-12b),中心可见仍呈星芒状低密度影(图5-

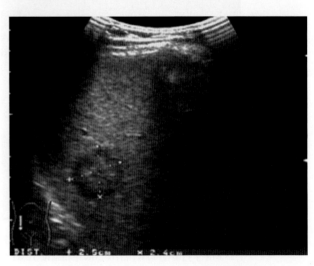

图5-2-11　肝局灶增生结节超声影像图

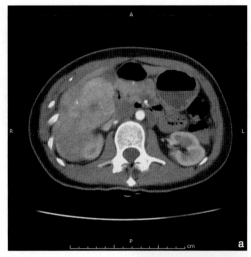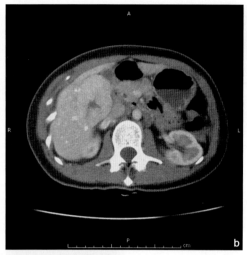

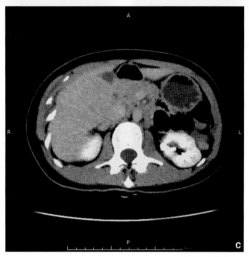

图 5-2-12　肝局灶增生结节 CT 影像表现

a. CT 动态增强动脉期相；b. CT 动态增强门静脉期相；c. CT 动态增强平衡期相

2-12b)，延迟期强化程度较肝实质稍低(图 5-2-12c)，密度尚均匀，中心部分呈稍低密度影、范围较前减小。

MR 表现：肿块实质呈等 T1WI 等 T2WI 信号影(图 5-2-13a、图 5-2-13b)，中心呈星芒状长 T1WI 长 T2WI 信号影(图 5-2-13a、图 5-2-13b)，DWI 上实质未见明显高信号(图 5-2-13c)，中心呈稍高信号影(图 5-2-13c)，增强后动脉早期实质明显不均匀强化(图 5-2-13d)，门脉期(图 5-2-13e)及延迟期(图 5-2-13f)实质强化减低、病灶边缘及中心边缘强化。

【首选检查】

超声检查为首选筛查方法。检查前准备及检查技术：同"肝弥漫性病变"。

【检查方法分析比较】

超声检查是肝局灶增生结节的首选检查方法，但超声的图像特征多变，对无典型临床症状的患者需要与其他疾病相鉴别。CT 和 MR 成像技术对肝局灶增生结节的检查可起定性定位作用。

四、肝脏不典型腺瘤样增生

【概述】

肝脏不典型腺瘤样增生结节是一种癌前病变，代表了肝癌发生过程中的中间环节，早期发现和早期诊断对选择治疗方案和改善预后有重要意义。我国习惯上用不典型腺瘤样增生结节来描述癌前病变。临床上大多数癌前病变的患者无症状。

【局部解剖】

局部解剖同图 5-2-1。

【临床表现与病理基础】

临床上大多数癌前病变的患者无症状，部分临床医生也未认识到此病的重要性，往往有较多的误诊，耽误了治疗时机。

病理特点为明显增大的单个硬化结节，肝板增厚。结节有不同程度的不典型性，但缺乏明确的恶性特征。肉眼下，大多数病变呈模糊的结节，与有明确边界的高

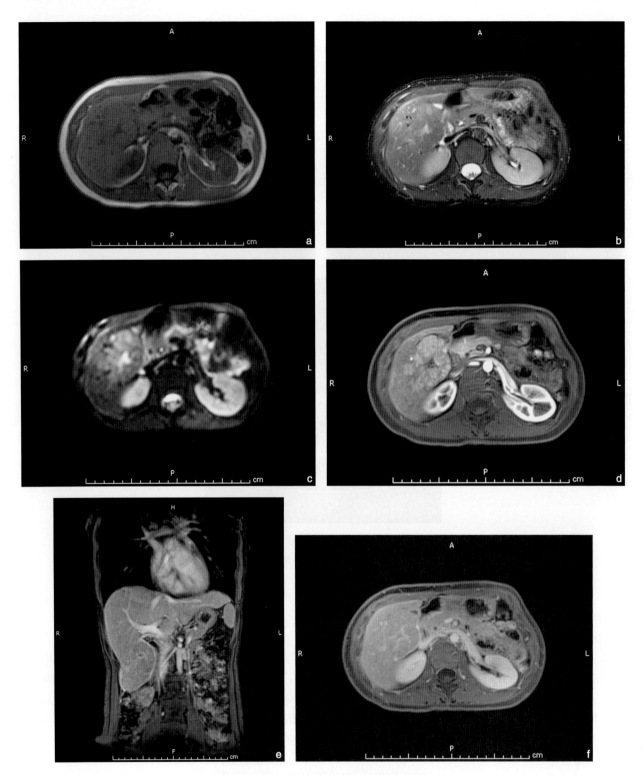

图 5-2-13　肝局灶增生结节 MR 影像表现

a. MR 平扫轴位 T1WI 相；b. MR 平扫轴位 T2WI 脂肪抑制相；c. MR 弥散成像；d. MR 灌注轴位 T1WI 动脉期相；e. MR 灌注冠位
T1WI 相；f. MR 灌注轴位 T1WI 门静脉期相

分化小 HCC 区别不大；几乎不可能将其与癌和大的再
生性结节相区别。镜下特点为细胞密度呈中度增加，
轻微不规则的小梁状生长。结节内可见较多肝汇管
区，但无浸润。结节内有时可含有明显的局灶高分化
癌。本病认为是一种癌前病变。

【影像学表现】

超声表现：病变边界清晰，形态规整，呈稍低或等
回声（图 5-2-14）。

CT 表现：在肝硬化的背景下，肝内可见多发大小
不一的低密度结节影，边界清楚。增强扫描无明显强

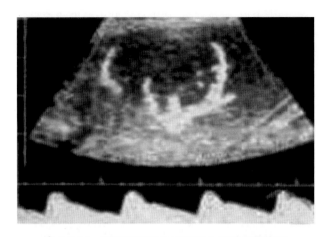

图 5-2-14 肝脏不典型腺瘤样增生超声影像表现

化或轻度强化。

MR 表现:平扫病灶在 T1WI 上呈高或稍高信号,T2WI 上呈低或稍低信号。

【首选检查】

超声检查为首选筛查方法。检查前准备及检查技术:同"肝弥漫性病变"。

【检查方法分析比较】

超声检查是肝脏不典型腺瘤样增生的首选检查方法。但超声检查对肝脏不典型腺瘤样增生无特异性,为了进一步明确诊断选择 MRI。

五、肝细胞腺瘤

【概述】

肝细胞腺瘤简称肝腺瘤(HCA),是较少见的肝脏良性肿瘤,患者多部分为口服避孕药的女性。术前诊断十分困难,在影像检查中常表现为肝占位性病变。

【局部解剖】

局部解剖同图 5-2-1。

【临床表现与病理基础】

肝细胞腺瘤多见于成年女性,与生育期妇女口服避孕药有密切关系。这些肿瘤是常见的肝脏良性肿瘤,通常不引起症状,因而绝大多数不能被发现,肿瘤大时,出现腹部肿块、腹胀及钝痛。极少见情况下,腺瘤可破裂,引起腹腔内出血。

肿瘤一般为单发,多为圆形,被覆包膜,大小不一,镜下观察肿瘤细胞比正常肝细胞体积稍大,可有空泡形成。间质为纤维的毛细血管及结缔组织(图 5-2-15)。

【影像学表现】

超声表现:检查显示病灶边界清楚,无声晕。回声依周围肝组织不同而不同,常为低回声肿块,若内有出血或坏死为混合回声。图 5-2-16 所示,内血流信号丰富,呈"彩球"状。

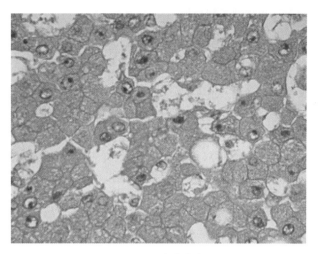

图 5-2-15 肝细胞腺瘤病理表现

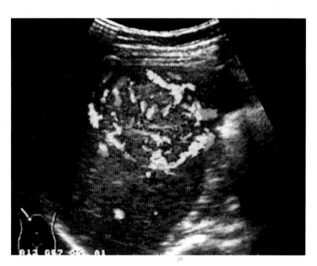

图 5-2-16 肝细胞腺瘤超声影像表现

CT 表现:CT 平扫时由于肿瘤密度与正常肝实质相似,因此容易漏诊,通常表现为等密度或稍低密度,极少显示包膜,新鲜出血可表现为病灶内高密度,陈旧性出血则为低密度。由于肿瘤血管丰富,CT 增强扫描动脉期可见肿瘤明显增强,门脉期及延迟期呈等密度或稍低密度,病灶内的出血则无增强表现。

MR 表现:MR 平扫 T1WI 上从稍低信号到稍高不等强度信号,T2WI 上为稍高信号,且信号不均。MRI 动态增强有诊断意义,动脉期有明显强化,除中心出血坏死或脂肪改变区域外,其他部分强化程度高且均匀一致,门脉期和延迟期可为等信号或等高信号。

【首选检查】

超声检查为首选筛查方法。检查前准备及检查技术:同"肝弥漫性病变"。

【检查方法分析比较】

超声检查是肝细胞腺瘤的首选影像学检查方法。对肝细胞腺瘤的诊断具有较典型的声像图特征。CT

和 MR 表现缺乏特异性。

六、肝 转 移 瘤

【概述】

肝转移瘤（ML）又称转移性肝癌或继发性肝癌，是由全身各脏器的癌肿转移至肝脏形成，包括转移瘤、转移肉瘤和白血病或淋巴瘤浸润。由于肝脏接受肝动脉和门静脉双重血供，血流量异常丰富，全身各脏器的恶性肿瘤大都可转移至肝脏。在原发性肝癌发病率低的区域，如北美和西北欧等地，继发性肝癌的发病率相对较高，为原发性肝癌的 13～64 倍，中国二者较为接近。

【局部解剖】

局部解剖同图 5-2-1。

【临床表现与病理基础】

主要症状是消瘦和食欲下降，典型病人，肝脏增大，变硬，有触痛，可有发热，偶尔脾脏可增大，特别是癌症原发于胰腺时。腹腔漏出液积聚，出现腹水。初期，无黄疸或黄疸较轻，除非癌肿阻塞胆管，在病人死亡前数周，黄疸逐渐加重。当毒性物质堆积于脑时，病人也可出现谵妄、昏睡。

肝转移瘤肝脏的形态学改变多不明显，大多数无门静脉高压的表现，多表现为肝内多发结节状占位性病灶，直径 1～3mm，少数为单发结节，病灶越多，大小分布均匀，部分病灶表现为圆形或不规则的巨块状，巨大的肝内转移瘤多伴有中心明显的不规则坏死，转移瘤通常不伴有门静脉癌栓，一般也无假包膜征象，增强后肿瘤实质期多表现为典型的环行强化或靶征，有时可见到腹腔脏器的转移灶如胰腺，脾脏转移灶，腹腔及腹膜后淋巴结肿大（图 5-2-17）。

【影像学表现】

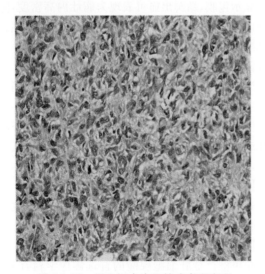

图 5-2-17　胃肠间皮瘤肝转移病理表现

超声表现：直接征象：超声显示肝内单发或多发结节，可为低回声、强回声或不均匀回声，典型者周边为实性高或稍低回声，中央液化坏死区呈低回声，表现为"牛眼征"；若高回声结节后方有声影，提示转移瘤伴有钙化；间接征象：同时发现邻近器官转移瘤或（和）查出原发瘤（图 5-2-18）。

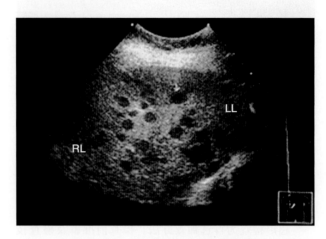

图 5-2-18　肝转移瘤超声影像表现

CT 表现：CT 平扫示肝内多发大小不等的低密度肿块，肿瘤坏死常见，表现肿瘤中央有更低密度，边缘欠清，单纯平扫易于漏诊。增强扫描表现与肿瘤血供有关，富血供转移瘤表现为一过性明显结节样增强；但更多见的是肿瘤早期强化不明显，动脉期病灶部分增强或整个病灶增强，门脉期和延迟期病灶边缘强化，但强化程度低于肝实质，成典型"牛眼征"表现。乏血供转移瘤则表现强化不明显或有延迟强化；间接征象：可查出其他部位原发性恶性肿瘤；同时还可能显示其他部位的转移瘤（图 5-2-19）。

MR 表现：转移性肝癌在 SE T1WI 和 T2WI 上信号变化多种多样，边界不规则但清晰，呈圆形或卵圆形，单发或多发。多数转移瘤 T1WI 呈稍低信号，T2WI 呈稍低信号；富血供转移瘤 T2WI 信号较高，肿瘤内有出血、钙化、囊变则导致信号不均。转移性肝癌的典型表现为"靶征"或"牛眼征"，即在 T2WI 上病灶中心可见更高信号，T1WI 上表现为中心更低信号，约 20％的病例可见瘤周"光环症"，表现为病灶周围稍高信号环（图 5-2-20）。

【首选检查】

MR 是肝转移瘤首选影像学检查方法。

检查方法：肝胆脾 MRI 病人体位取标准仰卧位，定位线与正中矢状面重合，定位线中心对剑突，选择体部软线圈或体线圈，常规扫描 Cor GRE（或 SPGR）序列或 Cor SS-FSE T2WI 定位，再扫描 Axi SE T1WI、抑脂 Axi FSE T2WI，必要时增强扫描 Axi SE T1WI（有时还

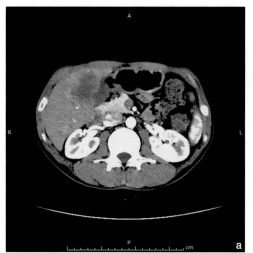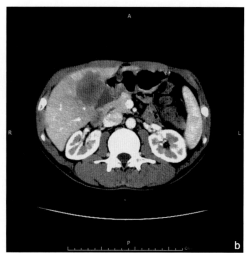

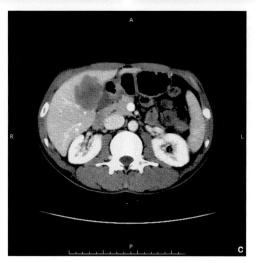

图 5-2-19　肝转移瘤 CT 影像表现

a. 动脉期；b. 门脉期；c. 延迟期

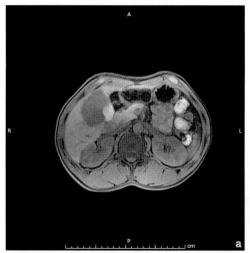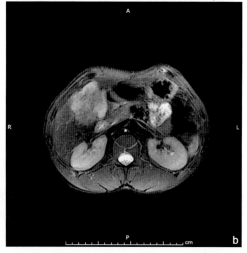

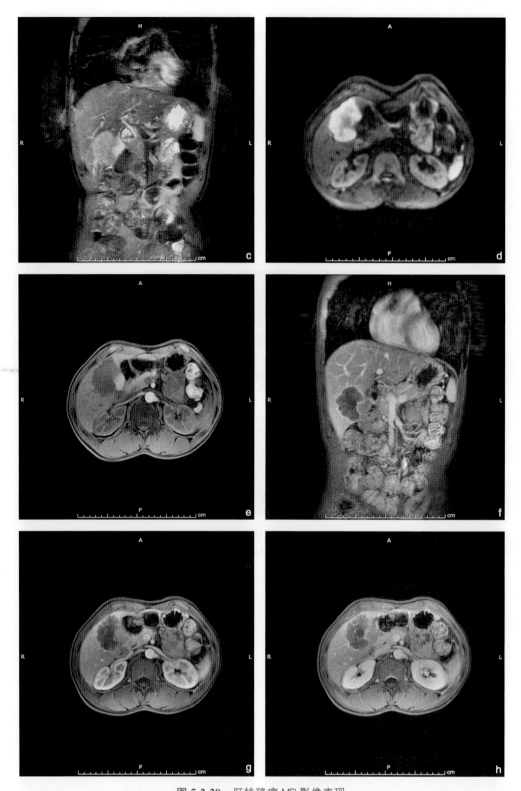

图 5-2-20　肝转移瘤 MR 影像表现

a. T1WI；b. T2WI；c. DWI；d. 增强后动脉早期病灶未见明显强化；e~h. 门脉期及延迟期

须扫描增强 Cor SE T1WI,增强扫描时必须抑脂,扫描范围覆盖肝胆脾所在区域,鉴别囊肿和血管瘤时可扫描 FLAIR 序列,另外有时还可扫描 DWI 和 EPI 序列,对于胆管扩张的病例还需行磁共振胆道成像(MRCP),成像参数:①Cor GRE(或 SPGR)Loc:Fast GRE 序列:TR/TE:min,不屏气(Sequential)扫描(Fast SPGR 序列:TR/TE:120/min;屏气(Nonsequential)扫描),FA:20°,FOV:40×40,层厚/间距:8/2,矩阵:256×160(或 128),1NEX。该序列主要用于定位扫描。②Cor SS-FSE T2WI:TE:90;FOV:40×40;层厚/层间距:5～8/2～2.5;矩阵:256×256;1NEX;频率编码方向为上下方向;由后至前闭气扫描。此该序列主要用于定位扫描,并大致了解肝胆脾区解剖及病变情况。③Axi SE T1WI:CS;RC;TR/ TE:400～600/min full;FOV:32×32;层厚/层间距:5～6/2～2.5;矩阵:256×192 或 256×160;2～4NEX;上下视野外预饱和或不加预饱和,v:R/L;由上至下扫描覆盖整个肝胆脾区域。增强时除用 2NEX 和必须抑脂外(增强 Cor SE T1W I:v:S/I),其余参数与平扫完全相同。④Axi FSE T2WI:FC;呼吸门控(RT);TR:1～2R-Interval(R- Interval 为呼吸波间期,其范围约为 3000～9000ms);TE:80～120;ETL:8～32;FOV:32×24;层厚/层间距:5～6/2～2.5;矩阵:256×256 或 256×224;3～4NEX;Sat:SIF,v:R/L;扫描线与上述 Axi SE T1WI 位置一致。⑤弥散加权成像 DWI:采用 DWI-EPI 序列,♯ of shots:1;TR/TE/ TI:10000/min/2000ms;Bdw:62.5;FOV:34×34;层厚/间距:5～6/2～2.5ms;矩阵:128×128;1NEX;v:R/L。User CVs:{Ramp Sampling(1＝on,0＝off):0;Flair Inversion(1＝on,0＝off):1};b＝500 和 800 或 1000,或用多 b 值 DWI 扫描;Diffusion Direction:all;Optimize TE:on。该序列可消除门脉等血管断面影像,有助于小病灶的检出。⑥动态增强扫描:BH Ax LAVA＋C 横断面 LAVA 定位,将第一层置于上面。修改层厚(不影像扫描时间)或扫描层数(增加扫描时间)使 LAVA 扫描范围一定要大于肝脏上下缘,前后范围要大于体表约25%。增强时一般用 20 毫升造影剂,2 毫升/秒注射速度。注射开始后十五秒至二十秒之间进行屏气后动脉期扫描,首期扫描结束后,喘两次气后再次屏气扫描门脉期。如此反复 4～5 期 显示动脉期早期、动脉期、门脉期一般在七十秒内扫描结束。扫描后的图像,用 IVI 厚层重建拍片。BH Cor 3D＋C LAVA 动脉期、门脉期扫描结束后,加扫冠状面 LAVA。扫描后的图像,用 ivi 厚层重建拍片,或厚层多平面重建观察门静脉。BH Ax LAVA＋C 在打药 5 分钟后 扫描得到延迟期图像用 ivi 厚层重建拍片。⑦特殊成像 MRP:平扫门静脉

成像:Cor GRE:Fast GRE Singe-phase& Multi-slice 多层单时相扫描,FC,RC,SQ,TR/TE:min,FA:20°～30°,FOV:40×40,层厚/层间距:3～5/0,矩阵:256×192(160 或 128),Sat:s,4NEX;3D DCE MRP:3D SPGR,EDR,Fast,TR/TE:min,FA:30°,RBW:32,FOV:48×36,层厚/层间距/块厚:3～5/0/28,矩阵:256×128,1NEX;3D DCE MRP:3D Fast TOF SPGR,EDR,VBw,Zip2,Smart Prep,TR/TE:min,FA:45°,RBW:31.25,FOV:40×32,层厚/层间距/块厚:2.8～3/0/34,矩阵:256×128,1NEX。v:SI,此序列仅适宜于有智能化追踪软件的机器,追踪标记置于门静脉主干。

【检查方法分析比较】

MR 是转移肝癌首选影像学检查方法。虽然超声检出肝转移癌的敏感性低于 CT 检查,但其诊断特异性高于 CT。MR 检查对肝转移性肿瘤的表现多样,随着 MR 多序列多参数应用的普及,可为肝转移癌影像检查的首选。

七、肝母细胞瘤

【概述】

肝母细胞瘤是儿童最常见的肝脏肿瘤,约占儿童原发性肝脏恶性肿瘤的 62%。本病是一种具有多种分化方式的恶性胚胎性肿瘤,它是由类似于胎儿性上皮性肝细胞、胚胎性细胞以及分化的间叶成分组成,大部分的肝母细胞瘤为单发。肝母细胞瘤90%的患者年龄小于 3 岁。5 岁以上较少见成人罕见。患者男女之比为 2.5:1。肝母细胞瘤有家族性发病倾向。有 FAP 家族病史的发病率 0.42%,一般人群仅为 1/10 万。

【局部解剖】

局部解剖同图 5-2-1。

【临床表现与病理基础】

肝母细胞瘤属一种胚胎性肿瘤,常见于 6 个月以下婴儿,一般 3 岁前多见。性别差异不大。绝大多数儿童肝脏肿瘤主要表现为腹胀、无症状的右上腹肿块或"肝大",当出现腹痛、体重下降、腹泻、发热、食欲缺乏、恶心、呕吐时往往已是恶性或进行性恶化的体征。根据肿瘤生长部位不同临床表现各异,如位于左内叶、或第 4、5 段肝肿瘤,出现进行性阻塞性黄疸,常因大便异常改变被家长发现而就医。偶见因肿瘤破裂出血而致急腹症和(或)出血性休克而就诊。罕见情况下,小儿肝细胞癌的主诉中有性早熟的表现。

肝母细胞瘤具有多种组织学类型并且不同病例所占比例各不相同。一些肿瘤完全由胎儿型上皮细胞或小的未分化细胞构成,其他肿瘤则包含多种组织类型,包括胎儿型及胚胎型上皮细胞、纤维结缔组织、骨样物

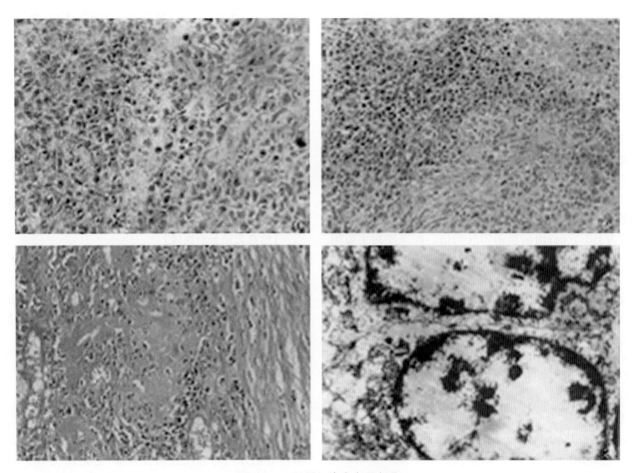

图 5-2-21　肝母细胞瘤病理表现

质、骨骼肌纤维、鳞状上皮细胞以及含有黑色素的细胞（图 5-2-21）。

【影像学表现】

超声表现：超声示不均质回声增强的孤立性肿块，肝脏局部明显增大失去正常形态，肝内呈巨块型强回声，内部强弱不等，分布不均，有液化时呈混合型回声图像，偶尔能发现瘤内呈点状或不规则的钙化灶，肿瘤包膜光带完整（图 5-2-22）。

CT 及 MR 表现：CT 示巨块型低密度灶。平扫肝实质内单个或多个低密度肿块，密度多不均匀，边界清楚或不清楚，增强扫描病灶增强，密度不均，主要在病灶周围。大多数肿瘤较大，常常使肝脏明显增大变形，肿块为巨块型、或巨块型加多结节型。约一半病例在病灶内可见钙化。MRI 显示为高低不均低信号区。

【首选检查】

超声检查为首选筛查方法。检查前准备及检查技术：同"肝弥漫性病变"。

【检查方法分析比较】

超声检查虽然对肝母细胞瘤无明显特异性，但仍可作为肝母细胞瘤影像学检查的首选方法。CT 和 MR 检查的影像表现与肝癌相似。儿童肝内出现一个

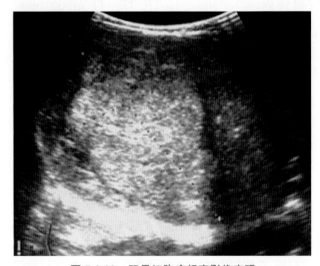

图 5-2-22　肝母细胞瘤超声影像表现

巨大的坏死、出血或钙化的肿块，AFP 阳性，可选用 CT 和 MR 检查，以便进一步明确诊断。

八、肝血管瘤

【概述】

肝血管瘤的病因是胚胎发育中血管发育异常所

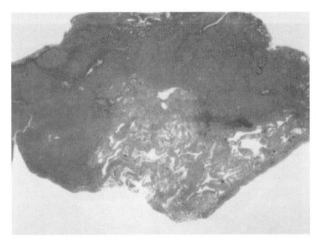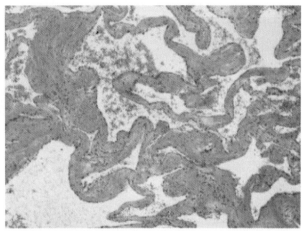

图 5-2-23　肝血管瘤病理表现

致,发病多与内分泌因素有关,是常见的肝脏良性肿瘤。以肝海绵状血管瘤最常见。一般是单发的,多发生在肝右叶;约 10% 左右为多发,可分布在肝一叶或双侧,患者一般无自觉症状,血管瘤形成原因未明。本症中年女性多见,女性的发病率是男性的 6 倍。因本病无明显症状,仅表现为肝内占位性病变,故临床上要注意与肝癌相鉴别。

【局部解剖】

局部解剖同图 5-2-1。

【临床表现与病理基础】

多数肝血管瘤无明显不适症状,多在常规健康体检行超声检查或行腹部手术时被发现,当血管瘤增大至 5cm 以上时,可能出现非特异性的腹部症状,包括:腹部包块,胃肠道症状,压迫症状,肝血管瘤破裂出血,可出现上腹部剧痛,以及出血和休克症状,是最严重的并发症之一,Kasabach-Merritt 综合征及其他。游离在肝外生长的带蒂血管瘤扭转时,可发生坏死,出现腹部剧痛、发热和虚脱。也有个别患者因血管瘤巨大有动静脉瘘形成,导致回心血量增多和加重心脏负担,导致心力衰竭而死亡。另也有罕见的胆道出血者。

肝血管瘤被覆结缔组织被膜,与周围肝组织分界清楚,由充满血液的血管囊腔构成,囊腔间有纤维性间隔,囊腔壁衬以扁平内皮细胞。疾病末期像瘢痕,因而称硬化性血管瘤。显微镜下血管瘤是一内壁为不同大小的扁平内皮细胞的血管管道构成交通的空隙网,其中含红细胞,有时可见新鲜的机化血栓。肿瘤与周围组织分界清楚(图 5-2-23)。

【影像学表现】

超声表现:直接征象:常表现为高回声(呈低回声者多有网状结构),密度均匀,形态规则,界限清晰。较大的血管瘤切面可呈分叶状,内部回声仍以增强为主,可呈管网状或出现不规则的结节状或条块状的低回声区,有时还可出现钙化高回声及后方声影,系血管腔内血栓形成、机化或钙化所致;间接征象:大而表浅肿瘤,检查中用探头压迫肿瘤部位,可见肿瘤受压变形,肿瘤边缘有时可见血流信号(图 5-2-24)。

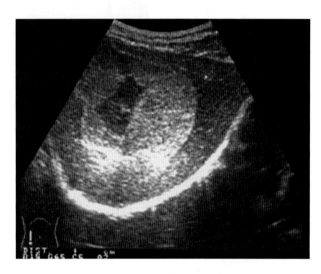

图 5-2-24　肝血管瘤超声影像表现

CT 表现:CT 显示血管瘤较好,CT 显示其内密度较均匀一致,CT 值约 30HU;病灶较大时,病灶中央可见更低密度区,多为偏心性,呈不规则形、裂隙状或星形。由于血管瘤无包膜征象存在,平扫时难以发现。增强后动脉早期表现为边缘增强,呈结节状或云絮状,强化区逐渐向中央扩展,延迟后病灶呈等密度或稍高密度,且病灶与正常肝实质无明确分界,整个过程呈"早出晚归"强化表现;间接征象:CTA 有时可见供血血管增粗,巨大肿瘤压迫周围血管使之弧形移位(图 5-2-25)。

MR 表现:MRI 直接征象基于血管瘤血窦内充满缓慢流动的血液,其 MR 信号颇具特征性,在 T1WI 上血管瘤多表现为圆形或卵圆形低信号,边界清楚、锐

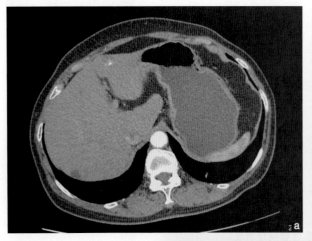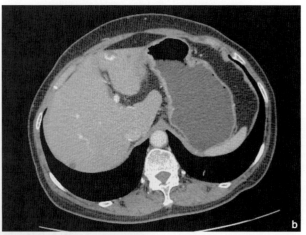

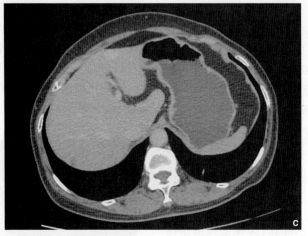

图 5-2-25　肝血管瘤 CT 影像表现
a. 动脉期；b. 门脉期；c. 延迟期

利,在 T2WI 及脂肪抑制序列上,病灶信号极高,称为"亮灯症",为血管瘤的典型表现。多期增强检查,肿瘤的动态强化表现及过程与 CT 相同;间接征象与 CT 表现相同(图 5-2-26)。

【首选检查】

超声检查为首选筛查方法,必要时再进行 CT 或 MRI 灌注扫描。检查前准备及检查技术:同"肝弥漫性病变"。

【检查方法分析比较】

超声检查对肝血管瘤的声像图虽然无明显特异性,但仍可作为肝母细胞瘤影像学检查的首选方法。因为超声对肝血管瘤的检出率高,所以成为诊断肝血管瘤的主要检查手段。CT 及 MR 检查:对肝血管瘤的诊断也有较高准确率,尤其是 MRI 对较小的肝血管瘤的鉴别诊断具有很大的价值。

九、肝　囊　肿

【概述】

肝囊肿总体可分非寄生虫性和寄生虫性囊肿,前者又可分为先天性、创伤性、炎症性和肿瘤性囊肿。临床多见的是先天性肝囊肿,可分为单发性和多发性两种。

【局部解剖】

局部解剖同图 5-2-1。

【临床表现与病理基础】

囊肿直径达 10cm 以上时,可能会出现压迫症状,比如压迫胃、压迫肠出现上腹部饱胀感;压迫膈肌影响呼吸;压迫心脏时出现心衰;肝门部的囊肿压迫胆管可出现黄疸;多囊肝压迫使正常肝组织越来越少,肝功能受到影响。如果囊肿内细菌入侵感染,可以出现腹痛与发热;创伤性肝囊肿除了有外伤史外,可以有右上腹部疼痛,发热等;炎症性肝囊肿常见的症状是反复发作的腹痛、发热、黄疸;肿瘤性肝囊肿可以出现腹部膨隆、腹胀、消瘦等;肝包虫性囊肿可以有过敏反应、腹痛、腹胀、腹部包块、肝大、发热、黄疸、腹水等。

长在肝脏上的所有囊泡状病变统称为肝囊肿。可分为:正单发性肝囊肿:大小不等,直径由数毫米至 20cm 以上,可占据整个肝叶。囊肿呈圆形、椭圆形,多

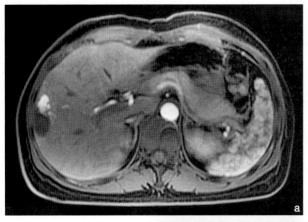
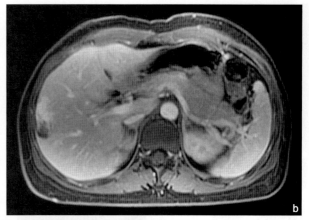
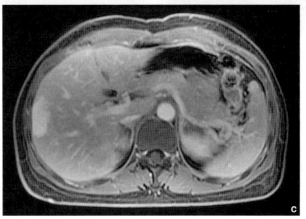

图 5-2-26 肝血管瘤 MR 影像表现

a. 动脉早期；b. 动脉晚期；c. 平衡期

为单房，亦有多房或带蒂囊肿。包膜完整，表面乳白色或呈灰色，囊壁厚度 0.5～5mm，囊内液体透明，有出血或胆汁时呈咖啡色，含少量白蛋白、黏蛋白、胆固醇、红细胞、胆红素等；多囊肝：囊肿大小不一，最大容量可达 1000ml 以上，小者如芝麻、绿豆大小，囊肿散布全肝或某一肝叶，以右叶多见。大体切面呈蜂窝状，囊腔内含澄清透明液体，不含胆汁。肝囊肿甚大时可压迫肝细胞，致萎缩性变，可引起胆管狭窄，致胆囊炎，可引起肝功能损害，最后出现腹水、黄疸，甚至食管静脉曲张（图 5-2-27）。

【影像学表现】

超声表现：表现为肝内圆形或椭圆形液性暗区，囊壁菲薄，边缘整齐光滑，与周围组织境界清楚，囊肿后壁及深部组织回声增强，壁常伴折射声影（图 5-2-28）。

CT 表现：在 CT 表现图像上囊肿一般为球形，边界清楚，密度均匀，呈水样密度，CT 值为 0～20HU。增强扫描无强化表现，在强化的肝实质的衬托下，边界显示更加清楚，囊壁一般不易显示。多囊肝可单独出现，但往往和多囊肾同时存在，表现为弥漫的大小不一囊肿。

MR 表现：肝囊肿信号均匀，边界清楚，因具有长

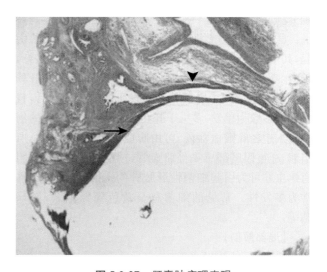

图 5-2-27 肝囊肿病理表现

显微镜检（×40），肝囊肿（箭）压迫肝管（箭头），两个结构之间无交通

T1WI、长 T2WI 特征，因而 T1WI 上为低信号，T2WI 上为明显高信号；增强检查，囊肿无强化。

【首选检查】

超声检查为首选筛查方法。检查前准备及检查技术：同"肝弥漫性病变"。

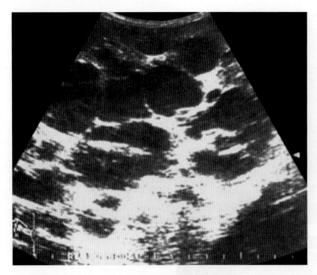

图 5-2-28　肝囊肿超声影像表现

【检查方法分析比较】

超声检查是肝囊肿的影像学首选检查方法。因为，超声检查可以准确地识别肝囊肿，能很好地显示囊肿的结构特征，并且容易将其与肝实质性病变加以鉴别。但不能完全鉴别囊肿的良、恶性。CT及MRI也能很好的显示囊肿及其内部结构，尤其是MRI对其小于1.0cm的肝囊肿其性质的判断具有较大的优势。

十、肝 脓 肿

【概述】

肝脓肿可由溶组织阿米巴原虫或细菌感染所引起，其中细菌性肝脓肿常为多种细菌所致的混合感染，约为80%，阿米巴性肝脓肿约为10%，而真菌性肝脓肿低于10%。阿米巴肝脓肿继发于阿米巴痢疾后，且脓肿大多数为单发，多见于肝右叶；细菌性肝脓肿的细菌侵入途径除败血症外，可由腹腔内感染直接蔓延所引起，亦可因脐部感染经脐血管，门静脉而入肝脏；胆道蛔虫亦可为引起细菌性肝脓肿的诱因，脓肿较小且常为多发性。常见的细菌有金黄色葡萄球菌，链球菌等。

【局部解剖】

局部解剖同图5-2-1。

【临床表现与病理基础】

细菌性肝脓肿：起病较急，主要症状是寒战、高热、肝区疼痛和肝大，伴有恶心、呕吐、食欲缺乏和周身乏力。巨大的肝脓肿可使右肋呈饱满状态，局部皮肤可出现凹陷性水肿。阿米巴性肝脓肿：临床表现常为不规则发热、盗汗或干咳；肝区疼痛或伴右肩疼痛；肝脏肿大、局限性压痛及叩击痛；慢性病例可有消瘦、水肿、肝大质坚或肝区隆起（图5-2-29）。

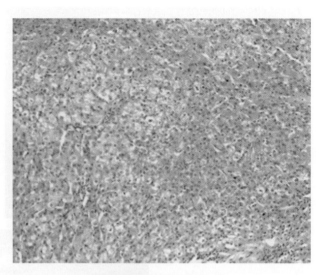

图 5-2-29　肝脓肿病理表现

【影像学表现】

超声表现：直接征象：肝脓肿早期病灶不典型，囊壁未形成，表现为边界不清的具现实性低回声；中期病灶可呈圆形、椭圆形液性暗区，囊壁较厚、不规则，边界不清，内壁不光滑。晚期病灶随其治疗缩小，呈不均匀中强回声；间接征象：急性期肝脓肿，周围可出现水肿区，表现出由亮逐渐变暗的环状回声（图5-2-30）。

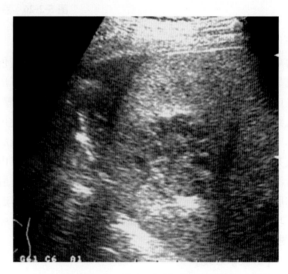

图 5-2-30　肝脓肿超声影像表现

CT表现：直接征象：CT平扫示低密度占位，边界多模糊不清，密度不均匀，其内可见更低密度的液化坏死区。脓肿周围往往出现不同密度的环化带，称为"环症"或"靶症"。增强后环症易于显示，中心液化坏死区无强化，周围环影有不同程度强化，多房脓肿其内有分隔，增强后呈蜂窝状改变，病灶内出现气体或气液平面高度提示肝脓肿；间接征象：急性期脓肿壁外周可出现环状低密度水肿带，水肿带呈延迟强化，与无强化脓腔

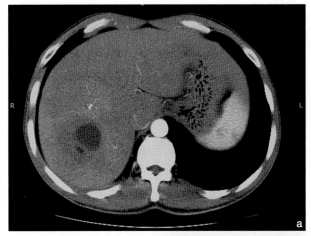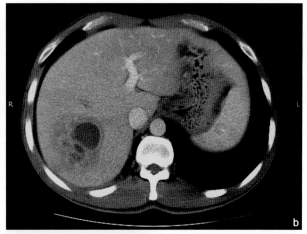

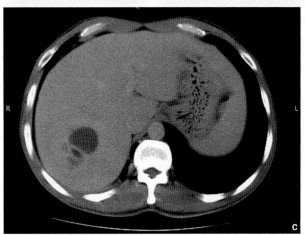

图 5-2-31　肝脓肿 CT 影像表现

a. 动脉期；b. 门脉期；c. 延迟期

和强化脓肿壁共同构成"环征"（图 5-2-31）。

MR 表现：脓肿在 T1WI 上呈圆形、椭圆形或分叶状的低信号区，边缘多锐利，其内信号可不均匀，脓肿壁信号稍高于脓腔而低于肝实质，厚薄不一，壁外侧可见到低信号水肿带；囊腔在 DWI 上呈显著高信号，T2WI 上脓肿表现为大片高信号，其中心信号可以更高，类似于"靶症"（图 5-2-32）。

【首选检查】

超声检查为首选筛查方法。检查前准备及检查技术：同"肝弥漫性病变"。

【检查方法分析比较】

超声检查是肝脓肿影像学检查的首选检查方法。利用超声检查可以获得肝脓肿病理变化各个阶段的特征声像图。除超声影像图发现病灶中出现气体难以鉴别时，可考虑用 CT 和 MR 进行鉴别诊断检查外，CT 和 MR 对肝脓肿一般都缺乏特殊性。但随着 MRI 技术的发展，新序列的临床应用，对肝脓肿的诊断意义也不断提高，比如 MR 的 DWI 扫描对肝脓肿鉴别诊断具有较高的特异性。

十一、血吸虫肝病

【概述】

血吸虫性肝病是日本血吸虫寄生在门静脉系统所引起的疾病。由皮肤接触含尾蚴的疫水而感染，主要病变为肝与结肠由虫卵引起的肉芽肿。急性期有发热，肝大与压痛，腹泻或排脓血便，血中嗜酸粒细胞显著增多。慢性期以肝脾肿大为主。晚期则以门静脉周围纤维化为主，可发展为门静脉高压症，巨脾与腹水。

【局部解剖】

局部解剖同图 5-2-1。

【临床表现与病理基础】

血吸虫病，根据尾蚴侵入数量，机体免疫程度的差异，可有不同表现：侵袭期：机体接触疫水后数小时至 2～3 天内，接触疫水的皮肤可出现小红点，渐渐变成丘疹，奇痒难忍，即尾蚴性皮炎，几天后可自然消退。还可出现咳嗽、畏寒、微热、风疹等症状。急性期：畏寒、发热（早晨轻、下午重，夜间更重）、出汗、头痛等症状。高热患者有乏力、烦躁、头昏等不适，有腹痛、腹胀、腹

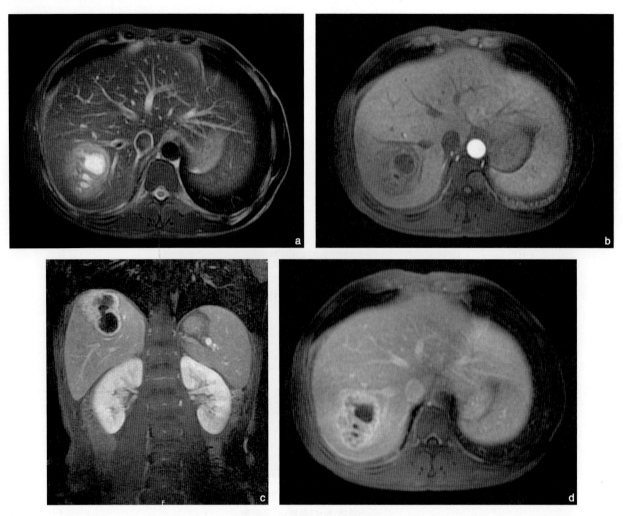

图 5-2-32　肝脓肿 MR 影像表现

a. T1WI；b. T2WI；c. 门脉期；d. 延迟期

泻、食欲减退、恶心呕吐，大便带血等消化道症状，多数患者肝脾肿大，严重的患者全身出现黄疸，意识迟钝，听力减退等神经系统症状。急性血吸虫病因为发病快，变化多，危险大，如抢救不及时易发生死亡。慢性期：可出现腹痛、腹泻、贫血，乏力、消瘦严重，出现粪便中带红白冻子，肝脾肿大等。晚期：虫卵严重损害肝脏，引起肝硬化，脾肿大，以至腹水、贫血、上消化道出血，重度营养不良，极度衰弱，严重者可导致死亡。

血吸虫病的主要病理变化发生于潜伏期后，表现为由于机械性及虫卵毒素的刺激而引起静脉炎，尤其是结肠、肠系膜和肝脏（图 5-2-33）。

【影像学表现】

超声表现：超声显示肝脏不同程度增大，肝区光点增多、增粗、门静脉及其肝内分支管壁呈强回声，在肝脏各切面均可见条索状强回声带，可见纤维网状图像，肝实质呈地图样改变。

CT 及 MR 表现：CT 显示肝叶比例失调，其中以左叶增大最为多见。肝实质内可见钙化灶，形态可为线

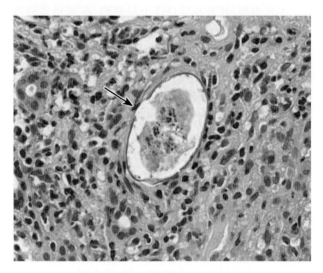

图 5-2-33　血吸虫肝病病理表现

显微镜检（×40），血吸虫卵（箭头）

样、网状、蟹足状、地图状。MR 上可显示肝脏形态和体积改变，以及门静脉高压和腹水症，但对钙化不敏感

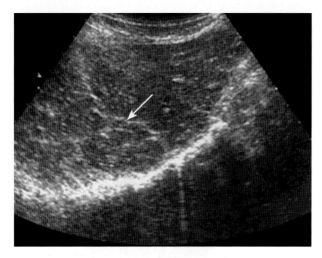

图 5-2-34　血吸虫肝病超声影像表现

（图 5-2-34）。

【首选检查】

超声检查为首选筛查方法。检查前准备及检查技术：同"肝弥漫性病变"。

【检查方法分析比较】

超声检查是血吸虫肝病的首选影像学检查方法。在急性期血吸虫肝病的肝脏声像图并无特征性改变，一般不易与其他弥漫性肝病相鉴别。血吸虫病性肝硬化，超声检查能直接反映血吸虫肝病的静脉系统纤维化的病理组织学特征，但应与其他肝硬化相鉴别。CT 检查的影像学表现以肝包膜钙化和肝实质内分支状或网格状钙化为特征。MR 检查对钙化不敏感，只能识别纤维化结构。

十二、肝包虫病

【概述】

肝包虫病是牧区较常见的寄生虫，也称肝棘球蚴病。在中国主要流行于畜牧业发达的新疆、青海、宁夏、甘肃、内蒙古和西藏等省区。病因犬绦虫寄生在狗的小肠内，随粪便排出的虫卵常黏附在狗、羊的毛上，人吞食被虫卵污染的食物后，即被感染。虫卵经肠内消化液作用，蚴脱壳而出，穿过肠黏膜，进入门静脉系统，大部分被阻留于肝脏内。蚴在体内经 3 周，便发育为包虫囊。包虫囊在肝内逐渐长大，依所在部位引起邻近脏器的压迫症状，并可发生感染，破裂播散及空腔脏器阻塞等并发症。患者常具有多年病史、病程呈渐进性发展，初期症状不明显。手术治疗为目前主要的治疗手段。

【局部解剖】

局部解剖同图 5-2-1。

【临床表现与病理基础】

本病呈渐进性发展，患者以 20～40 岁为居多。初

期症状不明显，当包虫囊增大到一定程度时，可有压迫症状：如肝顶部囊肿使膈上升、压迫膈肌或穿破胸腔而影响呼吸；肝后囊肿压迫下腔静脉或门静脉，导致下肢水肿、腹水、脾肿大；肝下囊肿推压胃肠道，发生上腹部胀痛不适、食欲减退、恶心呕吐等。另外囊肿溃破后引起症状：破入胆管，因破碎囊膜或子囊阻塞胆道，合并感染，可反复出现寒热、绞痛，黄疸，有时大便里检出染黄的囊膜及子囊；破入腹腔，除发生腹膜炎外，由于囊液内所含毒白蛋白，常致过敏、重者休克；破入胸腔；发生胸膜炎，进而破入支气管，则咳出含有胆汁的囊液，并形成支气管瘘。包虫囊肿在肝内多为单发性；其部位又以肝右叶最多见。泡状棘球蚴在肝内寄生不形成囊肿，表现为灰白色硬结，逐渐长大向周围浸润，易误诊为肝癌（图 5-2-35）。

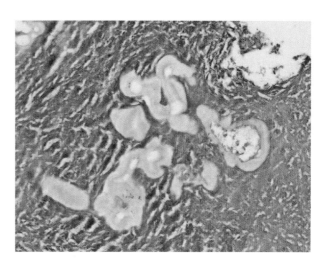

图 5-2-35　肝包虫病病理表现

【影像学表现】

超声表现：直接征象：肝实质内见单发或多发的囊状液性无回声区，呈圆形或类圆形，壁较厚，边界清楚、光整，大囊中有小囊为其特征，其中可见光环、光团或活动光点，且病变周围可有回声增强。内囊破裂萎缩漂浮在大囊内，形成"水上百合征"；囊壁发生钙化呈强回声并后半声影；间接征象：巨大囊肿可造成周围血管、胆管受压移位（图 5-2-36）。

CT 表现：直接征象：CT 显示包虫囊可为单发或多发，边缘光整，边界清楚，囊内密度均匀一致，一般为水样密度。囊壁常有环状钙化；内、外囊分离出现所谓"双边征""水蛇征"为本病的可靠征象；增强扫描，囊内无强化，囊壁强化。间接征象：囊肿巨大时 CTA 可见其周围血管受压移位。

MR 表现：MRI 直接征象：显示包虫囊肿边界清楚，T1WI 上为低信号，T2WI 上为高信号，其信号强度多不均匀，因有蛋白质成分和细胞碎片存在，且子囊的

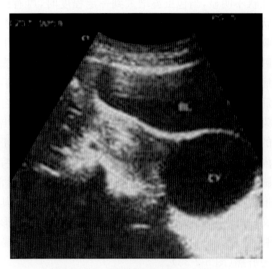

图 5-2-36　肝包虫病超声影像表现

信号稍低于母囊,呈囊中囊特点,且可清楚显示囊壁和分隔。间接征象与 CT 表现相似。

【首选检查】

超声检查为首选筛查方法。检查前准备及检查技术:同"肝弥漫性病变"。

【检查方法分析比较】

超声检查是肝包虫病的首选影像学检查方法。超声检查对肝包虫病具有很高检出率,不仅可以对肝包虫囊肿的位置、数量、大小和包囊内部结构及其与周围脏器的关系进行全面评价,而且可以发现同时存在的并发症,还可以搜索其他部位的包虫囊肿。CT 和 MR 检查的影像学表现也具有一定的特征性,结合流行病史、临床表现和 Casoni 试验,多数病例容易诊断。

第三节　胆道疾病

一、胆道癌

【概述】

胆道癌包括肝门部胆道、肝总管、胆总管区域内的原发性肿瘤,是指原发于左右肝管汇合部至胆总管下端的肝外胆道恶性肿瘤。目前病因不明,发病年龄多为 50 ~ 70 岁,但也可见于年轻人,男女之比约为1.4∶1。胆道癌化学治疗和放射治疗效果不显著,临床主要采取手术治疗。

【局部解剖】

肝外胆道区分为胆囊、肝总管和胆总管三部分。胆囊的前方为腹前外侧壁,后为十二指肠,上为肝右纵沟前部,下为横结肠。其中前、后、下均为间接的相贴关系,仅上方与肝直接相连。肝总管上端由左右肝管

合成,下端与胆囊管合成胆总管,胆总管共分四段:十二指肠上段,十二指肠后段,胰腺段,十二指肠壁内段(图 5-3-1)。

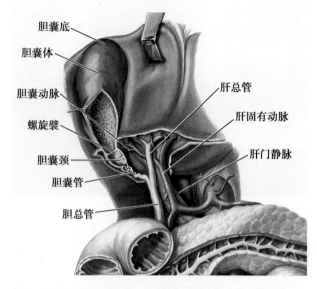

图 5-3-1　胆囊的解剖图

【临床表现与病理基础】

进行性梗阻性黄疸为胆道癌的主要症状,常伴有皮肤瘙痒。约一半患者伴有中上腹胀痛和发热,但程度一般较轻。少数患者可出现胆道炎的表现,约一半患者有食欲减退和体重减轻。胆囊肿大与否,随胆道癌的部位而异。肝脏常有肿大,可在肋下或剑突下扪及,其质地较坚硬,压痛不明显,后期可出现脾肿大和腹水等门静脉高压症状。

由于胆管系统为一细长而管壁较薄的管状组织,发生癌变时,癌组织可向管腔内生长,呈息肉或乳头状或可向管壁内浸润,致管壁明显增厚,有时较难触及肿块。在组织病理学上,95% 以上的胆管癌为腺癌,其他罕见的病理类型有鳞状上皮癌、腺鳞癌等。早期胆管癌发生转移者较少,主要是沿着胆管癌向上、向下缓慢地浸润生长,胆管癌可浸润周围组织和淋巴结转移,很少远处转移。因此,常有肝门部的血管、肝脏和毗邻的脏器受侵袭。因为门静脉紧靠于胆管后方,并被肝十二指肠韧带及 Glisson 鞘包裹,因此是最常受累的血管,并可形成癌性血栓(图 5-3-2)。

【影像学表现】

超声表现:胆道癌的超声表现主要取决于肿瘤生长方式,结节型或乳头型可见胆管远端有边缘不整的软组织肿块,突入胆管内或阻塞胆管,肿块多呈中等或稍低回声,与胆管壁分界不清;浸润型表现扩张的胆管远端狭窄或闭塞,呈 V 字形改变。CDFI 显示周边及内部仅有稀疏细小血流或完全无血流。经皮穿刺胆管造影(PTC)表现为胆管内有位置固定的不规则充盈缺

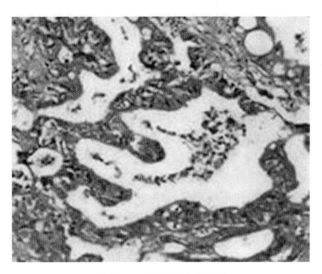

图 5-3-2　胆管癌病理表现

损,一般直径不超过 1cm;或者为不规则的局部性管腔狭窄,病变上部管腔扩张(图 5-3-3)。

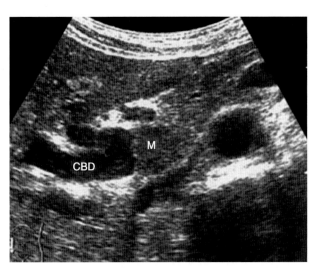

图 5-3-3　胆总管下段癌超声影像表现
CBD:未扩张的胆总管;M:肿瘤部位

CT 表现:胆道癌的 CT 表现根据肿瘤部位和生长方式而有所不同。周围型者,即胆管细胞性肝癌,病灶一般较大,在平扫和增强中都表现为低密度灶,多数病例有轻到中度强化表现,以延迟强化为主,常伴有病灶内或周围区域胆管扩张。肝门型者,如肿块位于肝总管,则全部的肝内胆管扩张,但左右肝叶可不对称,如肿块位于左右主肝管,则相应的胆管扩张。

MR 表现:胆道癌的 MRI 表现和 CT 相似,为不同程度和范围的胆管扩张,胆管壁增厚或肿块。肿瘤由于生长缓慢,瘤体往往较小,分化较好或乳头型者有时可见大小不一的肿块位于梗阻区。浸润型胆管癌以胆管壁增厚和狭窄为主要表现,肿块往往不明显。胆道癌在 T1WI 上多表现为低或等信号,在 T2WI 上表现为稍高信号。动态增强扫描,动脉期少部分病例肿瘤早期不规则中度强化,多数则在门脉期和延迟期强化,且延迟期趋于持续强化。MRCP 可良好显示胆管扩张程度、范围及梗阻部位。

【首选检查】

超声检查,为首选筛查方法。检查前准备:禁食 8h 以上,以保证胆囊、胆管内充盈胆汁,并减少胃肠道内容物和气体的干扰;应于胃肠及胆管 X 线造影之前或造影后 2 至 3 天作检查;检查前 24h 禁食脂肪饮食,停用影响排空胆汁的药物如阿托品和利胆素等;急诊病人不受以上条件限制,可及时进行检查。

检查技术:将探头置于 6 至 9 肋间,多为 6、7 肋间,移动探头,显示胆总管;右上腹斜纵断面扫查,可显示肝门部与门静脉伴行的肝外胆管;上腹部横断面扫查,可在胰头后方显示胆总管。对胆总管显示不清者,可嘱受检者服高脂餐,使肝外胆管扩张从而有利于显示。

【检查方法分析比较】

超声检查是胆道癌的首选影像学检查方法。超声检查能对大多数胆道癌做出准确诊断,且能确定肿瘤发生的部位、程度和侵犯周围组织的情况。CT 及 MR 检查对各部位胆道癌显示良好,且能发现肝门及后腹膜淋巴结转移,故也是非常有效可靠的检查方法。

二、胆　管　炎

【概述】

胆道炎症以胆管炎症为主者称胆管炎,以胆囊炎症为主者称胆囊炎。两者常同时发生,多在胆道梗阻、胆汁淤积的基础上继发细菌感染。细菌可经淋巴或血行到达胆道,也可从肠道经十二指肠乳头逆行进入胆道。在我国以后者更为常见。可分为急性、亚急性和慢性三种类型。

【局部解剖】

局部解剖同图 5-3-1。

【临床表现与病理基础】

慢性胆管炎一般无特异性症状,通常可表现为中上腹不适和胀痛,有时或呈绞痛发作,进食油腻食物后可加重上腹疼,一般很少有发热和黄疸,腹部体征也不明显,可仅有上腹轻压痛,胆囊不肿大。急性胆管炎常表现为 Charcot 三联征(腹痛、发热寒战、黄疸),腹部查体可有腹膜刺激症状,胆囊积液时可扪及胆囊,但肝内胆管梗阻致胆管炎时腹部可无特异体征,当急性胆管炎进一步发展时,可进展为急性重症胆管炎,除有 Charcot 三联征(腹痛、寒战高热、黄疸)外,还有休克、神经中枢系统受抑制表现,称为 Reynolds 五联征。急性重症胆管炎起病常急骤,突发剑突下或右上腹剧烈疼痛,一般呈持续性,寒战、弛张型高热,体温可超过

40℃,常伴恶心和呕吐,脉率增快可超过120次/分。

肝内汇管区胆管壁及周围炎性细胞浸润,主要是淋巴细胞,少量多核白细胞,偶尔可见巨噬细胞和嗜酸性粒细胞,同时随着病变的发展而伴局灶性小点状坏死和纤维组织增生,胆管上皮细胞渐萎缩和消失,出现管壁硬化、增厚,最终引起管壁纤维化,以致管腔狭窄呈串珠样,其管腔最细者仅如铅笔芯,直径不过2mm,病变范围有时仅累及胆总管的一段,但也有胆总管的大部分甚至左、右肝管同时受累者,多数病例伴有慢性胆囊炎。由于伴有阻塞性黄疸和胆汁性肝硬化,至病变晚期则可出现门静脉高压症和肝功能衰竭(图5-3-4)。

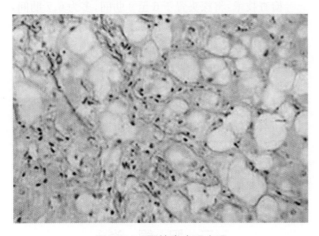

图5-3-4　胆管炎病理表现

【影像学表现】

超声表现:超声能在胆道梗阻扩张时,准确地显示液性内容物的所在和范围,及胆管扩张的程度和长度,其诊断准确率高(图5-3-5)。

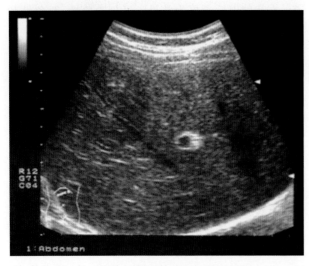

图5-3-5　原发性硬化性胆管炎超声影像表现

CT表现:急性化脓性胆管炎,CT可见肝内外胆管明显扩张,其内容物的CT值高于胆汁而低于肝实质。

胆管壁广泛增厚,增强扫描强化明显。由产气菌引起的感染在扩张的胆道内可见气体影,可有门脉积气。

MR表现:MR同样可显示胆管的扩张,胆管壁的增厚,以及并发的肝内多发脓肿。慢性胆管炎明显的肝内、外胆管扩张合并胆道结石是慢性胆管炎的常见和主要MR改变。胆道结石由于含钙量的不同,与胆汁相比,密度从等密度到高密度不等,结石的形态多种多样,肝内胆管结石常呈条状,或呈铸状,是慢性胆管炎的特征性改变。胆管结石可呈多种形态,在MRI上表现为条状和不规则信号缺失区,肝外胆管多扩张明显,直径达2～4cm;肝内大的胆管常扩张,而分支不扩张或扩张不明显,一般呈枯树状,少数呈软藤状,个别呈囊状。胆管壁增强多位于肝外胆管段,达2～3cm,呈不规则广泛分布。MRI和MRCP可清晰地显示胆管的明显扩张和胆道结石。胆管壁不均匀增厚,增强扫描时胆管壁可表现为中等度的强化。硬化性胆管炎根据病变的部位和范围而异,病变仅局限于肝外胆管者,呈现为典型的低位梗阻,狭窄处远端的胆总管影仍可见。病变广泛者,呈不连续的散在分布,串珠状或不规则状。典型的MR表现为肝内、外胆管节段性的不规则扩张和狭窄,MRCP显示上述征象更为清楚。

【首选检查】

超声检查为首选筛查方法。检查前准备及检查技术:同"胆管癌"。

【检查方法分析比较】

超声检查是胆管炎的首选影像学检查方法。如化脓性胆管炎的超声检查可以对绝大多数患者迅速做出诊断,并且与其他急腹症鉴别,是急性化脓性胆管炎的最有效影像学检查方法。CT能反映化脓性胆管炎各种病理指征,是一种有效而理想的检查方法。虽然不作为首选检查,但有如下几种情况可考虑应用:超声检查显示不良或表现模棱两可;合并有肝内病变;计划作局部肝段切除;引流需要影像指导。一般MRI很少用化脓性胆管炎的诊断。

硬化性胆管炎超声检查诊断较为困难。CT发现肝内胆管病变比较理想。MR发现肝内周围细小胆管扩张及其他肝内胆管表现均不如CT敏感,但MRCP对于显示胆道的多发性狭窄和扩张具有优势。

三、先天性胆管囊肿

【概述】

先天性胆总管囊肿又称胆总管扩张,可发生于肝内、外胆管的任何部分,多数为胆总管扩张。本病多发于东方国家,尤以日本常见。女性居多,男女比例约为1:3～4。幼儿期即可出现症状,约80%病例在儿童期发病。

【局部解剖】

局部解剖同图 5-3-1。

【临床表现与病理基础】

本病典型临床表现为腹痛,腹部包块和黄疸三联征。腹痛多位于右上腹,黄疸呈间隙性,另外多数患者可以在右上腹部触及表面光滑的囊性肿块。合并感染时,可出现畏寒,发热和黄疸加深的持续表现。晚期可出现胆汁性肝硬化和门静脉高压症。

大体病理表现为胆总管呈球形囊肿或梭形扩张,扩张程度不等,直径从 2~3cm 至 20~30cm,管壁厚度从 2~3mm 至接近 0.5cm,肿物大小不与患儿年龄成正比。囊壁结构多不能保持正常的胆总管黏膜及肌层组织,表现为黏膜脱落炎症浸润等变化,而肌层多为变性肥大肌纤维,交杂大量纤维结缔组织。囊内贮存深绿色浓稠胆汁,有时有泥沙样结石。

【影像学表现】

超声表现:超声是最为简便且无创的检查手段,可

见肝下方界限清楚的低回声区,可确定囊肿的大小,胆管远端的狭窄程度,并可知肝内胆管扩张的程度和范围及是否合并胆管内结石(图 5-3-6)。

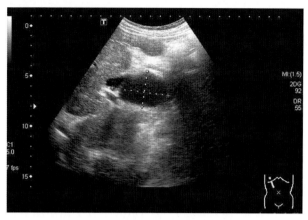

图 5-3-6　先天性胆管囊肿超声影像表现
胆总管部位可见薄壁囊性病灶,两端与胆管相通,后方可见门静脉

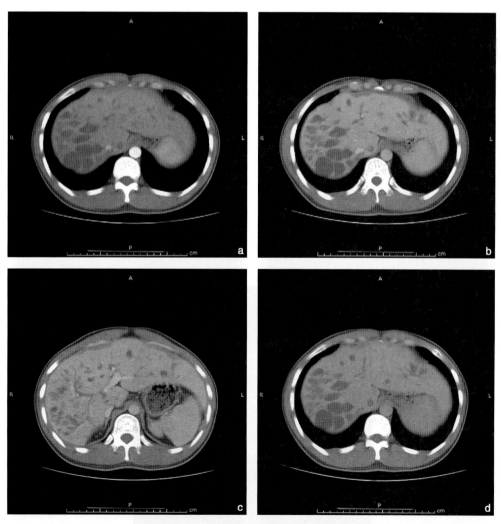

图 5-3-7　先天性胆管囊肿 CT 影像表现
a. 动脉期;b~c. 门脉期;d. 延迟期

CT 表现：先天性胆管囊肿Ⅰ型表现为肝门区液性密度(囊性)占位，密度均匀，边缘光滑，壁薄；肝内胆管不扩张或仅轻度扩张；扩张的肝内胆管呈球状或梭状；胆总管高度扩大，直径可达 16cm 或以上，压迫周围邻近组织器官。Ⅱ型胆总管囊肿因囊肿颈部狭小或闭塞，造影剂不能进入，可造成鉴别诊断上的困难。Ⅲ型小的囊肿 CT 诊断困难，大的囊肿表现为囊性肿块突入充盈造影剂的十二指肠腔内或位于壁内，与胆总管相邻近，肝内胆管和胆总管不扩张。Ⅴ型少见，常规 CT 难以和肝内外其他囊性病变相鉴别(图 5-3-7)。

MR 表现：MRI 可清楚地显示肝内外胆管的解剖结构和囊肿形态，扩张的胆管可呈囊状、柱状或憩室状，边缘清晰。由于囊肿内含有胆汁，在 T1WI 上呈低信号，T2WI 上呈高信号。部分病例由于胆汁淤积，呈胆泥样改变，或合并结石，在 T2WI 上呈不均匀的混合信号或高信号的背景中存在多个低信号充盈缺损。MRCP 能反映胆管树的全貌，准确地对胆管囊肿进行分型，比 CT 提供更多的信息，而且无损伤，不需要造影剂，逐渐成为先天性胆管扩张的重要检查方法(图 5-3-8)。

【首选检查】

超声检查为首选筛查方法。检查前准备及检查技术：同"胆管癌"。

【检查方法分析比较】

超声检查是先天性胆管囊肿的首选影像学检查方法。超声检查显示胆管囊肿灵敏而准确，有时还能发现囊肿与胆管是否相通。CT 和 MR、MRCP 检查亦能完全显示囊肿大小、形态和范围，并能显示周围结构的解剖关系以及由囊肿引起的各种并发症，也是先天性胆管囊肿的重要检查方法。

四、胆 结 石

【概述】

胆结石是指胆囊内和胆管中结石所引起的疾病，主要为胆固醇结石或以胆固醇为主的混合型结石和黑色素结石。本病主要见于成年人，女性多于男性。

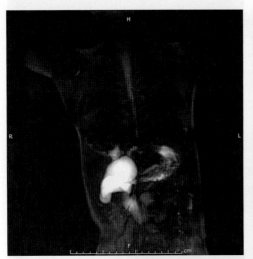
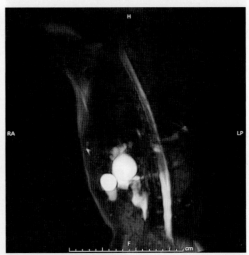
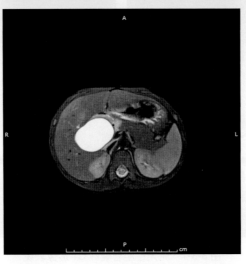

图 5-3-8　先天性胆管囊肿 MR 影像表现

【局部解剖】

局部解剖同图 5-3-1。

【临床表现与病理基础】

大多数患者可无症状,仅在体检或手术时偶然发现,称为无症状胆囊结石。胆囊结石典型症状为胆绞痛,少数患者可出现。肝外胆管结石一般无症状,或仅有上腹不适,当结石造成胆管梗阻时可出现腹痛或黄疸,继发胆管炎时可有典型的 Charcot 三联征的临床表现。肝内胆管结石症状不典型,在病程间歇期,常无症状,或仅表现为非特异性上腹不适,急性期或合并肝外胆管结石时,则可出现急性化脓性胆管炎的症状,或不同程度的 Charcot 三联征。在无合并肝外胆管结石的病人,当一侧或一叶的肝内胆管结石造成半肝或某一肝段的肝内胆管梗阻,并继发感染时,可出现畏寒、发热等全身感染症状,甚至出现精神症状和休克等急性重症胆管炎的表现,但患者可无明显的腹痛和黄疸。另外周期性的间歇发作是肝内胆管结石的特征性临床表现。

先天性胆管囊肿胆结石按发生部位分为胆管结石和胆囊结石。胆囊结石主要为胆固醇性结石或以胆固醇性结石为主的混合性结石。结石在胆囊内形成后可刺激胆囊黏膜,不仅可引起胆囊的慢性炎症,而且当结石嵌顿在胆囊颈部或胆囊管后还可以引起继发感染,导致胆囊的急性炎症(图 5-3-9)。

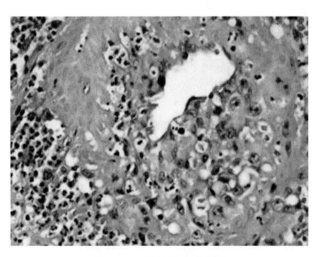

图 5-3-9　胆结石病理表现

【影像学表现】

超声表现:超声典型表现为胆囊或胆管腔内一个或多个形态固定的强回声团、光斑或弧形强光带,强回声的后方伴有声影。发生在胆囊内者,强回声可随体位改变而移位。泥沙型结石表现为胆囊后壁处细小的强回声光点带,后方伴较宽声影;结石填满胆囊时,胆囊无声区消失,胆囊前半部呈弧形状强光带,后方伴较

宽声影,若伴有胆囊壁增厚,则出现"胆囊壁弱回声-结石强回声-声影"三联征(图 5-3-10)。

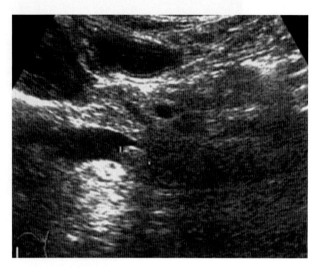

图 5-3-10　胆总管结石超声影像表现

X 线表现:平片可显示的含钙量高的阳性结石,但不能显示含钙量低的阴性结石。胆囊阳性结石表现为右上腹大小不等,边缘高密度而中央低密度的环形、菱形、多角形致密影,聚集成堆时则呈石榴籽状,侧位片位于脊柱影前方;阴性结石平片不能显示。胆管内结石,无论阳性还是阴性结石,平片上均不易显示。

CT 表现:CT 可显示肝内外胆管或胆囊内单发或多发、圆形、多边形或泥沙状的高密度影,密度均一、不均或分层阳性结石;阴性结石则不显示。胆总管结石引起上部胆管扩张,在结石部位的层面,可见圆形高密度结石周围环有低密度胆汁,构成"靶征",若部分环绕,则形成"新月芽征"(图 5-3-11)。

MR 表现:胆结石基于结石成分不同,MRI 上表现各异。通常结石在 T1WI 上为低信号,部分为高信号或混杂信号;T2WI 上均为低信号。MRCP 可整体显示胆管内低信号结石部位、大小、形态、数目等,且可显示胆管扩张及其程度(图 5-3-12)。

【首选检查】

超声检查为首选筛查方法。检查前准备及检查技术:同"胆管癌"。

【检查方法分析比较】

超声检查是胆囊结石的首选影像学检查方法。超声检查对胆囊结石的检查有很高的敏感性,可以发现小至 1mm 的结石。对肝内、外胆管结石的诊断具有较高准确率,尤其是对肝内胆管结石的诊断。不仅可以确定结石的位置和估测其大小,而且可以发现其并发症。CT 及 MRI、MRCP 能直接显示胆管结石及其附近结构的改变,对诊断也有一定的帮助。

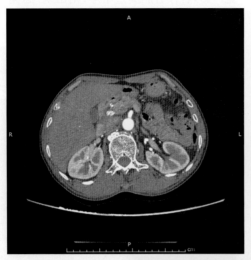
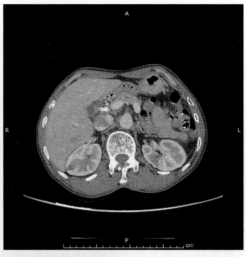

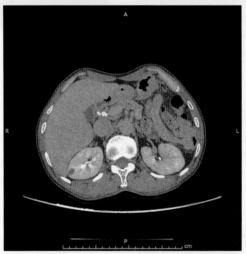

图 5-3-11　胆总管结石 CT 影像表现
胆总管内可见结节状及不规则环状致密影

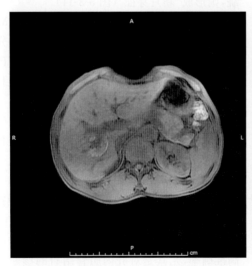
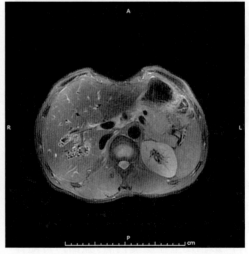

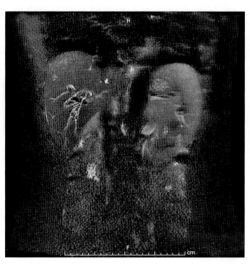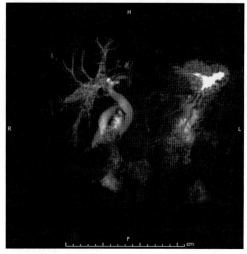

图 5-3-12　胆总管结石 MR 影像表现

五、胆 囊 癌

【概述】

胆囊癌是胆道最常见的恶性病变,60 岁左右女性好发,在中国西北地区发病率较高。胆囊癌的确切病因尚不清楚,一般认为与慢性胆囊炎、胆囊结石密切相关,可能是由于结石长期慢性刺激,致使胆囊黏膜增生,进而癌变。胆囊癌多发生在胆囊体部和底部,浸润型腺癌最为多见。恶性程度甚高,生长快,转移早且广泛,可直接浸润到邻近的肝脏、十二指肠、横结肠等组织,也可转移到胆管及肝门周围淋巴结,亦可通过血循环转移到肺、骨等处。

【局部解剖】

局部解剖同图 5-3-1。

【临床表现与病理基础】

胆囊癌的临床表现有:右上腹疼痛、消化道症状、黄疸、发热以及右上腹肿块。病变发展到晚期,一半以上的患者右上腹或上腹部出现肿块。造成肿块的原因一是肿瘤迅速增长阻塞胆管使得胆囊肿大;二是侵犯十二指肠引起的梗阻症状;另外侵及肝胃胰等也可出现相应部位包块。

胆囊癌多呈弥漫浸润性生长,使囊壁增厚、变硬,呈灰白色、砂粒样,无明显肿块,与慢性炎症或瘢痕不易区别。有时呈息肉状生长,基底部较宽。胆囊底及邻近肝组织内常有转移灶形成。除侵袭邻近器官如十二指肠、结肠和胃外,还可发生局部淋巴结、小网膜淋巴结和血行转移(图 5-3-13)。

【影像学表现】

超声表现:小结节型表现为突入胆囊腔内 1～1.2cm 乳头状等回声肿块,基底宽,表面不光滑;蕈伞型表现为宽基底、边缘不等的肿块突入胆囊腔;厚壁型表现为胆囊壁局限或弥漫性不均匀增厚,表面欠光滑;

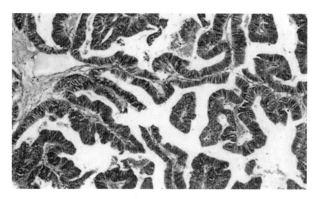

图 5-3-13　胆囊癌病理表现

混合型表现为蕈伞型和厚壁型相结合的声像图;实块型多为晚期,表现为胆囊增大,胆囊腔被肿瘤所闭塞,呈低回声或不均匀肿块,常累及肝脏,表现周围肝实质回声异常(图 5-3-14)。

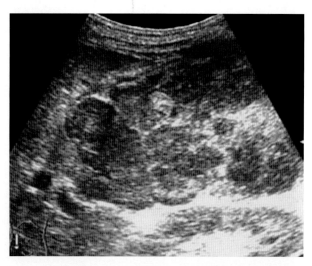

图 5-3-14　胆囊癌超声影像表现

CT 表现：肿块型表现为胆囊腔大部或完全消失，被实性软组织肿块代替，邻近肝实质密度减低且与之分界不清；厚壁型表现为胆囊壁局限性或弥漫性不规则增厚；结节型表现为自胆囊壁向腔内突出的乳头状或菜花状肿块，单发或多发，其基底部胆囊壁增厚。增强扫描，上述各种类型的肿瘤均表现为明显强化（图5-3-15）。

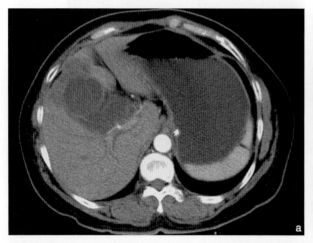
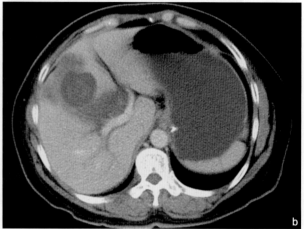

图 5-3-15　胆囊癌 CT 影像表现
a. 胆囊内见低密度团状占位，胆囊明显增大；b. 门静脉受压移位

MR 表现：MRI 表现与 CT 所见相似，T1WI 和 T2WI 上均显示胆囊壁增厚或（和）胆囊内实性肿块，DWI 上肿块呈高信号，若 T2WI 上胆囊周围肝实质有不规则高信号带，提示肿瘤已侵犯肝脏；另外，MRI 也可显示淋巴结转移和胆系扩张（图5-3-16）。

【首选检查】

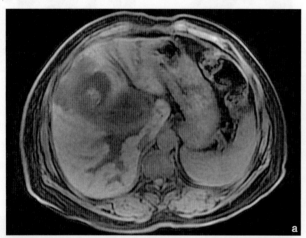
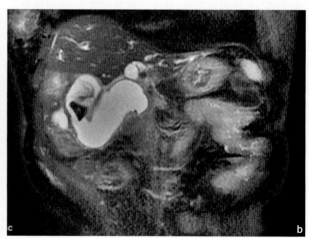
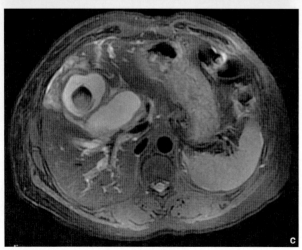

图 5-3-16　胆囊癌 MR 影像表现
a. 胆囊内见稍短 T1WI 混杂 T2WI 信号占位；b. 胆囊明显增大；c. 门静脉受压移位

MR 检查为首选筛查方法。检查前准备及检查技术：同"肝转移瘤"。

【检查方法分析比较】

超声检查能直接显示胆囊壁、胆囊腔及腔外侵犯的肿瘤表现，虽然敏感性较高，但特异性较差。CT 检查能清楚显示肿瘤及对周围组织的侵犯，增强扫描可确定肿瘤的性质，对胆囊癌的诊断优于超声检查。MR 对胆囊癌的检查与 CT 准确性相当，但在评估肿瘤侵犯邻近器官及转移方面优于 CT。

六、胆囊炎

【概述】

胆囊炎是细菌感染、胆汁流出道梗阻、胆汁的刺激、胰液向胆道反流、胆红素和类脂质代谢失调、严重创伤或重大手术等所引起的胆囊炎性疾病，可分为急性和慢性两种。本病多见于 35～55 岁的中年人，女性发病率高于男性，尤多见于肥胖且多次妊娠的妇女。

【局部解剖】

局部解剖同图 5-3-1。

【临床表现与病理基础】

胆囊炎又可分为急性胆囊炎和慢性胆炎。急性胆囊炎的典型表现为急性发作性右上腹持续或阵发性绞痛，可向右肩背放射，胆囊区有压痛或反跳痛，肌紧张，发热、恶心呕吐，或有黄疸及血白细胞增高；而慢性胆囊炎表现为反复发作且轻重不一的腹胀，右上腹及上腹不适或疼痛，常放射至右肩背，伴嗳气泛酸等消化不良症状，进油腻食物症状加剧。

单纯性胆囊炎黏膜充血水肿，上皮脱落，白细胞浸润，但胆囊与周围组织无粘连。化脓性胆囊炎胆囊明显肿大、肥厚，表面可附有纤维素性脓性分泌物，炎症波及胆囊各层，大量炎性细胞浸润，黏膜溃疡，胆囊与周围组织粘连严重，解剖关系不清，脓液可随胆汁流入胆总管，引起 Oddi 括约肌痉挛，造成胆管炎、胆源性胰腺炎等并发症。坏疽性胆囊炎胆囊过分肿大，导致胆囊血运障碍，呈坏疽样改变（图 5-3-17）。

【影像学表现】

超声表现：急性胆囊炎表现为胆囊增大，胆囊壁明显增厚呈强回声，其间有弱回声带，重者呈多层弱回声带表现；慢性胆囊炎时胆囊多缩小、胆囊壁增厚、钙化，边缘毛糙，回声增强（图 5-3-18）。

CT 表现：急性胆囊炎在 CT 上表现为胆囊增大，直径大于 5cm，周围脂肪密度增高，胆囊壁弥漫性增厚超过 3cm 并呈分层状强化，其中周边无强化的环形密度层，代表浆膜下水肿或渗出；慢性胆囊炎则表现胆囊缩小，胆囊壁增厚，可见钙化，增强扫描呈均匀强化（图 5-3-19）。

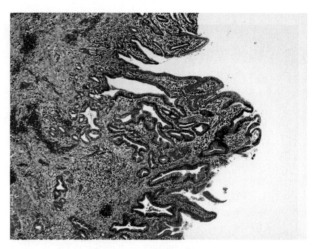

图 5-3-17　胆囊炎病理表现

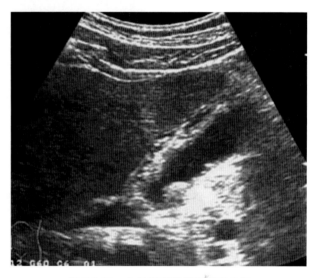

图 5-3-18　急性胆囊炎超声影像表现

MR 表现：T1WI 和 T2WI 上显示胆囊增大和胆囊壁增厚；增厚的胆囊壁水肿层在 T1WI 为低信号，T2WI 为高信号（图 5-3-20）。

【首选检查】

超声检查为首选筛查方法。检查前准备及检查技术：同"胆管癌"。

【检查方法分析比较】

超声检查是胆囊炎的首选影像学检查方法。超声检查可以清楚显示胆囊外形改变、胆囊壁增厚、水肿及囊腔内外的异常，而且还可以估计其严重程度，发现其并发症。CT 和 MR 检查也能反映炎症的病理变化和邻近组织的改变。

七、胆囊腺肌症

【概述】

胆囊腺肌病是一种以腺体和肌层增生为主的良性胆囊疾病，为胆囊增生性疾病的一种，以慢性增生为

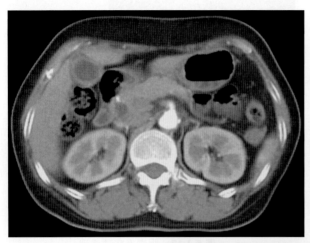
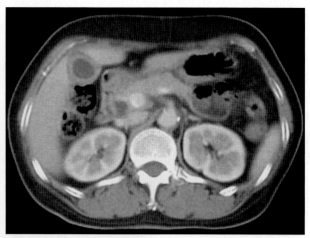
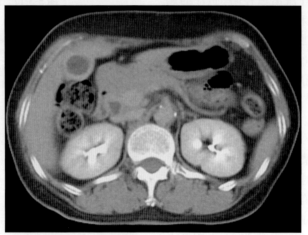

图 5-3-19   胆囊炎 CT 影像表现

增强扫描各期可见明显强化

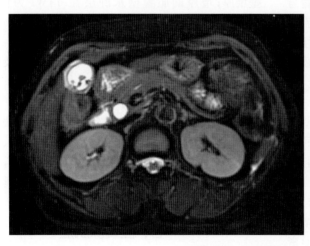
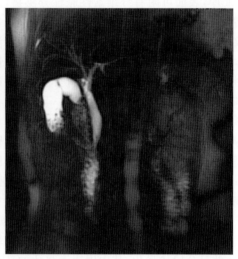

图 5-3-20   胆囊炎 MR 影像表现

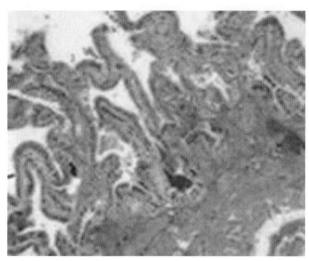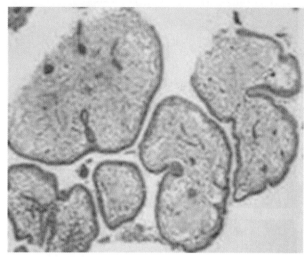

图 5-3-21 胆囊腺肌症病理表现

主,兼有退行性改变,其发病原因尚不明确,学说颇多。本病可分为弥漫型、节段型和局限型三种,且好发于成年女性,通常症状不太明显,可有饭后右上腹不适。

【局部解剖】

局部解剖同图 5-3-1。

【临床表现与病理基础】

胆囊腺肌增生症女性发病率较高,平均年龄为 45 岁,病程一般较长。部分患者表现为上腹部反复发作胀痛或不适恶心,厌油腻食物。

胆囊黏膜及肌层过度增生,胆囊壁增厚,增生的黏膜上皮伸入肌层,形成多数小囊状突出,称为罗-阿窦。类似壁间小憩室,它们与胆囊腔相通。Jutros 将之分为弥漫型、节段型与限局型三型(图 5-3-21)。

【影像学表现】

超声表现:胆囊壁增厚,呈弥漫性、节段性改变或局限性改变。增厚的胆囊壁内,可见无回声暗区或回声增强区(胆固醇沉积)。合并壁间结石和胆囊结石,可出现相应的改变(图 5-3-22)。

X 线表现:弥漫型表现为胆囊壁内充满造影剂的多个小憩室状阴影,表现为在显影的胆囊腔周围环绕许多小斑点状致密阴影,其形状和大小不一,可为圆形、卵圆形或不规则形。这些小憩室状阴影可是串珠状或锯齿状,它们与胆囊腔之间有一层透光带隔开,宽度不等。节段型表现为在胆囊腔的一处亦可在几处有狭窄现象,并且狭窄区的周围有多个小憩室阴影,这些改变于服脂肪餐后胆囊收缩时尤为明显,局部的狭窄可使胆囊呈葫芦状或多房样。局限型可见于胆囊底部,并往往伴有"扁帽样"畸形。

CT 表现:CT 平扫胆囊窝区或右中上腹部见软组织密度肿块,边界清楚,中心为水样低密度区,貌似结

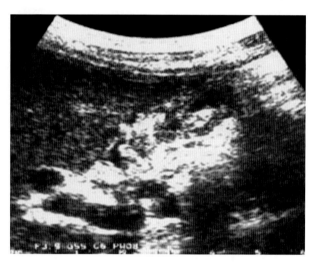

图 5-3-22 胆囊弥漫型腺肌症超声影像表现

肠肝曲肿瘤。

MR 表现:MRI 可见胆囊壁局限性或弥漫性增厚,病变处黏膜层的早期强化和浆膜层的延迟强化。发现罗-阿窦是胆囊腺肌瘤病诊断的关键。罗-阿窦内含胆汁,在 T2WI 上表现为胆囊壁肿块内或增厚的胆囊壁内直径 4~7mm 的类圆形高信号灶,于动态增强扫描图像上,表现为增强的肿块内或增厚的胆囊壁内不强化的低或无信号灶(图 5-3-23)。

【首选检查】

超声检查为首选筛查方法。检查前准备及检查技术:同"胆管癌"。

【检查方法分析比较】

超声检查是胆囊腺肌症的首选影像学检查方法。超声检查能发现明显增厚的胆囊壁,而且能见到囊壁内小囊状低回声或彗星尾状强回声,超声检查对本病诊断具有高度的特异性。CT 和 MR 检查不是诊断本

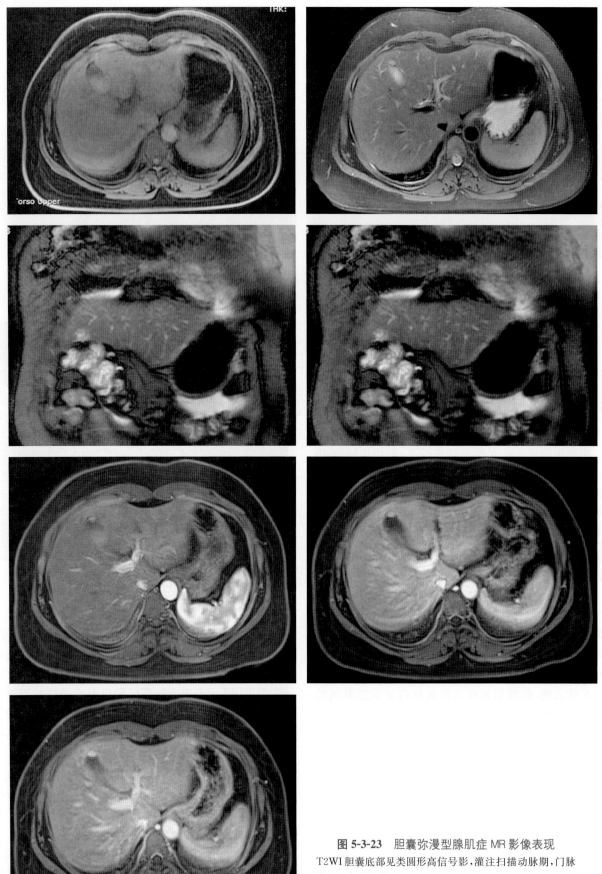

图 5-3-23　胆囊弥漫型腺肌症 MR 影像表现

T2WI 胆囊底部见类圆形高信号影,灌注扫描动脉期,门脉期可见渐进性增强

病的主要方法。

第四节　胰腺疾病

一、胰腺癌

【概述】

胰腺位于上腹部胃的后方紧贴脊柱,胰头部被十二指肠部分包绕,此处肿瘤占2/3之多,90%为导管细胞癌。胰腺癌与饮食、环境和吸烟有关,是胰外分泌腺的恶性肿瘤,表现为腹痛、食欲缺乏、消瘦和黄疸,恶性程度高,预后差。发病年龄以45~65岁多见,男女之比为1.58:1。胰腺癌的死亡率几乎与发病率一致,5年生存率很低,并且几乎都接受过手术治疗。未接受治疗的胰腺癌患者的生存期约4个月,接受手术治疗的病人生存期约7个月,切除手术后患者一般能生存16个月。

【局部解剖】

胰腺为略呈三菱形的腺体,横位于腹上区和左季肋区,横过第一、二腰椎前方,其右端被十二指肠环绕,右端靠近脾门。通常将胰腺分为胰头、胰颈、胰体和胰尾四部,各部无明显分界(图5-4-1)。

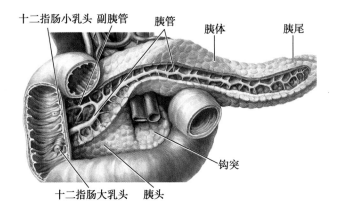

图 5-4-1　胰腺的解剖图

【临床表现与病理基础】

起病隐匿,早期多无症状,出现明显症状时,病症多已进入晚期。病程短,发展快,迅速恶化为胰腺癌的特点。腹痛:多数患者均具有腹痛表现并常为首发症状,腹痛位置相对固定,如胰头癌略为上腹偏右侧疼痛,体尾癌则为偏左侧疼痛;常为持续性进行性加剧的疼痛,餐后加剧,止痛药难以奏效;夜间仰卧或脊柱伸展时加剧,而蜷曲可使疼痛减轻。黄疸:多在胰头癌中出现,因胰头癌压迫或浸润胆总管而引起,黄疸的特征为肝外阻塞性黄疸,持续进行性加深,伴皮肤瘙痒,粪便陶土色。体重减轻:90%的患者会出现迅速且明显的消瘦,晚期可呈恶病质状态。其他症状:有不同程度

的消化道症状,包括食欲缺乏,消化不良,恶心,呕吐,腹泻甚至脂肪泻等。晚期可因癌症侵蚀消化道而引起消化道出血。

胰腺癌可以分为多种病理类型:

导管腺癌:导管腺癌占胰腺癌的80%~90%,主要由不同分化程度的导管样结构的腺体构成,伴有丰富的纤维间质。高分化导管腺癌主要由分化较好的导管样结构构成,内衬高柱状上皮细胞,或黏液样上皮细胞,或具有丰富的嗜酸性胞浆。此癌性腺管有时与慢性胰腺炎时残留和增生的导管很难鉴别。中分化者由不同分化程度的导管样结构组成,可与高分化腺癌相似,也可出现实性癌巢。低分化者则仅见少许不规则腺腔样结构,大部分为实性癌巢,细胞异形性很大,可从未分化小细胞到瘤巨细胞,甚至多核瘤巨细胞,有时可见到梭形细胞;在有腺腔样分化的部分区域,可有少量黏液,肿瘤的间质含有丰富的Ⅰ和Ⅳ型胶原。

特殊类型的导管起源的癌:多形性癌亦称巨细胞癌,可能为导管癌的一种亚型,由形态多样的单核或多核瘤巨细胞,甚至梭形细胞构成,有时可类似于破骨细胞的巨细胞或绒癌样细胞,瘤细胞排列成实性巢状或呈肉瘤样排列;腺鳞癌偶见于胰腺,可能为胰管上皮鳞化恶变的结果,肿瘤由腺癌和鳞癌构成,纯粹的鳞癌在胰腺相当罕见;黏液癌切面可呈胶冻状,极相似于结肠的胶样癌,光镜下可见肿瘤含有大量黏液,形成黏液池,细胞可悬浮其中或散在于黏液池的边缘;黏液表皮样癌和印戒细胞癌在胰腺中偶可见到;纤毛细胞癌形态与一般导管癌相同,其特点是部分细胞有纤毛。

腺泡细胞癌:仅占1%,肿瘤细胞呈多角形、圆形或矮柱形。核圆、常位于基底部。瘤细胞排成腺泡状或条索状,胞浆强嗜酸性颗粒状。

小腺体癌:为少见类型的胰腺癌,胰头部较为多见。镜下,肿瘤由很多小腺体结构及实性癌巢组成,其间有纤细的纤维间隔。细胞可为立方或柱状,核较为一致,常见小灶性坏死,在小腺体的腔缘可见少量黏液。

大嗜酸性颗粒细胞性癌:此型肿瘤罕见,其肿瘤细胞具有丰富的嗜酸性颗粒性胞浆,核圆形或卵圆形,排列成小巢状。其间有纤维间隔分隔。电镜下,瘤细胞胞浆内充满肥大的线粒体。

小细胞癌:胰腺的小细胞癌形态上与肺小细胞癌相似,约占胰腺癌的1%~3%。由一致的小圆细胞或燕麦样细胞构成,胞浆很少,核分裂很多,常有出血坏死,预后很差(图5-4-2)。

【影像学表现】

超声表现:超声直接征象表现为胰腺局限性增大,内有边界不清呈"蟹足状"低回声肿块,较大者为混合

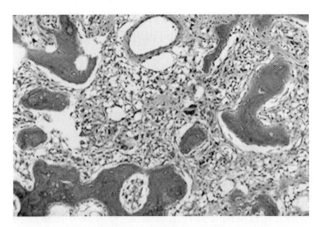

图 5-4-2　胰腺癌病理表现

回声;CDFI 肿块内无明显血流信号。间接征象肿块上游胰管常扩张,胰头癌可致上方肝内外胆管扩张和胆囊增大;淋巴结转移时,于胰周、腹膜后大血管周围可见多发圆形、椭圆形低回声结节;若同时肝内见异常低回声肿块,常提示肝转移(图 5-4-3)。

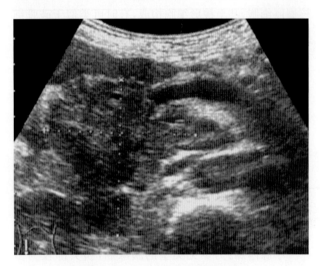

图 5-4-3　胰头癌超声影像表现

　　CT 表现:CT 直接征象为平扫检查肿块密度常与邻近胰腺组织相似,较小者不易被发现,较大者表现为胰腺局部增大。少数肿块内有坏死低密度灶;由于胰腺癌为乏血供肿瘤,增强扫描强化不明显,呈相对低密度,可有一定程度延迟强化。间接征象为肿块上游胰管常扩张,胰头癌常伴有胰管和胆总管扩张,形成所谓"双管征",可有胰腺体尾部萎缩或胰内潴留性假性囊肿,还可合并有假性急性胰腺炎表现;肿瘤向外侵犯,致胰周低密度脂肪层消失;胰周血管受累,增强扫描示血管被包绕、狭窄甚至中断;胰周、肝门和腹膜后淋巴结转移时,相应部位可见多发软组织密度结节,还可检出低密度肝转移灶(图 5-4-4)。

　　MR 表现:MRI 直接征象为 T1WI 上胰内肿块信

号强度稍低于正常胰腺,压脂 T1WI 上病灶低信号更显著;T2WI 肿块信号强度稍高,坏死灶则更高;多期增强 T1WI 并压脂检查,表现同增强 CT 检查所见。间接征象为扩张的胆、胰管内富含游离水在 T2WI 及 MRCP 均可清晰显示。MR 检查同时能发现胰周和血管侵犯、淋巴结转移和肝转移,DWI 上胰腺原发灶,淋巴结转移和肝转移灶均呈高信号,有利于病变检出(图 5-4-5)。

【首选检查】

　　超声检查,为首选筛查方法。检查前准备:检查前患者应禁食 8h 以上,前一天晚吃清淡饮食,以减少胃内食物引起过多气体,干扰超声的传入。对腹腔胀气或便秘的患者,睡前服用缓泻剂,晨起排便或灌肠后进行超声检查。如通过上述方法胃内仍有较多气体,胰腺显示不满意时,可饮水 500~800ml,让胃内充满液体作为透声窗,以便显示胰腺。

　　检查技术:首先在第 1~2 腰椎水平作横切扫查腹部显示胰腺长轴切面,然后上下移动,亦可作右低左高位斜切扫查,以利全面观察胰腺形态。横切扫查后,用纵切扫查显示胰腺短轴切面。根据需要采取仰卧、坐位或俯卧位。

【检查方法分析比较】

　　超声检查是胰头癌的首选影像学检查方法。各种影像检查诊断胰腺癌,各有其优点和局限性。超声检查胰腺癌,尤其是显示胰尾癌不如 CT。超声诊断胰腺体肿瘤的准确性与 CT 相近。若超声发现扩张的胆总管能一直延伸到胰头肿块附近,则诊断胰头癌或壶腹部肿瘤是很可靠的。

　　CT 及 MR 检查:诊断胰腺癌有较高的敏感性和特异性,螺旋 CT 的三期动态增强扫描使得直径小于 2cm 的小胰腺癌诊断敏感性和准确性得到大幅度提高,可发现因受气体或脂肪影响,超声无法显示的癌肿。对周围器官和血管的浸润、压迫以及肝脏和淋巴结的转移也明显优于超声。MRI 软组织分辨率高,尤其是对于因碘过敏而不能接受 CT 增强检查的病例,MRI 灌注成像可动态显示病灶血供情况,是很好的替代检查方法。

二、急性胰腺炎

【概述】

　　急性胰腺炎是比较常见的一种急腹症,分为急性水肿性和急性出血坏死性两型,其发病率占急腹症的第 3~5 位。其中 80% 以上的病人病情较轻,即急性水肿性胰腺炎,病变可累及部分或者整个胰腺,以尾部居多,可经非手术治愈,基本上是一种内科病。10% 左右的患者属于重症胰腺炎,即急性出血坏死性胰腺炎,胰

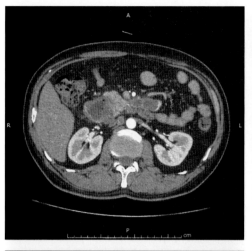
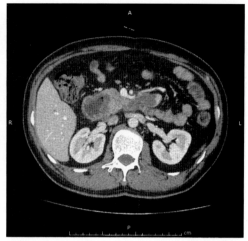
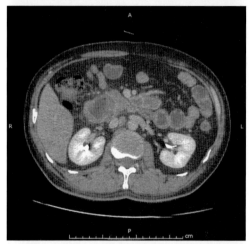

图 5-4-4　胰头癌 CT 影像表现
十二指肠降部区前壁及内侧壁明显增厚

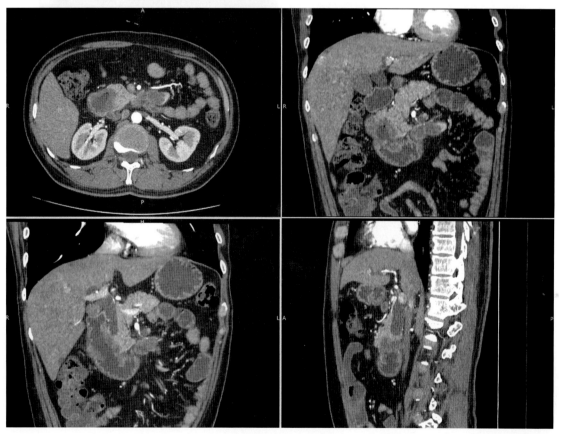

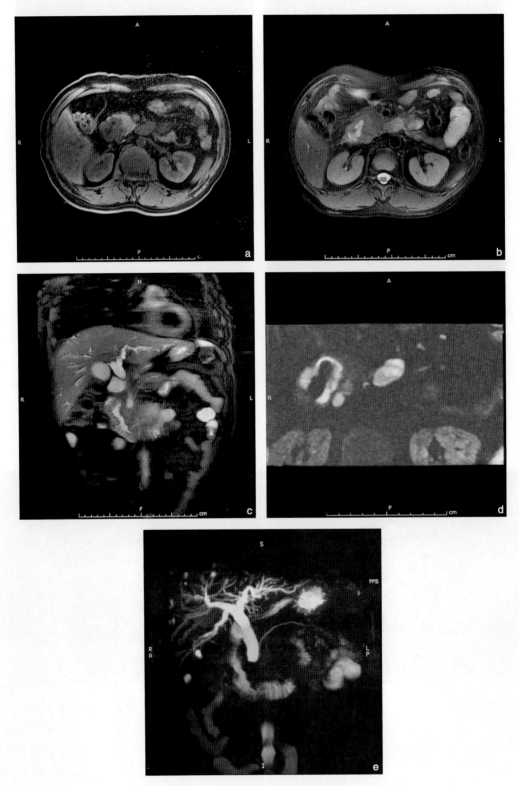

图 5-4-5　胰头癌 MR 影像表现

a. T1WI 呈等信号；b. T2WI 呈稍高信号；c. 冠状位可见十二指肠壁不均匀增厚、并与胰腺分界欠清；d. DWI 示十二指肠壁处软组织及胰体前小团状软组织呈明显高信号影；e. MRCP 重建图可见胆总管下段明显变窄

腺的炎症已非可逆性或自限性,常伴有静脉炎和血栓,须手术治疗,应视为外科病。

【局部解剖】

局部解剖同图 5-4-1。

【临床表现与病理基础】

本病起病常突然,持续性中上腹、左上腹或右上腹疼痛,阵发性加剧,并可牵引至左腰、左背或左肩部。腹痛多很剧烈,多数患者可伴恶心和呕吐。上腹部多有压痛。腹痛常在 3～5 天内消失,有时亦可有反复或拖延较长。如病情恶化,胰腺周围广泛坏死,则可产生腹胀,肠蠕动音消失,全腹广泛压痛,腹肌紧张等急性腹膜炎征象,甚至出现腹水。大多数患者有中度发热,超过 39℃者较少见,并在 3～5 天内热退。高热不退,应怀疑有继发感染(如出现胰腺脓肿、腹膜炎等)。少数患者可出现黄疸,多因胆道炎症或胰腺炎症、水肿压迫胆总管所致。出血坏死型者尚可发生休克。

急性胰腺炎的发病机制主要是由于胰酶对胰腺的自我消化,对其周围组织的消化,从而继发一系列的器官功能障碍。胰腺含有非常丰富的消化酶:蛋白酶、脂肪酶、淀粉酶等。胰腺腺泡分泌的酶主要有胰蛋白酶、糜蛋白酶、羧肽酶、弹力酶、磷脂酶 A2、硬蛋白酶、脂肪酶、淀粉酶、核蛋白酶等。正常情况下除脂肪酶、淀粉酶、核蛋白酶是以活性型存在外,其他的均是以非活性状态存在。在病理情况下,这些酶在胰腺导管及细胞内被活化后即可引起胰腺炎的发生(图 5-4-6)。

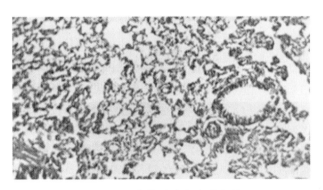

图 5-4-6　急性胰腺炎病理表现

【影像学表现】

超声表现:急性水肿性胰腺炎超声显示胰腺肿大,多为弥漫性,也可为局限性,边界常不清,内部回声稀少回声强度减低,随病情好转上述改变可迅速消失;出血坏死性胰腺炎超声显示胰腺明显肿大(可厚达 5cm),边缘模糊不清;回声强弱不均有无回声区和低回声区(图 5-4-7)。

CT 表现:CT 平扫检查可见胰腺局限或弥漫性肿大,前缘多模糊不清,胰周脂肪常因炎性渗出而密度增

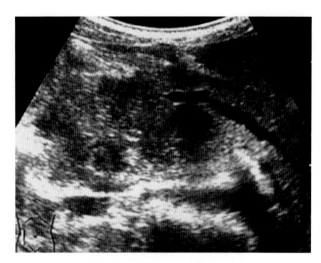

图 5-4-7　急性胰腺炎超声影像表现

高,左肾前筋膜增厚是常见表现;增强检查可见胰腺均匀轻度强化,胰周渗出更加明显。出血坏死性胰腺炎除具备水肿性胰腺炎表现并更加显著外,还常有胰腺密度不均,坏死灶呈低密度而出血呈高密度;增强扫描强化不均,坏死灶无强化,据此可了解胰腺坏死范围(图 5-4-8)。

MR 表现:急性胰腺炎常规 MR 平扫可见胰腺肿大,边缘模糊不清,肿大的胰腺在 T1WI 上信号减低,T2WI 上信号增高,T1WI 压脂像上信号多不均匀;出血灶在 T1WI 和 T2WI 上呈高信号;胰周渗出在 T1WI 上呈低信号,T2WI 上呈高信号;增强扫描表现同 CT 检查所见(图 5-4-9)。

【首选检查】

超声检查为首选筛查方法。检查前准备及检查技术:同"胰腺癌"。

【检查方法分析比较】

超声检查是急性胰腺炎的首选影像学检查方法。超声检查的价值主要在于可动态观察急性胰腺炎的变化,并随诊急性胰内、外积液、蜂窝织炎和假性囊肿等并发症的发生、发展及吸收、消退情况,可良好判断疾病的转归。CT 不但可以反映病变的严重程度、累及范围,对于各种并发症的诊断及预后评估亦十分有益。MRI 在软组织分辨率高,又无辐射,对炎症的辨别能力强。

三、慢性胰腺炎

【概述】

慢性胰腺炎是指由于各种原因导致胰腺局部、阶段性或弥漫型的慢性进展性炎症,导致胰腺组织和胰腺功能不可逆损害,临床表现为反复发作性或持续性腹痛、腹泻或脂肪泻、消瘦、黄疸、腹部包块和糖尿病。

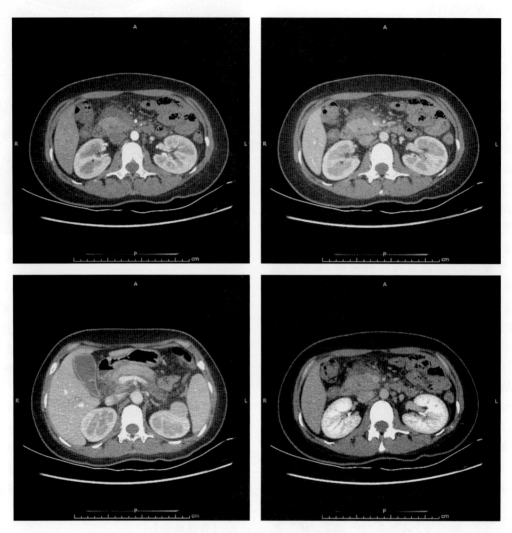

图 5-4-8　急性胰腺炎 CT 影像表现
胰腺体积稍增大可见局部液体密度影包裹，胰管稍扩张，胰腺周围脂肪间隙模糊

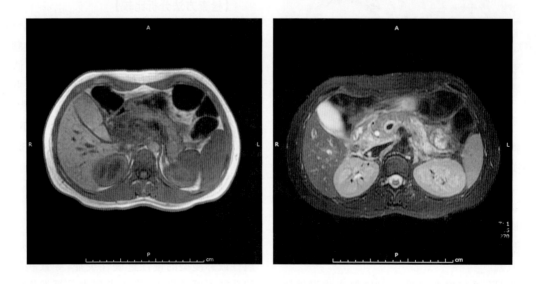

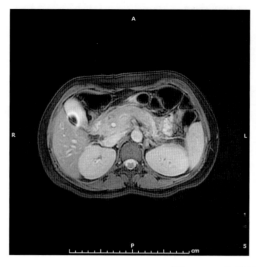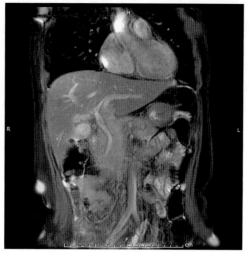

图 5-4-9　急性胰腺炎 MR 影像表现
T1WI 上呈不均匀稍高信号影,T2WI 上呈明显不均匀高信号影,T1WI 增强后可见不均匀强化。胰管可见稍扩张

慢性胰腺炎国外调查每年发病率为 3.5～4.0/10 万人。西方国家主要和长期酗酒有关,而我国以胆道疾病(结石、炎症、蛔虫)的长期存在为主要原因。慢性胰腺炎无规律分布于世界各国,近年来发病率明显升高。

【局部解剖】

局部解剖同图 5-4-1。

【临床表现与病理基础】

慢性胰腺炎 40 岁以上男性多见,病程长达数年或十余年。

主要临床表现如下:腹痛早期多见,多位于上中腹正中或左、右上腹,与体位变化有关;胰腺外分泌功能不全,表现为食欲减退、不耐受油腻及脂性维生素吸收不良;胰腺内分泌功能不全,出现隐性糖尿病和糖耐量异常。

慢性胰腺炎轻重不一,炎症范围可累及整个胰腺,也可只涉及某一部分。胰腺可稍增大或缩小,质硬,被膜增厚,表面苍白呈斑块或结节状。胰泡萎缩或消失,有弥漫性纤维化或钙化;胰管有多发性狭窄与囊状扩张,管内常有结石或钙化;有时可见到假性囊肿形成,胰泡亦可萎缩(图 5-4-10)。

【影像学表现】

超声表现:慢性胰腺炎超声可见胰腺轻度增大或变小,轮廓多不规则;胰腺实质回声多不均匀性增强增粗;主胰管常扩张;实质和胰管内钙化和结石表现为点状或斑片状强回声伴后方声影;如有并存的假性囊肿则呈无回声区(图 5-4-11)。

CT 表现:CT 平扫检查胰腺形态大小可正常,亦可弥漫性增大或萎缩,取决于炎症反应的程度和范围;胰管内径多超过 5mm,且粗细不均,呈串珠状或管状扩张;常有钙化和结石,呈不规则和斑点状致密影,沿胰

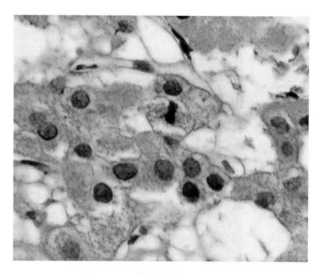

图 5-4-10　慢性胰腺炎病理表现

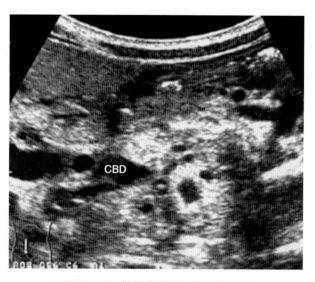

图 5-4-11　慢性胰腺炎超声影像表现
CBD:胆总管

管分布或(和)位于胰腺实质内;合并假性囊肿时可见边界清楚的囊状水样密度区;胰周可见索条状影,肾周筋膜可增厚。增强扫描检查可见胰腺实质强化不均,纤维化区强化程度较低。

MR 表现:MR 平扫检查胰腺大小、形态、胰管和胰周改变均同于 CT 检查所见;由于胰腺纤维化,故在 T1WI 抑脂像和 T2WI 上均表现为信号减低,其可为弥漫性或局限性;扩张的胰管和假性囊肿均表现为 T1WI 低信号,T2WI 高信号。增强检查同 CT 增强检查所见。钙化是慢性胰腺炎重要表现,但在 MRI 上难以识别(图 5-4-12)。

【首选检查】

超声检查为首选筛查方法。检查前准备及检查技术:同"胰腺癌"。

【检查方法分析比较】

超声诊断本病的准确性不如 CT,CT 在显示胰腺的钙化,胰管的扩张上具有较大的优势,MRI 则对小的钙化不敏感。

四、胰腺囊性瘤

【概述】

胰腺囊性瘤在病变性质上可分为良性、交界性和恶性,良性居多。2000 年,世界卫生组织根据肿瘤的形态和上皮细胞的类型,将之分为胰腺浆液性囊腺瘤、黏液性囊腺瘤、胰腺导管内乳头状黏液性瘤以及胰腺实性假乳头状瘤。胰腺囊性肿瘤约占全部胰腺囊肿的 10%～15%,约占胰腺良性囊性病变的 10%,占胰腺原发性恶性肿瘤的 1%。胰腺囊腺瘤好发于中年妇女,男女比例为 1:4～8。其中浆液性囊腺瘤的好发年龄为 55～73 岁;而黏液性囊腺瘤则较年轻,为 49～63 岁。本病亦见于 12 岁的儿童,甚至 6～16 个月的婴儿。平均年龄较实质性胰腺癌为轻,约 3/4 的病人为女性。

【局部解剖】

局部解剖同图 5-4-1。

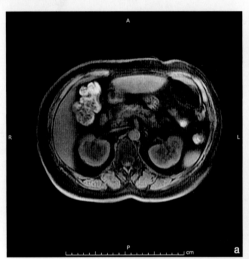
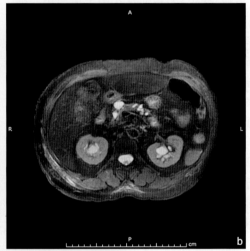
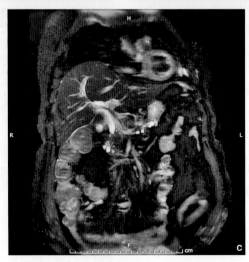

图 5-4-12　慢性胰腺炎 MR 影像表现
a. 在 T1WI 上呈稍低信号影;b～c. T2WI 上呈明显高信号影;胰管粗细不均(b),示
胰腺钩突部及尾部均萎缩并可见囊状影(c)

【临床表现与病理基础】

本病多无明显临床表现,当出现症状时多为晚期,主要症状为腹痛和上腹部肿块。腹痛表现为上、中腹隐痛,可放射至腰背部,多不剧烈,有的病人仅为饱胀不适感。其他症状可有食欲下降、恶心、消化不良、体重减轻和黄疸等,少数患者可出现消化道出血。

胰腺囊性瘤可发生于胰腺的任何部位,但以胰腺体尾部多见。胰腺囊性瘤因其囊壁覆盖上皮细胞,因此有人将其归属于胰腺囊肿之中,认为是胰腺真性囊肿的一种,即增生性或赘生性囊肿,其良性者为囊腺瘤,恶性者为囊腺癌。囊腺瘤和囊腺癌大体外观基本相似,瘤体大小不一,常呈不规则圆形,表面光滑,包膜完整,与正常胰腺组织有较明确的分界,与毗邻脏器和周围组织无明显粘连,肿瘤的囊壁厚薄不均。囊腺癌一般不呈浸润性生长,晚期癌肿可出现浸润性生长,并累及周围组织和器官,出现局部淋巴结或肝脏转移(图5-4-13)。

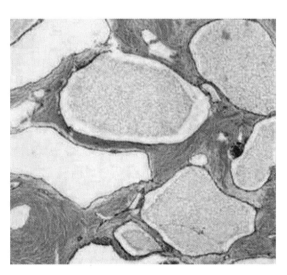

图 5-4-13 胰腺浆液性囊腺瘤病理表现

【影像学表现】

超声表现:超声表现为胰腺内多房或蜂窝状无回声病变;部分病变囊壁和分隔较厚,边缘可有实性乳头状结构突向腔内;CDFI 显示内部无血流信号,而于增厚的囊壁和乳头结构内探及少许血流信号(图5-4-14)。

CT 表现:CT 平扫检查肿瘤多呈边缘光滑的圆形或卵圆形水样密度灶;浆液性囊腺瘤内有多个分隔,呈蜂窝状表现,中央的纤维组织和分隔可见"星芒状钙化";黏液性囊腺瘤和囊腺癌的壁厚薄不均,囊内有少量分隔,有时可见乳头状结节突向腔内,恶性者囊壁和分隔常较厚。增强扫描浆液性囊腺瘤因囊壁和分隔强化,蜂窝状表现更加清楚;黏液性囊性肿瘤的不规则厚壁、间隔和乳头状结节发生强化(图5-4-15)。

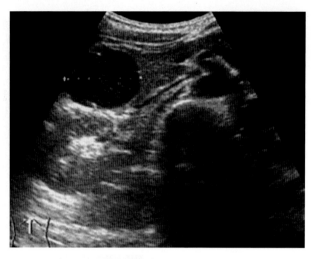

图 5-4-14 胰头部囊腺瘤伴出血超声影像表现

MR 表现:囊内液体在 T1WI 上呈低信号,T2WI 呈高信号,囊壁及囊内分隔呈低信号,故能更好显示浆液性囊腺瘤的蜂窝状表现特征及黏液性囊性肿瘤的不规则厚壁、间隔和乳头状结节;增强检查表现同 CT 增强检查。

【首选检查】

超声检查为首选筛查方法。检查前准备及检查技术:同"胰腺癌"。

【检查方法分析比较】

CT 可弥补超声检查对小病灶显示困难的不足,MRI 显示胰腺囊性肿瘤的效果往往优于显示胰腺癌的效果。此外,MRI 对判断恶性囊性肿瘤较 CT 具有优势。

五、胰岛细胞瘤

【概述】

胰岛细胞瘤又称胰岛细胞腺瘤,胰腺胰岛细胞瘤分为功能性和非功能性两大类。功能性胰岛细胞瘤主要是胰岛素瘤,由 β 细胞形成无功能性胰岛细胞瘤。临床上很少见。据国外统计发病率为(3~4)/百万。好发部位依次为胰尾、体、头部,常见于20~50岁。

【局部解剖】

局部解剖同图5-4-1。

【临床表现与病理基础】

本病临床表现可分为两种:低血糖引发的儿茶酚胺释放症,表现为心慌,发抖,苍白,出汗,心动过速,饥饿;神经性低血糖,因低血糖而造成的脑组织缺糖症状,如人格改变,精神错乱等。

肉眼观:肿瘤多为单个,体积较小,约1~5cm 或更大,可重达 500g,圆形或椭圆形,境界清楚,包膜完整或不完整;色浅灰红或暗红,质软、均质,可继发纤维组织增生、钙化、淀粉或黏液样变性和囊性变。镜下:瘤细胞排列形式多样,有的呈岛片状排列(似巨大的胰岛)

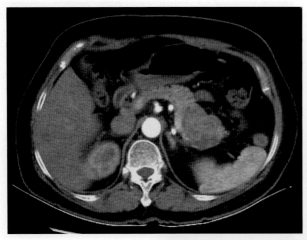
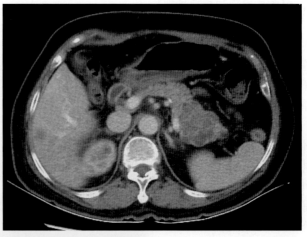
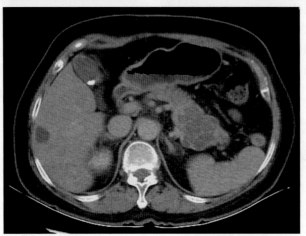

图 5-4-15　胰腺囊性瘤 CT 影像表现
胰尾叶见囊性分叶型占位,动脉期、门脉期可见囊壁及分隔明显强化

或团块状,有的呈脑回状、梁状、索带状、腺泡和腺管状或呈菊形团样结构,还可呈实性、弥漫、不规则排列及各种结构混合或单独排列;其间为毛细血管,可见多少不等的胶原纤维分隔瘤组织;可有黏液、淀粉样变性、钙化等继发改变;瘤细胞形似胰岛细胞,呈小圆形、短梭形或多角形,形态较一致,细胞核呈圆或椭圆形、短梭形,染色质细颗粒状,可见小核仁,核分裂少见,偶见巨核细胞(图 5-4-16)。

【影像学表现】

胰岛素瘤诊断的主要挑战是定位。80% 以上的胰岛素瘤直径小于 2cm,一般不引起胰腺轮廓的改变,常规的形态学定位方法如超声、CT 和 MRI 均难以发现。

腹部超声表现:总体诊断率不高,约 35.1%。原因是胰腺位置较深,易受肠道气体、腹腔脂肪及脾脏的干扰。胰岛 β 细胞瘤病变在胰腺边缘或胰腺内,圆形或椭圆形,肿块内呈低回声,边缘清楚。恶性胰岛细胞瘤边界不规则,内部回声不均匀(图 5-4-17)。

CT 表现:CT 平扫可见胰腺内等密度肿块,多较小,可包埋在胰腺内或局部突出于胰腺表面;CT 增强

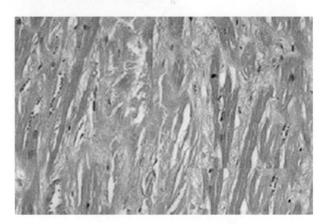

图 5-4-16　胰岛细胞瘤病理表现

扫描,尤其是动脉期强化十分明显,并且持续时间较长,至门脉期增强仍然较明显。非功能性肿瘤通常较大,密度均匀或不均匀,多发于胰体、尾部,约 20% 出现瘤体内钙化,增强后可有强化,密度稍高于正常胰腺,中心可出现囊变。

【首选检查】

超声检查为首选筛查方法。检查前准备及检查技

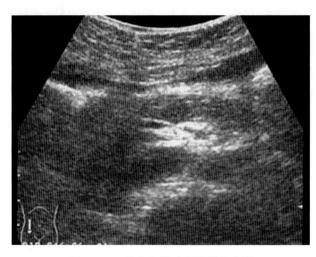

图 5-4-17　胰岛细胞瘤超声影像表现

术:同"胰腺癌"。

【检查方法分析比较】

超声检查诊断准确率较高,可在瘤体小于 2.0cm 时,超声检查对本病的诊断价值较低。CT 检查的目的在于确定胰腺内病灶的存在、准确定位以及判断有无恶变表现。MRI 能很好显示胰岛细胞瘤的胰外侵犯和肝转移。

六、异 位 胰 腺

【概述】

胰腺异位亦称迷走胰腺,在胰腺本身以外生长,与正常胰腺组织均无解剖上和血管上的联系,属于一种先天性疾病。约 90% 的异位胰腺位于上消化道,主要是胃、十二指肠、空肠。大多数为单发,多发者较少见。

【局部解剖】

局部解剖同图 5-4-1。

【临床表现与病理基础】

本病多无临床症状,偶然可在手术或尸检中发现。梗阻型:生长于消化道的异位胰腺,可引起所在器官的压迫或狭窄而出现梗阻症状,可引起幽门梗阻,胆道梗阻,肠梗阻或肠套叠等。出血型:异位胰腺易引起消化道出血,其原因可能系异位胰腺周围胃肠道黏膜充血、糜烂,或侵蚀胃肠道黏膜血管导致消化道出血。溃疡型:位于胃肠道的异位胰腺,由于受消化液的刺激,可分泌胰蛋白酶,消化胃、肠黏膜而形成溃疡;位于黏膜下的异位胰腺,可压迫上层黏膜引起黏膜萎缩,然后发生溃疡。肿瘤型:异位胰腺如位于胃肠道的黏膜下层,可使黏膜局部隆起;位于肌层内则可使胃壁或肠壁增厚,容易被误诊为消化道肿瘤;偶尔异位胰腺组织会发生胰岛素瘤,引起血糖过低;恶性变时则出现胰腺癌的表现。憩室型:异位胰腺组织可位于胃肠道的先天性憩室内,尤其在美克尔(Meckel)憩室内最为常见,并可出现憩室炎、出血等症状。隐匿型:由于异位胰腺是先

天性发育异常,因此,有些病例可终生无任何症状,或在手术或尸检时偶然被发现。

异位胰腺组织大多数呈淡黄色或淡红色,单个分叶状结节,偶见多个。异位胰腺组织的直径多为 1~2cm,6cm 以上者极为少见。常埋藏于胰腺以外的器官中,如位于胃肠道壁内,则多位于黏膜下。异位胰腺外观形态与正常相似,但无被膜,不能剥离,其中央稍凹陷,常有胰管开口。显微镜所见为正常胰腺组织,有腺泡、导管等小叶结构,约 1/3 的病例可见胰岛。有时异位胰腺组织可发生急性胰腺炎、慢性胰腺炎、囊肿、腺瘤或腺癌(图 5-4-18)。

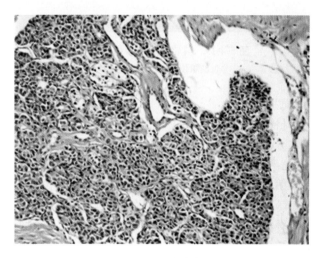

图 5-4-18　异位胰腺病理表现

【影像学表现】

上消化道钡餐检查表现:幽门前区的异位胰腺,可引起幽门梗阻症状(梗阻型),可见幽门前区充盈缺损,表面光滑,界限清楚,基底部较宽、不活动。如在充盈缺损中心见到小钡斑(似溃疡龛影),称为脐样征。在切位片上,有时可见充盈缺损中有一细管状致密影伸入其中,称为导管征。脐样征和导管征是异位胰腺的特征性表现。

胆囊造影:异位胰腺位于胆囊内,胆囊造影时可见胆囊壁上有充盈缺损,呈固定性。胆囊结石的负影可移动,据此可供鉴别,但与胆囊息肉区别困难。

内镜检查与活检:位于胃、十二指肠内的异位胰腺,可行胃镜或胰胆管镜、十二指肠镜、超声胃镜等检查,了解其部位、大小和形态,并同发生于胃、十二指肠内的其他疾病进行鉴别,如能看到胰管开口,就能明确诊断。活检证实为异位胰腺组织时,可以肯定诊断(图 5-4-19)。

CT 及 MR 检查:无特殊性。

【首选检查】

超声检查为首选筛查方法。检查前准备及检查技

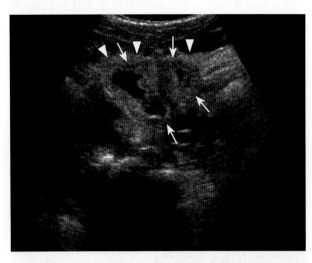

图 5-4-19　异位胰腺超声影像表现
异位胰腺位置如白色箭头所示

术：同"胰腺癌"。

【检查方法分析比较】

异位胰腺多数不引起任何症状，目前可以通过胃镜、超声胃镜等进行检查和诊断。超声检查能进行大范围筛查，为异位胰腺的诊断可以提供疑为异位胰腺的结节或肿块的影像信息，CT 及 MR 检查无特殊性。

综上，超声检查是异位胰腺的首选影像学检查方法。

第五节　脾脏疾病

一、脾血管瘤

【概述】

脾血管瘤为脾脏最常见的良性肿瘤，病理组织学可分为海绵状血管瘤、毛细血管瘤及静脉性血管瘤，以海绵状血管瘤为最多见。大体病理表现为蓝红色的膨胀性的结节，可单发也可多发。肿瘤大者内部可发生血栓、机化、纤维化、钙化及出血坏死囊变等。组织学上血管瘤一般无包膜，内部由管径不等的毛细血管或血窦组成，血管内充满红细胞。弥漫性血管瘤病患者，血管瘤可替代整个脾脏。发病年龄 20~60 岁，成人多为海绵状血管瘤，一般无症状，体检时偶然发现。也可见于 6 岁以下小儿，多为毛细血管瘤，发育慢，至成人时始被发现。

【局部解剖】

脾脏位于左上腹部，胃的后方，横膈膜的下方。在一般成年人个体中，脾脏大小约为（125×75×50）mm³，平均重量约为 150g（图 5-5-1）。

【临床表现与病理基础】

本病多无明显临床表现，当血管瘤增大时，可因压迫产生一系列消化道症状，当血管瘤破裂时为本病最严重并发症，可出现剧烈疼痛，休克，抢救不及时会有生命危险。

脾血管瘤是先天性发育畸形的血管不断扩张在脾内形成错构样血管瘤，病理上可分为结节型和弥漫型，往往无明显包膜，有时可呈含血凝块的囊腔形成，单结节脾可不肿大，多结节常伴脾肿大，弥漫型整个脾呈海绵状甚至呈囊性外观，脾肿大明显。脾巨大血管瘤除左上腹肿块外，常有左上腹不适或隐痛，同时常伴有贫血、血小板减少、凝血功能障碍等（图 5-5-2）。

【影像学表现】

超声表现：显示肿瘤多表现为圆形界清高回声，内部回声均匀呈蜂窝状表现，CDFI 示瘤内无血流，周围有点线或短线状血流（图 5-5-3）。

CT 表现：平扫为脾内类圆形、边界清楚的低密度或等密度肿块，也可含有囊性成分，偶有中心或边缘少许钙化。增强扫描，可与肝海绵状血管瘤相似，即早期从边缘开始强化，但为非结节状强化而呈环形强化，随时间推移，强化范围向中心扩大，最后成均匀强化，部分肿瘤强化不均，即使在延迟期仍呈斑

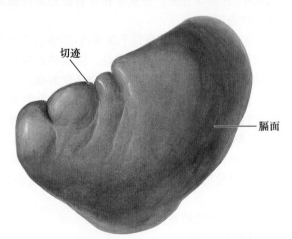

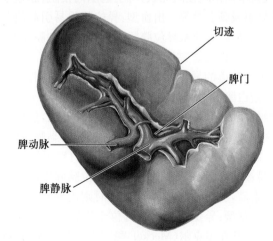

图 5-5-1　脾脏的解剖图

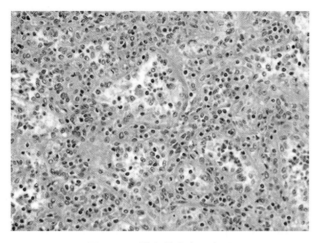

图 5-5-2　脾血管瘤病理表现

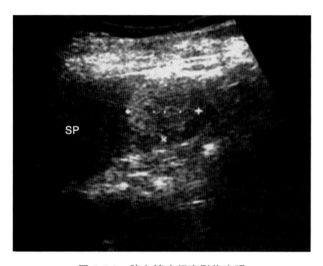

图 5-5-3　脾血管瘤超声影像表现

驳状强化表现。

MR 表现：由于瘤内扩张的血窦，血流缓慢，故肿块在 T1WI 为边界清楚的低信号区，T2WI 呈明显高信号影，增强扫描表现类似 CT 增强检查。

【首选检查】

超声检查为首选筛查方法。检查前准备：一般不需特殊准备，不宜在饱餐后进行，以免脾过多的向上方移位。为清楚显示脾门区、胰尾、左肾附近肿物或进行左上腹部肿物鉴别诊断，可在空腹情况下饮水 300～500ml 后再检查。

检查技术：右侧卧位，常用体位，用于测量脾的上下径和前后径，观察脾内部结构和脾门，将探头放置左侧第 8 至 11 肋间沿脾的长轴显示脾的纵断面，可沿长轴向两侧侧动扫查；仰卧位，也是常用体位，同样可以测量脾的上下径和前后径探头置于左侧腋后线，显示脾肾冠状断面，脾呈三角形，可看到上缘和下缘轮廓，该方位重点观察脾与邻近器官的关系；俯卧位，有时作为补充体位进行探扫。

【检查方法分析比较】

超声检查能迅速确定病变的大小、位置及血流声学图像。CT 增强能发现细小病灶。

二、脾淋巴管瘤

【概述】

脾淋巴管瘤是由扩张的及内皮细胞增生的淋巴管和结缔组织所共同构成的先天性良性肿瘤，内含淋巴液、淋巴细胞或混有血液。按照构成组织的淋巴管腔隙有大小不同，可以基本上分为毛细淋巴管瘤、海绵状淋巴管瘤和囊状淋巴管瘤。脾淋巴管瘤恶变几率很低，较小病灶可以不予处理，定期随诊观察即可。瘤体较大者手术切除即可治愈。本病的预后及累及器官的多少与病变的范围有关。

【局部解剖】

局部解剖同图 5-5-1。

【临床表现与病理基础】

本病多无明显临床表现，当淋巴管瘤增大时，可因压迫产生一系列消化道症状，淋巴管瘤破裂为本病最严重并发症，可出现剧烈疼痛，休克，抢救不及时会有生命危险。

脾脏淋巴管瘤是在脾脏局部先天性淋巴管发育异常的基础上，合并淋巴管阻塞，使脾被膜下、小梁和小动脉周围的淋巴管形成囊性扩张。淋巴管瘤可发生于人体的各个部位，脾淋巴管瘤极为罕见，有时与身体其他部位的淋巴瘤并存。在脾脏内呈结节状或弥漫型，后者可致巨脾症。病理组织学检查脾脏淋巴管瘤由囊性扩张的淋巴管、含铁结节的纤维组织或残存的萎缩脾红髓组织等三者组成，但以扩张的淋巴管为主要成分。与脾血管瘤相比，囊壁特别菲薄（图 5-5-4）。

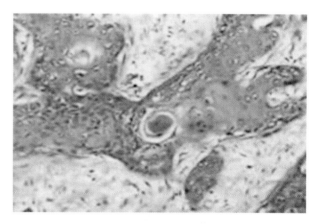

图 5-5-4　脾淋巴管瘤病理表现

【影像学表现】

超声表现：超声表现与其病理类型相关，脾弥漫性增大，脾实质回声减低或正常，一般光点分布较均匀；

脾内结节和肿块,显示为实质内单发或多发散在、界限清楚的圆形低回声结节或肿块,其内部回声均或不均,多个病灶可相互融合而呈分叶状团块,病灶之间隔以线状高回声带(图5-5-5)。

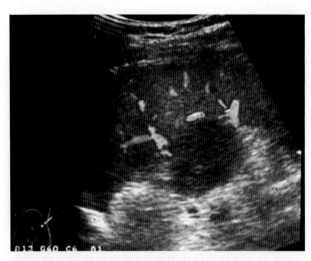

图5-5-5　脾淋巴瘤超声影像表现

CT表现:CT可仅显示脾增大,也可显示脾内局灶性病变伴或不伴脾增大。脾内局灶性病变表现为脾内单发或多发稍低密度灶,边界清或不清;增强扫描病灶呈轻度不均匀强化,与正常强化脾实质分界清楚。在全身淋巴瘤累及脾时,在显示脾异常表现的同时,还可发现邻近淋巴结增大和全身淋巴瘤表现。

MR表现:MR平扫检查可仅表现为脾弥漫性增大,也可表现脾内单个或多个大小不等的混杂信号圆形结节和肿块,边界清楚;增强可见脾内肿块呈轻度强化,信号较正常脾低,典型者呈"地图样"分布,可伴有脾周或其他部位淋巴结增大。

【首选检查】

超声检查为首选筛查方法。检查前准备及检查技术:同"脾血管瘤"。

【检查方法分析比较】

超声检查能根据血流声学信号对肿瘤作出判断。CT和MR可通过平扫和增强前后的特征表现,发现一些细小的病灶。CT增强具有很明显的特征,能发现细小病灶。MR的T2WI对于病灶内的纤维分隔显示较CT更加清晰,增强扫描延迟期纤维间隔可有轻度强化。

三、脾　囊　肿

【概述】

脾囊肿是一种罕见的疾病,可分为寄生虫性和非寄生虫性,其中非寄生虫性又可分为真性囊肿与假性囊肿两类。寄生虫与非寄生虫性脾囊肿比例约为

2∶1,在非寄生虫性囊肿中,真性与假性囊肿的比例约为4∶1,发病年龄以20～50岁居多。但近年有人报道先天性脾囊肿,妊娠25周发现胎儿脾囊肿。无论是真性脾囊肿还是假性脾囊肿都是女性占多数。假性囊肿可为损伤后陈旧性血肿或脾梗死后局限性液化而成型,多位于脾被膜下;真性囊肿有皮样囊肿、淋巴管囊肿或寄生虫性囊肿等。

【局部解剖】

局部解剖同图5-5-1。

【临床表现与病理基础】

寄生虫脾囊肿以中年多见,非寄生虫性脾囊肿以青少年多见。小的囊肿可无临床症状,常在体检超声时发现,但囊肿较大压迫和刺激邻近脏器时,表现为器官受压症状,以左上腹不适或隐痛最多见,有时亦可累及脐周或放射至右肩及左腰背部;如果压迫胃肠道,可有腹胀或消化不良、便秘等。脾囊肿的并发症有囊肿破裂、出血及继发感染等,此时病人可出现腹膜炎的症状和体征(图5-5-6)。

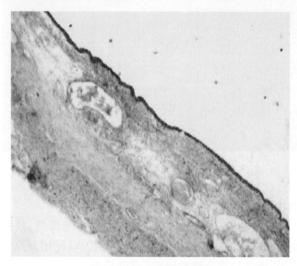

图5-5-6　脾囊肿病理表现

【影像学表现】

超声表现:超声显示脾内见多个或单个圆形无回声区,无明显血流信号(图5-5-7)。

CT表现:平扫见脾内大小不等圆形低密度区,有一定张力,轮廓清,CT值为水样密度;增强后病灶无强化,轮廓更加清晰。若病灶较大,可造成邻近脏器推移,少数囊肿可见囊壁弧状钙化。外伤性囊肿内由于出血和机化,囊内可见混合密度。寄生虫性囊肿(包虫病)可以呈单纯囊肿表现,无特异性,也可表现为囊肿内有病灶,且增强后囊壁可有轻度强化,常常伴有囊壁或囊内钙化。

MR表现:脾脏囊肿在MRI上表现为三大特征,即病灶呈张力低圆形病灶,SE序列T1WI呈低信号,

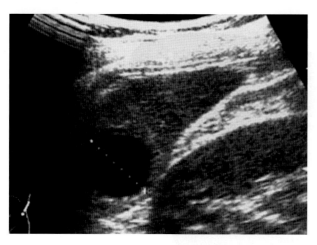

图 5-5-7　真性脾囊肿超声影像表现

T2WI 呈均匀的特高信号。若伴有钙化则囊壁信号不均,外伤后由于囊内有出血或机化则 T2WI 信号不均。对寄生虫性囊肿快速动态增强较有价值,能发现囊壁的轻或中度强化。

【首选检查】

超声检查为首选筛查方法。检查前准备及检查技术:同"脾血管瘤"。

【检查方法分析比较】

超声检查是脾囊肿的首选影像学检查方法。超声检查对脾囊肿具有很高的诊断敏感性和特异性,CT 及 MR 对脾囊肿也能较好显示,CT 和 MR 各有其特征,MR 对于囊肿壁钙化的显示不如 CT。

四、脾脓肿

【概述】

脾脓肿多来自血行感染,为全身感染疾病的并发症。脾中央破裂有时可继发感染,形成脾脓肿。临床表现多不典型,常缺乏特异性症状。患者绝大多数有发热,热型不定,以后逐渐出现腹痛等症状。早期诊断

不易,极易误诊为败血症或脓毒血症。晚期出现各种严重并发症,而脾脓肿的病情反被掩盖。

【局部解剖】

局部解剖同图 5-5-1。

【临床表现与病理基础】

脾脓肿多不典型,常缺乏特异性症状。主要症状为亚急性起病的发热和左侧疼痛,常为左侧胸膜,胁腹部,上腹部或下胸部疼痛并放射至左肩。左上腹常有触痛,可闻及脾摩擦音。查血常见白细胞增多,血培养有时可见致病菌生长。早期诊断不易,极易误诊为败血症或脓毒血症。晚期出现各种严重并发症,而脾脓肿的病情反被掩盖(图 5-5-8)。

【影像学表现】

超声表现:脓肿初期可无异常或显示稍低回声区;脓肿形成期呈不规则或圆形无回声区,其内可见散在光点回声,若有气体,则出现强回声气体样反射;周边有高回声带环绕;CDFI 和频谱多普勒见脓肿有较丰富的血流信号,为动脉血流。动态观察,无回声区可进行性增大,抗感染治疗后,无回声区范围可明显缩小(图 5-5-9)。

CT 表现:CT 平扫检查典型脓肿表现为脾内圆形或椭圆形界限清低密度区,单发或多发,CT 值差别较大,一般小于 30HU,有时脓肿内有气体影,增强扫描脓肿壁呈环状强化,脓肿中心不强化(图 5-5-10)。

MR 表现:MR 平扫检查脾脓肿和脓腔表现为圆形 T1WI 低信号和 T2WI 高信号,病灶周围可见水肿,呈 T1WI 低信号和 T2WI 高信号;增强检查表现同 CT 增强检查(图 5-5-11)。

【首选检查】

超声检查为首选筛查方法。检查前准备及检查技术:同"脾血管瘤"。

【检查方法分析比较】

超声检查:清晰显示病灶,对脾脓肿的早期诊断和治疗有重要价值。

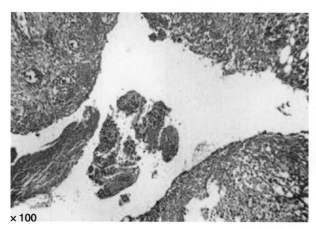

×100

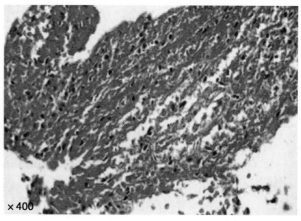

×400

图 5-5-8　脾脓肿病理表现

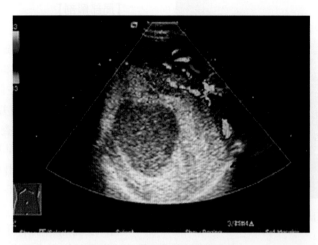

图 5-5-9　脾脓肿超声影像表现

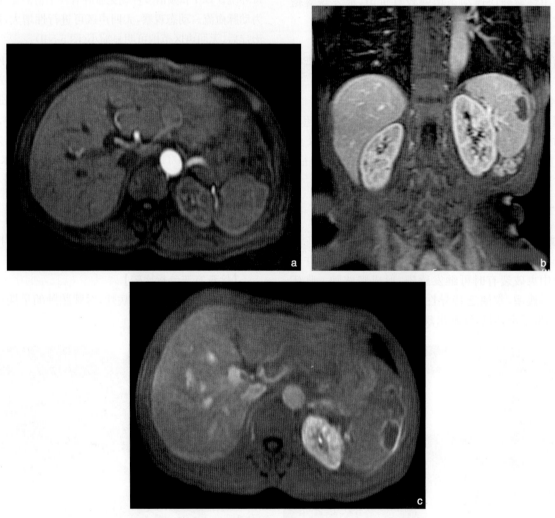

图 5-5-10　脾脓肿 CT 影像表现

a～c.脾实质内不规则占位。动脉早期呈环轻度形强化(a),门脉期(b)、延迟期(c)强化进一步增强

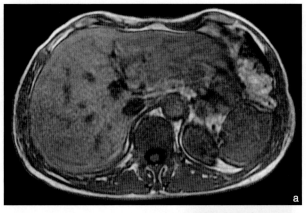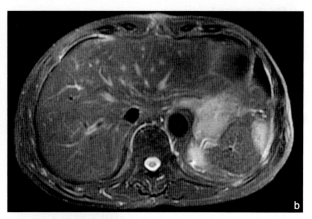

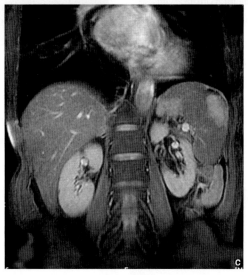

图 5-5-11　脾脓肿 MR 影像表现

a~c. 脾实质内椭圆形占位。T1WI 呈不均匀低信号(a)，T2WI 呈不均匀高
信号(b、c)

CT 检查：若发现腔内气体，则系脾脓肿的特征表现。脾脓肿与体内其他部位的脓肿表现类似。

MR 检查：MR 显示脓肿壁，脓腔，水肿带更为清楚，对不同病理阶段的脾脓肿可起到鉴别作用。

五、脾　梗　死

【概述】

脾梗死是指在脾淤血时，贫血性梗死病灶周围有出血带。梗死的病灶常为多发，表现为尖端朝向脾门的楔状分布。引起脾梗死的疾病常为二尖瓣疾病、骨髓增生性疾病、动脉炎、脾动脉瘤、动脉硬化等疾病。当有门静脉高压等导致的脾肿大时，更易出现脾梗死。

【局部解剖】

局部解剖同图 5-5-1。

【临床表现与病理基础】

多无临床表现，有时会出现左上腹疼痛，呈刺痛，并向左肩和胸部放射，部分患者伴恶心呕吐，发热。

脾梗死的病理学变化为贫血性梗死。在脾淤血

时，贫血性梗死病灶周围有出血带。梗死的病灶常为多发，表现为尖端朝向脾门的楔状分布。有时脾梗死还可伴发脾内出血(图 5-5-12)。

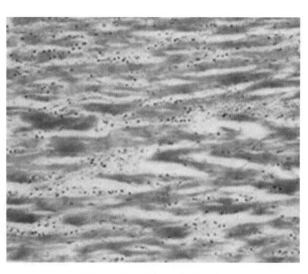

图 5-5-12　脾梗死病理表现

【影像学表现】

超声表现:超声显示脾实质内有单发或多发楔形或不规则形低回声区,底部朝向脾外侧缘,尖端指向脾门;内部有高回声光点或呈蜂窝状回声;CDFI检查显示病变区内无血流信号。梗死灶坏死液化后可形成假囊肿,出现液性无回声区;陈旧性梗死灶纤维化、钙化时,回声明显增强,后方可伴有声影(图5-5-13)。

CT表现:CT平扫检查的典型表现为尖端朝向脾门,边界清楚的楔形低密度区;增强检查低密度区无强化,与周围正常强化脾实质对比更加清楚(图5-5-14)。

MR表现:梗死区信号因梗死时间不同而不同,急性和亚急性梗死区在T1WI和T2WI上分别为低信号和高信号影;而慢性期由于梗死区有瘢痕组织和钙化形成,在MRI各个序列上均呈低密度信号改变;增强扫描病灶无强化。

【首选检查】

超声检查为首选筛查方法。检查前准备及检查技术:同"脾血管瘤"。

【检查方法分析比较】

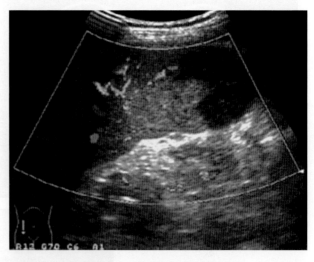

图 5-5-13　脾梗死超声影像表现

超声检查不仅能及时发现脾梗死,而且可以准确了解脾梗死的部位和范围,判断其严重程度,估计发生脾梗死的时间,监视病情变化,以供制订治疗方案时参考。CT和MR检查均可直接显示脾梗死区的大小、形

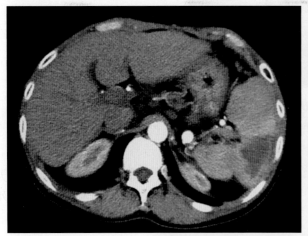
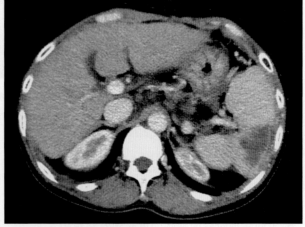
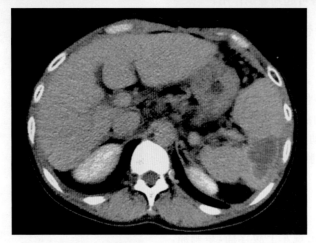

图 5-5-14　脾梗死 CT 影像表现

脾内可见楔形低密度影,尖端指向脾门,增强扫描各期未见强化

状和范围,MR 则对某些梗死下的包膜积液更敏感。

第六节　胃、肠道疾病

一、胃　癌

【概述】

胃癌是指发生于胃黏膜的恶性肿瘤,为消化道常见的癌症,好发年龄在 50 岁以上,男女发病率之比约为 2∶1。根据世界卫生组织估计,胃癌是全世界排名第四个最普遍被诊断的癌症,而且是所有癌症死亡率排名第二高。在 2006 年统计中显示接近有 950 000 个案例发生,而且大约将近 700 000 位患者死于这一种疾病。胃癌的高发生率包括东亚、南美洲和东欧国家。在台湾地区,胃癌发生率尤其偏高,每 100 000 人口约有 8.52～9.68 人,胃癌名列 2006 年癌症死亡原因第 5 位,约有 2500 人死于胃癌,每 100 000 人口死亡率为 11.4%。

【局部解剖】

胃是消化管中最膨大的部分,介于食管与小肠之间。它位于上腹部,至左上方向右方下行,坐落在左季肋区、腹上区和脐区,并占据了膈下和腹前壁所形成的陷窝,两侧由上腹部器官包裹。胃的腹膜面在大网膜和小网膜附着处被分开,因此胃大弯和胃小弯被称为胃的上下缘而将胃的表面分成前后两个面(图 5-6-1)。

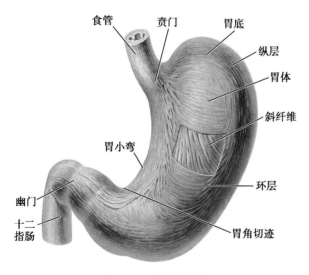

图 5-6-1　胃的解剖图

【临床表现与病理基础】

早期胃癌:70%以上毫无症状,有症状者一般不典型,上腹轻度不适是最常见的初发症状,与消化不良或胃炎相似。

进展期胃癌:既往无胃病史,但近期出现原因不明的上腹不适或疼痛;或既往有胃溃疡病史,近期上腹痛

频率加快、程度加重。上腹部饱胀感常为老年人进展期胃癌最早症状,有时伴有嗳气、返酸、呕吐。若癌灶位于贲门,可感到进食不通畅;若癌灶位于幽门,出现梗阻时,患者可呕吐出腐败的隔夜食物,食欲减退,消瘦乏力。据统计约 50%的老年患者有明显食欲减退、日益消瘦、乏力,有 40%～60%的患者因消瘦而就医。消化道出血,呕血(10%)、黑便(35%)及持续大便潜血(60%～80%)(量少,肉眼看无血但化验可发现)阳性。

终末期胃癌:常明显消瘦、贫血、乏力、食欲缺乏、精神萎靡等恶病质症状;多有明显上腹持续疼痛,为癌灶溃疡、侵犯神经或骨膜引起疼痛;可能大量呕血、黑便等、胃穿孔、胃梗阻致恶心呕吐或吞咽困难或上腹饱胀加剧;腹部包块或左锁骨上可触及较多较大的质硬不活动的融合成团的转移淋巴结;有癌细胞转移的淋巴结增大融合压迫大血管致肢体水肿、心包积液;胸腹腔转移致胸腹水,难以消除的过多腹水致腹部胀满;肝内转移或肝入口处转移淋巴结肿大融合成团或该处脉管内有癌栓堵塞引起黄疸、肝大;常因免疫力差及肠道通透性增高引起肠道微生物移位入血致频繁发热、或胸水压迫肺部引起引流不畅导致肺部感染,严重时致感染性休克;因广泛转移累及多脏器正常组织受压丧失功能、大量癌细胞生长抢夺营养资源使正常组织器官面临难以逆转的恶性营养不良最终致多脏器功能衰竭而死亡。

恶性肿瘤胃癌起源于胃壁最表层的黏膜上皮细胞,可发生于胃的各个部位(胃窦幽门区最多、胃底贲门区次之、胃体部略少),可侵犯胃壁的不同深度和广度。癌灶局限在黏膜内或黏膜下层的称为早期胃癌,侵犯肌层以深或有转移到胃以外区域者称为进展期胃癌。肉眼或胃镜观察胃癌有多种形态,如表浅型、肿块型、溃疡型、浸润型、溃疡癌(为慢性胃溃疡癌变)。显微镜放大观察癌细胞有多种类型(组织学分类),如腺癌(占约 90%,包括乳头状腺癌、管状腺癌、黏液腺癌、印戒细胞癌)、腺鳞癌、鳞状细胞癌、未分化癌、类癌(图 5-6-2)。

【影像学表现】

X 线造影表现:

早期胃癌:胃双对比造影可显示黏膜面的细微结构而对早期胃癌诊断具有重要价值,但需结合内镜与活检结果方能明确诊断。

隆起型(Ⅰ型):肿瘤呈类圆凸向胃腔,高度超过 5mm,边界锐利,基底宽,表面粗糙。双对比及加压法示为大小不等、不规充盈缺损、边界锐利清楚;浅表型(Ⅱ型):肿瘤表浅、平坦,沿黏膜及黏膜下层生长,形状不规则,多边界清楚,其三个亚型(ⅡA/B/C)隆起与凹陷均不超过 5mm,双对比与加压法显示胃小区与胃小

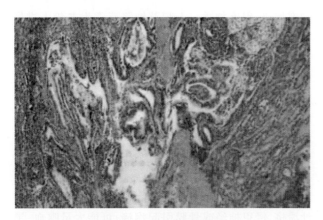

图 5-6-2　胃癌病理表现

沟破坏呈不规则颗粒状杂乱影,多数病灶界限清楚;凹陷型(Ⅲ型):肿瘤明显凹陷,深度超过 5mm,形状不规则,双对比与加压法显示形态不整,边界明显的龛影,龛影周边黏膜皱襞出现阶段杵状或融合。

进展期胃癌:

常见型:Ⅰ型:局限性充盈缺损,形状不规则,表面欠光滑,与邻近胃壁分界不清。Ⅱ型:不规则龛影多呈半月形,外缘平直,内缘不整且有尖角,龛影位于胃轮廓之内,龛影外围绕以宽窄不一的透明袋称之环堤。Ⅲ型:与Ⅱ型类似,只是呈浸润生长,环堤外缘呈斜坡隆起,宽窄不一且破坏,与正常胃壁无分界。Ⅳ型:分局限型与弥漫型,二者均可胃壁不规则增厚,胃壁僵硬,边缘不整,全周浸润性生长引起胃腔狭窄、变形;弥漫型呈典型的皮革胃,即弹性消失、僵硬,与正常胃壁无明显分界,皱襞黏膜增宽挺直呈结节状,加压无变化。

特殊型:贲门胃底癌:贲门区软组织肿块,呈结节状、分叶状充盈缺损,常累及胃底与胃体上部,胃壁僵硬致胃腔不扩张,黏膜中断,累及食管下端时,管腔狭窄,边缘不规则呈虫蚀样,透视下见钡剂分流、喷射现象。胃窦癌:狭窄段呈漏斗状,重者长条状,与胃交界分明可出现肩甲征或袖口征,肩甲征即指狭窄的胃窦与近端舒张的胃壁相连处呈肩甲状,袖口征即指狭窄近端随蠕动推进套在僵硬段呈袖口状,边缘狭窄不规则或呈结节状,胃窦僵硬,蠕动消失。

CT 表现:胃癌 CT 主要应用于分期,依据胃癌的 CT 表现(图 5-6-3),分 4 期:Ⅰ期:肿块仅局限于腔内,无胃壁增厚,无转移;Ⅱ期:胃壁厚度>1.0cm 且为超出胃壁,无转移;Ⅲ期:胃壁增厚且直接侵犯邻近器官,无远处转移;Ⅳ期:远处转移征象。

【首选检查】

双重对比造影检查法,为首选筛查方法。

检查前准备:患者应空腹,检查前尽量除去胃内滞留液。

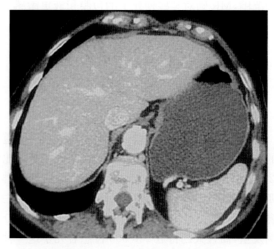

图 5-6-3　胃癌的 CT 影像表现

上消化道造影,示胃窦及胃体胃壁僵硬,胃腔狭窄,形似"皮革袋状胃"

检查技术:吞钡前服用产气粉,患者服入 30~50ml 钡剂后,嘱患者向左(或右)翻转两整圈(720°),采用仰卧右前斜位双对比,俯卧位双对比,半立位左前斜位双对比以及立位检查(包括胃底部双对比,正位充盈相以及压迫法)。重点注意观察胃窦部。

【检查方法分析比较】

双重对比造影检查作为胃癌首选影像学检查方法,能较好的显示胃壁癌肿的部位、大小和形态。CT 检查能直接显示胃癌在胃壁内生长及向腔内、外扩展情况,还能观察肿瘤侵犯邻近器官,淋巴结增大和远处转移的存在。MR 检查由于扫描时间很长,无法克服胃肠道蠕动和呼吸运动的影像,不适宜用于胃肠道检查(直肠除外)。

二、消化性溃疡

【概述】

消化性溃疡是指胃肠道黏膜被自身消化而形成的溃疡,可发于食管、胃、十二指肠、胃-空肠吻合口附近以及胃黏膜的 Meckel 憩室。胃、十二指肠球部溃疡最为常见。本病的总发病率占人口的 5%~10%,十二指肠溃疡较胃溃疡多见,以青壮年多发,男多于女,儿童亦可发病,老年患者所占比例亦逐年有所增加。胃溃疡患者的平均年龄高于十二指肠溃疡患者约 10 年。

【局部解剖】

局部解剖同图 5-6-1。

【临床表现与病理基础】

大部分患者有上腹部疼痛症状,疼痛性质可为钝痛,胀痛或烧灼样痛,剧痛者较少,有的患者仅有饥饿样不适感,患者可有反酸、流涎、恶心、呕吐等症状,此外患者尚可有多汗、缓脉、失眠等神经系统功能失调症状。无合并症者发作期上腹部有局限性压痛,十二指肠溃疡压痛点在剑突下偏右,胃溃疡偏左,后壁穿透性溃疡于8~10或9~11胸椎旁骶棘肌处有压痛。特殊类型溃疡病的临床表现有:幽门管溃疡的病情一般发展快,餐后很快发生疼痛,应用制酸剂的疗效差,并早期出现呕吐,呕吐反映有幽门梗阻的存在,此类溃疡内科疗效差,需外科手术;十二指肠球后溃疡,系指球部以后的溃疡,可发生于球后部,降部甚至水平部,最多见者为球后部,右上腹痛和夜间痛较球部溃疡严重,因溃疡常位于后壁,故疼痛多向背部放射,且易侵蚀胰十二指肠上动脉,故此处溃疡最易引起严重大出血,并伴有十二指肠周围炎,累及胆管,或溃疡发生在十二指肠乳头附近,则可出现梗阻性黄疸;老年消化性溃疡的疼痛常呈微痛或无规律,疼痛反射至背,左腰、脐周或剑突上区,有巨型溃疡与高位溃疡的特点,约半数高龄十二指肠溃疡患者无疼痛症状,约20%高龄患者进食后有嗳气,呕吐等功能性幽门狭窄症状,而且高龄者球部溃疡的病程迁延,复发率高。

十二指肠溃疡病占70%,胃溃疡病占25%,复合性溃疡病占5%。胃溃疡多发生在胃小弯近幽门侧,尤多见于胃窦部。多为单个,圆形或椭圆形,直径多在2cm以内,边缘整齐,底部平坦洁净,常深达肌层甚至浆膜层,溃疡周围的黏膜皱襞呈放射状向溃疡集中。镜下可见溃疡底由内向外分为4层:渗出层;坏死层;肉芽组织层;瘢痕组织层。十二指肠溃疡多发生于十二指肠球部前壁或后壁,溃疡较小而浅,直径常在1cm之内,较易愈合(图5-6-4)。

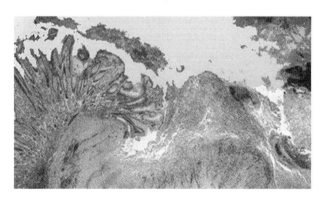

图5-6-4　消化性溃疡病理表现图

【影像学表现】

X线表现:

直接征象:龛影,即钡剂充填胃壁缺损处的投影,多见于小弯侧,切线位呈乳头状、锥状,其边缘光滑整齐,密度均匀,底部平整或不平,龛影口部有一圈黏膜水肿形成的透明带,此为良性溃疡的特征表现,据其范围与位置的不同,可见多种表现:黏膜线:黏膜口部宽

1~2mm的光滑整齐的透明线;项圈征:龛影口部宽0.5~1cm的透明带,犹如一项圈;狭颈征:龛影口部明显狭小,是龛影呈狭长的颈。溃疡周围瘢痕收缩形成黏膜皱襞均匀性纠集,皱襞如车轮状向龛影口部集中达口部边缘并逐渐变窄,此为另一良性溃疡的表现。

间接征象:胃蠕动增强或减弱,张力增高或减低,排空加速或延缓;龛影部有局部压痛;复合性溃疡:胃与十二指肠同时发生溃疡;胃小弯短缩,胃体环状狭窄形成葫芦或哑铃状;幽门狭窄或梗阻;胃大弯切迹;钡剂分流。

特殊类型:穿透性溃疡:龛影大而深,深度可大于1.0cm,如囊袋,有气钡分层现象;穿孔性溃疡:溃疡特大,气液钡三层或气钡两层现象;线性溃疡:溃疡愈合过程中可变为线条状或裂隙状;胼胝性溃疡:龛影底部直径达1.5~2.0cm,深度<1.0cm,边界整齐,常伴黏膜纠集;复合性溃疡:胃与十二指肠同时发生溃疡;多发性溃疡:胃内同时发生两个以上的溃疡,呈多发龛影,黏膜纠集紊乱不规则,但仍具良性溃疡黏膜纠集特征(图5-6-5、表5-6-1)。

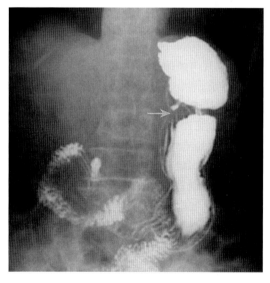

图5-6-5　胃溃疡造影影像表现

在幽门管内有一恒定的溃疡龛影(箭头),长期的消化性溃疡与明显的幽门十二指肠变形相关,皱襞黏膜形状和胃小区显示很好

【首选检查】

双重对比造影检查可作为首选影像学检查方法。检查前准备及检查技术:同"胃癌"。

【检查方法分析比较】

双重对比造影检查可作为消化性溃疡首选影像学检查方法。超声检查胃溃疡的主要依据是声像图显示局部胃壁较粗的凹陷性缺损,但是对声像图不典型的病例诊断困难;超声检查不宜作为鉴别溃疡良恶性的方法;CT可用于溃疡的并发症的诊断与鉴别诊断。

表 5-6-1　胃溃疡良性和恶性的比较

	良性	恶性
龛影形状	正面观圆形或椭圆形,边缘光滑整齐	不规则,星芒状
龛影位置	胃轮廓外	胃轮廓内
龛影周围与口部	黏膜水肿表现(黏膜线、项圈征、狭颈征等)黏膜皱襞向龛影集中直达龛影口部	指压样充盈缺损,有不规则环堤,皱襞中断破坏
胃壁	柔软,有蠕动波	僵直、陡直、蠕动消失

三、胃淋巴瘤

【概述】

胃淋巴瘤系指原发于胃而起源于黏膜下层淋巴组织的恶性肿瘤,是淋巴结外型淋巴瘤中最常见者,占胃恶性肿瘤的 3%～5%,仅次于胃癌。胃淋巴瘤具有某些地理特征。在中东、中国、北非的阿拉伯人及犹太人较常见,但生活在欧洲的犹太人较少见。在中国,以海南省的发病率最高。胃淋巴瘤多发生于 50～60 岁年龄组,平均年龄为 56 岁。男性多见,男女比例约为 2:1。

【局部解剖】

局部解剖同图 5-6-1。

【临床表现与病理基础】

腹痛是胃恶性淋巴瘤最常见的症状,低度恶性淋巴瘤的患者常有长期的非特异性症状,包括消化不良、恶心和呕吐,高级别恶性病变可表现为明显的上腹部包块。

胃淋巴瘤的结构在细胞的形态学及免疫表型在本质上属于边缘区 B 细胞。肿瘤细胞浸润于先前存在的淋巴滤泡之间,最初定位在滤泡外边缘区内。当病变继续进展,肿瘤细胞侵蚀并最终超出淋巴滤泡,形成一个模糊的结节或弥漫性淋巴瘤性浸润。肿瘤细胞形态特点是,肿瘤细胞中等大小,胞质发白,核不规则(图 5-6-6)。

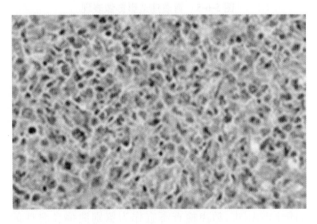

图 5-6-6　胃淋巴瘤病理表现

【影像学表现】

X 线表现:早期胃淋巴瘤局限于黏膜或黏膜下层。胃恶性淋巴瘤常见局限或广泛浸润性病变,局限者为黏膜皱襞不规则、粗大,胃壁柔韧度减低;广泛者为巨大黏膜皱襞改变,排列紊乱,胃腔缩窄变形,腔内可有菜花样充盈缺损。

CT 与 MR 表现:特征表现为胃壁增厚,呈广泛性或节段性,可达 4～5cm,仍具一定柔软性,常不侵犯邻近器官或胃周脂肪消失。增厚的胃壁信号均匀,增强呈一致性强化。继发性胃恶性淋巴瘤可显示胃周及腹膜后淋巴结肿大,肝脾肿大等改变(图 5-6-7)。

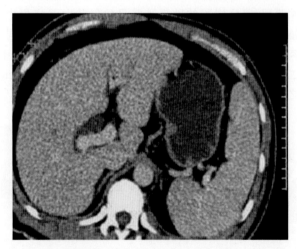

图 5-6-7　胃淋巴瘤 CT 影像表现

【首选检查】

双重对比造影检查可作为首选影像学检查方法。检查前准备及检查技术:同"胃癌"。

【检查方法分析比较】

双重对比造影检查作为胃淋巴瘤首选影像学检查方法。超声检查可以显示胃恶性淋巴瘤的病变,并根据其回声特征提示诊断。CT 检查可呈现胃淋巴瘤的浸润、肥大和息肉的特征性改变。CT 和 MR 检查的优势在于可观察肿块与周边组织器官的关系,以及腹膜后有无淋巴结肿大。

四、胃良性肿瘤

【概述】

胃良性肿瘤指起源于胃的黏膜上皮或黏膜下间叶组织的良性肿瘤，仅占胃肿瘤的 1%～2%。胃良性肿瘤分为两类，一类来源于黏膜上皮，常见的有胃腺瘤和腺瘤息肉，多见于胃窦部，外观呈息肉状，单发或多发，具有一定的恶变率；另一类来自黏膜下的间叶组织，包括平滑肌瘤、纤维瘤、神经纤维瘤、脂肪瘤、血管瘤、腺肌瘤及化学感受器瘤等，平滑肌瘤最常见，多见于胃体和胃窦部。

【局部解剖】

局部解剖同图 5-6-1。

【临床表现与病理基础】

胃良性肿瘤一般不引起症状，仅在胃肠钡餐 X 线检查、胃镜检查、手术或尸检时偶然发现。部分患者可产生症状，其表现取决于肿瘤的大小、部位以及有无溃破、出血等。主要有上腹部不适或疼痛、消化不良、腹块、恶心、呕吐、呕血或黑粪等。常见并发症有贲门附近的良性肿瘤可出现吞咽困难症状；幽门区的良性肿瘤可发生幽门梗阻或带蒂腺瘤滑入幽门管和十二指肠内，多数自行缓解，少数可发生充血、水肿、甚至出现肠套叠、坏死、穿孔而发生腹膜炎。如肿瘤表现有溃疡，可出现胃部不适、疼痛、甚至出血，平滑肌瘤和神经纤维瘤可发生急性大出血。

胃平滑肌瘤多数发生于胃肌层，亦可来自黏膜肌层。常为单发，偶见多发。以胃体部为最常见，其次为胃窦、胃底、幽门和贲门。一般呈球形或卵形，质硬，无真正包膜，表面光滑，可呈分叶状，多数无蒂。肿瘤大小不一，一般在 0.5～1.0cm，但也有达 2cm 以上者，位于肌层内者常小于 1cm，可无任何症状。小的肿瘤局限于胃壁内，大者可突入胃腔，或突出于浆膜下，或向内、外突起而呈哑铃状，有时突出浆膜面而一端游离于腹腔中（图 5-6-8）。

【影像学表现】

X 线表现：

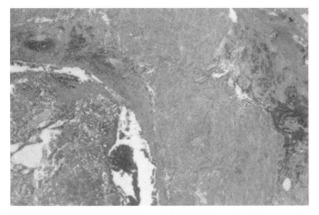

图 5-6-8　胃腺瘤病理表现

胃腺瘤：低张双对比造影显示胃轮廓呈细小结节样，表面有细网状钡影，加压或胃蠕动时腺瘤位置形态均可改变。幽门前区带蒂腺瘤可进入十二指肠而出现"脱垂征"。

胃绒毛状腺瘤：双对比造影可见肿瘤呈珊瑚样漂浮于胃腔内，极具特征性。

【首选检查】

双重对比造影检查可作为首选影像学检查方法。检查前准备及检查技术：同"胃癌"。

【检查方法分析比较】

双重对比造影检查可作为胃良性肿瘤首选影像学检查方法。超声检查可以发现小于 2cm 的肿瘤，还可能根据肿瘤轮廓、形态、内部回声特征以及瘤体的大小提示肿瘤是良性或恶性。CT 检查能明确显示肿块向腔内或腔外扩展的情况。

五、胃食管静脉曲张

【概述】

食管胃底静脉曲张是由于各种原因导致的门脉高压、血流阻力增加而形成的门体侧支循环。肝硬化患者近 50% 会出现胃食管静脉曲张，其出现与肝病的严重度相关。Child A 级患者只有 40% 有静脉曲张，Child C 级患者则为 85%。原发性胆汁性肝硬化患者可以在疾病早期，甚至在没有形成肝硬化前就可出现静脉曲张和静脉曲张性出血，16% 的丙型肝炎和桥接性纤维化患者有食管静脉曲张。破裂出血是其主要危害，也是其致死性并发症。

【局部解剖】

局部解剖同图 5-6-1。

【临床表现与病理基础】

食管胃底静脉曲张是由于各种原因导致的门脉高压、血流阻力增加而形成的门体侧支循环，其最常见原因是肝硬化引起的门脉高压。因此，其临床表现主要有消化道症状和门脉高压症，而有食管胃底静脉曲张的病人中约有 50%～60% 并发大出血，其临床表现为呕血，黑便，心悸，头晕，皮肤湿冷，血压下降等。当出现大出血时，如不及时治疗，患者可因急性大出血发生休克而导致严重后果（图 5-6-9）。

【影像学表现】

X 线吞钡造影表现：食管静脉曲张早期，下段食管黏膜皱襞增粗或迂曲，管腔边缘锯齿状，管壁柔软，钡剂通过良好；进展期，典型者呈串珠状或蚯蚓状的充盈缺损，管壁边缘不规则，管腔扩张，蠕动减弱，排空延迟。胃底静脉曲张表现为胃底贲门附近黏膜皱襞呈多发息肉状卵圆或弧状充盈缺损（图 5-6-10）。

CT 表现：胃底静脉曲张在 CT 上表现为后内壁和后壁的边界清楚，圆形或条索状的软组织密度影。

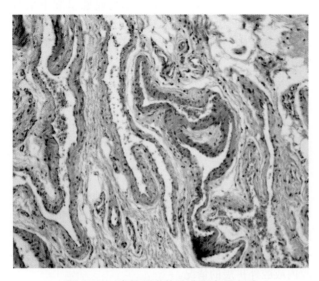

图 5-6-9　食管胃底静脉曲张病理表现

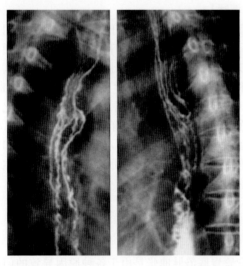

图 5-6-10　食管静脉曲张的 X 线吞钡造影影像表现

【首选检查】

钡餐造影检查法可作为首选影像学检查方法。

检查前准备及检查技术：患者最好空腹。吞服钡剂后，分别在左前斜位、右前斜位及正位三个方位分别观察充盈相和黏膜相。尤其注意观察食管下段及胃底区域。

【检查方法分析比较】

钡餐造影检查可作为食管胃底静脉曲张首选影像学检查方法。超声检查可以准确显示胃底部曲张的静脉团回声，能帮助临床估计胃底静脉曲张的位置与程度。CT 检查可见明显强化的条状扭曲血管影，并能同时显示肝硬化，脾大等并发征象。

六、胃炎性疾病

【概述】

胃炎是胃黏膜对胃内各种刺激因素的炎症反应，生理性炎症是胃黏膜屏障的组成部分之一，但当炎症使胃黏膜屏障及胃腺结构受损，则可出现中上腹疼痛、消化不良、上消化道出血甚至癌变。胃炎大致上分为急性、慢性和特殊类型胃炎。本病常见于成人，饮食不当、病毒和细菌感染、药物刺激等均可能引发本病。

【局部解剖】

局部解剖同图 5-6-1。

【临床表现与病理基础】

胃炎是指任何病因引起的胃黏膜炎症。按临床发病缓急，一般可分为急性胃炎和慢性胃炎。急性胃炎发病急骤，多因食物中毒、化学品、药物刺激或严重感染所引起，轻者仅有食欲缺乏、腹痛、恶心、呕吐；严重者可出现呕血、黑便、脱水、电解质及酸碱平衡紊乱，有细菌感染者常伴有全身中毒症状。急性胃炎除部分患者转变为慢性胃炎外，大多在短期内痊愈。慢性胃炎可分为肥厚性、萎缩性和浅表性三种，以浅表性较多见。慢性胃炎缺乏特异性症状，症状的轻重与胃黏膜的病变程度并非一致。大多数患者常无明显症状或有不同程度的消化不良症状，如上腹隐痛、食欲减退、餐后饱胀、反酸等。肥厚性有时胃炎与消化性溃疡很相似。萎缩性胃炎患者大多伴有胃酸过少或缺乏，有转变为胃癌的可能性，病变局限于胃窦部，称胃窦炎，伴有黏膜肠腺化生与间变者，可能发展为胃癌，可有贫血、消瘦、舌炎、腹泻等症状，个别伴有黏膜糜烂的患者上腹痛较明显，并可有出血。

引起胃炎的原因很多，各种不同类型的胃炎的病因也有差别，如非类固醇药物、刺激性化学物质、致病微生物、胆汁等等。这些不同的致病物质均引起胃黏膜的损伤、炎症反应，从而产生各种病理变化和症状（图 5-6-11）。

【影像学表现】

X 线表现：

急性胃炎：X 线造影对于轻微者无阳性表现。微

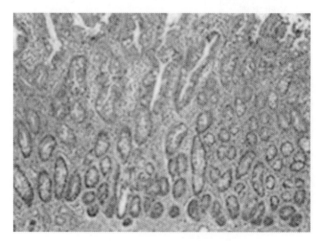

图 5-6-11　胃炎性病变病理表现

重者可见胃内滞留液增多,胃黏膜增粗模糊等穿孔者透视下见气腹征。病情严重怀疑有穿孔者,忌做胃钡剂造影。

慢性胃炎:浅表型胃炎:双对比造影常无特异性表现,时可见黏膜皱襞略粗、紊乱,局部有压痛,胃壁软。萎缩型胃炎:双对比造影可见胃黏膜皱襞稀少纤细,胃小沟浅而细,胃小区显示不清、形态不规,胃腺体萎缩,胃黏膜皱襞增粗,胃小沟增宽>1.0mm,胃小区增大至3.0~4.0mm,数目减少。肥厚型胃炎:黏膜像见黏膜皱襞隆起粗大且宽,排列紊乱扭曲,皱襞数量减少,常伴多发溃疡及大小不等的息肉样结节,充盈像见胃轮廓波浪状。

【首选检查】

双重对比造影检查可作为首选影像学检查方法。检查前准备及检查技术:同"胃癌"。

【检查方法分析比较】

双重对比造影检查可作为胃炎性疾病首选影像学检查方法。CT检查能显示其胃黏膜皱襞的特征性改变。

七、十二指肠肿瘤

【概述】

十二指肠良性肿瘤较恶性肿瘤少见,良、恶性比例为1:2.6~1:6.8。十二指肠良性肿瘤虽属良性,但部分肿瘤有较高的恶变倾向,有的自身就介于良、恶性之间,甚至在镜下均难于鉴别。文献报道原发性十二指肠良性肿瘤的发生率为0.1%~0.2%据中国1747例与国外2469例小肠良性肿瘤综合统计十二指肠良性肿瘤分别占21%与33%。其中以腺瘤、平滑肌瘤脂肪瘤和血管瘤较常见,其次为纤维瘤神经源性肿瘤及其他少见良性肿瘤。Brunner腺瘤不属肿瘤性而是黏膜下十二指肠腺的增生。十二指肠良性肿瘤可见于任何年龄,以40~60岁多见,男女发病大致相等。

【局部解剖】

十二指肠介于胃与空肠之间,十二指肠成人长度为20~25cm,管径4~5cm,紧贴腹后壁,是小肠中长度最短、管径最大、位置最深且最为固定的小肠段。胰管与胆总管均开口于十二指肠,它既接受胃液,又接受胰液和胆汁的注入,因此十二指肠的消化功能十分重要(图5-6-12)。

【临床表现与病理基础】

十二指肠良性肿物的临床症状无明显特征性,这是造成许多患者无法早期确诊的主要原因。一些肿瘤早期几乎无临床症状,少部分患者是因为其他疾病剖腹手术时偶然发现,随着肿瘤的增大,大多数患者会出现各种症状。

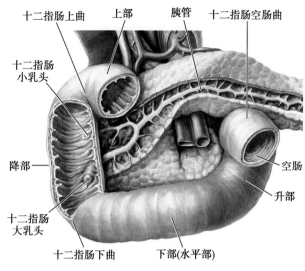

图5-6-12　十二指肠解剖图

一般症状:可出现上腹部不适,食欲减退、嗳气,反酸等类似慢性胃炎、胃溃疡病的症状。

腹痛:约30%的十二指肠腺瘤性息肉的患者可出现间歇性上腹部疼痛,伴恶心、呕吐。带蒂的十二指肠息肉位于降部以下时可引起十二指肠空肠套叠,而球部巨大瘤体可逆行进入幽门,导致急性幽门梗阻,称为球状活瓣综合征(ball valve syndrone)。位于十二指肠的平滑肌瘤由于肿瘤的牵拉,肠管蠕动失调以及瘤体中心坏死而继发的炎症反应、溃疡、穿孔等都可以引起腹痛。巨大良性十二指肠肿物如引起肠管梗阻也可造成相应的腹痛、恶心、呕吐症状。

消化道出血:25%~50%的十二指肠腺瘤和平滑肌瘤的病人可出现上消化道出血症状。临床上急性出血以呕血、黑便为主;慢性出血则多为持续少量出血,大便潜血试验阳性,可导致缺铁性贫血。十二指肠巨大错构瘤和血管瘤可引起消化道大出血。

腹部肿块:巨大的十二指肠良性肿物可以腹部肿块为主要症状,特别是肠腔外生长的平滑肌瘤,可在腹部体检时扪及肿块,一般较为固定,界限较清楚,其质地因病理性质而异,可柔软而光滑,或坚韧而不平。

黄疸:生长在十二指肠降部乳头附近的良性肿物,如压迫胆道下端及乳头开口部位,可出现不同程度的黄疸。

其他:位于十二指肠部位的神经内分泌肿瘤可根据其肿瘤细胞构成情况引起相应的临床表现,如胃泌素瘤导致的卓-艾综合征;家族性腺瘤性息肉病患者特有的唇及颊黏膜色素沉着等。

十二指肠起源于肠道的嗜铬细胞,能产生多种胺类激素肽,属神经内分泌肿瘤范畴。肿瘤一般较小,单发或多发。随肿瘤增长可出现恶性肿瘤浸润生长的特

313

征(图 5-6-13)。

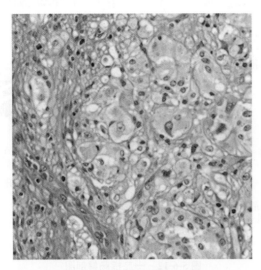

图 5-6-13　十二指肠肿瘤病理表现

【影像学表现】

上消化道造影或十二指肠低张造影:不规则龛影或钡斑,以溃疡为主,其周围隆起伴充盈缺损;多发不规则息肉样充盈缺损,以多发息肉为主,常伴肠腔变窄;环状或浸润性环状狭窄,肠壁僵硬且不能扩张,狭窄近端十二指肠扩张或伴胃扩张与潴留;黏膜消失破坏中断(图 5-6-14)。

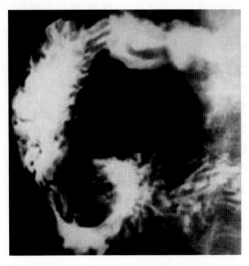

图 5-6-14　十二指肠癌造影影像表现

【首选检查】

双重对比造影检查可作为首选影像学检查方法。检查前准备及检查技术:同"胃癌"。

【检查方法分析比较】

双重对比造影检查可作为十二指肠肿瘤首选影像学检查方法。CT 检查的目的主要是区分肿瘤系原发还是继发,如为原发性,作为术前分期估价。

八、小 肠 肿 瘤

【概述】

小肠肿瘤较胃肠道其他部位少见,约占胃肠道肿瘤 2% 左右,其中良性肿瘤占 1/4,恶性者占 3/4。小肠肿瘤诊断较困难,易延误诊断及治疗。肉瘤主要有淋巴肉瘤,网状细胞肉瘤及霍奇金病,原发恶性淋巴瘤最多见。位于小肠近端多见的,尚有平滑肌肉瘤,纤维肉瘤等。此外,小肠还有转移性肿瘤,应提高对其警惕性,以便及早诊断及治疗。临床表现很不典型,常表现为腹痛、肠道出血、肠梗阻、腹内肿块、肠穿孔和类癌综合征。

【局部解剖】

小肠位于腹中,上端接幽门与胃相通,下端通过阑门与大肠相连,是食物消化吸收的主要场所,盘曲于腹腔内,上连胃幽门,下接盲肠,全长约 3～5m,张开有半个篮球大,分为十二指肠、空肠和回肠三部分(图 5-6-15)。

【临床表现与病理基础】

腹痛:为常见症状,可因肿瘤表面溃烂、刺激肠管引起肠痉挛所引起,也可因肠梗阻或肠套叠所致。当肿瘤巨大、突入肠腔,可引起肠堵塞;肿瘤侵犯肠壁可引起肠管狭窄、梗阻。这类梗阻较多见于小肠恶性肿瘤。肠套叠多半是小肠良性肿瘤所致。可急性发作,也可反复慢性发作。

消化道出血:约有 1/3～2/3 患者因肿瘤表面溃烂而引起出血。多数为隐性出血,表现为大便隐血试验阳性或黑粪,长时间也可产生缺铁性贫血。也可出现间断小量出血,甚至大量便血。

腹块:由于小肠活动度大、位置又不固定,所以小肠肿瘤在体检时偶可扪到肿块,但有时又扪不到,时有时无。

全身症状:除肿瘤反复出血导致贫血外,小肠恶性肿瘤尚可引起消瘦,乏力等全身症状。

小肠良性肿瘤常见有腺瘤,平滑肌瘤、脂肪瘤、血管瘤等,15% 可恶变;恶性肿瘤有腺癌和肉瘤两类,类癌少见。腺癌向肠腔生长,息肉样,瘤可沿肠壁生长致肠腔狭窄,常见于十二指肠及近段空肠(图 5-6-16)。

【影像学表现】

良性肿瘤:

X 线造影表现:为大小不等,类圆形或椭圆形充盈缺损,广基无蒂或有蒂,边缘锐利或分叶状,表面光滑或结节不平,可见小龛影(图 5-6-17)。

CT 和 MR 表现:小肠良性肿瘤常呈向腔内或腔外膨胀性生长的软组织肿块,体积较小,一般不超过 5cm,边界清楚,密度均匀,无邻近肠壁增厚,

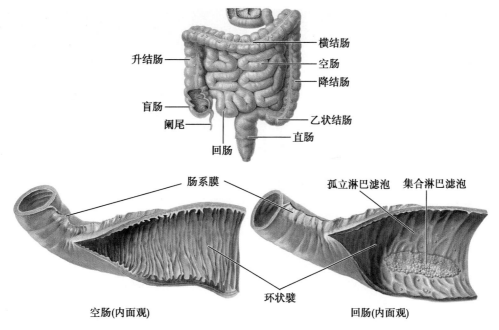

图 5-6-15　小肠解剖图

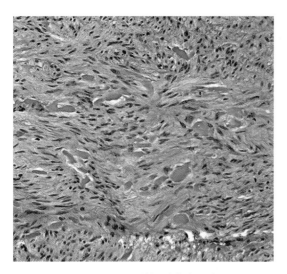

图 5-6-16　胃肠道间质瘤病理表现

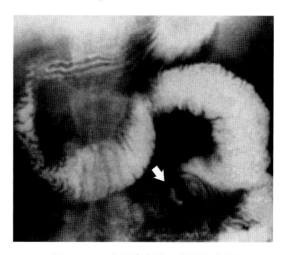

图 5-6-17　小肠腺癌的 X 线影像表现

在空肠的第二个肠襻，可见一个环形病变，近端边缘呈搁板样，中心有溃疡（箭头）

但巨大平滑肌瘤也可表现为密度不均匀，类似平滑肌肉瘤。脂肪瘤一般为均匀的脂肪密度肿块，CT 值为－100～－50HU，在 MR 上呈短 T1WI 高信号（图 5-6-18）。

恶性肿瘤：

X 线造影表现：肠管局限性向心性狭窄、黏膜破坏、不规则充盈缺损；狭窄段肠管僵硬，钡剂通过受阻；近端肠腔有不同程度扩张。

CT 及 MR 表现：小肠腺癌主要表现为局部软组织肿块，相邻肠壁不规则或环形增厚，肠腔狭窄，肿块内有气体或对比剂进入表示肿瘤坏死、溃疡形成，增强后肿块呈轻到中度强化。肿块较大时，推移周围肠曲，或出现明显肠梗阻征象，表现为近端肠腔扩大，内有气液平面。CT 和 MR 也可显示淋巴结及肝脏的转移。

【首选检查】

口服钡剂法小肠造影为首选筛查方法。

检查前准备：患者在检查前禁食 12h，最后一餐食物要清淡易消化。

检查技术：在上消化道造影结束后患者加服 300ml 左右低浓度稀钡剂，每隔 20 分钟观察一次，直到钡剂到达回盲部及升结肠。在透视下逐段观察，尽量将互相重叠的肠管分开。小肠肿瘤好发于小肠两端，

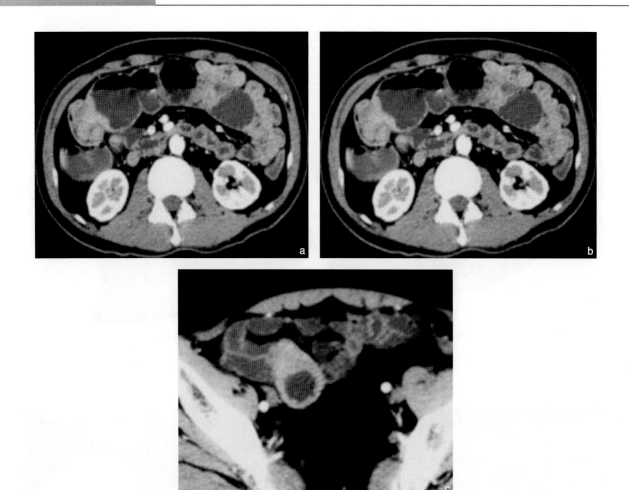

图 5-6-18　小肠肿瘤 CT 影像表现

a. 腺瘤,十二指肠附壁结节,边缘清晰;b. 腺癌并肠道扩张,梗阻;c. 淋巴癌,肠腔向心性狭窄,肠窄增厚

即十二指肠、空肠近端和回肠远端。

【检查方法分析比较】

口服钡剂法小肠造影可作为小肠肿瘤的首选影像学检查方法。超声检查虽然不是诊断小肠肿瘤的敏感方法,但可对其大小、形态、内部回声特征进行评价,对估计病变浸润范围有一定价值。CT 能显示十二指肠各段肠壁组织、邻近脏器(胰、胆、肝)、淋巴以及病变本身形态、大小及其与周围结构的互相关系,有助于了解十二指肠肿瘤与肠道关系,判断病变的邻近脏器侵犯和远处转移。故 CT 可用于十二指肠肿瘤的术前定期诊断。

九、小 肠 结 核

【概述】

小肠结核是结核杆菌侵入肠道引起的慢性特异性感染,多继发于肠外结核,特别是开放性肺结核,且好发于回盲部。外科所见的小肠结核多为因病变引起的肠狭窄、炎性肿块或肠穿孔而需要手术治疗的病人。其临床表现以腹痛,大便习惯改变,腹部包块及发热、盗汗、消瘦等结核毒性反应,但缺乏特异的症状和体征。本病一般见于中青年,女性稍多于男性。多数起病缓慢,病程较长,大多数肠结核患者缺乏特异性临床表现。其治疗以抗结核药为主,通过合理、充分用药,本病一般可获痊愈。

【局部解剖】

局部解剖同图 5-6-15。

【临床表现与病理基础】

腹痛:多位于右下腹,反映肠结核好发于回盲部。常有上腹或脐周疼痛,系回盲部病变引起的牵涉痛,但此时体检仍可发现压痛点位于右下腹。疼痛多为隐痛或钝痛。有时进餐可诱发腹痛伴便意,排便后即有不同程度缓解,这是由于进餐引起的胃肠反射促发病变肠段痉挛。并发肠梗阻时有腹部绞痛,伴有腹胀、肠鸣音亢进、肠型与蠕动波。

腹泻与便秘:腹泻是溃疡型肠结核的主要临床表现之一。排便次数因病变严重程度和范围不同而异,一般每日 2～4 次,重者每日达 10 余次。粪便多呈糊样,一般无肉眼血便。有时患者会出现腹泻与便秘交

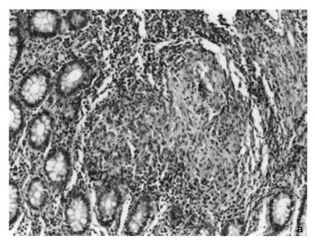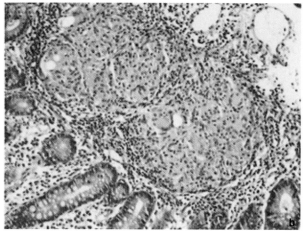

图 5-6-19　小肠结核病理表现

替,这与病变引起的胃肠功能紊乱有关。增生型肠结核多以便秘为主要表现。

腹部肿块:腹部肿块常位于右下腹,一般比较固定,中等质地,伴有轻度或中度压痛。腹部肿块主要见于增生型肠结核,也可见于溃疡型肠结核,系肠壁增厚,病变肠段和周围组织粘连或同时有肠系膜淋巴结结核所致。

全身症状和肠外结核表现:结核毒血症引起全身症状多见于溃疡型肠结核,表现为不同热型的长期发热,伴有盗汗。患者倦怠、消瘦、贫血,随病程发展而出现维生素缺乏等营养不良的表现。可同时有肠外结核特别是活动性肺结核的临床表现。增生型肠结核病程较长,全身情况一般较好,无发热或有时低热,多不伴有肠外结核表现。

结核菌侵入肠道后,其病理变化随人体对结核杆菌的免疫力与过敏反应的情况而定。当感染菌量多,毒力大,机体过敏反应强时,病变往往以渗出为主,并可有干酪样坏死并形成溃疡,称为溃疡型肠结核;若感染较轻,机体免疫力(主要是细胞免疫)较强时,病变常为增生型,以肉芽组织增生为主,形成结核结节并进一步纤维化,称为增生型肠结核。实际上兼有溃疡与增生两种病变者,并不少见,此称为混合型或溃疡增生型肠结核(图5-6-19)。

【影像学表现】

X线造影表现:消化道造影常见激惹征、跳跃征,肠道蠕动快,肠壁常出现不规则锯齿样改变,有肠壁龛影及周围黏膜纠集现象,瘘管形成。由于肠结核伴有肉芽组织和纤维组织增生现象,致肠壁增厚,厚度可达5～20mm,增厚肠壁与正常肠壁逐渐过渡,病变多呈连续性(图5-6-20)。

CT 表现:CT平扫时与正常肠壁相比呈等密度,增强后病变早期及活动期增厚肠壁较正常肠壁明显强

化,黏膜下水肿严重时分层强化。肠管周围病变组织的环形强化及肠系膜淋巴结肿大钙化对腹腔结核的诊断具有特征性意义。肠结核可侵犯肠管周围组织,引起结核性炎症或结核性肉芽组织及干酪坏死组织的出现,平扫可表现为周围脂肪浑浊,密度增高,伴有干酪坏死组织时密度不均匀,周边明显强化,干酪坏死组织不强化或强化较差;肠系膜淋巴结肿大、钙化(图5-6-21)。

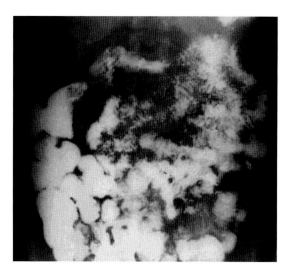

图 5-6-20　十二指肠结核的 X 线影像表现

全消化道钡餐显示,在十二指肠第二部分前侧缘与结肠肝曲之间有一明显的瘘

【首选检查】

口服钡剂法小肠造影检查可作为首选影像学检查方法。检查前准备及检查技术:同"小肠肿瘤"。

【检查方法分析比较】

口服钡剂法小肠造影可作为小肠结核的首选影像学检查方法。CT 检查能显示小肠各段肠壁组织与邻近器官、淋巴以及病变本身位置、范围及其与周围结构

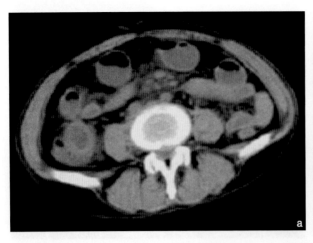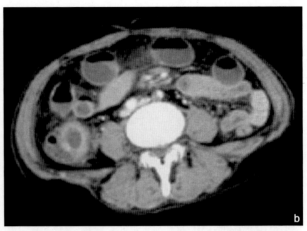

图5-6-21　十二指肠结核的CT影像表现

a. 平扫可见回盲部肠壁增厚,其内见积气积液;b. 增强后可见回盲部增厚肠壁明显不均匀强化

的互相关系,判断病变的邻近脏器有无粘连。故CT可用于小肠结核的补充检查方法。

十、克罗恩病

【概述】

克罗恩病是一种炎症性胃肠病,可侵犯胃肠道的任何部位,最多见于回肠末端,可同时累及小肠和结肠。病变局限在结肠者少见,直肠受累者不及半数。病变可局限于肠管的一处或多处,呈节段性分布。一般发病年龄大约20~30岁。患者初期可以进行药物治疗,较严重则须切除部分肠道,更严重可能须于腹部进行造口手术,以人工造瘘进行排便。由于克罗恩病一般会影响回肠末端,会影响维生素B_{12}的吸收,所以患者一般都同时患有维生素B_{12}缺乏症。本病可能与NOD2基因有关,但在香港和日本没有发现这种基因,反而见于北美和欧洲。因此推断可能与过度清洁的环境有关。

【局部解剖】

局部解剖同图5-6-15。

【临床表现与病理基础】

克罗恩病临床表现比较多样,与肠内病变的部位、范围、严重程度、病程长短以及有无并发症有关。典型病例多在青年期缓慢起病,病程常在数月至数年以上,活动期和缓解期长短不一,相互交替出现,反复发作中呈渐进性进展。少数急性起病,可有高热、毒血症症状和急腹症表现,整个病程短促,腹部症状严重,多有严重并发症。偶有以肛旁周围脓肿、瘘管形成或关节痛等肠外表现为首发症状者,腹部症状反不明显。

克罗恩病病理特点为:非干酪坏死性肉芽肿,由类上皮细胞和多核巨细胞构成,可发生在肠壁各层和局部淋巴结;裂隙溃疡,呈缝隙状,可深达黏膜下层甚至

深肌层;肠壁各层炎症,伴充血、水肿、淋巴管扩张、淋巴组织增生和纤维组织增生(图5-6-22)。

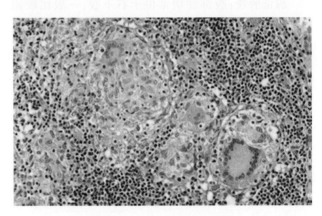

图5-6-22　克罗恩病病理表现

【影像学表现】

X线造影表现:分泌液增多,钡剂涂布不良;线样龛影,多位于肠系膜侧肠壁;"卵石征(cobblestone sign)",为纵横交错的溃疡及其间水肿隆起的黏膜所致,状似鹅卵石样;肠管非对称性狭窄,狭窄段长短不一;节段性分布;可形成窦和瘘管,表现为钡剂肠管外溢至其他组织器官(图5-6-23)。

CT及MR表现:受累肠管的肠壁及肠系膜增厚,肠管狭窄,邻近淋巴结肿大及炎性软组织肿块,邻近腹腔内脓肿及瘘管形成(图5-6-24)。

【首选检查】

口服钡剂法小肠造影检查可作为首选影像学检查方法。检查前准备及检查技术:同"小肠肿瘤"。

【检查方法分析比较】

口服钡剂法小肠造影可作为克罗恩病的首选影像学筛查检查方法。CT检查能判断肠壁和壁外的变化,对于肿瘤的显示与分期具有较大的价值。

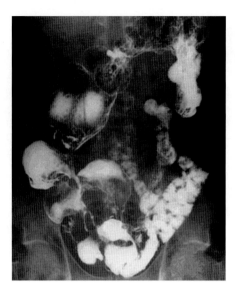

图 5-6-23 结肠和远端小肠克罗恩病的 X 线影像表现

钡餐显示小肠远端变形、扩张和部分狭窄形成,大肠亦见明显异常有多发偏心性狭窄杂以囊袋状假性憩室,可见口疮样溃疡

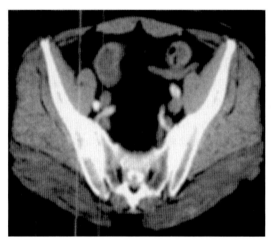

图 5-6-24 克罗恩病的 CT 影像表现

增强扫描动脉期肠壁中度强化

十一、结直肠癌

【概述】

结直肠癌是胃肠道中常见的恶性肿瘤,指的是来源于结肠和直肠黏膜的恶性肿瘤,病理学上指穿透黏膜层肌层,浸润到黏膜下层的结直肠上皮性肿瘤。早期症状不明显,随着癌肿的增大而表现排便习惯改变、便血、腹泻、腹泻与便秘交替、局部腹痛等症状,晚期则表现贫血、体重减轻等全身症状。其发病率和病死率在消化系统恶性肿瘤中仅次于胃癌、食管癌和原发性肝癌。中国在世界上属于低发地区,但其发生率在不少地区有程度不等的增加趋势。本病多发生在中年以上的男性,以 40~70 岁最为多见,但 20 世纪末发现 30 岁以下者亦不少见。男女两性发病比例约为 2∶1。

【局部解剖】

结肠在右髂窝内续于盲肠,在第 3 骶椎平面连接直肠。结肠分升结肠、横结肠、降结肠和乙状结肠 4 部,大部分固定于腹后壁,结肠的排列酷似英文字母"M",将小肠包围在内。结肠的直径自升结肠起端 6cm,逐渐递减为乙状结肠末端的 2.5cm,这是结肠肠腔最狭细的部位(图 5-6-25)。

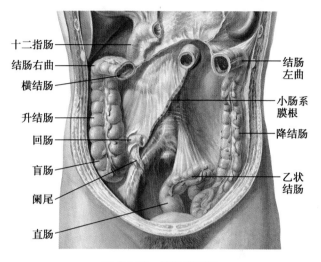

十二指肠　结肠右曲　横结肠　升结肠　回肠　盲肠　阑尾　直肠　结肠左曲　小肠系膜根　降结肠　乙状结肠

图 5-6-25 结肠解剖图

【临床表现与病理基础】

血便为结肠癌的主要症状,也是直肠癌最先出现和最常见的症状。由于癌肿所在部位的不同,出血量和性状各不相同。息肉型大肠癌患者可出现右下腹部局限性腹痛和腹泻,粪便呈稀水样、脓血样或果酱样,粪隐血试验多为阳性。随着癌肿的增大,在腹部的相应部位可以摸到肿块。狭窄型大肠癌容易引起肠梗阻,出现腹痛、腹胀、腹泻或腹泻与便秘交替,粪便呈脓血便或血便;溃疡型大肠癌的患者,可出现腹痛、腹泻、便血或脓血便,并易引起肠腔狭窄和梗阻,一旦发生完全性梗阻,则腹痛加剧,并可出现腹胀、恶心、呕吐,全身情况急剧变化。

在肿瘤的晚期,由于持续性小量便血可引起贫血,长期进行性贫血、营养不良和局部溃烂、感染毒素吸收所引起的中毒症状,导致患者消瘦、精神萎靡、全身无力和恶病质,如发生急性穿孔可引起急性腹膜炎。肝脏肿大、腹水、颈部及锁骨上窝淋巴结肿大,常提示为肿瘤的晚期并发生转移(图 5-6-26)。

【影像学表现】

X 线造影表现:肠腔内不规则肿块,如肿瘤较大,钡剂通过困难;管腔狭窄,可偏于一侧或向心性狭窄;较大的龛影,周围可有不同程度的充盈缺损和管腔狭窄;病变段肠壁僵硬,结肠袋消失(图 5-6-27)。

CT 及 MR 表现:均可直接显示病变区肠壁增厚或

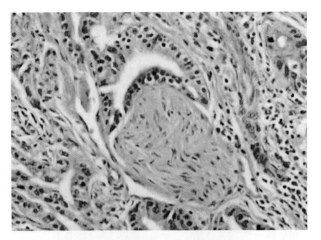

图 5-6-26   结直肠癌病理表现

肿块及其异常强化、肠腔狭窄引起近端肠腔的扩张,且多可明确肿瘤侵犯范围及有无其他脏器及淋巴结的转移。如病变肠壁外缘光滑锐利,表现肿瘤局限于肠壁内;如肠壁浆膜面模糊不清或伴有浆膜外条索影,表明肿瘤已穿透浆膜面(图 5-6-28、图 5-6-29)。

【首选检查】

结肠双对比造影检查可作为首选影像学检查方法。检查前准备及检查技术:同"小肠肿瘤"。

【检查方法分析比较】

结肠双对比灌肠造影可作为结直肠癌的首选影像学检查方法。CT 和 MR 检查:在直肠癌分期方面作用相仿,能判断肿瘤在直肠壁内的浸润深度及局部淋巴结转移情况,但肿瘤侵犯骨盆肌肉和骨骼时,MR 检查的影像学表现显示较佳。近年来,随着多排螺旋 CT 的发展,又出现了很多新的诊断技术,如仿真结肠镜技术,它可模拟结肠镜显示效果,能更直观显示肿瘤与邻近肠道的关系。

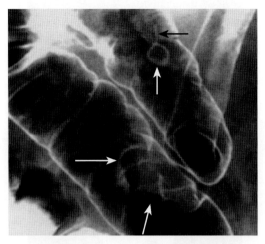

图 5-6-27   结直肠癌 X 线影像表现

双重对比钡灌肠显示同时存在的腺癌和腺管状腺瘤,在直肠和乙状结肠交界处有一个息肉样癌(大白箭头)显影为白色。乙状结肠近端可见一个腺管状腺瘤的根部(黑箭头)和头部(小白箭头)

十二、结直肠其他肿瘤

【概述】

结直肠其他肿瘤主要为黏液腺癌及未分化癌,大体形态可呈息肉状、溃疡型等。结肠肿瘤可沿肠壁环行发展,沿肠管纵径上下蔓延或向肠壁深层浸润,除可经淋巴管、血流转移和局部侵犯外,可向腹腔内种植或沿缝线、切口面扩散。多见于中年以上男性,由腺瘤息肉癌变者,发病年龄较轻。

【局部解剖】

局部解剖同图 5-6-25。

【临床表现与病理基础】

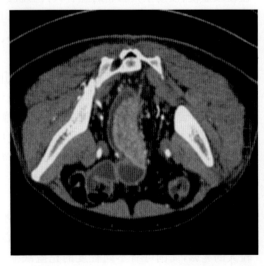
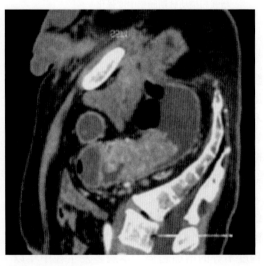

图 5-6-28   结直肠癌 CT 影像表现

直肠上段癌,肿瘤体积较大,强化明显,肠壁外缘可迂曲细小血管影,肠周脂肪间隙清晰,未见异常分布肿大淋巴结

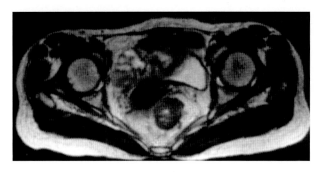

图 5-6-29　结直肠癌 MR 影像表现

主要症状有排便习惯改变、腹胀、不适、消化不良、便秘与腹泻交替症状,巨大肿瘤腹部可查及包块,阻塞肠腔可引起肠梗阻表现(图 5-6-30)。

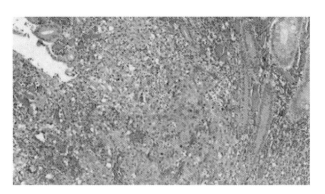

图 5-6-30　结肠未分化癌病理表现

【影像学表现】
X 线造影表现:息肉状肿瘤于正位上表现为圆形、椭圆形、环形影或钡剂充盈缺损影,边缘光滑。于切线位上,表现为半球形,基底宽或窄,基底部所附着的肠壁无凹陷或切迹(图 5-6-31～图 5-6-34)。

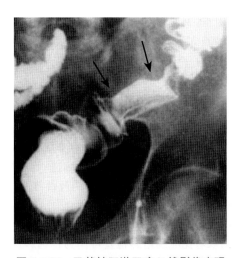

图 5-6-31　乙状结肠淋巴瘤 X 线影像表现
可见一相对较长的环周病变(箭头),近端变细,远端呈板架状,肿瘤表面光滑

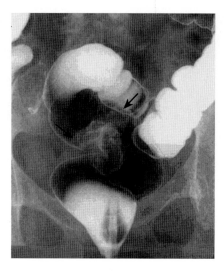

图 5-6-32　直肠癌的 X 线影像表现
直肠中三分之一处不规则的偏心性肿块(箭),有明显的黏膜破坏

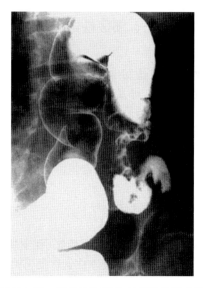

图 5-6-33　乙状结肠癌的 X 线影像学表现
乙状结肠中部环形不规则狭窄,似苹果核样,无憩室病表现

CT 表现:螺旋 CT 轴位、冠状位或其他方向的二维重建平扫图像上,可清晰显示结、直肠黏膜皱襞、肠壁及肠壁内、外情况。结、直肠息肉表现为肠腔内表面的息肉状隆起病变,均匀软组织密度,边缘光滑。

【首选检查】
结肠双对比灌肠造影检查可作为首选影像学检查方法。检查前准备及检查技术:同"小肠肿瘤"。

【检查方法分析比较】
结肠双对比灌肠造影可作为结直肠其他肿瘤的首选影像学检查方法。超声检查对结直肠其他部位肿瘤检出有帮助。CT 和 MR 检查对结直肠其他部位肿瘤方面作用基本相当,能对肿瘤在肠壁内的浸润深度及局部淋巴结的转移作出判断。

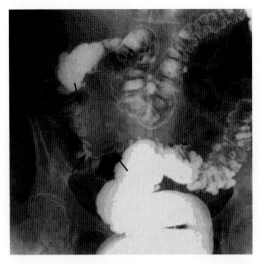

图 5-6-34　盲肠癌与升结肠肠癌的 X 线影像学表现
广泛的憩室样病变,尤其在乙状结肠区,另外盲肠中部肠壁可见
一大的偏心性外生性肿块(箭头)

十三、溃疡性结肠炎

【概述】

溃疡性结肠炎是发生在结、直肠黏膜层的一种弥漫性的炎症性病变,可发生在结、直肠的任何部位,其中以直肠和乙状结肠最为常见,也可累及结肠的其他部位或整个结肠。临床上以血性腹泻为最常见的早期症状,多为脓血便,腹痛表现为轻到中度的痉挛性疼痛,少数患者因直肠受累而引起里急后重。

【局部解剖】

局部解剖同图 5-6-25。

【临床表现与病理基础】

消化系统表现:腹泻、腹痛、腹胀、食欲缺乏、恶心、呕吐。全身表现:急性期或急性发作期常有低度或中度发热,重者可有高热及心动过速,病程发展中可出现消瘦、衰弱、贫血、水电解质紊乱及营养不良等表现。肠外表现:常有结节性红斑、外周关节炎、巩膜外层炎、口腔黏膜溃疡、慢性活动性肝炎、溶血性贫血等免疫状态异常之改变。病变位于大肠,呈连续性弥漫性分布。多数在直肠、乙状结肠,可扩展至降结肠、横结肠,也可累及全结肠。

病理可见黏膜弥漫性充血、水肿、糜烂及溃疡,在固有膜内弥漫性淋巴细胞、浆细胞、单核细胞等细胞浸润的基础上,有大量中性粒细胞浸润。一般不累及肌层。少数暴发型或重症患者累及结肠全层,可发生中毒性巨结肠,并发急性穿孔。随着病情进展,黏膜不断破坏和修复,镜下可见腺体变形、排列紊乱、数目减少等萎缩改变,伴杯状细胞减少和潘氏细胞化生,可形成炎性息肉。由于溃疡愈合瘢痕形成及肌层肥厚,使结肠变形缩短、结肠袋消失,甚至肠腔缩窄。少数患者发生结肠癌变(图 5-6-35)。

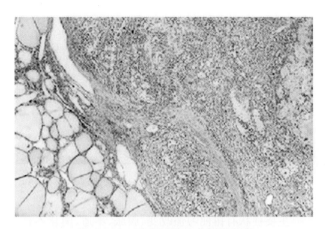

图 5-6-35　溃疡性结肠炎病理表现

【影像学表现】

X 线造影表现:早期,肠腔变窄,结肠袋变浅甚至消失,黏膜皱襞紊乱甚至消失。溃疡形成时,显示为肠壁外缘的锯齿状改变。炎性息肉形成时,黏膜相示黏膜皱襞粗乱,腔内有大小不等的颗粒样或息肉样充盈缺损。晚期,肠管舒张与收缩均受限而呈水管状(图 5-6-36)。

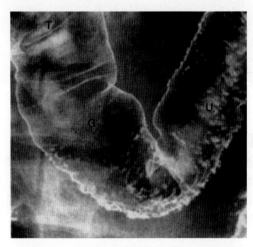

图 5-6-36　溃疡性结肠炎的 X 线影像表现
近端横结肠(T)黏膜光滑,稍远处黏膜呈细颗粒状
(G),中及远端结肠可看到许多小溃疡(U),侧面
观溃疡似衣扣(箭头)

CT 表现:肠壁轻度增厚,常连续、对称和均匀,早中期浆膜面光滑;增厚的结肠黏膜面由于溃疡和炎性息肉而凹凸不平;增厚的肠壁可出现分层现象,形成靶征,提示黏膜下水肿;病变区肠腔变细、肠管短缩;肠系膜和直肠周围间隙可出现脂肪浸润及纤维化,致直肠周围间隙增宽。

【首选检查】

结肠双对比灌肠造影检查可作为首选影像学检查方法。检查前准备及检查技术:同"小肠肿瘤"。

【检查方法分析比较】

结肠双对比灌肠造影可作为溃疡性结肠炎的首选影

像学筛查方法,可动态灌肠病变区域肠管的蠕动情况及其病变与肠壁的关系;而CT检查,尤其是多排螺旋CT三维重建技术可清晰显示病变肠管与周围组织的关系。

十四、结肠其他炎性疾病

【概述】

结肠其他炎性疾病多起病多缓慢,病情轻重不一,腹泻是主要症状,排出脓血便、黏液血便或血便,常伴里急后重,有腹痛→便意→排便→缓解的特点。

【局部解剖】

局部解剖同图 5-6-25。

【临床表现与病理基础】

主要临床表现腹泻、腹痛、黏液便及脓血便、里急后重,甚则大便秘结,数日内不能通大便,时而腹泻时而便秘,常伴有消瘦乏力等,多反复发作。其他表现有食欲缺乏、腹胀、恶心、呕吐及肝大等;左下腹可有压痛,有时能触及痉挛的结肠。

病理表现为黏膜弥漫性充血水肿、糜烂、出血、隐窝脓肿、溃疡、炎性息肉、肠壁僵硬缩短、结肠袋消失、肠腔狭窄等,少数癌变(图 5-6-37)。

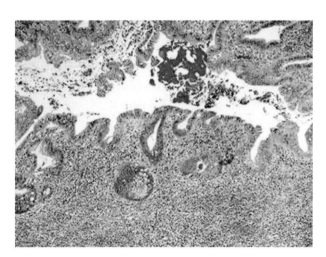

图 5-6-37　慢性活动性结肠炎病理表现

【影像学表现】

X线造影表现:结肠黏膜呈细小的锯齿状边缘,皱襞不规则,肠壁僵硬或痉挛。有时可见肠段狭窄、溃疡和瘘管形成。少数溃疡边缘的黏膜可隆起,病变段与正常肠段间逐渐移行而无截然的分界线(图 5-6-38)。

【首选检查】

结肠双对比灌肠造影检查可作为首选影像学检查方法。检查前准备及检查技术:同"小肠肿瘤"。

【检查方法分析比较】

结肠双对比灌肠造影可作为结肠其他炎性疾病的首选影像学筛查方法。CT 检查能显示肠壁增厚的程度,还能了解黏膜下层、浆膜、肠系膜、淋巴结等的改变。

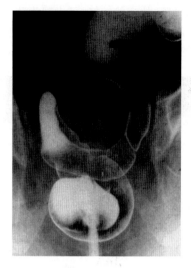

图 5-6-38　放射性结肠炎的X线影像表现

直肠上部及乙状结肠下半部中度活动度降低,黏膜有细粒状改变

十五、肠　套　叠

【概述】

肠的一段套入其相连的肠管腔内称为肠套叠。虽然任何部分的肠道都有可能发生肠套叠,但以回肠与结肠交会处是最常发生肠套叠的位置。绝大部分的肠套叠是近端的肠道套入远端的肠道,这是因为肠道的蠕动会将近端肠道拉往远端肠道,因此近端肠道被远端肠道套叠的情况较为常见,不过相反的远端肠道套叠入近端肠道偶尔也会发生。肠套叠以小儿最多见,其中以 2 岁以下居多。肠套叠在成人上较为少见,大约 1% 的肠胃阻塞是由肠套叠所造成,而且通常与息肉或是癌症一起发生。

【局部解剖】

局部解剖同图 5-6-25。

【临床表现与病理基础】

婴儿肠套叠多为原发性肠套叠,临床特点如下:阵发性哭吵、呕吐、果酱样血便。肛门指诊发现直肠内有黏液血便,对诊断肠套叠极有价值。全身状况早期除面色苍白,烦躁不安外,营养状况良好,晚期患儿可有脱水,电解质紊乱,精神萎靡不振、嗜睡、反应迟钝。发生肠坏死时,有腹膜炎表现,可出现中毒性休克等症状。儿童肠套叠临床症状与婴儿肠套叠相比较,症状不典型。起病较为缓慢,多表现为不完全性肠梗阻,肠坏死发生时间相对比较晚。患儿也有阵发性腹痛,但发作间歇期较婴儿为长,呕吐较少见。据统计儿童肠套叠发生便血者只有 40% 左右,而且便血往往在套叠后几天才出现,或者仅在肛门指诊时指套上有少许血迹。儿童较合作时,腹部查体多能触及腊肠型包块。很少有严重脱水及休克表现。除急性肠套叠外,尚有慢性复发性肠套叠,多见于成人,其发生原因常与肠息肉、肿瘤等有关。

多呈不完全梗阻,故症状较轻,可表现为阵发性腹痛发作,而发生便血的不多见。由于套叠长可自行复位,所以发作后检查常为阴性(图5-6-39)。

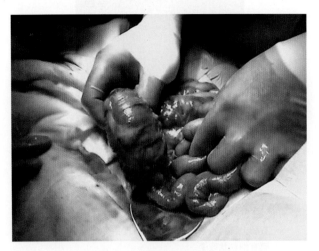

图5-6-39　肠套叠病理表现

【影像学表现】

超声表现:可作为首选检查技术。横切面上,套叠部各层肠壁呈"同心圆"状表现,明暗相间,其中外层为鞘部,中、内层为套入部,共三层肠壁;纵切面上,套叠部呈"套筒征"表现(图5-6-40)。

X线表现:腹部平片检查。发病数小时内,由于呕吐和肠痉挛,造成肠管内生理积气减少,发病24~48h,出现不全性肠梗阻表现。

空气灌肠检查:回肠结肠型肠套叠时,当气体抵达套入部,可发现肠管内类圆形或马铃薯状软组织包块影;在连续注气中,套入部阴影沿结肠向回盲部退缩,至回盲部停留片刻,随后套入部变小、消失;大量气体进入小肠犹如水沸腾或礼花状,说明肠套叠已复位。

CT表现:主要征象有①靶征,也可称"同心圆征",是套叠肠管长轴与CT扫描层面垂直或接近垂直时的

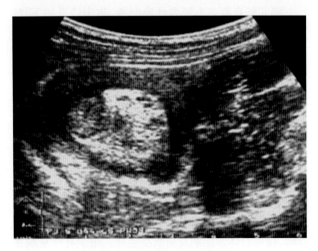

图5-6-40　肠套叠超声影像表现
肠壁呈"同心圆"征

表现。②肾形征,是套叠肠管长轴与CT扫描层面斜切时的表现。因不似同心圆规则,而呈椭圆形、似肾脏形态,故称"肾形征"。③彗星尾征,为套叠尾部多见的征象,多与肾形征相伴出现,因肠系膜脂肪及血管牵拉、聚拢卷入套入部,表现为肿块呈椭圆形或"香蕉状",附以线状血管影及低密度脂肪影,似彗尾。此征与肾形征多见于小肠型肠套叠,可能与小肠系膜的特点有关。④双肠管征,是套叠肠管长轴与CT扫描层面平行或接近平行时的表现。CT上可直观地显示外筒与内筒的关系。间接征象及其对诊断肠套叠的价值为颈部与鞘部的痉挛可致套入的系膜受压。套叠早期,局部肠壁因淤血、水肿而使肠壁增厚,提示存在血运障碍;当套叠时间较长,套入部肠系膜血管进一步受挤压,血运障碍严重,最终致局部肠管缺血、坏死。CT表现为局部肠壁增厚合并肠壁内小气泡影,肠壁边缘模糊不清、毛糙(图5-6-41)。

【首选检查】

超声显像为首选检查方法。

检查前准备:禁食8~12h,检查前一日晚餐不宜过饱,禁食产气食物;胃肠超声检查应在X线钡餐之前或三日之后进行,以免受钡剂和气体的干扰;结肠检查前排便;乙状结肠和直肠检查应在膀胱适度充盈后进行;需保留灌肠者,检查前一日晚餐进流食,晨起排便,清洁灌肠;急诊患者不必受以上条件限制。

检查技术:患者取仰卧位,探头在体表直接扫查。初步确定胃肠病变的部位和范围即可。

【检查方法分析比较】

X线检:对肠腔积气以及并发肠穿孔的腹腔内积气的患者的诊断价值高于超声检查;空气灌肠能100%确诊并治疗肠套叠,但对于不能耐受X线检查的患者应尽早进行超声检查。X线有辐射,检查前需要做清洁肠道准备,透视造成较长时间的辐射,对小儿的生长发育和生育均有不利的影响。X线平片的表现往往是肠套叠的间接征象,诊断具有推测性,可重复使用性差。超声检查对肠套叠的诊断不仅具有易被患者接受的优点,而且具有较高的诊断准确率。由于其诊断率高,检查费用低且可以早期发现病变,为患者争取时间选择非手术治疗创造机会。

超声检查:可运用超声仪器多个频段功能,详细观察病灶,并结合临床资料进行综合分析,定性诊断单纯性或坏死性肠套叠,可为临床及时选择治疗方案提供参考依据。彩色多普勒超声通过观察肠套叠肿块边缘及内部结构,肿块肠系膜血管彩色血流信号的有无血流动力学改变、腹腔积液及其透声状态,腹腔是否存在游离气体等,以排除存在出血坏死性肠套叠的可能。超声因无法透过气体,因此对肠气明显的患者难以诊断。

CT检查:受到肠腔气体、液体和肠腔内容物的影

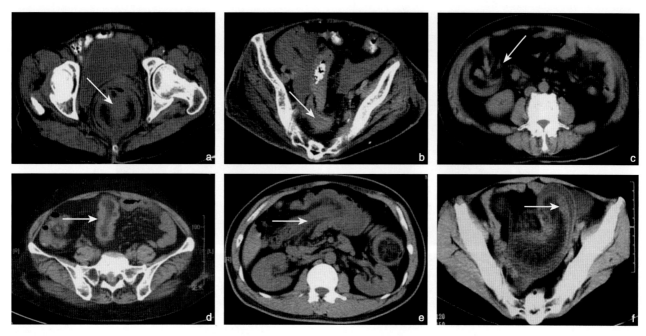

图 5-6-41 肠套叠 CT 影像表现

a. 乙状结肠套入直肠,呈靶征表现(箭头);b. 癌继发乙状结肠-直肠型套叠,CT 见肾形肿块(箭头);c. 行性回-结肠套叠,肠系膜及脂肪(箭头)一同被套入,表现为彗星尾征;d. 管瘤导致的回-回型肠套叠,CT 表现呈腊肠征(箭头);e. 肠套入结肠,典型的双肠管征;f. 肠套入回肠,肠管弯曲且高度扩张,为胎儿征,箭头示原发病变

响较少,能客观全面地显示腹部情况,可以观察到病变的位置、类型、病变演变过程以及邻近结构等。CT 检查放射性强,检查费用高,过程繁琐,时间较长,辐射对婴幼儿的生长影响较大。

十六、胃肠道穿孔

【概述】

胃、十二指肠溃疡穿孔,使胃或十二指肠腔与腹腔相通,称为胃、十二指肠溃疡穿孔,胃肠道穿孔多见于恶性肿瘤或憩室炎症穿孔。胃肠道穿孔是溃疡病患者最严重的并发症之一,尤其是胃肠的恶性肿瘤对胃壁及肠壁的浸润溃疡面较大,穿孔的危险性也增加。此外,其危险性还在于穿孔之后大量胃肠液流入腹腔,引起化学性或细菌性腹膜炎以及中毒性休克等,如不及时抢救,可危及生命。

【局部解剖】

局部解剖同图 5-6-25。

【临床表现与病理基础】

多数患者有溃疡病史,急性穿孔前常有溃疡病加重的表现。穿孔时突然发生上腹部剧烈疼痛,呈持续性刀割样或烧灼样痛,很快扩散到全腹;常伴有出汗、四肢冰冷、心慌、气短等休克现象;可有恶心呕吐、腹胀、发热;病者呈急性病容,腹式呼吸消失或减弱,全腹有压痛、反跳痛及肌紧张,上腹部与右下腹部明显;肝浊音界缩小或消失,可有移动性浊音;,腹腔感染时血

象白细胞升高,腹腔穿刺可抽出含食物残渣。

【影像学表现】

X 线表现:当胃肠道穿孔至腹腔时,腹部平片的主要异常表现为游离气腹、腹腔积液、胁腹线异常和肠麻痹等,还可继发腹腔脓肿形成(图 5-6-42)。

超声表现:在腹腔高位处,可见气体样强回声反射。

CT 表现:胃肠道穿孔后,CT 检查能敏感地发现少量气腹和腹膜后积气,亦可确认积液及其部位和液体量,特别是能显示少量积液,可明确显示腹腔脓肿。增

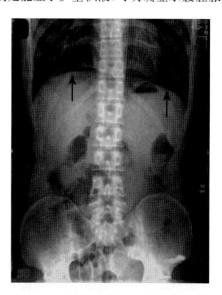

图 5-6-42 胃肠道穿孔的 X 线影像表现
X 线平片显示双侧膈下游离气体(箭头)

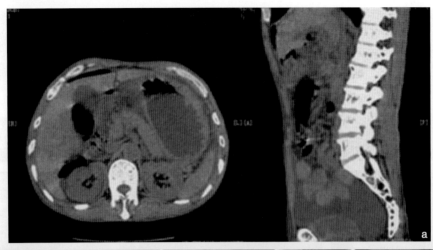

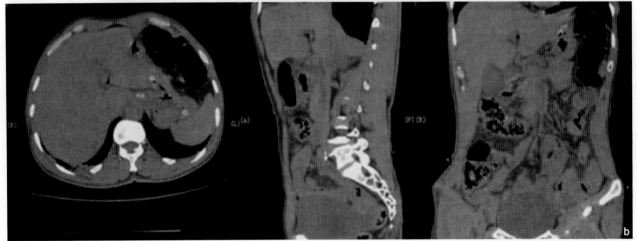

图 5-6-43　胃肠道穿孔 CT 影像表现

a. 双侧膈下新月形气体影；b. 胃癌并胃肠道穿孔表现为前腹壁下方新月形游离气体影

强扫描时，依据脓肿壁的环状强化表现，可确切显示其数目、位置和大小（图 5-6-43）。

【首选检查】

X 线摄影检查，为首选筛查方法。

检查技术：取站立腹部前后正位，背向摄影架，体正中矢状面置于摄影架的中线并与摄影架垂直。中心射线对准第一腰椎水平投射至平板探测器中心。

【检查方法分析比较】

X 线摄影检查可作为胃、十二指肠溃疡穿孔的首选影像学检查方法。超声检查不是诊断胃肠穿孔的首选方法，但对发现腹膜腔的游离气体具有很高的敏感性。如果同时需要与其他急腹症如胆道、胰腺、妇产科、实质脏器破裂等的鉴别，可以考虑 CT 检查。

十七、肠 梗 阻

【概述】

任何原因引起的肠内容物通过障碍统称为肠梗阻，是常见的外科急腹症之一。肠梗阻发病后，不但在肠管形态上和功能上发生改变，还可以导致一系列全身性病理改变。由于种种原因，死亡率较高，约为 5%～10%；若合并肠绞窄，死亡率可上升到 10%～20%。

【局部解剖】

局部解剖同图 5-6-25。

【临床表现与病理基础】

肠梗阻最主要的临床症状是腹痛、呕吐、腹胀、停止排气排便四大症状。

腹痛：机械性肠梗阻因肠蠕动增强，常有阵发性腹绞痛；不完全肠梗阻，当气体通过梗阻后，疼痛骤然减轻或消失；肠扭转和肠套叠时，疼痛为持续性并阵发性加重；病程晚期，由于梗阻以上肠管过度扩张、收缩乏力，疼痛的程度和频率都减轻；当出现肠麻痹后，腹痛转变为持续性胀痛。

呕吐：呕吐的频度、呕吐量及呕吐物性状随梗阻部位的高低而有所不同。高位梗阻（主要指十二指肠和空肠近侧）呕吐出现较早、较频繁，呕吐量较多；低位梗阻呕吐出现较晚，次数也较少，呕吐量较少。低位梗阻由于细菌繁殖的作用，呕吐物还具有粪臭味。

腹胀：梗阻时因肠管扩张而引起腹胀，腹胀程度因梗阻是否完全及梗阻部位而异。梗阻越完全，部位越低，腹胀越明显；有时梗阻虽完全，但由于肠管贮存功能丧失，呕吐早而频繁，亦可不出现腹胀。闭袢性梗阻常表现出不对称性腹部膨胀。

停止排气排便：肠梗阻因为肠内容物运送受阻，不能排出体外，故肛门停止排气排便。在不完全性梗阻，排气排便现象不会完全消失。

【影像学表现】

单纯性小肠梗阻：

X线表现：小肠扩张积气；肠腔内积液：立位检查可见肠腔内有多个液平面，液平面较短，肠腔内气柱高，液平面相互间呈阶梯状排列；胃、结肠内气体少或消失（图5-6-44）。

CT表现：除可显示小肠扩张及积气、积液外，还可发现扩张肠管与正常肠管之间的"移行带"，其常为判断梗阻部位和原因的重要依据，如肿瘤性病变可见"移行带"处肿块影，肠粘连时则无肿块显示（图5-6-45、图5-6-46）。

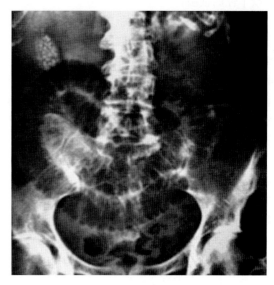

图5-6-44　肠梗阻X线影像学表现

扩张的空肠肠襻位于中间，肠内气体使环形皱襞的轮廓清楚显示

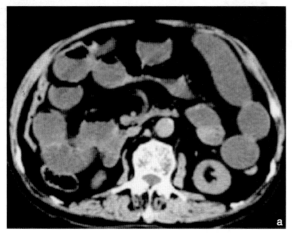
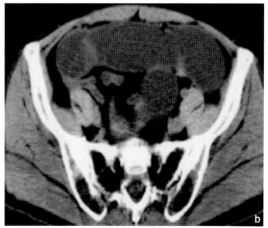

图5-6-45　肠梗阻CT影像表现

a.CT表现多个气液平面影像；b.胃肠道减压后出现肠曲大量积液

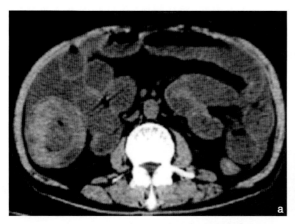
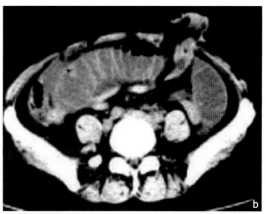

图5-6-46　肠梗阻CT影像表现

a.CT表现为右腹腔同心圆征，肠曲积液积气，同时腹腔少量积液；b.CT表现肠曲积液积气

绞窄性肠梗阻：

X线表现：除小肠扩张、积气和积液的基本征象外，还可出现以下特殊征象。假肿瘤征：见于完全性绞窄性肠梗阻，是由于闭袢肠曲完全为液体充满所造成；咖啡豆征：见于不完全性绞窄性肠梗阻，近端肠管内的大量气体和液体进入闭袢肠曲，使其不断扩大显示为椭圆形、边缘光滑、中央有一条分隔带的透亮影，形如咖啡豆，多个小跨度卷曲肠袢，长液面征。

CT表现：平扫，肠壁轻度增厚并分层及肠系膜血管集中等征象反映肠管缺血并存在可复性；而肠壁密度增加、积气以及肠系膜出血等征象则指示肠管缺血严重，甚至已梗死；增强检查，通过肠壁强化表现，还可进一步显示缺血程度及判断是否发生肠坏死。

【首选检查】

X线检查可作为首选影像学检查方法。检查前准备及检查技术：同"胃肠道穿孔"。

【检查方法分析比较】

X线摄影检查为首选影像学检查方法。超声检查能较早的诊断小肠梗阻。CT检查可以显示梗阻近端的肠腔扩张、积液和气液平面以及肠壁变薄等。对显示闭袢性肠梗阻和绞窄性肠梗阻颇有价值，CT对显示肠梗阻的基本病因也具有重要意义。

十八、急性阑尾炎

【概述】

急性阑尾炎为最常见的外科急腹症，居各种急腹症的首位。转移性右下腹痛及阑尾点压痛、反跳痛为其常见临床表现。根据急性阑尾炎的临床过程和病理解剖学变化，可分为急性单纯性阑尾炎、急性化脓性阑尾炎、坏疽性及穿孔性阑尾炎和阑尾周围脓肿四种。

【局部解剖】

局部解剖同图5-6-28。

【临床表现与病理基础】

症状主要表现为腹部疼痛，胃肠道反应和全身反应。

腹痛：典型的临床表现为转移性右下腹痛。腹痛开始的部位多在上腹痛、剑突下或脐周围，然后逐渐下移，最后固定于右下腹部。腹痛固定后，原来初发部位的疼痛可明显减轻，甚至完全消失。腹痛的程度和特点因人而异，但与阑尾炎的病理类型关系密切，单纯性阑尾炎多呈持续性钝痛或胀痛，而化脓性和穿孔性阑尾炎常为阵发性剧痛或跳痛。腹痛多数以突发性和持续性开始，少数可能以阵发性腹痛开始，而后逐渐加重。突然发生完全性梗阻的急性阑尾炎，发病初期就可为剧烈的阵发性腹痛，这是由于阑尾腔内压力增高，阑尾壁强力收缩的结果。

胃肠道反应：恶心、呕吐最为常见。

全身反应：体温升高，单纯性阑尾炎的体温多在37.5~38℃之间，化脓性和穿孔性阑尾炎时，体温较高，可达39℃左右，极少数患者出现寒战高烧，体温可升到40℃以上，其他全身症状有全身疲乏，四肢无力，或头痛、头晕。

【影像学表现】

超声表现：阑尾充血、水肿、渗出，在超声显示中低回声管状结构，较僵硬，其横切面呈同心圆似的靶样显影，直径大于7mm，是急性阑尾炎的典型图像（图5-6-47）。

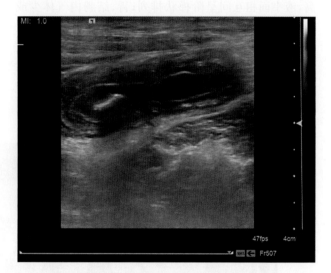

图5-6-47　急性化脓性阑尾炎超声影像表现
右下腹纵切面显示阑尾脓肿，内部呈低回声区，低回声区见散在强回声

X线表现：右下腹回肠和盲肠积气；阑尾区密度加大，边界不清；阑尾区出现类似肿块的阴影；邻近的腹脂线模糊不清；阑尾粪石，表现为密度较高的圆形或环状阴影，常可分层，大多为单发，数毫米至数厘米大。

CT表现：异常阑尾：在盲肠内下方见到增粗的阑尾，直径超过6mm，呈环状（横断面）或管状结构，通常充满液体，伴周围炎性反应，常有强化，阑尾内可能见到钙化的粪石；盲肠周围炎症：盲肠周围脂肪内出现条索状杂乱密度增高影，边界模糊，可局限或弥漫成为蜂窝组织炎样肿块；脓肿：表现为肠腔外低密度液体积聚，或边界不清，或部分包裹；此外可见小肠扩张，盲肠和末端回肠壁增厚以及区域肠系膜炎症（图5-6-48）。

【首选检查】

超声检查可作为首选影像学检查方法。检查前准备及检查技术：同"肠套叠"。

【检查方法分析比较】

典型的化脓性阑尾炎超声可在某切面检测出来，内部呈低回声区，可见散在强回声。薄层CT扫描及

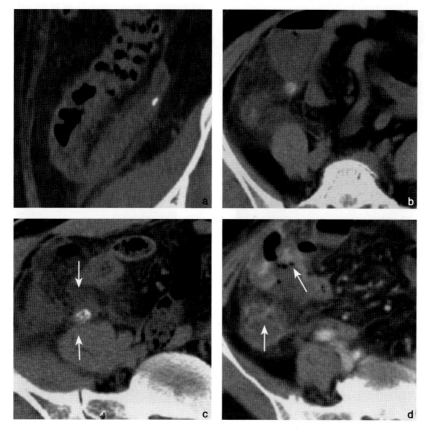

图 5-6-48　急性阑尾炎 CT 影像表现

a. 急性单纯的阑尾炎患者见阑尾腔内有结石(箭头);b. 急性单纯的阑尾炎患者见阑尾周围脂肪内见斑点状模糊影(箭头);c. 穿孔性阑尾炎患者见蜂窝织炎(向下箭头),腔内结石外漏(向上箭头);d. 穿孔性阑尾炎患者见阑尾周围少量积气(箭头)

MSCT 对阑尾的显示更优,急性阑尾炎的直接征象是阑尾增粗肿大(直径>6mm),阑尾壁增厚,腔内积液、积气和粪石;间接征象包括阑尾盲肠周围炎和阑尾周围脓肿。CT 扫描对早期阑尾炎的诊断有价值。

十九、腹 外 疝

【概述】

腹外疝是由腹腔内的脏器或组织连同腹膜壁层,经腹壁薄弱点或孔隙,向体表突出所形成。典型的腹外疝由疝囊、疝内容物和疝外被盖等组成,分为易复性、难复性、嵌顿性、绞窄性等类型。腹外疝是腹部外科最常见的疾病之一,其中以腹股沟疝发生率最高,占90%以上,股疝次之,占 5% 左右。较常见的腹外疝还有切口疝、脐疝、白线疝和造口旁疝等。此外,尚有腰疝等罕见疝。腹壁强度降低和腹内压力增高是腹外疝发生的两个主要原因。

【局部解剖】

局部解剖同图 5-6-25。

【临床表现与病理基础】

腹外疝早期仅有轻微的局部症状,如局部胀痛,可发现肿块等,不影响内脏功能,没有全身症状。随着疝内容物增多,局部胀痛加重,伴下坠感也是疝气症状。腹股沟管外环处出现可复性肿块是最重要的临床表现。如肿块突出后不能回纳而发生嵌顿,突出的疝块可有剧烈疼痛,并有压痛;如疝内容物为肠管,则有急性机械性肠梗阻的临床表现;如嵌顿未解除,疝内容物进而发生血运障碍,即转为绞窄性疝,肠管缺血坏死,疝块可有红、肿、热、压痛等急性炎症表现,并有腹膜炎体征。有时全身感染、高热、畏寒等症状极为明显,重者可并发感染性休克。

按疝内容物的病理变化和临床表现,腹外疝可分为下列类型,即按疝的内容物能否回纳分可复性疝、难复性疝;按疝的内容物有无血循环障碍可分为嵌顿性疝、绞窄性疝。

【影像学表现】

超声表现:在腹股沟区可探及疝囊及疝内容物,伴有交通性鞘膜积液(图 5-6-49)。

【首选检查】

超声检查可作为首选影像学检查方法。检查前准备及检查技术:同"肠套叠"。

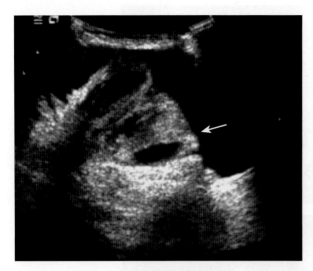

图 5-6-49　腹外疝超声影像表现
疝内容物为肠管（箭头）

【检查方法分析比较】

超声检查是腹外疝的首选影像学检查方法。CT检查，特别是多排螺旋 CT 可较准确诊断腹外疝，通过三维重建技术可较清晰显示疝环位置、疝囊形态、位置、大小及其肠内容物。MR 检查也能辅以诊断。

二十、腹　内　疝

【概述】

腹内疝是腹内脏器或组织经腹腔内一个正常或异常的孔道或裂隙脱出到一个异常的腔隙。疝内容物主要是胃和肠管，若胃肠进入腹膜囊内（如腹膜隐窝疝）使疝出物具有疝囊，则为典型的腹内疝，反之没有疝囊者为非典型腹内疝。二者的临床症状一致，均以空腔脏器梗阻为主要症状。据统计，腹内疝引起的机械性肠梗阻占急性肠梗阻的 0.22%～3.5%，是除粘连性肠梗阻、腹外疝嵌顿导致的机械肠梗阻以外的又一常见原因，术前诊断相当困难。

【局部解剖】

局部解剖同图 5-6-25。

【临床表现与病理基础】

腹痛：继发于腹部手术后的内疝有剧烈腹痛；伴有绞窄性肠梗阻症状，腹痛呈持续性并阵发性加重；网膜囊疝、隐窝疝可引起慢性单纯性肠梗阻，多为反复发作的轻度腹痛。呕吐和便秘：十二指肠旁疝、胃大部切除术后等高位内疝有频繁呕吐及便秘；隐窝疝、网膜囊疝等非嵌顿性腹内疝，则多无恶心呕吐和便秘。腹胀及肿块：低位肠管的嵌顿性腹内疝可引起腹胀；网膜囊疝、十二指肠旁疝偶可在上腹部形成肿块及局限性腹胀，且叩诊呈鼓音，其他类型的内疝多不能触及肿块。腹部手术后内疝：多于肠功能恢复并开始进食时，突发

剧烈腹痛、呕吐、停止排便排气，并有面色苍白、脉率加快及四肢发凉等休克症状和腹膜刺激征。

【影像学表现】

X 线表现：钡剂造影有助于内疝的诊断，并可明确内疝的部位和类型。肠梗阻形成后，腹部 X 线平片可显示出多个液平（图 5-6-50）。

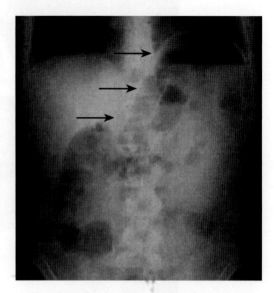

图 5-6-50　网膜孔疝 X 线影像表现
上腹部胃后内方有聚集的局限性含气肠襻，伴小肠梗阻，可见多个液平（箭头）

CT 表现：可从多方位观察腹内疝病变范围，及与周围肠道组织的关系，多排螺旋 CT 血管造影技术可直观显示腹内疝区域内动脉血管的推挤、扭曲的状态及范围。

超声表现：可在腹内某一部位探测到异常积气，或见一团小肠襻聚集在一起。

【首选检查】

CT 检查可作为首选影像学检查方法。

【检查方法分析比较】

CT 三维重建技术可从多方位观察病变范围，及其腹内疝周围肠道组织的关系。血管造影在显示肠系膜血管移位或扭曲方面有一定价值。平片可显示一团小肠固定于某一部位且有多个气液平面，少数可显示疝内容物压迫腹内其他脏器造成移位。超声检查不是诊断的腹内疝首选方法，但对发现腹膜腔的气体具有很高的敏感性。

第七节　肾上腺疾病

一、肾上腺皮质增生

【概述】

肾上腺皮质增生症是一组由于肾上腺皮质激素合

成过程中酶的缺陷所引起的疾病,属常染色体隐性遗传病,引起男性化者又称肾上腺性征异常综合征。典型的肾上腺皮质增生症发病率约为 10/10 万人,而非典型的发病率约为典型的 10 倍,并有种族特异性。本症以女孩多见,男女之比约为 1：2,本病的临床表现取决于酶缺陷的部位及程度,常见的有以下几种类型:21-羟化酶缺乏症(ZD-OHD)、11β-羟化酶缺陷症(11β-OHD)、3β-羟类固醇脱氢酶缺乏症(3β-HSD)、17-羟化酶缺乏症(17-OHD)。

【局部解剖】

肾上腺是人体相当重要的内分泌器官,由于位于两侧肾脏的上方,故名肾上腺。肾上腺左右各一,位于肾的上方,共同为肾筋膜和脂肪组织所包裹。左肾上腺呈半月形,右肾上腺为三角形。肾上腺两侧共重约 30g。从侧面观察,腺体分肾上腺皮质和肾上腺髓质两部分,周围部分是皮质,内部是髓质。两者在发生、结构与功能上均不相同,实际上是两种内分泌腺(图 5-7-1)。

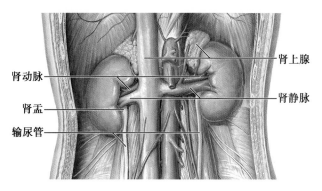

肾动脉
肾盂
输尿管
肾上腺
肾静脉

图 5-7-1　肾上腺、肾脏解剖图

【临床表现与病理基础】

主要由于肾上腺皮质激素生物合成过程中所必需的酶存在缺陷,致使皮质激素合成不正常。多数病例肾上腺分泌糖皮质激素、盐皮质激素不足而雄性激素过多,故临床上出现不同程度的肾上腺皮质功能减退,伴有女孩男性化,而男孩则表现性早熟,此外尚可有低血钠或高血压等多种症候群。肾上腺皮质增生症是一组由于肾上腺皮质激素合成过程中酶的缺陷所引起的疾病,属常染色体隐性遗传病,引起男性化者又称肾上腺性征异常综合征。

肾上腺合成皮质醇是在垂体分泌的促肾上腺皮质激素控制下进行的,先天性肾上腺皮质增生症时,由于激素合成过程中有不同部位的酶缺陷致使血糖皮质激素、盐皮质激素水平降低,负反馈作用消除,以致垂体前叶分泌促肾上腺皮质激素增多,刺激肾上腺品质增生,常见的酶缺陷有:21-羟化酶(CYP21)、11β-羟化酶(CYP17)、3β-羟类乙醇脱氢酶(3β-HSD)、18-羟化酶

(CYP11B2)等(图 5-7-2)。

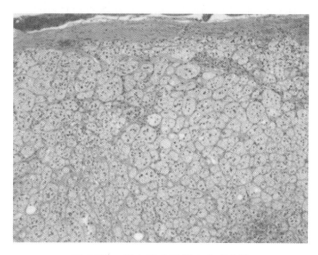

图 5-7-2　肾上腺皮质增生病理表现

【影像学表现】

超声表现:肾上腺增大,回声均匀,但对发现轻度肾上腺增大度敏感性较低。

CT 表现:双侧肾上腺弥漫性增大,但密度和形态仍维持正常。当肾上腺侧肢宽度大于 10mm 和(或)横断面最大面积大于 150mm^2 即可诊断。结节性肾上腺增生也是皮质增生的一种表现类型,除双侧肾上腺增大外,增大肾上腺的边缘还可见一个或多个小结节影,且通常为双侧。

MR 表现:双侧肾上腺弥漫性增大,增大肾上腺信号强度与正常肾上腺相似(图 5-7-3)。

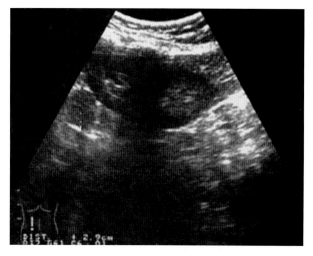

图 5-7-3　左肾上腺皮质增生超声影像表现
肾上腺皮质结节样增生,类似小肿瘤的低回声

【首选检查】

超声检查为首选筛查方法。检查前准备:空腹即可。

检查技术:冠状断面扫查:病人取仰卧位或左右侧

卧位 60°~90°,探头位于胁腹部,通过肝、脾作为透声窗探查左、右肾,在各自上极的上方纵向扫查,声束指向内侧前方,容易显示肾上极的肾上腺。俯卧位纵断面扫查:在背部先纵断扫查显示肾脏,然后声束指向内侧。右侧扫查时在下腔静脉后方,右肾上极前方寻找肾上腺。左侧扫查时在左肾上极前方寻找肾上腺。经背部扫查时须嘱病人深呼吸,容易显示肾上腺。

【检查方法分析比较】

超声检查是肾上腺皮质增生的首选影像学检查方法。CT 和 MR 对肾上腺皮质增生症能作出形态上的诊断。CT 发现双侧肾上腺弥漫性增大,增强扫描未见异常强化灶,再结合临床症状,易于做出肾上腺增生的诊断。

二、肾上腺皮质腺瘤

【概述】

肾上腺皮质腺瘤是肾上腺皮质细胞发生的一种良性肿瘤,分为无功能性和功能性两种,女性多于男性,约 2:1,且儿童多见。是原发性醛固酮增多症中最常见的一种,约占原醛症的 65%,以肾上腺单个肿瘤多见,醛固酮瘤体积较小,平均直径 1.8cm,重量多数为 3~5g。醛固酮瘤患者的临床表现和生化特征较其他各型原醛症更典型。

【局部解剖】

局部解剖同图 5-7-1。

【临床表现与病理基础】

本病按有无内分泌功能失调可分为功能型和非功能型,功能型多表现为库欣综合征和原醛症。非功能型主要有腹部包块,腰腹部疼痛,发热等症状。

肾上腺皮质腺瘤与局灶性结节性增生的病变相似,两者可以并发。腺瘤通常是单侧单发性,并有薄层包膜,大小直径为 1~5cm,切面黄色,有时呈红褐色,镜下多为类似束状带的泡沫状透明细胞,含有丰富类脂质,有时由类脂含量少的嗜酸性细胞构成,或者两种细胞混合存在。瘤细胞排列成团,由含有毛细血管的少量间质分隔。部分腺瘤为功能性,可引起醛固酮增多症或 Cushing 综合征,在形态上与非功能性腺瘤没有区别(图 5-7-4)。

【影像学表现】

超声表现:单侧肾上腺类圆形均匀低或弱回声肿块,边界呈高回声且清晰光整(图 5-7-5)。

CT 表现:各种类型腺瘤的共同点是表现为单侧肾上腺圆形或椭圆形肿块,边缘光滑,70% 腺瘤由于富含脂质而密度较低,多低于 10HU;动态增强检查,肿块强化较明显且轮廓清楚。库欣腺瘤直径常为 2~3cm,有同侧残部和对侧肾上腺萎缩;Conn 腺瘤直径多在

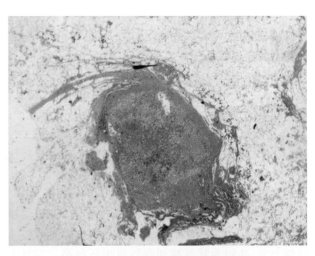

图 5-7-4　肾上腺皮质腺瘤病理表现

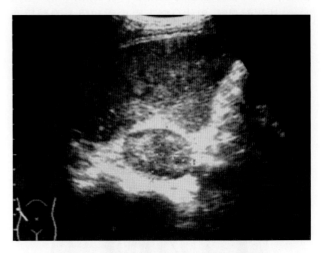

图 5-7-5　右肾上腺皮质腺瘤超声影像表现
肾上腺区探及椭圆形低回声结节,有球体感,境界清晰

2cm 以下;非功能腺瘤常为 3~5cm,甚至更大(图 5-7-6)。

MR 表现:肾上腺皮质腺瘤 MRI 在 T1WI 和 T2WI 上,信号强度分别类似和稍高于肝实质。由于富含脂质而在反相位上多有信号强度明显下降,是腺瘤特征表现。

【首选检查】

超声检查为首选筛查方法。检查前准备及检查技术:同"肾上腺皮质增生"。

【检查方法分析比较】

超声检查对肾上腺皮质腺瘤诊断的敏感性稍差。CT 检查发现单侧肾上腺类圆或椭圆形肿块,并有对侧肾上腺萎缩性改变,结合临床,容易做出本病的诊断。

三、嗜铬细胞瘤

【概述】

嗜铬细胞瘤是肾上腺髓质、交感神经节及其他嗜

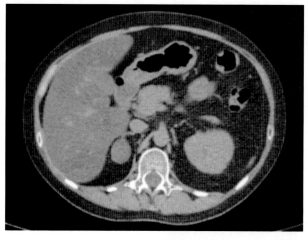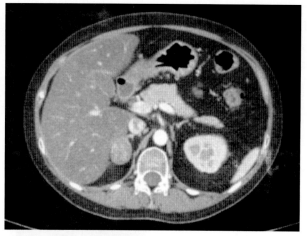

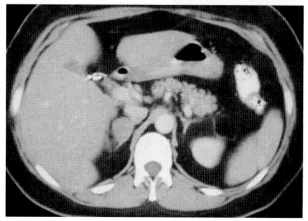

图 5-7-6 肾上腺皮质腺瘤 CT 影像表现

铬组织持续或间断地释放大量儿茶酚胺,引起持续性或阵发性高血压并导致多个器官功能及代谢紊乱的一种内分泌疾病。可发生于任何年龄,20～40 岁多见,男女无明显差别,部分有家族史。多数病例发生于肾上腺髓质,单侧,单发。约有 10% 为双侧,10% 为多发性,10% 为肾上腺髓质之外。

【局部解剖】

局部解剖同图 5-7-1。

【临床表现与病理基础】

高血压为本症最重要的临床症状,多数为阵发性发作,可因剧烈运动、体位改变、情绪波动、挤压或按摩腹部、灌肠、排尿等诱发。血压突然升高,收缩压可达40Kpa(300mmHg),舒张压可达 24Kpa(180mmHg),同时伴有头痛、心悸、恶心、呕吐、出汗、面色苍白、焦虑、恐惧感、视力模糊、心动过速、心律失常、心前区紧迫感,甚至诱发左心衰竭和脑卒中。发作后皮肤潮红,全身发热,流涎,瞳孔小,尿量增多。一般发作历时数秒、数分钟、1～2 小时或 0.5～1 天。早期发作次数较少,间隔时间较长,以后逐渐加频,甚至 1 日十余次。还有相当部分的病例表现为持续性高血压,也可有阵发性加剧。久病患者可有心肌肥厚、心律失常、心脏扩大、

心衰等。基础代谢率升高、低热、多汗,血糖升高,糖耐量降低,可发生糖尿,四肢乏力,体重下降,久病者多表现为消瘦体型。其他表现:儿茶酚胺可松弛胃肠平滑肌,使胃肠蠕动减弱,故可引起便秘,有时甚为顽固。胃肠小动脉的严重收缩痉挛,可使胃肠黏膜缺血,偶有坏死穿孔等症状。由于肿瘤生长对邻近器官的压迫,临床上可出现相应的表现。

嗜铬细胞瘤多为良性,约占 90%。故其形状或小于枇杷,或大如哈密瓜。一般如柑大小,呈扁圆略带扇形,切面为深黄或棕色。肿瘤细胞较大,为不规则多角形,胞浆中颗粒较多;细胞可被铬盐染色,因此称为嗜铬细胞瘤(图 5-7-7)。

【影像学表现】

CT 表现:一侧肾上腺圆形或椭圆形肿块,可达10cm 以上。小者肿瘤密度均匀,大者因陈旧性出血、坏死而密度不均,内可单发或多发低密度区,似囊性变。增强检查肿瘤明显强化,内低密度区无强化。病变表现为圆形肿块,密度不均,其内可见多发低密度区(图 5-7-8)。

MR 表现:T1WI 上信号类似肌肉信号,T2WI 上因富含水分和血窦呈明显高信号。肿瘤出血坏死时,

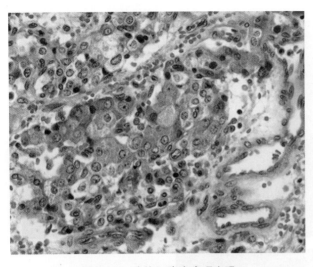

图 5-7-7　嗜铬细胞瘤病理表现

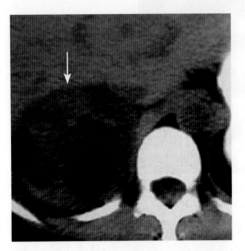

图 5-7-8　肾上腺嗜铬细胞瘤 CT 影像表现
右侧肾上腺区圆形肾上腺嗜铬细胞瘤，密度不均（箭头）

肿瘤内短 T1WI 或长 T1WI 信号。因瘤内不含脂肪，因而反相位其信号强度无减低。增强检查表现为瘤实体部分明显强化。T1 加权（图 5-7-9a）反相位病变信号未降低，T2WI（图 5-7-9b）病变高信号。

肾上腺外嗜铬细胞瘤：

CT 和 MR 表现：腹主动脉旁、膀胱壁、髂血管旁或纵隔等处的类圆形肿块，边界清楚，直径为 1cm 至数厘米，其发生膀胱壁的肿瘤较小。增强同肾上腺嗜铬细胞瘤。

【首选检查】

CT 检查为首选检查方法。检查前准备及检查技术：同"肾上腺皮质增生"。

【检查方法分析比较】

超声是一种简便易行的检查手段，但检查结果受操作者技术的影响明显，而且腹部脂肪及肠道气体限制了它检查的敏感性，据报道小于 3cm 的肾上腺肿瘤检出率只有 65%，但超声测量的肾上腺肿瘤直径与 CT 的测量值高度一致，故可以作为良性肿瘤的有效随访手段。肾上腺内镜超声成像是一种新的肾上腺嗜铬细胞瘤检查技术，在临床上应用越来越多，超声内镜的探头经口腔、食管进入胃，对左侧肾上腺检查时探头位于胃内近左肾上腺侧，右侧时探头则位于十二指肠球部。一般认为内镜超声成像不能区别肾上腺嗜铬细胞瘤的良恶性，但有时能发现传统成像方法不能发现的小病灶。由于多层螺旋 CT 的高分辨力及其在临床中的广泛应用，已经成为嗜铬细胞瘤疑似患者首选的检查方法，CT 检查对肾上腺嗜铬细胞瘤的敏感度为 90%～100%，但对异位肾上腺嗜铬细胞瘤的敏感度只有 90% 左右。MR 检查对嗜铬细胞瘤具有非常高的敏感度（93%～95%），已经成为一种常用的肾上腺成像方法。MR 作为无辐射的成像技术是孕妇及儿童的首选检查方法。除常规的 T1WI、T2WI、STIR 成像序列外，化学位移成像（chemical shift imaging，CSI）序列已被列为嗜铬细胞瘤与肾上腺腺瘤鉴别诊断必不可少的重要序

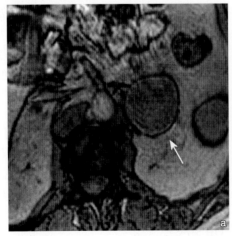
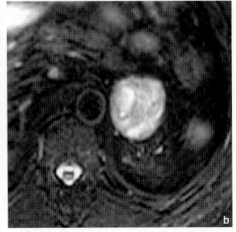

图 5-7-9　肾上腺嗜铬细胞瘤 MR 影像表现
a. T1 加权反相位（箭头）；b. T2WI

列。PET成像能在肿块解剖形态发生变化以前发现其功能代谢的变化,因此PET的代谢成像与CT的解剖成像相比在恶性肿瘤的随访方面更具有优越性。PET具有更好的影像质量、更低的放射损伤,特别是其优良的功能成像,能获得生理及病理生理信息,但是由于核医学成像空间分辨力欠佳,设备及药物价格昂贵等因素,限制了它的应用。

四、肾上腺髓性脂肪瘤

【概述】

肾上腺髓质脂肪瘤是一种少见的无功能的良性肿瘤,组织学上由成熟的脂肪组织和骨髓造血组织构成。

【局部解剖】

局部解剖同图5-7-1。

【临床表现与病理基础】

肾上腺髓样脂肪瘤,很少见到临床症状,主要靠CT、MRI等影像检查。一般3～5cm以下,生长速度较慢的可以临床观察,没有特效药物可以治疗。但如果与其他肾上腺肿瘤鉴别不清的可以考虑手术切除,术后病理检查。

【影像学表现】

CT表现:见单侧或双侧肾上腺类圆肿块,直径10cm以下,混杂密度。增强肿块软组织部分强化(图5-7-10)。

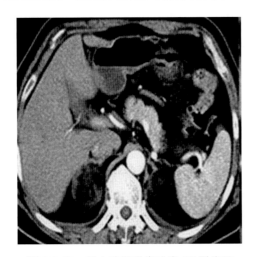

图5-7-10　肾上腺髓样脂肪瘤CT影像图

MR表现:肿块信号不均,内含不规则短T1WI高信号长T2WI高信号,且与皮下脂肪信号强度相同,抑脂序列STIR上信号强度下降,增强为不均一强化。

【首选检查】

超声检查为首选筛查方法。检查前准备及检查技术:同"肾上腺皮质增生"。

【检查方法分析比较】

超声检查是肾上腺髓质脂肪瘤的首选影像学检查方法,定位、定性准确率高。超声主要表现为肾上腺区域稍强回声,网状强回声,主要与脂肪和骨髓组织的比例有关,脂肪比例较多,回声偏强,故超声声像图回声与肾上腺髓样脂肪瘤组织学变化有一定的相关性。CDFI未探及血流信号或极稀少。CT及MRI均能较好的显示病变,也具有一定的特异性征象。CT定位、定性准确率高,肾上腺失去正常结构,该区域见肿块影像,密度不均匀,以低密度表现为主,增强后未见明显强化,部分病灶内可见出血、钙化,肿块较大时,可伴有相邻组织受压移位,但无受侵侵犯,大部分患者有包膜,边界光滑完整。三维重建图像,可清楚显示周围组织毗邻关系。MR表现稍长T1WI长T2WI信号,且混杂一些斑点状低信号,增强后无强化。

五、肾上腺节细胞神经瘤

【概述】

肾上腺节细胞神经瘤起于成熟的交感神经细胞,多见于青年人,也可见于儿童,是细胞成熟的良性肿瘤,女性较多见。其好发部位最多见于肾上腺,其次为上腹腔交感神经节。神经节细胞瘤为良性肿瘤,有包膜,由成熟的锥形神经节细胞组成。临床症状取决于肿瘤的发生部位和大小。

【局部解剖】

局部解剖同图5-7-1。

【临床表现与病理基础】

肾上腺神经节细胞瘤是一种少见的无功能性肿瘤,其临床症状不明显,或无任何不适,各项化验检查均正常。

在组织形态学上,肿瘤呈结节状或分叶状,界限清楚,呈橡皮样硬度,切面灰白或棕黄色;肿瘤由分化成熟的Schwann细胞、神经节细胞,以及神经胶原纤维束组成。神经节细胞呈多角形,核大、圆形,有明显核仁。神经纤维增生排列呈波浪状或编织状(图5-7-11)。

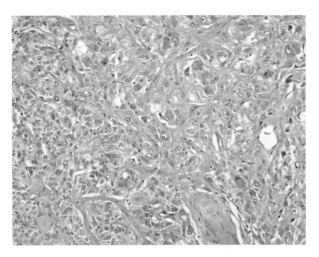

图5-7-11　肾上腺节细胞神经瘤病理表现

【影像学表现】

CT 表现：卵圆或分叶肿块影，大小为 2～10cm 或更大，小者瘤密度均匀，大者可不均且其内可见不规则形低密度区的囊变或出血灶。增强显示瘤均匀或不规则强化，其内低密度区不强化（图 5-7-12）。

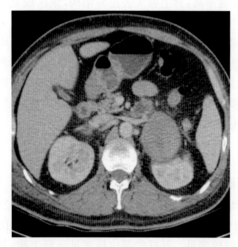

图 5-7-12　肾上腺节细胞神经瘤 CT 影像表现

【首选检查】

超声检查为首选筛查方法。检查前准备及检查技术：同"肾上腺皮质增生"。

【检查方法分析比较】

超声无创、安全、便捷，是首选的初步筛查诊断方法，诊断价值较大，有文献报道检出率 88.9%，定位诊断准确率 100%，但其特异性不高。CT 平扫表现低于同层肌肉密度和肝脏密度，与肾脏密度相近，肿瘤较大时密度可不均匀，平扫 CT 值多小于 40Hu。螺旋 CT 丰富的图像后处理功能对其形态及病灶周围情况显示更佳。MRI 有极高的软组织分辨率，可清晰显示肿瘤的内部组织成分及包膜，肿瘤的信号强度与脊柱的肌肉相比分为高、等或低信号。MRI 对肾上腺节细胞神经瘤包膜的显示率较 CT 高，增强扫描后包膜显示率亦会增加，延时期扫描对包膜显示最佳。

六、肾上腺海绵状血管瘤

【概述】

肾上腺海绵状血管瘤是极为罕见的无功能性良性肿瘤，国内外公开报道的病例较少，自 1955 年 Johnson 和 Jeppesen 首次报道通过外科切除后诊断为肾上腺海绵状血管瘤的病例以来，国内外报道约 50 例。

【局部解剖】

局部解剖同图 5-7-1。

【临床表现与病理基础】

肾上腺海绵状血管瘤发展较慢，根据其深度不同表现的症状也不同，如位于皮下组织，表现为高出皮肤隆起包块，皮肤呈紫色，触之柔软，包块如海绵状或面团的感觉，界限不太清楚或与皮下组织有明显界限，压之有压缩感，包块大小有时随体位改变有变化，增大或缩小。位于深部肌肉组织的海绵状血管瘤，表现局部肿胀，患肢粗，皮肤色泽正常，触之无明显包块，局部柔软有压缩感。血管瘤患处有酸胀沉重感，有时累及神经受压迫，有疼痛感，患处肌肉无力。

肾上腺海绵状血管瘤实质是畸形血管团，血管团的供血动脉和引流静脉均为正常管径的血管，瘤内的血液流速缓慢，故血管造影不能显示畸形血管团病灶。血液滞留也是畸形血管内形成血栓和钙化的原因。病灶外观为紫红色，表面呈海绵状或蜂窝状。其血管壁由单层内皮细胞组成缺少肌层和弹力层，管腔内充满血液，可有新鲜或陈旧血栓；异常血管间为疏松纤维结缔组织（图 5-7-13）。

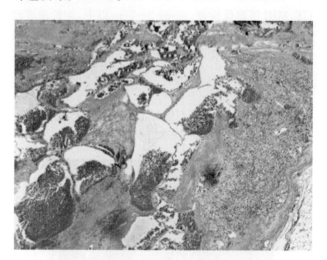

图 5-7-13　肾上腺海绵状血管瘤病理表现

【影像学表现】

CT 表现：密度不均的肿块影，周边呈软组织密度，中心可为不规则低密度区，内可有点状钙化。增强显示周边斑片状强化，延时增强类似于肝脏海绵状血管瘤（图 5-7-14）。

MR 表现：表现为 T1WI 低信号，T2WI 高信号或不均匀信号的肿块影，增强方式类似于肝脏海绵状血管瘤。ADC 图像表现为高信号或稍高信号，DWI 表现为弥散轻度受限。

【首选检查】

超声检查为首选筛查方法。检查前准备及检查技术：同"肾上腺皮质增生"。

【检查方法分析比较】

超声检查是肾上腺海绵状血管瘤的首选影像学检查方法。腹部平片可见静脉石，血管造影表现为肿瘤周围见小的血管链，呈环状或弧状，周边并有不规则排

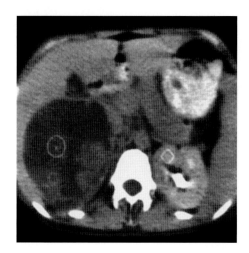

图 5-7-14 肾上腺海绵状血管瘤 CT 影像表现

列成串浓稠浑浊状"血管湖"。CT 及 MR 检查对肾上腺海绵状血管瘤的诊断也能起到补充作用。CT 检查显示解剖关系明确,易于发现肾上腺肿块、增生和萎缩,对肾上腺病变的显示要优于其他影像学技术;CT 检查密度分辨率高,能显示肾上腺病变的一些组织特征,例如脂肪组织、液体、钙化等成分,因而有助于病变的定性诊断。

七、肾上腺囊肿

【概述】

肾上腺囊肿泛指肾上腺囊性病变,临床上比较少见,多为非功能性囊肿,很少有内分泌紊乱表现。此病可发生于任何年龄,以 30～50 岁多见。女性多于男性,约为 3∶1。囊肿多为单发,双侧约占 15%,婴幼儿约半数为双侧病变,左侧较右侧多见。

【局部解剖】

局部解剖同图 5-7-1。

【临床表现与病理基础】

肾上腺囊肿一般无症状,多于体检或其他原因检查时发现,当肾上腺囊肿较大时,可因压迫周围脏器出现腰腹部胀痛及胃肠道不适等非特异性症状,少数患者可因囊肿破裂出血引起急腹症,手术探查时才被发现。

肾上腺囊肿分为四种病理类型:内皮性囊肿:占 45%,又分为淋巴瘤型和血管瘤型,囊壁内衬以光滑和平坦的内皮细胞为其特点;假性囊肿:占 39%,主要因肾上腺组织或肿瘤内出血所致,也可因肿瘤的囊性退行性变所引起,囊壁由致密纤维组织组成,无上皮层衬里;上皮性囊肿:占 9%,包括胚胎性囊肿,肾上腺囊腺瘤,真性或潴留性囊肿 3 类,内壁衬以腺上皮细胞;寄生虫性囊肿:7%,以包虫性囊肿为最多见,表现为壁厚,多钙化,并可

见头节(图 5-7-15)。

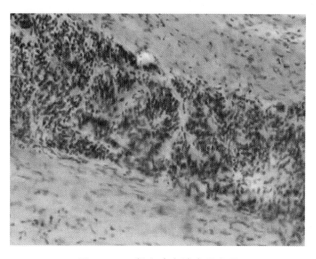

图 5-7-15 肾上腺囊肿病理表现

【影像学表现】

CT 表现:见肾上腺类圆或椭圆形肿块,呈均一水样密度影,边缘光滑锐利,壁薄一致,少数囊肿边缘呈弧线状钙化,增强无强化(图 5-7-16)。

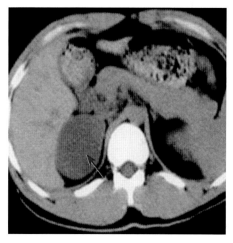

图 5-7-16 肾上腺囊肿 CT 影像表现
CT 平扫见右侧肾上腺区椭圆形占位,水样密度,边缘锐利(红箭头)

MR 表现:示肾上腺类圆型囊性病变,囊肿呈长 T1WI 长 T2WI 信号,增强无强化,DWI 提示弥散不受限。

【首选检查】

超声检查为首选筛查方法。检查前准备及检查技术:同"肾上腺皮质增生"。

【检查方法分析比较】

超声检查是肾上腺囊肿的首选影像学检查方法。超声检查对肾上腺囊肿有很高的敏感性和辨别能力。CT 及 MRI 检查均具备准确判断病变的能力,尤以 MRI 更能观察囊肿的内容,判断其性质。

八、肾上腺假性囊肿

【概述】

肾上腺假性囊肿是在肾上腺炎、肾上腺坏死、外伤等导致肾上腺实质损伤的基础上,由外漏的血液和坏死组织等包裹而形成的囊肿,囊壁由肉芽组织或纤维组织构成,无上皮细胞内衬。

【局部解剖】

局部解剖同图 5-7-1。

【临床表现与病理基础】

肾上腺假性囊肿属于肾上腺囊肿的一种,多无症状,常因体检或其他原因检查时发现,可伴有不同程度的腰、腹、肋部压迫症状和腹部包块,少数病例有贫血症状。囊肿较大时,可因压迫周围脏器出现腰腹部胀痛及胃肠道不适等非特异性症状,部分患者可因囊肿破裂出血引起急腹症,手术探查时才被发现。

肾上腺假性囊肿,囊壁为纤维组织,无上皮或内皮被覆,常无内分泌异常表现(图 5-7-17)。

【影像学表现】

超声表现:肾上腺区见一边界清楚的液性无回声

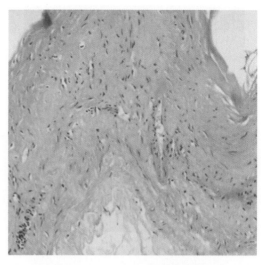

图 5-7-17　肾上腺假性囊肿病理表现

区,呈圆形或卵圆形,伴后方回声增强效应。

CT表现:肾上腺区圆形、椭圆形的低密度影,边界光滑、囊壁薄,厚度一般不超过 3mm。部分(约 15%)病例囊壁有弧形或斑点状钙化,尤其是出血后囊肿。增强扫描无增强效应(图 5-7-18)。

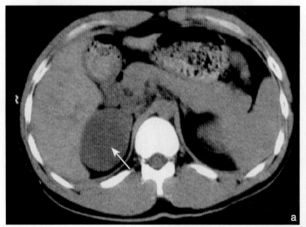

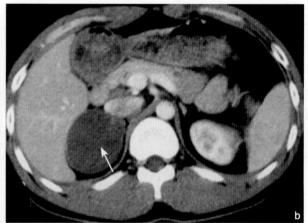

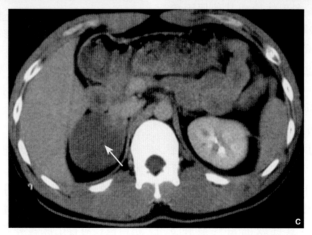

图 5-7-18　右侧肾上腺假性囊肿 CT 影像表现

a. 右侧肾上腺区见一类圆形占位(箭头),边缘光滑,密度低、均匀;b～c. 增强(b)及延迟扫描(c)未见明显强化

【首选检查】

超声检查为首选筛查方法。检查前准备及检查技术:同"肾上腺皮质增生"。

【检查方法分析比较】

超声检查是肾上腺假性囊肿的首选影像学检查方法。CT 及 MR 检查对肾上腺假性囊肿也能准确显示,尤其是 MRI 还能观察囊肿的结构,并判断其性质。

九、肾上腺神经母细胞瘤

【概述】

肾上腺神经母细胞瘤是一种神经细胞的恶性肿瘤,常见于儿童,主要起源于肾上腺,但也可起源于肾上腺外的交感神经的其他部分,包括腹膜后或胸部。约 75% 的神经母细胞瘤患者在 5 岁以下。某些患者有家族倾向性。大约 65% 的肿瘤起源于腹部;15%~20% 起源于胸部;其余 15% 起源于不同的部位,如颈部,骨盆等。

【局部解剖】

局部解剖同图 5-7-1。

【临床表现与病理基础】

临床症状取决于肿瘤的发生部位和大小。最主要临床表现是局部肿块。如压迫脊髓可导致神经源性膀胱,引起肾、输尿管移位和梗阻。许多神经母细胞瘤产生儿茶酚胺,可测得患儿尿中儿茶酚胺分解产物浓度升高(图 5-7-19)。

【影像学表现】

超声表现:左侧肾上腺区巨大团块状回声,呈分叶状,内可见钙化和液化灶。

CT 表现:呈结节状或巨大软组织肿块,单发多见,多为类圆形,部分病例形状不规则。密度不均,常见囊变、坏死及钙化。增强扫描可见中重度强化、呈不均匀的云絮状,偶可见强化的肿瘤血管(图 5-7-20)。

【首选检查】

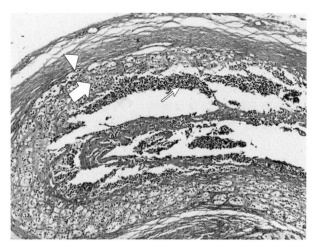

图 5-7-19　肾上腺神经母细胞瘤病理表现
病灶特异性病理表现如白色箭头所示

超声检查为首选筛查方法。检查前准备及检查技术:同"肾上腺皮质增生"。

【检查方法分析比较】

超声检查是肾上腺神经母细胞瘤的首选影像学检查方法。超声检查对肾上腺神经母细胞瘤的诊断无困难,同时可以检查是否有腹部内器官的转移。CT 及 MR 检查的影像学表现基本类似,均能很好的显示病变,可了解肿瘤的部位、大小、包膜有无以及有无淋巴结和其他器官侵犯。但 MRI 不需要增强即可了解神经母细胞瘤对血管结构的侵犯程度和范围。

十、肾上腺皮质腺癌

【概述】

肾上腺皮质癌是发生于肾上腺皮质的恶性肿瘤,分为有内分泌功能性和无内分泌功能性两种类型,可发生于任何年龄,约 50% 为有内分泌功能性肿瘤。

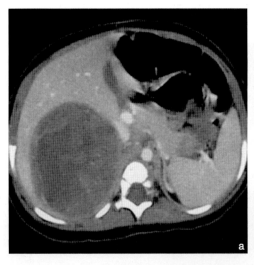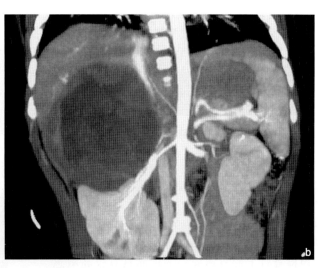

图 5-7-20　肾上腺神经母细胞瘤 CT 影像表现
a. 右侧肾上腺区类圆形占位;b. 增强扫描可见不均匀云絮状强化

【局部解剖】

局部解剖同图 5-7-1。

【临床表现与病理基础】

按有无内分泌功能失调可分为功能型和非功能型,功能型多表现为库欣综合征和原醛症。非功能型主要有腹部包块,腰腹部疼痛,发热等症状,当出现进行性消瘦,乏力,食欲缺乏时,多为晚期表现。当出现远处转移时,可产生全身反应。

【影像学表现】

CT 表现:肾上腺可见较大肿块,直径常超过 7cm。类圆、分叶或不规则形,密度常不均。其内可坏死或陈旧性出血导致不规则低密度区。增强显示瘤实体部分强化,其内低密度不强化。Cushing 综合征的皮质癌还可引起对侧肾上腺萎缩,患侧肾上腺因肿块较大而显示不清,患侧肾脏受压狭窄或转位。右肾上腺肿瘤还可致下腔静脉前内移位,左侧者造成胰腺受压前移。下腔静脉受累时增强其内无强化瘤栓。可见肺转移、肝转移、脊柱转移、纵隔淋巴转移(图 5-7-21)。

MRI 表现:肾上腺区可见较大肿块,COR、SAG 位有助于确定肿块源自肾上腺。肿块信号不均,其内T1WI 上可见等或低于肝脏的信号,T2WI 上为等或高于脂肪的信号。若瘤内出血,其信号强度随出血时间而异。增强显示肿块不均一强化。瘤侵犯下腔静脉时,其内留空信号影消失或 GRE 序列上不再是高信号。可发现腹膜后、纵隔淋巴等处转移。

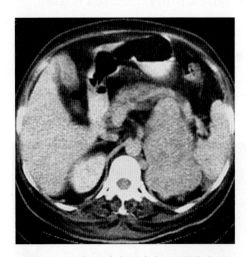

图 5-7-21 肾上腺皮质腺瘤 CT 影像表现

【首选检查】

超声检查为首选筛查方法。检查前准备及检查技术:同"肾上腺皮质增生"。

【检查方法分析比较】

超声检查是肾上腺皮质腺癌的首选影像学检查方法。超声检查肾上腺皮质腺癌的诊断具有较高敏感性,但是对小于 1cm 的恶性肿瘤,容易漏诊。CT 和MRI 检查可了解肿瘤的部位、大小、有无包膜以及对淋巴结和其他器官的侵犯。但有时 CT 及 MRI 也难以判断其良恶性。

十一、肾上腺淋巴瘤

【概述】

肾上腺淋巴瘤又称乳头状淋巴囊腺瘤。本病首先由Albrecht 和 Arzt(1910)报道,并称之为乳头状淋巴囊腺瘤。Warthin(1929)报告 2 例并详加描述,故以此命名。

【局部解剖】

局部解剖同图 5-7-1。

【临床表现与病理基础】

本病早期多无症状,有时可出现肾上腺皮质功能减退症,如逐渐加重的全身不适、无精打采、乏力、倦怠、食欲减退恶心、体重减轻、头晕和体位性低血压等。皮肤黏膜色素沉着是该症状的典型特征,色素沉着分布是全身性的,但以暴露部位及易摩擦的部位更明显。本病晚期,会出现淋巴瘤的全身症状及恶变。肿瘤主要由 T 淋巴细胞及少数 B 淋巴细胞组成(图 5-7-22)。

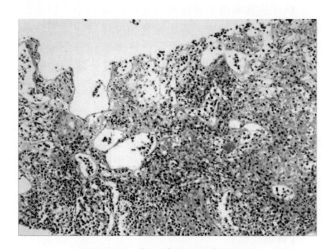

图 5-7-22 肾上腺淋巴瘤病理表现

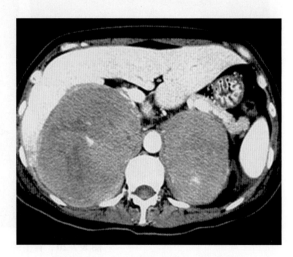

图 5-7-23 肾上腺淋巴瘤 CT 影像表现

【影像学表现】

CT 表现：可见单侧或双侧性大肿块，呈软组织密度。病灶内可见出血或钙化。呈浸润性生长，易包绕肾上极而非直接侵犯。增强呈均一或不均匀强化（图5-7-23）。

MR 表现：瘤信号不均，T1WI 上为低于肝脏高于肌肉的低信号，T2WI 上为高于脂肪的高信号，DWI 表现为弥散受限。

【首选检查】

超声检查为首选筛查方法。检查前准备及检查技术：同"肾上腺皮质增生"。

【检查方法分析比较】

超声检查是肾上腺恶性淋巴瘤的首选影像学检查方法。超声检查对肾上腺恶性淋巴瘤的诊断有一定的特异性，同时可以了解腹部内器官是否有的转移。CT及 MRI 检查对肾上腺恶性淋巴瘤诊断作用基本相同，但 MRI 则可了解肾上腺恶性淋巴瘤对毗邻组织的侵犯程度。

十二、肾上腺纤维干酪性结核

【概述】

肾上腺纤维干酪性结核表现为爱迪生症，因双侧肾上腺皮质破坏，肾上腺糖皮质激素（皮质醇）和盐皮质激素（醛固酮）分泌缺乏引起相应症状。

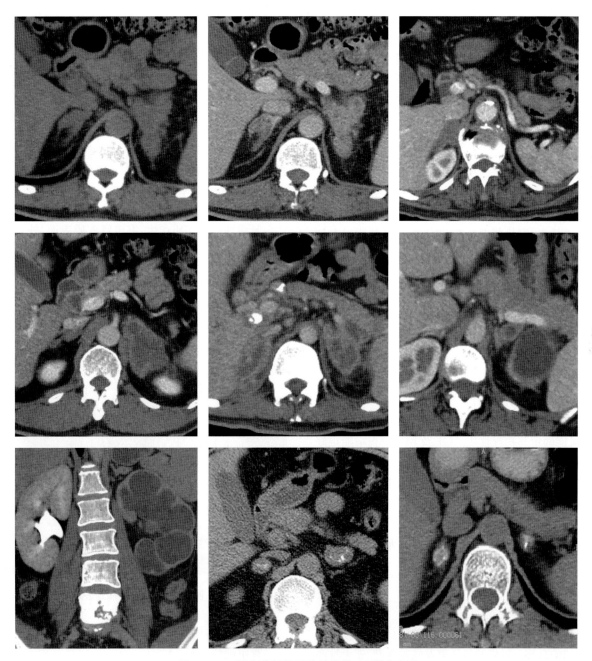

图 5-7-24　肾上腺纤维干酪性结核 CT 影像表现

【局部解剖】

局部解剖同图 5-7-1。

【临床表现与病理基础】

本病最突出的临床表现为爱迪生症,即肾上腺皮质功能减退症,会出现如下反应:皮肤色素沉着,虚弱无力,食欲减退,消瘦,低血压,直立性晕厥,心脏缩小,女性腋毛和阴毛稀少或脱落等。同时具有结核病的一般临床表现,如可有低热、盗汗、肺部结核和肾上腺钙化影像。另外,在应激状态(外伤、感染等)或突然中断激素替代治疗,可诱发肾上腺危象,可出现恶心、呕吐、晕厥、休克、昏迷。

肾上腺纤维干酪性结核病理表现为干酪样组织强嗜酸性,其中散布大量核碎片,左侧为残留的皮质细胞岛。

【影像学表现】

CT 表现:双侧肾上腺增大,不规则肿块且其长轴与肾上腺一致。肿块密度不均,内有多发低密度区为干酪化灶。病灶中心或边缘有点状钙化。增强显示肿块周边及内隔部分发生强化,其内低密度区无强化(图 5-7-24)。

MR 表现:见双侧肾上腺肿块呈混杂信号,T1WI、T2WI 主要为低信号,其内可见长 T1WI、长 T2WI 信号。

【首选检查】

超声检查为首选筛查方法。

检查前准备:空腹即可。

检查技术:冠状断面扫查:患者取仰卧位或左右侧卧位 60°～90°,探头位于肋腹部,通过肝、脾作为透声窗探查左、右肾,在各自上极的上方纵向扫查,声束指向内侧前方,容易显示肾上极的肾上腺。俯卧位纵断面扫查:在背部先纵断扫查显示肾脏,然后声束指向内侧,右侧扫查时在下腔静脉后方,右肾上极前方寻找肾上腺,左侧扫查时在左肾上极前方寻找肾上腺,经背部扫查时须嘱患者深呼吸,容易显示肾上腺。

【检查方法分析比较】

超声检查能显示肾上腺纤维干酪性结核的范围与形态,又能确定其物理性质。CT 及 MR 检查均能很好的显示病变,CT 增强可反映肾上腺纤维干酪性结核的特征,MR 检查也能清晰完整的显示肾上腺纤维干酪性结核位置和形态。

第八节　肾脏疾病

一、肾囊肿

【概述】

肾囊肿是肾脏内出现大小不等的、与外界不相通的囊性肿块的总称。肾囊肿包括单发性肾囊肿、先天性多囊肾和先天性多发性肾囊肿等。患者平时没有什么症状,仅通过超声检查发现。少数患者可有多个囊肿。囊肿壁薄,囊内为澄清带黄色的液体,多为核桃大小。

肾囊肿发生原因还不十分清楚,一般认为属于肾脏退行性变,因而发病者多为老年人。小的囊肿不会引起任何症状。近来由于超声检查的广泛开展,所以发现有肾囊肿者也增多了。

【局部解剖】

肾脏为成对的扁豆状器官,位于腹膜后脊柱两旁浅窝中。约长 10～12cm、宽 5～6cm、厚 3～4cm、重 120～150g;左肾较右肾稍大,肾纵轴上端向内、下端向外,因此两肾上极相距较近,下极较远,肾纵轴与脊柱所成角度为 30 度左右。肾脏一侧有一凹陷,叫做肾门,它是肾静脉、肾动脉出入输尿管与肾脏连接的部位(图 5-7-1)。

【临床表现与病理基础】

通常无症状,多在体检或其他疾病做影像学检查时偶然发现。部分患者会感到患侧"腰背酸痛"的症状,往往也不是由肾囊肿直接导致的。一些非常大的肾囊肿,尤其是发生囊内出血或感染的肾囊肿会明显的产生腰腹疼痛不适症状。有的肾囊肿恰巧压迫了输尿管或肾盏颈部,会引起肾积水和继发感染,继而出现腰痛、发烧、尿路感染的症状。个别的单纯肾囊肿会发生囊壁癌变,癌变率约为 1%,囊肿内有出血时应警惕癌变可能。

肾囊肿自肾实质产生,突出肾皮质表面,外观呈蓝色,但也可位于肾皮质深层或髓质。囊壁薄,为单层扁平上皮,囊内含清亮浆液性液体。囊壁厚而不光滑,液体为血性者,提示有恶变的可能,恶变率为 3～7%。位于下极的巨大肾囊肿,可压迫输尿管引起梗阻、积液和感染(图 5-8-1)。

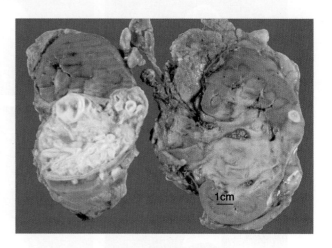

图 5-8-1　肾囊肿病理表现

【影像学表现】

肾单纯性囊肿:

超声表现:囊肿表现为光滑整齐的无回声区,后方回声增强现象,囊肿壁呈强回声的弧形影。

X线表现:尿路造影的表现与囊肿位置大小有关。小者或小且向肾外生长的不造成肾盂肾盏改变。大者或位置深者可使相邻肾盂肾盏受压变形,但不破坏。

CT表现:肾内边缘锐利的圆形水样低密度灶,介于-15~15HU之间,常突向肾外,壁薄而光滑,可单发可多发,累及一侧或双侧肾脏。增强不强化。囊肿出血感染钙化变成复杂性囊肿,表现为囊壁增厚、钙化和(或)囊内密度增高(图5-8-2)。

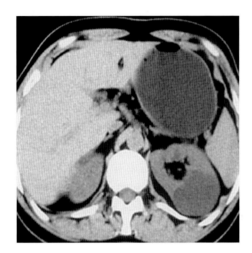

图5-8-2　肾囊肿CT影像表现

MRI表现:囊肿呈长T1WI(低信号)长T2WI(高信号)信号,增强无强化。复杂性囊肿T1WI上呈不同程度高信号,T2WI仍高信号。DWI显示弥散不受限,ADC囊肿表现为高信号。

多囊肾:

X线表现:双肾影分叶状增大;尿路造影显示双侧肾盂肾盏移位、拉长、变细、分离,呈蜘蛛足样变。

CT表现:双肾多发大小不一圆形或椭圆形水样低密度灶,边界清楚,大小不等,增强无强化。早期肾脏大小正常,随病情进展,囊肿数目增多增大,使肾体积增大,边缘分叶状。囊内合并出血呈高密度,常伴多囊肝。

MR表现:肾脏轮廓呈不规则分叶,肾髓质皮质内见大小不等的多发囊肿,甚至突出肾外,呈蜂窝状。囊肿呈长T1WI长T2WI信号,部分囊内出血T1WI可呈高信号。

【首选检查】

超声检查为首选筛查方法。检查前无需特殊准备。

检查技术:冠状断面扫查:患者取仰卧位或左右侧卧位60~90°,探头位于胁腹部,声束指向内前方,通过肝、脾作为透声窗探查右肾和左肾,由于肾上极稍偏向后,肾下极稍偏向前,因此,探查时,探头前端应稍向后端倾斜,此断面肾脏显示清晰。

俯卧位纵断面扫查:患者俯卧位,探头放置于脊柱旁,与脊柱成一定角度,声束与肾长轴平行,可获得肾长轴纵断面声像图。有时肾上极因肺气体影响显示不佳,可嘱患者深吸气后屏气检查。

【检查方法分析比较】

超声、CT和MRI对肾囊肿诊断均不困难,一般首选超声,尤其是单纯性囊肿;超声检查诊断肾囊肿的准确率在所有影像学方法中为最高,具有重要临床应用价值。超声显像既能显示占位性病变的大小与形态,又能确定其物理性质。但复杂囊肿的诊断,CT和MRI相对具有优势,对于病灶内分隔的显示MRI优于CT,但对于钙化的显示MRI不如CT。

二、肾脓肿

【概述】

肾脓肿又称肾积脓,是指肾实质感染所致广泛的化脓性病变或尿路梗阻后肾盂肾盏积水继发感染而形成一个积聚脓液的囊腔。常见于上尿路梗阻的患者。女性的发病率高于男性数倍。女性在儿童期、新婚期、妊娠期和老年时更易发生。尿路梗阻、膀胱输尿管反流及尿潴留等情况可以造成继发性肾盂肾炎。

【局部解剖】

局部解剖同图5-7-1。

【临床表现与病理基础】

发热:突然发生寒战、高热,体温上升至39度以上,伴有头痛、全身痛以及恶心、呕吐等。热型类似脓毒症,大汗淋漓后体温下降,以后又可上升,持续1周左右。腰痛:单侧或双侧腰痛,有明显的肾区压痛、肋脊角叩痛。膀胱刺激症状:由上行感染所致的急性肾盂肾炎起病时即出现尿频、尿急、尿痛、血尿。血行感染者常由高热开始,而膀胱刺激症状随后出现,有时不明显。

致病菌主要为大肠埃希菌和其他肠杆菌及革兰阳性细菌,如大肠埃希菌、变形杆菌、粪链球菌、葡萄球菌、产碱杆菌、铜绿假单胞菌等。极少数为真菌、病毒、原虫等致病菌。多由尿道进入膀胱,上行感染经输尿管达肾,或由血行感染播散到肾(图5-8-3)。

【影像学表现】

CT表现:炎症期:肾实质内稍低密度肿块影,增强可轻微不规则强化;成熟期:表现为类圆均一低密度影,CT值可达30HU,周边呈不规则环状明显强化(脓肿壁),中心不强化(脓腔)。部分脓肿壁内可见低密度气体影。感染蔓延至肾周间隙时,显示为肾周脂肪密度增高,有脓肿时表现为肾周和肾旁脂肪间隙消失,代

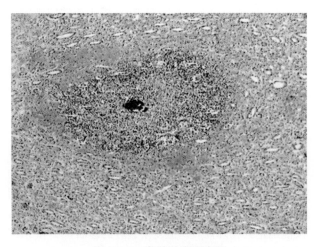

图 5-8-3　肾脓肿病理表现

以混杂密度肿块。增强表现为不规则单发或多发环状强化(图 5-8-4)。

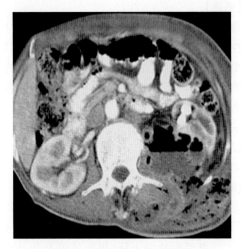

图 5-8-4　肾周脓肿 CT 影像表现

MRI 表现：成熟期脓肿为肾实质内长 T1WI 长 T2WI 信号。增强 T1WI 为脓肿周边环状强化。

【首选检查】

超声检查为首选筛查方法。检查前准备及检查技术：同"肾囊肿"。

【检查方法分析比较】

超声显像能显示肾周脓肿的范围与形态，又能确定其物理性质。CT 及 MRI 检查均能很好的显示病变，MRI 检查能清晰完整的显示肾周脓肿位置和形态。肾脓肿的表现因病期而异，早期炎症期超声检查难以发现，而 CT 增强可反映脓肿的特征，根据典型所见，结合临床和实验室资料，诊断多无困难。

三、肾　结　石

【概述】

肾结石是尿液中的矿物质结晶沉积在肾脏里，有时会移动到输尿管。它们的体积小至沙粒，也有大到高尔夫球。较小的肾结石常会随尿液排出体外，但如果直径增加到数毫米，可能会堵住输尿管，造成尿液受阻，引起剧烈腰痛，有时疼痛会延伸到下腹部或腹股沟。

【局部解剖】

局部解剖同图 5-7-1。

【临床表现与病理基础】

肾结石的患者大多没有症状，除非肾结石从肾脏掉落到输尿管造成输尿管的尿液阻塞。常见的症状有腰痛、盗汗、恶心、呕吐(这是因为肾脏内压力升高，影响到胃肠道的反应)、烦躁不安、血尿等。如果合并尿路感染，也可能出现畏寒、发烧等现象。

肾结石病因可分为原发性、其他疾病及与饮食习惯有关。已经知道泌尿结石有 32 种成分，最常见的成分为草酸钙，一般人的观念总以为摄取过量的钙会加速肾结石产生。然而有充分的证据指出，对许多肾结石患者而言，低钙饮食和高结石率有关联，反之亦然。其他的肾结石成分如磷酸铵镁、尿酸、磷酸钙以及胱胺酸(一种氨基酸)等，也可以是以上各种成分的混合物。磷酸铵镁结石的成因是有一些细菌在尿液中繁殖，并分解尿素，使尿液呈碱性。能分解尿素的细菌中，最常见的是变形杆菌，其他尚有克列勃菌、沙雷氏菌等属的细菌。

【影像学表现】

X 线表现：平片检查：肾门区单发或多发的均一高密度影或分层，可单侧或双侧。形态可为圆形、三角形、鹿角形、桑葚形；大小不定，小者呈点状、结节状，大者可充满全肾。侧位显示结石影与脊柱重叠。尿路造影：主要用于检查阴性肾结石，表现为肾盂内充盈缺损。

CT 表现：能够发现 X 线所不能发现的结石(图 5-8-5)。

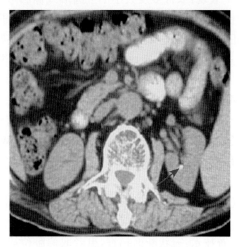

图 5-8-5　肾盂结石 CT 影像表现
CT 平扫见左侧肾盂高密度结石影(红箭头)

【首选检查】

超声检查为首选筛查方法。检查前准备及检查技术:同"肾囊肿"。

【检查方法分析比较】

超声显像能肾结石显示的大小、位置及形态,又能了解肾盂及输尿管积水的程度。CT检查也能很好的显示阳性结石,X线摄影检查0.5mm以上的阳性结石也能明确其位置和形态,MRI检查运用MRU能清晰完整的显示肾盂及输尿管积水的程度和结石的位置。

四、肾结核

【概述】

肾结核是结核杆菌所致之肾脏感染。感染源绝大多数来自于体内的结核病源,主要是来自于肺结核,其传染途径主要是结核杆菌经血流播散至肾脏。少数可来自盆腔生殖系统的结核病源,经淋巴道等方式传播到肾脏。肾结核如能早期确诊及采用正确的治疗措施,是可以完全治愈的。但若发现过晚,则可导致肾实质的严重损害,甚至导致尿毒症。本病多见于青壮年(占82%),男性略多于女性,为最常见的肺外结核,在未经治疗的肺结核中,并发肾结核者占4%~8%。

【局部解剖】

局部解剖同图5-7-1。

【临床表现与病理基础】

肾结核在早期常无明显症状,尿路造影也无异常,唯一重要的阳性发现只是尿内有少量红细胞和脓细胞,此时尿内可查到结核分枝杆菌,随着病情的发展,可出现下列症状:膀胱刺激征:这是肾结核的典型症状,约80%患者尿频,同时有尿急,尿痛;血尿:这是肾结核的另一重要症状,发生率约70%,一般与尿频,尿急,尿痛等症状同时出现,多为终末血尿;脓尿:发生率约20%,尿液中有大量脓细胞,也可混有干酪样物质,严重者呈米汤样,也可为脓血尿;腰痛:发生率约10%,早期一般无腰痛,但晚期结核性脓肾,可出现腰痛;全身症状:贫血,低热,盗汗,食欲减退,消瘦无力等。双侧肾结核或一侧肾结核,对侧肾积水,晚期可出现尿毒症,部分肾结核患者可有高血压,可能与肾小动脉狭窄导致肾素分泌增多有关。

肾结核的病理变化为肾小球内的粟粒样结核结节逐渐扩展到肾乳头处溃破,以后累及肾盏黏膜,形成不规则溃疡,病变通过肾盏、肾盂直接向远处蔓延或者结核杆菌由肾脏的淋巴管道扩散至全部肾脏。当肾乳头部结核结节中央的干酪样坏死物质发生液化以后排入肾盂形成结核性空洞,这种空洞可局限在肾脏的一部分亦可波及整个肾脏而成为"结核性脓肾"(图5-8-6)。

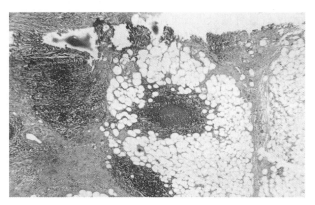

图5-8-6 肾结核病理表现

【影像学表现】

X线表现:平片可无异常,时见肾实质内云絮状或环状钙化,甚至全肾钙化。尿路造影:早期为病灶局限于肾实质内,可表现正常;当肾实质空洞与肾小盏相通时,病变累及肾小盏,见肾小盏扩张及边缘不整如虫蚀;进展期造成肾盂肾盏广泛破坏或形成肾盂积脓时,排泄性尿路造影常不显影,逆行尿路造影显示肾盂肾盏与多发空洞形成大而不规则空腔。

CT表现:早期,肾实质内低密度灶,边缘不整,增强显示壁呈环状强化并可有对比剂进入,代表肾实质内结核性空洞形成;进展期,肾盂肾盏狭窄。肾结核钙化时呈多发点状或不规则高密度影,甚至全肾钙化(图5-8-7)。

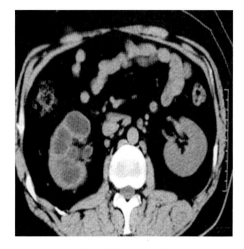

图5-8-7 肾结核CT影像表现

【首选检查】

排泄性尿路造影(IVP)是肾结核的首选影像学检查。

【检查方法分析比较】

排泄性尿路造影(IVP)检查仍为肾结核影像学检查的首选检查手段,且对早期肾结核的诊断有一定的价值,其特征性表现包括:尿路平片见肾影轮廓增大或缩小,肾区可见絮状或斑片状高密度钙化影;IVP检查可见肾小盏轮廓不规则,边缘见虫蚀样改变,多数肾小盏受到牵拉移位改变,肾大盏不均匀扩张、积水、输尿管可呈多发狭窄呈串珠样改变。

超声检查对肾结核的诊断率说法不一,据文献报道诊断符合率可达89.6%,医师经验、仪器参数以及病情发展阶段等是影响诊断准确率的相关因素。最早期肾结核多为5~15mm局灶性的小病变,超声表现可能完全正常。对于轻型的肾结核,超声诊断应密切结合临床病史和症状,综合判断;对于中重度肾结核,当静脉肾盂造影不显影时,超声有较大的诊断价值。CT为肾结核的重要检查方法,据文献报道符合率为80.95%,CT的空间分辨率虽不及尿路造影,但可清楚地显示整个肾脏的横断面图像,对肾实质及肾盂、肾盏的形态结构均一目了然,能很好地显示肾结核的多种表现,同时还可判断肾周、对侧肾和输尿管以及其他脏器的情况。CT还具有较高的密度分辨率,对细小的病灶及小空洞及肾内钙化的检出率明显高于其他检查方法,通过增强扫描、延迟扫描,对肾功能降低或丧失有较好的判定。多层螺旋CT尿路成像技术在肾结核诊断方面显示越来越多的优势,它应用容积再现技术和多平面重建等技术,使整个泌尿系轮廓得以更清晰地显示,从多方位多角度观察,判断肾脏、输尿管、膀胱及其周围组织结构的变化。除可发现输尿管结核的输尿管增粗、管壁不均匀增厚及钙化等表现外,还可发现肾实质内的异常改变,对诊断肾结核有很大的帮助。MRU作为诊断尿路疾病的新方法,具有非侵袭性、无需造影剂、无肾功能依赖性、能较好显示上尿路解剖结构等优点,当肾功能严重受损、积水严重时,尤其是静脉肾盂造影检查中未能显影的病例,MRU可因为泌尿系统中含有充足的水而清晰显示肾盂肾盏及输尿管的病变情况,此优势是静脉肾盂造影及CT无法替代的,但MRU分辨率不高,对钙化及输尿管壁改变的显示不如CT,且其价格高昂,故一般不作为肾脏病变的首选影像检查方法,当超声和CT对病灶定性有困难时才会进一步行磁共振检查。

五、肾颗粒细胞癌

【概述】

肾颗粒细胞癌的病因及发病机制尚未明了。流行病学研究表明吸烟者肾细胞癌发病率高于正常人群。另外,遗传因素在发病中也起着重要作用。约2/3的Von Hippel-Lindau综合征(中枢神经系统及视网膜血管母细胞瘤为本征的特征)的患者发生双肾的多发性肾细胞癌。VHL基因位于3p25~26,编码信号传导或细胞黏附蛋白。研究表明VHL基因或与VHL相关

的位于3号染色体的基因与肾细胞癌发生有关。

【局部解剖】

局部解剖同图5-7-1。

【临床表现与病理基础】

肾颗粒细胞癌早期无明显临床表征。后期有血尿,肾区痛等体征。肾颗粒细胞癌癌细胞胞浆丰富,红染颗粒状,部分形成管腔样结构(图5-8-8)。

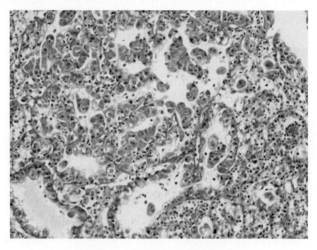

图5-8-8　肾颗粒细胞癌病理表现

【影像学表现】

CT和MR表现:特点为平扫肿瘤密度、信号较均匀,有完整的包膜;增强扫描肿瘤呈较均匀强化,肾髓质强化程度均明显弱于肾皮质。

【首选检查】

超声检查为首选筛查方法。检查前准备及检查技术:同"肾囊肿"。

【检查方法分析比较】

超声检查不但能确定有无肾肿瘤,而且还可以确定肿瘤大小、形态。估计肾肿瘤进展程度及肾周围状况,并可与囊性占位等其他肾脏病变作出鉴别诊断。超声检查对肾颗粒细胞癌的检测敏感性稍差,尤其是细小病灶容易漏诊,CT动态增强则为更理想的检查手段。CT是诊断肾癌不可缺少的手段,能显示肾癌的大小、部位,侵犯的范围和有淋巴结肿大、静脉内癌栓及邻近器官的转移等。MRI检查的影像学表现对肾癌可作出正确分期,并能显示肾静脉和下腔静脉癌栓。

六、肾透明细胞癌

【概述】

肾透明细胞癌是来源于肾小管上皮细胞的腺癌,85%为透明细胞癌,还有一部分为颗粒细胞癌及混合细胞癌。肿瘤中常有出血、坏死、囊变和钙化,可浸润、压迫、破坏肾盂肾盏,向肾包膜外发展,形成血管瘤栓

或转移到淋巴结及其他脏器。

【局部解剖】

局部解剖同图5-7-1。

【临床表现与病理基础】

早期常无症状,或只有发热、乏力等全身症状,肿瘤体积增大时才被发现。临床主要表现为血尿、肾区痛和肿块。肾透明细胞癌,占肾癌的70%～80%,其癌细胞常排列成片状、条索状、腺泡状或管状,很像肾小管(图5-8-9)。

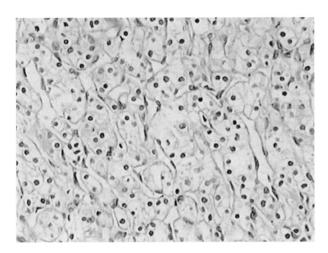

图5-8-9　肾透明细胞癌病理表现

【影像学表现】

超声表现:右肾内巨大高回声肿块,边界不清,内部可见钙化灶,CDFI显像肿块内部丰富血流巨大(图5-8-10)。

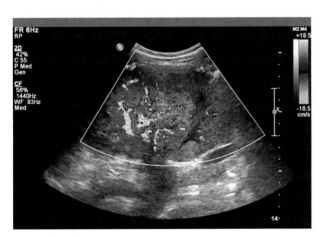

图5-8-10　肾透明细胞癌超声影像表现

右肾内巨大高回声肿块,边界不清,内部可见钙化灶,CDFI显像肿块内部丰富血流巨大

CT表现:平扫可见肾实质内单发肿块,呈类圆或分叶状,形态不规则,边界不清,常致局部肾轮廓外突,多呈浸润性生长。大者密度不均,内可见出血或坏死

的不规则低密度区。透明细胞癌增强显示为"快进快出"型。进展期易累及肾窦,并向肾外侵犯致肾周脂肪密度增高、消失及肾周筋膜增厚,进而侵犯邻近组织器官。肾静脉和下腔静脉发生瘤栓时,静脉增粗,增强扫描皮质期瘤栓内呈不规则点状、线状强化,实质期为充盈缺损。淋巴结转移常发生于肾血管及腹主动脉周围,见多个类圆形软组织密度结节影。远隔组织和器官发生转移时,呈显著强化灶(图5-8-11)。

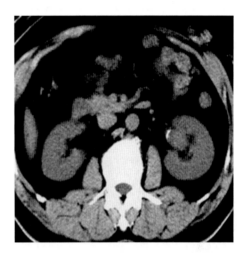

图5-8-11　肾透明细胞癌CT影像表现

MR表现:T1WI,肿块呈等或低于肾皮质信号。T2WI为混杂高信号,肿瘤的假性包膜为均一的低信号环。强化程度与形式类似于CT表现。DWI表现为弥散受限。

【首选检查】

超声检查为首选筛查方法。检查前准备及检查技术:同"肾囊肿"。

【检查方法分析比较】

同肾颗粒细胞癌。

七、肾母细胞瘤

【概述】

肾母细胞瘤是最常见的腹部恶性肿瘤,其发病率在小儿腹部肿瘤中占首位。98%的病例发生于10岁以下,最多见于3岁以下的儿童,3岁以后发病率显著降低,5岁以后少见,成人中罕见,被称为成人肾母细胞瘤。成人肾母细胞瘤中20%发生在15～20岁,80%发生在30～70岁。男女发病率无明显差异,多数为一侧发病,3%～10%为双侧,双侧同时或相继发生。

【局部解剖】

局部解剖同图5-7-1。

【临床表现与病理基础】

肾母细胞瘤主要有以下临床表现:腹部肿块,腰痛或腹痛,血尿,消瘦和贫血面容和不规则发热,高血压,先天性虹膜缺乏;其他症状:消化道可出现恶心、呕吐、腹胀等梗阻症状,或有下肢水肿、腹水及精索静脉曲张,系肿瘤压迫下腔静脉所致。

　　肿瘤体积大,灰白色,瘤组织常突破肾被膜侵及肾周围脂肪组织,甚至扩散至肠系膜根部。切面隆起,实性或囊性,色彩多样,与肿瘤的成分有关。部分质硬,灰白色,部分质软,黏液样,部分可见透明软骨样组织,并有钙化、出血和坏死灶。镜下,肿瘤组织有三种成分:未分化的肾母细胞,体积小,呈梭形,胞浆少,核染色深,肉瘤样,弥漫分布;在弥漫性分布的未分化梭形细胞中,可见由肾母细胞分化而来的未成熟的肾小球和肾小管样结构;不同分化程度的横纹肌及平滑肌、胶原纤维、软骨、骨和脂肪组织等间叶组织,这些间叶组织的分化程度与预后密切相关(图5-8-12)。

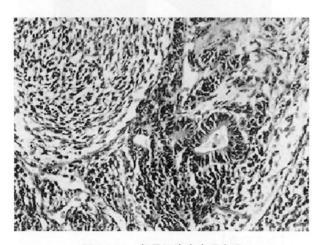

图5-8-12　肾母细胞瘤病理表现

【影像学表现】

　　CT表现:多见于小儿。平扫显示一侧腹膜后软组织密度较大肿块影,边界清楚,其内常多发低密度坏死囊变区和新旧出血灶。早期肿块在肾表面局限隆起,肾实质被破坏;晚期肿瘤突破肾包膜,肾周脂肪组织被侵犯,残存肾组织被挤压变形,并有区域性的淋巴转移。较大者可跨域中线侵犯到对侧腹膜后间隙。常发生肺转移,多见于心脏后、后肋膈角处;CT增强扫描能更好地区分肿块与正常肾组织,受挤压的残存肾实质呈月牙状强化。瘤侵犯肾蒂血管造成全肾或某一段缺血,表现为肾灌注减低。晚期者可见瘤栓,于肾静脉和下腔静脉内,表现为静脉腔内的充盈缺损(图5-8-13)。

　　MR表现:肿瘤T1WI上为不均匀中等信号,出血则为高信号,坏死囊变为低信号。T2WI上呈不均匀高信号,与正常肾实质相似。瘤栓留空信号消失。可见淋巴转移。

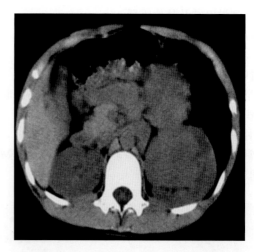

图5-8-13　肾母细胞瘤CT影像表现

【首选检查】

　　超声检查为首选筛查方法。检查前准备及检查技术:同"肾囊肿"。

【检查方法分析比较】

　　超声检查对肾母细胞瘤具有很高的准确性。肾母细胞瘤由于最多见于小儿,超声检查可简便地对肿瘤的部位、大小、内部结构、进展程度和周围组织情况作出迅速诊断,不需要像其他影像学方法要求患儿充分合作,所以更有优越性。CT可以弥补超声检查的不足,平扫可以显示一侧腹膜后较大的软组织密度肿块,源于肾脏,其内常见多发低密度坏死囊变区,发生钙化的几率很低。

八、肾淋巴瘤

【概述】

　　淋巴瘤是与淋巴组织的免疫应答反应中增殖分化异常产生的各种免疫细胞有关,是免疫系统的恶性肿瘤。发生于肾脏者为肾淋巴瘤。临床表现为无痛性淋巴结肿大、肝脾肿大、发热、贫血、恶病质、肾功能的损伤以及局部压迫症状等。男性多于女性,各年龄组均可发病,以20~40岁为最多。

【局部解剖】

　　局部解剖同图5-7-1。

【临床表现与病理基础】

　　肾淋巴瘤有着淋巴瘤的一般临床表现,并具有自身病灶位置的特征,如下:浅表部位的淋巴结无痛性、进行性肿大,表面光滑,质地较韧,多发于腋窝、腹股沟淋巴结。进行性肿大的淋巴结可能对周围的组织器官造成影响或压迫,并引起相应的症状。如盆腔和腹腔巨大淋巴结可压迫胃肠道、输尿管或胆管等,造成肠梗阻、肾盂积水或黄疸,并引起腹痛、腹胀。肾脏局部可因淋巴瘤的侵蚀,破坏,而产生泌尿系统一系列症状,类似恶性肿瘤。除了上述局部症状,约半数患者还可能出现发热、盗汗、乏力、消瘦、食欲缺乏、皮疹、瘙痒、贫血等全身症状(图5-8-14)。

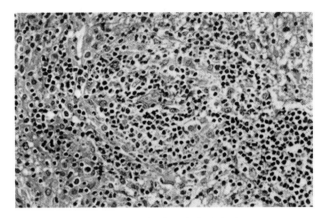

图 5-8-14 肾淋巴瘤病理表现

【影像学表现】

超声表现:双肾多发边界清楚的均匀低回声肿块或结节影。彩色多普勒示病灶内无丰富血流信号(图5-8-15)。

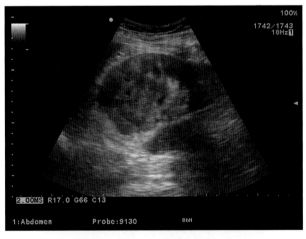

图 5-8-15 肾淋巴瘤超声影像表现
肾脏上极可见一边界不清肿物

CT 表现:双肾多发边界清楚的均匀低密度肿块或结节影,轻度强化。

MRI 表现:双肾多发边界清楚的均匀长 T1WI 长 T2WI 信号肿块影,增强显示病灶轻度强化,有时可见病变包绕肾血管,皮质髓质分界不清(图5-8-16)。

【首选检查】

超声检查为首选筛查方法。检查前准备及检查技术:同"肾囊肿"。

【检查方法分析比较】

超声检查:淋巴瘤细胞组织团内血供较差,常发现其为缺乏血供而边界清晰的低回声肿块,且原发性肾

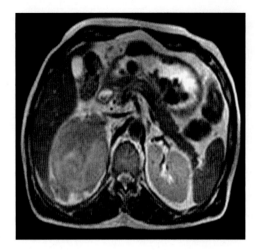

图 5-8-16 肾淋巴瘤 MR 影像表现

淋巴瘤在肾组织内常以局部性病变为特点,有时也有无特征性的声像学改变。

CT 检查:常无特异性的影像显示,大都表现为多发性肿物影像和弥漫性组织增大影像。

MR 检查:肾淋巴瘤 MR T1WI 像上常常表现为稍低、等或稍高信号,而在 T2WI 像上表现为结节信号低于正常肾组织信号,且差别显著,同时其周围无包膜特征性信号。

九、肾嗜酸细胞腺瘤

【概述】

肾嗜酸细胞瘤为一种临床上较为少见的肾腺瘤,一般为良性肿瘤,但直径大于 3cm 者有潜在恶性可能。典型病例为单侧病灶,少数为双侧,病变男性多于女性。

【局部解剖】

局部解剖同图 5-7-1。

【临床表现与病理基础】

多数患者无临床症状,通常是通过健康查体或因其他疾病就诊检查时被发现。少数患者可有腰部钝痛、腹部肿块及镜下血尿。

肾嗜酸细胞瘤大多局限于肾实质内,瘤体大小不等,包膜通常不清晰,仅有部分肿瘤内可见完整包膜。肿瘤质地均匀,无出血坏死,切面呈棕褐色而非五彩状,部分肿瘤中心可见星型瘢痕(图5-8-17)。

【影像学表现】

CT 表现:肿瘤呈均匀高密度或等密度,于肾皮质内,使肾轮廓局部隆起,瘤体光滑规整,与正常组织分界清楚,CT 值约为 40～50HU。缺血可见瘤中心星形低密度影,瘤内多无坏死和出血,此有别于肾细胞瘤。增强可见瘤内均匀中等强化(图5-8-18)。

MR 表现:肿瘤呈长 T1WI 长 T2WI 信号,中心在

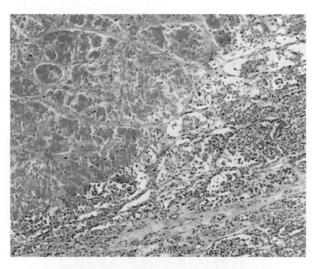

图 5-8-17　肾嗜酸细胞腺瘤病理表现

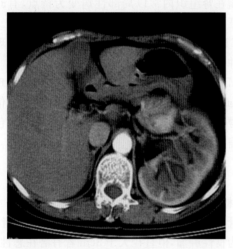

图 5-8-18　右肾嗜酸细胞腺瘤 CT 影像表现

T1WI、T2WI 上均为低信号，为纤维钙化瘢痕组织。

【首选检查】

超声检查为首选筛查方法。检查前准备及检查技术：同"肾囊肿"。

【检查方法分析比较】

肾嗜酸细胞腺瘤的典型超声造影表现为，造影剂由四周向中心充填，中央放射状纤维瘢痕区域始终无造影剂充填，呈"轮辐状"改变。CT 和 MR 检查的影像学诊断对肾嗜酸细胞腺瘤无特异性。超声检查和 CT 引导下穿刺活检对本病的确诊非常有必要。

十、肾动脉瘤

【概述】

肾动脉瘤是最早发现的源于肾动脉的疾病，肾动脉瘤并不罕见，约占动脉瘤的 19%。其中 80% 为单侧，17% 为肾内型，30% 呈多发性。年龄介于 1 个月至 82 岁之间，男女发病率相等，约 50% 于 50 岁左右明确诊断。

【局部解剖】

局部解剖同图 5-7-1。

【临床表现与病理基础】

大多数的动脉瘤无任何症状，尤其在儿童，在高龄患者中则容易产生症状因为瘤体多进行性增大，疼痛、血尿和高血压等均可发生。体检时在腹部触及搏动性的肿块或在腹部听到血管杂音者应怀疑本病。许多无特异性症状的动脉瘤均由于高血压而被发现。

Abeshouse 将肾动脉瘤分为如下几类：囊袋状融合型、分裂型、动静脉瘘型等。其中囊袋状动脉瘤是最常见的类型，占 93%。获得性动脉瘤可发生于任何位置，主要是由于炎症、损伤等因素所致。

【影像学表现】

X 线表现：肾区花圈样钙化影为肾动脉瘤典型表现，肾影缩小。

尿路造影：瘤小者可无异常表现，大者可见肾缩小，病灶处造影剂聚集，排空延迟，肾盂肾盏受压变形、移位。

血管造影：囊袋状流体膨出于肾动脉管壁外，瘤体供血动脉增粗，合并动静脉瘘时可见引流静脉在动脉早期显影。瘤的远端血管变细，显影延迟。肾实质萎缩（图 5-8-19）。

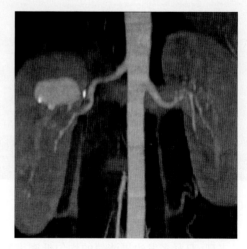

图 5-8-19　肾动脉瘤 MR 影像表现

【首选检查】

超声检查为首选筛查方法。

检查前无需特殊准备。

检查技术：患者仰卧位，声束垂直身体长轴或稍向上侧斜，获得肾横断面和肾门部血管的长轴断面，了解肾门部血管情况。

【检查方法分析比较】

超声检查对肾动脉瘤具有极高的诊断价值，可以提供动脉瘤的详尽形态和血流动力学声像图,特别是能对血管瘤波及的范围和瘤内有无血栓及血栓大小、范围进行准确诊断。此外无创性的检查 CTA 和 MRA 也可选择。

十一、肾动脉狭窄

【概述】

肾动脉狭窄是指肾动脉或其分支出现狭窄,经常是由于动脉粥样硬化或纤维肌性发育不良引起。肾动脉狭窄导致动脉所供应的相应肾脏出现血流灌注不足,可能引起高血压和肾脏萎缩,如不及时治疗,最终导致肾衰竭。血管造影的回顾性研究 40%～70% 的患者肾动脉狭窄呈进行性发展,有 9%～15% 的病变动脉在 28～56 个月内完全闭塞。起初血管造影狭窄在 75% 以上或双显超声检查狭窄达 60% 以上者,进展为完全堵塞的危险性最大。

【局部解剖】

局部解剖同图 5-7-1。

【临床表现与病理基础】

大部分患者均有显著持续性高血压,高血压病程时间往往较短,但进展迅速,或有较长高血压病程,但突然恶化。无高血压的家族史,20 岁之前或 50 岁以后出现中重度高血压,大动脉炎以女性多见,动脉粥样硬化引起者男性为多。对一般降压药反应欠佳,对血管紧张素转换酶抑制剂较敏感。

肾动脉狭窄是由多种病因引起的一种肾血管疾病,临床上主要表现为肾血管性高血压和缺血性肾病。只要及时解除肾动脉狭窄或阻塞,病变血管重新通畅后,高血压可被治愈,肾功能减退可以逆转。临床上患者出现了严重的难以控制的高血压、血管杂音、反复发作的突发性肺水肿、其他血管床的动脉瘤,或有吸烟史等征象时,应该考虑肾动脉狭窄可能。

【影像学表现】

超声表现:患肾体积缩小,形态不规。彩色多普勒显示肾动脉狭窄段血流亮度增加,狭窄后血流紊乱呈多彩湍流,称之为"狭窄后湍流"。测速为肾动脉收缩期最大血流速>120cm/s。R/A>1 提示具有肾动脉狭窄;R/A>1～3.5,提示狭窄程度 59% 以内;R/A>3.5,提示狭窄程度介于 60%～90% 之间。完全狭窄则无血流信号,血流速也减慢。

X 线表现:疾病早期可无异常表现,进展期可见肾影缩小,形态不规则,波浪状;肾轴改变示肾倾斜角变小,肾区亦可见异常钙化影。

尿路造影:肾影缩小,肾实质萎缩,肾脏下垂,肾盂显影延迟并增浓;可见输尿管切迹即为侧支循环血管的压迹。

CT 表现:肾脏形态不规,体积缩小,肾皮质变薄。可见肾动脉狭窄段远侧肾动脉局限性扩张。增强扫描肾皮质强化减低。大动脉炎致血管壁向心性或新月形增厚(图 5-8-20)。

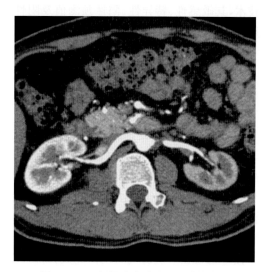

图 5-8-20　右肾动脉狭窄 CT 影像表现
增强扫描见左侧肾皮质变薄,强化程度降低

MR 表现:MRA 不需要造影剂即可清晰显示肾动脉及其主要分支,对动脉狭窄具有较高敏感性和特异性。

【首选检查】

超声检查为首选筛查方法。检查前准备及检查技术:同"肾动脉瘤"。

【检查方法分析比较】

超声检查:彩色多普勒超声不仅能显示血管的断面形态,还可提供血流动力学信息。国外报道对肾动脉狭窄检查的成功率可达 80%。肾动脉狭窄程度≥50% 时,其敏感性为 85%,特异性为 100%。随着设备的改进和检查技术的发展,进一步提高了敏感性和特异性,而且检查方法本身无创伤性,所以不失为筛查肾动脉狭窄的有效手段。

放射性核素检查:核素肾图是最简便价廉的初筛检查方法,但因其假阳性率约为 85%,假阴性率约为 20%,所以检查结果仅能作为参考。如果条件具备,最好能直接进行肾动态显像检查,肾动态显像对肾动脉狭窄的阳性率在 90% 左右。结合 Captopril 实验,阳性率和特异性可进一步提高,同时还可获得肾功能参数,有助于对患侧肾脏的功能和缺血程度的初步评估,对临床治疗方案的制定有一定指导意义。

血管造影:血管造影包括常规肾动脉造影和数字减影血管造影,是诊断肾动脉狭窄的一项具有决定意义的检查方法,对病变的显示最准确,被公认为诊断肾血管性疾病的"金标准"。除能准确显示肾动脉狭窄的部位、范围和肾脏的形态,还可估计肾脏的功能情况,对临床治疗具有重要指导意义。不足之处是本检查属有创检查。

CT检查:SCTA是一种少创伤性诊断肾动脉狭窄的新技术,其敏感性、特异性、阳性预测值及阴性预测值分别为94%、100%、100%及95%。SCTA不仅能清楚显示肾动脉管腔的情况,而且可显示血管壁的病理改变及相邻血管与组织结构的关系,对钙斑和血栓的显示优于常规血管造影。

MR检查:MRA对肾动脉狭窄的诊断敏感性和特异性与SCTA相似,能方便地进行多断面成像,对管腔狭窄、阻塞和扩张的显示可与血管造影相媲美。检查过程中可不使用造影剂,属无创性检查。但其检查结果受心输出量的影响,当心输出量降低,血流速度减慢或血流状态改变,均可能出现假象。近年来MRA技术发展迅速,特别是应用快速成像技术,大剂量造影剂对比增强MRA,在一次屏气时间内完成扫描,使图像质量大大提高。

第九节　腹膜腔及腹膜后间隙疾病

一、肠系膜囊肿

【概述】

肠系膜囊肿是指位于肠系膜、具有上皮衬里的囊肿。系肠系膜淋巴管膨大、囊肿化,故亦称为肠系膜乳糜囊肿。绝大多数为良性病变,约60%的肠系膜囊肿位于小肠系膜,24%位于结肠系膜,另有16%位于腹膜后。肠系膜囊肿较少见,为一种良性疾病,70%见于成人,25%在10岁以下,男女之比约1∶1.2。临床症状有腹部肿块与腹胀、间歇性腹痛、食欲减退,严重者可伴有发热、呕吐、腹泻,持续数天,缓解后可再次复发。

【局部解剖】

大网膜由4层腹膜折叠而成(即由向下延伸的胃壁前后腹膜与向下延伸的横结肠壁前后腹膜合并而成),形若围裙,覆盖于小肠的前面。成人大网膜长14～36cm,宽23～46cm。大网膜表面为单层扁平上皮,其下方衬以间皮组织,间皮组织下面为纤维束。纤维束平行排列,并彼此交织成大小、形状不等的网眼。大网膜内还有弹力纤维、血管、淋巴管、淋巴结、脂肪组织和神经纤维(图5-9-1)。

【临床表现与病理基础】

包块生长缓慢;包块一般为囊性,表面光滑,边界清楚;囊肿具有较大的活动度,尤以横向活动度大更明显;囊肿一般不紧张,具有柔韧感,无明显触痛;患者主

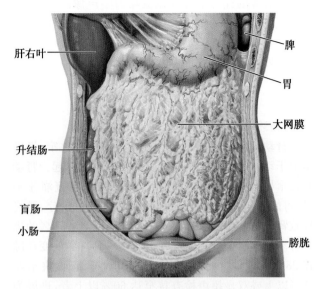

图 5-9-1　大网膜解剖图

肝右叶　　升结肠　　盲肠　　小肠　　脾　　胃　　大网膜　　膀胱

诉多为腹部隐痛不适或胀痛。当发生并发症时,患者常出现相应的临床表现,多数以急腹症表现而就诊。其他症状可有腹胀、食欲减退、腹泻及低热等。

病因可能是先天性淋巴管壁发育不良使淋巴管呈瘤样改变;也可因腹部外伤、炎症、手术等因素致淋巴管粘连、阻塞、淋巴液流动不畅、淤滞,逐渐形成囊肿;也有认为淋巴管与淋巴管间,淋巴管和静脉间的侧支闭塞,以致丰富的侧支也未能使淋巴液畅流,导致形成囊肿。囊肿可以是单发或多发,内含乳糜液,或混有少量血液和纤维素,多量浆液性,囊肿壁由上皮细胞和结缔组织组成(图5-9-2)。

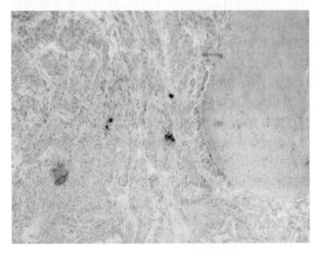

图 5-9-2　肠系膜囊肿病理表现

【影像学表现】

超声表现:最常见为腹腔内单发性单房囊肿,包膜完整,边界光滑,内部为无回声,与腹腔脏器界限清晰,随呼吸运动而移动。如伴囊内出血或感染,无回声内

可见细小点状回声和带状分隔回声。多发性淋巴管囊肿表现为巨大的分叶状无回声区,内部可见纤细的带状分隔回声,包膜完整、清晰(图5-9-3a)。

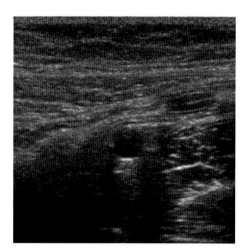

图 5-9-3a　肠系膜囊肿超声影像表现

CT表现:平扫显示为边界清楚的囊性肿块,呈水样密度,蛋白成分较多或伴出血呈稍高密度,继发感染则可有积气表现;增强扫描未见明显强化。CT检查可明确肠系膜囊肿的解剖定位、结构特点、与周围组织器官的关系,可显示有无继发感染等并发症,可用于判断术后有无复发,为临床治疗提供重要价值(图5-9-3b)。

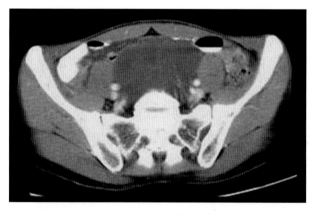

图 5-9-3b　肠系膜囊肿 CT 影像表现

【首选检查】

超声检查为首选筛查方法。

检查前准备:宜在空腹条件下进行,为减少胃肠道气体干扰,必要时检查前排空大便或清洁灌肠,并使膀胱充盈。

检查技术:仰卧位:对整个腹部包括盆腔的全面扫查;侧卧位:有利于腹膜后肿物与肾及肾上腺肿物鉴别;俯卧位:可以避开胃肠气体干扰,并作为前腹壁检查的补充。

【检查方法分析比较】

超声检查是肠系膜囊肿的首选影像学检查方法。CT检查能显示囊肿位置大小,但不及MR检查对软组织的显示度。MRI是一种无创性检查技术,无辐射,可直接轴位、冠状位、矢状位等任意方位成像,多种序列互相辅助诊断病变

二、腹主动脉瘤

【概述】

腹主动脉瘤是腹主动脉在病理因素作用下局部薄弱后发生扩张而向外膨出,仅仅是外观形似"瘤",而并不是通常意义上所说的肿瘤,因而是一种良性疾病。腹主动脉瘤主要发生于60岁以上的老年人群,常伴有高血压和心脏疾病,年轻人也偶尔可见。男性多于女性。本病犹如体内的一颗定时炸弹,一旦破裂,死亡率高达50%～80%,是一种极为凶险的疾病。在美国,由腹主动脉瘤破裂导致的死亡占成年男性疾病死亡原因的第十位;在中国,随着人口的老龄化和人民饮食结构的改变,该病的发病率也在迅速上升。

【局部解剖】

局部解剖同图5-9-1。

【临床表现与病理基础】

近半患者无症状,仅在体检时发现。有症状者可有如下表现:疼痛,多为腹部及腰背部疼痛等胀痛表现,有刀割样感受。若瘤体巨大,可因压迫椎体而引发神经根疼痛。突发性剧烈疼痛多为瘤体快速扩张或破裂的先兆。压迫症状:症状根据压迫部位有所不同。胃肠道压迫最为常见,表现为上腹不适,食量下降;压迫胆管,可引起阻塞性黄疸;压迫肾盂,输尿管,可引起泌尿系统梗阻。脱落的血栓和斑块可引发下腔动脉阻塞。破裂症状:腹主动脉破裂为本病最严重的临床表现,症状多为突发剧烈疼痛,失血性休克,多于短期内死亡。

主动脉发生动脉粥样硬化后,中层弹性纤维断裂,管壁薄弱,不能耐受主动脉内血流压力而发生局部膨大,形成主动脉瘤。由于动脉瘤承受的血流压力较大,使动脉瘤逐渐扩大,并可压迫邻近器官,甚至侵蚀胸骨、肋骨或向体表膨出,成为搏动性肿块。在膨大的瘤部,血流减慢,形成涡流,可产生附壁血栓。患者可因动脉瘤严重压迫重要脏器或自行破裂而死亡,囊性的动脉瘤较梭形的更容易破裂。

【影像学表现】

超声表现:腹主动脉呈局限性扩张,纵断面上瘤体多呈梭形并向一侧膨出,横断面上则为圆形或椭圆形。病变程度常大于4cm,且瘤壁搏动与动脉同步。并发附壁血栓时,在一侧或两侧管壁处可见低至中强回声,分

别代表新鲜和陈旧性血栓,其在横断面上呈环形或新月状。多普勒频谱显示瘤体内呈低速涡流或湍流波形。CDFI可见瘤体内有红蓝相间的湍流信号(图5-9-4)。

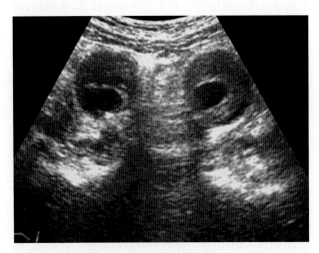

图5-9-4　腹主动脉瘤超声影像表现
腹主动脉瘤延伸至双侧髂总动脉伴血栓形成,双侧总动脉扩张,血管附壁实体为血栓

CT表现:能够准确显示动脉瘤的大小、部位、长度以及与肾动脉、主动脉分叉之间的关系。表现为某段腹主动脉异常增宽,一般认为直径大于3cm,或超过病变测腹主动脉管径1/3以上为腹主动脉瘤的诊断标准。腹主动脉瘤常见钙化和附壁血栓。钙化最常见于瘤壁,平扫表现为不连续的弧形状或小斑块状致密影。瘤内附壁血栓可为环形或新月形,其密度可稍高于、等于或稍低于瘤内开放部分;若血栓发生钙化,其内尚可见不规则斑点状或条状高密度影,与血管壁有一定距离。增强检查,腹主动脉瘤发生明显强化,若有附壁血栓则血栓部分无强化。当动脉瘤发生破裂时,可形成腹膜后血肿。急性出血表现为动脉瘤周围不规则高密度灶,并沿筋膜向一侧或双侧肾周围间隙延伸,偶尔至肾旁间隙,液/液平面常见,腰大肌边缘可因出血而显示不清。出血还可造成动脉瘤移位,随时间延续,出血密度逐渐减低,表现为软组织密度块影(图5-9-5)。

MRI表现:MRI在显示动脉瘤的部位、形状、大小方面基本上与CT所见相似。在显示血栓方面准确性优于血管造影。动脉瘤内开放部分由于流空效应而无信号表现,而粥样斑块、附壁血栓和钙化则呈不同信号。通常粥样斑块呈中等信号强度,新鲜的血栓在T1WI和T2WI上为较高信号,而陈旧性血栓为较低信号,钙化则信号强度更低,MRI对钙化不敏感。MRA

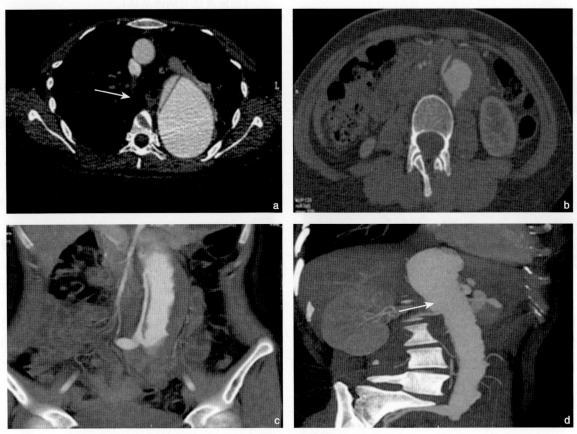

图5-9-5　腹主动脉瘤CT影像表现
a.CT轴位动脉期可见撕脱的内膜片呈条状充盈缺损(箭头);b.撕裂的血管内膜一侧附壁血栓形成;c.冠状位血管重建可见双腔征;d.斜曲面血管重建可见清晰附壁血栓范围(箭头)

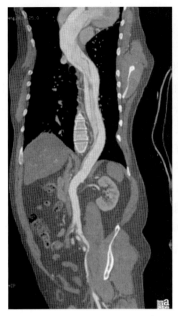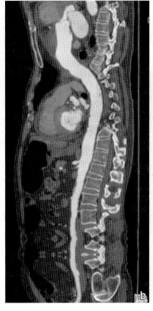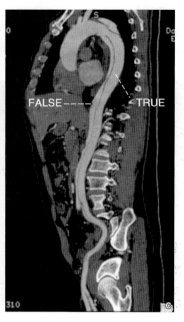

图 5-9-6　腹主动脉瘤 MR 影像表现

a. 左侧髂总、髂内外动脉由假腔供血；b. 腹腔干、肠系膜上动脉及双肾动脉未见明显异常；c. 腹主动脉下段管壁可见钙化点。TRUE 为真腔，FALSE 为假腔

检查，应用 3D TOF 和 PC 技术能直接显示腹主动脉瘤开放部分的大小、形态、范围及髂总动脉和肾动脉受累情况（图 5-9-6）。

【首选检查】

超声检查为首选筛查方法。检查前准备：同"肠系膜囊肿"。

检查技术：探头置于腹部正中偏左 1～2cm 处作纵向检查，观察其长轴，向上移至肝左叶，向下移至第四腰椎。然后作横向检查，由上而下作多个横断面。测量方法为从血管壁外缘垂直测量至对侧壁的外缘为血管的管径。

【检查方法分析比较】

超声检查是腹主动脉瘤的首选影像学检查方法。超声检查对腹主动脉瘤具有极高的诊断价值，可以提供动脉瘤的详尽形态和血流动力学资料，特别是能对血管瘤波及的范围和瘤内有无血栓及血栓大小、范围进行准确诊断。CT 分辨率高、方便快捷，平扫即能发现动脉瘤以及动脉瘤周围钙化的存在，CTA 则能进一步显示动脉瘤、血管壁钙化、附壁血栓以及与邻近组织结构的关系。

MRI 是一种无创性检查技术，无辐射，可直接轴位、冠状位、矢状位等任意方位成像，多种序列互相辅助诊断病变。常规 MRA 及动态增强 MRA 能清楚显示主动脉瘤的瘤壁、瘤腔及其大分支血管的形态变化。

DSA 的空间分辨率高，血管解剖显示清楚，图像较清晰，尤其对小分支血管受累的显示，有一定优势，但 DSA 不能显示动脉壁及其病变和周围组织结构，而且是创伤性检查，有一定风险。

三、腹腔脓肿

【概述】

腹腔脓肿是指腹腔内某一间隙或部位因组织坏死液化，被肠曲、内脏、腹壁、网膜或肠系膜等粘连包裹，与游离腹腔隔离，形成局限性脓液积聚。腹腔脓肿可分为膈下脓肿、盆腔脓肿和肠间脓肿。一般均继发于急性腹膜炎或引起继发性腹膜炎的各种疾病、腹部手术和外伤后，原发性感染则少见。

【局部解剖】

局部解剖同图 5-9-1。

【临床表现与病理基础】

临床上可表现为腹胀，或不完全性肠梗阻，有时可扪及压痛之包块。腹痛：持续性隐痛，或有阵发性加重。消瘦：病程多较久，日渐消瘦，衰弱，伴高热或低热。体检：腹部有压痛，但无固定某一点，压痛部位多为脓肿所在部位，无肌紧张，肠鸣音亢进或减弱。

腹腔脓肿常继发于腹内脏器穿孔和炎症，如急性阑尾炎穿孔、胃十二指肠溃疡穿孔、肝脓肿穿破常引起右膈下脓肿，而胃、脾切除后并发感染，出血性坏死性胰腺炎常引起左膈下脓肿。病源菌多数来自胃肠道，常为大肠埃希菌、链球菌、克雷伯杆菌和厌氧菌混合感染。由胸腔化脓性疾病扩散至膈下者，则以葡萄球菌、链球菌、肺炎球菌感染为主。腹腔内炎性渗出物或脓液易积聚在盆腔而形成脓肿，最常见的原因是阑尾炎穿孔、女性生殖道感染所致的盆腔腹膜炎。

【影像学表现】

超声表现:典型表现为圆形、扁圆形或不规则形低回声或无声区,内可有散在高回声点(图5-9-7)。

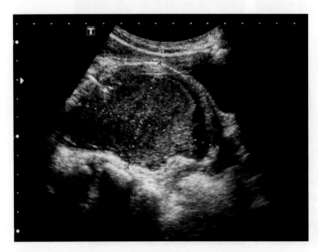

图5-9-7　腹腔脓肿超声影像表现

CT表现:脓肿早期,脓肿未形成时呈软组织低密度肿块,边界不清,增强检查无强化。脓肿形成后,平扫脓肿中心为低密度,周边密度稍高,部分脓肿内可见气体样密度影;脓肿周围脂肪组织密度多显示增高,相邻肠曲的肠壁常有增厚,邻近结构可受压移位;增强检查可见脓肿壁呈环形强化。

MRI表现:平扫:脓液主要为炎性渗出时,T2WI呈高信号,T1WI呈低信号;脓液含蛋白成分较多时,T2WI及T1WI信号均较高;脓肿内伴有出血时,根据出血时期有相应的信号改变;脓肿中心坏死不均匀时,各序列为不均匀密度影;增强检查表现同CT。

【首选检查】

超声检查为首选筛查方法。检查前准备:同“肠系膜囊肿”。

检查技术:仰卧位:对整个腹部包括盆腔的全面扫查;侧卧位:有利于腹膜后肿物与肾及肾上腺肿物鉴别;俯卧位:可以避开胃肠气体干扰,并作为前腹壁检查的补充。

【检查方法分析比较】

超声检查是腹腔脓肿的首选影像学检查方法。超声对发现软组织颇为敏感,可与探查较表浅的腹腔脓肿,在基层使用较普遍,含气的巨大的腹腔脓肿也可选择腹部平面检查,利用脓肿内气体向上浮游这一特点,采用变换体位投照,可显示脓腔所处解剖间隙的解剖特点,从而可作出定位诊断。CT扫描显示腹腔脓肿对邻近脏器和腹壁可产生推移压迫甚至压迹,脓腔内若有气体,可显示气泡或气液平面,诊断比较明确可靠。MRI也能很好的显示病变。

四、腹壁纤维肉瘤

【概述】

腹壁纤维肉瘤又名黏液纤维肉瘤,是一种常见的成纤维细胞的低度恶性软组织肿瘤。可产生网状纤维及胶原纤维,生长缓慢,可发生局部侵袭性生长及复发,晚期才发生转移。

【局部解剖】

局部解剖同图5-9-1。

【临床表现与病理基础】

早期一般无任何特殊症状,主要表现为无痛性逐渐长大的肿块,多数患者在肿瘤长大到一定程度时,才来就医。当瘤体可发生破溃及出血,甚至引起继发性贫血和感染,此时多有局部疼痛,全身发烧以及体重减轻等症状。

某些因素与其发病有一定关系:良性纤维瘤病恶变因素、先天性因素及放射线因素(图5-9-8)。

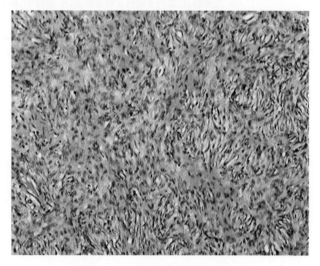

图5-9-8　腹壁纤维肉瘤病理表现

【影像学表现】

超声表现:肿瘤呈卵圆形或分叶状低回声,回声可不均匀,边界清楚可移动,无明显压痛(图5-9-9)。

CT表现:肿块呈等低密度,密度均匀无坏死和钙化,与周围组织分界清楚,增强扫描呈明显均匀强化,峰值在扫描的静脉期或延迟期。

MRI表现:在T1WI中呈低信号,在T2WI呈高信号,病灶边界清楚,增强扫描呈明显均匀强化。

【首选检查】

超声检查为首选筛查方法。检查前准备及检查技术:同“腹腔脓肿”。

【检查方法分析比较】

纤维肉瘤主要表现为实质性肿块,所以超声检查作为首选筛查方法,CT及MR也可显示清楚,了解腹

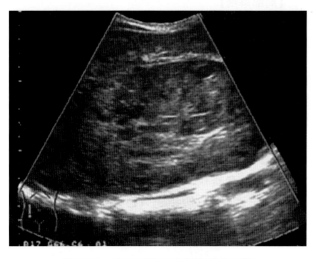

图 5-9-9　腹壁纤维肉瘤超声影像表现

壁情况及其与腹内脏器的关系。

五、腹膜后肿瘤

【概述】

腹膜后肿瘤因位置隐蔽,早期诊断困难,发现时多为中晚期,有 1/3 的病例误诊并接受不正确的治疗,所以无论是恶性还是良性肿瘤在外科切除肿瘤术后极易复发。及时发现复发的小病灶,可为再次手术争取时间和主动性。临床实践证明,复发的肿瘤体积较小,再次完整切除的机会明显增加。据统计腹膜后肿瘤全切除术后,良性肿瘤复发率为 10% 左右,恶性肿瘤复发率为 50%～80%。

【局部解剖】

局部解剖同图 5-9-1。

【临床表现与病理基础】

腹块:偶有发现,不伴其他症状,少数患者是与腹痛同时发现腹块,腹块固定,大多为广基,不能推动,囊性肿瘤常有囊性感,一般无压痛和腹肌紧张。

腹痛:大多为胀痛或隐痛,很少出现绞痛,肿瘤压迫下肢神经干或神经根时可引起臀腿痛,背痛者不多见,肿瘤内出血,坏死时,体积可突然增大,出现剧烈疼痛,伴有低热。

恶性肿瘤:生长到一定时期,可出现消瘦,乏力,纳减,贫血,发热,腹水,黄疸,甚至恶病质。

其他症状:肿瘤增大引起毗邻器官的压迫和移位时,随部位不同,可产生相应的症状。压迫和刺激胃可产生食后上腹饱胀,恶心,呕吐;压迫小肠引起慢性阵发性脐周腹痛,腹胀等不完全性便变形,刺激直肠产生排便次数增多,里急后重,甚至肿瘤向肠腔溃破而引起便血;压迫输尿管引起肾盂积水,双侧受压时间较长后尚可出现尿毒症;压迫和刺激膀胱产生尿频,每次排尿量少和排尿急迫感;压迫静脉和淋巴管引起回流障碍时,可引起下肢水肿,腹壁静脉扩张,阴囊水肿,精索静脉曲张等症状;压迫动脉时还可听到血管杂音。

腹膜后肿瘤主要来自腹膜后间隙的脂肪,疏松结缔组织、肌肉、筋膜、血管、神经、淋巴组织等,并不包括原在腹膜后间隙的各器官(肾、胰、肾上腺及输尿管等)的肿瘤。腹膜后肿瘤有良性和恶性两大类。恶性肿瘤约占 60%～80%,常见者有脂肪肉瘤,纤维肉瘤,神经纤维肉瘤及恶性淋巴瘤等;良性肿瘤中以纤维瘤,畸胎瘤等为常见。一般而言,腹膜后肿瘤,囊性者常为良性,实质性者多为恶性。

【影像学表现】

超声表现:二维超声检查:常可见腹腔积液;腹膜不规则增厚,并有实性结节;粘连的肠管强回声且多固定于腹后壁;肠系膜、网膜内及粘连的肠管间可见低回声或无声区;腹膜后有多发增大的淋巴结。

CT 和 MR 检查:平扫检查,腹膜腔积液是常见表现;在腹腔积液的对比下,清楚显示腹膜呈结节状不规则增厚,常见于盆腔腹膜陷凹处、升降结肠和肝脾周

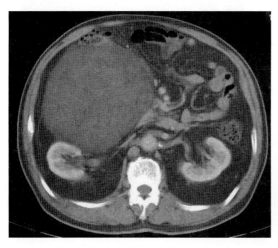
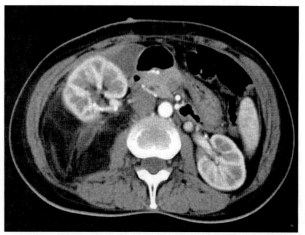

图 5-9-10　腹膜后肿瘤 CT 影像表现

围,肝脾表面因腹膜结节压迫出现弧形压迹;肠系膜和网膜有多发软组织密度、信号结节,甚至形成网膜饼;肠系膜内和腹膜后可有多发增大的淋巴结;有时还可发现卵巢、胃、结肠等处的原发恶性肿瘤;增强检查,腹膜、系膜和网膜的结节通常有中度左右强化而显示更为清楚;增大的淋巴结也表现为均匀强化的轻、中度强化(图 5-9-10、图 5-9-11)。

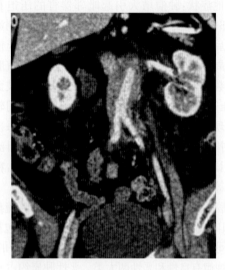

图 5-9-11　腹膜后肿瘤 MR 影像表现

【首选检查】

超声检查为首选筛查方法。检查前准备及检查技术:同"腹腔脓肿"。

【检查方法分析比较】

超声检查是腹膜后肿瘤的首选影像学检查方法。超声检查可以明确肿瘤的解剖定位,了解肿瘤的大小、数量、与周围脏器有无粘连浸润。CT 很容易显示后腹膜肿瘤,即使是比较小的肿瘤也能检出,后腹膜肿瘤多为肉瘤,在 CT 上多表现为软组织密度的肿块,CT 可直接显示肿瘤的大小、范围、形状和密度以及肿瘤推挤、压迫和侵犯邻近结构的直接影像,也可显示其他脏器有否转移的征象,CT 对后腹膜肿瘤的组织学诊断很困难。MRI 对腹膜后肿瘤的诊断较好,而且能多角度、多方位显示肿瘤的大小、位置、形状及肿瘤与周围的关系。

六、腹膜后血肿

【概述】

腹膜后血肿为腹腰部损伤的常见并发症,约占 10%～40%,可因直接或间接暴力造成。最常见原因是骨盆及脊柱骨折,约占 2/3;其次是腹膜后脏器(肾、膀胱、十二指肠和胰腺等)破裂和大血管及软组织损伤。因其常合并严重复合伤、出血性休克等,死亡率可达 35%～42%。

【局部解剖】

局部解剖同图 5-9-1。

【临床表现与病理基础】

腹膜后血肿缺乏特征性临床表现,且随出血程度、血肿范围有较大差异。腹痛为最常见症状,部分病人有腹胀和腰背痛,合并出血性休克者占 1/3。血肿巨大或伴有渗入腹膜腔者可有腹肌紧张和反跳痛、肠鸣音减弱或消失。腹膜后血肿可因直接或间接暴力造成。最常见原因是骨盆及脊柱骨折;其次是腹膜后脏器(肾、膀胱、十二指肠和胰腺等)破裂和大血管及软组织损伤。因其常合并严重复合伤、出血性休克等(图 5-9-12)。

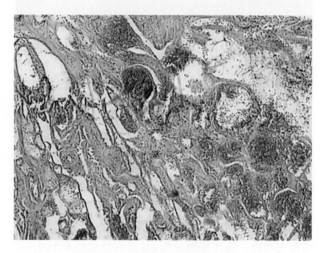

图 5-9-12　腹膜后血肿病理表现

【影像学表现】

超声表现:腹膜后血肿可呈低回声、无回声或混合回声区,形状不规则,边界不清晰,无真性囊壁,异常回声区内无血流信号,结合病史多可诊断。腹膜后血肿体积和回声随病情变化而变化(图 5-9-13a)。

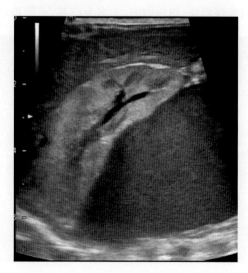

图 5-9-13a　腹膜后血肿超声影像表现

CT 表现:轴位 CT 平扫可见后腹膜囊性占位病变。再出血的急性或亚急性期早期可以看到液液平面,比较稠密的血液构成了下部的液面。随着时间进展,液体的密度逐渐下降,表现为囊性(图 5-9-13b)。

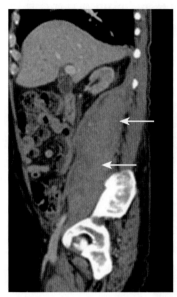

图 5-9-13b　腹膜后血肿 CT 影像表现
CT 扫描矢状位多平面重组见腹膜后血肿(箭头)

【首选检查】

超声检查为首选筛查方法。检查前准备及检查技术:同"腹腔脓肿"。

【检查方法分析比较】

超声检查是腹膜后血肿的首选影像学检查方法。超声检查对腹膜后血肿有肯定的诊断价值。对疑有急性后腹出血的患者,时间在两周以内,CT 仍应作为首选的检查方法,而对非急性出血病例,MRI 比 CT 可提供更多的诊断信息。

七、腹部淋巴结结核

【概述】

结核杆菌感染可引起肠系膜淋巴结结核。本病多见于儿童和青少年,分原发性和继发性,原发性常因饮用受结核杆菌污染的牛奶或乳制品而发病;继发性较原发性多见,多继发于开放性肺结核或肠结核。

【局部解剖】

局部解剖同图 5-9-1。

【临床表现与病理基础】

多在颈部一侧或双侧长出疙瘩,逐渐长大,不痛不痒,推入滑动,无明显压痛,如身体抵抗力低则逐渐增大,皮肤发变紫,最终破溃流水样脓液并排出黄浊样干酪样脓液,中医称之为"老鼠疮"。反复溃烂少,部分病人可有低热、盗汗、食欲缺乏、消瘦等全身中毒症状。

一般由于全身播散或在肠结核的基础上,相继出现腹部淋巴结肿大。病变淋巴结若破溃可引起结核性腹膜炎。

【影像学表现】

超声表现:腹部淋巴结结核可表现为单独的淋巴结肿大,或者是串珠样或融合成分叶状肿大团块。超声检查可见表面呈光环或半光环状高回声,以圆形回声多见,部分可融合成分叶状强回声,内部回声不均匀,以低回声多见,少数呈弱回声,包膜回声清晰,肿大淋巴结内部可伴有钙化(图 5-9-14)。

CT 表现:腹部淋巴结结核按其病理组织学改变分为结核性肉芽肿性淋巴结炎、结核性淋巴结干酪样坏死、结核性淋巴结脓肿和结核性淋巴结钙化,常多种改

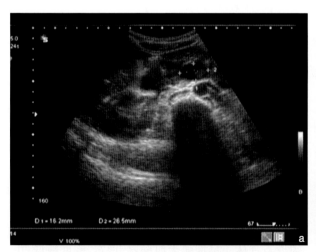
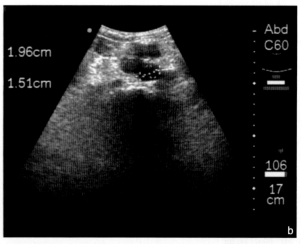

图 5-9-14　腹部淋巴结结核超声影像表现
a. 腹部淋巴结结核呈圆形改变;b. 腹部淋巴结结核呈分叶状改变

变同时存在。结核性肉芽肿性淋巴结炎主要表现为平扫密度均匀,无液化坏死,增强后轻中度强化(与淋巴结纤维化程度有关)。干酪样坏死及脓肿形成期淋巴结中心为低密度,若淋巴结直径<1.0cm,平扫时常呈等密度,不易区分中心和周边的密度差,增强后表现为环形强化,环壁规整,由于淋巴结极易相互粘连,融合成团块状,数个融合成团淋巴结呈现环形强化或蜂窝状强化,这种中心低密度的环形强化方式是淋巴结核的特征性表现,是其最常见的强化方式。干酪性病灶大多须经钙化后才能愈合,钙化后表现为点片状不规则高密度影,边界清晰。

MR 表现:未经融合的淋巴结多较小,呈类圆形或椭圆形,边界较清。T1WI 像呈低信号、T2WI 像高信号,中央为更高信号,增强后见中心低密度的环形强化。邻近的 3 个以上周边强化的淋巴结融合成"多房样"征象(图 5-9-15)。

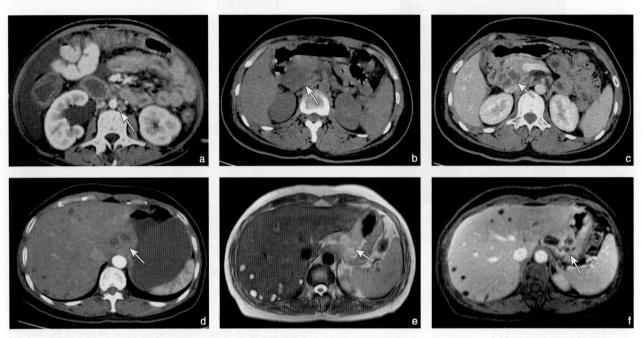

图 5-9-15　腹部淋巴结结核 CT/MR 影像表现

a. 回盲部结核,CT 增强见升结肠肠壁增厚,右侧结肠旁沟积液,肠系膜根部见多发小淋巴结,增强后轻度均匀强化(白箭头);b~c. 胰头周围淋巴结结核,CT 平扫胰头右后旁软组织肿块(b,白箭头),CT 增强后肿块呈"多房样"环形强化(c,白箭头);d~f. 小网膜囊淋巴结结核,CT 增强后小网膜囊内呈"多房样"环形强化(d,白箭头),MR 平扫 T2WI 病灶呈稍高信号(e,白箭头),MR 增强 T1WI 脂肪抑制像见病灶呈"多房样"环形强化(f,白箭头)

【首选检查】

超声检查为首选筛查方法。检查前准备及检查技术:同"腹腔脓肿"。

【检查方法分析比较】

超声检查是肠系膜淋巴结结核的首选影像学检查方法。超声检查能准确地确定有无肠系膜淋巴结结核病变及病变的部位和累及范围。CT 检查的影像学表现能很好地显示病变,但无特异性。

八、腰大肌脓肿

【概述】

腰大肌脓肿是指腰部或腹腔炎症导致腰大肌感染化脓,形成脓肿。

【局部解剖】

局部解剖同图 5-9-1。

【临床表现与病理基础】

疼痛:多为轻微钝痛,休息则轻,劳累则重,咳嗽、打喷嚏或持物时加重。脊柱活动受限:由于病灶周围肌肉的保护性痉挛,受累脊柱活动受限,运动幅度较大的颈椎和腰椎容易查出,活动度较小的胸椎则不易查出。压痛和叩击痛:当叩击腰部时会产生叩击痛。寒性脓肿:常为患者就诊的最早体征,有时将脓肿误认为肿瘤。全身症状:发热,寒战等典型的全身炎症反应(图 5-9-16)。

【影像学表现】

超声表现:双侧腰大肌前方囊性包块,壁厚,内部可见密集光点及分隔。

CT 表现:脓肿内常有钙化,细菌性腰大肌脓肿内常含有气体。早期腰大肌肿厚、增宽、密度减低;中后期脓肿形成时,减低的肌肉组织内有液化区,可同时合并有气泡及气液平面,境界清晰的脓腔,且密度不均

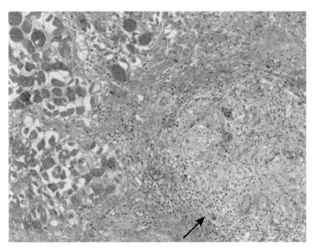

图 5-9-16　腰大肌脓肿病理表现

组织液化坏死形成脓腔,周围肉芽组织增生形成脓肿壁(箭头)

匀,CT 增强后边缘规则强化,腔内脓肿无强化,则有利于明确诊断,肿瘤坏死及出血无脓腔气体影或气液面形成(图 5-9-17)。

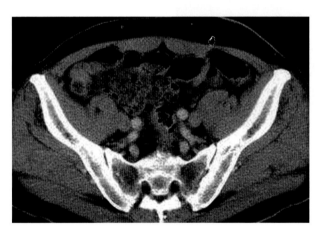

图 5-9-17　腰大肌脓肿的 CT 影像表现

【首选检查】

超声检查为首选筛查方法。检查前准备:同"肠系膜囊肿"。

检查技术:仰卧位:对整个腹部包括盆腔的全面扫查;侧卧位:有利于腹膜后肿物与肾及肾上腺肿物鉴别。另外,病变检查范围应根据临床具体要求而定。对临床已触及腹部肿物,超声检查可以重点对肿物进行各个方向扫查,并注意与相邻器官的关系。对未触及肿物或要求检查有无腹膜后肿大淋巴结,则需对整个腹部及盆腔进行系统扫查。

【检查方法分析比较】

超声检查是腰大肌脓肿的首选影像学检查方法。超声检查软组织脓肿甚为敏感,CT 及 MRI 均能较好的显示病灶及其周围的关系。

九、腹膜后纤维化

【概述】

腹膜后纤维化是病因不明的腹膜后广泛进行性纤维组织增生。本病可发生于任何年龄,但以 40～60 岁者多见,约占 2/3。男性发病较多见,是女性的 2～3 倍。临床上分为发病初期、活动期和纤维板块收缩期 3 期。

【局部解剖】

局部解剖同图 5-9-1。

【临床表现与病理基础】

腹膜后纤维化临床表现与腹膜后组织或脏器(如输尿管)受压的程度关系密切。压迫症状:本病以输尿管压迫梗阻为典型特征,75%～80% 的患者可出现输尿管部分或完全梗阻的表现,如肾盂积水,尿路刺激征,少尿或无尿,慢性肾衰竭和氮质血症等,压迫淋巴管和下腔静脉可引起下肢水肿,但少见,偶见压迫小肠或结肠而发生肠梗阻者;疼痛:初起可无症状,以后可出现疼痛,多发生于腰部或下背部并放射至下腹部,腹股沟区,外生殖器或大腿的前内侧,疼痛为钝胀痛,开始为单侧,随病情发展可出现双侧痛;亚急性炎症表现:如下腹痛,肾区压痛,低热,白细胞计数增加,红细胞沉降率增快和疲乏不适,厌食,恶心呕吐以及体重下降等;腹部肿块:大约 1/3 的患者可在下腹部或盆腔触及肿块。

病理表现为增生的纤维组织如鞘状包绕输尿管及周围的血管淋巴管、压迫肠管。

【影像学表现】

超声表现:直接表现为腹膜后空腔脏器周围被异常回声广泛包绕,一般肿块较大,回声较均匀,与主动脉相连紧密,界限较清或欠清,范围多为肾动脉水平以下的腹主动脉及下腔静脉周围,向下延伸到髂血管周围。腹主动脉、下腔静脉管腔清晰或有动脉硬化表现。病变内无明显血流信号(图 5-9-18)。

CT 表现:平扫表现为腹膜后团块状或片状均匀软组织肿块影,边缘清晰或模糊,位于肾门水平下方;典型的腹膜后纤维化累及范围较广,沿腹主动脉前方及两侧分布,其下方甚至大髂总动脉周围;肿块与腹主动脉关系密切,并常常包绕输尿管和下腔静脉;CT 增强扫描示肿块多为小片状强化,其纤维化程度越成熟,强化越轻,故疾病早期增强明显,中晚期较差(图 5-9-19)。

MR 表现:平扫,T1WI 呈低信号;T2WI 表现因疾病发展的不同阶段而异,早期呈高或稍高信号,晚期则表现为低信号,即成熟纤维成分越多,信号越低,因而 T2WI 上的信号强度可反映病变的活动程度;动态增强

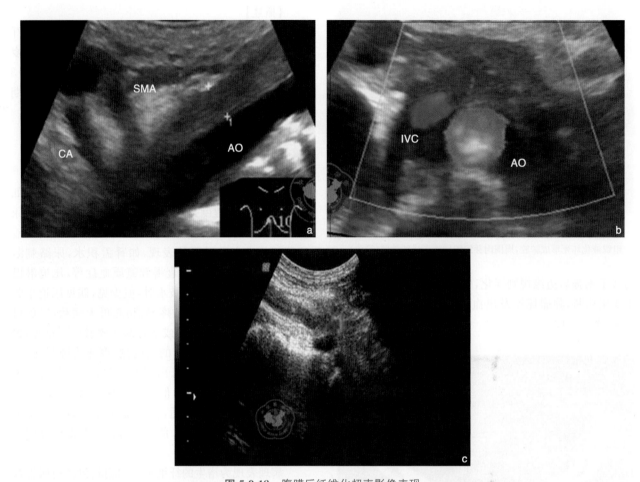

图 5-9-18　腹膜后纤维化超声影像表现

a. 腹主动脉周围条状低回声；b. 病变同时包绕下腔静脉，但无下腔静脉变窄；c. 病变包绕输尿管，导致输尿管局限性狭窄。AO：腹主动脉；CA：腹腔动脉；SMA：肠系膜上动脉；IVC：下腔静脉

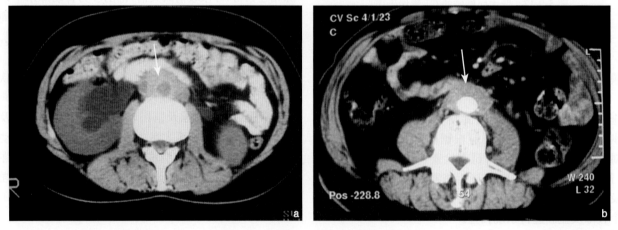

图 5-9-19　腹膜后纤维化 CT 影像表现

a. CT 平扫可见腹膜后椎体前密度较为均匀的软组织肿块影，密度稍高于肌肉（箭头）；b. 增强扫描，病变轻度的强化（箭头）

检查,表现类似 CT 增强所见。

【首选检查】

超声检查为首选筛查方法。检查前准备:同"肠系膜囊肿"。

检查技术:仰卧位:对整个腹部包括盆腔的全面扫查;侧卧位:有利于腹膜后肿物与肾及肾上腺肿物鉴别;俯卧位:可以避开胃肠气体干扰,并作为前腹壁检查的补充。另外,病变检查范围应根据临床具体要求而定:对临床已触及腹部肿物,超声检查可以重点对肿物进行各个方向扫查,并注意与相邻器官的关系;对未

触及肿物或要求检查有无腹膜后肿大淋巴结,则需对整个腹部及盆腔进行系统扫查;重点观察腹部大血管及其主要分支包括髂血管周围有无异常肿物或肿大淋巴结。

【检查方法分析比较】

超声检查是腹膜后纤维化的首选影像学检查方法。X 线检查仅可发现病变的间接征象,CT 及 MR 表现无特异性,对病变的定位有相同作用,MRI 优于 CT,MR 平扫便能显示病灶与血管的关系,可决定组织的纤维化性质,对诊断帮助大。

第六章　盆腔及骨盆疾病

第一节　盆腔及骨盆疾病
影像学检查新进展

骨盆结构复杂,包括骨骼、肌肉、韧带、生殖器官、神经和血管等。以耻骨联合上缘的连线为界,骨盆分为大骨盆和小骨盆。大骨盆内主要为肠道,两侧为升降结肠中间为小肠,后方附着一对扇形的髂腰肌。小骨盆为前、中、后三部分。前部主要为膀胱、尿道和阴道前壁占据,中部正中为子宫、宫颈、阴道顶部,两侧为输卵管和卵巢;后方为阴道后壁、子宫直肠陷窝、会阴体、直肠壶腹和肛管。盆底支持结构非常复杂,其盆底功能性疾病也相当普遍,盆底功能性疾病常常由多个组织、器官、筋膜等结构的功能异常引起。以往靠临床病史物理检查和各种生理学试验均不能全面地发现和诊断盆底功能性疾病。近20年来,随着医学影像技术的迅速发展,影像学检查逐渐成为研究该区域的重要方式,对盆底功能紊乱发病机制的研究提供了更深层次的理解与认识。

一、盆腔超声影像学检查

在目前应用的影像检查技术中,超声具有明显的优越性。超声检查简便、迅速、无创,更重要的是相对于 X 线、CT 等检查技术安全无辐射,因而在临床上作为许多盆腔疾病的首选检查。随着成像技术的进步,目前除了常规的二维超声和彩色多普勒超声外,还出现了三维超声、超声造影、超声弹性成像等新技术。为了满足不同的检查需求,出现了多种腔内超声,包括阴道内超声、直肠内超声、经食管心脏内超声、腹腔镜超声、血管内超声、内镜超声等。超声除了诊断疾病,还可实时引导各种穿刺、活检及介入治疗等。

(一) 超声造影技术

鉴于普通超声提供的分辨率有限,近些年,随着超声造影剂与造影技术迅速发展,超声造影(contrast-enhanced ultrasound,CEUS)技术在基础和临床应用

成为当前超声医学的研究热点,被称为继超声表现和彩色多普勒之后的又一次超声革命。超声造影成像技术主要是利用微泡的非线性声学效应来提高灰阶成像的对比分辨率和空间分辨率,以其简便、无创、安全和诊断符合率高等优点,迅速被广泛应用于医学的各个领域,在揭示肿瘤的血流灌注信息方面更具优越性。超声造影剂通过其在血流中的强散射作用,有效地增强二维超声影像和血流多普勒信号,充分显示病灶内的血流,包括肿瘤内小血管、低速血流或较深部位肿瘤内血流分布,准确地评价肿瘤的血管,克服了肿瘤大小及深度对血流显示率的影响,在很大程度上达到诊断和鉴别诊断的目的,提高肿瘤诊断准确率。

宫颈癌是常见的妇科恶性肿瘤,临床上肿瘤的大小及浸润范围仍是决定治疗方式的选择和预后判断的主要依据,MRI 具有良好的软组织分辨力,可较清楚的显示肿瘤的大小及周围浸润情况,但价格昂贵,且常将肿瘤组织周围水肿误认为肿瘤浸润,过高估计浸润情况。超声检查可为子宫肿瘤的诊断及鉴别诊断提供丰富的信息,提高诊断的准确性。普通 US 对于部分ⅠB 期及ⅠB 期以上宫颈癌,子宫颈明显形态学改变的患者可做出诊断,但往往不能清晰显示病灶的浸润范围,对ⅠB 期宫颈癌宫颈无明显形态变化的患者,其诊断价值有限。超声造影技术可以清晰显示毛细血管水平的血流灌注,直观的反映局部组织的微循环状况,实时显示该部分组织微循环的改变,可较清楚地显示出病灶区的范围及邻近组织浸润情况,对浸润癌有较明确诊断并能较清晰显示病灶边界。对于宫颈浸润癌的诊断及分期,CEUS 具有较高的应用价值。但是在宫颈癌的早期浸润癌阶段,病灶较小且浸润深度在 $3\sim5mm$ 之间,子宫颈无明显形态学变化,局部微循环的改变也不明显,普通 US 常无异常表现。

近年来卵巢肿瘤的发病率呈上升趋势,占妇科肿瘤的 32%。卵巢恶性肿瘤种类繁多,组织类型复杂,起

病隐匿,早期诊断困难,肿瘤生长迅速,易扩散,死亡率极高,严重危害广大妇女的身心健康,能否早期诊断、尽早治疗是提高患者生存率的关键。超声检查作为检出卵巢肿瘤的首选方法已得到广泛应用,二维超声及彩色多普勒超声虽然可显示肿瘤的位置、大小、形态及血流信息,但彩色多普勒超声对于肿瘤内小血管、低速血流或较深部位肿瘤内血流的显示存在明显局限性。除了卵巢肿瘤方面,近年来,已有文献报道,利用造影剂声学性对附件肿瘤血管进行灌注成像具有诊断潜力。经阴道增强超声造影可清楚地显示附件病变的灌注特征,对诊断小型早期恶性肿瘤及鉴别良恶性肿瘤有重要的临床价值。

(二)三维成像技术

传统的超声表现成像系统得到的是人体某一断面的二维平面图像。自 20 世纪 70 年代开始,三维成像技术就吸引了学者们的广泛关注。这种成像技术能够直观地显示感兴趣区域的立体特征和内部结构,可为疾病的诊断和治疗提供更加丰富的信息,具有广阔的临床应用前景。随着微电子技术、信号处理技术,三维超声技术已广泛应用于临床盆腔疾病诊断和盆地结构改变观察。三维超声可用于观察肛提肌裂孔和耻骨直肠肌功能,具有很好的重复性。经阴道三维超声能够很好地显示女性盆底解剖结构,评估耻骨内脏肌的功能。

在三维造影成像的基础上结合超声造影技术,利用低机械指数编码造影成像技术,通过经阴道子宫输卵管四维超声造影检查,可以实时动态观察造影剂在宫腔、输卵管内流动的过程及显影效果,评估输卵管通畅性。研究显示四维超声造影可实时显示造影剂自导管进入宫腔及输卵管显影全过程,显像清晰真实、动态直观,不仅可观察宫腔及输卵管腔的形态、输卵管通畅程度及盆腔造影剂扩散情况,并可在扫描过程中旋转平面选择最佳采集及观察角度;于四维超声造影后即刻进行造影状态下三维及二维扫描,可使诊断信息更丰富,增加诊断信心。

(三)弹性超声技术

近年来,医学弹性成像新技术发展迅速,其中超声弹性成像(ultrasound elastosonography,UE)是这些新技术的典型代表之一。UE 这个概念最初是在 1991 年被 Ophir 等提出的,它是根据人体不同组织弹性系数的不同,对组织施加一个内部(包括自身的)或外部的动态或者静态(准静态)的激励,在弹性力学、生物力学等物理规律的作用下,组织将产生一个响应,例如位移、应变、速度等的分布产生一定的改变,利用超声成像方法,结合数字信号处理或数字图像处理技术,计算出感兴趣部位组织的形变程度,借图

像色彩反映组织的硬度,弥补了常规超声不能反映组织硬度的不足。目前常用的 UE 技术包括瞬时超声弹性成像(TE)、实时组织超声弹性成像(RTE)及声脉冲辐射力成像(ARFI)。至今 UE 已经发展为医学成像领域的一个研究热点,并广泛应用于临床实践中。

前列腺癌是老年男性常见的泌尿系统的恶性肿瘤,早期前列腺癌病灶往往体积较小,且病灶较多,所以常规超声不能准确的识别病灶,更不能针对病灶进行取材活检。且正常前列腺组织的密度小于肿瘤组织,所以 UE 可以用来检出硬度更大的前列腺癌,并对病灶行目标活检,从而使前列腺穿刺活检的靶向性更强。近年来临床上经直肠实时超声弹性成像(TRTE)在前列腺活检中的应用越来越多,并取得了较好的效果。多种诊断方式联合是未来的发展趋势,可以进一步提高疾病的诊断率。文献报道经直肠弹性超声成像技术联合活检可以在一定程度上提高前列腺癌的诊断率。彭娅等人将超声弹性成像技术应用宫颈癌的诊断,并与三维多普勒超声进行比较,发现超声弹性成像技术在准确度和特异度方面要优于三维能量多普勒和常规超声,在敏感度指标上优于常规超声。经阴道弹性超声成像可以提供组织的软硬度信息从而可推断肿瘤的良恶性,对宫颈癌的诊断具有良好的应用价值。而经阴道三维能量多普勒技术可提供宫颈肿块内的血流情况,了解局部血供特点和血管生成情况,二者联合可在一定程度上提高宫颈癌的检出率。

二、盆腔 CT 影像学检查

(一)CT 三维重建

CT 三维重建是三维可视化技术中的一种,运用计算机图形学和图像处理技术将一系列二维 CT 切片图像重建转化为三维立体图形和图像显示出来。涉及计算机图形学、图像处理技术、计算机辅助谁设计、计算机视觉和人机交互处理等几个方面。螺旋 CT 三维重建技术是近年来出现的新技术,并迅速应用于临床特别是骨科,尤其是复杂部位的骨折,如骨盆。它能够立体、直观、清晰的展示骨与关节的解剖结构和细微损伤,特别是对于骨盆上颌骨等不规则骨复杂性骨折的显示优势尤为突出,极大地提高了诊断率。而且,扫描速度快,缩短了扫描时间,不用过度挪动患者,适合检查病情危重患者。

(二)CT 灌注成像

CT 灌注成像的原理是通过向静脉团注对比剂,在同一区域重复进行快速 CT 扫描,然后建立组织感兴趣区的时间密度曲线(time-density curve,TDC),并通过

数学模型计算出 BV、MTT、BF 和 PS 等灌注参数及伪彩图,从而对组织的灌注量及通透性做出评价。可以从其反映的血流灌注变化情况来分析肿瘤血管的生产和功能变化情况,由于这些功能信息的改变要明显早于肿瘤形态的改变,根据中流血流灌注的参数可以评估肿瘤良恶性、肿瘤治疗效果。同时,还可根据治疗前后血流灌注参数的不同来判断肿瘤放化疗的有效性和敏感性。CT 灌注成像作为一种无创的评估肿瘤血流灌注状态的功能成像方法,能对盆腔妇产肿瘤的良、恶性变化进行定量观察。研究显示妇科恶性肿瘤 TDC 形态为速升缓降型,良性肿瘤 TDC 为速升平缓型,恶性肿瘤的 BF、BV 及 PS 值明显高于良性肿瘤,而 MTT 较良性病变小。随着 CT 技术的突飞猛进,2005 年推出了全球首台双源 CT,它通过两套 X 线球管和两套探测器来采集 CT 表现图像,对同一部位进行双能量成像。与多排螺旋 CT 及单源 CT 比,具有成像速度快、辐射剂量低、图像质量高的优点。已有文献报道双源 CT 灌注影像学和血流灌注参数可以评价和预测宫颈癌患者根治性放疗的效果,以及治疗前的放疗敏感性评估。

(三) CT 能谱成像

应用于临床的能量 CT 发展到现在为止经历了双能减影和能谱成像两个阶段,前者是以双 X 线管技术为核心的双源 CT,后者是以双混合能量图像(kVp)为核心技术的能谱 CT。自 2009 年 CT 能谱技术问世以来,已经在许多领域展示出临床应用价值:去除硬化伪影。能谱 CT 单能量成像及去除伪影技术可以纠正 X 线扫描金属后产生的"光子饥饿"现象而导致的低信号,可以对金属及金属周边组织提供准确的投射数据,能有效的拟制常见的金属伪影和其他硬化伪影;物质定量分析:CT 能谱成像能够提供对基物质(水、碘、尿酸)进行物质密度成像和定量分析,同时提供解剖和功能信息;小病灶检出率提高。单能量成像在不同能量水平上具有不同的特征,低能量的 X 线穿透力低,图像组织对比度增强,但噪声增,高能量水平的 X 线穿透能力强,图像上硬化伪影少,但组织的对比减弱,选择合适的能量水平对提高单能量图像上的病灶检出率很重要。能谱 CT 单能量成像能够在不降低图像质量的前提下,显著提高小病灶的对比度,有利于小病灶检出和肿瘤定位。常规 CT 图像中 CT 值相同的糖水和盐水,其单能量衰减曲线却不一样,说明单能量衰减曲线有助于鉴别不同成分的物质。对肿瘤的能谱特征进行综合分析,有助于肿瘤的定位、定性及分级的诊断。研究表明能谱 CT 平扫可鉴别膀胱后壁癌与前列腺增生突入膀胱内,其中低能量 kev 图像对两者的鉴别价值较大。

三、盆腔磁共振影像学检查

(一) 动态增强磁共振成像(DCE-MRI)

磁共振动态增强(DCE-MRI)的原理是在静脉注射造影剂时对检查区域所选定的层面进行一系列短时快速扫面,然后在重建后的图像上利用计算机软件测定感兴趣区的信号强度,绘制时间信号强度曲线,以观察靶区血流动力学改变。动态增强 MRI 扫描可用于观察盆腔肿瘤的血流灌注和良恶性鉴别,根据对比剂药代动力学特点评价肿瘤血管结构和功能特性,具有常规 MR 增强扫描不可比拟的优势。常规增强 MRI 仅能提供某一时间点的强化信号,而 DCE-MRI 主要侧重对组织不同时间点强化行为的观察,可在对比剂注射前后获取连续图像,描绘对比剂流入和流出过程的动力学特点和组织血管特点。研究表明:应用 DCE-MRI 的时间-信号强度曲线鉴别卵巢肿瘤良恶性,Ⅰ型曲线为渐进性上升型,Ⅱ型曲线为平台型,多见于交界性肿瘤,Ⅲ型曲线为流出型,多见于侵袭性肿瘤,但是曲线形态会出现部分重叠。

(二) 磁共振波谱(MRS)

磁共振波谱(MRS)是基于化学位移原理测定体内化学成分的一种无创性技术,可用于研究人体细胞代谢的病理生理改变。在许多疾病中,代谢改变先于病理改变,而 MRS 对这种代谢改变的潜在敏感性更高,可以提供疾病早期病变的信息。目前前列腺[1] H-MRS 测得最有临床价值的代谢物有胆碱(cho)、枸橼酸盐(cit)和肌酸(Cr)。在正常的前列腺组织中分布大量的腺体和腺管组织,相对 cit 浓度较高,而在肿瘤组织中腺体组织被破坏,其 cit 浓度大幅减低。另外肿瘤细胞代谢速度快,细胞膜合成降解增加,肿瘤中 cho 含量明显增加。因而前列腺癌具有特征性谱线:枸橼酸盐浓度(cit 峰)下降,cho 浓度明显增加,(Cho+Cr)/Cit 值升高,因此 MRS 是鉴别前列腺癌和良性前列腺增生的最佳无创性方法。将 MRI 和 MRS 联合诊断前列腺癌具有很高的临床价值。

(三) 弥散加权成像(DWI)

弥散加权成像是基于 EPI 技术测定水分子布朗运动的一项新技术,用弥散系数(ADC)表示。DWI 是目前唯一能在体检测体内水分子扩散的方法,通过水分子的微观扩散运动反应组织功能状态。DWI 的基本原理是在自旋回波序列(SE)180°脉冲前后对称施加两个强梯度磁场。前一个梯度脉冲引起所有质子自旋去相位,后一个梯度磁场可使扩散程度低的质子自旋重聚,信号不降低,而扩散程度强的运动的质子离开原位置,不能完全重聚,导致信号下降,反之信号增强。因此,不同扩散程度的组织在 DWI 上可显示不同的信号强度,对于恶性肿瘤具有高敏感性。在临床上 DWI 已经广泛用于宫颈、卵巢、膀胱等脏器肿瘤的诊断、良恶性鉴别、肿瘤分期及临床治疗疗效评估等。随着医学影像技术的更新,在 DWI 的基础上,将其与 EPI 及短反转时间反转恢复(short time inversion recovery,STIR)脂肪抑制技术相结合,在人体平静自由呼吸状态下采用仰卧位的形式,对人体进行从头颈部到股骨上端的全身大范围扫描,主要是通过抑制肌肉、脂肪、肝脏等组织的背景信号来突出病变区域,明显提高了恶性肿瘤及其转移灶的检出率,其采用的是一种比较新的脉冲序列-反转恢复回波平面弥散序列(STIR-DWI-EPI)。由于采用了全身大范围的扫描,并加以 3D 后处理重建,其成像效果和临床意义与正电子发射成像(PET)有许多相似之处,因此也被形象地称做 MR"类PET"技术,即又称为 WB-DWI。

(四)磁共振血氧水平依赖性成像(BOLD)

血氧水平依赖性成像使用高时间、高空间分辨率的 GRE-EPI 系列,应用内源性、顺磁性物质(脱氧血红蛋白)作为对比剂产生的局部磁场引起血液和周围组织的质子失相位,导致横向弛豫时间缩短,从而表现出不同的 MR 信号进行成像。由于 BOLD-MRI 无创、不需要外源性对比剂、可以对盆腔肿瘤及周围组织进行量化分析等优点成为近年来的研究热点。基于临床发现肿瘤微循环及与之相关的肿瘤乏氧对肿瘤的影响明显,不同的肿瘤甚至同一肿瘤内部不同状态由于乏氧、局部微循环的差异,导致对肿瘤治疗的敏感性不同。已有报道利用 BOLD-MRI 参数横向弛豫率($R2$)进行宫颈癌的临床放化疗疗效评估。

四、核医学成像技术

随着医学影像技术的发展和对疾病诊疗水平的提高,简单的结构成像已经不能满足当前的医学诊断要求。核医学成像是检测机体吸收的放射性核素所发出的射线进行成像,图像信号强度反映核素的浓度分布,可以显示疾病的形态学信息和功能信息。将放射性扫描技术与 CT 技术有机地结合起来,开发出来的发射型计算机体层扫描术(ECT)不仅能动态的观察脏器的形态、功能和代谢变化,还能进行体层显像和立体显像。PET/SPECT 技术与 CT 结合极大地提高了病灶的检出率和诊断的准确性,并且很快成为临床广泛认可的先进医学影像技术。但是随着 PET/CT 的普及,CT 技术提供的图像软组织分辨率低、高剂量的 X 线辐射等缺点逐渐暴露。

MRI 在很多方面优于 CT,在反映解剖形态和生理功能信息方面具有无可比拟的优越性。随着 MRI 技术的迅速发展,将 PET 与 MRI 结合进行多模态显像成

为了近些年的研究热点,并取得了一定的成果。当 PET 与 MRI 图像融合后,可以从根本上解决 PET 图像显示解剖结构不清楚的缺陷,将检查部位的生化信息、功能信息和解剖结构信息同时显示在一张图像上对比诊断,提供高质量的分子影像图像,以及与组织分子结构、分子代谢和功能代谢相关的图像。

第二节 膀 胱 疾 病

一、间质性膀胱炎

【概述】

间质性膀胱炎是泌尿系统最常见的疾病之一,多数为泌尿系感染的一部分或泌尿系统其他疾病的继发感染。

【局部解剖】

空虚的膀胱呈三菱锥形,分尖、体、底和颈四部。膀胱尖朝向前上方,膀胱后面朝向后下方,呈三角形,为膀胱底。膀胱尖与底之间为膀胱体。膀胱的最下部称膀胱颈。膀胱内面被覆黏膜,当膀胱壁收缩时,黏膜聚集成皱襞称膀胱襞。而在膀胱底内面,有一个呈三角区的区域,位于左右输尿管口,和尿道内口之间,此处膀胱黏膜与肌层紧密连接,缺少黏膜下层组织,无论膀胱扩张与收缩,始终保持平滑,称膀胱三角。两个输尿管口之间的皱襞称输尿管间襞,膀胱镜下所见为一苍白带,是临床寻找输尿管口的标志。膀胱前方为耻骨联合,膀胱与耻骨联合二者之间称膀胱前隙(图 6-2-1)。

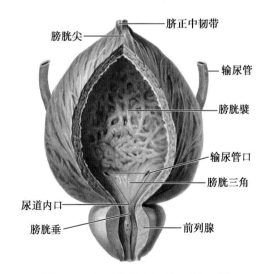

图 6-2-1 膀胱前列腺解剖图(前面观)

【临床表现与病理基础】

间质性膀胱炎的临床表现为尿路刺激症状、脓尿和血尿,急性期症状较重,慢性期症状轻。可反复发

作,时轻时重。特异性膀胱炎与非特异性膀胱炎临床症状相似,需依据病史、尿液检查及膀胱镜加以区别(图6-2-2a)。

急性膀胱炎可见黏膜及黏膜下充血、水肿及白细胞浸润,黏膜表面有出血点,严重者可形成表面溃疡。慢性期发生纤维化并可形成假性憩室。(图6-2-2b)

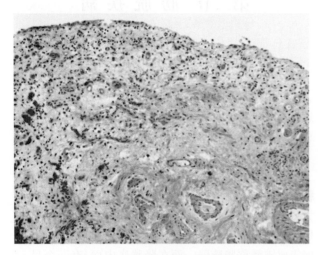

图6-2-2a　间质性膀胱炎病理表现

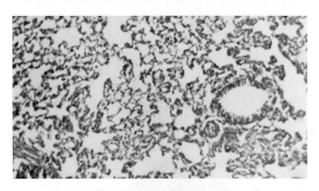

图6-2-2b　急性膀胱炎病理表现

【影像学表现】

超声表现:膀胱腔缩小,膀胱壁普遍增厚。

CT表现:急性期CT上无阳性表现,或见膀胱壁轻度弥漫性增厚,慢性期CT可见膀胱壁增厚,内缘毛糙,膀胱形态不规则或体积变小,增强扫描膀胱壁有强化。

MR表现:膀胱壁增厚常不光滑,信号不均,以低信号为主。

【首选检查】

超声为本病的首选影像学检查方法。

检查前准备:一般准备和注意事项与其他部位检查相同;检查前使膀胱适度充盈这样容易区分盆腔脏器,同时肠襻上移,不致与盆腔脏器或病灶相混淆。

检查技术:经腹部扫查,宜选用凸阵探头,扇扫、线阵探头宜可,频率为3.5～5MHz。局部涂耦合剂后,首先进行正中矢状扫查,在清晰显示膀胱和尿道内口后,将探头分别向左右两侧缓慢移动,直至膀胱图像消失。然后进行横断,先朝足侧方向扫查膀胱颈部及三角区,随后将探头向上滑动至膀胱顶部。经直肠扫查:可用线阵或双平面探头,频率5～7MHz。经直肠超声检查尤其适于膀胱颈部、三角区和后尿道细微病变的观察。

【检查方法分析比较】

超声检查显示膀胱腔缩小,膀胱壁普遍增厚;CT、MRI检查在急性期没有明显的阳性表现,仅部分病例可有膀胱壁增厚、容积缩小、表面毛糙等表现,缺乏特征性,与单纯性慢性膀胱炎难以鉴别,确诊靠膀胱镜活检和临床、实验室检查。综上所述,超声检查由于价格便宜、检查方便,也能观察到膀胱腔和膀胱壁情况,故作为本病的首选影像学检查。

二、膀胱移行细胞癌

【概述】

膀胱移行细胞癌占尿路恶性肿瘤的90%,约2%～4%可发生上泌尿道肿瘤,多发生40岁以上。膀胱癌可发生在膀胱任何部位,以膀胱三角区和两侧壁多见,发生于膀胱三角区的肿块容易累及输尿管、前列腺和精囊。

【局部解剖】

局部解剖同图6-2-1。

【临床表现与病理基础】

本病表现为无痛性肉眼血尿,多为间歇性全程血尿。常有尿频、尿急和尿痛等膀胱刺激征,如血块阻塞膀胱口,则出现排尿困难。

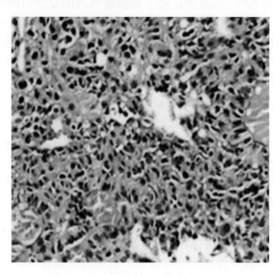

图6-2-3　膀胱移行细胞癌病理表现

多数为单发,少数为多发;可与肾盂、输尿管癌同时存在;肿瘤形态多为乳头状,带蒂或广基;肿瘤表面容易坏死,形成溃疡。膀胱癌多发于三角区和两侧,晚期可侵犯子宫、直肠、精囊、腹部及盆腔淋巴结转移(图6-2-3)。

【影像学表现】

超声表现:超声对膀胱肿瘤检出率的高低与膀胱肿瘤的部位与大小有关。膀胱顶部和颈部肿瘤直径小于4mm时容易漏诊。膀胱肿瘤声像图表现多为菜花状、乳头状或结节状回声;瘤体向膀胱腔凸起,在充盈的膀胱暗区内见不均质中等回声;膀胱壁连续性好,肌层回声清晰无破坏;有蒂肿瘤可见与蒂瘤体相连,移动体位时瘤体在尿液中晃动;瘤体内可见动脉血流信号(图6-2-4)。

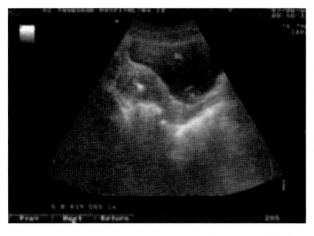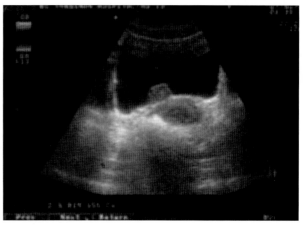

图 6-2-4　膀胱移行细胞癌超声影像表现

X线表现:X线平片诊断价值不大。膀胱造影表现为腔内不规则充盈缺损,呈菜花状,基底部较宽,表面凹凸不平。当肿瘤侵犯肌层后,膀胱造影充盈状态下见膀胱壁僵硬。

DSA表现:DSA征象为不规则的肿瘤血管、富血供肿瘤呈不规则不均匀斑点、片状或团块状肿瘤染色、动静脉瘘与静脉早显。

CT表现:膀胱后壁和侧后壁突入膀胱腔内的不规则软组织肿块,边界清楚,肿块密度均匀,肿块较大时呈菜花状,中央见低密度坏死区,局部膀胱壁增厚。肿块向周围侵犯致膀胱周围脂肪间隙内出现软组织密度影;侵犯输尿管时,在输尿管膀胱入口处形成软组织肿块,致输尿管积水;侵犯精囊使精囊腺增大,致膀胱精囊三角消失。早期前列腺侵犯较难确定,可伴有盆腔淋巴结转移和远处转移。增强扫描可明显强化,瘤体较大时可因坏死而密度不均(图6-2-5)。

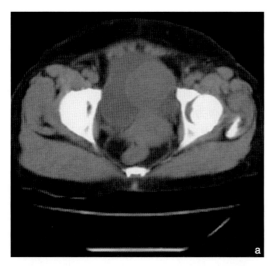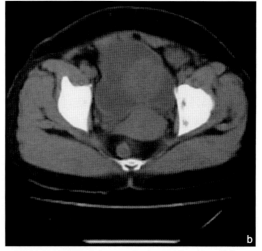

图 6-2-5　膀胱移行细胞癌 CT 影像表现

a. 平扫见膀胱腔变小,膀胱左侧壁一类圆形实性占位,密度均匀,边缘光滑,无分叶,周围膀胱壁走行柔和,膀胱周围脂肪间隙清楚;b. 膀胱充盈良好,右前壁见软组织密度影,密度均匀,边缘清晰光滑,无分叶,膀胱周围组织间隙清晰

MR表现:膀胱壁向腔内突出的软组织肿块,局部膀胱壁增厚。肿块在T1WI上信号强度类似膀胱壁,在T2WI上信号强度明显高于膀胱壁,但仍低于尿液,能较准确地显示肿瘤浸润的深度和范围。增强扫描肿瘤明显增强,信号强度高于膀胱壁。MR检查可确定膀胱癌对周围软组织、器官的侵犯及盆腔内淋巴结转移。

【首选检查】

超声为首选影像学检查方法。检查前准备:一般准备和注意事项与其他部位检查相同;检查前使膀胱适度充盈这样容易区分盆腔脏器,同时肠襻上移,不致与盆腔脏器或病灶相混淆。

检查技术:经腹部扫查,宜选用凸阵探头,扇扫、线阵探头宜可,频率为3.5~5MHz;局部涂耦合剂后,首先进行正中矢状扫查,在清晰显示膀胱和尿道内口后,将探头分别向左右两侧缓慢移动,直至膀胱图像消失;然后进行横断,先朝足侧方向扫查膀胱颈部及三角区,随后将探头向上滑动至膀胱顶部。经直肠扫查:可用线阵或双平面探头,频率5~7MHz;经直肠超声检查尤其适于膀胱颈部、三角区和后尿道细微病变的观察。

【检查方法分析比较】

由于肿瘤的回声、密度和信号强度不同于膀胱组织,因而易于发现膀胱癌向腔内生长所形成的肿块,也易于显示肿瘤侵犯肌层所造成的膀胱壁增厚,还能发现膀胱癌对周围组织和邻近器官的侵犯及盆腔淋巴结转移。综上所述,超声检查、CT检查、MRI检查在显示本病程度上相差无几,但超声检查更为便宜和方便,故作为本病的首选检查。

三、膀胱平滑肌肉瘤

【概述】

平滑肌瘤好发于子宫、胃肠道、皮肤及皮下软组织,发生于尿路的平滑肌瘤罕见,1974年Farman总结7784例平滑肌瘤,95%发生在女性生殖系统,仅5例发生在膀胱。肾盂、输尿管、尿道平滑肌瘤也都有临床病例报道,其中以膀胱平滑肌瘤报道最多,其次发生于尿道,而发生于肾盂或输尿管的仅有数例报道。发生在尿路的平滑肌瘤均以女性患者较为常见。

【局部解剖】

局部解剖同图6-2-1。

【临床表现与病理基础】

膀胱平滑肌瘤的临床表现与肿瘤类型和发生部位有关。黏膜下型肿瘤以血尿为主,肿瘤较大或位于尿道内口附近时,可表现为尿频、排尿困难甚至急性尿潴留。壁间型肿瘤早期无症状,肿瘤较大时突入膀胱腔

亦可致血尿、尿频或排尿困难。浆膜下型肿瘤则以盆腔肿块为主要临床表现。

根据肿瘤部位与膀胱壁的关系分为膀胱黏膜下、膀胱壁间和膀胱浆膜下3型,其中以膀胱黏膜下型最为常见,约占63%,其次为膀胱浆膜下型,约占30%,膀胱壁间型占7%。肿瘤呈膨胀性生长,膀胱黏膜下型平滑肌瘤有时可形成似带蒂的膀胱肿瘤。肿瘤常在膀胱后壁,有完整的包膜,肿瘤大小从数毫米至数厘米不等,平均直径约为6cm左右,多为单发。组织学观察肿瘤由分化良好的平滑肌细胞构成,瘤细胞呈梭形,胞质丰富,边界清楚,有纵行的肌原纤维,染色呈深粉色,胞核棒状,两端钝,无间变,无核分裂,瘤细胞聚集成束,成编织状或漩涡状排列,在平滑肌纤维间有时有不等量的纤维组织(图6-2-6)。

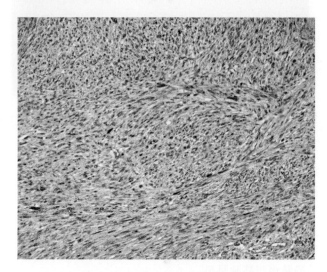

图6-2-6　膀胱平滑肌肉瘤病理表现

【影像学表现】

超声表现:膀胱壁欠光滑,可见低回声团块,向膀胱腔内隆起,边界清,内部回声均匀,膀胱后膜层、浆膜层连续完整,深呼吸时,团块与膀胱壁运动方向一致。彩色多普勒血流显像团块周边及内部可见血流信号,周边分布为主。

CT表现:膀胱见不规则软组织密度影,突入腔内,密度欠均,增强扫描强化较明显,膀胱壁较光滑(图6-2-7)。

【首选检查】

超声为首选影像学检查方法。检查前准备及检查技术:同"间质性膀胱炎"。

【检查方法分析比较】

超声检查:可判定肿瘤的大小、部位和范围,对诊断膀胱平滑肌瘤是最经济、实用的检查方法,可经腹或直肠进行,通常表现为低回声肿块,并有多处液性暗区。肿瘤表面膀胱黏膜为强回声,黏膜光滑、连续,瘤

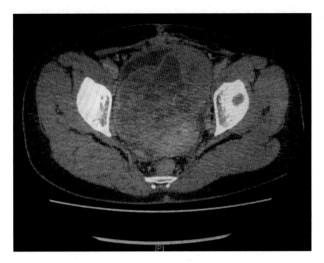

图 6-2-7　膀胱平滑肌肉瘤 CT 影像表现

体内可检出血流信号。

CT 检查：表现为膀胱壁的实质性肿瘤，CT 值在 30HU 左右，肿瘤较大时可见肿瘤中心有坏死区，增强扫描明显强化。

MR 检查：可通过横断面、冠状面和矢状面扫描确定肿瘤的大小、部位和范围，也可了解邻近脏器的情况。

膀胱镜检查：发现被覆正常膀胱黏膜的膀胱壁内肿块应考虑到膀胱平滑肌瘤，但当肿瘤表面黏膜形成溃疡或糜烂时，容易误诊为恶性肿瘤。

第三节　男性生殖系统疾病

一、前列腺癌

【概述】

前列腺癌（prostatic carcinoma）是男性最常见的恶性肿瘤之一，仅次于肺癌，居第二位，年龄多为大于 40 岁男性，是欧美国家男性最常见的恶性肿瘤，近年来，总体发病率呈现上升趋势，血清 PSA 是特异的前列腺癌肿瘤标记物。

【局部解剖】

前列腺是不成对的实质性器官，由腺组织和平滑肌构成，其表面有筋膜鞘，称前列腺囊，囊与前列腺之间有前列腺静脉丛。前列腺重 8～20g，上端横径约 4cm，垂直径约 3cm，前后径约 2cm。前列腺呈前后稍扁的板栗形，上端宽大称前列腺底，邻接膀胱颈；下端尖细，称前列腺尖，位于尿生殖膈上；底与尖之间的部分为前列腺体；体的后面平坦，中间有一纵行浅沟，称前列腺沟；前列腺一般分前叶、中叶、后叶两侧叶。前列腺位于膀胱和尿生殖膈之间，前列腺底与膀胱颈、精囊和输精管壶腹相邻，其前方为耻骨联合，后方为直

壶腹。

精囊又称精囊腺，为长椭圆形的囊状器官，表面凹凸不平，位于膀胱底的后方，输精管壶腹的下外侧，左右各一，由迂曲的管道组成，其排泄管与输精管壶腹的末端汇合成射精管。精囊的分泌物参与精液的组成（图 6-3-1）。

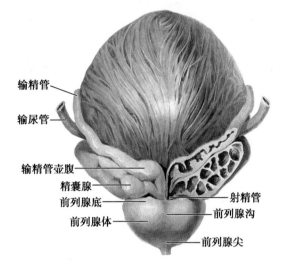

图 6-3-1　前列腺、输尿管及精囊解剖图

【临床表现与病理基础】

早期前列腺癌常无症状，当肿瘤增大压迫阻塞尿路时，可出现逐渐加重的尿频、尿急、排尿不畅、血尿等症状，晚期出现腰腿痛、贫血、骨性疼痛等。血清前列腺特异性抗原（PSA）升高为前列腺癌重要的临床血清学指标。前列腺癌的转移多为血源性、淋巴性，见于骨盆、脊柱骨和长骨、肝、肺和腹膜后淋巴结。

约 70% 的前列腺癌发生于前列腺外周带，发生于中央区约 10%，移形区约 20%，前列腺癌 95% 为腺癌，瘤内有大量癌变腺体成分紧密排列，其间很少有空隙存储黏蛋白和液体（图 6-3-2）。

【影像学表现】

超声表现：早期前列腺癌声像图通常为低回声结节，绝大多数位于外腺区，少数呈等回声或非均质性回声；78% 的结节边界模糊不清，较大的结节有包膜隆起；腺体基本上左右对称或轻度不对称 CDFI 示病变局部血流信号增加，但是并非特异性表现。进展期声像图表现为前列腺各径增大，前后径增大更为突出；轮廓外形呈不规则隆起，包膜不完整回声连续中断，两侧常不对称；内部回声不均，病变部位回声增强和减弱参差不齐，内外腺结构和境界不清；邻近器官受累表现，膀胱颈部回声不规则增厚，隆起；精囊周围和精囊本身回声异常，失去两侧对称，此外，CDFI 同样显示病变区内血流信号增加，确诊依靠经直肠超声引导自动组织学活检病理学检查。经直肠超声检查（TRUS）前列腺癌

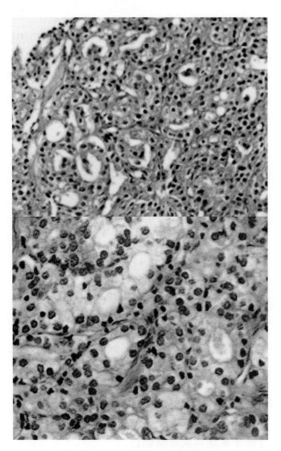

图 6-3-2　前列腺癌病理表现

位于边缘带者占 70%。位于边缘带内直径大于 0.2cm 而肛门指检阴性的肿瘤,TRUS 的敏感率约为 90%,但假阳性较高,特异性为 77%。TRUS 加上超声引导下穿刺活检是目前最佳的早期诊断方法,但费用昂贵,患者较痛苦,而且检查结果与检查者的技术、耐心有明显关系(图 6-3-3)。

DSA 表现:正常前列腺体积较小,盆腔动脉血管造影不易清除显示。早期前列腺癌的血管造影可无任何异常表现;中晚期盆腔动脉造影可表现为:供血动脉扩

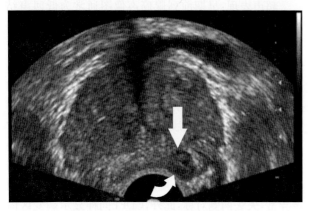

图 6-3-3　前列腺癌超声影像表现

前列腺癌包膜外侵犯(如箭头所示)

张增粗,前列腺局部血管密度增加,分支紊乱,粗细不均,病灶局部出现较浓的肿瘤染色,前列腺外的盆腔浸润瘤灶内出现异常血管团和团块状肿瘤染色。

CT 表现:早期前列腺癌仅限前列腺增大,而密度无异常改变;增强检查,前列腺组织与肿瘤组织强化程度类似,因而无助诊断局限于被膜内的肿瘤。对于进展期的前列腺癌能够显示肿瘤的被膜外侵犯,表现为正常前列腺形态消失,代之为较大的分叶状肿块。CT 检查也可以发现盆腔淋巴结转移及远隔器官或骨的转移。CT 未能显示前列腺癌,但对前列腺癌分期有效,准确率 60%~75%。CT 扫描不能检出前列腺内细小的 B2 期以内的肿瘤,仅能发现局部结节状隆起,提示有癌肿的可能。CT 扫描有助于检出前列腺癌向外侵犯,表现为前列腺、精囊间脂肪消失,或向膀胱底部不规则隆凸,精囊角不对称,精囊一侧增大等。CT 对盆腔淋巴结转移的诊断准确率为 80%~90%,尤其是对发现盆腔、后腹膜淋巴结肿大。直径大于 1.0cm 为可疑转移。CT 未能发现小于 1cm 淋巴结内结构或正常大小淋巴结的微细浸润,因此常常作出假阴性(大或正常大小淋巴结肿内肿瘤)或假阳性(增生,大于 1cm 淋巴结,具有纤维性或组织细胞改变)诊断(图 6-3-4)。

MRI 表现:T2WI 像显示前列腺周围带正常高信号的组织中出现低信号区,动态增强特征是病灶处早期强化,延迟期信号减低。前列腺癌向包膜浸润表现:前列腺局部轮廓的向外突出,周围的脂肪层模糊、消失,神经血管束消失或局限性、不对称性增粗。MRI 还可以查出转移所致的盆腔淋巴结及其他部位淋巴结的增大,也易于发现其他器官和骨转移。精囊腺受侵表现:精囊不对称性增大,腺管正常结构消失,T2WI 像受侵部位呈局灶性低信号,前列腺精囊角消失,动态增强病变区异常强化(尤以早期强化更有意义)。磁共振波谱(MRS):特征性 MRS 改变是枸橼酸峰明显降低和胆碱峰升高,有助于早期前列腺癌病灶的检出(图 6-3-5)。

放射性核素检查:前列腺癌病程中,70%~80% 或迟或早发生骨转移,早期骨转移无骨疼痛症状,X 线平片对骨转移诊断不敏感,全身骨显像较 X 线片提早了 3~6 个月以上,一次即能探查全身骨骼,是最灵敏和最简便的方法。其表现为骨骼中的异常和核素浓聚,但不是特征性表现。

【首选检查】

超声为首选检查方法。检查前准备:经腹壁扫查法时被检者检查前需饮水,使膀胱适当充盈。

检查技术:经腹壁检查方法:矢状扫查:包括正中矢状扫查和正中旁矢状扫查;横断倾斜扫查:探头自上而下,分别获取精囊和前列腺声像图;腹壁斜断扫查:

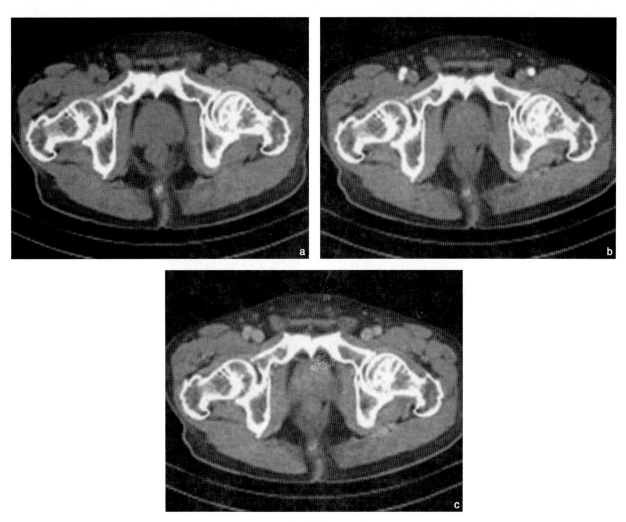

图 6-3-4　前列腺癌 CT 影像表现

a. CT 平扫；b. CT 增强动脉期；c. CT 增强静脉期

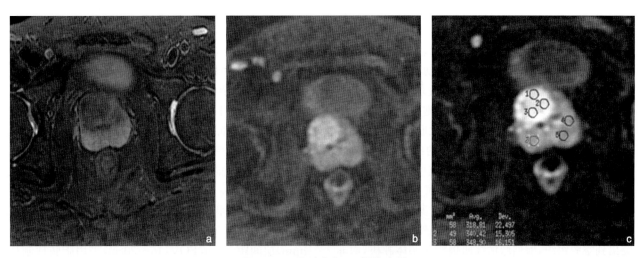

图 6-3-5　前列腺癌 MR 影像表现

a. 前列腺右侧周围带 T2WI 低信号结节；b. DWI 呈高信号；c. ADC 图

可获得清晰的精囊长轴断面及其与前列腺关系;超声直视经直肠前列腺触诊。

经直肠扫查方法:横断扫查:有精囊水平横断面、前列腺精阜以上水平横断面和精阜以下水平断面;矢状扫查:有正中矢状断面和向左右两侧分别进行的矢状旁断面。

【检查方法分析比较】

超声检查对于前列腺癌的早期和进展期均能较好的显示,特别是经直肠 B 超检查(TRUS)敏感率高达90%,TRUS 加上超声引导下穿刺活检更是目前最佳的早期诊断方法;CT 检查不能检出前列腺内细小的B2 期以内的肿瘤,MRI 检查特别是磁共振波谱(MRS)虽然有助于早期前列腺癌病灶检出,但检查时间长、费用高昂。综上所述,超声检查作为本病的首选检查。

二、前列腺肌源性肉瘤

【概述】

前列腺肉瘤是发生于前列腺间质的一种恶性肿瘤,主要发生于中央区。其生长迅速,一般体积较大,瘤体很少在 5cm 以下,较早发生邻近结构受侵及远处转移。Longley 将其分为 3 类:肌源性肉瘤,包括平滑肌肉瘤和横纹肌肉瘤;纤维源性肉瘤,包括纤维肉瘤和梭形细胞肉瘤;其他肉瘤,包括黏液肉瘤、脂肪肉瘤、骨肉瘤、神经源性肉瘤等。其中横纹肌肉瘤多见于 10 岁以下的儿童,且生长很快;平滑肌肉瘤和纤维肉瘤则多见于成年人,生长相对较慢。

【局部解剖】

局部解剖图同图 6-3-1。

【临床表现与病理基础】

本病发病年龄轻,40 岁以前发病占 75%,发生于儿童期者占 30%。主要为排尿困难,肿瘤较大时引起肾积水。

病理特征及分类:前列腺横纹肌肉瘤,胚胎性横纹肌肉瘤:主要发生于 10 岁以下的婴幼儿和儿童,约占儿童肉瘤的 50%~60%,形态学上表现为胚胎期 7~10 周的骨骼肌形态。组织学所见细胞稀少,呈疏松的贬值状排列,间质黏液变性易见;横纹肌母细胞散在分布;分化差的区域由小而圆或卵圆的细胞组成,核浓染,胞质少而界限不清;分化好的区域可有横纹肌母细胞形成,胞质红染,部分细胞胞质内可有横纹;部分病例可有不成熟的软骨或骨组织形成。其中葡萄状肉瘤指的是多倍体性胚胎性横纹肌肉瘤,外观呈葡萄状物突出到空腔组织,前列腺横纹肌肉瘤为实体肿块,而非葡萄状物;血管性(腺泡状)横纹肌肉瘤:常见于 10~25岁青少年。表现为胚胎 10~12 周左右骨骼肌形态,由低分化的圆或卵圆形细胞组成,有不规则的腺泡腔,在

腺泡腔中偶见分化较高的横纹肌母细胞和多核巨细胞。通常转移至附近淋巴结,预后差;多形性横纹肌肉瘤:多见于成年人。镜下瘤细胞异型性明显,可出现多种形态怪异的横纹肌母细胞,胞质丰富、红染,可见横纹,核分裂象多见。前列腺平滑肌肉瘤多发生于中老年人,恶性度低。瘤细胞呈轻重不等的异型性,核分裂象的多少对判断其恶性程度有重要意义。恶性程度高者术后易复发,可经血行转移至肺、肝及其他器官(图6-3-6)。

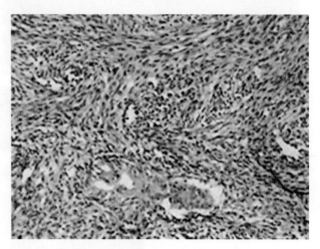

图 6-3-6　前列腺肌源性肉瘤病理表现

【影像学表现】

CT 表现:前列腺体积明显增大,前后径在 6cm以上,常呈分叶状,肿瘤呈不均匀等低密度,中心因坏死液化常呈更低密度影,前列腺及直肠周围脂肪组织,膀胱,盆底,直肠均可能被肿瘤侵及。增强后肿瘤的实性部分明显强化,肿瘤内坏死液化区不强化。周围结构受侵及远处转移,骨转移主要为溶骨性破坏。

MRI 表现:前列腺明显增大,以中央区增大为主,T1WI 呈不均质性低信号;T2WI 呈中心高信号、周围稍高信号的混杂信号影。

【首选检查】

MRI 为本病的首选检查方法。检查前准备:常规准备,检查前使膀胱适度充盈。

检查技术:前列腺位于盆腔底部,体积较小,一般要进行小视野高分辨率扫描,而且一般需要进行横断面、冠状面和矢状面扫描。具体序列如下:横断面 FSE T2WI,TR > 3000ms,TE 为 120ms 左右,层厚:3~4mm,层间距 1mm,FOV:15~20cm,采用脂肪抑制技术。横断面 SE T1WI,TR:300~500ms,TE:10~20ms,其他参数同 T2WI。冠状面 FSE T2WI,参数同横断面。矢状面 FSE T2WI,参数同横断面。

【检查方法分析比较】

MRI 为本病的首选检查方法。缺点在于 MR 检查时间长,幼儿不易合作。而 MRI 在显示睾丸的结构方面优于超声和 CT,尤其运用高场强 MR 机及表面线圈,对病变的判断更为可靠。在多平面成像、无辐射损伤方面明显优于 CT。CT 有辐射性,且软组织分辨率不如 MRI,但显示钙化优于 MRI。

三、前列腺结节性增生

【概述】

前列腺结节性增生是常见的男性老年性疾病,50岁以上老年男性多见,其病因不清,多数学者认为与男性激素平衡失调有关。

【局部解剖】

局部解剖图同图 6-3-1。

【临床表现与病理基础】

当增大的移行带压迫邻近的尿道和膀胱出口时,导致不同程度的膀胱梗阻,主要临床表现为尿频、尿急、夜尿及排尿困难。直肠指检可发现前列腺增大,表面光滑、富有弹性,中央沟变浅或消失。

前列腺增生的腺体主要位于移行区和尿道周围区,以间质增生为主,呈表面光滑的结节状增生,小结节主要成分为纤维肌性,部分为腺性结节。增生结节挤压周围的正常前列腺组织形成纤维外科包膜(图 6-3-7)。

【影像学表现】

超声表现:表现前列腺增大、呈球形、包膜连续性完整,三个径线的测值均超过正常值。尤其以前后径增大明显,可见前列腺突入膀胱腔内,前列腺增生常伴有结石存在。正常前列腺,内外腺比例约为 1:1。前列腺增生时,内腺增大,外腺受挤压,内外腺比例大于2.5:1。膀胱壁小梁、小房形成,长期下尿路梗阻致膀胱壁尿肌代偿性增生,小梁、小房多发生在膀胱后壁及两侧壁。膀胱壁粗糙,高低不平,厚度可达 5mm 以上,凸出者为小梁,凹者为小房,继续发展时,小房变成憩室。彩色多普勒可见增生的前列腺内部血流信号增多,血流内腺较外腺丰富(图 6-3-8)。

X 线表现:平片可以发现阳性结石。

排泄性尿路造影和膀胱造影表现:下尿路梗阻及肾功能正常或直肠指检前列腺增大并不明显时可使用此方法,表现为可见膀胱下界高于耻骨联合,其底部抬高、增宽,并可见前列腺增生突入膀胱所致的半圆形、边界清楚的弧形压迹。

CT 表现:正常前列腺上限不超过耻骨联合上缘10mm,增生时常超过 20mm 以上,呈边缘光滑、密度均匀的球形对称性增大,少数呈偏心性结节状突起。增大的前列腺突入膀胱时,需要与前列腺癌鉴别,前列腺

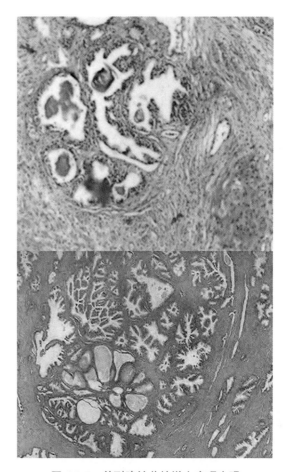

图 6-3-7 前列腺结节性增生病理表现

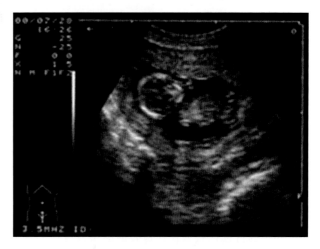

图 6-3-8 前列腺结节性增生超声影像表现
超声显示前列腺体积增大

结节性增生膀胱壁光滑无增厚,结合 MPR 有助于鉴别。增强扫描增大的前列腺呈均匀强化。

MRI 表现:前列腺均匀性增大,以中央区增生为主,在 T1WI 上,增大的腺体呈均匀稍低信号。在 T2WI 上,增大前列腺的周围带仍维持正常较高信号,并显示受压变薄,甚至消失;而中央带和移形带体积明显增大,呈结节状不均匀高信号。增生结节中如以肌

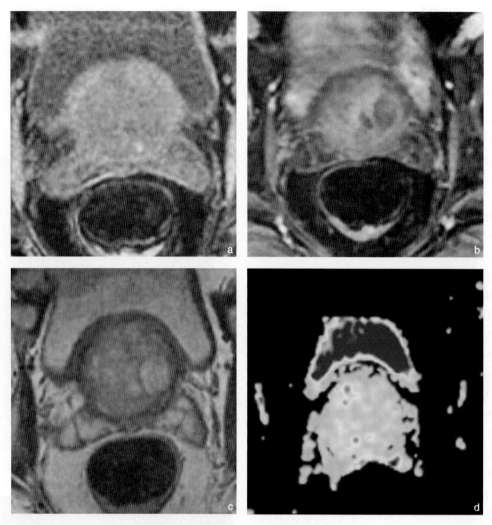

图 6-3-9   前列腺结节性增生 MR 影像表现

a. T1WI 轴位示病灶为均匀低信号；b. 增强 T1WI 轴位未见局限性高信号；c. T2WI 示病灶为结节
性不均匀稍高信号；d. DWI 图示病灶区信号均匀，未见局灶性异常信号

纤维成分为主则表现为低信号，如以腺体成分为主则表现为高信号。增强扫描前列腺中心部增生结节有强化改变，部分前列腺内散在有小点状或短条状钙化灶。MRS 检查，增生的移行带由于腺体增生 Cit 峰明显升高，Cho 峰和 Cre 峰变化不明显（图 6-3-9）。

【首选检查】

超声为首选检查方法。检查前准备及检查技术：同"前列腺癌"。

【检查方法分析比较】

超声检查方便、费用低且普及率高，可清楚显示前列腺增大情况（三个径线测值均超过正常值）；CT 检查有辐射，且软组织分辨率较差；MRI 检查时间长、费用高昂。综上所述，超声检查作为本病的首选检查。

四、前列腺囊肿

【概述】

前列腺囊肿多发于成年人，糖尿病患者更容易发生。前列腺囊肿是由于前列腺腺体先天性或后天性的原因而发生的囊样改变。先天性囊肿为副肾管退化不全，在正中线融合，膀胱下形成一个很深的憩室或囊肿，开口于前列腺尿道的后方。后天性囊肿系由坚韧的前列腺基质导致腺泡不完全或间断性梗阻，逐渐使腺泡上皮变厚，终至发生潴留性囊肿，可位于前列腺内的任何部位或突出至膀胱颈部，直径为 1～2cm。

【局部解剖】

局部解剖图同图 6-3-1。

【临床表现与病理基础】

有尿频、尿急、排尿困难和尿线细等，常见血尿。前列腺囊肿是由于苗勒管发育障碍或者后天性原因如继发于炎症的阻塞而发生囊样改变。先天性囊肿常位于前列腺上方，膀胱颈后面的正中线；后天性囊肿可位于前列腺内的任何部位，直径 1～2cm，囊肿可单发或者多发。

【影像学表现】

超声表现:前列腺后上方、两侧精囊腺之间见囊性结构,边界清楚、光整,纵切面呈倒置的水滴状,囊内为低回声区,透声性良好,双侧精囊扩张。

膀胱镜表现:可见直径1～2cm的半圆形或有蒂圆形的透明肿物,突出于膀胱颈部。多为后天性囊肿。

X线表现:静脉尿路造影:可发现泌尿系畸形,如肾不发育等;尿路造影:因囊肿与尿道不相通而不显示,无异常发现。

CT表现:膀胱直肠窝见囊性肿物,边界清楚、光整,下缘与前列腺后正中线相连,向上突向膀胱正后方、两侧精囊之间,矢状面及冠状面呈类圆形,或倒置的水滴状,囊壁较薄,部分见囊内分隔,囊内呈液性密度,增强扫描囊壁及分隔呈轻至中度强化,部分囊内见稍高密度的出血灶(图6-3-10)。

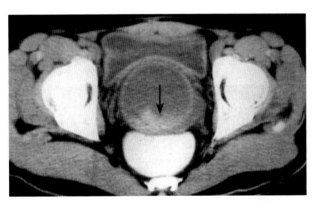

图6-3-10 前列腺囊肿CT影像表现

CT轴面平扫示膀胱直肠窝内囊性肿物,位于两侧精囊之间,肿物呈类圆形,囊壁及囊内分隔较薄(箭),呈等密度,囊内呈液性密度

MRI表现:膀胱直肠窝见囊性肿物,下部为前列腺包绕,向上突向膀胱后、两侧精囊之间,矢状面及冠状面呈倒置的水滴状,囊壁均匀、光整。T1WI及T2WI均呈等信号,囊液信号均匀,T1WI呈低信号,T2WI呈高信号,囊内出血T1WI呈等或高信号,T2WI呈等或低信号,肿物边界清楚、光整,增强扫描囊壁呈轻至中度强化。

【首选检查】

超声为首选检查方法。检查前准备及检查技术:同"前列腺癌"。

【检查方法分析比较】

超声检查方便、费用低且普及率高,可清楚显示前列腺囊肿位置及大小;CT检查有辐射,且软组织分辨率较差;MRI检查时间长、费用高昂。综上所述,超声检查作为本病的首选检查。

五、精囊炎

【概述】

精囊炎多发生于中老年,多继发于尿道生殖系统其他器官感染,病原体经尿道沿射精管逆行进入精囊腺内,或由附睾沿输精管上行至精囊腺,常与前列腺炎同时发生。

【局部解剖】

局部解剖图同图6-3-1。

【临床表现与病理基础】

可分为急性和慢性,急性者有明显尿道刺激症状、血精,直肠指检精囊肿大、压痛;慢性者有间断性血精、慢性性功能减退及排尿障碍,直肠指检可触及精囊腺肿大变硬、触痛。精囊腺黏膜水肿、充血、脱屑,管腔阻塞及腺管扩张,精囊壁不透明。

【影像学表现】

经直肠超声表现:急性精囊炎可见精囊增大,可呈椭圆形,边缘毛糙,形成脓肿后,囊内点状回声紊乱。若患病时间过长可见精囊缩小,呈梭形,并且囊壁增厚也粗糙,囊内回声增强,且透声差(图6-3-11)。

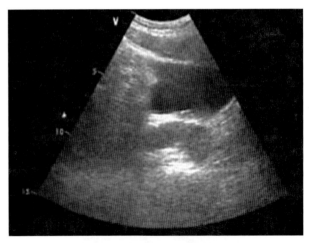

图6-3-11 精囊炎超声影像表现

精囊壁厚,毛糙,囊内为密集的小光点回声或强弱不等的回声

CT表现:较易发现精囊内的钙化点和纤维化。

MRI表现:精囊腺不同程度增大,管状结构存在,间隔模糊。T1WI信号增高,脂肪抑制序列更明显,T2WI信号表现不一,可呈稍低或稍高信号。

【首选检查】

超声为首选检查方法。检查前准备及检查技术:同"前列腺癌"。

【检查方法分析比较】

超声检查方便、费用低且普及率高,经直肠超声,可清楚显示精囊短径增大、精囊壁改变和腺管扩张及内部血流增加等情况；CT 检查有辐射，且软组织分辨率较差，但其对钙化敏感，需要观测组织内钙化时可以考虑 CT 检查；MRI 检查时间长、费用高昂。综上所述，超声检查作为本病的首选检查。

六、睾丸畸胎瘤

【概述】

睾丸畸胎瘤约占男性恶性肿瘤的 1%，占男性生殖系肿瘤的 3%～6%。睾丸肿瘤多为恶性，良性肿瘤少见，以生殖细胞性肿瘤居多，为青壮年男性最常见恶性肿瘤之一，近年来发病率有上升趋势。病因与隐睾、外伤、炎症及致癌因素有关，大多数患者均有 AFP 及 HCG 升高，约 10%～15% 累及附睾或精索。其转移途径主要是淋巴转移，其次血行转移。

【局部解剖】

睾丸位于阴囊内，左右各一，一般左侧略低于右侧。睾丸呈微扁的椭圆形，表面光滑，分前、后缘，上、下端和内、外侧面。前缘游离，后缘有血管、神经和淋巴管出入，并与附睾和输精管睾丸部相接触。上端被附睾头遮盖，下端游离。外侧面较隆凸，与阴囊壁相贴，内侧面较平坦，与阴囊中隔相依（图 6-3-12）。

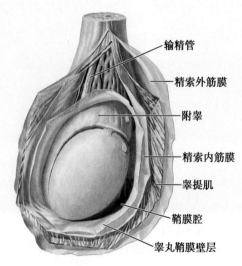

图 6-3-12　睾丸解剖图

【临床表现与病理基础】

临床上表现为无痛性睾丸肿大；也可出现疼痛伴畏寒、发热，局部红肿，可因肿瘤出血坏死、血管栓塞，常误诊为急性附睾炎或睾丸炎；可伴有男性乳房肿大以及转移症状。

睾丸肿瘤为源于睾丸原始生殖细胞的恶性肿瘤，主要有精原细胞瘤和非精原细胞瘤，精原细胞瘤多为富血供肿瘤，其内见纤维血管分隔。畸胎瘤的 AFP 和 HCG 增高，经淋巴系统转移（图 6-3-13）。

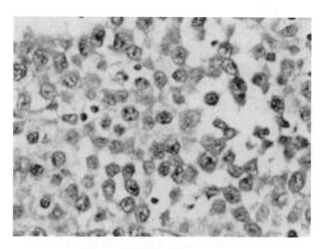

图 6-3-13　睾丸畸胎瘤病理表现

【影像学表现】

超声表现：患侧睾丸内部可见囊、实混合性团块，为大小不等的液性暗区，肿块中可探及强回声点或强回声斑，CDFI 显示少量血流信号；睾丸内肿块回声强弱不均，内部可见不规则强光团和无回声区（图 6-3-14）。

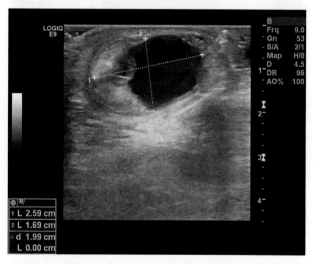

图 6-3-14　睾丸畸胎瘤超声影像表现
睾丸体积增大，瘤体呈分叶状，回声极不均匀，边界清晰

CT 表现：睾丸肿大，密度均匀或欠均匀，边缘清楚，可规则或不规则。肿瘤内也可发现小灶性坏死，并可发现鞘膜积液。

MRI 表现：在 T1WI 上与睾丸组织呈等信号，在 T2WI 上信号低于睾丸组织，与正常睾丸组织分界清楚；由于肿瘤内局限性纤维化和出血，在 T1WI 和 T2WI 上信号不均匀。常伴有鞘膜积液。

【首选检查】

MRI 为首选睾丸畸胎瘤检查方法。检查前准备及检查技术：同"前列腺肌源性肉瘤"。

【检查方法分析比较】

超声具有检查方便，费用低的优点，但超声视野小，难以显示腹部转移病灶，患者较肥胖时不易区分腹股沟区的隐睾与淋巴结。CT有辐射性，软组织分辨率不如MRI，显示钙化优于MRI，MRI检查时间长，幼儿不易合作。MRI在显示睾丸的结构方面优于超声和CT，尤其运用高场强MR机及表面线圈，在显示病变方面优于或等于超声和CT，对病变的判断更为可靠，在多平面成像、无辐射损伤方面明显优于CT。放射性核素检查能早期显示骨转移。

第四节　女性生殖系统疾病

一、子宫内膜息肉

【概述】

子宫内膜息肉为炎性子宫内膜局部血管和结缔组织增生形成息肉状赘生物突入宫腔内所致，息肉大小数目不一，多位于宫体部，借助细长蒂附着于子宫腔内壁，主要表现为经期延长和经量增多。

【局部解剖】

子宫位于小骨盆中部，前方紧邻膀胱，后隔直肠子宫陷凹与直肠相邻。成人的子宫自子宫颈到子宫体长约7～8cm，左右径4～5cm，厚2～3cm，产后子宫可略增大，绝经后的子宫萎缩变小（图6-4-1）。

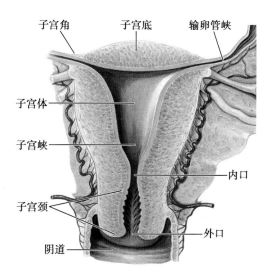

图6-4-1　子宫解剖图

【临床表现与病理基础】

原发或继发不孕；月经失调量多，经期延长，痛经和不规则；子宫增大，下腹部坠痛，白带增多，性交后出血的症状。

最常见的类型是局限性的内膜肿物突出于子宫腔内，单个或多发，灰红色，有光泽，一般体积较小，平均直

径在0.5～2cm之间。小的直径仅有1～2mm，大而多发者可充满宫腔。蒂粗细、长短不一，长者可突出于子宫颈口外。有的蒂较短，呈弥漫型生长。息肉表面常有出血坏死，亦可合并感染，如蒂扭转，则发生出血性梗死。镜检：子宫内膜息肉由子宫内膜组成，表面被覆一层立方上皮或低柱状上皮。息肉中间部分形成纤维性纵轴，内含有血管，由于蒂部狭窄，血液供应减少，息肉极易变性，最易发生息肉血管内血栓形成，因淤血而变成深紫色，常在顶端开始坏死，最后因腐烂而脱落（图6-4-2）。

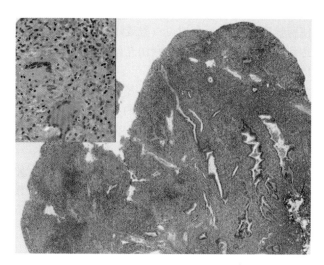

图6-4-2　子宫内膜息肉病理表现

【影像学表现】

超声表现：超声表现宫腔线弯曲、中断、或消失，息肉多表现为稍高回声光团，多呈椭圆形或圆形，边界清，无包膜，蒂部子宫内膜线多较完整（图6-4-3）。

CT表现：子宫内低密度区增宽，其中可见多发、边缘光滑的小结节，增强扫描显示更清楚。

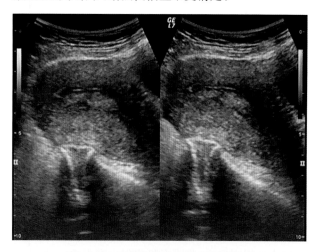

图6-4-3　子宫内膜息肉超声影像表现

宫腔内探及几个高回声结节，大者约1.7cm×1.6cm×0.8cm，边界清，内回声欠均质，彩色显示其内可见点状血流信号

　　MRI表现:矢状位T2WI显示子宫内膜及息肉最好,MRI可见子宫增大,宫内息肉轮廓清楚锐利,合并感染时息肉表面糜烂则边缘不清,在T1WI上宫内息肉较子宫内膜信号较高或相似,T2WI上大多息肉与内膜同步变化,但因息肉间质较多,信号较低于内膜,增强扫描息肉显示更清楚,息肉合并感有时难以排除癌变,必要时需要做活检。

【首选检查】

超声检查是本病的首选影像学检查方法。

检查前准备:经腹体表检查前准备:为了避免肠道内气体的影响,一般与检查前1h饮用300~500ml水使膀胱适度充盈,必要时可口服或注射利尿剂,尿液能达到能显示子宫底部为宜,利用充盈膀胱作为透声窗,可获得子宫及其附件的图像。

检查技术:常规取平卧位,经下腹部直接扫查用探头作纵向,横向,和各种角度的扫查。经宫腔超声探测,检查前准备:患者需月经干净后数日进行,且无急性及亚急性炎症者,须严格注意无菌操作技术,检查方法:患者取膀胱截石位,常规外阴,阴道消毒,用探针探明宫腔方向后,将消毒的宫腔探头插入,缓慢移动,旋转探头,观察宫腔内膜,肌层以及宫颈回声有无异常。

【检查方法分析比较】

超声检查对于子宫内膜息肉的检出率高,检查时间短,价格低廉,普及率高,通过探头探察宫内带蒂高回声结节及彩色多普勒探及点状血流信号即可确证为子宫内膜息肉。相对于CT及子宫输卵管造影检查的辐射危害、磁共振价格昂贵、及很多检查禁忌证,超声检查方便快捷。因此超声检查为首选检查。

二、子宫肌瘤

【概述】

子宫肌瘤是女性生殖器官中最常见的一种良性肿瘤,也是人体中最常见的肿瘤之一,又称为纤维肌瘤、子宫纤维瘤。由于子宫肌瘤主要是由子宫平滑肌细胞增生而成,其中有少量纤维结缔组织作为一种支持组织而存在,故称为子宫平滑肌瘤较为确切。简称子宫肌瘤。

【局部解剖】

局部解剖同图6-4-1。

【临床表现与病理基础】

主要症状为子宫出血,发生于壁间肌瘤者多有月经量增多,经期延长。黏膜下肌瘤表现为阴道持续性出血或不规则出血;浆膜下肌瘤很少有出血症状;其次还表现有腹部包块、白带增多、腹痛、腰酸、下腹坠胀、不孕、继发性贫血和压迫症状等。妇科检查可发现子宫增大,或在腹部扪及质硬肿块与子宫相连。

子宫肌瘤由子宫平滑肌组织增生而成,其间有少量纤维结缔组织。为实质性的球形结节,表面光滑,与周围组织分界清晰。常多发,大小不等。肌瘤外围有一层薄的假包膜,由肌瘤周围的结缔组织束和纤维构成。较大肌瘤由于血供障碍可发生多种变性,包括玻璃样变、囊性变、红色变、肉瘤变和钙化。根据发生的部位,肌瘤分为黏膜下、肌层内和浆膜下肌瘤(图6-4-4)。

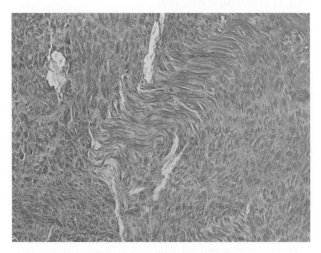

图6-4-4　子宫肌瘤病理表现

【影像学表现】

超声表现,壁间肌瘤声像图显示子宫增大,单发肌瘤结节状弱回声,多发肌瘤表现为宫体形态失常,宫壁凹凸不平,宫区多个结节状弱回声或旋涡状杂乱回声和竖条状暗影伴后壁回声衰减。浆膜下肌瘤多表现为子宫形态不规则,表面有球状或结节状突出呈弱或中等回声;黏膜下肌瘤多显示宫腔分离征,其间有中等或弱回声团块,杯内球状(图6-4-5)。

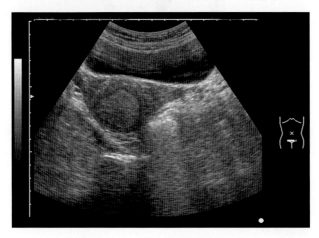

图6-4-5　子宫肌瘤超声影像表现

子宫底部可见肌瘤呈稍高回声,边界清晰,周边可见低回声假包膜

子宫输卵管造影表现：黏膜下肌瘤，较小者表现为类圆形充盈缺损，较大者表现为宫腔增大、变形；肌层内肌瘤，较大者可见宫腔壁弧形压迹；浆膜下肌瘤，较大者可致宫腔移位。

CT 表现：子宫体积增大，可呈分叶状。肌瘤密度等于或稍低于正常子宫肌层，增强可有不同程度强化，多稍低于正常子宫肌的强化。少数肌瘤可发生钙化。

MR 表现：子宫分叶状增大，肿块突出宫腔或腹腔，表面光滑，与周围组织分界清晰。T1WI 表现为稍低于或等于肌层的信号，T2WI 较小肌瘤呈均匀低信号，较大肌瘤因变性可见高信号灶，或呈混杂信号，肌瘤缺血钙化表现低信号，肌瘤周边有时可见环状高信号影，代表扩张的淋巴管、静脉或水肿，增强有一定强化（图 6-4-6）。

【首选检查】

首选影像学检查方法 MR 检查。

检查前准备：按 MR 检查常规卸下金属性物质，如手表，金属拉链和皮带，有金属避孕环者，需取环后方能检查，非妊娠者检查前使膀胱适度充盈有利于区分盆腔内器官。

检查技术：选用心脏线圈，患者仰卧位，双足尖并齐，身体矢状面与表面线圈一致。对准耻骨联合中点。生殖系统检查一般采用横断面和矢状面扫描，用 4～6mm 层厚，常规选用 SE 序列获得 T1WI 和 T2WI 两种加权像，T1WI 图像显示盆腔结构，T2WI 对病灶敏感，也可使用序列如 FSE 及 RARE FLASH 等序列。为了进一步显示病变的范围及病变定性，需要 MR 增强。

具体序列及参数选择如下：①Cor 2D FIESTA 用轴位定位，从后到前扫描 16 层，定位线平行于人体正冠位，相位编码方向为左右；②Ax T1 FSE 在冠状面调整到股骨头膀胱显示最好层面，从下往上扫描，下缘包括耻骨联合下缘一直把盆腔脏器（膀胱，子宫，前列腺）包完，定位线平行于左右股骨头连线，使左右对称显示，相位编码方向为前后。FOV：24，层间距：1mm，层厚 1mm，20 层；③Ax T2 定位和参数设置同 Ax T1，注意需压脂；④Sag T2/PD 在 Ax 上定位，从左到右扫描 16 层，包括整个盆腔脏器，矢状面垂直于人体正冠位，注意三平面关系，需要压脂；⑤常规增强是注射对比剂 Gd-DTPA 0.1～0.2ml/kg 采用 SE T1WI 序列扫描。动态增强扫描是选用 FSPGR、FLASH、LAVA 序列在

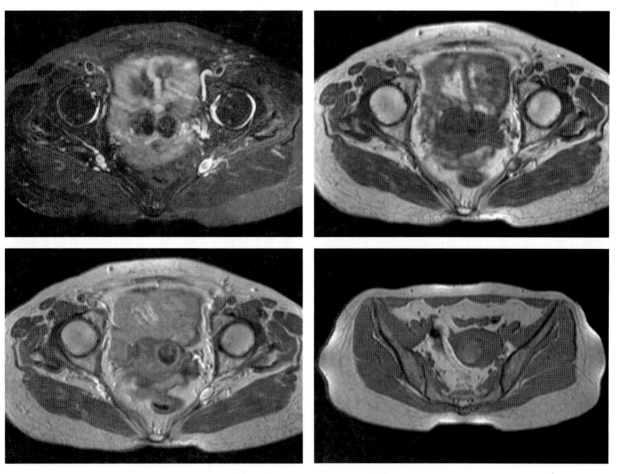

图 6-4-6　子宫肌瘤 MR 影像表现

见类圆形长 T1WI 短 T2WI 信号灶，增强扫描明显不均匀强化。T1WI 呈高信号，提示肌瘤内合并出血

注射对比剂 22s 左右重复特定层面的扫描,动态观察局部信号的变化,来确定病变组织的血供状态和血管通透性,来定性诊断。

【检查方法分析比较】

MR 为诊断子宫肌瘤的首选检查方法,是发现和诊断子宫肌瘤最敏感方法,根据子宫肌瘤特有的 T2WI 信号特点(低信号或以低信号为主的混杂信号)能准确发现子宫肌瘤,并能分辨出肌瘤的部位。CT 上发现病灶内的钙化灶,是诊断子宫肌瘤的可靠依据。

三、子宫内膜癌

【概述】

子宫内膜癌是指原发于子宫内膜的一组上皮性恶性肿瘤。子宫内膜癌为女性生殖道常见三大恶性肿瘤之一,在我国子宫内膜癌发病率远低于子宫颈癌,但在一些西方发达国家,本病发病率高于子宫颈癌,位于妇科恶性肿瘤的首位。

【局部解剖】

局部解剖同图 6-4-1。

【临床表现与病理基础】

早期无明显症状,后期出现阴道不规则流血,尤其是绝经后女性。未绝经者可表现为月经增多,经期延长,月经紊乱。阴道排液,多为血性或浆液性分泌物,合并感染则有脓血性排液,恶臭;晚期肿瘤累及宫颈口,可引起宫腔积脓,出现下腹疼痛或痉挛样疼痛及其他全身症状。绝大多数为腺癌。病变多见于宫底部内膜,以子宫两角附近居多。

依病变形态和范围分为局限型和弥漫型。弥漫型子宫内膜大部分或全部为癌组织侵犯,癌灶常呈菜花样从内膜表层长出并突向宫腔内,甚至脱出宫口外,表面可有出血、坏死或溃疡,较少浸润肌层。晚期一旦癌灶阻塞宫颈管,可导致宫腔积脓;局限型多见于宫底部或宫角部,呈息肉状或小菜花状,表面有溃疡、易出血,易侵犯肌层(图 6-4-7)。

【影像学表现】

超声表现:子宫增大,弥漫性肿瘤可见子宫内膜不均匀增厚,可达 6mm 以上,并可向下延伸至宫颈管,绝经后妇女的子宫内膜厚度小于 5mm 者可排除内膜癌,局限性者累及部分内膜,呈团块状回声;肿瘤发生坏死、出血时,其内有不规则回声区;当侵犯肌层时,呈无包膜回声。

X 线表现:价值不大。盆腔动脉造影可显示杂乱不规则的肿瘤血管。

CT 表现:Ⅰ期:当肿瘤明显侵犯肌层时,子宫常对称性或呈分叶状增大,增强扫描肿瘤强化程度低于邻

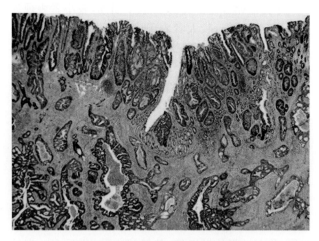

图 6-4-7　子宫内膜癌病理表现

近子宫肌而表现为较低密度肿块,边界不清。Ⅱ期肿瘤侵犯宫颈时,宫颈不规则增大,较大肿瘤阻塞宫颈管,致宫腔增大、其内积水、积血、积脓,呈液体样低密度。Ⅲ期:宫旁组织受累,肿瘤累及宫旁组织并使其密度发生改变,形成软组织肿块。Ⅳ期:可见盆腔肿大淋巴结,膀胱、直肠受累时,显示与子宫肿块相连的局部膀胱壁或直肠壁增厚,或形成密度相似的肿块,也可发现远处转移灶。

MRI 表现:Ⅰ期:病变局限于子宫内膜时,MRI 上子宫可显示正常,当肿瘤侵犯肌层时,T2WI 可见中等信号肿瘤破坏子宫内膜和子宫肌界面,联合带内低信号中断,肿瘤继续侵犯,可侵入子宫肌内、外层;增强扫描,强化程度不同于邻近子宫肌。Ⅱ期:肿瘤侵犯宫颈,T2WI 示中等信号肿块延伸至宫颈,并扩张宫颈管,当肿瘤向深部侵犯,可破坏、中断低信号的宫颈纤维基质带;当宫颈管阻塞时,宫腔内因积水、积血或积脓,呈不均匀混杂信号。Ⅲ期:宫旁组织受累,显示肿瘤累及宫旁组织并使其密度或信号发生改变,形成软组织肿块,可见盆腔肿大淋巴结。Ⅳ期:膀胱、直肠受累时,显示与子宫肿块相连的局部膀胱壁或直肠壁增厚,或形成密度或信号相似的肿块,也可发现远处转移灶(图 6-4-8)。

【首选检查】

首选影像学检查方法是 MR。检查前准备及检查方法:同"子宫肌瘤"。

【检查方法分析比较】

在各种影像检查方法中,MR 检查具有较高的诊断价值,且能较准确地显示病变范围,其不但能显示子宫内膜癌的某些特征,且 T2WI 及 T1WI 增强扫描都能较为准确地显示肿瘤侵犯的范围和深度,特别对限于子宫内的早期肿瘤。超声检查,当肿瘤局限于子宫时,可有一些异常表现,但不具特征,难与变形的子宫

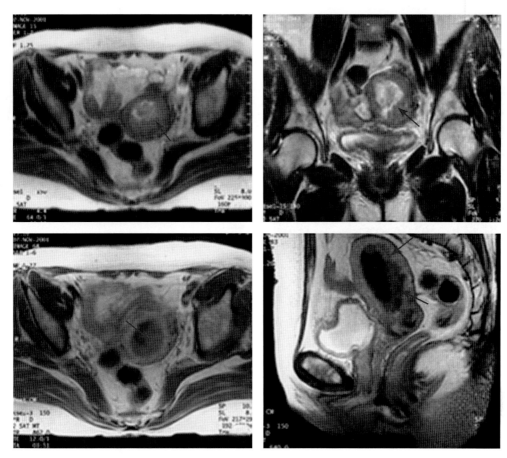

图 6-4-8 子宫内膜癌 MR 影像表现
箭头所示为病变部位,显示子宫内膜癌变

肌瘤、多发肌瘤和平滑肌肉瘤等鉴别。CT 检查仅对晚期子宫内膜癌有意义,可发现肿瘤侵及范围及发现淋巴结转移或远端转移。

四、宫 颈 癌

【概述】

宫颈癌是人体最常见的肿瘤之一,不但在女性生殖器官肿瘤中占首位,而且是女性各种恶性肿瘤中最多见的肿瘤,但其发病率有明显的地区差异。我国宫颈癌的发生,在地理分布上的特点是高发区常连接成片,各省宫颈癌相对高发区的市、县也常有互相连接现象。总的趋势是农村高于城市,山区高于平原。根据29 个省、市、自治区回顾调查我国宫颈癌死亡率占总癌症死亡率的第四位,占女性癌的第二位。宫颈癌患者的平均发病年龄,各国、各地报道也有差异,我国发病年龄以 40～50 岁为最多,60～70 岁又有一高峰出现,20 岁以前少见。

【局部解剖】

局部解剖同图 6-4-1。

【临床表现与病理基础】

早期主要症状:阴道流血,年轻女性表现为接触后出血,绝经后女性表现为不规则阴道出血;阴道排液:多数患者有白色或血性,稀薄如水样或米泔状,有腥臭味。晚期患者癌组织坏死斑感染,可有米汤样或脓性恶臭白带。晚期肿瘤会出现全身症状。

宫颈癌多为鳞状上皮癌,约占 90%,5%～10% 为腺癌、腺鳞癌或其他。宫颈癌多发生在鳞状上皮与柱状上皮结合处,富有侵犯性,可侵犯宫颈壁及宫旁组织,进而达盆壁,向上和向下延伸侵犯阴道及子宫下段。宫颈癌主要沿淋巴道转移。大体病理可分为三个类型:①外生型:癌组织向外生长,呈巨大菜花样肿块,易出血;②内生型:癌组织向宫颈深部组织浸润,宫颈表面可光滑;③溃疡型:上述两型肿瘤进一步发展,癌组织坏死脱落,形成较深的溃疡(图 6-4-9)。

【影像学表现】

超声表现:肿瘤早期,声像图可无异常。中晚期肿瘤表现为:宫颈体积增大,形态不规则,边缘模糊,宫颈回声不均,内有不规则强回声斑和无声区,当肿瘤侵犯宫体或宫外其他器官时,则出现相应器官的回声异常。宫颈部件偏低回声块影,边界可辨,内部回声尚均匀,彩超提示有血流信号。

CT 表现:Ⅰ期:原位癌和微小肿瘤,在 CT 不能识

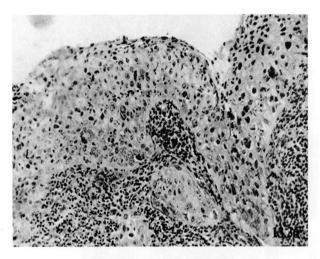

图 6-4-9　宫颈癌病理表现

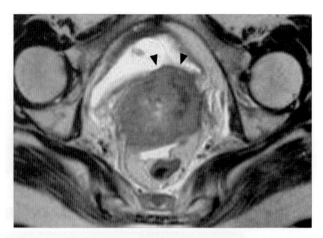

图 6-4-10　宫颈癌 MR 影像表现
肿瘤外侵

别。当肿瘤明显侵犯宫颈基质时,CT 上,宫颈增大,直径>3.5cm,其内由于坏死有不规则稍低密度灶,增强扫描肿瘤强化程度低于其他的宫颈组织,宫颈外缘光整,宫旁未见异常。Ⅱ期:宫颈增大,边缘不规则或模糊,宫旁出现与宫颈相连的肿块,宫旁脂肪组织内密度增高的粗线状影。Ⅲ期:显示肿块向下侵犯阴道的下部,向外延伸至盆壁,或出现肾积水表现,还可发现盆腔内肿大淋巴结。Ⅳ期:膀胱或直肠周围脂肪界面消失、壁增厚,正常的膀胱壁或直肠壁中断,或这些器官的黏膜中断,乃至膀胱壁或直肠壁增厚或形成肿块,并可见腹膜后淋巴结肿大或远处转移。

MRI 表现:Ⅰ期:原位癌和微小肿瘤,在 MRI 上不能识别,当肿瘤明显侵犯宫颈基质时,于 T2WI 表现为中等信号肿块,其扩大宫颈管、中断低信号纤维性宫颈基质或脱入阴道内,宫颈外缘光整,宫旁未见异常。Ⅱ期:宫颈增大,边缘不规则或模糊,宫旁出现与宫颈相连的肿块,宫旁脂肪组织内异常信号的粗线状影。Ⅲ期:肿块向下侵犯阴道的下部,向外延伸至盆壁,或出现肾积水表现,还可发现盆腔内肿大淋巴结。Ⅳ期:膀胱或直肠周围脂肪界面消失、壁增厚正常的膀胱壁或直肠壁信号中断,或这些器官的黏膜信号中断,乃至膀胱壁或直肠壁增厚或形成肿块,并可见腹膜后淋巴结肿大或远处转移(图 6-4-10)。

【首选检查】
首选影像学检查方法是 MRI。检查前准备及检查方法:同"子宫肌瘤"。

【检查方法分析比较】
影像检查主要适用于进展期子宫颈癌的分期,判断其侵犯范围,明确有无宫腔侵犯,盆壁或周围器官受累及淋巴结转移,对于肿瘤范围的显示,MRI 是子宫颈癌分期的首选影像检查方法,同时还有助于鉴别肿瘤复发(T2WI 高信号)和治疗后纤维化(T2WI 较低信

号)。

五、卵巢单纯性囊肿

【概述】
单纯性卵巢囊肿是指卵巢出现囊样的肿块,卵巢内有囊性的肿物形成,可分为肿瘤性和非肿瘤性两类。单纯性卵巢囊肿在临床上多表现有小腹疼痛,小腹不适,当单纯性卵巢囊肿影响到激素生产时,可能出现诸如阴道不规则出血或毛体增多等症状。

【局部解剖】
卵巢为一对椭圆形性腺,位于输卵管的后下方子宫两侧的后上方,借卵巢系膜与子宫阔韧带后层相连,卵巢的表面为一层致密结缔组织,称为白膜,再往内为皮质和髓质。成年女性的卵巢重约 66g,约 4cm×3cm×1cm,绝经后卵巢萎缩变硬(图 6-4-11)。

【临床表现与病理基础】
早期卵巢囊性肿瘤常无症状,囊性肿瘤发展较大则有腹部包块及下腹坠胀感,功能性者可有月经异常。常见的症状有多毛,肥胖,月经稀少,月经过少甚至闭经,也有表现为月经过多或不孕。

卵巢囊性肿瘤分为赘生性和非赘生性囊肿两大类。非赘生性囊肿属于功能性囊肿,包括滤泡囊肿,黄体囊肿,黄素囊肿,多囊卵巢;赘生性囊肿包括来自生殖细胞的囊性畸胎瘤和来自体腔上皮的浆液性黏性囊腺瘤。多数囊肿为单侧性,部分可为双侧性,囊肿大小不等,多发单房性、壁薄、无分隔。多囊性卵巢为双侧性,且呈多房性表现(图 6-4-12)。

【影像学表现】
超声表现,超声对囊性病变具有良好的鉴别率,诊断符合率高达 98%。囊性肿瘤声像图一般有清晰的边缘回声,内部呈无回声暗区或伴有后壁及后方回声增强等典型表现。滤泡囊肿可表现为卵巢内圆形无回声

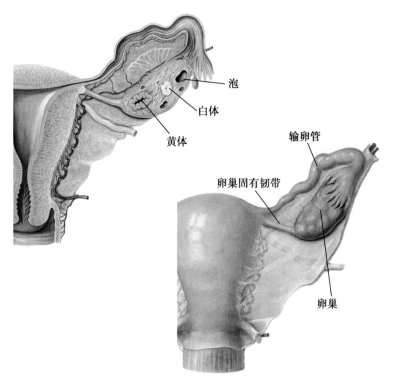

图 6-4-11 卵巢囊解剖图

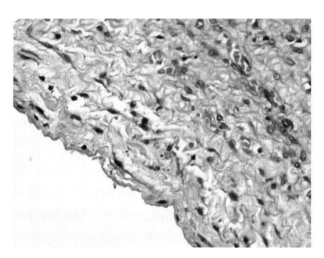

图 6-4-12 卵巢囊肿病理表现

区,边缘光滑清晰,常突出于卵巢表面,内径 1～3cm,可自行缩小或消失;黄体囊肿多表现为无回声区内或有分隔的光带或片状的高回声区,囊肿的内径一般为 3cm 左右,较大的黄体囊肿可能发生破裂,发生急腹症;黄素囊肿是在病理情况下发生的与滋养层细胞肿瘤伴发,多呈双侧性卵巢切面内出现圆形或椭圆形无回声区,壁薄边界清,亦可成分叶状,内有多房性间隔光带回声。囊肿大小不一,一般 3～5cm 随滋养层细胞肿瘤治疗后可习性消退;囊卵巢综合征多见于 17～30 岁妇女,系月经调节机理失常所致,与内分泌有关。双侧卵巢呈均匀性增大,单侧面积＞5.5cm×5.5cm,轮

廓清晰,包膜回声增高。卵巢切面内可见数个大小不等的圆形无回声区,多数小于 5mm,其数目多在 10 个以上,经阴道超声检查可见卵巢髓质回声异常,髓质面积增大,占据卵巢的主要部分,卵泡被挤向卵巢周边,髓质回声明显增强与卵泡形成对比,卵泡之间明显增强的髓质似卵泡壁增厚,卵巢呈蜂窝样改变。有时可见陶氏腔和结肠旁沟少量液性无回声区。结合临床表现高度提示本病(图 6-4-13)。

CT 表现:CT 平扫可见一侧或两侧卵巢区的类圆形或多数集合的、表面光滑的囊性低密度灶,壁很薄,无实质性部分,增强扫描病变无强化。

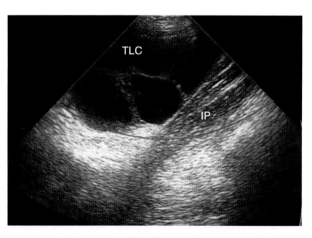

图 6-4-13 卵巢囊性肿瘤超声影像表现

类圆形,壁薄,内含车轮状分隔,隔上有血流。TLC:卵巢黄素囊肿;IP:髂腰肌

MRI 表现：双侧附件区见类圆形长等 T1WI 长 T2WI 信号灶，边界清晰。囊液多呈长 T1WI 长 T2WI 信号（由于囊液成分不同，MRI 上可表现为不同信号特点）。病灶边缘光滑、囊壁薄，无分隔。增强扫描囊壁强化，囊液无强化。多囊性卵巢由于病灶较小，MRI T2WI 上表现为双侧卵巢被膜下多发类圆形高信号小囊，直径多小于 1.0cm。

【首选检查】

首选影像学检查方法是超声检查。检查前准备及检查方法：同"子宫内膜息肉"。

【检查方法分析比较】

卵巢囊肿的首选检查方法为超声检查，诊断符合率高，附件区或子宫直肠陷窝处的圆形或椭圆形无回声区，边缘光滑、囊壁薄、或有分隔及分叶是诊断卵巢囊肿的主要依据。CT 及 MRI 均可用于卵巢囊肿诊断，MRI 相对于 CT 对小病灶的显示更有优势。

六、卵巢巧克力囊肿

【概述】

巧克力囊肿是"肿块"但并非是"肿瘤"，它是子宫内膜异位症的一种病变。正常情况下，子宫内膜生长于子宫腔内，受体内雌性激素的影响，每月脱落一次，形成月经。月经期脱落的子宫内膜碎片，随经血逆流经输卵管进入盆腔，种植在卵巢表面或盆腔其他部位，形成异位囊肿，这种异位的子宫内膜也受性激素的影响，随同月经周期反复脱落出血，如病变发生在卵巢上，每次月经期局部都有出血，使卵巢增大，形成内含陈旧性积血的囊肿，这种陈旧性血呈褐色，黏稠如糊状，似巧克力，故又称"巧克力囊肿"。这种囊肿可以逐渐增大，有时会在经期或经后发生破裂，但很少发生恶变，可在宫腔镜的窥视下看到子宫内膜样组织。虽然这种病初起只见有小型囊肿，但拖延日久不去重视治疗，或坚持服药，则每次月经来潮前后腹痛剧烈，患者多因异位的子宫内膜组织，在卵巢激素的影响下，发生周期性充血、出血及剥脱等月经样变化，故又称它为"卵巢子宫内膜异位症"。

【局部解剖】

局部解剖同图 6-4-11。

【临床表现与病理基础】

约 20% 病例无自觉症状。一般多有痛经，呈继发性渐进性，有逐年加剧倾向。子宫直肠窝阴道后穹隆、宫骶韧带等部位的子宫内膜异位症均可发生性交痛，而且常于月经前较为明显。月经失调，月经量增多或经期延长，有的经前出现点滴出血或有不孕，约 30%~70% 子宫内膜异位患者伴有不孕症。卵巢子宫内膜囊肿，囊壁较脆，经血逐渐增多，囊壁破裂，内容物溢入盆腔刺激腹膜可引起腹膜炎出现急腹症。妇检查体可有子宫粘连。子宫一侧或双侧附件可扪及与子宫相连的不活动囊性肿块伴有压痛。

主要的病理变化为移位内膜随卵巢功能变化，周期性出血和周围纤维组织增生和囊肿粘连，在病变区出现紫褐色斑点或小泡，最终发展为大小不等的紫褐色实质性结节和包块。典型的异位内膜组织在镜下可见子宫内膜上皮，腺体内膜间质，纤维素以及出血成分。异位内膜组织随卵巢周期变化而有增生和分泌改变，但其改变与在位子宫内膜并不同步（图 6-4-14）。

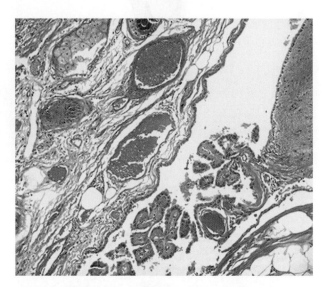

图 6-4-14　卵巢巧克力囊肿病理表现

【影像学表现】

超声表现：卵巢子宫内膜异位症常见单侧或双侧卵巢肿大和出血性囊肿形成，囊内有陈旧性出血，典型表现为子宫后方出现圆形或者不规则性无回声区，厚壁，内壁欠光滑，血液极化和纤维素沉积后，内有散在或密集光点，改变体位可见光点移动。声像图随着月经周期变化而变化。

子宫输卵管造影表现：子宫输卵管造影可见子宫移位，输卵管移位，扭曲或者变窄，边缘呈锯齿状或结节状也可因粘连而增宽。

腹腔镜表现：目前诊断内异症的比较准确的方法，在腹腔镜下见到大体病理所述典型病灶或对病变活检可确诊，对于疑有内异症的不孕患者妇科及超声检查未发现异常者可首选腹腔镜检查，可确定内异症临床分期。

CT 表现：通常表现为盆腔内囊性肿块，以及囊腔内积血表现，由于出血时间不同而有不同的 CT 密度。可为水样密度，也可表现为高密度囊肿。多数病灶因周围组织粘连成为轮廓不清，密度不均的肿块，增强表现为囊壁不规则强化而囊内容物无强化。

MRI 表现:囊壁较厚不光滑病变内信号呈表现为圆形、椭圆形、不规则单个或多个囊肿,囊肿周围与邻近结构分界不清,病变信号由于病灶内反复出血,积血的时间与成分不同,造成囊液成分复杂多样,且合并纤维组织增生和粘连,新鲜出血呈短 T1WI 或等 T2WI 信号,陈旧出血在 MR 上可表现为长 T1WI 长 T2WI 信号,绝大多数巧克力囊肿在 T1WI 上显示脂肪样高信号,在 T2WI 上显示低信号或者液体样极高信号。通过压脂序列还可鉴别囊肿内液体成分。囊肿边缘与子宫周围可见不规则软组织信号粘连带,增强时粘连的软组织和腔内分隔可见强化(图 6-4-15)。

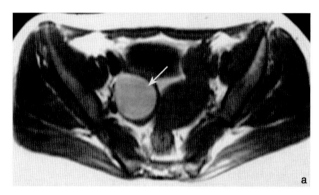

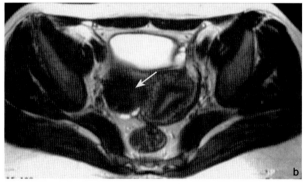

图 6-4-15 卵巢巧克力囊肿 MR 影像表现

a. MRI T1WI 显示子宫体部右后方有一均匀高信号区(↑),边缘锐利光滑;b. T2WI 肿块仍呈不均匀中高信号(↑)

【首选检查】

首选影像学检查方法是 MRI,检查前准备及检查方法:同"子宫肌瘤"。

【检查方法分析比较】

MRI 为首选检查方法,MRI 在诊断子宫内膜异位敏感性和特异性分别达到 80% 和 98%,目前被认为是诊断此病最为理想的影像学检查方法。总而言之,卵巢巧克力囊肿影像表现多种多样,结合临床表现,以及随月经周期而变化,可以诊断,并可通过压脂序列与卵巢囊肿,卵巢囊腺瘤,囊腺癌鉴别。CT 和超声可以对本病做出诊断,但价值有限。

七、卵巢成熟性畸胎瘤

【概述】

卵巢成熟畸胎瘤可分为实性成熟畸胎瘤(mature solid teratoma)及囊性成熟畸胎瘤(mature cystic teratoma)。前者十分罕见,瘤体表面光滑,切面呈实性,可有蜂窝状小囊存在,瘤内三胚层衍化组织均分化成熟。卵巢成熟畸胎瘤是卵巢畸胎瘤家族的一部分。该类肿瘤起源于具有全能分化功能的生殖细胞,其成分包含有外胚层、中胚层及内胚层结构。卵巢畸胎瘤于 17 世纪就有作者对其进行描述,该名源于希腊语妖怪(teras)。1843 年 Kohlrausch 报道该肿瘤内容物有皮脂及毛发。

【局部解剖】

局部解剖同图 6-4-11。

【临床表现与病理基础】

临床表现基本与卵巢浆液性或黏液性囊腺瘤的表现相同。卵巢囊性畸胎瘤可见于任何年龄,通常无症状,大者妇检可触及肿块,发生扭转时出现疼痛。若发生蒂扭转则出现急腹症的表现。

本病是来源于生殖细胞的肿瘤,含有三个胚层的各种成熟组织。其中以外胚层组织为主,肿瘤呈囊性,表面光滑,囊壁较厚,囊内充满皮脂样物,脂肪,毛发,并可有浆液,牙齿或骨组织(图 6-4-16)。

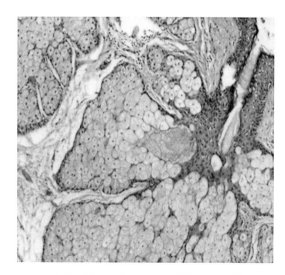

图 6-4-16 卵巢成熟性畸胎瘤病理表现

【影像学表现】

超声表现:在声像图上,囊性畸胎瘤呈液性无回声区,内见明显强回声点,团或团面征,囊内有边界清楚地团状强回声,常附于囊内壁,并伴有声衰减或声影,有时可见囊液和脂质成分构成的脂液分层表现,具有特征。

X 线表现:平片上可见富有特征性的骨组织或牙

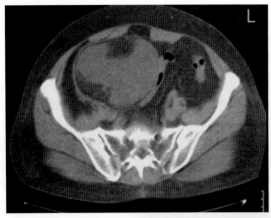
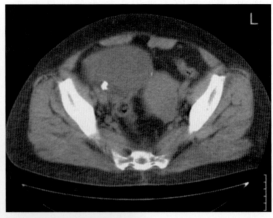
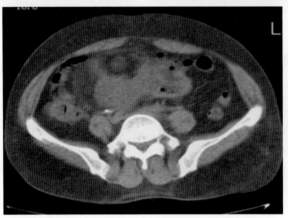

图 6-4-17　卵巢成熟性畸胎瘤 CT 影像表现
卵巢畸胎瘤,内有脂肪,液体,钙化,毛发各种成分

齿结构,除需与盆腔其他钙化影相鉴别外,大部分病例能借此典型表现作出诊断。

CT 表现:盆腔内边界清楚地混杂密度囊性肿块,内含脂肪密度(低密度,CT 值为负值)、软组织密度和钙化(高密度);有时肿块内可见脂肪-液面,偶尔可见漂浮物,代表毛发,某处囊壁局限性增厚,呈结节状凸向腔内,称皮样栓,少数囊性畸胎瘤无明显脂肪成分和钙化,特征不明显(图 6-4-17)。

MR 表现:盆腔内混杂信号肿块,内含脂肪(短T1WI 长 T2WI、压脂低信号)、软组织块、钙化(T1WI及 T2WI 低信号)成分;病灶边界清晰;部分病灶内可见脂肪-液面,偶界面处可见漂浮物(毛发团);有时可见皮样栓(囊壁局限性增厚,呈结节状突向囊腔)。

【首选检查】

首选影像学检查方法是 CT 检查。

检查前准备:常规 CT 准备方法,扫描时去除受试者扫描范围内金属等易产生伪影影像诊断效果之物品;

检查方法:一般取仰卧位。扫描范围自耻骨联合下缘向上至髂前上棘,层厚 10mm,无间隔连续扫描,若肿瘤较小时可以加扫 3～5mm 薄层。如发现盆腔肿

大的淋巴结,应向上扫描至肾静脉水平。卵巢肿瘤应视为全腹肿瘤,扫描范围应从耻骨联合至膈顶,但扫描可间隔 5～10mm。为观察膀胱壁或判断病变是否带蒂,可变换体位如俯卧、侧卧,以利于病变的显示。

【检查方法分析比较】

CT、MRI 均有较高的诊断价值。因 CT 具有良好的密度分辨率对肿瘤内的牙齿骨骼软组织以及液体成分的分辨率优于超声和 MRI。所以 CT 作为畸胎瘤的首选方法,盆腔内不均质囊性肿块,内含脂肪、软组织及钙化成分,为囊性畸胎瘤的主要特征。

八、卵巢纤维瘤

【概述】

卵巢纤维瘤为卵巢性索间质肿瘤中较常见的良性肿瘤。常伴发腹水,偶亦有胸腔积液发生,此为其特征性表现。

【局部解剖】

局部解剖同图 6-4-11。

【临床表现与病理基础】

盆腔包块:卵巢纤维瘤虽然大小相差很大,但多数为中等大小,平均直径 10cm 左右,肿瘤一般光滑,活

动,但是质地硬,是所有卵巢肿瘤中质地最为坚硬的肿瘤,这是其临床重要的特点。腹水胸腔积液:卵巢纤维瘤合并胸腔积液,腹水,肿瘤切除后胸腔积液,腹水消失,被定义为麦格综合征,但在临床上并不多见。卵巢纤维瘤单独合并腹水的较多,占41%左右,尤其在肿瘤较大,肿瘤间质有水肿的病人,发生率更明显增高,腹水在良性卵巢肿瘤中十分少见,这亦是卵巢纤维瘤的特征性表现,临床患者可出现腹胀,腹部增大,胸闷,气短,排尿困难等,有报道患者亦可出现 CA125 升高,术后下降。腹痛:卵巢纤维瘤由于实性,质地硬,有一定重量,随患者体位变化时容易发生扭转,临床上有近半数患者有腹痛症状。月经障碍:卵巢纤维瘤小部分仍有内分泌功能,临床上患者可有月经紊乱,绝经后出血,并发子宫内膜腺癌。

大体检查:肿瘤多为单侧,双侧占4%～10%,圆形,肾形或分叶结节状,表面光滑,包膜完整,实性,质地硬,切面实性,编织状结构明显,灰白或粉白色,偶见出血或囊性变。显微镜下检查:瘤细胞长梭形,胞质少,无脂滴,细胞排列紧密,呈编织状或席纹状,胶原纤维丰富,可伴有广泛的玻璃样变,瘤细胞无不典型形状,亦无核分裂象。含性索成分的纤维(或泡膜细胞)瘤纤维瘤(或泡膜细胞瘤,纤维泡膜细胞瘤)内偶见少量性索细胞成分,一般仅占肿瘤成分的5%左右,肿瘤临床表现的生物学行为与纤维瘤类似,而不像性索细胞成分(颗粒细胞瘤或支持细胞瘤)肿瘤,称之为含性索成分的纤维(或泡膜细胞)瘤。细胞性纤维瘤肿瘤以细胞成分为主,细胞间胶原纤维少,瘤细胞可有轻度异型性,在细胞最丰富的区域核分裂≤3/10HPFs。细胞性纤维瘤的预后一般较好,约20%可复发,应视为有低度恶性潜能的肿瘤(图6-4-18)。

【影像学表现】

超声表现:在子宫一侧可见实质性肿物,形态呈圆

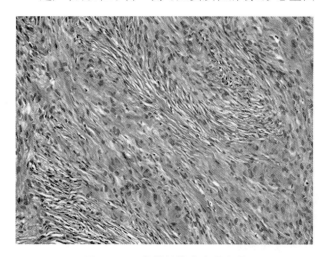

图 6-4-18　卵巢纤维瘤病理表现

形或分叶状,边界规整,轮廓清晰,包膜完整,内部呈实质性均匀性低或中、高回声,可伴有后方回声衰减,血运不丰富,大多数无血流频谱显示,可伴胸、腹水。彩超在肿块的近场可见少许血流信号,可记录到中等阻力动脉频谱,肿块后部分因有声衰减,常无血流显示。

CT 表现:单纯肿块型是最常见类型,肿瘤边界清楚,包膜完整。CT 平扫密度均匀一致,CT 值 50～70HU,与子宫体对比显示等密度,注入对比剂后,宫体明显强化,而瘤体则轻度增强或几乎不增强。囊变型与肿瘤发生变性、坏死、内部缺血有关,CT 表现为肿瘤肿块内有明显低密度坏死区,呈圆形、卵圆形或片状,与实质部分界线清楚。

MRI 表现:卵巢纤维瘤在 T1WI、T2WI 上均呈低信号,较大的肿瘤则 T2WI 因为肿瘤内水肿及囊变呈多样性表现。卵巢纤维瘤发生蒂扭转时,肿瘤可导致淤血性肿大,在 T1WI 和 T2WI 上均呈高信号。MRI 对肿瘤内囊变坏死较敏感(图 6-4-19)。

【首选检查】

首选影像学检查方法是超声检查。检查前准备及检查技术:同“子宫内膜息肉”。

【检查方法分析比较】

超声检查:经济实惠,操作简单,且无辐射,可清楚显示卵巢肿物情况及其血流信号;CT 检查有辐射,且软组织分辨率较差;MRI 检查时间长、费用高昂。当卵巢纤维瘤发生蒂扭转,导致淤血性肿大,进而囊变坏死时,MRI 检查较为敏感。综上所述,超声检查作为本病的首选检查。

九、卵巢转移性肿瘤

【概述】

卵巢是身体恶性肿瘤易发生转移部位之一,可来自肿瘤直接延伸、腹腔种植、淋巴或血行转移,其中原发肿瘤多为胃肠道或乳腺肿瘤。卵巢转移瘤常称为库肯勃瘤,占卵巢全部恶性肿瘤的 4%～10%,常为双侧性,卵巢肿瘤易发生在 40～50 岁,往往转移瘤症状较原发肿瘤明显。

【局部解剖】

局部解剖同图 6-4-11。

【临床表现与病理基础】

易发生在 40～50 岁,表现为下腹部肿块、生长迅速,并有腹胀和腹痛,常出现腹腔积液。卵巢转移瘤,可来自肿瘤直接延伸、腹腔种植、淋巴或血行转移。体内任何部位的原发性癌均可转移至卵巢,常见原发瘤多为胃肠道或乳腺恶性肿瘤(图 6-4-20)。

【影像学表现】

CT 表现:可见双侧或单侧卵巢肿块,CT 上呈软组

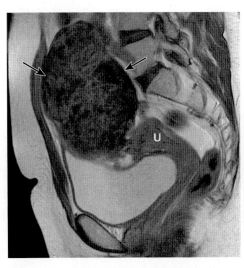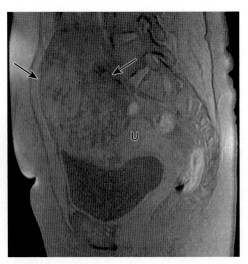

图 6-4-19　卵巢纤维瘤 MR 影像表现
T1WI、T2WI 上均呈低信号(箭头所示)

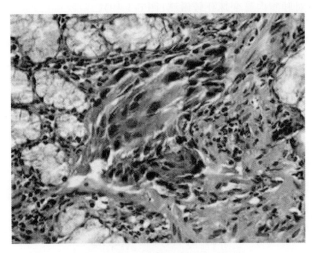

图 6-4-20　卵巢转移瘤病理表现

织密度,其内常有低密度影。

MRI 表现:MRI 上呈长 T1WI 长 T2WI 信号,其内

常有更长 T1WI 更长 T2WI 信号影。常合并有腹腔积液或其他脏器转移瘤(图 6-4-21)。

超声表现:常为双侧卵巢增大,边界清,内部不均质回声,若有坏死则有不规则液性无回声暗区,常伴有腹水。CDFI 提示瘤内及周边血供丰富。

【首选检查】

首选影像学检查方法是超声检查。检查前准备及检查技术:同"子宫内膜息肉"。

【检查方法分析比较】

超声检查:经济实惠,操作简单,且无辐射,可清楚显示卵巢肿物情况及瘤内及周边血供丰富;CT 检查有辐射,且软组织分辨率较差;MRI 检查时间长、费用高昂。由于本病常合并腹腔积液或其他脏器转移瘤,需要大范围了解腹腔转移情况时,可以行 CT 或 MRI 检查。综上所述,超声检查作为本病的首选检查。

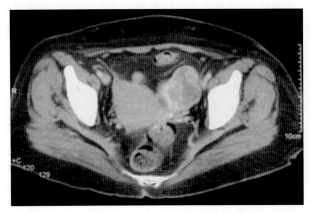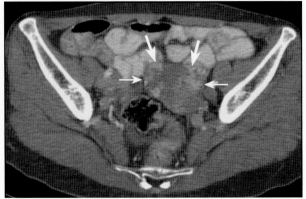

图 6-4-21　卵巢转移瘤 MR 影像表现
卵巢肿块(箭头所示)

十、卵巢浆液性囊腺瘤或黏液性囊腺瘤

【概述】

卵巢黏液性肿瘤在卵巢上皮性肿瘤中仅次于浆液性肿瘤,良性较多,占 77%～87%,交界性约 10%,其余为恶性。约 5% 的黏液性肿瘤中混合有畸胎瘤,良性及交界性几乎都是囊性,典型病变为多房性;黏液性癌可能以囊性为主,也可能以实性为主。其病变特点常有良性、交界性及恶性同时存在一个肿瘤内。组织学上良性及交界性又分为囊腺瘤、腺纤维瘤和囊腺纤维瘤,恶性又分为腺癌、囊腺癌、腺癌纤维瘤和囊腺纤维瘤。

【局部解剖】

局部解剖同图 6-4-11。

【临床表现与病理基础】

卵巢囊腺瘤好发于中年女性,早期肿瘤较小,多无症状,腹部无法扪及,往往在妇科检查时偶然发现。肿瘤增至中等大时,常感腹胀或腹部扪及肿块,逐渐长大。肿物边界清。若肿瘤大至占满盆腔、腹腔可出现压迫症状,如尿频、便秘、气急、心悸等。

卵巢囊腺瘤一般为中等大小,可从数厘米至很大,约半数直径＞15cm。肿瘤表面呈结节状,充满乳头。切面可见乳头主要在囊腔内,或同时向囊壁内、外生长,呈菜花状,或乳头集合成手指状、杨梅状突起。内、外壁的乳头均可穿破包膜,种植及转移至腹腔。肿瘤生长迅速,血供不足,易产生缺血坏死。病理形态可分为:以囊性乳头状生长为主的浆液性乳头状囊腺癌;以实性肿瘤为主的浆液性腺癌;上述两者之间,部分囊性,部分实性。卵巢浆液性囊腺癌为最常见的原发性卵巢恶性肿瘤(图 6-4-22)。

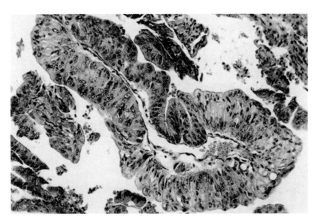

图 6-4-22　卵巢浆液性囊腺瘤病理表现

【影像学表现】

超声表现:浆液性囊腺瘤和黏液性囊腺瘤均表现为无回声,前者壁薄,后者壁厚,但均较光滑,囊内可有细小点状回声和多发性间隔形成的带状回声,少数肿瘤的壁或内隔可有乳头状突起形成回声团或回声斑向腔内突入,彩色多普勒显示囊壁内隔或乳头状突起处有血流信号。

CT 表现:盆腔内较大肿块,巨大者可覆盖整个盆腔,肿块呈水样低密度,黏液性囊腺瘤密度稍高,可为多房型或者单房型,多房状的各房的密度略有差异,囊壁和内隔多较薄且均匀一致,少数者较厚或有乳头状软组织突起,增强囊壁和分隔发生强化。少数可表现为分叶状实质性肿块,密度不均匀,其内有缺血坏死区。少数可见囊壁及肿瘤实质部分钙化,为浆液性囊腺癌的特征。

MR 表现:囊腺瘤在 MR 上表现为边界清楚地的肿块,大小不等,多房状,MRI 上能显示肿块内多发内隔,多见于黏液性囊腺瘤,囊壁和内隔较薄,有时可见乳头状突起。浆液性囊腺瘤表现为长 T1WI 低信号长 T2WI 高信号;黏液性囊腺瘤由于含黏蛋白而致肿瘤在 T1WI 和 T2WI 上都显示为较高信号。增强检查,肿瘤的壁和内隔均发生强化(图 6-4-23)。

【首选检查】

首选影像学检查方法是超声检查。检查前准备及检查技术:同"子宫内膜息肉"。

【检查方法分析比较】

超声检查经济实惠,操作简单,且无辐射,可通过壁的厚薄鉴别浆液性囊腺瘤和黏液性囊腺瘤,彩色多普勒超声检查可显示内隔或乳头状突起的血流信号;CT 检查有辐射,且软组织分辨率较差;MRI 检查时间长、费用高昂。但在 MRI 图像上,患者盆腔内较大囊性肿块,多房性分隔,囊壁及内隔薄且均匀,瘤内有乳头状壁结节,或者厚壁,T1WI 上呈高信号,是卵巢浆液性或黏液性囊腺瘤的影像特点,可作出诊断。综上所述,超声检查作为本病的首选检查。

十一、输卵管炎症

【概述】

输卵管是盆腔炎症性疾病的主要发病部位,输卵管炎症大多发生在性活跃期、有月经的妇女,初潮前、绝经后或者未婚者很少发生,若发生也常是邻近器官炎症的扩散。若未能得到及时正确的治疗,则可由于盆腔粘连、输卵管阻塞而导致不孕、输卵管妊娠、慢性盆腔痛,炎症反复发作等后遗症。输卵管炎多由于病原体感染引起,主要有葡萄球菌、链球菌、大肠杆菌、淋球菌、变形杆菌、肺炎球菌、衣原体等,分为急性输卵管炎和慢性输卵管炎,后者在不孕妇女中较为常见。

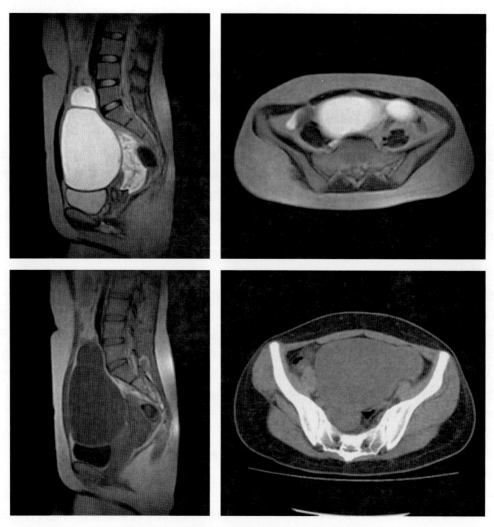

图 6-4-23　卵巢浆液性囊腺瘤 CT 及 MR 影像表现
肿块边界清楚,多房状结构

【局部解剖】

输卵管是输送卵子的肌性管道,长约 10～14cm,左右各一,由卵巢上端连于子宫底的两侧,位于子宫阔韧带的上缘内。其内侧端以输卵管子宫口与子宫腔相通,外侧端以输卵管腹腔口开口于腹膜腔。

输卵管较为弯曲,由内侧向外侧分为四部:输卵管子宫部、输卵管峡、输卵管壶腹及输卵管漏斗(图 6-4-24)。

【临床表现与病理基础】

急性期:表现为下腹痛、伴高热、呕吐、腹泻等症状,白带多或子宫出血。慢性期:表现为下腹坠胀、疼痛及腰骶部酸痛、经量增多、月经不调、不孕等。结核性者多无明显症状和体征,或表现为一般感染症状,常有不孕。

病理表现为急性输卵管炎显示充血、水肿,继而形成积脓,形成炎性肿块,甚至脓肿。慢性期发生子宫粘连,输卵管闭塞,子宫输卵管结核首先累及输卵管,形

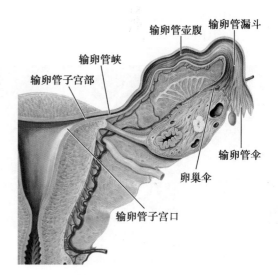

图 6-4-24　输卵管解剖图

成干酪样坏死或溃疡,进而产生输卵管僵硬,狭窄和粘连,宫腔也发生狭窄粘连变形(图 6-4-25)。

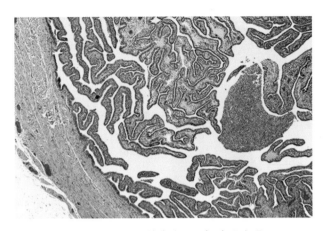

图 6-4-25　输卵管炎症(积脓)病理表现

【影像学表现】

超声表现:急性期可见宫旁或子宫后方低回声肿块,内有无回声区并含有点状强回声,肿块壁较厚且毛糙,表示输卵管积脓,直肠子宫陷凹可有少量积液。慢性期,于一侧或两侧可见腊肠样无回声区,壁薄而光滑,内有较厚的带状分隔回声,多普勒超声提示壁和分隔无血流信号。

X线表现:慢性输卵管炎症,造影检查,病变多为双侧性,显示双侧输卵管粗细不均,当输卵管完全梗阻时,显示梗阻近端管腔扩大,复查片显示对比剂不能进入盆腔。输卵管积水表现梗阻近侧明显扩张,对比剂进入呈油滴状不易扩散。宫腔受累时形态不规整,粘连处充盈缺损。子宫输卵管结核时,造影检查宫腔边缘不规则,严重时可致宫腔狭小,变形,双侧输卵管狭窄变细僵直,边缘不规则,可呈狭窄与憩室状突出相间表现,若有溃疡形成,可形成多发小瘘道,充盈对比剂时呈根须状表现,是结核的特征表现(图 6-4-26)。

CT 和 MRI 表现:炎症早期,多无异常表现。当盆腔脓肿形成时,盆腔内可见单个或多发圆形或椭圆形病变,病变多位于子宫直肠窝内。CT 呈水样低密度,MRI 呈长 T1WI 长 T2WI 信号。增强扫描病变周围明显环形强化,为脓肿壁。部分脓肿内可见气泡影(CT极低密度,MRI极低信号)。

【首选检查】

子宫输卵管造影为首选检查方法,而且还能起到治疗的作用。检查前准备,检查前患者应避开月经期,经前三天或经后七天为佳,患者提前做碘过敏试验,做检查时保持肠道干净,必要时灌肠。

检查方法,患者仰卧于摄影床上,医生消毒外阴,用扩阴器撑开阴道,打入造影剂 20ml,快速点片,观察造影剂流通情况,24h 后复查拍片。

【检查方法分析比较】

子宫输卵管造影可清楚显示双侧输卵管粗细和梗

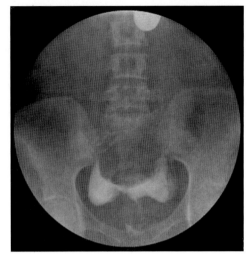

图 6-4-26　盆腔炎所致的输卵管炎症 X 线造影影像表现

子宫输卵管造影造影剂进入盆腔,患者翻身后造影剂仍聚集、不弥散

阻情况,同时还有分离粘连的治疗作用,CT 检查和 MRI 检查目前很少用于本病检查。但在 CT 或 MRI上,盆腔病灶内出现气泡密度或信号影,为脓肿的特征性表现。超声检查显示输卵管时价值有限。综上所述,子宫输卵管造影作为本病的首选检查。

第五节　骨盆疾病

一、髂骨骨囊肿

【概述】

骨囊肿是一种囊肿样的局限性骨的瘤样病损,并非真正的囊肿。好发于儿童和青年。好发部位为长管状骨干骺端。囊壁为一层纤维包膜,囊内为黄色或褐色液体。多见于肱骨、股骨及胫骨的近端干骺端,髂骨骨囊肿较为少见。

【局部解剖】

髂骨是不规则骨,上部扁阔,中部窄厚,有朝向下外的深窝,称髋臼;下部有一大孔,称闭孔。左右髋骨与骶、尾骨围成骨盆。髋骨由髂骨、耻骨和坐骨组成,三骨会合于髋臼,16 岁左右完全融合(图 6-5-1)。

【临床表现与病理基础】

髂骨骨囊肿一般无明显的临床症状,当受到外伤骨折或 X 线检查时才发现。病理检查见病损为单房的囊腔,其中充满清液,囊内衬以薄层纤维组织,骨折后腔内含血性液体并出现骨痂(图 6-5-2)。

【影像学表现】

X线表现:骨内出现囊状膨胀性骨破坏,骨壳薄而光滑。骨囊肿发展到一定阶段,几乎都发生病理骨折。

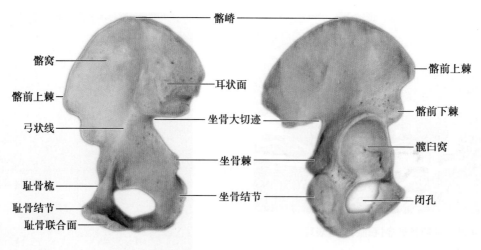

图 6-5-1　髂骨解剖图

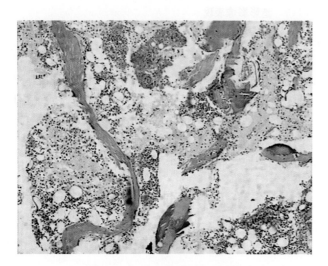

图 6-5-2　髂骨骨囊肿病理表现

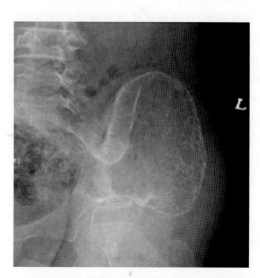

图 6-5-3　髂骨骨囊肿 X 线影像表现

囊肿四周骨皮质变薄,骨折的特点是破裂状碎骨折。囊肿的破裂,液体外溢,碎骨折片可陷入囊腔之中。另一特点是骨折可发生成角畸形,但是不发生明显错位,骨折愈合后,有时囊肿扩大。特别是儿童骨囊肿(图 6-5-3)。

CT 表现:对本病诊断可提供病变区破坏形态及边界,病灶内呈均匀水样密度。

MR 表现:骨囊肿 T1WI 像呈低信号,T2WI 像呈高信号强度。手术植骨术后复发,MRI 可显示囊壁骨化增厚,并可见病变内有低信号植骨片。

【首选检查】

首选影像学检查方法是 X 线平片。

检查方法:常规骨盆正位。

【检查方法分析比较】

X 线平片虽难以准确显示囊肿具体范围及与其周围重要结构关系,但基本能确定囊肿的存在及定位,且显示直观,检查简便、经济,便于复查对比。CT 检查辐射较大,MRI 检查价格较高,但可以作为进一步检查。综上所述,X 线摄影检查作为本病的首选检查。

二、髂骨骨软骨瘤

【概述】

骨软骨瘤又名外生骨疣,属于软骨肿瘤,最为常见,有单发和多发两种,以单发较多见。骨软骨瘤好发于青少年,长骨骨骺附近,以股骨上下端、胫骨上下端、肱骨上端常见。髂骨骨软骨瘤较少见。

【局部解剖】

局部解剖图同图 6-5-1。

【临床表现与病理基础】

局部有生长缓慢的骨性包快,临床上大多无明显的症状,多因压迫周围的组织如神经、血管等影响功能而就医。

骨软骨瘤一般由纤维组织包膜、软骨帽和骨性基底构成。其基底可为细长呈蒂状,也可为宽基底。在

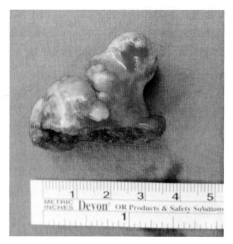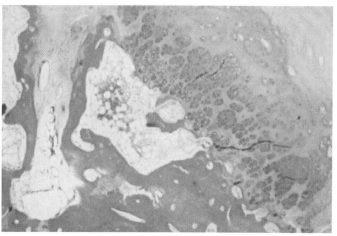

图 6-5-4　髂骨骨软骨瘤病理表现

显微镜下软骨帽的软骨细胞排列与正常骨骺相似，在软骨基质内，可出现钙化及崩解的残屑，呈复杂的镶嵌，在软骨帽的软骨细胞内有丰富的碱性磷酸酶和磷酸化酶（图 6-5-4）。

【影像学表现】

X 线表现：肿瘤自干骺端突出，骨皮质自骨干延续到肿瘤远端，并逐渐变薄消失。顶部呈圆形或菜花状，可有不规则的斑点状钙化或骨化斑。由于肿瘤内有骨松质和软骨存在，故 X 线上可见不规则透亮区。骨软骨瘤可发生恶变，X 线可见皮质边缘破坏，病变区域中出现密度减低区。当其穿破后进入软组织，可见软组织肿块（图 6-5-5）。

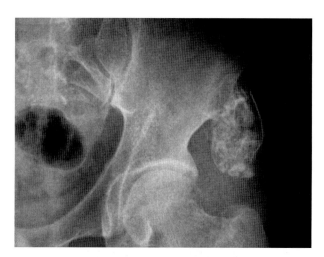

图 6-5-5　髂骨骨软骨瘤 X 线影像表现

CT 表现：可显示横断面中钙化的形态并与平片对照。大多数骨软骨瘤 CT 可显示为边界清楚的骨性肿块，其中密度较低，可见髓腔与骨质相连续，并有一较薄的软骨帽。

MR 表现：骨软骨瘤内的骨髓成分与骨干内的骨髓组织相连续，其信号强度特征一致。其顶端覆盖的软骨帽，在 T2WI 图像上呈不规则的信号强度增高。

【首选检查】

首选影像学检查方法是 X 线平片。

检查方法：常规骨盆正位。

【检查方法分析比较】

因 X 线平片上有特殊表现，诊断并不困难。CT 检查可显示横断面中钙化的形态并与平片对照，有助于与软骨肉瘤鉴别，软骨肉瘤并无软骨帽存在，而软骨帽在 X 线片上不显影，带蒂的骨软骨瘤在 CT 片上其空间与血管的关系易于显示。MR 检查较少用。

三、髋臼骨折

【概述】

髋臼骨折可由骨盆骨折时耻骨、坐骨或髂骨骨折而波及髋臼，也可由髋关节中心性脱位所致。

【局部解剖】

局部解剖图同图 6-5-1。

【临床表现与病理基础】

髋臼骨折早期主要表现为髋关节局部疼痛及活动受限，如并发股骨头脱位则表现为相应的下肢畸形与弹性固定。当发生髋关节中心性脱位时，其疼痛及功能障碍程度均不如髋关节前、后脱位，体征也不明显，脱位严重者可表现为患肢缩短。髋臼骨折时可能并发有盆腔内大出血、尿道或神经损伤，以及骨盆环的断裂和同侧下肢骨折。

【影像学表现】

X 线表现：X 线平片是显示骨盆损伤全貌的重要检查手段。根据 X 线所见可以确定 CT 扫描的重点。髋臼骨折表现为耻坐骨及髋臼底陷入盆腔发生髋关节中心脱位。

CT 表现：显示骶骨骨折髋臼前后部及髋臼底骨折

最佳。亦可显示骨折片损伤膀胱,骨折周围血肿等。实际上骨盆骨折凡是进行 CT 扫描时,常会发现比 X 线片所见更多的骨折部位,在显示骨折解剖方面是 X 线诊断的重要补充(图 6-5-6)。

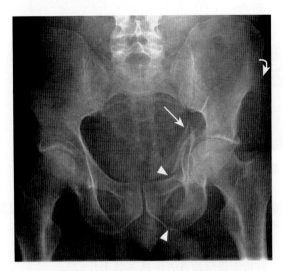

图 6-5-6　髂骨骨折 X 线影像表现
箭头所示左侧髋臼骨折

【首选检查】

首选影像学检查方法是 X 线平片。

检查方法:常规骨盆正位。

【检查方法分析比较】

X 线摄影检查可确定有无骨折,有无合并关节脱位等,检查简单易行。但对于结构复杂和有骨性重叠部位的骨折,CT 比平片能更精确显示骨折及移位情况,因而 CT 是平片的重要补充。CT 不易观察骨折的整体情况也是其缺点,但三维重建可以全面直观的了解骨折情况,MRI 在显示骨折方面不如平片及 CT。综上所述,X 线摄影检查作为本病的首选检查。

四、髋关节脱位

【概述】

髋关节脱位是一种严重损伤,因为髋关节结构稳固,必须有强大的外力才能引起脱位。在脱位的同时软组织损伤亦较严重,且常合并其他部位或多发损伤。因此患者多为活动很强的青壮年。一般分为前、后及中心脱位 3 种类型。脱位后股骨头位于 Nelaton 线(髂骨前上棘与坐骨结节连线)之前者为前脱位。脱位于该线之后者为后脱位,股骨头被挤向中线,冲破髋臼而进入骨盆者为中心脱位。三种类型中以后脱位最为常见,这种损伤应按急诊处理,复位越早效果越好。

【局部解剖】

局部解剖图同图 6-5-1。

【临床表现与病理基础】

髋关节后脱位的临床症状:局部剧烈疼痛,患肢屈曲、内收、内旋畸形,肢体短缩,瘦弱的患者可在髂骨翼部或坐骨部触及移位的股骨头,患肢呈弹性固定。

【影像学表现】

可分为髋关节后脱位、髋关节前脱位和髋关节中心脱位。髋关节后脱位表现为伤侧股骨内旋内收畸形。髋关节前脱位表现为股骨头突破骨关节囊而向前下方脱位,大腿外展外旋或外展内旋畸形,可合并髋臼前缘骨折。髋关节中心脱位表现为股骨头通过髋臼底骨折突入盆腔内,常见髋臼顶骨折向外位移,股骨头随髋臼底骨折片突向盆腔(图 6-5-7)。

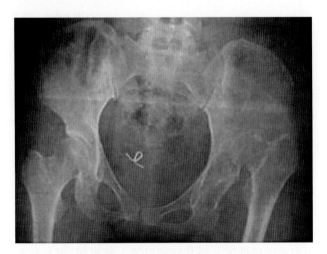

图 6-5-7　髋关节脱位 X 线影像表现

【首选检查】

首选影像学检查方法是 X 线平片。

检查方法:髋关节常规正侧位。

【检查方法分析比较】

X 线检查:X 线平片是诊断髋部脱位、骨折的最基本方法,大部分的髋关节脱位 X 线片都能正确显示。

CT 检查:对大多数的髋关节脱位均能做出正确的诊断,较 X 线片其优势在于能清楚的显示脱位的方向与程度,更重要的是它能清晰准确地显示髋关节内是否有碎骨片的存在。CT 的三维重建最大的优点在于立体地显示了关节的表面,图像逼真,并且可以任意角度旋转图像而获得最佳暴露部位。

五、股骨头缺血性坏死

【概述】

股骨头缺血性坏死(avascular necrosis,AVN)又称股骨头坏死(osteonecrosis of the femoral head,ONFH),是股骨头血供中断或受损,引起骨细胞及骨髓成分死亡及随后的修复,继而导致股骨头结构改变、股骨头塌陷、关节功能障碍的疾病,是骨科领域常见的难治性疾病。本病可分为创伤性和非创伤性两大类,前者主要是由股骨颈骨折、髋关节脱位等髋部外伤引起,后者在我国的主要原因为皮质类固醇的应用及酗酒。

【局部解剖】

股骨是人体最长最结实的长骨,长度约为体高的1/4,分一体两端。上端有朝向内上前的股骨头,与髋臼相关节。头中央稍下有小的股骨头凹。头下外侧的狭细部称股骨颈。颈与体连接处上外侧的方形隆起,称大转子;内下方的隆起,称小转子,有肌肉附着。大、小转子之间,前面有转子间线,后面有转子间嵴。大转子是重要的体表标志,可在体表扪到。股骨体略弓向前,上段呈圆柱形,中段呈三棱柱形,下段前后略扁。体后面有纵行骨嵴,为粗线。此线上端分叉,向上外延续于粗糙的臀肌粗隆,向上内侧延续为耻骨肌线。粗线下端也分为内、外两线,二线间的骨面为腘面。粗线中点附近,有口朝下的滋养孔。

下端有两个向后突出的膨大,为内侧髁和外侧髁。内、外侧髁的前面、下面和后面都是光滑的关节面。两髁前方的关节面彼此相连,形成髌面,与髌骨相接。两髁后分之间的深窝称髁间窝。两髁侧面最突起处,分别为内上髁和外上髁。内上髁上方的小突起,称收肌结节。它们都是在体表可扪到的重要标志(图6-5-8)。

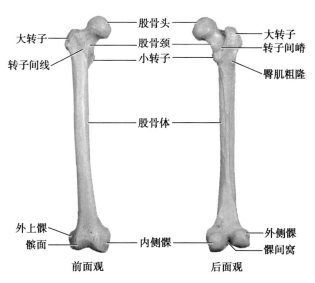

图 6-5-8　股骨解剖图

【临床表现与病理基础】

疼痛:疼痛或为间歇性,或为持续性,活动后加剧,部分也表现为休息痛。疼痛多为针刺、钝痛或酸痛样,常向腹股沟区、大腿内侧、臀后侧和膝内侧放射痛,且伴有麻木感,关节僵硬。活动受限:患者髋关节屈伸不利、下蹲困难、不能久站、步态失稳。跛行:该症状为进行性短暂性跛行,由于髋痛及股骨头塌陷,或是晚期出

现髋关节半脱位所致。早期往往出现间歇性跛行,儿童患者此症状表现更为明显。体征:局部压痛,外展、外旋或内旋活动受限,患肢可缩短,肌肉萎缩,甚至还会出现半脱位体征。

骨缺血6h,髓腔造血细胞开始坏死。在12~48h后,骨细胞和骨母细胞死亡。而后坏死组织开始分解,周围出现组织修复。早期的修复反应包括少量毛细血管、胶原纤维增生。大量新生的血管和增生的结缔组织、成纤维细胞、巨噬细胞向坏死区生长。大量的新生骨附着在坏死的骨小梁表面,死骨被清除。最后出现股骨头塌陷合并退行性骨关节炎改变,修复的组织相对较脆弱,无法承受人体的重量而发生塌陷,软骨下骨折更加重了塌陷的程度。

【影像学表现】

X线表现:早期仅见股骨头弥漫性骨质疏松,小梁模糊。局限性骨密度增高、硬化,在骨密度增高区的边缘有斑片状密度减低区。中期股骨头轻度变形,出现轻度台阶征,股骨头尚未明显塌陷、碎裂。股骨头密度不均匀,出现囊样或扇形骨质破坏区,周围可有高密度新骨增生。晚期股骨头明显变形、压缩、塌陷、骨密度不均匀,出现骨头分裂碎裂。

MR表现:股骨头前上部负重区T1WI上出现不均匀信号的新月形坏死区,T2WI上为新月形高信号区(图6-5-9)。

【首选检查】

首选影像学检查方法是X线平片。

检查方法:股骨常规正侧位。但是X线平片对早期诊断不敏感,MRI时早期诊断股骨头缺血性坏死最敏感和特异的方法。

【检查方法分析比较】

X线操作简便、费用低,但其对股骨头缺血性坏死的早期表现检查不明确;CT检查在骨小梁细微骨折、早期病变及病灶确定方面优于X线,但其无法有效显示骨髓坏死和肉芽组织浸润;MR检查具有多方位成像和较高的空间分辨率,可清晰地显示病变的解剖形态变化,尤其对骨髓病变及股骨头缺血性坏死早期病变的检查更具有优势,且灵敏度较高,作为股骨头坏死的首选检查。

六、强直性脊柱炎

【概述】

强直性脊柱炎(ankylosing spondylitis,AS)是一种主要侵犯脊柱,并累及骶髂关节和周围关节的慢性进行性炎性疾病。本病又名Marie-strümpell病、Von Bechterew病、类风湿性脊柱炎、类风湿中心型等,现称AS。由于本病也可侵犯外周关节,并在临床、放射线和病理表现

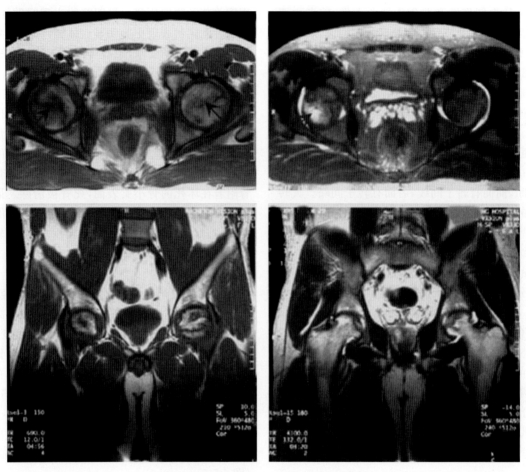

图 6-5-9　股骨头缺血性坏死 MR 影像表现

方面与类风湿关节炎（rheumatoid arthritis，RA）相似，故长时间以来一直被看成是类风湿关节炎的一种变异型，称为类风湿性脊柱炎。鉴于 AS 患者不具有 IgM 类风湿因子（血清阴性）以及它在临床和病理表现方面与 RA 明显不同，1963 年美国风湿病学会（ARA）终于决定将两病分开，以"强直性脊柱炎"代替"类风湿性脊柱炎"。

【局部解剖】

局部解剖同图 6-5-8。

【临床表现与病理基础】

患者逐渐出现臀髋部或腰背部疼痛发僵，尤以卧久（夜间）或坐久时明显，翻身困难，晨起或久坐起立时腰部发僵明显，但活动后减轻。有的患者感臀髋部剧痛，偶尔向周边放射。疾病早期疼痛多在一侧呈间断性，数月后疼痛多在双侧呈持续性。随病情进展病变由骶髂关节向腰椎、胸颈椎发展，则出现相应部位疼痛、活动受限或脊柱畸形。

其病理表现为原发性、慢性、血管翳破坏性炎症。病变一般由骶髂关节开始，缓慢沿着脊柱向上延伸，累积椎间小关节的滑膜和关节囊，及脊柱周围的软组织。主要分为以下几个步骤：附着端的韧带、腱鞘、包膜囊

淋巴细胞浸润，炎性组织破坏关节代之以纤维组织和骨化骨。椎体边缘的新生骨与上下相邻的椎体连成骨桥，造成关节固定功能障碍（图 6-5-10）。

【影像学表现】

X 线及 CT 表现：本病通常自骶髂关节开始，向上逐渐延及脊往。骶髂关节病变为双侧对称性，而在类风湿关节炎中常为一侧，即使双侧同时受累，其病变

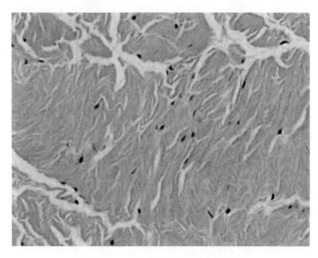

图 6-5-10　强直性脊柱炎病理表现

也不对称。此外成人类风湿性关节炎中,骶髂关节病变出现较晚,但在儿童中则常被累及骶髂关节病变的进展过程依次为关节边缘骨化,关节面破坏和骨性强直。关节边缘骨硬化主要发生在髂骨侧,邻近关节面

的骨质亦有轻度硬化,但关节间隙不窄也无破坏。关节软骨和关节面破坏表现为关节面不规则,关节间隙增宽。当关节呈骨性僵直时,关节间隙消失(图 6-5-11)。

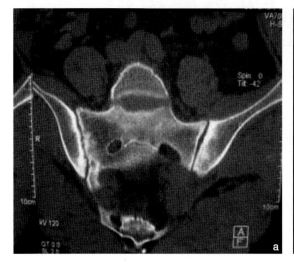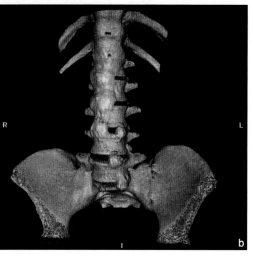

图 6-5-11　强直性脊柱炎 CT 影像表现
a. 骶髂关节 CT 平扫;b. 骶髂关节三维重建

脊柱病变多自骶髂关节开始,自下而上累及脊柱。少数病变自颈椎或下胸椎开始,向下扩延,发展较慢,病程较长。脊柱的改变包括方形椎体、椎体破坏、椎小关节破坏、椎前软组织骨化、脊柱畸形及寰枢椎脱位。

【首选检查】

首选影像学检查方法是 X 线平片。

检查方法:骶髂常规正侧位。

【检查方法分析比较】

CT 观察骶髂关节不仅能提供准确的解剖学情况,并且能显示平片难以发现的早期软骨下囊性变等病变细节,便于测量关节间隙,判定关节宽窄和关节强直程度。

第七章 脊柱及脊髓疾病

第一节 脊柱及脊髓疾病影像学检查新进展

脊柱及脊髓疾病是人体疾病常发部位。在 CT 和 MRI 等影像学技术出现之前,脊柱及脊髓疾病多通过数字拍片来进行诊断。但是,由于 X 线主要显示骨质的变化,如骨质疏松、骨质破坏、骨折等病变,而对一些软组织和体内器官的病变显示欠佳,因此在对脊柱及脊髓病变的诊断上存在极大的局限性。CT 和 MRI 等影像学检查技术的出现,极大地弥补了这些不足,不仅可以很好地显示这些位置的骨质变化,同时能显示软组织及脏器的病变(大小、密度、病灶与周围组织的关系等),为病变的定位和定性诊断提供了更多的影像学信息。

一、脊柱疾病影像学检查新进展

(一)核素骨显像技术

正常骨的生长及吸收是一个持续过程,正常时呈平衡状态。骨骼发生疾病时,由于血流、骨盐代谢发生改变,这种代谢平衡遭到破坏。放射性核素锝标记的亚甲基二磷酸盐可以吸附在骨骼上,由于骨骼局部血液和代谢的差异,因此吸附的显像剂的量也不同。放射性核素骨显像技术根据该特性,在体外使用单光子发射断层显像设备(SPECT),能有效地检测出这种代谢差异。随着显像药物的研发和显像仪器的改进以及显像技术的提高,放射性核素骨显像技术在诊断骨病变中发挥着越来越重要的作用。因此,其弥补了 X 线在脊柱疾病诊断上的不足。同时,在进行脊柱疾病诊断中,全身核素骨显像灵敏度高,有效弥补了 CT 以及 MRI 等影像学检查对脊柱疾病整体性诊断的局限性,利于更早地发现病灶。

核素骨显像技术在骨病变的诊断中意义重大。例如,对 X 线检查正常的骨髓炎患者,骨显像则具有很高的敏感性和特异性;对于脊柱结核患者,全身核素骨显像技术显像为放射性核素浓聚,诊断阳性率极高,同时比 X 线、CT 以及 MRI 等影像学检查诊断更早。因此,骨显像技术常用于早期诊断转移性骨肿瘤,能够在早期无骨痛症状时发现异常病变,是诊断恶性肿瘤骨转移首选的检查方法;而且,核素骨显像测定法具有高敏感性,对脊柱的骨质疏松症诊断价值极高。

但是,骨显像技术对于病变的定位能力不足,在鉴别单发放射性核素浓聚的良性及恶性中存在困难。CT 检查技术虽然灵敏度低,但是具有较高的分辨率。SPECT/CT 结合了 SPECT 的高灵敏度和螺旋 CT 对于精细解剖的高分辨率以及精准的定位能力,实现了影像学技术的优势互补,对于提高脊柱疾病等骨病变的诊断准确率有着重要的意义。

(二)MRI 扫描技术

脊柱良恶性病变的准确诊断,是进行该疾病治疗和预后的前提,磁共振技术的出现为区分脊柱良恶性病变提供了影像学技术支持。脊柱良恶性病变是导致腰背疼痛的主要原因之一,主要表现为急性压缩性骨折。临床对于脊柱良恶性病变的鉴别主要通过结合病史、临床表现以及影像学检查的综合分析。过往的影像学检查以 X 线数字拍片为主,X 线平片简单易行,但是不具有特异性,难以鉴别各种良恶性病变所导致的骨质破坏。MRI 可以有效获得椎体内因肿瘤引起的信号变化,从而根据这些变化作出鉴别诊断。

近年来,MRI 技术得到不断发展,越来越多的新扫描序列被应用到脊柱疾病的临床和研究中。除外常规的 T1WI、T2WI 和 PDWI 等序列及其增强扫描。另外,DWI 等成像技术在临床应用中呈现美丽而广阔的前景。

弥散加权成像(diffusion weighted imaging,DWI)是依据水分子的布朗运动,检测表观弥散系数 ADC 值进而反映病变组织水分子扩散异常的一项新技术。通过对不同组织 ADC 值的测定,具有非常重要的临床以及病理价值。该技术在鉴别脊柱良恶性病变的压缩性骨折中具有特异性,因此可以作为鉴别脊柱良恶性病变的诊断依据。同时,ADC 值对于脊柱退行性病变的诊断也有着重要意义。利用 ADC 值诊断退变椎间盘时不考虑年龄、性别以及体重等因素的影响。

二、脊髓疾病影像学检查新进展

(一) 扩散张量成像

扩散张量成像(diffusion tensor imaging,DTI)作为一种定量技术,能同时进行定性与定量分析。其不仅能反映水分子的扩散速度,同时也能反映水分子扩散方向的不同,即扩散的各向异性,是一种反映白质纤维束结构走行的影像学方法。

依据水分子的扩散特性,DWI 在脊髓外伤的超早期诊断、了解脊髓传导功能的完整性和判断脊髓损伤的程度以及是否出血等方面具有极高的临床应用价值。DTI 依据水分子在神经纤维束中扩散的各向异性推测神经,进而研究神经细胞结构的完整性以及早期破坏情况,DTI 神经纤维束追踪成像能够形象地显示白质纤维束的解剖结构。最初的 DTI 技术主要用于脑白质疾病,现已用于评估颈髓的功能状态,提示颈椎病颈髓慢性损伤,对其治疗和预后有一定的指导意义。各相异性分数(fractional anisotropy,FA)值等参数能对脊髓损伤程度进行量化,因此在临床上对评价脊髓损伤程度和脊髓功能修复程度至关重要。

目前,DTI 在脊髓疾病中的应用尚不广泛,其在技术上也存在信噪比较低的缺陷,因此其后处理技术有待进一步研究并为临床提供更好的影像学支持。

(二) 磁共振波谱分析

常规 MR 检查:只能获取组织的形态学信息,而对于功能形态等则难以得到。磁共振波谱成像(magnetic resonance spectroscopic imaging,MRS)根据磁性原子核进动频率的化学位移效应,组织不同代谢产物中质子产生具有微小差别的进动频率,通过傅里叶变换即可获取不同代谢产物的谱线信息,因此,能够获取组织的生理和病理物质的代谢信息。早期的磁共振波谱分析用于脑部、肝脏等脏器,逐渐应用到脊髓的病变分析中,并具有较好的诊断效果。

常规脊髓 MR 检查:技术根据脊髓信号的不同变化进行诊断,大致反映了脊髓功能的变化;磁共振波谱分析从组织代谢的水平出发,进而反映组织细胞的损伤程度,甚至是组织代谢的血供等异常情况,获取脊髓的细胞生化信息。

(三) 脊髓血管造影

将一定量泛影葡胺或非离子型水溶性造影剂以一定速率注入到脊髓的动脉血管,然后进行摄片。脊髓血管造影主要应用于脊髓血管性病变(动静脉畸形、动脉瘤)、外伤导致的脊髓血管损伤和脊髓内血肿、脊髓

的良恶性肿瘤。同时,脊髓血管造影也用来探索脊髓病变区域的血供情况,进而判断病变区域的坏死等症状是否与脊髓血供异常有关。

此外,通常在脑部使用的血氧水平依赖成像(BOLD)、水成像(MRM)、灌注 MRI、脊髓及椎管造影等 MRI 扫描技术,在脊髓疾病的诊断中开始应用。随着科学技术的发展,影像学技术的发展也突飞猛进,进而在脊髓病变的早期诊断以及治疗和预后等中发挥着非常重要的意义。

(四) TIM 技术全脊柱成像

TIM 技术全脊柱成像(total image matrix)在脊柱和脊髓病变的诊断中因其无创、无骨伪影、多方位、多角度成像特点而广泛应用,TIM 的应用使得在一次检查中无需进行任何人工线圈调整和设置,也不必多次摆位,极大地节省了扫描时间,解决了大范围、高分辨率的全脊柱一体化成像问题,为临床诊断、手术治疗及放疗等提供了精确定位、大范围显示等多方面信息,提高了脊柱、脊髓及椎旁病变的诊断及鉴别能力,对于多发性脊柱及脊髓的病变的诊断作用尤为突出。

第二节　脊　柱　疾　病

一、椎间盘突出

【概述】

临床统计表明,腰椎间盘突(脱)出症是骨科门诊最为多见的疾患之一,也是腰腿痛最为多见的原因。追溯历史,早在 1543 年 Vesalius 就描述了椎间盘的外观。20 世纪 20 年代,德国的 Shmorl 先后发表了 11 篇有关椎间盘解剖和病理的文章,对椎间盘做了较广泛的研究。1932 年,Barr 首先提出腰椎间盘突出是腰腿痛可能的原因。其后,Barr 和 Mixter 首次提出了有关腰椎间盘突出症的概念与治疗方法。从此,对腰椎间盘突(脱)出症的基础研究也逐步深入,从而更提高了本病的临床诊断和治疗的效果。

【局部解剖】

脊柱由躯干骨的 24 块椎骨、1 块骶骨和 1 块尾骨连结形成,构成人体的中轴,上端承载颅,下端连接肢带骨。胸廓由 12 块胸椎、12 对肋及胸骨连接而成(图 7-2-1)。

【临床表现与病理基础】

由于各段脊柱、脊髓及周围的组织机构和功能不同,椎间盘突出发生在不同部位,其产生的临床症状也不一样。

颈椎间盘突出:主要表现为颈痛、活动受限、手麻,颈痛可放射至肩部和枕部。颈椎间盘突出压迫脊髓

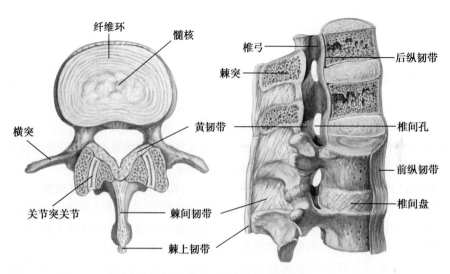

图 7-2-1　脊柱及椎间盘局部解剖图

时,可出现颈部僵硬、四肢麻木、上肢疼痛无力。颈椎间盘突出压迫椎动脉时,可出现头痛、晕眩、猝倒、轻瘫等。

胸椎间盘突出:胸椎间盘突出较少见。主要表现为背痛伴下肢疼痛、脊柱侧弯,也可伴有圆锥综合征。

腰椎间盘突出:腰背部钝痛,活动时加重,卧床休息后减轻。坐骨神经痛、下肢麻木。严重者可出现肌肉瘫痪及马尾综合征。

椎间盘突出的主要病理改变是髓核和纤维环的变性。在生理退变过程中,髓核水分的减少,逐渐被纤维组织替代,导致其弹性降低、纤维血管增生并出现玻璃样变,使胶原纤维变性、柔韧性降低。当受到外伤和劳损时,变性的纤维环逐渐形成裂口,部分髓核可由纤维环缺损处突出,即形成椎间盘突出。

【影像学表现】

X线表现:椎间隙不对称狭窄,通常为后宽前窄。

椎体边缘骨赘。

CT 表现:椎体后缘局限性软组织密度影,其内可出现钙化;硬膜外脂肪层受压。变形甚至消失,硬膜囊受压和一侧神经鞘受压。

MR 表现:T2WI 高信号消失,椎间盘变扁。矢状位上椎间盘向前后隆起,轴位上椎体后缘光滑弧形影(图 7-2-2)。

【首选检查】

MRI 为椎间盘突出的首选检查方法。

检查前准备:凡有磁共振检查禁忌证患者,严禁进行 MR 检查;患者进入扫描室之前,嘱患者以及家属去掉随身携带的任何金属物以及磁卡等物品。

检查技术:患者仰卧位。受检段脊柱中心位于所选线圈中心,作为定位中心。常规行矢状位 T1WI,T2WI,以及 T2WI 抑脂序列,横断位 T2WI/PDWI 序列。增强扫描时,常规作增强 T1WI 抑脂序列矢状位、

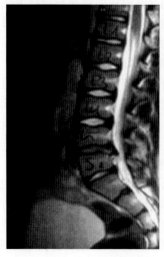
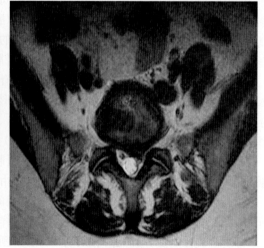

图 7-2-2　腰椎间盘突出 MR 影像表现

冠状位和横断位。矢状位、横断位成像时,在成像范围脊柱前添加饱和带,以消除伪影。

【检查方法分析比较】

多有典型的临床表现。CT 或 MRI 表现图像上见到突出于椎体后方的类圆形椎间盘结构,硬膜外脂肪、硬膜囊、脊髓和神经根受压移位,诊断多可成立。

二、脊椎退行性变

【概述】

脊椎退行性病变(degeneration of joint disease,DJD),也称为骨性关节炎,是指因椎间盘及小关节退行性改变所导致的一系列改变。主要特征为骨质增生、椎间盘变薄。其为常见多发疾病,且发病原因多种,如生理老化、长期过度负重、不良体位、劳损、直接损伤、慢性炎症、某些遗传或免疫因素等,多为生理老化过程。退变主要发生在活动度较大的颈椎、下胸椎以及腰椎。临床症状表现为脊椎僵硬、酸痛,活动范围缩小。有时会伴随着头晕、头痛、手臂、腿脚麻木及脊椎相关性疾病。

【局部解剖】

局部解剖同图 7-2-1。

【临床表现与病理基础】

脊椎退行性变的早期可无症状,当椎体及椎间关节增生、椎间盘突出及韧带增厚明显压迫脊髓和血管是可引起相应的临床症状和体征。其临床症状表现为脊椎僵硬、酸痛,活动范围减小。根据改变部位及程度有时会伴随着头晕、手臂、腿脚麻木及脊椎相关性疾病。

病理表现有骨关节退行性改变,椎间盘和椎体间关节受到损伤后小关节改变,黄韧带的退行性改变,纵韧带的退行性改变,椎间盘的退行性改变,髓核的变化,以及椎管狭窄,即椎管、神经根管及椎间孔狭窄所引起的神经根、马尾等压迫综合征,大多因骨性椎管或硬脊膜囊狭窄引起,但不包括单纯椎间盘突出、感染、新生物所致椎管内占位性病变引起的狭窄(图 7-2-3)。

【首选检查】

X 线平片为脊柱退行性病变的首选检查方法。相关部位行常规正侧位摄影。

【影像学表现】

X 线表现:髓核退行性变时,椎间隙变窄,椎体上下缘骨化,于椎间隙内出现横行低密度影,这是由于椎间隙内形成半真空性裂隙,使气体自体液中游离出来,椎间隙前方可见小骨片,不与椎体相连,为椎间盘纤维环及其邻近的软组织骨化所致。

CT 表现:也可显示椎间盘退变时的椎间盘内游离气体影,其 CT 值<－500H,为"真空现象",椎间盘边缘退变所致高密度影,为莎(Sharper)氏纤维钙化,韧带

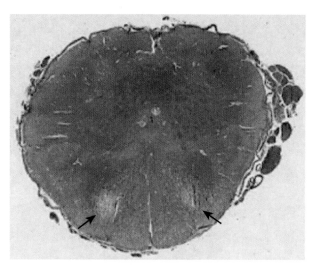

图 7-2-3　脊柱退行性变病理表现
箭头所示椎体退行性改变

骨化和椎体边缘增生所致(图 7-2-4)。

MR 表现:椎间盘退变时,髓核呈低信号,与纤维环信号强度相同。但有时可见到横行线状高信号影,可能为退变的椎间盘裂隙中的液体。椎间盘真空现象在 T1WI 像上于椎间隙中呈低信号线影。椎间盘退变不一定伴有间盘脱出,但椎间盘脱出大多伴有退变。少年椎间盘脱出和急性外伤性椎间盘脱出可不伴间盘退变。由于环状纤维与其相邻的后纵韧带信号相似。早期微细的改变不能在 MRI 上发现,当出现较大的破裂时在 T2WI 像上呈放射状,横行或向心性高信号线状影(图 7-2-5)。

【检查方法分析比较】

首选 X 线,CT 能明确地看出脊柱的生理曲度,关节间隙,以及骨小梁的变化,其次 MRI 可以观察到椎间盘的变性表现等,也发挥着重要作用。

三、椎 体 骨 折

【概述】

脊柱骨折(fracture of the spine)系骨科常见创伤。其发生率占骨折中 5%～6%,以胸腰段骨折发生率最高,其次为颈、腰椎,胸椎最少,常可并发脊髓或马尾神经损伤。脊柱骨折多因坠落伤或塌方压伤,常合并其他脏器损伤。骨折可按作用力方向、稳定性、骨折形态分为不同类型。

【局部解剖】

椎骨幼年时为 32 或 33 块,分为颈椎 7 块,胸椎 12 块,腰椎 5 块,骶椎 5 块,尾椎 3～4 块。成年后 5 块骶椎融合成骶骨,3～4 块尾椎长合成尾骨(图 7-2-6)。

【临床表现与病理基础】

椎体损伤后,主要症状为局部疼痛,站立及翻身困

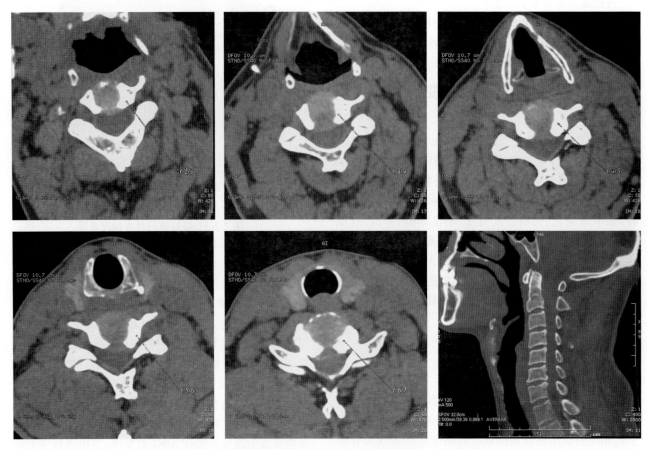

图 7-2-4　脊柱退行性变 CT 影像表现

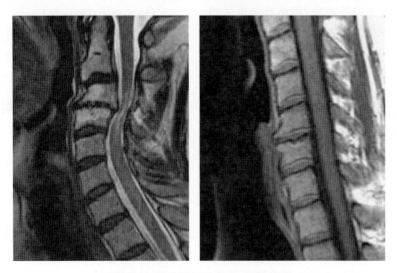

图 7-2-5　脊椎退行性变 MR 影像表现

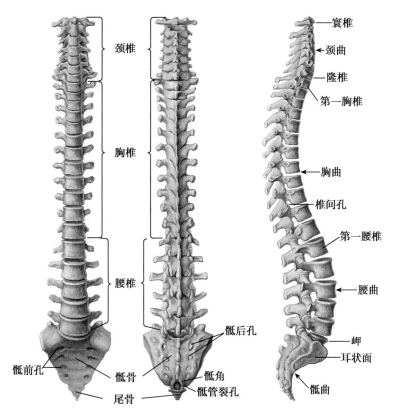

图 7-2-6　脊椎全貌局部解剖图

难。腹膜后血肿刺激了腹腔神经节,使肠蠕动减慢,常出现腹痛、腹胀甚至出现肠麻痹症状。

【影像学表现】

X 线表现:椎体骨折(fracture of vertebral body)有压缩骨折(compress on fracture)和粉碎骨折(broken fracture)。压缩骨折,表现为椎体楔形变形,周围皮质骨有断裂,凹陷或凸出成角,或椎体内有骨小梁嵌压的致密骨折线。或椎体上角有骨折块,才能诊断为骨折。单纯椎体楔形变,不是骨折的可靠征象。粉碎骨折,呈粉碎骨块,骨折片向周围移位或向椎管内移位。

CT 表现:分压缩骨折和粉碎骨折。单纯屈曲压缩性骨折表现为椎体轻度前后径增大,椎体前缘骨皮质局部不连续,骨密度轻度不均匀减低,椎管结构完整。粉碎性骨折表现为椎体碎裂,椎弓根断裂,椎管变形,椎管内可见游离的碎骨片,脊髓变形,局部密度减低(图 7-2-7)。

MR 表现:压缩骨折矢状面椎体轻度楔形变,呈轻度长 T1WI 长 T2WI 骨缺血性改变低信号,椎体序列

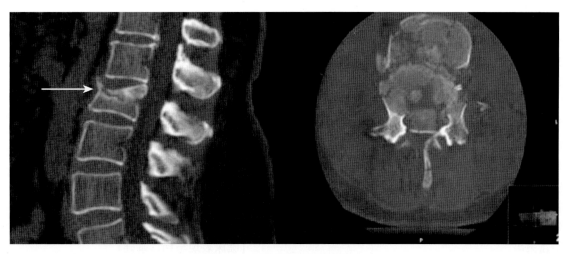

图 7-2-7　椎体骨折 CT 影像表现

箭头所示椎体骨折部位

无变化,椎管和脊髓无异常。粉碎骨折表现椎体碎裂变形,椎管断裂变形,矢状切面示椎体不同程度的脱位,椎间盘碎裂伴后突,骨折区脊椎侧成角度,急性骨折均伴有骨挫裂伤骨水肿,呈不均匀 T1WI 长 T2WI 改变,邻近脊髓受压变形、移位或脊髓损伤。

【首选检查】

首选影像学检查方法是 X 线平片,检查方法:相应部位常规正侧位。

【检查方法分析比较】

X 线片及 CT 及三维 CT 重建检查能明确诊断及骨折的移位情况,如怀疑有脊髓损伤时可以选择 MRI。

四、骨嗜酸性肉芽肿

【概述】

骨嗜酸性肉芽肿为非脂质沉积症的一种,与脂质沉积症均属于网状内皮增生病。由 Finzi 于 1929 年首次报道,后由 Jaffe 命名为嗜酸性肉芽肿。其好发于儿童和青年,男性多于女性,病变部位较局限。单发较多,较少为多发。病程发展较慢,预后良好。全身任何骨均可受累,在脊椎骨肉芽肿中,胸椎受累较为常见,约占 54%,腰椎约占 35%,颈椎约占 11%。

【局部解剖】

局部解剖同图 7-2-6。

【临床表现与病理基础】

本病多发生于青少年,单发患者一般全身症状较少,脊椎受累一般会出现斜颈或椎体侧弯、后凸畸形。当病变压迫脊髓或脊神经时会出现相应的临床症状。生长较快的嗜酸性肉芽肿可出现局部疼痛,软组织肿胀,也伴有低热或乏力。

骨嗜酸性肉芽肿一般在骨髓腔或椎体中心增长。在病变早期以嗜酸性粒细胞和炎性细胞浸润为主,组织细胞增生不明显,随着病程的进展,中期组织细胞增多,嗜酸性细胞消失。晚期大多数由增生的纤维组织所替代,最后逐渐骨化。网状细胞呈梭状增生,细胞呈椭圆形,核浅染(图 7-2-8)。

【影像学表现】

X 线表现:一处或多处骨质破坏、缺损,伴软组织肿块形成,边缘清楚无硬化,发生在长骨者常有层状骨膜反应。

MR 表现:呈长 T1WI 稍长 T2WI 信号,T2WI 压脂序列呈高信号,增强扫描软组织肿块明显强化(图 7-2-9)。

【首选检查】

MRI 为首选检查方法。检查前准备及检查技术:同"椎间盘突出"。

【检查方法分析比较】

CT 上骨皮质可出现特征性"小钻孔样骨质破坏"。

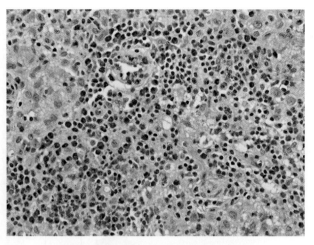

图 7-2-8　骨嗜酸性肉芽肿病理表现

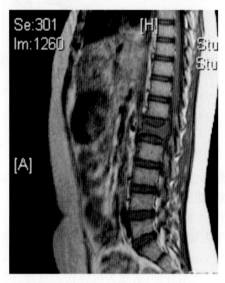

图 7-2-9　骨嗜酸性肉芽肿 MR 影像表现

常伴有层状骨膜反应部分。MRI 上皮质旁肿块薄层均匀强化,超越病灶范围,呈"袖套征"。

五、颈、胸椎骨软骨瘤

【概述】

骨软骨瘤(osteochondroma)又称骨疣或骨赘。是最常见的良性骨肿瘤。有单发性和多发性两种。单发性较多见约占 90%,无遗传倾向;多发性者与遗传有关,属先天性骨骼发育异常,是常染色体显性遗传性疾病。常引起骨骼发育障碍,造成四肢长骨短缩或弯曲畸形,身材矮小,称为骨软骨瘤病。骨软骨瘤很少恶变。恶变之骨软骨瘤称软骨肉瘤。

【局部解剖】

局部解剖同图 7-2-6。

【临床表现与病理基础】

脊椎骨软骨瘤多数无明显的症状,如病变位于椎管内或压迫神经及血管,会出现脊髓或神经根受压的症状。

骨软骨瘤由骨性基质和瘤体、透明软骨形成的软骨帽纤维包膜三种不同组织成分构成，肿瘤顶端的纤维包膜与相邻的骨膜相连。发生于颈胸椎骨者，瘤体多为球状，以宽基底附着于椎弓，软骨帽厚薄不一，表面光滑，通常青少年的软骨帽较厚，而成人较薄，成球状覆盖于瘤体；纤维包膜很薄，与软骨帽紧密相连。包膜深处为产生透明软骨的成软骨组织。骨软骨瘤恶变时，由包膜深处开始，形成软骨肉瘤，少数成为骨肉瘤（图7-2-10）。

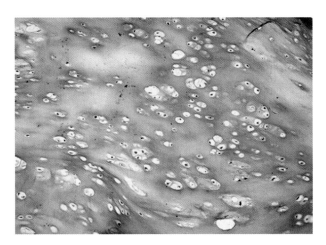

图 7-2-10　骨软骨瘤病理表现

【影像学表现】

X线表现：由于肿瘤内有骨松质和软骨存在，故X线片上可见不规则透亮区。可压迫邻近骨骼使之移位和变形，甚至可出现压迫性骨质缺损或破坏。骨软骨瘤可发生恶变，X线可见皮质边缘破坏，病变区域中出现密度减低区。当其穿破后进入软组织，可看到软组织肿块。

CT表现：大多数骨软骨瘤显示为边界清楚的骨性肿块，其中密度较低，可见髓腔与骨质相连续，并有一较薄的软骨帽，有助于与软骨肉瘤鉴别，软骨肉瘤并无软骨帽存在，而软骨帽在X线片上不显影。带蒂的骨软骨瘤在CT片上其空间与血管的关系易于显示。无蒂的骨软骨瘤有时仅从形态和部位上难与软骨肉瘤鉴别，此时CT可有很大帮助。

【首选检查】

首选影像学检查是全身骨显像。

检查方法：常规骨显像是指静脉注射骨显像剂后2~3h全身或局部的静态骨显像，此时未进入骨组织的显像剂大多已从肾脏排泄，血液内放射性作为本底已明显降低，骨骼显像清晰，注射后大量饮水可以加速Tc-MDP经肾脏排出，显像前嘱受检者排尿以减少膀胱内尿液的放射性对影像干扰。由于骨显像剂在正常

人全身骨骼中分布不均匀，故采用比较左、右两侧对称部位放射性的方法来鉴别病变部位和正常骨组织。

【检查方法分析比较】

大多数的软骨瘤根据X线平片表现和结合临床表现，诊断并不困难，对于无钙化的内生软骨瘤可做CT或MR检查，以排外骨囊肿及骨巨细胞瘤。MRI在软组织的显示中具有较好的效果，较好地显示骨软骨瘤以及骨质情况。MRI因为其独特的成像优势，也在其检查中发挥着重要作用。

六、骶管脊索瘤

【概述】

骶管脊索瘤是局部的侵袭性恶性肿瘤，是累及骶尾部常见的硬膜外肿瘤，由胚胎残留或异位脊索形成。这些肿瘤可以发生于沿脊柱中轴的任何部位，但以斜坡嘴侧和骶尾部最常见。脊索是人类及其他高等脊椎动物已退化的组织。骶管脊索瘤的生长虽然缓慢，且很少发生远处转移（晚期可转移），但其局部破坏性很强，因肿瘤继续生长而危害人体，且手术后极易复发，故仍属于恶性肿瘤。

【局部解剖】

局部解剖同图7-2-6。

【临床表现与病理基础】

发生在骶尾部者骶部肿瘤压迫症状出现较晚，常以骶尾部疼痛为主要症状，典型症状是慢性腰腿疼，持续性夜间加重病史可长达0.5~1年。肿瘤较大时，肿块向前挤压盆腔脏器压迫骶神经根，引起大小便失控和排尿困难，以及下肢与臀部麻木或疼痛，肿块可产生机械性梗阻引起小便障碍和大便秘结。发生在椎管其他部位者，以相应部位局部疼痛为常见。

镜下可见典型的脊索瘤由上皮样细胞所组成，细胞胞体大，多边形，因胞质内含有大量空泡，可呈黏液染色故称囊泡细胞或空泡细胞，细胞核小，分裂象少见，胞质内空泡有时合并后将细胞核推至一旁，故又称为"印戒细胞"。有些地方细胞的界限消失，形成黏液状合体。大量空泡细胞和黏液形成是本病的病理形态特点（图7-2-11）。

【影像学表现】

X线表现：主要是溶骨性变化。头颅部脊索瘤多见于颅底的斜坡、蝶鞍附近，使蝶骨体和大翼发生骨质破坏，并可侵犯筛窦、蝶窦、枕骨大孔和枕骨两侧。蝶鞍部尤其是鞍背和后床突以及蝶骨嵴和蝶窦壁等处的骨质破坏尤为明显。骶尾部脊索瘤早期在侧位片上可看到骶骨的膨胀，随后即发生溶骨性破坏，待生长至软组织内时，表现为一边界较清楚的肿块，在软组织内可出现钙化的残余，在骨质破坏的边缘可看到肿瘤阴影。

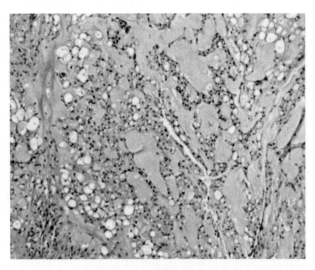

图 7-2-11　骶管脊索瘤病理表现

CT 表现：表现为骶尾部骨质破坏，甚至下部骶椎和尾骨完全消失。肿瘤可在周围软组织内生长，形成分叶状的低密度软组织肿块。周围骨质的分界清楚锐利。肿瘤内常出现点片状高密度影，为破坏残余骨和钙化灶。整个病灶边界清楚，增强扫描在肿瘤边缘部分强化明显，肿瘤中心也有轻度强化。手术后肿瘤复发可再出现软组织肿块，而缺乏骨质变化。

MR 表现：能清楚显示骶管脊索瘤的范围和生长方向，特别是对显示肿瘤向椎管内生长的情况更为有效。在 MRI 的 T1WI 像上肿瘤信号不均匀，多数为低、等混合信号，伴有出血时可出现高信号；T2WI 像上肿瘤主要显示为高信号，肿瘤内的钙化呈斑状低信号。Gd-DTPA 增强后，可见肿瘤轻度强化（图 7-2-12）。

【首选检查】

CT 为首选筛查方法。

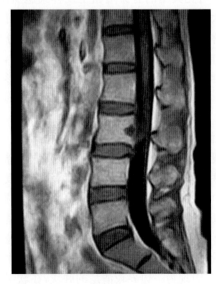

图 7-2-12　脊索瘤 MR 影像表现

【检查方法分析比较】

好发于骶尾骨。由于脊索瘤的溶骨性改变及软组织内的残余钙化特点，CT 检查为本病的首选影像检查手段。MR 能清楚显示骶管脊索瘤的范围和生长方向，特别是对显示肿瘤向椎管内生长的情况更为有效。

七、脊柱多发性转移瘤

【概述】

脊椎骨转移瘤是较常见的转移性肿瘤，是指除骨骼以外，其他脏器或组织恶性肿瘤转移到骨骼，不包括肿瘤直接侵犯邻近骨骼。其发病率较高，仅次于肺和肝脏转移。脊椎转移瘤主要侵犯椎体及附件，常见于腰椎，其次为胸椎、颈椎和骶椎。本病好发于中老年人。

【局部解剖】

解剖结构同图 7-2-6。

【临床表现与病理基础】

脊椎多发性转移瘤的主要临床表现为腰背部疼痛，随病情的程度，后期为持续性疼痛，药物难以缓解，严重者可出现神经功能障碍。

椎体常因转移灶的影响出现压缩性骨折或脊椎后凸畸形而压迫脊神经或脊髓，引起疼痛或截瘫。脊椎转移性肿瘤通常由血行转移而来，血行转移首先主要侵犯红骨髓，逐渐骨小梁被破坏，也可经哈弗氏管入侵到骨皮质，最后导致脊椎骨压缩性骨折（图 7-2-13）。

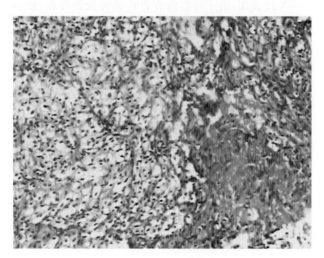

图 7-2-13　脊柱多发性转移瘤病理表现

【影像学表现】

X 线表现：X 线平片在溶骨性转移常呈多发性单纯溶骨性破坏，开始在松质骨内呈虫蚀状破坏，以后逐渐扩大并融合成大片状，边缘不规则，周围无硬化，亦可侵犯骨皮质，很少进入软组织形成肿块且常伴发病理骨折，很少骨膜反应。病变可在一骨内广泛分布，亦可累及多骨。单发性转移往往破坏范围较大,故病理骨折亦较常发生,骨折后可出现少量新生骨。成骨性转移常呈斑点状或棉球状密度增高,偶尔致密如象牙质样,其中的骨小梁粗乱、增厚或其微细结构完全消失。成骨性转移较溶骨性的生长缓慢,症状轻,很少有病理骨折。混合性转移则具有溶骨和成骨两种变化,亦可在同一骨骼具有溶骨性病灶也有成骨性病灶,亦可在一些骨骼呈溶骨性而另一些骨骼出现成骨性病变。

CT 表现:溶骨性转移瘤表现为低密度区边缘较清楚。成骨性转移瘤表现为高密度区,边缘较模糊。混合性转移的骨破坏呈高、低混合密度区。转移瘤偶尔可突破骨皮质形成软组织肿块。

MR 表现:在 T1WI 像上可以很灵敏和准确地检测转移性肿瘤的骨髓侵犯,转移灶常常在 T1WI 像上表现为低信号区,在 T2WI 上为高信号区(图 7-2-14)。

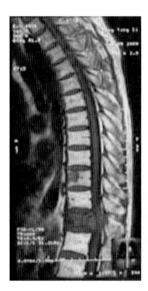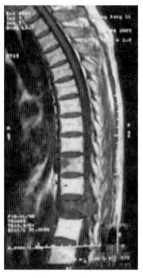

图 7-2-14　胸椎多发骨转移瘤 MR 影像表现

【首选检查】

首选影像学检查是全身骨显像。检查前准备及检查技术:同"骨软骨瘤"。

【检查方法分析比较】

对于怀疑骨转移瘤的患者行核素全身骨扫描可有效的观察转移病灶的部位及数目,进而对病灶部位进一步行 X 线平片、CT 或 MR 检查证实是否为骨转移瘤。

八、化脓性脊柱炎

【概述】

化脓性脊柱炎较少见,占所有骨髓炎 4%。多发生于青壮年,且男性多于女性,儿童与老人也可发病但甚少。发病部位多以腰椎为主,其次为胸椎,颈椎。病原

菌以金黄色葡萄球菌为主,其他如链球菌、白色葡萄球菌、绿脓杆菌等也可致病。

【局部解剖】

局部解剖同图 7-2-6。

【临床表现与病理基础】

急性化脓性脊柱炎在临床上主要有高热、寒战及肌肉痉挛等症状,局限性脊柱疼痛感较明显,当病变侵犯脊髓和脊神经时可出现神经和脊髓压迫症状。亚急性化脓性脊柱炎和慢性化脓性脊柱炎在临床上症状不明显。

病原菌通过血液循环在椎体骨骺毛细血管着床,然后开始繁殖导致化脓性炎症,起初为椎体的骨松质遭到破坏,逐渐感染可破坏终板累及椎间盘。病原菌经血液扩散到椎间盘,进而侵犯邻近椎体。椎体周围的软组织由于充血、水肿表现为软组织肿胀。

【影像学表现】

X 线表现:急性期,发病 2 周以内,椎体化脓感染广泛者,X 线表现椎旁软组织肿,颈椎感染咽后壁增厚。胸椎感染椎旁可见梭形软组织增厚。腰椎感染可见腰大肌肿胀。发病 2～4 周可见到椎体骨质破坏,或发生椎体压迫骨折,或侵犯椎体的附件椎弓根、椎板、小关节被破坏。同时可见椎体皮质旁有骨膜新生骨。晚期,椎体破坏周围骨质增生硬化,椎旁韧带骨化,椎间骨桥形成。或椎体骨性融合。化脓性椎间盘炎,在发病 10 天以内,即可显示受感染间盘的椎体上下面终板破坏,断续不连。2 周以后即发生溶骨性破坏,椎间隙变窄,椎旁软组织肿。晚期即发生椎体骨性融合(图 7-2-15)。

CT 表现:可从横断切层显示骨质破坏,反应性骨质增生和脓液,特别对死骨显示最佳。

MR 表现:MRI 可最佳显示化脓性脊柱炎各期的病理变化。急性期,椎体内骨髓炎性浸润、水肿、充血

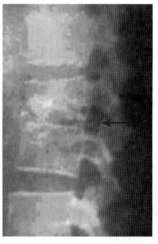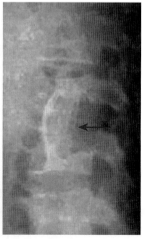

图 7-2-15　化脓性脊柱炎 X 线影像表现
箭头所示化脓性脊柱炎位置

和脓液,T1WI 像呈低信号 T2WI 像呈高信号,并可显示脊髓受压以及受压的程度。亚急性期、慢性期,椎体骨质破坏与周围增生 T1WI 像呈低信号强度,T2WI 像残留病灶脓液呈高信号强度。Gd-DTPA 加强可显示病灶内的肉芽组织明显强化,而脓液和死骨不强化。

【首选检查】

X 线平片为首选影像检查方法。常规拍摄脊柱正、侧位片,摄片范围应包括椎体周围的软组织。做鉴别诊断时宜选择 CT、MR 检查为补充。

【检查方法分析比较】

X 线平片:X 线检查能结合病史做出相应的分期诊断。具体如下所示:

软组织肿胀:在发病后 2 周内,虽然临床表现明显,但骨骼可无明显变化,如周围软组织显影良好,则可见一些软组织改变:肌肉间隙模糊或消失;皮下组织与肌肉间的分界变模糊,皮下脂肪层内骨出现致密的条纹影,靠近肌肉部分呈纵行排列,靠外侧者则呈网状。变化较为广泛,系软组织充血、水肿所致,虽无特征,但结合病史对早期诊断有一定意义。

骨质破坏和骨质增生:发病 2 周后可见骨骼的改变。开始在干骺端骨松质中出现局限性骨质疏松,继而形成多数分散不规则的骨质破坏区,骨小梁模糊、消失,破坏区边缘模糊。以后骨质破坏向骨干延伸,范围扩大,可达骨干 2/3 或全骨干。小的破坏区融合而成为大的破坏区。骨皮质也遭受破坏。有时可引起病理基础性骨折。骨破坏的同时,开始出现骨质增生,表现为骨破坏周围密度增高。

死骨:X 线表现为小片或长条状高密度致密影。

骨膜增生:由于骨膜下脓肿的刺激,骨皮质周围出现骨膜增生,表现为一层密度不高的新生骨与骨干平行,病程越长,则新生骨越明显。新生骨广泛则形成包壳。骨膜增生一般同骨的病变范围一致。

CT 检查:能很好显示急性化脓性骨髓炎的软组织感染、骨膜下脓肿、骨髓内的炎症、骨质破坏。平片难以显示的小骨破坏区和小死骨以及软组织改变,CT 均能清晰显示。

九、椎 体 结 核

【概述】

脊柱结核多继发于肺结核等,部分患者可无肺结核症状。肺部感染后通过血液传播可至全身,传播至脊椎引起脊椎感染,脊椎血运多为终末支,椎体间为无血液循环的软骨盘,故脊柱结核以中心型、边缘型多见。在全身骨与关节结核中,脊柱结核发病率最高。发病率约为 25%～50%,在脊柱结核中,又以椎体结核占绝大多数,约 99%,而单纯的椎弓结核仅占 1%。

【局部解剖】

局部解剖同图 7-2-6。

【临床表现与病理基础】

疼痛:局部疼痛,呈持续性或间断性,劳累后加重。脊柱畸形:以后凸畸形最常见,多为角形后凸,侧弯不常见,也不严重。脊柱运动受限:肌肉痉挛引起脊柱运动障碍,受累脊柱活动受限,运动幅度较大的颈椎和腰椎容易查出,表现为不能低头、弯腰或转颈。寒性脓肿:常为患者就诊的最早体征,冷脓肿形成可突出于体表形成软组织肿块。脊髓受压现象:由于脓肿、肉芽肿进入椎管。侵蚀或压迫硬膜囊或脊髓可出现脊髓压迫症状。

通常认为肺和后腹膜淋巴或别处的结核病灶中的结核杆菌通过血流到达脊柱导致。在骨松质内的结核菌早期引起非特异性反应,结核菌到达感染部位,继而产生结核性肉芽组织。结核结节由类上皮细胞、淋巴细胞和巨细胞组成。刚开始结核结节大多细小而分散,随着结节的增大,其中心产生干酪样坏死并逐渐相互融合。随着病变的发展,骨髓逐步破坏,被结核性肉芽组织和坏死物所替代,坏死物液化形成脓肿。结核性病变也可引起反应性充血,其周围的软组织发生肿胀,随着其变性坏死,形成冷脓肿(图 7-2-16)。

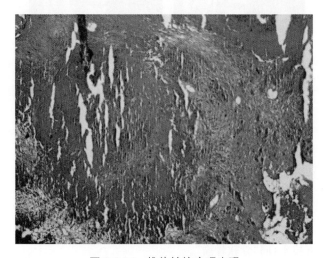

图 7-2-16　椎体结核病理表现

【影像学表现】

X 线表现:脊柱结核的主要 X 线表现为椎间隙变窄、椎体破坏成角畸形及寒性脓肿形成。以胸椎下段及腰椎上段为多见,常累及相连的 2～3 个椎体,偶有两处病变之间隔以正常脊椎,附件结核少见,主要表现为局限性骨破坏(图 7-2-17)。

CT 表现:椎体松质骨破坏、骨皮质失去完整性、死骨和轻微骨增生及塌陷。早期椎间盘相对完整,以后发生破坏,椎间隙变窄。脓肿为单房或多房。对比增

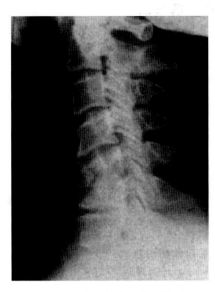

图 7-2-17　颈椎结核 X 线影像表现

强显示为中心不强化的液体,周围有不规则环状强化。钙化是结核慢性过程的表现。

MR 表现:MRI 对早期椎体上、下缘、椎体中心和起于椎体前下部沿前纵韧带下方蔓延的骨破坏检出是敏感的,骨破坏在 T1WI 像上呈高信号。但椎间盘在相当长的时间内,即使椎体出现明显骨破坏或发生塌陷仍可保持完整,在 T2WI 像上椎间盘的中部仍表现为高信号,周围纤维环为低信号。MRI 能清楚显示病变向椎旁和椎管内延伸的范围以及对脊髓的压迫。在 T2WI 像上脓肿为均匀的高信号,结核性肉芽组织为较高的混杂信号。

【首选检查】

X 线平片为首选影像检查方法。常规拍摄脊柱正、侧位片,必要时可加摄左、右斜位片。摄片范围应包括椎体周围的软组织。

【检查方法分析比较】

X 线检查:初步筛选相邻有无椎体骨质破坏,塌陷,小死骨形成,椎间隙狭窄,脊柱后突畸形等。要明确诊断还需进一步检查。

CT 检查:能更清晰的显示骨质破坏,特别是较小和较隐蔽的破坏;可帮助了解脓肿位置及大小,与周围大血管、组织器官的关系;可显示椎管内受累情况。

MR 检查:可清楚的显示脊柱结核沿前纵韧带下蔓延的特点。椎旁软组织包括脓肿和肉芽肿,T1WI 呈现低信号或等信号;T2WI 多呈现混杂高信号。增强时脓肿壁薄且常有明显强化。

十、椎体内髓外硬膜下脊膜瘤

【概述】

椎管内髓外硬膜下脊膜瘤是指发生于硬脊膜下,脊髓外的原发或继发的肿瘤病变。临床上 2/3 以上发生于中年,高峰在 30～50 岁之间,女性患此病略多。

【局部解剖】

局部解剖同图 7-2-6。

【临床表现与病理基础】

本病最常见的症状是疼痛,可呈放射性或局限性疼痛。疼痛于夜间或卧位时加重,此时可能硬膜外静脉丛充盈增加,从而导致局部神经受压加重。

脊膜瘤占所有椎管内肿瘤的 25%,起源于蛛网膜细胞,70% 以上发生在胸段,颈段次之(20%),腰骶段极少。绝大多数肿瘤生长于髓外硬膜下,少数可长入硬膜外,大多数呈圆形或卵圆形,包膜完整,有较丰富小血管网,肿瘤基底较宽,与硬脊膜粘连较紧,肿瘤压迫脊髓使之移位,变形进而水肿软化等。组织学上,脊膜瘤可有多种类型,以上皮型多见,成纤维细胞型、砂粒型次之,其他类型少。切片中可以见到钙化,与年龄相关(图 7-2-18)。

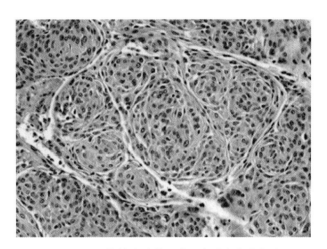

图 7-2-18　椎管内髓外硬膜下脊膜瘤病理表现

【影像学表现】

CT 表现:最常见于胸段蛛网膜下隙后方,邻近骨质可有增生性改变。肿瘤多为实质性,较局限,椭圆形或圆形,有完整包膜。有时在瘤体内可见到不规则钙化。增强后肿瘤呈均匀强化。CT 脊髓造影(CT my-elography,CTM)可见肿瘤上下方蛛网膜下隙增宽,脊髓受压变细并有明显移位。

MR 表现:在 T1WI 上肿瘤呈等信号,少数可低于脊髓信号,在 T2WI 上肿瘤信号多有轻度增高,Gd-DTPA 增强扫描,肿瘤显著强化,与脊髓界限清楚,脊髓多向健侧移位。MRI 矢状面和横断面能更清晰地显示脊髓受压情况及肿瘤全貌(图 7-2-19)。

【首选检查】

MR 检查为首选筛查方法。检查前准备及检查技术:同"椎间盘突出"。

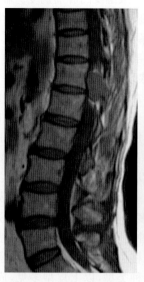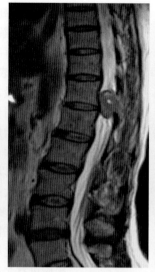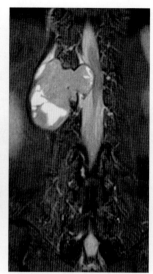

图 7-2-19　椎管内髓外硬膜下脊膜瘤 MR 影像表现

【检查方法分析比较】

MRI 是脊膜瘤首选的检查方法,可区分脊髓内,髓外硬膜内及硬膜外肿瘤。脊膜瘤与神经鞘瘤均具有髓外硬膜下肿瘤的共同表现,容易混淆。

第三节　脊 髓 疾 病

一、脊髓内肿瘤

【概述】

脊髓内肿瘤,是发生于脊髓本身及椎管内与脊髓邻近的各种组织(如神经根、硬脊膜、血管、脂肪组织、先天性胚胎残余组织等)的原发性肿瘤或转移性肿瘤的总称。椎管内肿瘤可压迫脊髓和神经,引起肢体运动和感觉障碍。脊髓内肿瘤每年每 10 万人口发病 2.5 人。男女发病率相近,但脊膜瘤女性多见,室管膜瘤男性多见。胸段脊髓发生率较高,但按各段长度比例计算,发生率大致相同。

【局部解剖】

脊髓起源于胚胎时期神经管的尾部,与脑相比是分化较低、功能较低级的部分,仍保留着明显的节段性。脊髓与 31 对脊神经相连,后者分布到躯干和四肢。脊髓与脑的各部之间有着广泛的联系,来自躯干、四肢的各种刺激通过脊髓传导到脑才能产生感觉,脑也要通过脊髓来完成复杂的功能。在正常生理状况下,脊髓的许多活动是在脑的调控下完成的,但脊髓本身也能完成许多反射活动(图 7-3-1)。

【临床表现与病理基础】

神经根性疼痛:为神经根或硬脊膜的刺激所致。部位较固定、常局限于一处并沿受累神经根分布区放

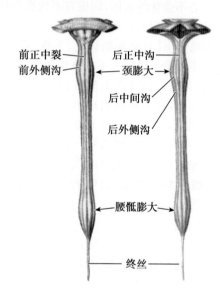

前正中裂
前外侧沟
后正中沟
颈膨大
后中间沟
后外侧沟
腰骶膨大
终丝

图 7-3-1　脊髓局部解剖图

射,性质如刀割针刺或烧灼样,常呈间歇性发作,在用力咳嗽或打喷嚏时加重或诱发。感觉障碍:表现为受损脊髓平面以下的感觉减退或感觉异常(麻木或蚁走感)。运动障碍:颈髓病变可出现四肢肌力减弱;胸腰段损害表现为下肢无力、肌张力增高及病理反射阳性等;腰骶段病变表现为马尾神经受损体征、肌张力及腱反射低下等;部分患者可伴有肌肉萎缩。直肠和膀胱功能障碍:表现为括约肌功能损害,便秘、小便急促甚至大小便失禁。

脊髓内肿瘤主要为星形细胞瘤及室管膜瘤,约占全部脊髓肿瘤的 20%。髓内肿瘤常侵犯多节段脊髓,累及后根入髓区可引起根性痛,但较少见。多能见有肌萎缩,肌束震颤,锥体束征出现较晚,多不显著。括

约肌功能障碍可早期出现,脊髓半切综合征少见,脑脊液改变多不明显,压颈试验多不显示蛛网膜下腔梗阻(图7-3-2)。

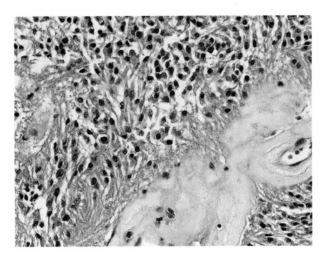

图7-3-2　脊髓内肿瘤病理表现

【影像学表现】

X线表现:平片检查可无明显异常,有时可见椎管扩大、椎弓根间距增宽,偶见肿瘤钙化。脊髓造影可见脊髓增粗呈中央梭形膨大的透亮影,局部两侧或一侧的蛛网膜下腔变窄对比剂从中分流,完全梗阻时梗阻端呈大杯口状,两端变尖。

CT表现:平扫时可见脊髓密度均匀性降低,外形呈不规则膨大。肿瘤边缘模糊,与正常脊髓分界欠清,囊变较常见,表现为更低密度区,静脉注射对比剂后,囊变部分无强化,肿瘤实质部分轻度强化或不强化,有时可在中央管的部位见到异常强化影。钙化比较少见。当肿瘤扩张,压迫邻近骨质时,可见椎管扩大。CTM可见蛛网膜下腔变窄、闭塞,延迟扫描有时可见对比剂进入囊腔。

MR表现:MRI可见脊髓明显局限性增粗,四周蛛网膜下腔均匀变窄,在T1WI上,肿瘤呈均匀的低信号区,T2WI上呈均匀稍高信号,边界较清楚。当肿瘤出现囊变、出血或合并脊髓空洞时信号表现不均匀。囊变区T1WI图像呈低信号,强度低于肿瘤实质,T2WI图像因囊液蛋白质含量高,故呈明显高信号。出血灶在T1WI、T2WI像上呈高信号。脊髓空洞表现近似于脑脊液。增强MRI上,肿瘤实质可明显均匀强化,边界清楚,囊变及水肿区无强化(图7-3-3)。

【首选检查】

MR检查为首选筛查方法。检查前准备及检查技术:同"椎间盘突出"。

【检查方法分析比较】

MR检查可区分肿瘤与水肿及囊变,星形细胞瘤

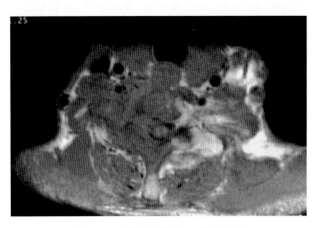

图7-3-3　脊髓内肿瘤MR影像表现

的强化不及室管膜瘤显著。Gd-DTPA增强扫描尚能确定肿瘤术后是否有残存或复发,并能发现小肿瘤。MRI是椎管内肿瘤首选的检查方法,可区分脊髓内,髓外硬膜内及硬膜外肿瘤。脊膜瘤与神经鞘瘤均具有髓外硬膜下肿瘤的共同表现,容易混淆。

二、脊膜瘤

【概述】

脊膜瘤起源于蛛网膜内皮细胞或硬脊膜的纤维细胞,是一种良性脊髓肿瘤。脊膜瘤发病率在椎管内肿瘤中占比较高。占所有椎管内肿瘤的25%,仅次于神经瘤。主要发病于40～70岁的女性。脊膜瘤发生的确切原因尚不清楚,可能与以下几方面有关。曾有人提出胚胎发育不良假说,即肿瘤发生于异位的胚胎细胞。国内外大量统计资料表明,脊膜瘤多发于女性,与男性之比,国内报道为1:0.92,国外报道为1:0.79,提示肿瘤的发生与雌激素有关,人们已在肿瘤组织中发现有雌激素受体及黄体酮受体,临床也发现妊娠期肿瘤生长加快,并积累了很多脑(脊)膜瘤合并有子宫肌瘤、乳腺癌或卵巢癌的病例。脊膜瘤约80%以上发生在胸段,颈段次之,发生在腰段者较少见。

【局部解剖】

局部解剖同图7-3-1。

【临床表现与病理基础】

脊膜瘤起病隐匿、生长缓慢、症状发展也较慢。由于肿瘤发生的部位不一样,其症状也不一样。临床主要表现为慢性进行性脊髓压迫症状,导致受压平面以下的肢体运动、感觉、反射、括约肌功能及皮肤营养障碍。由于脊髓的代偿机制,症状可以表现为波动性,但总的趋势是逐渐恶化。

颈椎的脊膜瘤可突入至枕骨大孔,阻塞脑脊液循环而产生颅内高压。脊膜瘤的组织形态较复杂,但基

本由蛛网膜细胞、成纤维细胞、胶原纤维、血管和沙粒体构成。脊膜瘤多发生于蛛网膜细胞,绝大部分生长在硬膜下。蛛网膜细胞以多种形态存在于瘤组织中,分为合体细胞,也称脑膜上皮细胞,胞质丰富,边界不清,细胞间似有间桥样结构;梭形细胞,也称成纤维细胞,呈长梭形,束状排列,核为细杆状;过渡细胞,形态介于上两者之间,聚集形成洋葱皮样结构。这三种细胞在电镜下观察,均为蛛网膜细胞,胞膜间有桥粒、半桥粒结构,胞质丰富,细胞间交错形成微漩涡结构,细胞内除微丝外,少有其他细胞器。典型的脊膜瘤一般边缘光滑、分界清楚、分叶状呈球形或卵圆形。肿瘤切面坚实,呈肉色,血管较少,其周围组织可有丰富的血管。有点可见钙化(图7-3-4)。

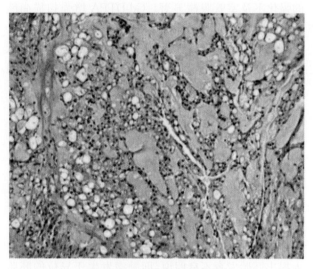

图7-3-4　脊膜瘤病理表现

【影像学表现】

CT表现:最常见于胸段蛛网膜下腔后方,邻近骨质可增生性改变,肿瘤多为实质性,较局限,椭圆形或圆形,密度多高于相应脊髓,有时肿瘤体内可见不规则钙化。增强后扫描肿瘤呈中等强化。CTM可见肿瘤部位蛛网膜下腔部分或完全梗阻,脊髓受压变细并有明显移位。

MR表现:在T1WI上肿瘤呈等信号,少数可低于脊髓信号,在T2WI上肿瘤信号多有轻度增高,当肿瘤出现囊变时,其内可见高信号的囊变区。Gd-DTPA增强扫描,肿瘤显著强化,与脊髓界限清楚,可有硬膜尾征(图7-3-5)。

【首选检查】

MRI为脊膜瘤的首选检查方法。检查前准备及检查技术:同"椎间盘突出"。

【检查方法分析比较】

MRI是脊膜瘤首选的检查方法,其在显示脊髓病变,区分脊髓内、脊髓外以及脊髓外硬膜内肿瘤时有着

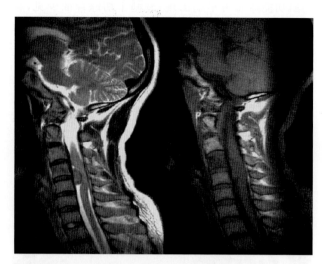

图7-3-5　脊膜瘤MR影像表现

独到的优势,但脊膜瘤与神经鞘瘤均具有髓外硬膜下肿瘤的共同表现,容易混淆,需注意鉴别诊断。

三、椎管内血管畸形

【概述】

椎管内血管畸形主要包括动静脉畸形、海绵状血管瘤、毛细血管扩张症及静脉畸形。是脊髓血管发育异常引起的一种病变,其可发生在脊髓的各个部位。主要发生在下胸及腰段,其次为上胸段、颈段。其发病率国内外报道不同。

【局部解剖】

局部解剖同图7-3-1。

【临床表现与病理基础】

椎管内血管畸形根据不同类型其临床症状也有差异,主要表现为脊髓功能障碍;畸形血管由于各种原因的破裂出血而破坏脊髓组织;畸形血管血运"盗血"导致脊髓缺血;畸形血管或动、静脉瘤直接压迫脊髓;椎管内静脉高压;血栓形成等。

本病与脑血管畸形相似,按其病理学情况可分为四种类型:动静脉畸形;静脉畸形;海绵状血管畸形;毛细血管扩张症。

【影像学表现】

X线表现:平片多无阳性表现。脊髓造影表现为对比剂中出现粗大弯曲走行的透光条带状影,有时可呈多结节状充盈缺损,伴有硬膜下血肿,可见到蛛网膜下腔阻塞征象。选择性脊髓血管造影可直接观察到畸形血管的部位和范围,对确定供血动脉的来源,判断畸形血管与脊髓的关系,具有重要价值。

CT表现:平扫偶见病变脊髓局限增粗,有时在其表面可见斑点状钙化灶。增强扫描在脊髓内或其表面可见到异常强化、扩张的椎管,呈迂曲或团块状分布,

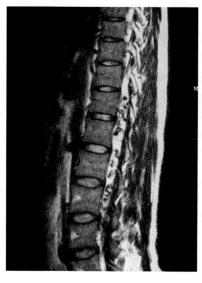
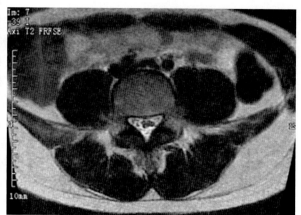

图 7-3-6　椎管内血管畸形 MR 影像表现

多位于脊髓背外侧,其周围有时可见粗大的供血动脉及引流静脉,颈胸段病变范围较大,腰段者多为局限。CTM 表现为脊髓表面点、条状边缘光滑的充盈缺损,伴有出血时可见高密度的血肿,脊髓横径增宽。畸形血管内血栓形成时,相应脊髓呈萎缩性改变。

MR 表现:硬膜内动静脉畸形(arteriovenous malformation,AVW)可在脊髓实质内见到异常血管团,由于畸形血管团内血流较快,无论 T1WI 还是 T2WI 均呈高信号,尤其在 T2WI 上流空血管在高信号脑脊液的衬托下显示更加清楚。病变部位脊髓局限膨大。伴有出血时供血动脉和引流静脉的流空征象不明显,血肿信号变化同颅内血肿。伴有血栓形成时,由于血流缓慢则表现为高信号团块影。Gd-DTPA 增强扫描畸形血管明显强化,有利于显示小的畸形血管团及其供血动脉和引流静脉(图 7-3-6)。

【首选检查】

MR 检查为首选筛查方法。检查前准备及检查技术:同"椎间盘突出"。

【检查方法分析比较】

CT 平扫可见病变脊髓局限增粗,有时可见点状钙化。增强在脊髓内或其表面可见到异常强化、扩张血管影,呈迂曲团状分布。

MR 检查:AVM 病变畸形膨大,可在脊髓实质内见到异常血管团,扩张血管可见流空信号,有特征性。MR 对出血敏感。增强扫描畸形血管明显强化,可发现小的畸形血管及供血动脉和引流静脉。毛细血管瘤呈较均匀明显强化。病变脊髓出现流空信号、增强可见异常血管影为其特征性表现,易于与其他疾病鉴别。

影像学检查方法宜选择 MR 平扫加增强。CTA或 DSA 可作为补充。

四、神经鞘瘤与神经纤维瘤

【概述】

神经鞘瘤和神经纤维瘤称为神经瘤,是最常见的椎管内肿瘤,发病年龄多在 20～40 岁,发病率无明显的性别差异。神经鞘瘤多单发在椎管的各个节段,多发性神经纤维瘤常见于神经纤维瘤病。

【局部解剖】

局部解剖同图 7-3-1。

【临床表现与病理基础】

神经瘤的主要临床表现是早期出现根性疼痛,随着病变侵及的范围可以出现脊髓的受压迫症状,表现为感觉异常、运动障碍。

神经鞘瘤:呈孤立结节状,有完整包膜,偏一侧生长,常与 1～2 个脊神经根相连,肿瘤生长缓慢,脊髓受压移位或变细。肿瘤易从硬膜囊向神经孔方向生长,使相应神经孔扩大,延及硬膜内外的肿瘤常呈典型的哑铃状。神经纤维瘤:起源于神经成纤维细胞,由多种神经纤维成分组成,可累及神经的外胚层、中胚层和内胚层组织(图 7-3-7)。

【影像学表现】

X 线表现:平片检查可见椎弓根骨质局限吸收、破坏,有时可见椎间孔扩大以及椎管内病理钙化。

CT 表现:平扫肿瘤呈圆形实质性肿块,密度较脊髓稍高,脊髓受压移位,增强扫描呈中等均匀强化。肿瘤易向椎间孔方向生长,致神经孔扩大,骨窗可见椎弓根骨质吸收破坏,椎管扩大。当肿瘤穿过硬膜囊神经根鞘向硬膜外生长时,肿瘤可呈哑铃状外观。

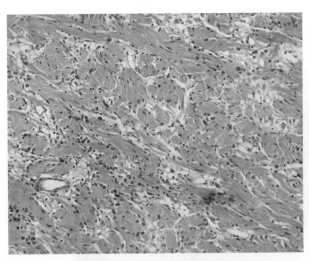

图 7-3-7　神经纤维瘤病理表现

MR表现:T1WI上肿瘤呈稍高于或等于脊髓的信号,边缘光滑,常较局限,肿瘤常位于脊髓背侧,脊髓受压移位,肿瘤同侧蛛网膜下隙扩大。T2WI上肿瘤呈高信号。Gd-DTPA增强肿瘤明显均匀强化,边界更加清楚锐利,与脊髓分界清楚。横断面或冠状面图像能清

晰观察到肿瘤穿出神经孔的方向和哑铃状肿瘤全貌(图 7-3-8)。

【首选检查】

MR检查为首选筛查方法。检查前准备及检查技术:同"椎间盘突出"。

【检查方法分析比较】

X线检查:平片检查可见椎弓根骨质局限吸收、破坏,有时可见椎间孔扩大以及椎管内病理性钙化。脊髓造影可见肿瘤侧蛛网膜下腔增宽,健侧变窄,部分阻塞时可以显示肿瘤形成的充盈缺损,完全阻塞时阻塞端呈典型的杯口状。脊髓受压向健侧移位。

CT检查:平扫肿瘤呈圆形实质性肿块,位于脊髓的一侧,密度稍高于脊髓,发生囊变坏死时密度低于脊髓,增强后肿瘤呈中度强化。肿瘤易沿同侧椎间孔向椎管外生长,形成哑铃状外观,可伴有椎弓根骨质吸收破坏,椎管扩大。CTM可清楚的显示肿瘤阻塞蛛网膜下腔的部位、肿瘤与脊髓的分界以及脊髓移位情况。

MR检查:肿瘤所在位置较特殊,沿神经走行方向

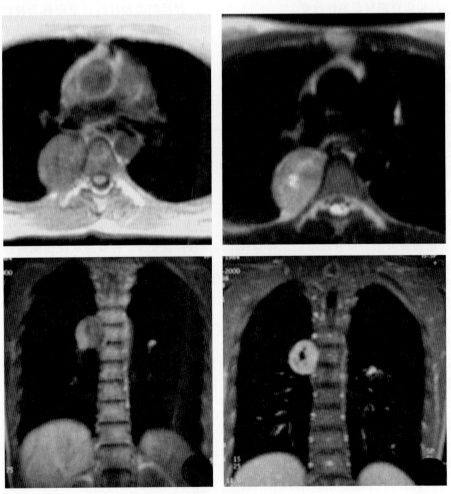

图 7-3-8　神经鞘瘤 MR 影像表现

上哑铃状肿块是其特征性表现；神经鞘瘤易坏死囊变，强化不均。横断面或冠状面图像能清晰观察到肿瘤穿出神经孔的方向和哑铃状肿块全貌。位于硬膜下者多呈长圆形，边界光滑，多受局限，跨硬膜内外者多呈"哑铃"，肿瘤信号不均匀，在 TIW1 上信号等于或低于脊髓、神经根信号，TIW2 上多为高信号。为本病的特征性表现，较易与其他疾病鉴别诊断，MR 检查特异性较高，为本病的首选检查手段。

五、脊髓空洞症

【概述】

由于多种原因的影响使脊髓内形成管状空腔，称为脊髓空洞症，在空洞周围常有神经胶质增生。本症发病较为缓慢，临床表现为受累的脊髓节段神经损害症状，以痛、温觉减退与消失、而深感觉保存的分离性感觉障碍为特点，兼有脊髓长束损害的运动障碍与神经营养障碍。

【局部解剖】

局部解剖同图 7-3-1。

【临床表现与病理基础】

早期突出症状为节段性分离性感觉障碍，即痛、温觉丧失而触觉及深感觉存在。大多数病例以不对称的单侧感觉丧失起病。患儿多因手指无痛觉，局部皮肤被烫伤而就诊。当空洞向灰质前联合扩展，则出现双侧"马甲"型分离性感觉障碍。有时患儿自诉在感觉缺失区有自发性难以形容的烧灼样疼痛，呈持续性，称为"中枢性痛"。空洞如继续扩大，侵及脊髓丘脑束，则损害平面以下对侧痛、温度觉丧失；脊髓后索常最后受侵，出现损害平面以下深感觉缺失。

洞腔内充满液体，通常与中央管相通，洞壁由胶质细胞和胶质纤维构成。空洞常位于脊髓下颈段及上胸段的前后灰质连合及一侧或两侧后角基底部。

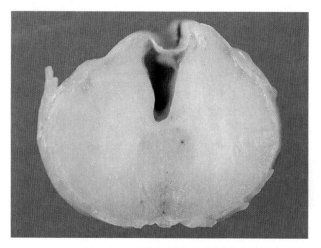

图 7-3-9　脊髓空洞症病理表现

空洞可限于几个节段、也可上及延髓下达脊髓全长，横切面上空洞大小不一，形状也可不规则。在空洞及其周围的胶质增生发展过程中，首先损害灰质中前角、侧角、后角和灰白质前连合，其后再影响白质中的长束，使相应神经组织发生变性、坏死和缺失（图 7-3-9）。

【影像学表现】

X 线表现：常规 X 线检查不能显示脊髓空洞，偶可显示伴发的其他骨性畸形和椎管的扩张；椎管造影，空洞内可见高密度的造影剂。

CT 表现：平扫表现为髓内边界清楚的低密度囊腔，CT 值同脑脊液，相应髓外形可膨大，正常或萎缩。当空洞与蛛网膜下隙相通时，CTM 可见对比剂进入空洞内，若两者不相通，则延迟扫描对比剂可通过脊髓血管间隙进入空洞。

MR 表现：TIW1 脊髓中央低信号的管状扩张；TIW2 空洞内液体为高信号。空洞多为圆形多房性或腊肠状。空洞相应节段脊髓膨大，脊髓组织可受压变薄。有时可同时显示发育畸形或髓内外肿瘤等（图 7-3-10）。

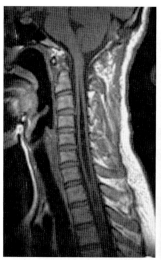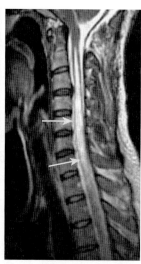

图 7-3-10　脊髓空洞症 MR 影像表现

箭头所示颈椎脊髓空洞

【首选检查】

MR 检查为首选筛查方法。检查前准备及检查技术：同"椎间盘突出"。

【检查方法分析比较】

CT 检查：脊髓空洞症常在 CT 平扫时被发现，表现为髓内水样低密度，边界清楚，可见脊髓外形改变。非交通性脊髓空洞症，CT 增强扫描可见局部脊髓强化。

MR 检查：矢状面图像能清晰地显示空洞的全貌。

在 T1WI 上表现为脊髓中央低信号的管状扩张,在 T2WI 上空洞内液体呈高信号。若空洞内液体与脑脊液通路相交通并具有搏动时,则出现脑脊液流空征,即在 T2WI 上表现为低信号或在高信号的空洞内有低信号区。横断面上空洞多呈圆形,边缘清楚光滑。静脉注射 Gd-DTPA 后,脊髓空洞无明显强化。MRI 可同时显示伴发其他先天畸形。

MRI 为本病首选的检查方法,能清楚地显示空洞大小及范围,并可观察囊内液体的动力学改变,发现引起空洞的原发病变。本病不典型者应与脊髓软化及髓内肿瘤相鉴别,前者多有外伤史,囊腔较小而欠光整,T2WI 第一回波上其信号较空洞为高,无脑脊液。

六、脊髓损伤

【概述】

脊髓损伤是脊椎骨折、脱位最严重的并发症,脊椎骨折、脱位容易导致脊髓和脊神经根损伤,造成损伤平面以下运动障碍和感觉障碍而发生外伤性截瘫,当累及上颈髓时还可能导致呼吸中枢衰竭而死亡。损伤可分为原发性脊髓损伤与继发性脊髓损伤。前者是指外力直接或间接作用于脊髓所造成的损伤。后者是指外力所造成的脊髓水肿、椎管内小血管出血形成血肿、压缩性骨折以及破碎的椎间盘组织等形成脊髓压迫所造成的脊髓的进一步损害。好发部位依次为颈椎、下胸椎和上腰椎。

【局部解剖】

局部解剖同图 7-3-1。

【临床表现与病理基础】

脊髓损伤:在脊髓损伤休克期间表现为受伤平面以下出现弛缓性瘫痪,运动、反射及括约肌功能丧失,2～4 周后逐渐演变成痉挛性瘫痪,表现为肌张力增高,腱反射亢进,并出现病理性锥体束征。胸段脊髓损伤表现为双下肢完全或不完全截瘫。颈段脊髓损伤则表现为四肢瘫,上颈椎损伤的四肢瘫均为痉挛性瘫痪,下颈椎损伤的四肢瘫由于脊髓颈膨大部位和神经根的毁损,上肢表现为弛缓性瘫痪,下肢仍以痉挛性瘫痪。腰骶髓损伤主要表现为双下肢周围性截瘫,中枢性排尿障碍。脊髓圆锥损伤:正常人脊髓终止于第 1 腰椎体的下缘,因此第 1 腰椎骨折可发生脊髓圆锥损伤,运动几乎没有影响,局部麻木、感觉迟钝、周围性排尿障碍。马尾神经损伤:马尾神经起自第 2 腰椎的骶脊髓,一般终止于第 1 骶椎下缘,马尾神经损伤很少为完全性的。表现为损伤平面以下周围性截瘫,双下肢感觉异常,周围性排尿障碍。

主要的病理改变有脊髓震荡、脊髓挫伤与出血、脊髓断裂、脊髓受压、骨折、移位、马尾神经损伤、脊髓水肿。

【影像学表现】

X 线表现:脊椎平片可发现椎骨骨折、椎体滑脱和椎管连续性中断。

CT 表现:平扫可见呈高密度的脊髓内出血或硬膜内、外出血,还可以清楚的显示骨折块的移位和及对脊髓的压迫。

MR 表现:可直观显示外伤性椎管狭窄、脊髓的损伤类型、部位、范围和程度。脊髓损伤出血,在 T1WI 和 T2WI 上多呈高信号;脊髓水肿,T1WI 上呈低或等信号,T2WI 上呈高信号;脊髓软化、囊变、空洞形成和粘连性囊肿,均呈长 T1WI 和长 T2WI 异常信号;脊髓萎缩,表现脊髓局限或弥漫性缩小,伴或不伴信号异常(图 7-3-11)。

【首选检查】

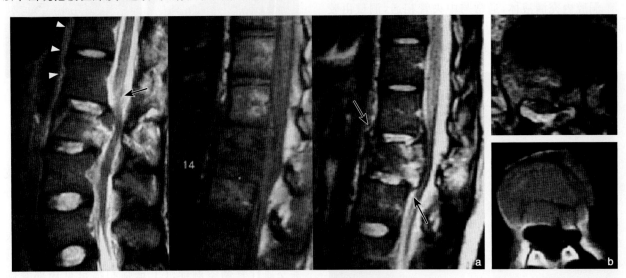

图 7-3-11　脊髓损伤 MR 影像表现

箭头所示脊椎骨折引起脊髓损伤。a. 矢状位;b. 横断位

MR 检查为首选筛查方法。检查前准备及检查技术:同"椎间盘突出"。

【检查方法分析比较】

根据明显的外伤史和典型的 X 线,CT 和 MR 表现,脊髓损伤不难诊断。显示骨折和碎骨片位置 X 线和 CT 优于 MRI;而显示脊髓受压,脊髓损伤和椎管内出血方面 MRI 明显优于 CT。

第八章 四肢骨、骨关节及肌肉疾病

第一节 四肢骨关节和肌肉疾病影像学检查新进展

近年来,现代影像学技术得到了飞速发展,超声(US)、磁共振成像(MRI)及电子计算机断层扫描成像(CT)等越来越多的应用于评价骨、关节及软组织的病变及其类型、范围等,然而需要强调的是,常规X线技术仍然是显示骨关节病变最有效的检查方法,无论选择何种辅助检查方法,常规X线检查都应作为参照。随着科学技术的不断发展,诊断骨与关节病变的方法越来越多,了解每一种影像技术的基础及其发展对于如何选择检查方法以及诊断骨关节常见疾病至关重要。

一、常规X线摄影

诊断骨与关节病变,特别是创伤,最常用的方法是常规X线摄片,也就是我们经常说的"X线平片"。一般应该对受累骨做两个互成90°方向的投照,包括正侧位片,每次投照要包括两个相邻的关节,这可以减少远离明显创伤部位的骨折、半脱位和脱位漏诊的危险。X线平片可以显示骨质疏松、关节周围软组织肿胀、关节间隙变窄、关节破坏和关节强直等改变。

二、放大摄影

放大摄影偶用于更好地显示在标准X线片上无法显示的骨细节结构如细微骨折线,以求从X线影像中最大限度地获取诊断信息,这对显示某些代谢性疾病以及关节炎的早期病变极为有用。在评价韧带撕裂与关节的稳定性时,应采取应力位摄影,如手创伤时应做拇指外展应力位摄影;诊断下肢病变时,偶作膝与踝关节的应力位摄影。

三、全长拼接数字化X线成像

数字化X线成像系统的全脊柱及全长骨摄影功能在肢体全长中得到广泛应用,它能够为髋关节、膝关节置换以及下肢、脊柱侧弯等畸形矫正患者术前术后检查、评估提供可靠依据。目前DR摄影技术结合图像"无缝拼接"的后处理功能已经成为大家公认的全脊柱、全长骨的影像学测量常规方法。

四、计算机体层成像(CT)

CT是一种X线检查设备,包括X线源、探测器和计算机数据处理系统。CT最重要的部分包括容纳有X线球管与影像传感器的环形扫描架,患者检查床,X线发生器和计算机数据处理单元。检查时,患者平躺在检查床上,送入扫描架内。X线球管围绕患者作360°的旋转,同时计算机采集数据并生成轴位影像或"层面",每一横断面代表一个0.3~1.5cm厚的人体组织。

最新的CT扫描仪采用旋转的扇形X线束,固定探测环与探测器前的准直器。高度准直的X线束穿过被检查的区域,组织不同程度地吸收了X线束,吸收程度与特定组织的原子序数及密度相关,剩下未被吸收的射线通过组织,由计算机探测并进行处理,以水的衰减值0H(H,亨氏单位)作为参照,空气的衰减值为−1000H,正常皮骨质为+1000H,CT计算机软件将X线束的衰减转化为CT值。轴位断层扫描作为CT检查的常规扫描,但需要时也作多平面计算机影像重建。

CT在评价多数创伤和不同骨与软组织肿瘤性病变时,成为不可或缺的检查方法。对于创伤患者,螺旋CT多平面重建有助于确定有无骨折或脱位,及骨折或脱位的范围,三维表面遮盖法重建能较好地显示骨折和关节脱位的立体效果,容积重建技术更利于显示骨折的细微结构;对于关节内异常患者,CT更能评价关节软骨损伤或有无钙化性骨软骨体的存在,容易发现小的重叠部位的骨质侵蚀,对关节积液等征象的判断也更准确,且其三维重建技术可以清晰显示关节面各个部位,并可以显示关节最外侧及中间部的骨质;在探查骨折后小骨碎片进入关节,检出移位的椎体骨折碎片与诊断脊髓或硬膜囊有否伴随损伤方面,CT也显得尤为重要。与常规X线摄片相比,CT成像解剖定位清楚,密度分辨率高,特别对骨皮质破坏具有明显的诊断意义,可以显示X线难以发现的微小骨质改变,并且可以观察转移灶的分布、与邻近软组织的结构关系及血供情况;诊断骨转移瘤的灵敏度也较X线摄片明显提高;对于脊椎转移瘤的患者而言,脊髓造影还能提供脊髓受压部位及受压范围等信息。CT进一步优势是用连续采集薄层数据使用重建技术对骨作冠状、矢状位与斜面成像,此种多层面重建对于评价脊髓顺列,显示椎体水平方向的骨折,或评价骨盆、髋或跟骨的复杂性骨折,诊断骶骨与骶髂关节、胸骨和胸锁关节、颞下颌关节和腕关节的异常特别有帮助。CT可有效显示肿瘤的骨内范围与对骨外软组织,如肌肉与神经血管束的侵犯,对监测治疗效果、评价肿瘤切除后的复发及显示非手术治疗,如放疗与化疗的成效,CT亦很有用处。

五、超声检查

超声是一项非侵入性检查,依赖于声波传播,当声波脉冲遇到不同的组织界面时发生折射或反射,反射回声波探头的声波产生图像。现代超声设备能动态呈现影像信息,进行实时成像,其高频探头具有良好的空间分辨率,已广泛用于四肢骨成像。

一般评价肩袖、各种肌腱损伤以及软组织肿瘤,尤其是婴儿髋关节情况时,常选用肌骨系统超声,三维超声更是广泛应用于婴儿的髋关节发育不良。腘窝肿块的鉴别诊断和风湿性疾病诊断,尤其是显示关节积液,超声更具有优势。另外,现在的多普勒超声以及彩色血流成像,常用于显示动脉狭窄或者静脉栓塞,也有研究表明超声引导下粗针切割活检在四肢骨与软组织肿瘤的诊断中有较大的价值。

六、骨扫描

骨扫描也称为核素显像,是一种检查注入人体内的放射性核素分布情况的技术,能在X线和CT扫描出现异常之前显示某些骨组织病变,对于转移性骨肿瘤的诊断具有很高的灵敏度,在肿瘤转移的早期就伴有局部骨组织代谢异常,因此继发性骨肿瘤骨显像发现恶性肿瘤骨转移灶,可较X线摄片早发现3~6个月。骨扫描特别适用于X线有时难以发现的脊椎、趾骨、腕骨、跗骨、胸骨和肩胛骨等处的细小骨折以及一些应力性骨折,如鉴别胫骨应力性骨折与骨赘。

骨扫描对代谢性骨病也很有帮助,如评价Paget病的骨病变累及范围及对治疗的反应;骨扫描也常用于评价感染病变,如检出早期及隐匿性骨髓炎;骨扫描除能诊断原发性骨肿瘤,早期发现骨转移瘤,早期诊断骨髓炎外,还用于了解骨移植后的血供及骨成活情况,对指导外科对骨缺损的治疗具有辅诊价值。

七、正电子发射断层成像(PET)

正电子发射断层成像系统PET是利用正电子同位素衰变产生出的正电子与人体内负电子发生湮灭效应这一现象,检出机体生化和生理变化及评价各器官代谢和灌注水平的影像技术,主要用于评价肿瘤及肿瘤治疗后的复发情况。现在,PET也成为骨肌系统诊断治疗的有力工具,也有研究结果表明可运用PET显像区别生理性骨髓吸收和化疗后骨髓反应性变化的吸收弥散。

PET-CT联合PET和CT的扫描机,将二者的同一时间图像融合成单幅图像。^{18}F-FDG(^{18}F标记的2-氟脱氧葡萄糖)PET/CT对于多发性骨髓瘤的诊断和病变累及范围具有较高的价值,对临床分期、治疗及疗效评价有一定帮助。

PET-MRI能够将同时扫描的PET及MRI图像融合为解剖和功能图像,还能实现两种分子影像的同步采集。对骨转移灶的检出率,PET、PET-CT和PET-MRI均明显高于单纯的CT及MRI,PET-MRI是一项非常有前途的肿瘤影像检查项目。

八、磁共振成像(MRI)

MRI是基于强磁场中患者接收射频脉冲信号的再激发的成像技术。近年来随着MR成像技术的飞速发展,骨关节系统MRI在成像技术、成像范围、获得信息的层次(由宏观形态与结构,到细胞、亚细胞,甚至分子水平)和临床应用等诸方面均有较多进展,包括MR扩散成像、灌注成像、波谱成像、动态增强扫描、MR关节造影等。骨的MRI应用主要是三个方面:创伤、肿瘤和感染。MRI尤其适用于诊断与评价骨与软组织创伤,如骨挫伤、骨小梁微小骨折及隐性骨折,常规X线摄片与CT无法显示,但MR影像表现明显。

在骨肿瘤的研究方面,MRI能起到诊断与鉴别诊断作用。MR扩散成像与结合常规的MRI可以很好的显示恶性骨肿瘤的侵犯范围及其生长活跃部分的侵犯程度;MR动态及灌注成像研究可以间接反映肿瘤的血流情况;动态及灌注成像对于骨质疏松的检测也可能具有重要价值;MRI能通过示踪剂标记干细胞,观察骨髓内信号变化的程度、范围。

MR关节造影应用得越来越广泛,该技术的诊断正确性超越常规的关节检查,因MR关节造影通过延伸关节囊,关节内的结构被分隔开而得到更好的显示,这种延伸通过在关节内注射对比剂,如稀释的二甲基葡萄糖胺三胺五乙酸钆或生理盐水而获得。在临床实践中,MR关节造影主要用于评价肩关节的异常,如关节内紊乱,肩关节不稳,肩袖病或关节软骨与关节盂软骨唇的异常等,肩关节造影对前下肩关节囊撕裂等进行了系列研究,可准确显示肩关节的损伤。

检查方法除了常规的 CT、MRI 外,越来越多的新技术、新方法用于临床实践中,如 MR 波谱成像、MR 超短回波时间成像等,MR 超短回波时间成像主要用于肌腱、韧带研究,尤其是肌腱、韧带或关节囊与骨连接处。

常规的 MR 检查:在骨关节系统方面已经得到了广泛的应用并取得了丰富的经验,虽然其灵敏度较高,但因其信号复杂,特异性仍有待研究。软组织的研究还有待丰富,可加强肌腱、韧带损伤的研究思考。

第二节　四肢骨、骨关节及软组织损伤

一、锁骨骨折

【概述】

锁骨骨折好发于青少年,常为间接暴力引起。发病机制是侧方摔倒,肩部着地,力传导至锁骨,发生斜形骨折。儿童锁骨骨折多为青枝骨折,成人多为斜形,粉碎形骨折,但发生开放性骨折的机会较小。

【局部解剖】

锁骨呈"S"形,是人体上肢与躯干的唯一骨性连接。锁骨不仅是重要的上肢骨,也是美丽性感的象征。锁骨很容易受伤形成骨折(图 8-2-1)。

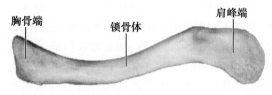

胸骨端　　　　锁骨体　　　　肩峰端

图 8-2-1　锁骨解剖图

【临床表现与病理基础】

锁骨位于皮下,位置表浅,骨折后,出现肿胀、瘀斑、肩关节活动使疼痛加剧。病人常用健侧托住肘部,减少肩部活动引起的骨折端移动而导致的疼痛,头部向患侧偏斜,以减轻因胸锁乳突肌牵拉骨折近端活动而导致疼痛。

【影像学表现】

X 线表现:根据骨折的不同的 X 线征象将其分为四种:内上外型:锁骨内侧段受胸锁乳突肌牵拉向上向后移位,外侧段受上肢力量影响向前向下移位;成角型骨折:骨折处向上成角呈"弓弩状",多位于锁骨中断,无明显错位;青枝型骨折:可表现为骨皮质部分断裂及不连续;平行断裂型骨折:骨折多发生在锁骨中段,骨皮质完全断裂,骨折两端平行相对无错位(图 8-2-2)。

CT 表现:CT 是平片的重要补充,可发现平片上不

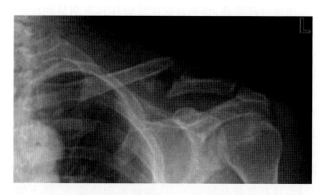

图 8-2-2　锁骨骨折 X 线影像表现

能发现的隐匿骨折,对于结构复杂的和有骨性重叠部分的骨折,CT 比平片更精确显示骨折移位情况。

【首选检查】

首选检查为普通 X 线摄影,检查方法为了判定骨折的类型和移位程度,应当拍摄两个投照位的 X 片,一个标准的前后位和 45°头倾位。肩带骨和肺上部区域应仔细检查,以避免漏诊骨折引起的轻度气胸。锁骨后前位片体位:患者俯卧于摄像台上,被检侧锁骨中点对准平板探测器上 1/3 横线中点,头面部转向对侧,使锁骨与台面贴近,被检侧手臂内旋,掌心向上,肩部下垂,使肩部与胸锁关节相平,摄影距离为 90～100cm,通过锁骨中心向足侧偏斜 10°。

【检查方法分析比较】

X 线检查:可以很明显显示尺骨鹰嘴骨折,对骨折端位移也可以很好的显示。肘关节 X 线正侧位片一般可确诊尺骨鹰嘴骨折,但需要注意的是一定要得到标准的侧位片才能准确地判断骨折长度、粉碎程度、半月切迹处关节面撕裂范围及桡骨头有无移位等,必要时可行双侧正侧位片进行对比观察。在标准正侧位不能很好显示的时候,可以加摄肘关节切线位明确诊断。对于肱骨骨折者,X 线平片可以准确的诊断,是首选检查手段。当临床症状与 X 线检查结果不符时,或者对于患肢为被动体位,不能配合摄取满意的关节标准体位片者;以及普通平片显示为肘关节复杂性骨折、脱位的患者应考虑 CT 或 MR 进一步检查。

CT 检查:当遇到肘关节复杂骨折时,有时需要运用 CT 的三维重建技术,来明确骨折的位置关系和一些骨小梁的隐匿性骨折。

MR 检查:隐匿性骨折早期 MRI 有特征性表现,为诊断隐匿性骨折的首选。

二、肱骨骨折

【概述】

尺骨近端后方位于皮下的突起为鹰嘴,与前方的尺骨冠状突构成半月切迹,此切迹恰与肱骨滑车形成关

节。尺骨鹰嘴骨折较常见,多发生在成年人,占全身骨折的1.17%,可由间接暴力和直接暴力造成,间接暴力多由肘关节突然地强力屈曲,鹰嘴被猛烈的收缩的肱三头肌撕裂,骨折片多有不同程度的移位;直接暴力多造成粉碎性骨折。尺肱关节只有屈伸活动,尺骨鹰嘴骨折是波及半月切迹的关节内骨折,因此解剖复位是防止关节不稳及预防骨性关节炎及其他合并症发生的有效措施。

【局部解剖】

肱骨分一体及上、下两端。上端有朝向上后内方呈半球形的肱骨头,与肩胛骨的关节盂相关节。头周围的环状浅沟,称解剖颈。肱骨头的外侧和前方分别有隆起的大结节和小结节,它们向下各延伸一嵴,称大结节嵴和小结节嵴。两结节间有一纵沟,称结节间沟。上端与体交界处稍细,称外科颈,较易发生骨折。

肱骨体上半部呈圆柱形,下半部呈三棱柱形。中部外侧面有粗糙的三角肌粗隆,为三角肌附着处。后面中部有一自内上斜向外下的浅沟,称桡神经沟,桡神经和肱深动脉沿此沟经过,肱骨中部骨折可能伤及桡神经。内侧缘近中点处有开口向上的滋养孔。下端较扁,外侧部前面有半球状的肱骨小头,与桡骨相关节;内侧部有滑车状的肱骨滑车,与尺骨形成关节。滑车前面上方有一窝,称冠突窝;肱骨小头前面上方有一窝,称桡窝;滑车后面上方有一窝,称鹰嘴窝,伸肘时容纳尺骨鹰嘴。小头外侧和滑车内侧各有一突起,分别称外上髁和内上髁。内上髁后方有一浅沟,称尺神经沟,尺神经由此经过。下端与体交界处,即肱骨内、外上髁稍上方,骨质较薄弱,受暴力可发生肱骨髁上骨折。肱骨大结节和内、外上髁都可在体表摸到(图8-2-3)。

【临床表现与病理基础】

受伤后上臂疼痛、肿胀、瘀斑、上肢活动障碍,检查可发现局部明显压痛。

【影像学表现】

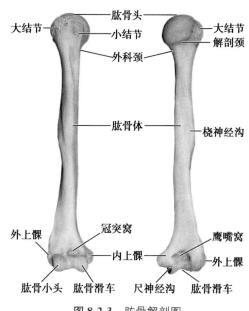

图 8-2-3　肱骨解剖图

X线表现:肱骨外科颈骨折:该部位为骨干骨皮质与肱骨头松质骨交界处,易发生骨折,多由直接暴力所致,或者跌倒时肘部着地或肘伸直手掌撑地,外力传导至肱骨颈所致;肱骨髁上骨折:肱骨远端髁上扁宽,骨质薄,多见于小儿,伸直型多见,骨折线位于鹰嘴窝水平或其上方,骨折端向前成角,远折端向后移位,可损伤神经、血管;肱骨内上髁骨折:多为撕脱性骨折,小儿为骨骺分离,多有分离移位;肱骨外髁骨折:好发于儿童,骨折线都通过骨骺(图8-2-4)。

【首选检查】

首选检查为普通X线摄影,检查方法为标准的肱骨正侧位片,可明确骨折的部位、类型和移位情况,并有助于鉴别是否为骨囊肿等所致的病理性骨折。肱骨体位:肱骨正位:患者仰卧摄像台上,手臂伸直稍外展,掌心向上。对侧肩部稍抬高,使被检侧上臂尽量贴近平板探测器,肱骨长轴与平板探测器长轴保持一致,平

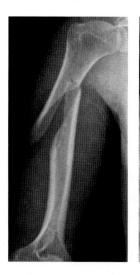
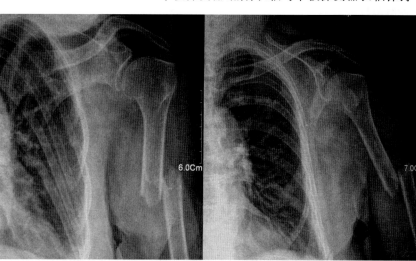

图 8-2-4　肱骨骨折 X 线影像表现

板探测器上缘包括肩关节,下缘包括肘关节,摄影距离为 90～100cm。对准肱骨中点,垂直射入平板探测器。

肱骨侧位:患者仰卧摄像台上,对侧肩部稍抬高,使被检侧上臂尽量贴近平板探测器,被检侧上臂与躯干稍分开,肘关节弯曲成 90°,成侧位放在胸前,肱骨长轴与平板探测器长轴保持一致,平板探测器上缘包括肩关节,下缘包括肘关节,摄影距离为 90～100cm。对准肱骨中点,垂直射入平板探测器。

【检查方法分析比较】

X 线检查:肱骨骨折中常用的检查,它可以明确诊断骨折,可明确骨折的部位、类型和移位情况,并有助于鉴别是否为骨囊肿等所致的病理性骨折,对于观察骨折的整体关系非常直观。对于正侧位不能确诊的碎骨片,可以加摄斜位确诊。X 线平片可以作为肱骨骨折的首选检查手段,当临床症状与 X 线检查结果不符时,应考虑进一步做 CT 或 MRI 检查,排除隐性骨折的可能。

CT 检查:在诊断肱骨的隐匿性骨折中相对 X 线平片有优势,但由于整体观和费用问题,通常作为 X 线的补充。

MR 检查:在骨折早期显示隐匿性骨折方面具有 X 线和 CT 检查不可比拟的优势。

三、尺骨鹰嘴骨折

【概述】

尺骨近端后方位于皮下的突起为鹰嘴,与前方的尺骨冠状突构成半月切迹,此切迹恰与肱骨滑车形成关节。尺骨鹰嘴骨折较常见,多发生在成年人,占全身骨折的 1.17%,可由间接暴力和直接暴力造成。间接暴力多由肘关节突然地强力屈曲,鹰嘴被猛烈的收缩的肱三头肌撕裂,骨折片多有不同程度的移位;直接暴力多造成粉碎性骨折。尺肱关节只有屈伸活动,尺骨鹰嘴骨折是波及半月切迹的关节内骨折,因此解剖复位是防止关节不稳及预防骨性关节炎及其他合并症发生的有效措施。

【局部解剖】

尺骨鹰嘴呈弯曲状突起于尺骨上端,形似鹰嘴。鹰嘴突与冠状突相连而构成半月切迹,有较深凹陷的关节面,是肘关节屈伸的枢纽(图 8-2-5)。

【临床表现与病理基础】

尺骨鹰嘴骨折后,局部肿胀明显,骨皮质下亦可伴皮下淤血,压痛较剧烈,有时可能触及骨折裂隙或骨擦感,肘关节呈半屈状,伸屈功能障碍。

【影像学表现】

X 线表现:肘关节侧位 X 线片,可准确显示骨折长度、粉碎程度、半月切迹处关节面撕裂范围及桡骨头有无移位等。前后位 X 线平片也很重要,它可以呈现骨折线在矢状面上的走向。若桡骨头也同时发生了骨折,在侧位 X 线片上可以沿骨折线出现明显断缩,并且没有成角或移位(图 8-2-6)。

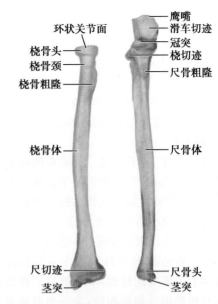

图 8-2-5　尺桡骨解剖图

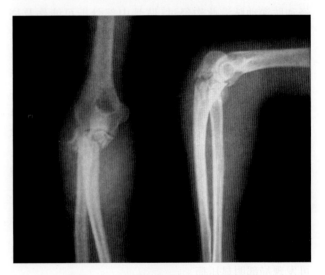

图 8-2-6　尺骨鹰嘴骨折 X 线影像表现

【首选检查】

首选为普通 X 线摄影,检查方法为肘关节 X 线正侧位片。

肘关节正位:患者面向检查床一侧就坐,前臂伸直,掌心向上,尺骨鹰嘴突放在平板探测器中心紧贴平板探测器。摄影距离为 90～100cm,对准肘关节垂直射入平板探测器。

肘关节侧位:患者面向检查床一侧就坐,屈肘 90°,肘关节内侧紧贴平板探测器,手掌心面对患者,拇指在上,尺侧向下,成侧位姿态,肩部下移,尽量接近肘部高度,摄影距离为 90～100cm,对准肘关节间隙,垂直射入平板探测器。

【检查方法分析比较】

X 线平片:可以很明显显示尺骨鹰嘴骨折,对骨折端位移也可以很好的显示。肘关节 X 线正侧位片一般可确诊尺骨鹰嘴骨折,但需要注意的是一定要得到标准的侧位片才能准确地判断骨折长度、粉碎程度、半月切迹处关节面撕裂范围及桡骨头有无移位等,必要时可行双侧正侧位片进行对比观察。在标准正侧位不能很好显示的时候,可以加摄肘关节切线位明确诊断。对于肱骨骨折者,X 线平片可以准确的诊断,是首选检查手段。当临床症状与 X 线检查结果不符时,或者对于患肢为被动体位,不能配合摄取满意的关节标准体位片者;以及普通平片显示为肘关节复杂性骨折、脱位的患者应考虑 CT 或 MR 进一步检查。

CT 检查:当遇到肘关节复杂骨折时,有时需要运用 CT 的三维重建技术,来明确骨折的位置关系和一些骨小梁的隐匿性骨折。

MR 检查:隐匿性骨折早期 MRI 有特征性表现,为诊断隐匿性骨折的首选。

四、Colles 骨折

【概述】

Colles 骨折是桡骨远端,距关节面 2.5cm 以内的骨折,常伴有远侧骨折断端向背侧倾斜,前倾角度减少或呈负角,典型者伤手呈银叉畸形。1814 年 Abraham Colles 首先详细描述此类骨折,故命名为 Colles 骨折,占所有骨折的 10%,以成年人居多,骨折多为粉碎型,关节面可被破坏,儿童受到同样暴力可造成桡骨下端骨骺分离,好发于老年人,女性较多,有"老年性骨折"之称。

【局部解剖】

腕关节又称桡腕关节,是典型的椭圆关节,由手的舟骨、月骨和三角骨的近侧关节面作为关节头,桡骨的腕关节面和尺骨头下方的关节盘作为关节窝而构成。关节囊松弛,关节的前、后和两侧均有韧带加强,其中掌侧韧带最为坚韧,所以腕的后伸运动受限。桡腕关节可作屈、伸、展、收及环转运动(图 8-2-7)。

【临床表现与病理基础】

伤后局部疼痛、肿胀,可出现典型畸形姿势,即侧面看呈"银叉"畸形改变,正面看呈现"刺刀"畸形。检查局部压痛明显,腕关节活动障碍。

【影像学表现】

X 线表现:桡骨远端距远端关节面 2~3cm 处横行或粉碎性骨折;骨折远侧断端向背侧及桡侧移位并局部成角,有时候合并尺骨茎突骨折及下尺桡关节脱位(图 8-2-8)。

【首选检查】

首选检查为普通 X 线摄影,检查方法为腕关节的 X 线正侧位片。

腕关节正位:患者侧坐于摄影台旁,腕关节成后前位,肘部弯曲约成 90°,手半握拳,腕关节放在平板探测

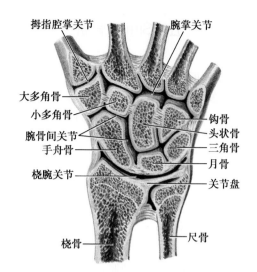

拇指腔掌关节　腕掌关节
大多角骨
小多角骨　　　　　　　　　钩骨
腕骨间关节　　　　　　　　头状骨
手舟骨　　　　　　　　　　三角骨
桡腕关节　　　　　　　　　月骨
　　　　　　　　　　　　　关节盘
桡骨　　　　　　　　　　　尺骨

图 8-2-7　腕关节后面观

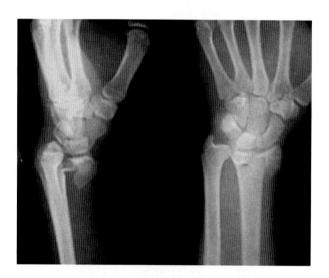

图 8-2-8　Colles 骨折 X 线影像表现

器中心,腕部掌面紧贴平板探测器,摄影距离为 90~100cm,对准尺骨和桡骨茎突连线的中点,垂直射入平板探测器。

腕关节侧位:患者侧坐于摄像台边,肘部弯曲,约成直角,手指和前臂侧放,将第 5 掌骨和前臂尺骨侧紧贴平板探测器,尺骨茎突放在平板探测器中心,摄影距离为 90~100cm。对准桡骨茎突垂直射入平板探测器。

【检查方法分析比较】

X 线检查:Colles 骨折在腕关节正侧位上有特征的"银叉"畸形的特征性改变,可以直接做出诊断。对于 Colles 骨折,X 线平片可以准确的诊断,是首选检查手段。

CT 检查:虽然 CT 的体层图像不存在解剖结构重叠的问题,而且对局部的细小骨折有一定优势,但是在 Colles 骨折 CT 断层扫描相对 X 线平片没有任何优势。

MR 检查:当 X 线检查为阴性但又怀疑隐匿性骨折时,可以考虑用 MRI 来排除。

五、Smith 骨折

【概述】

史密斯骨折（Smith fracture）又称屈曲型桡骨远端骨折，其好发年龄较 Colles 骨折年轻，多见于男性。1847 年 Smith R. W. 详细描述了桡骨远端骨折，其远折端向掌侧移位合并下尺桡关节脱位的病例，此后即称此类骨折为 Smith 骨折，因其畸形与 Colles 骨折相反，亦称为反克雷骨折，这是一种少见的创伤，占各种骨折的 0.11%。

【局部解剖】

局部解剖见图 8-2-7。

【临床表现与病理基础】

伤后腕部疼痛并迅速肿胀，出现与 Colles 骨折相反的畸形。腕关节主被动活动均因疼痛而受限，该部位有明显压痛及异常活动。

【影像学表现】

X 线表现：此畸形与 Colles 骨折的典型畸形相反，Smith 骨折是桡骨远折端连同腕骨向掌侧移位，向近侧移位，尺骨茎突可受累或不受累，很少有嵌入骨折，掌侧骨皮质常有粉碎（图 8-2-9）。

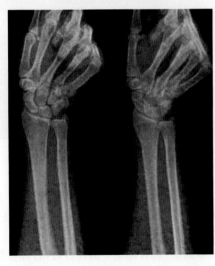

图 8-2-9 Smith 骨折 X 线影像表现

【首选检查】

首选检查为普通 X 线摄影，检查前准备及检查技术：同"Colles 骨折"。

【检查方法分析比较】

X 线检查：在腕关节正侧位上 Smith 骨折有反"银叉"畸形的特征性改变，正好与 Colles 骨折相反，X 线平片可以直接做出诊断。X 线对 Smith 骨折平片可以准确的诊断，是首选检查手段。

CT 检查：虽然 CT 的体层图像不存在解剖结构重叠的问题，而且对局部的细小骨折有一定优势，但是在 Smith 骨折上 CT 断层扫描对 X 线平片没有任何优势。

MR 检查：隐匿性骨折早期在 MRI 图像上会有特征性表现，具有 X 线和 CT 检查不可比拟的优势。

六、Barton 骨折

【概述】

桡骨远端关节面纵斜向断裂、伴有腕关节半脱位者称为 Barton 骨折，又称巴顿骨折，视其发生机制及骨折线特点不同，可分为以下两型：

背侧型较少见，手掌着地跌倒时，由于手部背伸，以致在桡骨远端背侧缘造成骨折，骨折片多向背侧移位，并伴有腕关节半脱位。

掌侧型较多见，系手背着地跌倒，以致应力方向沿桡骨远端向掌侧走行，骨折片向掌侧移位，腕关节亦出现半脱位，有人将此型列入史密斯骨折中的一型。其骨折线为斜行，达关节面，需与 Smith 骨折及 Colles 骨折相区别。

【局部解剖】

局部解剖见图 8-2-7。

【临床表现与病理基础】

伤后腕部疼痛并迅速肿胀，腕关节主被动活动均因疼痛而受限，该部位有明显压痛及异常活动。

【影像学表现】

侧位 X 线片上可见骨折位于桡骨远端背侧，包括关节面的 1/3，多向背侧及远侧移位，腕关节呈背侧半脱位状态。

【首选检查】

首选检查为普通 X 线摄影，检查前准备及检查技术：同"Colles 骨折"。

【检查方法分析比较】

X 线检查：可以很明显显示骨折的部分，侧位 X 线片上可见骨折位于桡骨远端背侧，包括关节面的 1/3，多向背侧及远侧移位，腕关节呈背侧半脱位状态，可以观察骨折的解剖的整体。X 线平片对 Barton 骨折可以准确的诊断，是首选检查手段。

CT 检查：在整体观上 CT 平扫相对于 X 线上没有优势，对局部的细小的骨折有一定优势。

MR 检查：检查在骨折早期显示隐匿性骨折方面，具有 X 线和 CT 检查不可替代的优势。

七、舟状骨骨折

【概述】

腕舟状骨骨折在腕骨骨折中最常见，多发生青壮年，常由间接暴力致伤。它占全部腕骨骨折的 82%，但临床上有一部分舟状骨骨折初次 X 线检查阴性而被漏诊，其发生率达 22%～43%，将这类骨折称为隐匿性腕舟状骨骨折。舟状骨主要由桡动脉分支经附着舟状骨结节、腰部韧带内细小血管分支供血，近 1/3 为关节软骨覆盖，无血管分支进入。因此，腕舟状骨腰部骨折时,舟状骨近骨折段血供阻断,易发生骨吸收坏死,造成骨折延迟愈合或不愈合。

【局部解剖】

局部解剖见图 8-2-7。

【临床表现与病理基础】

伤后腕部疼痛并迅速肿胀,有腕部鼻烟窝肿胀、压痛,活动受限。

【影像学表现】

X 线表现:舟骨骨性关节面中断、错位或细微骨折裂隙,舟骨结节部骨皮质裂缝或小骨折片,骨小梁断裂,舟骨成角变形。

CT 表现:CT 能显示舟骨细微的骨折,并可判断骨折移位程度。螺旋 CT 对舟骨高分辨的扫描可以显示舟骨骨皮质及骨小梁的细微变化,使细微的裂缝骨折也可在 CT 上显示,有利于早期诊断。

MR 表现:更容易显示舟骨轻微骨折,骨髓水肿及软组织变化,MRI 显示骨折病变的同时发现韧带病变。

【首选检查】

首选检查为普通 X 线摄影,X 线检查除正、侧位 X 线摄片外,腕舟状骨骨折还应加拍外展位,且应根据伤情拍摄特殊体位相,如舟状骨轴位。腕关节的 X 线正侧位片检查前准备及检查技术:同"Colles 骨折"。

腕关节外展位:患者面向检查床一端就坐,自然屈肘,掌心向下,平板探测器用木板提高 20°,腕部平放在平板探测器上,手掌尽量向尺侧偏移,摄影距离 90~100cm,对准尺骨和桡骨茎突连线中点,垂直射入平板探测器。

【检查方法分析比较】

X 线检查:常规腕关节正侧位片、舟状骨位片可以清晰显示关节间隙,腕骨夹角以及其他腕骨结构,对诊断腕舟状骨结节骨折,尺桡骨远端骨折及其他腕骨骨折脱位很有意义。可以明确诊断腕舟状骨骨折。对于舟状骨骨折,X 线平片可以准确的诊断,是首选检查手段。当临床症状与 X 线检查结果不符时,应考虑 CT 或 MR 进一步检查。

CT 检查:由于腕关节腕舟状骨短小结构复杂,而且和周围的掌骨有重叠,当遇到 X 线平片无法诊断的情况,由于 CT 体层图像不存在解剖结构重叠的问题,对局部的细小骨折有一定优势,可以进一步检查。

MR 检查:腕舟状骨隐匿性骨折也可以用 MR 进行检查。

八、股骨骨折

【概述】

股骨头骨折多因较强的间接暴力所致,可以单独发生,但更多的是合并于髋关节脱位。髋关节前脱位可合并股骨头上方的骨折,髋关节后脱位,可并发股骨头内下方的骨折或头上部的骨折,有时也可见到股骨头粉碎骨折。股骨干骨折是临床上最常见骨折之一,约占全身骨折 6%,它多由强大暴力所造成,一部分骨折由间接暴力所致,主要是直接外力,如汽车撞击、重物砸压、辗压或火器伤等,因间接外力致伤者包括高处坠落、机器绞伤等。股骨是人体最长、最大的骨骼,且是下肢主要负重骨之一,如果治疗不当,将引起下肢畸形及功能障碍。

【局部解剖】

股骨体略呈弓向前,上段呈圆柱形,中段呈三棱柱形,下段前后略扁,体后面有纵行骨嵴,为粗线。此线上端分叉,向上外延续于粗糙的臀肌粗隆,向上内侧延续为耻骨肌线。粗线下端也分为内、外两线,二线间的骨面为腘面,粗线中点附近,有口朝下的滋养孔。

下端有两个向后突出的膨大,为内侧髁和外侧髁,内、外侧髁的前面、下面和后面都是光滑的关节面。两髁前方的关节面彼此相连,形成髌面,与髌骨相接,两髁后分之间的深窝称髁间窝,两髁侧面最突起处,分别为内上髁和外上髁,内上髁上方的小突起,称收肌结节,它们都是在体表可扪到的重要标志(图 8-2-10)。

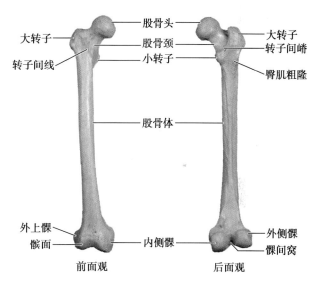

图 8-2-10　股骨解剖图

【临床表现与病理基础】

有受伤史,多数伤者均有较严重的外伤史,伤后肢体剧痛,活动障碍,局部肿胀压痛,有异常活动,患肢短缩,合并多处伤或内脏伤及休克者较常见。骨折部疼痛比较剧烈,压痛、胀肿、畸形和骨摩擦音和肢体短缩功能障碍非常显著,有的局部可出现大血肿,皮肤剥脱和开放伤及出血。

【影像学表现】

X 线表现:早期 X 线无特异征象,在 2~4 周之后可见骨膜反应或骨痂生成,呈平行状或丘状,增生骨膜或骨痂与骨皮质可见平行状的低密度间隙,少数在增生骨膜或骨痂的中间平面最隆起处可见横行致密带或横行的锯齿状骨折线,随着时间的推移,增生骨膜完全演变成骨痂,密度逐渐增高,与皮质间低密度间隙消失,上下端与骨皮质相移行,至完全修复时,密度等同于骨皮质,X线表现为局限骨皮质增生(图8-2-11)。

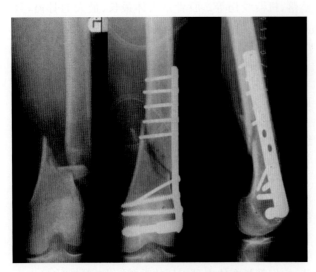

图 8-2-11　股骨骨折 X 线影像表现

【首选检查】

首选检查为普通 X 线摄影,检查方法为股骨或髋关节的 X 线正侧位片。

股骨正位:患者仰卧于摄影台上,下肢伸直,足稍内旋,使两拇指内侧相互接触,平板探测器放在被检侧股骨下面,股骨长轴与平板探测器中线一致,平板探测器上缘包髋关节,下缘包括膝关节,摄影距离为 90～100cm,对准股骨中点,垂直射入平板探测器。

股骨侧位:患者侧卧于摄影台上,被检侧贴近台面,被检侧下肢伸直,膝关节稍弯曲,平板探测器放在股骨外侧缘下方,股骨长轴与平板探测器长轴一致,摄影距离为 90～100cm,对准股骨中点,垂直射入平板探测器。

【检查方法分析比较】

X线检查:可以很明显显示股骨骨折,观察股骨骨折旋转,对判断整体情况非常有利。对于股骨骨折,整体观非常重要 X 线平片可以准确的诊断,并且可以提供除骨折之外很多重要信息,是首先检查手段。

CT 检查:对于股骨骨折的诊断 CT 没有优势,但是对于位于股骨头附近的一些骨小梁骨折和隐性骨折 CT 的优势还是很明显的。

MR 检查:对于 X 线诊断为阴性又怀疑有隐匿性骨折时,可选择 MR 进行检查。

九、胫骨、腓骨骨折

【概述】

胫骨骨折包括胫骨干骨折和胫骨平台骨折,胫骨平台骨折是膝关节创伤中最常见的骨折之一。胫腓骨

干骨折在全身骨折中约占 9.45%,10 岁以下儿童尤为多见。胫骨骨折多由车祸或高处坠落的高能量暴力引起,其中 85% 的患者有腓骨骨折,由于胫骨远端血供差,加上软组织菲薄,不能提供良好的血运及保护,因此,皮肤坏死、感染、骨髓炎、骨折延迟愈合和骨折不愈合及关节功能障碍等并发症的发生率很高,对于老年患者更是如此。

【局部解剖】

胫骨位于小腿内侧部,是粗大的长骨,上端膨大,向两侧突出,形成内侧髁和外侧髁,二髁上面各有上关节面,与股骨髁相关节,两上关节面之间的粗糙小隆起,称髁间隆起,外侧髁后下方有腓关节面与腓骨头相关节,上端前面的隆起称胫骨粗隆,内、外侧髁和胫骨粗隆于体表均可触到。胫骨体呈三棱柱形,较锐的前缘和平滑的内侧面直接位于皮下,外侧缘有小腿骨间膜附着,称骨间缘。后面上分有斜向下内的比目鱼肌线,体后面上、中 1/3 交界处附近,有向上开口的滋养孔。胫骨下端稍膨大,其内下方有一突起,称内踝,下端的下面和内踝的外侧面有关节面与距骨相关节,下端的外侧面有腓切迹与腓骨相接,内踝可在体表触到。

腓骨位于胫骨外后方,为细长的长骨。上端稍膨大,称腓骨头,有腓骨头关节面与胫骨相关节,头下方缩窄,称腓骨颈。体内侧缘锐利,称骨间缘,有小腿骨间膜附着,体内侧近中点处,有向上开口的滋养孔。下端膨大,形成外踝,其内侧有外踝窝,与距骨相关节,腓骨头和外踝都可在体表触到(图 8-2-12)。

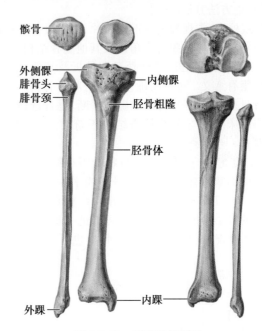

图 8-2-12　胫腓骨解剖图

【临床表现与病理基础】

受外伤后局部疼痛,肿胀,畸形较显著,表现成角

和重叠移位,应注意是否伴有腓总神经损伤,胫前、胫后动脉损伤,胫前区和腓肠肌区张力是否增加,往往骨折引起的并发症在骨折本身所产生的后果更严重。

【影像学表现】

X线检查平片见胫腓骨上有断裂,骨皮质不连续并有切迹,骨密度增高和骨膜增厚硬化基本上在所有病例中都可以出现,骨小梁粗乱、排列不整齐,并可见模糊不完全性骨折线,严重病例骨骼变形及周围软组织的损伤(图8-2-13)。

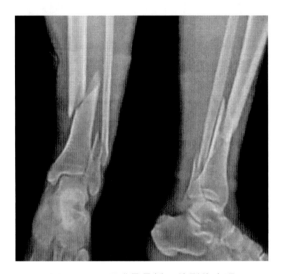

图 8-2-13　胫腓骨骨折 X 线影像表现

【首选检查】

首选检查为普通 X 线摄影,检查方法为胫腓骨的 X 线正侧位片。

胫腓骨正位,患者仰卧或坐在摄影台上,被检侧下肢伸直,足稍内旋,小腿长轴与平板探测器长轴一致,上缘包括膝关节,下缘包括踝关节,摄影距离为 90～100cm,对准小腿中点,垂直射入平板探测器。

胫腓骨侧位:患者侧卧于摄影台上,被检侧靠近台面,被检侧下肢膝关节稍曲,小腿外缘紧贴平板探测器,平板探测器上缘包括膝关节,下缘包括踝关节,小腿长轴与平板探测器长轴一致,摄影距离为 90～100cm。对准小腿中点,垂直射入平板探测器。

【检查方法分析比较】

X线检查:可以显示胫腓骨骨折,并且直观地显示胫腓骨折旋转情况,这对判断整体情况和后续治疗方案的制定非常有利。对于胫骨、腓骨骨折,X线平片可以准确的诊断,是首选检查手段。

CT 检查:对于胫腓骨折的诊断相对于 X 线平片没有优势,但是对于一些骨小梁骨折和隐性骨折 CT 的优势还是很明显的。

MR 检查:对于 X 线诊断为阴性时,又怀疑有隐匿性骨折,MR 检查可起到明确诊断的作用。

十、踝部骨折

【概述】

胫、腓骨下端和距骨组成的踝关节部的骨折,主要表现为局部肿胀严重,有淤血斑,剧痛和压痛。踝部骨折为最常见的关节内骨折,多由间接外力引起,极少数由纵向挤压所致,踝部骨折加上踝部韧带损伤,占全身损伤的 4％～5％,关节内骨折要求解剖或近解剖固定。此外踝部骨折常并发踝关节脱位或半脱位,治疗不当会并发创伤性关节炎。

【局部解剖】

踝关节亦称距小腿关节,由胫、腓骨的下端与距骨滑车构成,近似单轴的屈戍关节,在足背屈或跖屈时,其旋转轴是可变的。踝关节的关节囊附着于各关节面的周围,囊的前、后壁薄而松弛,两侧有韧带增厚加强。内侧有内侧韧带(或称三角韧带),为坚韧的三角形纤维索,起自内踝尖,向下呈扇形展开,止于足舟骨、距骨和跟骨。外侧韧带由不连续的三条独立的韧带组成,前为距腓前韧带,中为跟腓韧带,后为距腓后韧带,三条韧带均起自外踝,分别向前、向下和向后内止于距骨及跟骨,均较薄弱(图 8-2-14)。

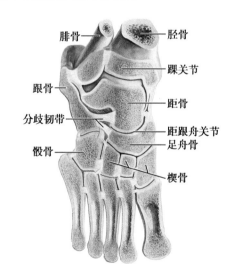

图 8-2-14　踝关节解剖图

【临床表现与病理基础】

踝部剧烈疼痛,出现内翻或者外翻畸形,继而出现肿胀和皮下淤血等,患者不能行走,严重时足部出现循环障碍,骨折处扪及局限性压痛,骨摩擦音或骨摩擦感。

【影像学表现】

X线表现:外翻型骨折,外踝骨折形态以斜行为主,其次为螺旋形,骨折线常高于踝关节水平间隙,有较典型的外侧皮质"碎裂"现象,也可表现为撕脱或撕裂型骨折;内翻型骨折,外踝骨折形态以横行为主,骨折线位于踝关节水平间隙以下且多为横断或外踝顶端的撕脱骨折；垂直压缩性骨折均表现为胫骨远端粉碎性嵌顿性骨折，易于诊断（图8-2-15）。

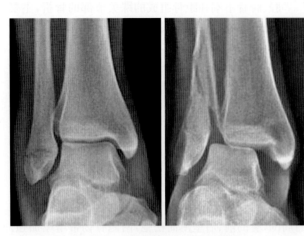

图 8-2-15　踝部骨折 X 线影像表现

【首选检查】

对于踝关节骨折的患者，首选的检查方法是踝关节正侧位 X 线摄影。

踝关节正位：被检者坐于摄影床上，被检侧下肢伸直稍内旋，足尖向上，内外踝连线上1cm置于照射野中心，中心线对准内外踝连线中点上1cm，垂直射入探测器。

踝关节侧位：被检者坐于摄影床上，被检侧下肢屈髋屈膝外旋，外侧在下紧贴探测器，外踝上1cm置于照射野中心，中心线对准内踝上1cm垂直探测器射入。

【检查方法分析比较】

X 线检查：可以很明显显示踝关节骨折的部分，可以观察骨折的解剖的整体情况，对骨折的诊断和后续方案的制定提供非常多的信息。对于踝部骨折，X 线平片可以准确的诊断，是首选检查手段。

CT 检查：由于 CT 体层图像不存在解剖结构重叠的问题，对于踝关节比较复杂的细小骨折有一定优势，比如碎骨片的寻找，但是整体观还是不如 X 线平片，如果骨折情况比较复杂可以考虑 CT 或者 CT 三维重建，进一步明确病情。

十一、四肢肌腱损伤

【概述】

肌腱是一种软组织的一种，软组织是指人体的皮肤、皮下组织、肌肉、肌腱、韧带、关节囊、滑膜囊、神经、血管等。四肢肌腱损伤指四肢关节或躯体的软组织损伤，如肌肉、肌腱、韧带、血管等扭伤，且无骨折、脱臼、皮肉破损的症候。跟腱损伤与其过度使用有关，年轻男性常见。

【局部解剖】

以足部肌腱损伤为例（图8-2-16）。

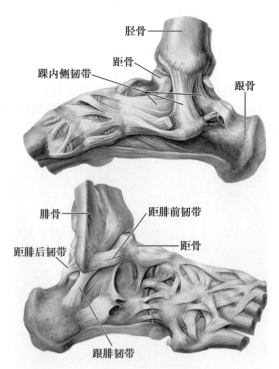

图 8-2-16　踝及足的骨与肌腱构成示意图

【临床表现与病理基础】

若肌肉或肌腱断裂，则该处的功能将减弱或丧失，肌腱损伤常合并神经血管伤或骨关节损伤，也可发生闭合性撕裂伤。肌腱断裂后，相应的关节失去活动功能，如指浅屈肌腱断裂相应指近侧指间关节不能屈曲；指深屈肌腱断裂，表现为远侧指间关节不能屈曲；指深浅屈肌腱均断裂，则远近侧指间关节均不能屈曲。由于手内肌仍完整，掌指关节屈曲不受影响，伸肌腱不同部位断裂，其相应关节不能伸展，并可出现畸形。

【影像学表现】

超声表现：正常肌腱内可见多个平行的强回声线，之间被低回声区间隔。肌腱完全撕裂表现为肌腱连续性完全中断，断端分离，挛缩，可有高回声脂肪或无回声血液填充。不完全撕裂表现为肌腱内肌纤维回声模糊，部分中断，其内可见无回声或低回声。陈旧性撕裂肌腱内可见不均匀回声。

MR 表现：正常肌腱在 T1WI 和 T2WI 上均表现为低信号，在与肌腱走行方向一致的层面上表现为带状低信号，边缘光滑。部分断裂时表现为低信号的或肌腱内出现高信号区，但仍可见部分连续走行的低信号纤维影。完全断裂时表现为带状低信号影完全中断，为水样信号区取代，其位置和走行方向也可发生改变（图8-2-17）。

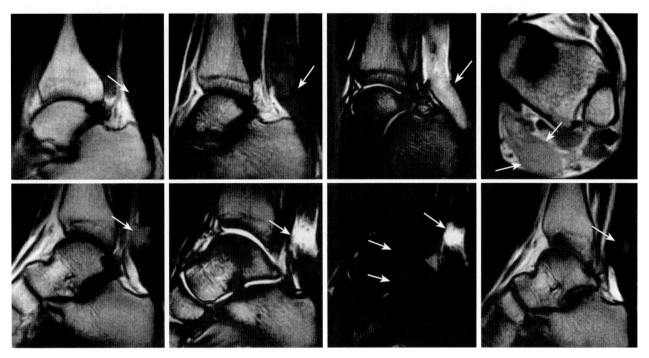

图 8-2-17　四肢肌腱损伤 MR 影像表现
箭头所示肌腱损伤处

【首选检查】

首选检查为超声检查,随着超声诊断技术的进步和诊断仪器的迅速发展,高频超声在肌腱损伤及各种浅表疾病的检查诊断中广泛应用。

检查方法为患者一般取仰卧位,充分显露受检部位。超声探头涂上耦合剂,沿肌腱周围有规则的纵、横扫查。为了提高声像质量,探头可适当加压,来回反复的扫查,一般 3 次以上,仔细观察病变组织的形态、大小、结构、边缘、内回声以及与周围组织的相关关系。

【检查方法分析比较】

超声检查:高频超声具有操作快速、方便、经济无创、可重复性好,而且可以动态检查,能为临床做出快速而明确的诊断,所以超声检查在运动系统肌腱损伤的诊断中有着重要的地位,也能为四肢肌腱损伤提供有价值的诊疗信息。

X 线平片:借助组织之间密度的天然对比形成 X 线影像,由于软组织之间的密度差异较小,所以 X 线对四肢肌腱损伤无法有效显示。

CT 检查:传统的 CT 检查主要显示病变的横断面,有时不能提供病变的详细信息。需借助组织之间的密度来显示影像,由于软组织之间的密度差异较小,所以相对超声和磁共振对四肢肌腱的显示无优势可言。

MR 检查:磁共振成像对肌肉、骨髓、关节周围和关节内软组织病变具有高分辨、高对比的效能,是其他影像检查无法比拟的,故现在已成为对关节周围和关

节内组织包括肌肉、肌腱、韧带、腱鞘、关节软骨、滑膜、关节内韧带、软骨盘和关节囊病变的主要检查手段之一。虽然磁共振在软组织疾病的诊断上有着很大的优势,但是综合价格和易用性上来衡量,超声学检查,才是四肢肌腱损伤的首选检查。

第三节　四肢骨、关节与软组织感染

一、化脓性骨髓炎

【概述】

化脓性骨髓炎系指骨的全部组织发生化脓性感染,常由金黄色葡萄球菌引起,约占 70%～90%,临床发病有急性和慢性,感染途径有血源性、蔓延性及外伤性。血源性者病菌自远处病灶经血行感染于骨,好发于长管状骨的干骺端,形成脓肿,经骨皮质扩散形成骨膜下脓肿,又经哈弗氏管进入髓腔,阻断血运,形成死骨。急性化脓性骨髓炎为血源性感染,多见于儿童。当急性血源性骨髓炎延误治疗,或治疗不彻底,即转为慢性骨髓炎。

【局部解剖】

骨由骨质、骨膜、骨髓、血管、淋巴和神经构成。骨质,由骨组织构成,分密质和松质。骨膜是除关节面的部分外,新鲜骨的表面都覆有骨膜。骨髓是充填于骨髓腔和骨松质间隙内。

【临床表现与病理基础】

外伤后引起的急性骨髓炎,除非有严重并发症或大量软组织损伤及感染等,一般全身症状较轻,感染多较局限而少发生败血症,但应注意并发厌气菌感染的危险。局部症状:血源性骨髓炎早期有局部剧烈疼痛和跳痛,肌肉有保护性痉挛,肢体不敢活动。患部肿胀及压痛明显,如病灶接近关节,则关节亦可肿胀,但压痛不显著。当脓肿穿破骨质、骨膜至皮下时,即有波动,穿破皮肤后,形成窦道,经久不愈。急性病症消退后仍有死骨、窦道、无效腔,即为慢性骨髓炎。在外伤性骨髓炎,有开放骨折及软组织损伤等,根据局部损伤程度,感染范围而有不同表现。

常由于金黄色葡萄球菌进入骨髓所致。细菌可经-血行感染;附近软组织或关节直接延伸;开放性骨折或火器伤进入。其中以血行感染最多,好发于儿童和少年,男性较多。长骨中以胫骨、股骨、肱骨和桡骨多见。血行感染时,细菌栓子经滋养动脉进入骨髓,广泛地侵犯骨髓和骨皮质,常较多停留于近骺软骨干骺端的骨松质部分,形成局部脓肿。脓肿虽可局限化而成为慢性骨脓肿,但病灶常是蔓延发展,侵犯较广泛区域,甚至涉及整个骨干。蔓延可向髓腔方向直接延伸,也可由病灶向外扩展,突破干骺端的骨皮质,在骨膜下形成脓肿,再经哈氏管进入骨髓腔。骨皮质一部分或全部常因血液供应障碍而形成长条状死骨。骨破坏的同时,骨脓肿融合扩大而产生骨脓腔,脓腔周围发生骨膜硬化增生。骨外膜亦受脓肿刺激而显著增生,骨脓肿穿破骨皮质、骨膜形成软组织脓肿,进而穿破皮肤形成窦道。骺软骨对化脓性感染有一定的阻力,故在儿童,除少数病例外,感染一般不能穿过骺软骨而侵入关节。但在成年,由于已无骺软骨,所以感染可侵入关节而引起化脓性关节炎。若干骺端位于关节囊内,则感染可以侵入关节。例如股骨上端骨髓炎就常累及髋关节。有时骨膜下脓肿,也可延伸入关节。根据病情发展,骨髓炎可分为急性和慢性。骨髓腔内可见到大量中性粒细胞浸润。

【影像学表现】

急性化脓性骨髓炎:

X线表现:骨髓炎发病7～10天内,骨质改变不明显,可出现局限性骨质疏松,主要为软组织肿胀;其后出现骨质破坏、死骨的形成、骨膜新生骨,并伴有骨破坏区周围的骨质增生。

CT表现:与X线相比,CT更易发现骨内小的侵蚀破坏和骨周软组织肿胀,或脓肿形成,但常难以发现薄层骨膜新生骨。

MR表现:在显示骨髓水肿和软组织肿胀上,MRI明显优于X线和CT,可显示骨质破坏前的早期感染。

炎性病灶T1WI上呈低或中等信号,T2WI上呈不均匀高信号,死骨呈低信号。增强扫描炎性病灶信号增强,坏死液化区不增强,脓肿壁不强化。

慢性骨髓炎:

X线表现:平片上,慢性化脓性骨髓炎主要表现为广泛的骨质增生,脓腔和死骨存在。骨膜新生骨显著,骨内膜增生致髓腔变窄、闭塞消失;骨外膜增生致骨干增粗,轮廓不规整。软组织以增生修复为主,形成局限性肿块,逐渐缩小不同于肿瘤;慢性硬化骨髓炎主要表现为皮质增厚,髓腔狭窄或闭塞,骨质硬化。骨膜新生骨少,一般无死骨形成;慢性骨脓肿主要表现为局限性骨破坏,位于干骺端中央或略偏一侧,早期破坏边缘常较模糊,周围为明显骨硬化。随病情进展,周围出现反应性骨硬化,骨膜新生骨与死骨均少见(图8-3-1)。

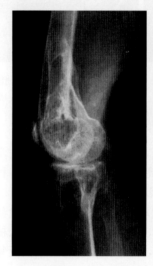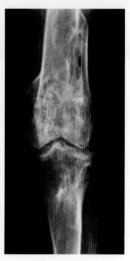

图8-3-1　化脓性骨髓炎X线影像表现

CT表现:比X线更容易发现死骨和骨内脓肿。

MR表现:由于骨髓炎引起渗出,水肿、充血,水分增多,T1WI像呈低信号强度,T2WI像和STIR序列为高信号强度。骨髓脓腔和骨膜下脓肿T2WI像显示为高信号强度,骨膜呈低信号线样改变。采用STIR序列,在显示脓肿、炎性反应和肌间水肿更为明显,这对于外科治疗,可提供非常确切的病理解剖图像。GD-DTPA强化后可显示脓肿周围的肉芽组织呈高信号强度,脓肿呈低信号强度,可以很好显示炎症组织、脓肿、窦道或瘘管。有助于区分不典型骨髓炎和肿瘤。

【首选检查】

影像检查方法的选择主要取决于化脓性骨髓炎的发展阶段。X线片是首选检查方法,对急性进展期及慢性期的化脓性骨髓炎有重要诊断价值,应行病变部位的正侧位片。早期急性化脓性骨髓炎首选为MRI,为病变部位的轴位T1WI,轴位T2WI压脂,冠状位T2WI压脂,矢状位T2WI压脂。

【检查方法分析比较】

ECT 检查：核素扫描显影对炎症非常敏感，脓肿周围同位素高摄取，放射性浓聚，脓肿为冷区，无放射性摄取。

X 线平片检查：化脓性血源性骨髓炎早期骨质无明显变化，但感染部位软组织肿胀，皮下组织出现网状结构。脓肿所在部位组织密度相对稍高，界限模糊，发病后 3 周左右可有骨质脱钙、破坏，少量骨膜增生。寻找脓肿可能存在的部位，立即进行抽脓造影检查。X 线检查在起病后的 14 天内往往无异常发现，用过抗生素的病例出现 X 线表现的时间可以延迟到一个月以后且难以显示出现直径小于 1 厘米的骨脓肿，对于少数合并有病理性骨折的患者具有诊断价值。

CT 检查：可明确显示早期脓肿的部位和蔓延范围，骨髓充满脓液，密度稍高。晚期在显示骨破坏、死骨、骨瘘、软组织窦道、异物、骨内或软组织气体等都很清楚。CT 检查可以提前发现骨膜下脓肿，对细小的骨脓肿难以显示。

MR 检查：本病早期诊断比较困难，如能早期诊断，并进行恰当、有效地治疗，可完全恢复而不影响功能，因此早期确诊非常重要。对于化脓性骨髓炎患者，在早期必须首先进行 X 线检查，寻找脓肿可能存在的部位，和排除其他疾病。在高度怀疑为急性化脓性炎时，应及时加做 MRI 相关检查，最早的确诊化脓性骨髓炎，为早期治疗完全康复赢得时间。

在显示骨髓水肿和软组织肿胀上，MRI 明显优于 X 线和 CT，可显示骨质破坏前的早期感染。炎性病灶 T1WI 上呈低或中等信号，T2WI 上呈不均匀高信号，死骨呈低信号。增强扫描炎性病灶信号增强，坏死液化区不增强，脓肿壁不强化。

二、化脓性关节炎

【概述】

化脓性关节炎（pyogenic arthritis）是一种由化脓性细菌直接感染，并引起关节破坏及功能丧失的关节炎，又称细菌性关节炎或败血症性关节炎。任何年龄均可发病，但好发于儿童、老年体弱和慢性关节病患者，男性居多。受累的多为单一的肢体大关节，如髋关节，膝关节及肘关节等，如为火器损伤，则根据受伤部位而定，一般膝、肘关节发生率较高。化脓性关节炎是一种严重的关节化脓感染，致病菌为金黄色葡萄球菌占到 85% 以上，可经血流侵及关节、骨膜而发病，亦可因干骺端骨髓炎侵犯关节引起化脓性关节炎。本病初期关节内骨膜充血、肿胀、渗出形成脓液，脓液中白细胞释放蛋白溶解酶，使关节软骨受到侵蚀。2 周后，关节软骨坏死脱落，关节软骨的破坏，使脓液迅速侵蚀骨性关

节及骨端松质骨，在松质内蔓延破坏，形成关节软骨下骨脓肿。

【局部解剖】

膝关节是人体最大且最复杂的关节，膝关节的主要结构含括股骨下端、胫骨上端及髌骨之关节面，膝关节之所以能活动自如又不会发生脱位，主要是前、后十字韧带、内侧韧带、外侧韧带、关节囊及附着于关节附近的肌腱提供了关节稳定性。此外，关节中间内外侧各有一块重要的半月板除了可以吸收部分关节承受的负重外，亦可增加关节的稳定性。另外，借由位于关节前后肌肉群的拉动，让关节可以弯曲及伸直（图 8-3-2）。

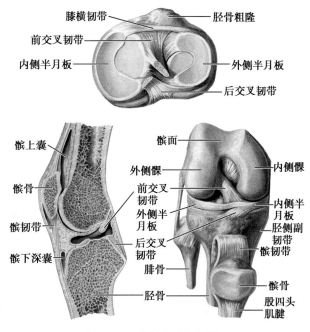

图 8-3-2 膝关节局部解剖图

【临床表现与病理基础】

化脓性关节炎急性期主要症状为中毒的表现，患者突有寒战高热，全身化脓性关节炎症状严重，小儿患者则因高热可引起抽搐，局部有红肿疼痛及明显压痛等急性炎症表现。关节液增加，有波动，这在表浅关节如膝关节更为明显，有髌骨漂浮征。病人常将膝关节置于半弯曲位，使关节囊松弛，以减轻张力，如长期屈曲，必将发生关节屈曲挛缩，关节稍动即有疼痛，有保护性肌肉痉挛。

化脓性关节炎是较为严重的急性关节病，常由金黄色葡萄球菌经血液到滑膜而发病，也可因骨髓炎继发侵犯关节而致，肉芽组织增生进入关节腔，最后可使关节纤维性强直或骨性强直，格兰氏染色显示了许多嗜中性白细胞。

【影像学表现】

X 线表现：平片检查，早期关节囊和周围软组织肿

胀,关节间隙增宽,骨质局部疏松,随后关节间隙变窄,软骨下骨质破坏,以持重面为重,随破坏灶增大,可出现大块骨质破坏和死骨。关节结构严重破坏可出现病理性关节脱位,在儿童还可引起骨骺分离。晚期多出现骨性强直,周围软组织可出现钙化。

CT表现:对一些复杂关节,如髋、肩和骶髂关节等,显示骨质破坏和脓肿侵犯的范围常较X线平片敏感。

MR表现:可发现关节周围软组织水肿,关节内外积脓;可显示化脓病变是否侵及关节软骨下骨质;可显示骨髓内炎性浸润和脓肿的大小和部位;化脓病变T1WI像呈低信号强度,T2WI像呈高信号强度;可显示关节、韧带、肌腱、软骨的关节结构的破坏情况(图8-3-3)。

【首选检查】

影像检查方法的选择主要取决于化脓性关节炎的发展阶段。X线片是首选检查方法,对急性进展期及慢性期的化脓性关节炎有重要诊断价值,应行病变部位的正侧位片。早期急性化脓性关节炎首选为MRI,为病变部位的轴位T1WI,轴位T2WI压脂,冠状位T2WI压脂,矢状位T2WI压脂。

【检查方法分析与比较】

X线检查:急性期表现为软组织肿,层次消失,均匀密度增高,实际上关节腔内已充满脓液,引起关节周围软组织水肿。X线平片为首选检查方法,但早期不能提出确切的诊断。

关节穿刺抽脓造影:是化脓性关节炎早期诊断最准确的方法。发病3~5天内关节穿刺,如果抽出脓液立即确诊,尽可能将脓液大部抽出,然后在关节腔内注入等量的碘水造影剂泛影葡胺,进行X线照片。关节抽脓造影可显示关节囊破裂的部位,可显示脓液蔓延的范围,如果化脓病变侵入肱骨头,造影剂还可进入肱骨头使骨内脓肿显影,造影所见哪里有造影分布,等于哪里有脓肿,哪里必然发生骨与软组织破坏。因此化脓性关节炎关节抽脓造影又可准确的估计预后,判断将来哪里发生骨质破坏,哪些软组织会被损害,具有很高的诊断价值。关节抽脓造影后,可立即进行介入治疗,将注入关节内的造影剂尽量抽出,然后再注入生理盐水于关节内,反复冲洗,最后再注入抗生素于关节腔内,既可防止感染的蔓延,又可以收到良好的治疗效果,但超过发病5~7天以后延误治疗,将造成不可挽回的关节损害。

CT检查:可以发现关节囊膨隆和关节内积脓的程度,可发现脓液蔓延的范围。CT扫描虽可显示脓肿,

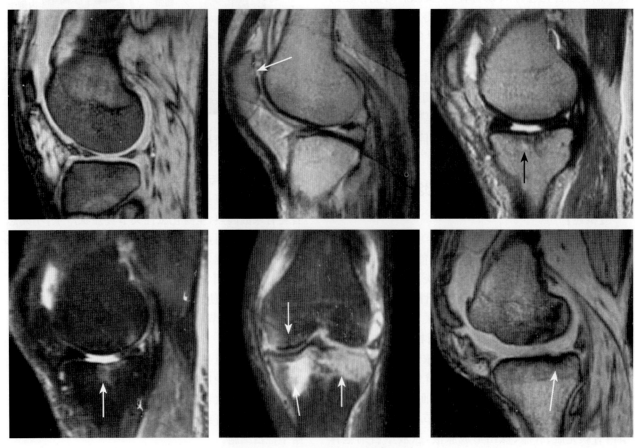

图8-3-3　化脓性关节炎MR影像表现

箭头所示膝关节化脓病变侵及部位

但不如 MR 成像的诊断价值高。

MR 检查:显示化脓性关节炎的滑膜炎和关节渗出液比 X 线平片和 CT 敏感,能明确炎症侵犯周围软组织的范围,因此 MR 成像检查是对脓性关节炎最为敏感的检查手段,在确诊后可行关节腔造影治疗。

三、骨、关节结核

【概述】

骨关节结核与生活贫困有着直接的关系,好发于儿童与青少年,30 岁以下的患者占 80%,这是一种继发性结核病,结核菌经呼吸道或消化道侵入人体,形成原发灶,结核菌在原发灶进入淋巴血行播散到全身各脏器,特别是网状内皮系统包括骨关节,多数播散灶被吞噬细胞所消灭,而极少数播散潜伏下来,一旦人体抵抗力降低,潜伏感染灶中的结核菌繁殖,突破包围的组织而发病。它是一种以骨质破坏和骨质疏松为主的经血源感染的慢性炎症,结核菌经血行到达骨与关节,易停留于血管丰富的骨松质内及活动多、负重大的关节骨膜而发病,一般有长骨结核和短骨结核之分。

【局部解剖】

胫骨是小腿二骨中主要的负重骨,位于小腿内侧,胫骨上 1/3 为三棱柱状,下 1/3 似呈四方形。胫骨有前、内、外三条骨嵴将胫骨干分成内、外、后三个面,前嵴上部尖薄,下部钝圆,内侧嵴上部有膝关节内侧副韧带附着,外侧嵴上部有胫骨前肌附着,与腓骨之间有小腿背间膜附着。胫骨内侧面介于前嵴和内侧嵴之间,面向前内,宽阔平滑,位于皮下,触手可及。内侧面上部有缝匠肌、股薄肌、半腱肌抵止其上,称为鹅足。外侧面介于前嵴与外侧嵴之间,上部微凹,下部微突,中间平滑。胫骨后面上部有斜向内下的斜线,为比目鱼肌和腘肌筋膜的附着点(图 8-2-12)。

【临床表现与病理基础】

慢性发病,症状轻微,全身症状有低热,血沉增快,局部症状以肿胀、功能障碍为主,后期可有冷脓肿、窦道形成及继发感染。

主要表现为渗出、变质、增殖,渗出液中含有大量巨噬细胞和中性粒细胞浸润;变质病变主要为干酪样坏死;增殖性病变的特征是结核结节,结节中央有干酪样坏死。高倍镜下见残存的坏死崩解的骨小梁,周围有上皮样细胞、朗汉斯巨细胞、淋巴细胞组成的结核病变(图 8-3-4)。

【影像学表现】

X 线表现:长骨的结核好发于干骺端及骨骺,可跨骺线同时累及干骺端及骨骺,这是长管状骨结核比较有特点的表现,主要见于股骨上端、尺骨近端、桡骨远

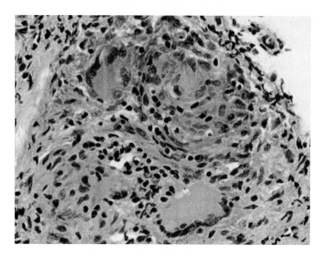

图 8-3-4　骨关节结核病理表现

端等。早期 X 线表现以局部骨质疏松为主。病变进展后以局部骨质破坏为主,这种骨质破坏呈网形或类圆形,边界较清,不伴硬化缘及周同骨质增生,不伴明显骨膜反应或轻微骨膜反应(图 8-3-5)。

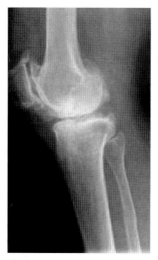
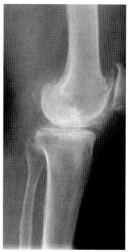

图 8-3-5　骨关节结核 X 线影像表现

CT 表现:CT 清楚显示结核所致骨质破坏的低密度区,破坏区内见较小的死骨常为多发的小斑片状高密度影。破坏区边缘有时可见厚薄不一的骨质密度增高带累及关节的结核可见关节面骨质毛糙、虫蚀样缺损和关节囊积液等。脊柱结核时椎体甚至附件骨质破坏,多有死骨。

MR 表现:骨结核最常见发生部位是脊柱,脊柱结核分为中心型、边缘型和附件型,T1WI 呈低信号,T2WI 呈高信号。脊柱结核常累及相连续的两个或两个以上椎体相邻椎间盘受侵犯,早期表现为 T2WI 椎间盘病边缘异常高信号,晚期椎间隙变窄,椎间盘变窄,甚至显示不清,此时椎体形态多变扁,相邻椎体融

合，脊椎畸形等，椎旁性脓溃形成是脊柱结核很典型的征象。胸椎结构脓肿多局限于椎旁，腰椎结核脓液常沿筋膜间隙流注，形成腰大肌脓肿或腹股沟部、窝部脓肿，颈椎结核常形成咽后脓肿。脓肿在 T1WI 呈中等信号，T2WI 呈高信号由于脓肿附近肉芽组织增生明显，与周围肌肉筋膜广泛相连，故脓肿边界多模糊呈流注状。少数病例脓肿边缘可见线样低信号，可能为脓肿壁，值得注意的是，脊柱结核脓肿常沿椎体后方，在椎管内流注下行，加上肉芽组织增生和移位碎骨片常使硬膜囊和脊髓受压。静脉注射 Gd-DTPA 后扫描，可见累及椎体、椎间盘、脓溃边缘及增生的肉芽组织强化。MR 信号变化能全面的显示关节结核的病理改变，关节腔积液，滑膜肿胀出血，结核肉芽组织，软骨及软骨下骨破坏，关节周围的冷性脓肿等，对其诊断和鉴别诊断有重大帮助。

【首选检查】

一般长骨结核的首选检查为 X 线摄影，为病变部位的常规 X 线正侧位片。关节及脊椎结核的首选检查为 MR 平扫，必要时加做 MR 增强，平扫时为轴位 T2WI 压脂，冠状位 T2WI 压脂，矢状位 T2WI 压脂，及一个最佳解剖位的 T1WI，增强时扫描轴位、冠状位、矢状位 3 个方位的 T1WI 压脂。

【检查方法分析比较】

X 线平片：活动期周围软组织肿胀，层次消失，骨质疏松，出现骨膜反应。累及关节时可发生下移，甚至发生脱位、半脱位。病情严重者，关节穿刺时抽出脓液，关节边缘和关节盂均可发生侵蚀性骨破坏，骨性关节面模糊。修复期软组织肿胀消退，骨质疏松，但骨小梁清晰；关节间隙狭窄，但关节面硬化；骨质破坏，但骨质增生明显。晚期出现周围肌肉萎缩，关节挛缩；骨结构紊乱，骨小梁清楚。关节面硬化，变为光滑。骨质破坏，边缘骨增生明显。显示病变已大部吸收或已治愈。X 线平片为首选检查方法，但对早期结核不能显示其病理变化。

CT 检查：对观察软组织脓肿，关节积液和破坏区内死骨较为敏感，可显示关节周围结核性脓肿，可清晰显示骨质破坏和小块死骨，晚期对观察有无活动病变优于 X 线平片。

MR 检查：对关节周围水肿、关节腔和关节周围滑囊、肌腱的病理改变显示最佳，能更明显的显示软组织病变。晚期关节周围纤维组织和骨质增生明显，T1WI 和 T2WI 像信号强度变低。关节及脊椎结核的首选检查为 MR 平扫，必要时加做 MR 增强，平扫时为轴位 T2WI 压脂，冠状位 T2WI 压脂，矢状位 T2WI 压脂，及一个最佳解剖位的 T1WI，增强时扫描 3 个方位的 T1WI 压脂。

四、软组织感染

【概述】

软组织感染一般有疖急性蜂窝织炎、痈、急性蜂窝织炎三类情况，都是皮肤组织的浅部化脓感染为基础的疾病。

疖急性蜂窝织炎又称疖，是单个毛囊及其所属皮脂腺的急性化脓性感染，常扩张到皮下组织。大多为金黄色葡萄球菌和表皮葡萄球菌。疖常发生于毛囊和皮脂腺丰富的部位，如颈、头、面部、背部、腋部、腹股沟部、会阴部和小腿。

痈是多个相邻的毛囊及其所属皮脂腺或汗腺的急性化脓性感染，或由多个疖融合而成。致病菌为金黄色葡萄球菌。痈多见于成年人，常发生在颈、项、背等厚韧皮肤部。

急性蜂窝织炎是皮下、筋膜下、肌间隙或深部蜂窝组织的一种急性弥漫性化脓性感染。致病菌主要是溶血性链球菌，其次为金黄色葡萄球菌，亦可为厌氧性细菌。

【局部解剖】

皮肤共分为 3 层：表皮、真皮及皮下组织，3 层的总厚度为 1.25mm，每一层对维持皮肤的健康都扮演着重要的角色。皮下组织为一层脂肪，可以保护上层的细胞，提供缓冲的作用，以预防外界的撞击；真皮位于皮肤的中央层，含有胶原蛋白，能使肌肤富于弹性，并增加其柔韧度及适应的能力，另外真皮还包含微细血管、神经、毛囊组织、汗腺及皮脂腺等；表皮位于皮肤的最上层，厚度为 0.1mm，主要的功能是更新细胞和细胞的新陈代谢的作用。

【临床表现与病理基础】

发病局部红、肿、热、痛甚至全身发热和白细胞计数升高。可原发于软组织或继发于骨的感染。急性期主要是充血和水肿，继而可形成脓肿，脓肿可局限也可沿肌间隙扩散。病变进入慢性期病灶内可出现钙化，由于慢性炎症长期刺激的结果，病灶边缘可包绕一层纤维组织。蜂窝织炎（阑尾）肌层弥漫性中性粒细胞浸润伴坏死。

【影像学表现】

X 线平片：显示软组织感染的能力有限。可显示病变局限或弥漫性肿胀，肌间隙模糊消失。皮下脂肪层内出现密度增高条纹。近肌肉侧呈纵行，皮下侧呈横行交叉状、网状（图 8-3-6）。

CT 平扫：可见炎症部组织肿胀、境界不清、皮下脂肪条纹状密度增高，肿胀肌肉密度减低。

MR 表现：除显示组织肿胀外，T1WI 示皮下或肌肉炎症组织信号强度减低，T2WI 示病变信号强度

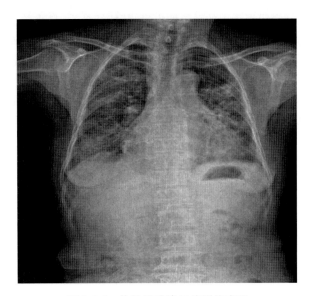

图 8-3-6 软组织感染 X 线影像表现

增高。

【首选检查】

首选检查为 MR 平扫,检查前准备及检查技术:同"化脓性关节炎"。

【检查方法分析比较】

X 线平片:X 线平片用于排除骨关节疾病对软组织无优势。

CT 平扫:CT 在对软组织的检查优于 X 线平片,对显示病变范围有重要作用,可见炎症部组织肿胀、境界不清、皮下脂肪条纹状密度增高,肿胀肌肉密度减低,但没有 MR 检查对软组织感染敏感。

MR 检查:MR 对软组织感染的急性期炎症反应如充血、水肿等较平片和 CT 敏感,所以 MRI 为首选检查。

第四节 慢性骨关节病与皮肤、肌肉自身免疫性疾病

一、退行性骨关节病

【概述】

退行性骨关节病又称骨关节炎、退行性关节炎、老年性关节炎、肥大性关节炎,是一种退行性病变,系由于增龄、肥胖、劳损、创伤、关节先天性异常、关节畸形等诸多因素引起的关节软骨退化损伤、关节边缘和软骨下骨反应性增生。

首先是关节软骨营养障碍,而发生退行性变,软骨发生绒毛样增生、粗糙、碎裂,关节腔内的骨和软骨的碎屑形成关节游离体,可刺激关节囊使其变厚、纤维化和瘢痕形成。本病多见于中老年人群,好发于负重关节及活动量较多的关节,如颈椎、腰椎、膝关节、髋关节等,过度负重或使用这些关节,均可促进退行性变化的发生。临床表现为缓慢发展的关节疼痛、压痛、僵硬、关节肿胀、活动受限和关节畸形等。

【局部解剖】

局部解剖见图 8-3-2。

【临床表现与病理基础】

主要有疼痛、活动受限、关节变形。退行性骨关节病是关节软骨发生变性后,继之以邻近软骨增生、骨化及骨质增生、硬化而形成的关节病变。

【影像学表现】

X 线表现:本病几乎可以侵犯全身任何关节,包括滑膜关节和软骨联结。X 线上显示关节间隙变窄、关节边缘出现唇样骨质增生、关节面骨质致密硬化、骨赘形成(图 8-4-1)。后期出现关节失隐、畸形、游离体和关节面下囊变等,临床症状往往不与 X 线表现的严重程度相关。

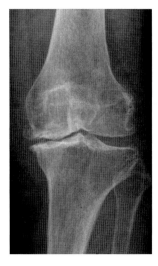

图 8-4-1 退行性骨关节病 X 线影像表现

CT 表现:检查复杂关节时扫描面与关节面垂直显示病变较好,如脊柱、髋股关节。CT 可显示关节间隙变窄,关节面不光整、边缘硬化和骨赘形成,可检查出关节内关节内游离体(图 8-4-2)。

MR 表现:是唯一可以清楚显示关节软骨的影像学方法,早期软骨肿胀,T2WI 上位高信号,以后软骨内可以出现小囊、表面糜烂和小溃疡;后期软骨变薄甚至剥脱,局部纤维化在 T2WI 上表现低信号。

【首选检查】

首选检查为 X 线摄影,检查方法:病变部位的常规 X 线正侧位片。

【检查方法分析比较】

X 线平片:能全面地了解关节间隙与关节面骨质改变,起到很好的筛查作用。显示关节间隙不等宽或

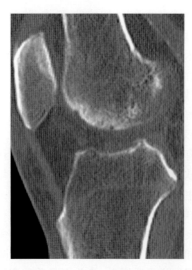

图 8-4-2　退行性骨关节病 CT 影像表现

狭窄、关节处的骨质疏松、骨质增生或关节膨大、乃至关节变形，软骨下骨板硬化和骨赘形成是骨性关节炎的基本 X 线特征，这些变化已属晚期改变。

CT 检查：可以清晰显示不同程度的膝关节骨质增生、关节内的钙化和游离体，有时也可以显示半月板的情况。扫描结合 MPR 和 3D 图像重建技术，可以任意平面和角度观察关节面。

MR 检查：可显示关节软骨缺损和软股下囊性病变，囊性变区因滑液的进入而显示为液性信号改变，关节间隙变窄和伴有骨髓信号伸展到低信号的边缘骨刺内，偶见关节内游离体。目前退行性病变患者 X 线为首选的检查手段，能够准确地提供诊断信息，但是这些变化已属晚期改变，如病人有临床症状 X 线检查为阴性又有明显的症状，应选择 MR 检查排除早期退行性病变。

二、类风湿关节炎

【概述】

类风湿关节炎（RA）是一种病因未明的慢性且以炎性滑膜炎为主的系统性疾病，其特征是手、足小关节的多关节、对称性、侵袭性关节炎症，经常伴有关节外器官受累及血清类风湿因子阳性，开始为炎症反应，表现为充血、水肿、血管增多、炎症细胞的浸润使骨膜增厚，关节渗液，周围软组织肿胀等，可以导致关节畸形及功能丧失。

【局部解剖】

局部解剖见图 8-2-7。

【临床表现与病理基础】

本病多发生于 30 岁以下，男性多于女性。发病隐匿，下腰部疼痛不适为主要症状，脊柱活动受限、晨僵，晚期出现脊柱和关节强直，形成驼背及关节屈曲畸形，胸廓关节强直可使呼吸运动受限。

类风湿关节炎的主要病理改变为滑膜炎，表现为滑膜增生和炎性细胞浸润。类风湿关节炎的滑膜改变可分为炎症期、血管翳形成期和纤维化期。血管翳形成是类风湿关节炎滑膜的重要病理特征，在类风湿关节炎软骨和骨破坏过程中发挥重要作用。关节外表现的主要病理基础为血管炎，类风湿结节是其特征性表现，结节中心为类纤维素样坏死组织，周围有"栅状"排列的组织细胞，成纤维细胞及巨噬细胞等（图 8-4-3）。

【影像学表现】

X 线表现：早期可见关节肿胀，关节间隙增宽，关节周围软组织肿胀，骨质疏松，关节软骨破坏，但软骨下骨皮质完整，局部软组织层次不清，关节软组织可见梭形肿胀，这几乎是所有类风湿性关节炎所特有的早期改变，上述症状最早发于手足小关节，以掌指关节及腕关节最为常见。其后，关节边缘出现骨质破坏，关节软骨下出现细小囊性破坏区，周围见骨硬化。晚期 X 线呈现普遍性骨质疏松，骨端关节面模糊、不整，骨皮质变薄，见斑点状及小囊状密度减低区，骨密度与周围软组织密度几乎相等。关节呈脱位、半脱位状，关节面模糊，可见骨破坏融合，可发生继发性退行性关节病改变；胸膜、肺和心包类风湿结节，第 3～5 肋骨后上缘可有广泛

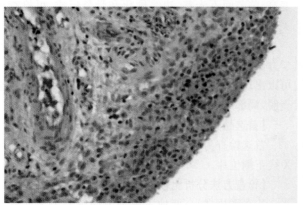
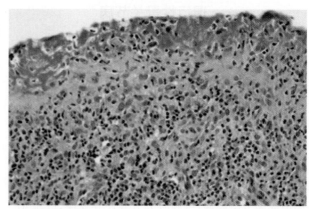

图 8-4-3　类风湿关节炎病理表现

性骨破坏及骨质疏松,常呈对称性。X线在临床的实际工作中,不仅检查费用较低,而且可以显示多数可疑 RA 患者的早期改变,为早期 RA 诊断提供客观的临床依据,然而有一定的限定性,如关节间隙狭窄的判断标准不明确,常因人而异,而关节周围软组织肿胀常可通过临床观察加以判定,但特异性不强。近年来,还有研究表明 X线不能显示腕关节的骨质侵蚀病变(图8-4-4)。

CT 表现:早期受累关节周围滑膜囊肿,空腔性积液,骨端呈现小凹状缺损,或骨内骨质破坏,横状面、矢状面或冠状面显示关节间隙狭窄。颅颈联合部的类风湿关节炎环椎中部作 CT 横切面,齿状突与横韧带间的关节滑膜腔看不清,可见环椎前弓接受齿状突的关节面和横韧带侧方的结节,并清楚显示脊髓及其被膜;类风湿性骶髂关节炎主要以骨质疏松为主,伴有关节面下小的囊性变,关节间隙可增宽或正常;肺间质小叶间隔增厚,多表现为肺外周垂直于胸膜的线状影,呈多边形,部分病变相邻的胸膜局部增厚,形成"界面征";肺密度升高,呈磨玻璃样,胸膜不规则增厚。骶髂关节单侧或双侧骶髂关节间隙增宽或正常,耳状面局部可

见小囊状改变。其后,骨密度降低,耳状面呈明显囊状并伴有骨质增生,增生的骨密度小于正常骨密度。晚期周围软组织及附近肌肉萎缩,多发性骨质侵蚀,关节产生屈曲、半脱位变形和纤维性关节强直和骨性强直,两手手指可向尺侧倾斜。寰枢关节可见齿状突骨侵蚀、关节脱位及错位改变;骶髂关节表现为耳状面骨质密度明显减低,增生的低密度骨质向关节间隙生长,关节间隙变窄,严重者可使局部强直;关节间隙狭窄或消失,股骨髁和胫骨平台骨质破坏,严重者膝关节半脱位;肺内出现不规则线影,胸膜下伴有结节影,同时肺内出现蜂窝样囊腔改变。研究表明,CT 扫描能够显示 X线平片不能显示的骨质侵蚀病变,如腕关节早期的骨质。

MR 表现:侵蚀早期滑膜组织在关节内显影,滑膜渗出,常在 T1WI、T2WI 上呈中等信号强度,同时也有报道认为滑膜组织在 T1WI 上呈低到高信号;关节破坏软骨层次模糊消失和信号改变,T1WI 呈中等强度信号,T2WI 上呈不规则高信号影,软骨表面可见毛糙和轻微的高低不平,成小囊状变;韧带及关节囊增厚,在 MR 表现为 SE 序列 T1WI 低信号,T2WI 高信号;如液

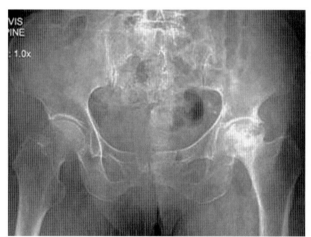
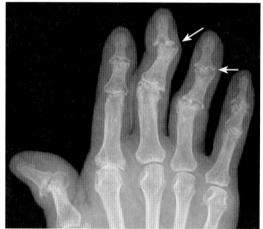
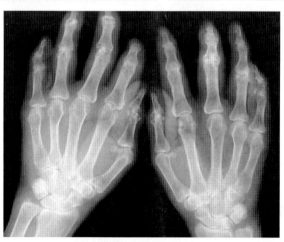

图 8-4-4　类风湿关节炎 X 线影像表现
箭头所示指骨远端关节受累

性肌腱膨隆,背侧、尺侧腱鞘出现 SE 序列的 T1WI 低信号,T2WI 高信号,提示肌腱炎的发生。骨髓腔内自由水样信号强度,骨髓在 T2WI 像信号呈斑片状增高,增强 T1WI 可见明显强化增生,提示骨髓水肿;条状、结节状或团块状血管翳形成。研究表明,血管翳病变在 T1WI 和 T2WI 像上均为低至中等强度的信号,如伴有渗液则 T2WI 可呈现高信号,骨端软骨下骨缺损。腕关节骨质侵蚀改变表现为关节面 T1WI 为低信号,T2WI 为高信号,增强扫描骨侵蚀区内因有炎性滑膜组织可以强化显示信号增高;关节腔积液的 MRI 显示为关节肿胀,关节间隙增宽,T1WI 像呈低信号,T2WI 像为高信号;骨质囊变病灶如膝关节骨质囊变 MR 表现为膝关节内外侧半月板后角可见片状 T2WI 像信号增高影,未达关节面缘,前、后交叉韧带连续,内、外侧副韧带完整,髌上囊可见少量短 T1WI、长 T2WI 信号,边界较清楚,髌骨关节及股骨髁可见骨质影,关节软骨信号减低,软骨下骨质囊变;当枢椎齿状突被累及时,在 T1WI 像上信号减低呈不均匀中等信号;肩袖撕脱表现为 T1WI 正常低信号的冈上肌腱变为中高信号。

【首选检查】

首选检查为 X 线摄影,检查方法:病变部位的常规 X 线正侧位片。

【检查方法分析比较】

X 线平片:早期关节周围软组织肿,骨质疏松关节边缘骨质侵蚀关节软骨下囊变。有人认为囊变是真正的类风湿性结节,为类风湿性关节炎的重要征象。晚期,关节间隙狭窄,骨性关节面侵蚀破坏,肌肉萎缩,关节可发生半脱位。亦可发生关节部分融合、关节周围类风湿性滑囊炎。一般足部的类风湿性关节炎,一般 X 线平片即能满足诊断、治疗和随诊观察的要求,特别是 X 线平片对骨结构的细微改变显示最佳,为此病的首选检查。

CT 检查:对于关节囊肥厚、关节积液和类风湿性滑膜炎,可进行 CT 扫描扫描。扫描检查的优越性在于从横断层面显示软组织肿、关节囊肥厚、关节积液和软骨下囊状破坏比 X 线平片清楚,对类风湿性滑囊显示清楚。

MR 检查:可显示类风湿性关节炎的大体病理改变。软组织水肿、关节囊肥厚,关节积液,血管翳等,T1WI 和 T2WI 加权像均呈低信号强度。Gd-DTPA 增强后血管翳和肉芽组织明显强化,则可与低信号的水肿、积液纤维组织区分开来。MRI 对类风湿性关节炎显示最佳,对于髋膝踝等大关节类风湿性关节炎,MRI 能从冠状位、矢状位和轴位显示其大体病变改变,是其他影像检查无法比拟的。

三、色素沉着绒毛结节性滑膜炎

【概述】

色素沉着绒毛结节性滑膜炎(PVNS)是滑膜的一种增生性病变,经常表现为局限的结节。病变表现为无痛性软组织肿块,通常位于手指和足趾处,也可见于其他关节(尤其是膝关节)及腱鞘,肿块可能起源于关节滑膜、腱鞘、筋膜层或韧带组织。单关节发病多见,但也有罕见的多关节病变。它是一种少见的关节疾患,目前原因不明,好发年龄为 20～50 岁,常累及膝关节,髋关节累及占第二位。本病分为局限性和弥漫性两类,前者仅有单个或数个黄色或棕黄色类息肉状团块附着于骨膜上,关节内可有浆液血性渗出物;后者滑膜增厚,整个滑膜有绒毛状或结节状增殖团块覆盖,而呈苔藓状,绒毛结节大小不等、质坚韧。

【局部解剖】

局部解剖见图 8-3-2。

【临床表现与病理基础】

多发生于青壮年,通常为单一关节受累,好发于下肢关节,尤以膝关节为多见,发病缓慢,病程较长,间歇发作。关节周围可触及局限性肿块,关节抽出液为巧克力色。

本病主要累及滑膜、黏液囊及腱鞘,滑膜明显增厚,凹凸不平呈暗红和棕黄色,无光泽,滑膜表面有局限性或弥漫性绒毛增生,聚集呈海绵垫状,有的绒毛融合在一起形成结节,结节大小不一,带铁锈斑,质硬,滑膜病变局限于滑膜腔内,亦可穿出关节囊外。滑膜病变可引起邻近关节软骨及软骨下骨质破坏,破坏常由软骨与骨交界处开始。

【影像学表现】

X 线表现:X 线平片可见关节骨质破坏,皮质凹凸不平,多发小缺损,关键间隙变窄。

CT 表现:CT 表现为关节周围软组织内稍高密度软组织肿块,相邻的骨质结构可有不同程度的骨质破坏,并且软组织肿块内有纤维间隔相分隔。

MR 表现:病变处滑膜弥漫性增厚,T1WI 上为等信号或低信号,T2WI 上为等信号或稍高信号,增强扫描中度或明显增强,伴有多发的绒毛结节状增生,其内有含铁血黄素沉着,在 T1WI 及 T2WI 加权上均为低信号,整体信号混杂不均匀,不典型色素沉着绒毛结节性滑膜炎可以无含铁血黄素的沉积。大多数患者有明显关节积液,且多累及髌上囊,表现为大小不等的均匀高信号。部分骨质侵袭性改变表现为局部关节面下骨质下塌,形成结节状 T1 低配高信号影,周边骨质可见带状 T1WI、T2WI 低信号,增强扫描为环状或结节状强化方式(图 8-4-5)。

【首选检查】

首选检查为 MR 平扫,检查前准备及检查技术:同"化脓性关节炎"。

【检查方法分析比较】

X 线平片:色素沉着绒毛结节性滑膜炎在常规 X

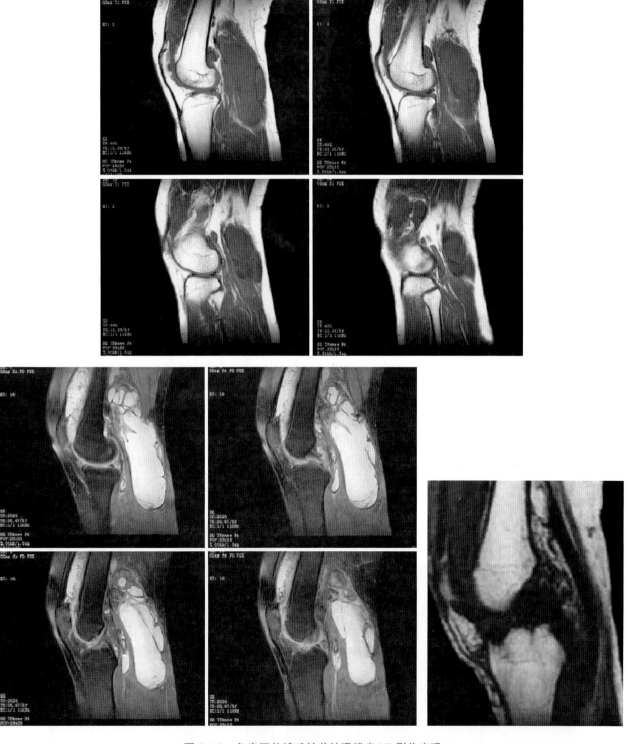

图 8-4-5　色素沉着绒毛结节性滑膜炎 MR 影像表现

线平片上主要征象包括关节囊肿胀、关节周围软组织肿块及邻近骨骼的侵蚀,骨缺损边缘有硬化环,但关节间隙保持正常,无骨质疏松,有时会显示关节间隙增宽,可能与病程相对较短,关节积液量多有关。

CT检查:CT由于其密度分辨率高,图像无重叠,可进行多平面重建等特点,对于显示软组织肿块、关节囊增厚、肿胀及微小的骨侵蚀方面较X线平片敏感,能发现更多小的骨缺损灶,对于显示病灶周围的硬化环比X线平片敏感。

MR检查:组织分辨率高,能显示病变的全部形态类型及组织成分,绒毛结节性滑膜炎的典型表现是T1WI、T2WI均呈低信号,此特点的病理基础是结节中含铁血黄素的沉积但病变早期关节内仅表现为出血结节中没有或少有含铁血黄素沉积病变后期含铁血黄素被吸收转运而减少,因此这种信号特点并不贯穿病变全过程,MRI具有良好的软组织分辨率和骨髓成像能力,对于显示病变的特性有一定的优越性。多方位的成像可以清楚的显示病变与关节囊的关系,多序列的成像能够反映病灶内不同的组织成分,包括含铁血黄素、脂肪、纤维组织和关节积液,顺磁性的含铁血黄素引起特征性表现,MRI可作为此病的首选检查。

四、干燥综合征

【概述】

干燥综合征(Sjögren's syndrome,SS)是一个主要累及外分泌腺体的慢性炎症性自身免疫病,又名自身免疫性外分泌腺体上皮细胞炎或自身免疫性外分泌病。临床除有唾液腺和泪腺受损功能下降而出现口干、眼干外,尚有其他外分泌腺及腺体外其他器官的受累而出现多系统损害的症状,其血清中则有多种自身抗体和高免疫球蛋白血症。本病分为原发性和继发性两类。原发性干燥综合征属全球性疾病,在我国人群的患病率为0.3%～0.7%,在老年人群中患病率为3%～4%。本病女性多见,男女比为1:9～20,发病年龄多在40～50岁,也见于儿童。

【局部解剖】

本病全身均可发病,无局部解剖。

【临床表现与病理基础】

局部临床表现为口腔干燥症状,除口干症状外,还伴有多种继发性口腔症状,如口腔溃疡等。眼部干燥会引起干燥性角结膜炎。除局部表现外,常伴有多器官多系统的损伤,表现为相应症状,如过敏性皮疹、关节痛、肾功能不全、呼吸道和消化道症状等(图8-4-6)。

【影像学表现】

超声表现:干燥综合征最特异性的表现为两侧腮腺实质不均匀回声,实质内可见弥漫性、多发的圆形、类圆形或不规则的低回声区及强回声带。根据低回声区大小及边界清晰程度可分为4级:1级:低回声区小,直径通常<2mm,弥散分布;2级:中等大小的低回声区,直径2～6mm,边界锐利;3级:低回声区较大,直径>6mm,边界清晰;4级:腺体脂肪变性,表现为腺体缩小、回声减弱。

X线涎腺造影:表现为高密度、大小不一的对比剂聚集区,根据其大小可分为5级:0级为正常;1级为点状改变,是病变最早期,表现为弥漫的大小不一的圆形高密度影,直径≤1mm;2级为球样改变,表现为大小相近的圆形高密度影直径1～2mm;3级为腔状改变,是病变进展期,表现为高密度区融合扩大、直径>1cm,形状及分布均不规则、数量增多;4级为腮腺导管系统破坏,代表疾病的晚期,表现为主导管扩张、粗细不均、管壁不规则。周围导管系统不显影,对比剂进入腺体

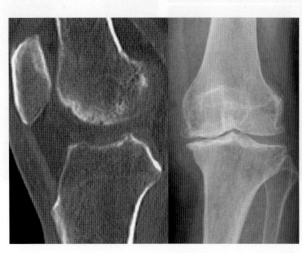
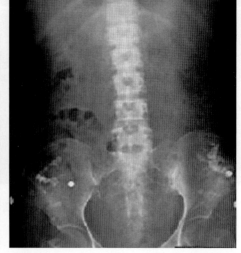

图8-4-6　干燥综合征X线影像表现
干燥综合征引起关节损害

分隔及包膜下，也是该期表现。

CT表现：腮腺实质内可见多发结节状高密度影，CT无法显示涎腺的大小、形态及组织密度改变，应用价值较小。

MR表现：T1WI像、T2WI像呈特征性改变，表现为增大的腺体内部弥漫分布的斑点至结节状不均匀信号，整个腮腺呈"盐和胡椒征（salt-and-pepper）"或蜂窝样改变，增强扫描不发生强化。

核素显像：表现为受累腺体显像模糊，酸味刺激后显影消退不明显，分测涎腺时间—放射性曲线呈低水平型。

【首选检查】

首选检查方法为腮腺造影。

【检查方法分析比较】

超声检查：不均匀型内部光点不均匀，大小形态无明显改变；纤维化型腺体回声增强，光点分布不均匀，并可见条索壮强回声带；结节型腺体内部出现低回声结节。

腮腺ECT检查：用放射性核素^{99m}锝静脉注射后行腮腺正位扫描，观察其形态、大小。由于唾液能浓集^{99m}锝，因而可同时收集唾液标本，测定其放射性计数，以反映唾液腺的功能。

X线涎腺造影：自腮腺导管注入40%碘化油2～3ml，可显示出主导管不规则扩张和狭窄，边缘不整齐，分支导管亦有不同程度的扩张，3～4级小腺管数目明显减少或消失，严重者显示腮腺体实质破坏，碘油潴留，腺泡呈点状、小球状或棉团样扩张。

CT检查：典型表现为腮腺实质内多发结节状密度增高。当累积肺部时，肺部改变多种多样，有广泛网状、结节状或斑片状浸润病灶，以肺底部为著，肺门淋巴结肿大，有时可合并肺炎、胸膜炎或肺不张等。

MR检查：在常规MR表现为"椒盐征"或者"蜂窝征"，即很多区域是高低信号混杂区。T1WI上弥漫性信号减低，T2WI上弥漫性信号增高，并多发点状、囊状长T1WI、长T2WI信号影。

五、特发性炎症性疾病

【概述】

特发性炎症性肌病是一组病因不甚明确的炎症性横纹肌病，其特点是髋周、肩周、颈、咽部肌群进行性无力。本组病共包括：原发性多发性肌炎（PM）、原发性皮肌炎（DM）、恶性肿瘤相关DM或PM、儿童期DM或PM、其他结缔组织病伴发的PM或DM、包涵体肌炎和其他肌炎，如嗜酸粒细胞性肌炎（见于嗜酸粒细胞增高综合征）、局灶结节性肌炎等（见于结节病等）。

目前临床以原发性多发性肌炎、原发性皮肌炎最

为多见，本组肌炎的发病率是每年0.5～8.4/百万人，男女发病率比为1∶3。发病年龄有两个高峰，10～14岁，45～50岁，PM的发病率大约是DM的两倍。

【局部解剖】

本病全身均可发病，无局部解剖。

【临床表现与病理基础】

多发性肌炎起病多隐袭，肌无力是主要症状，受累肌群包括四肢近端肌肉、颈部屈肌、脊柱旁肌肉、咽部肌肉等，面肌受累罕见，晚期可出现肌萎缩。爆发型表现为横纹肌溶解，出现肌红蛋白尿，肾衰竭。内脏系统亦可受累，全身表现为发热、关节痛、体重减轻、雷诺现象等。

皮肌炎除肌炎表现外，可出现多样性皮疹，如发生在掌指关节及近端指肩关节背面则称Gottron斑丘疹，颇具特征性。另外上眼睑可有特殊淡紫色肿胀，称为向阳性皮疹，也是本病的一特征。

恶性肿瘤相关DM或PM可先于癌肿1～2年出现，或同时或后于肿瘤出现。儿童DM或PM特点是：多伴发血管炎，起病急骤较成年人多见，后期多发生皮下和肌钙化、肌挛缩。

其他结缔组织病伴发PM或DM，如系统性红斑狼疮、系统性硬皮症、干燥综合征、类风湿关节炎、血管炎等常并发肌病或肌炎，一般症状不重。包涵体肌炎老年男性较多见，可有不典型临床表现，如不对称性、远端肌无力。无肌病性皮肌炎在临床及活组织检查时证实有DM皮肤改变，但临床及实验室检查无肌炎证据，可能是疾病早期，或是亚临床类型。

病理表现为肌肉周围微血管损伤，IgG、IgM沉着于血管壁，提示自身免疫在疾病进展中发挥作用。

【影像学表现】

MR表现：压脂序列可以较好显示弥漫性或局灶性骨骼肌水肿信号，而T1WI所示的脂肪浸润常出现在病程较长的特发性炎性肌病患者中。

CT表现：特发性皮肌炎累及肺部时，CT可观察到典型的肺部影像学表现，HRCT表现为磨玻璃样改变，小叶间隔增厚和胸膜反应。

【首选检查】

首选检查方法为MRI。

【检查方法分析比较】

MRI具有良好的组织对比度，可以清楚显示骨骼肌受累情况。

六、系统性硬化病

【概述】

本病临床上以局限性或弥漫性皮肤增厚和纤维化为特征，本病女性多见。系统性硬化病（systemic sclerosis，SSc）也称为硬皮病，是一种以局限性或弥漫性皮

肤增厚和纤维化为特征的全身性自身免疫病。病变特点为皮肤纤维增生及血管洋葱皮样改变,最终导致皮肤硬化、血管缺血。本病以女性多见,发病率约为男性的 4 倍,儿童相对少见。除皮肤受累外,它也可影响内脏(心、肺和消化道等器官),作为一种自身免疫病,往往伴抗核抗体、抗着丝点抗体、抗 Scl-70 等自身抗体。

【局部解剖】

本病全身均可发病,无局部解剖。

【临床表现与病理基础】

早期症状:系统性硬化症最多见的初期表现是雷诺现象和肢端、面部肿胀,并有手指皮肤逐渐增厚。几乎所有病例皮肤硬化都从手开始,手指、手背发亮、紧绷,手指褶皱消失,汗毛稀疏,继而面部和颈部受累。临床上皮肤病变可分为水肿期、硬化期和萎缩期,水肿期皮肤呈非可凹性肿胀,触之有坚韧感;硬化期皮肤呈蜡样光泽,紧贴于皮下组织,不易捏起;萎缩期浅表真皮变薄变脆,表皮松弛。由于皮肤增厚且与其下关节紧贴,致使关节挛缩和功能受限,出现关节炎症,或有侵蚀性关节病变。由于长期慢性指(趾)缺血,可发生指(趾)端骨溶解。消化道受累为硬皮病最常见的内脏损害。牙周间隙增宽,牙龈萎缩,牙齿脱落。糜烂性食管炎、出血、食管下部狭窄。腹痛、腹泻、便秘、腹胀和呕

吐,体重下降和营养不良,偶可出现假性肠梗阻。在硬皮病中肺脏受累普遍存在,常见的症状为运动时气短、活动耐受量减退和干咳。肺间质纤维化和肺动脉血管病变可同时存在,但往往是其中一种占主导地位。病理检查 80% 病人有片状心肌纤维化,临床表现为气短、胸闷、心悸、水肿。硬皮病的肾脏病变以叶间动脉、弓形动脉及小动脉最为显著,其中最主要的是小叶间动脉。

通过免疫细胞、血小板、内皮细胞及成纤维细胞产生的细胞因子、生长因子及其他介质组成的网络系统共同作用,使受累组织广泛的血管病变、胶原增殖、纤维化是本病的病理特点。

【影像学表现】

超声表现:心脏损害可呈肺动脉高压表现,肺动脉明显增宽,肺动脉血流流速增高、三尖瓣可见反流,可伴心包积液,还可合并为肾脏及肝脏损害,肝脏损伤表现为胆汁性肝硬化,呈现肝脏体积缩小,实质光点回声增粗,脾大,胆囊壁水肿及腹水。(图 8-4-7)。

X 线表现:散在性或局灶性纤维化,表现为非常细小的斑点状和条带状阴影与正常肺纹理鉴别困难;两肺中下野纤维化,胸片显示双侧肺纹理性网状和线性结构状影间质纤维化粗糙的网织阴影并出现细小的结节(图 8-4-8)。

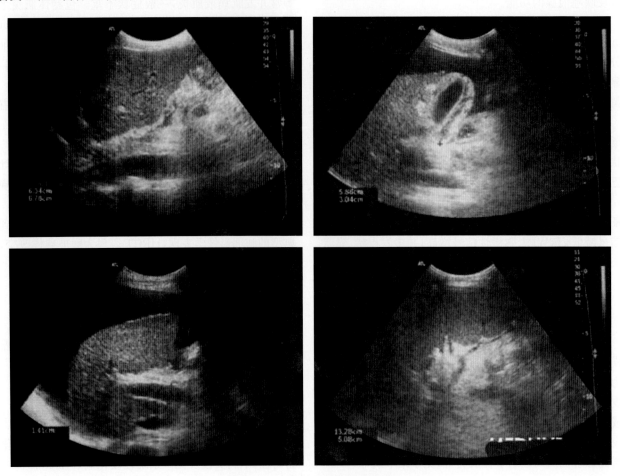

图 8-4-7　系统性硬化病超声表现

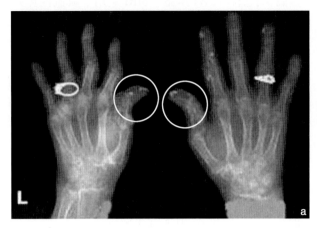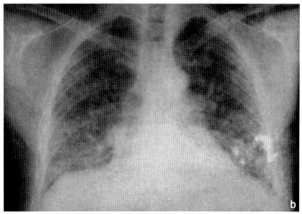

图 8-4-8 系统性硬化病 X 线影像表现
a. 圆圈所示硬皮病累及手指皮肤关节典型表现；b. 肺组织纤维化

CT 表现：磨玻璃样变表现为肺实质内不规则片絮状高密度影并不掩盖肺纹理可为弥漫性或散在性，也可呈结节状；垂直于胸膜的间隔线增厚多由小叶间隔增厚增多，小叶变形引起；平行于胸膜的胸膜下弧形线，厚几厘米或更少的薄的弧形线，这种改变不因体位改变而变化；肺内大带状、线状影，表现为肺实质内条带状高密度走行无规律，缺乏逐级分支逐渐变细的特点；蜂窝状影表现为肺外围、胸膜下为主的大小为 6～10mm 的囊状影，它来自纤维化并伴有肺的纤维化。

【首选检查】

首选检查为 X 线平片，检查方法：胸部 X 线正位片检查。

【检查方法分析比较】

X 线平片：主要表现为下肺部纤维化，无原发性疾病而双下肺出现网状条索，结节，密度增加，也可呈弥漫斑点状或蜂窝状。系统性硬化患者，如果出现雷诺现象和皮肤表现，加 X 线胸片检查能够提供准确的诊断信息，X 线平片是首选影像检查手段。

CT 检查：不张和胸腔积液为特征；硬皮病的肺间质纤维化发展至晚期可出现蜂窝肺，但皮肤的改变以及食管纤维化狭窄等表现可协助确定肺部病变的性质。

第五节 骨缺血性疾病

骨软骨缺血性坏死又称骨软骨炎，以骨骺或干骺部骨软骨局部缺血坏死为特征，一般认为本病系骨骺血管营养障碍，导致软骨下松质骨缺血而发生骨坏死。

一、腕月骨缺血坏死

【概述】

又称月骨骨软化症，好发于 20～30 岁的青年人。

关于月骨坏死的原因，各种报道不一，但普遍认为与慢性损伤、骨折有关，分析为损伤导致月骨滋养动脉闭锁，发生月骨缺血改变，进一步发展出现月骨缺血坏死。另有观点认为，本病与尺骨末端较桡骨相对过短，桡骨作用于月骨的应力增加有关，长期的应力作用，导致月骨劳损，滋养动脉损伤，出现无菌性坏死。

【局部解剖】

局部解剖见图 8-2-7。

【临床表现与病理基础】

多见于 20～30 岁的手工操作者，男性为女性的 3～4 倍，右手多于左手。临床多见于手部外伤后，腕部疼痛、无力，经数日或数周后好转，但数月后症状又复发，且较前为重，出现腕部持续性剧痛，活动障碍，局部压痛和肿胀。

病理可见囊性改变，其中充满纤维组织和死骨碎屑，关节面多退化并为关节软骨所代替，重建后的月骨变窄，外形不规则。

【影像学表现】

X 线表现：早期无明显 X 线表现，仅表现为腕部疼痛；当病情进一步加重，X 线表现为月骨密度增高，骨小梁有不规则变化，但月骨形态正常；当腕部肿痛，且疼痛向前臂放射，则 X 线表现为月骨骨密度明显不均（图 8-5-1）。

CT 表现：病变较轻者表现为月骨局限性骨质疏松，形态正常，中央骨质密轻度增高，骨小梁结构未被破坏，关节软骨下可见囊状低密度灶，边界清晰无硬化缘。病变程度较重者可见月骨变形，有囊变和硬化区，可能合并病理性骨折（图 8-5-2）。

MR 表现：Ⅰ期：T1WI 为低信号，T2WI 为等信号或稍高信号；Ⅱ期：月骨硬化 T1WI 低信号，T2WI 高信号；Ⅲ期：月骨塌陷；Ⅳ期：月骨和其他腕骨的退行性变，坏死灶呈弥漫性 T1WI、T2WI 低信号。T2WI 月骨信号正常或增高反映病变早期或预后较好(图 8-5-3)。

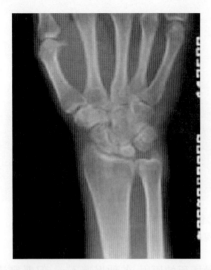

图 8-5-1　腕月骨缺血性坏死 X 线影像表现

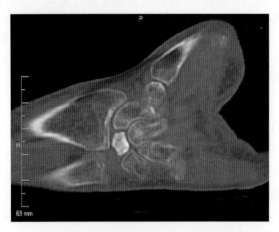

图 8-5-2　腕月骨缺血性坏死 CT 影像表现

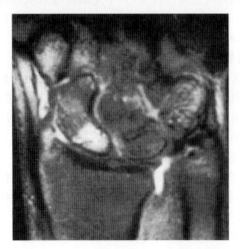

图 8-5-3　腕月骨缺血性坏死 MR 影像表现

【首选检查】

首选检查为 MR 检查:方法为腕关节的 MRI 扫描,扫描序列为轴位 T1WI、T2WI 压脂,冠状位 T2WI 压脂,矢状位 T2WI 压脂。MRI 应用于缺血性坏死的诊断、使早期诊断率大大提高。条件不允许的地方也可行腕关节的 CT 扫描。

【检查方法分析比较】

ECT 检查:骨扫描对各期的诊断均是一种有效的诊断方法。尤其在 I 期 X 线诊断不明确时,可表现出月骨区出现核浓聚现象,这种高敏感性对于诊断早期月骨无菌性坏死具有重要意义。但同位素扫描缺乏诊断的特异性,在腕关节滑膜炎、骨折、尺骨腕骨撞击综合征及三角纤维软骨损伤时均可出现核浓聚现象。

X 线平片:以 PA 位为标准,应两侧对比,观察月骨的密度、形状、位置、有无骨小梁断裂、骨折、碎裂及关节面的硬化等,早期片往往缺乏典型的征象。

CT 检查:因具有高密度的明辨率,在病变的显示方面具有较多的优势,尤其是对星芒状骨小梁结构的异常变化来判断早期坏死病灶优于 X 线平片,而且对关节面的塌陷及病灶大小、位置、边界方面也明显优于 X 线平片检查,但也缺乏特异性。

MR 检查:具有多方位成像和较高软组织对比度,能清晰显示病变部位的范围、骨髓水肿、关节腔积液和周围软组织的变化等优点,在显示病变的解剖形态变化的同时,还能提供有关的病理及生化方面的信息,尤其对骨髓病变的显示更具优势,因为正常骨髓脂肪产生高信号强度,缺血坏死导致骨髓脂肪死亡,使正常的骨髓脂肪减少,降低了骨髓信号。能及时发现 X 线平片和 CT 呈阴性的病例,但是其花费是比较昂贵的。由于核磁共振成像对腕骨的缺血性改变敏感性强,表现在 T1WI 和 T2WI 像上均为低信号区,对于月骨无菌性坏死的早期诊断具有重要意义,同时对于判断治疗效果和病程的转归亦有不可取代的作用,所以作为此病的首选检查。

二、足舟骨缺血坏死

【概述】

又称足舟骨骨软骨病,足舟骨无菌性坏死病(Kohler 病),是指生长发育中的足舟骨硬化、扁平和碎裂,常累及 4～8 岁的儿童,男孩多于女孩。足舟骨是足骨中最后骨化的跗骨,是足纵弓上的拱心石,受到的应力很大,易发生缺血坏死。主要表现为疼痛,患者常诉足背疼痛,负重后加重,晚上亦痛,逐渐出现跛行,在舟骨上方有轻度肿胀及压痛,压迫足纵弓时亦痛。

【局部解剖】

局部解剖见图 8-2-16。

【临床表现与病理基础】

多为外伤后,脚背和脚内侧缘疼痛,行走负重时疼痛加剧,脚背有压痛和轻微肿胀,脚的活动受到限制。

主要病理改变为:骨组织疏松呈囊性变,骨细胞核脱失,软骨细胞变性坏死,中晚期骨组织坏死伴有塌陷。骨组织疏松呈囊性变,骨细胞核脱失。软骨细胞变性坏死。

【影像学表现】

X线表现:幼儿期发病者,早期征象为骨骺碎裂,周围骨质疏松。较大儿童发病者,舟骨已发育完好,最先表现为骨密度不均匀性增高,外形无改变。随后舟骨变小、变扁,呈盘状,厚度仅为正常1/4到1/2,边缘不整,并可见到裂隙或节裂现象,相邻诸关节间隙正常或增宽。在发病数月内,足舟骨呈进行性破坏,并逐渐出现局部修复,2~3年后可逐渐恢复正常,有时在足舟骨背侧可存留不规则隆起。

CT表现:可见足舟骨骨骺外形增粗,密度增高,或伴有小的软组织密度区,随病情发展可出现骨骺变扁,骨密度增高并伴有斑点、类圆形软组织密度区(图8-5-4)。

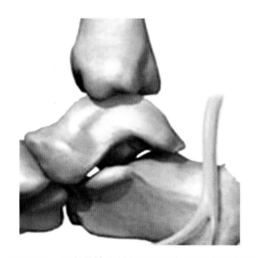

图8-5-4　足舟骨缺血性坏死CT表面重建示意图

MR表现:T1WI上信号缺失,T2WI上信号强度增高。

【首选检查】

MR检查为首选检查方法。检查方法为足部的MRI扫描,扫描序列为冠状位T1WI,轴位T2WI压脂,冠状位T2WI压脂,矢状位T2WI压脂。条件不允许的地方也可行足部的CT扫描。

【检查方法分析比较】

ECT检查:骨扫描对各期的诊断均是一种有效的诊断方法。尤其在Ⅰ期X线诊断不明确时,可表现出足舟骨区出现棱浓聚现象。这种高敏感性对于诊断早期月骨无菌性坏死具有重要意义。但同位素扫描缺乏诊断的特异性。滑膜炎、骨折、均可出现核浓聚现象。

X线平片:Kohler病在早期无特异性,与骨骺发育延迟常难以区分,随病变进展,X线下可发现,足舟骨出现硬化、碎裂、变扁,侧位像见足内侧纵弓塌陷变形,正位像见前足旋后与舟骨重叠。晚期足舟骨呈楔形改变,X线片表现疾病已痊愈需3个月到数年不等。

CT检查:虽然可以较X线更早发现骨骺外形增粗,密度增高或伴有小的不规则的软组织密度区;随病变进展还可进一步发现骨骺变扁。舟骨周围关节增宽,骨密度增高并伴有斑点状、类圆形软组织密度区,但常需要MR或骨扫描的进一步鉴别。

MR检查:具有多方位成像和较高软组织对比度,能清晰显示病变部位的范围、骨髓水肿、关节腔积液和周围软组织的变化等优点,在显示病变的解剖形态变化的同时,还能提供有关的病理及生化方面的信息,尤其对骨髓病变的显示更具优势,因为正常骨髓脂肪产生高信号强度,缺血坏死导致骨髓脂肪死亡,使正常的骨髓脂肪减少,降低了骨髓信号。在T1WI上信号缺失,而T2WI上信号强度增高。磁共振有无创,诊断准确,无辐射等特点,作为此病的首选检查。

第六节　代谢性骨病

一、维生素D缺乏症-佝偻病

【概述】

维生素D缺乏症-佝偻病,又叫骨软化症即骨矿化不足,为新形成的骨基质钙化障碍,是以维生素D缺乏导致钙、磷代谢紊乱和临床以骨骼的钙化障碍为主要特征的疾病,维生素D不足导致的佝偻病,是一种慢性营养缺乏病,发病缓慢,影响生长发育。多发生于3个月~2岁的小儿。致病的原因可为饮食中维生素D的缺乏、日光照射不足,或婴儿本身对维生素D需求的增加。还有一些如慢性呼吸道感染和肠道疾病等,也可妨碍维生素D的吸收,引起长期佝偻病。本病以生长最快的干骺端为最显著,如腕、踝、膝和肋骨前端等处。主要改变为生长中的软骨和新生的类骨钙化不足,这是维生素D和钙盐不足的直接后果。

【局部解剖】

骨发生于中胚层的间充质,从胚胎第8周开始,间充质或先分布成膜状,以后在膜的基础上骨化,称膜化骨;或先发育成软骨,以后再骨化,称软骨化骨。故成骨过程有两种:

膜化骨:此种成骨方式见于一些扁骨,如颅骨等。在间充质膜内有些细胞分化为成骨细胞,产生骨胶原纤维和基质,基质中逐渐沉积钙,构成骨质。开始化骨的部位,称骨化点(中心),由此向外作放射状增生,形成海绵状骨质。新生骨质周围的间充质膜即成为骨膜。骨膜下的成骨细胞不断产生新骨使骨不断加厚;

骨化点边缘不断产生新骨质,使骨不断加宽。同时,破骨细胞将已形成的骨质按计划进行破坏与吸收,成骨细胞再将其改造和重建,如此不断进行,最终塑造成体骨的形态,如颅盖骨和面颅骨等。

软骨化骨:长、短骨和一些不规则骨以此种方式化骨。以长骨为例,间充质内先形成软骨雏形,软骨外周的间充质形成软骨膜,膜下的一些细胞分化为成骨细胞。围绕软骨体中部产生的骨质,称骨领。骨领处原来的软骨膜即成为骨膜。骨领生成的同时,有血管侵入软骨体中央,间充质跟随进入,形成红骨髓。进入的间充质细胞分化为成骨细胞与破骨细胞,开始造骨,此处即称原发骨化点(初级骨化中心)。中心被破骨细胞破坏而形成的腔,即骨髓腔。胎儿出生前后,长骨骺处出现继发骨化点(次级骨化中心),在骺部开始造骨。骨膜、原发骨化点和继发骨化点不断造骨,分别形成骨干与骺,二者之间有骺软骨。继之,外周的骨膜不断造骨的结果,使骨干不断加粗;骨髓腔内不断地造骨、破骨与重建则使骨髓腔逐渐扩大;骺软骨的不断增长和骨化促使骨不断加长。近成年时,骺软骨停止增长,全部骨化,骨干与骺之间遗留一骺线(在X射线下不显影,呈空节)。骺形成关节面部分的软骨保留下来成为关节软骨,终身不骨化。全身各骨骨化点的出现及干骺愈合均发生在发育的特定时间。

【临床表现与病理基础】

精神症状:易激惹、易哭、睡眠不安、夜惊、多汗、枕秃,严重时语言、动作发育迟缓、夜惊多汗。肌肉松弛:关节松弛,坐、站、走迟缓、腹肌松弛。骨骼改变:生长发育快的部分明显、骨化障碍、颅骨软化:乒乓头(3～6月)、萌牙延迟或倒序、前囟迟闭。骨样组织堆积如:手镯征、脚镯征、肋骨串珠、方颅。肌肉牵拉:赫氏沟、肋缘外翻、鸡胸、漏斗胸、猫背、脊柱侧弯、"O"或"X"形腿。

维生素D缺乏性佝偻病可以看成是机体为维持血钙水平而对骨骼造成的损害,主要病理改变是骨样组织增生、骨基质钙化不良等骨骼变化。由于骨基质不能正常矿化,成骨细胞代偿增生,碱性磷酸酶分泌增加,骨样组织堆积于干骺端,骺端增厚,向两侧膨出形成"串珠""手足镯"。骨膜下骨矿化不全,成骨异常,骨皮质被骨样组织替代,骨膜增厚、骨皮质变薄、骨质疏松;负重出现弯曲;颅骨骨化障碍而颅骨软化,颅骨骨样组织堆积出现"方颅"临床即出现一系列佝偻病症状和血生化改变。佝偻病患者骨切片显示骨小梁稀疏、变薄。周围以许多未钙化的类骨质和骨吸收增加导致的囊腔。

【影像学表现】

X线表现:佝偻病主要表现有骺板先期钙化带不规则变薄、模糊或消失;骺板增厚膨出,致干骺端宽大、展开中央部凹陷呈杯口状,干骺端骨小梁稀疏、粗糙紊乱,呈毛刷状影,自干骺端向骨骺方向延伸,骨骺骨化中心出现延迟,边缘模糊,密度低且不规则;骨骺与干骺端间距加大,全身骨骼密度减低,皮质变薄,骨小梁模糊,并有病理性骨折,承重长骨弯曲畸形,如膝内翻或膝外翻等,胸部常有鸡胸,肋骨前端与肋软骨交界处膨大如串珠状,称串珠肋;头颅呈方形,囟门闭合延迟(图8-6-1)。

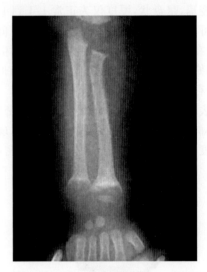

图8-6-1　维生素D缺乏症-佝偻病X线影像表现

CT表现:与X线平片表现相似。

MR表现:应用研究较少。

【首选检查】

首选检查为X线摄影,检查方法为双侧腕、踝、膝等关节的正侧位片或肋骨片。

【检查方法分析比较】

超声检查:正常时干骺端横切面为一弧形强光带,后方回声衰减,纵切面为光滑的强回声带,与骨干强回声近似直角,干骺端领则表现为与干骺端强回声带相垂直的短线状强回声。干骺软骨生长板为均匀的斑点状低回声与骨骺回声相同,其周边的线状软骨膜回声使其与周围的软组织分界清晰。继发骨化中心出现后,于干骺端软骨生长板下方中央处可见一斑片状中等强回声或弧形强光带,后方回声衰减,为继发骨化中心的声像图表现。

X线平片:最早的改变为骨骺板的预备钙化带不规则,模糊和变薄。由于中间带曲折变形,干骺端有一定程度的凹陷。但有些部位如尺骨远端正常者也会轻度凹陷,应注意与之鉴别。随着病变进展,预备钙化带消失,干骺端宽大,其中心部凹陷显著,呈杯口状,骨小梁稀疏,有刷毛状密度增高影像,自干骺端向骨骺方向延伸。骨骺出现迟缓,边缘模糊,这与坏血病中的环形骨骺形成鲜明对比。骨骺板的软骨不断增生但不能化骨,导致骨骺与干骺端的距离增大。干骺端两侧可出现骨刺,这是骨皮质向干骺端方向延伸的结果。此外于干骺端尚可出现散在钙斑,除周身骨骺显示骨密度减低,皮质变薄和骨小梁粗糙外,长骨骨干可因骨膜下形成的钙化不全的类骨而变粗且边缘模糊。由于软骨的增生肋骨前端可膨大。重症者常发生青枝骨折,但假性骨折很少看到。四肢畸形多见于下肢,常呈"O"型腿或"X"型腿畸形。股骨头骨骺滑脱,引起髋内翻。恢复期预备钙化带最先出现并逐渐加厚,干骺端边缘清楚而规则,骨骺相继出现,但严重的畸形多不能恢复。X线检查对病变恢复的观察非常必要。由于X线平片对佝偻病有特征性表现,检查方便,廉价等优点,所以作为此病的首选检查。

CT检查:虽然在骨骼局部的病变显示有优势,但是整体关系不如X线直观。

二、痛　风

【概述】

痛风由单钠尿酸盐(MSU)沉积所致的晶体相关性关节病,与嘌呤代谢紊乱和(或)尿酸排泄减少所致的高尿酸血症直接相关,特指急性特征性关节炎和慢性痛风石疾病,主要包括急性发作性关节炎、痛风石形成、痛风石性慢性关节炎、尿酸盐肾病和尿酸性尿路结石,重者可出现关节残疾和肾功能不全。痛风常伴腹型肥胖、高脂血症、高血压、2型糖尿病及心血管病等表现。多见于中年男性,女性仅占5%,主要是绝经后女性,痛风发生有年轻化趋势。痛风性关节炎的发病有家族倾向,遗传模式尚不清楚。

【局部解剖】

局部解剖见图8-2-7。

【临床表现与病理基础】

急性痛风性关节炎,数患者发作前无明显征兆,或仅有疲乏、全身不适和关节刺痛等。典型发作常于深夜因关节痛而惊醒,疼痛进行性加剧,在12h左右达高峰,呈撕裂样、刀割样或咬噬样,难以忍受。受累关节及周围组织红、肿、热、痛和功能受限。多于数天或2周内自行缓解。慢性痛风的临床表现为持续关节肿痛、压痛、畸形及功能障碍。慢性期症状相对缓和,但也可有急性发作。

病理表现为急性滑膜炎和关节软骨破坏。可见围绕尿酸盐结晶产生的大小不同的晶体肉芽肿(图8-6-2)。

【影像学表现】

X线表现:痛风发病5～10年内可无任何X线表现。早期仅表现为关节软组织肿胀,多始于第一跖骨关节。病情发展骨皮质出现硬化和多处波浪状凹陷和

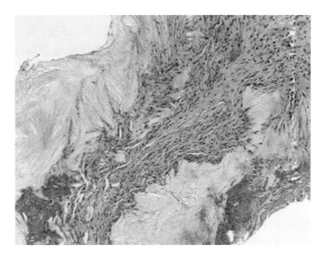

图8-6-2　痛风病理表现

小花边状骨膜,以后关节周围软组织出现结节状钙化影,并逐渐增多,邻近骨皮质不规则或分叶状侵蚀破坏,关节面不规则和穿凿状破坏,边缘锐利,周围无硬化,严重的多个破坏区相互融合,呈蜂窝状。

MR表现:痛风结节信号多种多样,主要取决于钙盐的含量,一般T1WI为低信号T2WI成均匀高信号到接近均匀的等信号,增强后几乎所有病灶均匀强化肌腱、韧带、肌肉甚至骨髓内病灶也有强化。

【首选检查】

首选检查为X线摄影,检查方法:病变部位的常规X线正侧位片。

【检查方法分析比较】

X线平片:典型表现为骨皮质出现不规则呈分叶状侵犯破坏,边缘清楚或呈线样硬化,并向下累及骨松质,其边缘像骨刺样翘起,即所谓"悬挂边缘"征;大量痛风石形成关节、骨质破坏,病灶融合、病灶内钙化,指趾骨远端因广泛压迫而出现向心性骨质吸收,呈铅笔尖样畸形;关节可出现纤维性强直,甚至骨性强直畸形,也可出现关节脱位或半脱位。X线平片与其他成像技术相比,X线平片对痛风影像表现有一定的特异性,当在X线平片上出现关节的结构变化时,通常病变关节的功能已经受到破坏,并且是不可逆的功能受损,但对慢性痛风的早期变化显示不够敏感是其最主要的特点。因此X线平片在协助痛风临床的早期诊断方面有其不可克服的局限性。但由于X线平片检查费用的经济性,目前仍是常规检测痛风性关节炎的首选影像学检查手段。在X线表现为阴性又有症状者可加做CT和MRI配合实验室检查所产生的相关特异性参数指标可进一步明确诊断。

CT检查:能清楚显示骨质缺损及痛风结节,CT的高密度分辨率可以清楚显示痛风结节和其内部细微的痛风石钙化,CT显示结构复杂部位的痛风比平片有

优势。

MR 检查:能较好显示关节旁软组织、滑膜、关节软骨及骨内受浸润的改变。MRI 对早期痛风关节周围软组织、骨髓及关节腔积液的显示良好。

第七节　骨关节发育障碍

一、软骨发育不全

【概述】

软骨发育不全又称胎儿型软骨营养障碍、软骨营养障碍性侏儒等,是一种由于软骨内骨化缺陷的先天性发育异常,主要影响长骨,临床表现为特殊类型的侏儒-短肢型侏儒,智力及体力发育良好。本病为常染色体显性遗传性疾病,有很大一部分病例为死胎或在新生儿期即死亡,多数患者的父母为正常发育,提示可能是自发性基因突变的结果。分子遗传学研究发现,系编码成纤维细胞生长因子受体的基因发生了点突变,位置在第 4 对染色体的短臂上。特点是短肢型侏儒,头颅增大,三叉戟手。

【局部解剖】

局部解剖见图 8-2-12。

【临床表现与病理基础】

短肢型侏儒,头颅增大,三叉戟手,主要是四肢短,上臂和股部最为明显,而躯干正常。病儿外貌特征是“成人的躯干,小孩的四肢”,直立时手指尖摸不到大粗隆,而正常人手指尖可达大腿的上部,正常体高的中点是在脐部,而病儿中点则在胸骨下端。头增大,面部宽,前额突出,鼻梁扁平,上齿槽突起,下颌骨突出,出牙正常,胸廓长度虽正常,但扁平,肋缘外翻,脊柱胸腰段的后突加大,腹部前突和臀部后突,形成特殊姿势。手短而宽,中指较正常者短,因而与其他指等长,中指与第四指分开呈“V”形。胫骨近端常有内翻畸形,致下肢弯曲,骨端增宽不规则,可影响关节活动,如伸肘及前臂旋转受限,步态摇摆。肌肉发育超出正常,皮肤软、松弛,形成皮纹和皮下组织堆积。一般内分泌及性功能正常,智力正常。

基本的病理改变发生在软骨化骨过程,长骨纵向生长受阻,而膜内化骨过程不受影响,故骨的粗细正常,但因长度减短而相对变粗。骨骺软骨细胞可发生及增殖,但不能进行正常的钙化与骨化,因而骨端增大。镜下见,软骨细胞不能像正常那样呈规则的柱状排列,而是分散,不规则成堆,骨化过程的多个区域,如静止区、增殖区、肥大及预备钙化区等的层次也发生紊乱,干骺端毛细血管不能有规则地进入骺进行正常的吸收,成熟的软骨细胞不能钙化,影响了骨的生长。还可以看到有广泛的软骨黏液样变性,细胞肿胀,细胞核

增大,基质呈半流体结构,病变部位的软骨骨化延迟,呈斑块状分布,而斑块间的钙化过程则比较正常。

【影像学表现】

X 线表现:主要有以下几点,颅盖大,前额突出,顶骨及枕骨亦较隆突,但颅底短小,枕大孔变小而呈漏斗型,其直径可能只有正常人的 1/2。如伴发脑积水侧脑室扩张;长骨变短,骨干厚,髓腔变小,骨骺可呈碎裂或不齐整。在膝关节部位,常见骨端呈“V”形分开,而骨骺的骨化中心正好嵌入这 V 形切迹之中。由于骨化中心靠近骨干,使关节间隙有增宽的感觉。下肢弓形,腓骨长于胫骨,上肢尺骨长于桡骨;椎体厚度减少,但脊柱全长的减少要比四肢长度的减少相对少很多。自第一腰椎至第五腰椎,椎弓间距离逐渐变小。脊髓造影可见椎管狭小,有多处椎间盘后突;骨盆狭窄,髂骨扁而圆,各个径均小,髋臼向后移,接近坐骨切迹,有髋内翻,髋臼与股骨头大小不对称。肋骨短,胸骨宽而厚。肩胛角不锐利,肩胛盂浅而小(图 8-7-1)。

MR 表现:对于判断脊髓受压程度有较明确的价值。

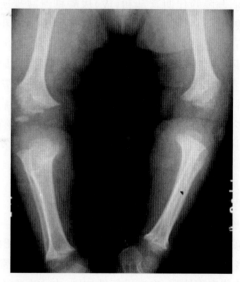

图 8-7-1　软骨发育不全 X 线影像表现

【首选检查】

首选检查为 X 线摄影,检查方法:病变部位的常规 X 线正侧位片。

【检查方法分析比较】

X 线平片:可见股骨远端生长板呈倒“V”形,干骺端增宽,骨骺外观则相对正常。下肢长骨可呈方形,骨盆宽而短,坐骨切迹小。骨盆入口形似香槟酒杯。在腰椎,由上而下,椎弓根间距逐渐减小,椎弓根增粗,椎体可发生楔形变。X 线由于有特征性表现和检查方便的特点作为软骨发育不全的首选检查,在条件允许的情况下可以加做 CT 和 MRI,来进一步明确病情,指导

治疗。对于胎儿可以选择超声检查进行产前筛查。

CT 检查:检查能够显示椎管内病变的部位和程度,为外科治疗提供指导。

MR 检查:病变部位的轴位 T1WI,轴位 T2WI 压脂,冠状位 T2WI 压脂,矢状位 T2WI 压脂,必要时可加 T2* WI。能够较好显示病变范围及病变周围异常信号,从而为确定病情及指导治疗提供帮助。

超声检查:产前监测股骨发育有一定意义。超声下可见胎儿四肢长骨极短小,回声减弱;双顶径头围增大,与孕周不符,胸腔狭窄,腹部膨隆,椎骨无骨化,呈低回声;肋骨细小,回声减低,羊水过多。

二、成骨不全

【概述】

成骨不全又称脆骨症,多见于儿童,患儿易发骨折,轻微的碰撞,也会造成严重的骨折,是一种罕见遗传性骨疾病,发病率约十万分之三,发病男女的比例大约相同。其病变不仅限于骨骼,还常常累及其他结缔组织如眼、耳、皮肤、牙齿。本病为常染色体显性或隐性遗传,其特点是骨折、蓝色巩膜和进行性耳聋。

【局部解剖】

由于本病为全身性疾病,无局部解剖。

【临床表现与病理基础】

成骨不全是一种常染色体显性遗传的结缔组织疾病,由于缺少成骨细胞,以致骨膜下成骨和骨内成骨过程发生障碍,使全身骨骼疏松性增加,易发生骨折。

病理表现为广泛的间充质缺损,使胶原纤维成熟受抑制。在软骨化骨过程中,骨骺软骨及软骨钙化区均正常,但在干骺端成骨细胞及骨样组织稀少,形成的骨小纤细稀疏,呈纵向排列,无交叉的骨小梁可见。膜内化骨过程亦受影响,骨膜增厚但骨皮质菲薄,且缺管板层状结构,哈佛氏管腔扩大,骨髓腔内有许多脂肪及纤维组织,骨较正常短,周径变细,两端膨大呈杵状。颅骨甚薄,可见有分散的不规则的钙化灶,严重者像一个膜袋,囟门延迟闭合。皮肤及巩膜等亦有病变。

【影像学表现】

X 线表现:主要为骨质的缺乏及普遍性骨质稀疏。在长骨表现为细长,骨小梁稀少,呈半透光状,皮质菲薄如铅笔画。髓腔相对变大,严重时有囊性变。骨两端膨大呈杵状,可见有多处陈旧性或新鲜骨折。有的已经畸形连接,骨干弯曲。有一些畸形是因肌肉附着处牵拉所致,如髋内翻、股骨及胫骨呈弓形。某些病人在骨折后会形成丰富的球状骨痂,其数量之多,范围之广,使人会误诊其为骨肉瘤。另有一些病人的骨皮

质较厚,称"厚骨型"(图 8-7-2)。颅骨钙化延迟,骨板变薄,双颞骨隆起,前囟宽大,岩骨相对致密,颅底扁平。乳齿钙化不佳,恒齿发育尚可。椎体变薄,呈双凹形,骨小梁稀少,椎间盘呈双凸形代偿性膨大。可以有脊柱侧弯或后突畸形。肋骨从肋角处向下弯曲,常可见多处骨折。骨盆呈三角形,盆腔变小。

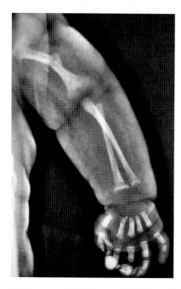

图 8-7-2 成骨不全 X 线影像表现

MR 表现:可发现齿状突突起于 Chamberlain's 线外,范围为 8～15cm,但未见到其他颅内改变,平均基底角度比正常人群的更钝,还可观察到侧脑室和第三脑室的膨胀,延髓的压缩改变或脑干成角。

CT 或 MRI 可以更好地显示解剖关系并可显示直接影响导致的颅内病变,MR 增强可显示连续的血流影像,可用来分析颅内病变。斜坡变薄并被抬高,表现为尾部向上凸起。颅盖形状的改变,内陷的齿状突可导致脑干的畸变。

【首选检查】

首选检查为 X 线摄影,检查方法为病变部位的常规 X 线正位片。

【检查方法分析比较】

X 线平片:颅骨穹窿骨化不良,颅缝增宽;四肢纤细,且弯曲变形,骨小梁显示不清,骨密度极低,皮质薄;椎体骨密度降低,椎体上下缘呈凹陷样改变等特异性 X 线表现对于先天性成和晚发性成骨不全都能很好地诊断。X 线有良好的特异性和整体观,方便廉价,是此病的首选检查。

CT 检查:对局部的由于缺少成骨细胞,以致骨膜下成骨和骨内成骨过程发生障碍,使全身骨骼疏松表现比 X 线敏感,但整体全局观不及 X 线。先天性成骨不全偶有骨痂增生表现,这种骨痂增生极易与骨肉瘤混淆,CT 有助于鉴别。

三、石骨症

【概述】

石骨症是一种罕见的骨质硬化症。本病多见于儿童,特征为钙化的软骨持久存在,引起广泛的骨质硬化,重者使髓腔封闭,造成严重贫血。本病常为家族性,绝大多数病例为隐性遗传。它由于正常破骨吸收活动减弱,钙化的软骨及骨养组织部能被正常骨组织所代替而发生蓄积,使骨质明显硬化且变脆。常在轻微外伤后发生骨折,可有贫血、牙齿发育不良,视觉和听觉缺陷。发育迟缓,身材矮小,贫血较重,白细胞和血小板减少,肝、脾和淋巴结肿大。

【局部解剖】

局部解剖见图 8-2-12。

【临床表现与病理基础】

本症具有自发性骨干骨折及贫血,肝、脾和全身性淋巴结肿大、发育迟缓、身材矮小、贫血及颅神经受压而产生的视力减退、失明、重听和耳聋,甚至颅内高压表现。

病理表现为大量钙化的软骨基质的存在,使髓腔明显缩小,甚至闭塞,骨皮质和松质硬化,二者之间不能分辨。骨皮质增生,骨松质致密,使骨质明显硬化且变脆。

【影像学表现】

X 线表现:广泛均匀,骨密度增高硬化,骨小梁变粗、模糊,皮质增厚,髓腔狭窄,甚至消失。骨密度增高有明显的均匀对称性,以四肢、肋骨和骨盆较明显;骨中骨:主要见于掌指、跖趾关节及肋骨等,骨中骨表现为边界比较明显的致密骨岛;夹心椎又名夹心蛋糕征,其形成是由于椎体上下软骨板富含血管,在钙吸收不足的情况,该部类骨质沉积过多。类骨质对破骨细胞具有明显的抑制作用,而椎体中部缺乏这种类骨质,故而被破骨细胞侵蚀,形成椎上下高密度而中间低密度,形如三明治样;髂骨翼年轮样改变。射线可透过带是较正常骨区域,而致密带存在大量不起作用的破骨细胞;颅骨穹窿颅底均增厚硬化,以颅底骨质增生最明显(图 8-7-3)。

【首选检查】

首选检查为 X 线摄影,检查方法:病变部位的常规 X 线正侧位片。

【检查方法分析比较】

X 线平片:为全身普遍性、对称性质密度增高、骨皮质致密增厚、髓腔变窄或消失。颅骨板增厚,板障层消失,尤以颅底部骨密度最高呈"面具样"改变。肋骨、肩胛骨、锁骨密度增高,肋骨远端膨大呈串珠样改变。脊椎骨呈"夹心蛋糕"状。髂骨呈同心圆状深浅相间影。长骨骨膜增厚,干骺端骨小梁模糊。呈毛刷样或杯口状改变。X 线由于有良好的特异性和整体观,方

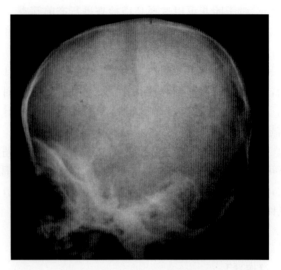

图 8-7-3　石骨症 X 线影像表现

便廉价,为石骨症的首选检查。

CT 检查:头部 CT 扫描,其中可能会出现脑积水、硬膜下积液,缺氧缺血性脑病伴蛛网膜下腔出血、侧脑室及左顶叶脑实质出血。

四、烛泪样骨病

【概述】

本病是一种骨硬化病,以单侧肢体骨表面一侧骨质增生为特征。2～20 岁的患者多见,无性别差异。病因不明,此症是骨膜下毛细血管扩张,进而引起骨膜发育异常。骨轮廓凸凹不平,骨内膜和骨外膜呈不规则增生硬化,成骨细胞活动增加而形成新骨。

【局部解剖】

局部解剖见图 8-2-12。

【临床表现与病理基础】

在发病的早期一般无明显症状,随着疾病的发展可以有:疼痛、关节僵硬、节段性或完全性四肢不对称、肌肉消瘦、皮肤的症状(有神经受压现象,可有感觉障碍,压迫血管引起软组织水肿,皮肤发紧,发亮或红斑表现)。

病理表现主要为骨内外膜增生,呈不规则硬化,骨干上新生骨堆积,可致轮廓变形,病变部位的造骨细胞活动增加及破骨细胞运动减少,故出现新骨形成。镜下可见病骨的哈氏管扭曲、变形,骨板层排列密集紊乱,骨小梁和骨髓腔可被纤维组织所代替。

【影像学表现】

X 线表现:管状骨主要表现为骨皮质不规则增生硬化,其表面光滑,形态如波纹起伏,似蜡油流注样。不规则扁骨、骨骺、腕骨和跗骨病变多表现为骨板周围或骨髓内不规则硬化斑。

【首选检查】

首选检查为 X 线摄影,检查方法:病变部位的常规

X线正侧位片。

【检查方法分析比较】

ECT检查：放射性核素骨扫描可通过显示放射性药物的异常摄取，确定其他部位的受累骨。

X线平片：病变发生于长骨骨干和干骺端的骨内和骨皮质外。骨内的病变为沿长骨长轴走行的不规则条索状骨硬化，边缘不规则；骨干的病变多靠近骨皮质内侧；骨外的病变为骨皮质外不规则骨硬化，表面高低不平，好似蜡烛油由上向下流注的形态。病变单侧常见，双侧少见，多沿四肢神经和大血管的走行分布。这些X线的特异性表现，为此病提供了充分的诊断依据。X线为此病的首选检查，具有简单，可靠优点，对烛泪样骨病有重要意义。

CT检查：对局部的骨硬化比X线敏感，但整体全局观不及X线。

本病的诊断主要依据X线平片检查，结合骨骼受累区域的形态、密度、病灶的选择性分布等特征性表现，X线平片即可做出确诊。MRI所有序列均显示受累区域为低信号强度。CT、MRI对本病的诊断无重要帮助。放射性核素骨扫描可通过显示放射性药物的异常摄取，确定其他部位的受累骨。

五、进行性骨干发育不良

【概述】

进行性骨干发育不良（progressive diaphysial dysplasia，PDD）又称增殖性骨膜炎、对称性硬化性厚骨症、Engelmann病或Camurati-Engelmann病，为常染色体显性遗传性骨病。本病以全身性对称性骨发育异常为特点，表现为长管骨内、外骨膜异常增生，致使骨皮质增厚，骨干增粗和髓腔变窄，骨硬化基础上，可见斑状骨密度减低区。骨骺一般正常，但亦可受累。故有人主张称PDD为进行性骨干-骨骺发育不良症。长骨受累可造成患者运动障碍和骨痛，颅骨硬化可导致听力、嗅觉减退

或丧失。本病可见于各种年龄，小儿多发。男女性发病无明显差异，有家族三代四人发病的报道。

【局部解剖】

局部解剖见图8-2-12。

【临床表现与病理基础】

身体发育差，步态不稳，呈"鸭步"，消瘦、矮小患者不能跳跃、奔跑。病变部位肿痛消退后，因骨质增生出现局部膨隆，常累及双侧骨骼或先以一侧开始继而波及对侧。由于颅底骨硬化常致颅神经孔狭窄，产生颅神经压迫症状，加上慢性颅内高压等原因，可产生听力减退（80%）、视力障碍、视盘水肿突眼、复视、面神经麻痹等，偶可引起小脑性共济失调，病情轻者可无症状。

本病一般呈进行性发展与恶化但病程进展速度不一，无自愈可能。本病变进展缓慢，主要累及四肢长骨，病损自骨干开始，顺长骨之长轴向两端发展，骨干膨大，呈梭形，骨皮质增厚，表面不平。骨内外膜下有新骨形成，与骨皮质融合后，皮质骨可呈层状结构。成骨细胞可增多，活性增强，新骨生成，骨吸收与骨重建缓慢，髓腔变小伴纤维化。

【影像学表现】

X线表现：长管骨内、外骨膜骨化而附加于原皮质表层，致使骨皮质增厚、硬化，以骨干中段显著，髓腔狭窄或完全消失，但可有斑片状密度减低区，可见骨周围软组织萎缩。受累骨骼的发生频率依次为胫骨、股骨、肱骨、尺骨、桡骨和腓骨。典型者为对称分布，通常干骺受累较轻，偶尔累及骨骺；短管骨跖骨常受累，病变较轻，其病变形态与长骨相似，皮质增厚，骨干增粗，双侧病变基本对称；颅骨、颅盖骨肥厚，主要为内、外板增厚硬化或板障狭窄、消失、颅底骨硬化、颅底神经和血管通过的孔道狭窄。个别可见脊柱椎板较致密，亦可累及肋骨、锁骨及骨盆。病变的主要表现是皮质骨增厚、硬化（图8-7-4，图8-7-5）。

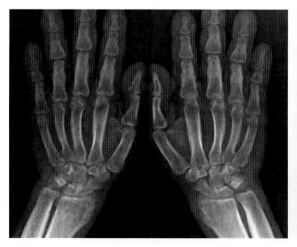
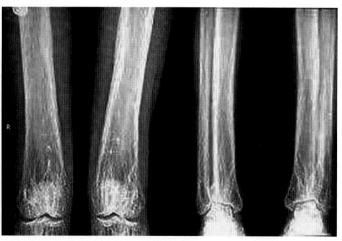

图8-7-4 进行性骨干发育不良X线影像表现

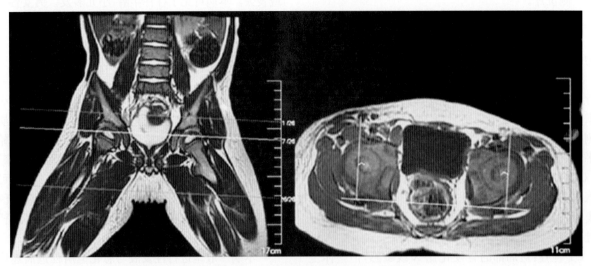

图 8-7-5　进行性骨干发育不良 MR 影像表现

【首选检查】

首选检查为 X 线摄影，检查方法：病变部位的常规 X 线正侧位片。

【检查方法分析比较】

X 线检查：婴幼儿四肢各长骨骨干的骨皮质不均匀增厚，骨干变粗，髓腔变窄，骨骺不受累。儿童生长期，病变进展较快。至成年，骨皮质明显增厚变均匀，并向两侧干骺端扩展，但不累及骨端。少数病例增厚的皮质松变，类似畸形性骨炎，但程度较轻，无骨的弯曲变形。颅骨穹窿和颅底骨常受累，致使颅骨穹窿增厚。侵犯下颌骨。肋骨，掌趾骨，脊柱和髂骨者罕见。成年后，病变趋于稳定，进行缓慢。X 线为此病的首选检查，可以明确诊断。

CT 检查：对局部的骨皮质增厚比 X 线敏感，但整体全局观不及 X 线。

六、特发性骨质溶解

【概述】

特发性骨质溶解症又称鬼怪骨、消失骨、骨消失综合征及 Gotham 氏综合征，是以单纯骨组织溶解、破坏而无生骨能力的一组综合征。男多于女，30 岁以下病人，尤以儿童和青年多见。骨质溶解可发生于任何骨骼，多为单发，亦可为多发，后者易侵犯关节并累及邻骨，其一般特点是临床症状较骨质溶解相对较轻，早期通常不为患者重视。

【局部解剖】

手骨：包括腕骨、掌骨和指骨。腕骨：由 8 块短骨组成，分为远近两列，近侧列由桡侧向尺侧依次为：手舟骨、月骨、三角骨和豌豆骨。远侧列为大多角骨、小多角骨、头状骨和钩骨。各腕骨均以相邻的关节面构成腕骨间关节。近侧列的手舟骨、月骨、三角骨共同形成桡腕关节的关节头，与桡骨下端的关节面相关节；掌骨：共 5 块，由桡侧向尺侧依次为第 1~5 掌骨。掌骨属于长骨，近侧端称掌骨底，邻腕骨，远侧端称掌骨头，与指骨相关节。握拳时，掌骨头显露于皮下；指骨：共 14 块，拇指为二节，2~5 指为三节，由近侧向远侧依次为近节指骨、中节指骨和远节指骨。指骨的近侧端为底，中部为体，远侧端为滑车。远节指骨远侧端无滑车，其掌面有粗糙隆起，称远节指骨粗隆（甲粗隆）。

【临床表现与病理基础】

男性多于女性。患病肢体指短缩、轻度或无明显疼痛，感觉减退或消失、无力、活动受限就诊、周围软组织有松弛堆积感，明显压痛，本病仅累及双手或双足，或同时累及双手和双足，以指（趾）端骨质溶解缺如为特征，发病缓慢，病史长。病骨大量吸收，被增生的血管组织和纤维组织代替，呈血管瘤样表现（图 8-7-6）。

【影像学表现】

X 线片可见管状骨病变残端呈"笔尖"状，扁骨病

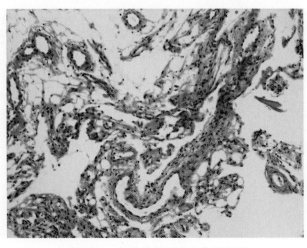

图 8-7-6　特发性骨质溶解病理表现

变均表现为"骨缺损"或"骨消失"(图8-7-7、图8-7-8)。

CT可见扁骨缺损边缘呈"尖角"状(图8-7-8)。

MRI示正常骨髓信号消失,T1WI病灶呈与肌肉信号相近的低信号;T2WI呈明显高信号。

【首选检查】

首选检查为X线摄影,检查方法:病变部位的常规X线正侧位片。

【检查方法分析比较】

X线平片:表现为斜形骨质溶解,呈"笔尖状",或横形骨质溶解,使指(趾)远端呈"平截状"或"杯口状"。本症的X线特征是大量骨质吸收消失而无骨膜反应,无骨质增生、硬化,软组织无肿胀,无肿瘤骨,借此可与其他溶骨性病变鉴别。普通X线平片就可以明确诊断为此病,是特发性骨质溶解的首选检查。

CT检查:可见发病部位广泛的溶骨性破坏的同时,无骨质增生,硬化,软组织肿胀。

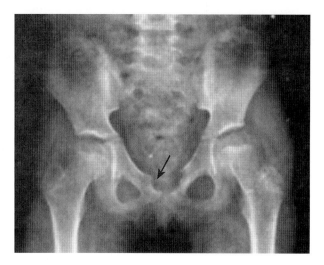

图8-7-7　特发性骨质溶解X线影像表现
病灶如箭头所示

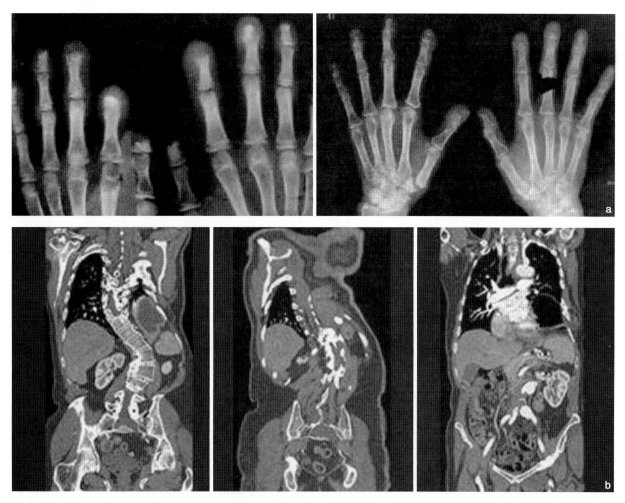

图8-7-8　特发性骨质溶解影像表现
a.特发性骨质溶解累及手指关节X线影像表现;b.特发性骨质溶解累及全身骨质CT影像表现

第八节　骨肿瘤、肿瘤样病变与软组织肿瘤

一、骨　瘤

【概述】

骨瘤多数是在儿童期生长,无明显性别差异,发育成熟后即生长缓慢,或不再生长。骨瘤为发生于膜内化骨部位的良性肿瘤,以头面部多见,少数发生于四肢称为骨旁骨瘤,偶尔发生于软组织骨瘤,多发性骨瘤合并肠道息肉称为 Gardner 氏综合征。按其密度分为致密型、松质型、混合型三种。

【局部解剖】

颅位于脊柱上方,由 23 块颅骨围成(中耳的 3 对听小骨未计入),颅骨多为扁骨或不规则骨。除下颌骨和舌骨以外,其他的颅骨借缝或软骨牢固连结。颅分为上部的脑颅和下部的面颅,二者以眶上缘和外耳门上缘的连线为其分界线。脑颅由 8 块脑颅骨围成,其中不成对的有额骨、筛骨、蝶骨和枕骨,成对的有颞骨和顶骨,它们构成颅腔。颅腔的顶是穹隆形的颅盖,由额骨、顶骨和枕骨构成。颅腔的底由中部的蝶骨、后方的枕骨、两侧的颞骨、前方的额骨和筛骨构成。筛骨只有一小部分参与脑颅,其余构成面颅(图 8-8-1)。

【临床表现与病理基础】

好发于颅骨、颜面骨及下颌骨,一般无症状,病程经数年或数十年。若发生于颅骨内板可能引起颅内压增高和脑压迫症状,如头晕、头痛,甚至癫痫等;当肿瘤发生于颅骨外板时,可造成外貌畸形;若发生于下颌骨,口腔或鼻腔内常引起压迫症状。颅骨区外骨瘤有时可出现恶变,骨瘤质硬,有骨膜覆盖,基底与骨组织相连,可有宽广基底或带蒂,切面为骨组织。根据骨密度不同,分为象牙骨型(即致密骨型)及海绵骨型(即松质骨型),前者多见。镜下显示结构简单,可含有骨板和少许哈氏管,松质骨型者可有骨髓组织(图 8-8-2)。

【影像学表现】

X 线表现:肿瘤完全是骨化组织,边缘光滑,呈圆形、椭圆形或分叶状骨性肿块。一种为象牙质样高密度,另一种在肿瘤表面为致密骨,其中可见骨纹结构;另一种在肿瘤表面为致密骨,其中可见骨纹结构,较大的骨瘤如鸡卵大,少见(图 8-8-3)。

CT 表现:适用于观察发生于颅内板的骨瘤,但应与钙化的脑膜瘤相鉴别。

【首选检查】

首选检查为 X 线摄影,方法为病变部位的常规 X 线正侧位片。但对骨性外耳道、乳突内侧等隐蔽部位的较小骨瘤,CT 为首选检查。

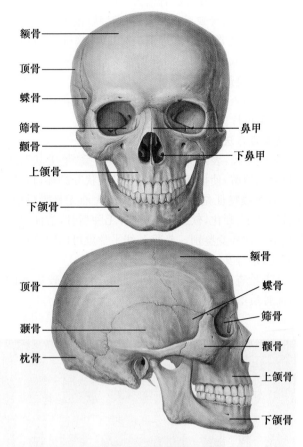

图 8-8-1　颅骨局部解剖图

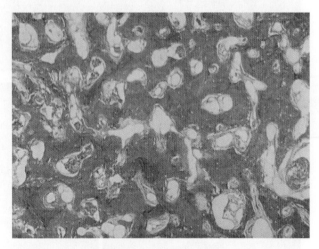

图 8-8-2　骨瘤病理表现

【检查方法分析比较】

X 线平片:颅骨部常呈一致性密度增高骨突出,外缘光滑其基底部与骨板相连。致密骨瘤显示隆起,外表光滑,骨密度均匀增加,骨质破坏与骨化程度常不一致。骨疣常带蒂,软骨部可钙化。在头颅外侧,四肢和浅表层的骨瘤,X 线为首选检查。但对骨性外耳道、乳突内侧等隐蔽部位的较小骨瘤,CT 为首选检查。

CT 检查:致密型多见,表现为半球状、分叶状、乳头

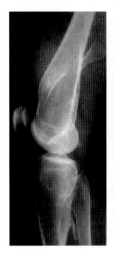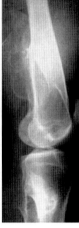

图 8-8-3　骨瘤 X 线影像表现

状或扁平状突起,边缘光滑,呈皮质样高密度,发生在颅骨时可与颅外板或皮质相连。较大者可同时累及颅内外板和板障,表现为板障内高密度影或同时有内板轻度增厚。面部骨瘤多发生在下颌骨,常呈分叶状,偶尔发生于外耳道和乳突区。松质型生长较大,自颅板呈半球状或扁平状向外突起,边缘光滑,密度似板障或呈磨玻璃样改变,其中可有斑点状致密影。起于板障者可见内外板分离,以外板向外突出较明显,内板多示增厚。混合型少见,外部为致密型,内部为松质型表现。

四肢骨瘤较少见,可分为两型:内生骨瘤是起于髓腔和骨内膜的骨瘤也称为"骨岛",表现为松质骨与骨干髓腔内与骨膜相连的球形、半球形或分叶状皮质样高密度影,边缘光整或呈锯齿状,内无骨小梁结构;骨旁骨瘤好发于中年人,多位于四肢骨邻关节处,以股骨远端后侧最多见,其次为肱骨干,肿瘤呈圆形、类圆形或分叶状,大小不一。早期表现为骨旁软组织内钙质样高密度闭块,边缘略模糊,相邻骨皮质表面粗糙。随病变进展,病灶边界光滑锐利或棘状规则,内为骨皮质样高密度或骨松质结构,相邻骨皮质表面可出现弧形压迹。与 X 片相比,CT 可发现骨性外耳道、乳突内侧等隐蔽部位的较小骨瘤,明确骨瘤的确切部位和起源。

MR 检查:致密型骨瘤 T1WI 和 T2WI,均呈边缘光整的低信号或无信号灶,与宿主骨皮质连续无间隔。鼻密中大骨瘤内可见略长 T1WI,略长 T2WI 信号斑点,边缘可伴有短 T1WI,等长 T2WI 信号条带:病灶向颅突出可压迫脑实质并形成大片状长 T1WI,长 T2WI 水肿区或类圆形囊腔。

二、骨样骨瘤

【概述】

骨样骨瘤为良性成骨性肿瘤,由成骨细胞及其产

生的骨样组织构成,约占全部骨肿瘤的 1%,占良性骨肿瘤的 10%。肿瘤由瘤巢和周围的骨硬化两部分组成,瘤巢的直径多在 0.5～2.0cm 之间,呈圆形或椭圆形,有富于血管的结缔组织、骨样骨小梁及少数骨化的骨小梁,瘤巢周围可见粗大、不规则的反应性骨硬化小梁或密质骨。常见于 30 岁以下的青少年,好发年龄为 8～18 岁。好发于男性,男、女之比为 2:1。最常见部位为股骨小粗隆、肱骨近端内侧皮质、胫骨远端 1/3,也可见于脊柱的附件,发病率依次为腰椎、颈椎、胸椎,以胫、股骨最多见,合计约占 50%,很少见于扁平骨、髓腔内和松质骨,可发生于骨皮质和骨松质。

【局部解剖】

局部解剖见图 8-2-12。

【临床表现与病理基础】

病程有特征性,疼痛出现较早,往往于 X 线片上出现阳性病损前几个月就已存在,病初为间歇性疼痛,夜间加重,服用止痛药可以减轻。后期疼痛加重,呈持续性,任何药物不能使之缓解。疼痛多局限,软组织可肿胀,但受累区很少,有的病人也可没有疼痛症状。疼痛可伴有血管运动性反应如皮温增高和多汗,疼痛不一定限于患区也可以放射至附近关节。

病灶可以完全位于皮质内,也可以在皮质的内侧面,皮质与骨膜间,或者在松质骨内。长骨的病变多在皮质内,短骨的病变则常在松质骨中,而脊柱的病变则常位于椎弓或小关节突。总是呈卵圆或圆形,同周围骨质有清楚的硬化边界。大多呈砂粒样密度,均质性,棕红色,是肉芽肿型(图 8-8-4)。

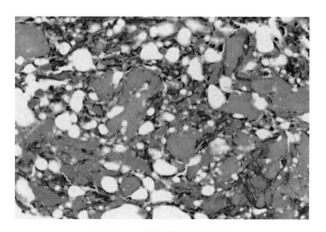

图 8-8-4　骨样骨瘤病理表现

【影像学表现】

X 线表现:任何骨均可发病,以胫骨和股骨多见,偶见于颅骨。肿瘤多发生于长管状骨骨干,多发于骨皮质,其次为骨松质和骨膜下,少数发生于骨的关节囊内部位,发生于脊椎者大多位于附件,依据肿瘤部位 X 线片上大致可分为皮质型、松质型和骨膜下型。均表现为

瘤巢所在部位的骨破坏区以及周围不同程度的反应性骨硬化,骨质破坏区直径一般小于1.5厘米,常可见瘤巢内的钙化和骨化影。病灶"瘤巢"呈圆形或椭圆形,透光阴影最大直径不超过2cm,透光中央有点状密度增高阴影,在透光区周围常有反应性骨质增生(图8-8-5)。

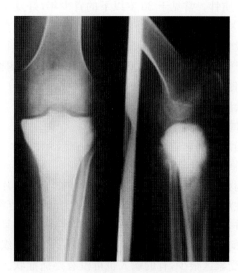

图8-8-5　骨样骨瘤X线影像表现

CT表现:瘤巢所在的骨破坏区为类圆形低密度灶,其中央可见瘤巢的不规则钙化和骨化影,周边密度较低为肿瘤未钙化的部分。骨破坏区周围有不同程度的硬化环、皮质增厚和骨膜新生骨。

MR表现:肿瘤未钙化部分在T1WI上呈低到中等信号,T2WI上呈高信号,钙化部分在上T1WI和T2WI均呈低信号,肿瘤增强后强化明显,瘤巢周围骨质硬化呈低信号,肿瘤周围的骨髓和软组织常有充血和水肿呈长T1WI、长T2WI信号,并可有一定程度的强化。部分肿瘤甚至伴有邻近关节积液和滑膜炎症。

【首选检查】

首选检查为X线摄影,检查方法:病变部位的常规X线正侧位片。

【检查方法分析比较】

ECT检查:放射性核素骨显像对骨样骨瘤高度灵敏,其病变区出现高浓聚"热区"改变,其典型为显像剂异常浓聚,而且可以有"双密度"表现,即一大一小两个显像剂浓聚区重叠在一起,影像上表现为边界清楚的显像剂浓聚区周围可出现弥漫显像剂增浓区。骨显像对疑有骨样骨瘤病变,但X线检查阴性的患者特别有用,对疑为本病者,尽管X线摄片阴性,采用放射性核素骨显像即可获确诊。

X线平片:根据瘤巢的部位,X线分为皮质型、松质骨型,中心型和骨膜型。瘤巢为骨样组织构成的密度减低影,是诊断本病的主要依据。瘤巢大小为1~1.5cm均为单巢,瘤巢内有钙化:瘤巢周围骨质增生硬化,和骨膜新生骨形成。骨膜型比松质骨型病变的骨膜反应明显,而有些部位,包括关节囊内病变、末端指骨、肌腱或韧带附着处的瘤巢周围仅有轻微增生硬化。骨样骨瘤患者的首选检查为X线摄影,当普通X线不能确诊时可选择CT、MRI、ECT等相关检查来确诊,进一步了解病情。

CT检查:早期瘤巢小,往往被骨质增生所掩盖,常规X线平片难以显示。螺旋CT能图像重建作冠状、横断、矢状面图像,能明确显示瘤巢的正确部位、大小、形态数目。瘤巢呈环形低密度灶,边缘光整,其内见一圆点状钙化,形成"鸟蛋"状外观,还可观察股骨颈松质骨内之骨质硬化改变。

MR检查:骨样骨瘤的钙化或硬化的部分(骨基质)在T1WI和T2WI图像上都显示为低信号区,病变核心部分(病巢)在T2WI显示信号强度增高。

三、骨软骨瘤

【概述】

骨软骨瘤是儿童期常见的良性骨肿瘤,向骨表面生长,又称外生骨疣。好发于四肢长骨干骺端,最常见于膝关节周围之股骨下端及胫骨上端,约占50%。发生于脊椎突向椎管内可引起截瘫。本病可分为单发性和多发性,后者有遗传倾向,并影响骨骺发育或产生肢体畸形,称为多发性遗传性骨软骨瘤病,或骨干续连症。病变位于干骺端。以股骨远端、胫骨近端和肱骨近端最为多见。临床上骨软骨瘤无疼痛或压痛,压迫神经时产生相应症状。肿瘤突出于骨外,背向关节生长,由三部分组成:瘤蒂、软骨帽、瘤包膜。

【局部解剖】

局部解剖见图8-2-12。

【临床表现与病理基础】

关节周围肿块常为首发症状,一般无症状。肿瘤较大者压迫附近的肌腱、血管和神经时出现疼痛。多发性病者,身体矮小,畸形重者可有关节功能障碍。发生于脊椎椎体后缘或附件部位并向椎管内生长者,可有脊髓或马尾神经压迫症状。

内生软骨瘤由分化良好的软骨小叶组成。它可能是一种起始于软骨的错构瘤,来源于骨骺内的残留透明软骨,这些透明软骨没有进行软骨内骨化。病起始于儿童,随着骨的生长,肿瘤从干骺区移向骨干方向,并继续生长,直到骨成熟。当骨成熟后,肿瘤停止生长,逐渐钙化(图8-8-6)。

【影像学表现】

ECT表现:病变部位表现为摄取放射性显像剂很少或不摄取。

X线表现:骨皮质相连的骨性突起,股骨下端上可见不规则透亮区,可压迫邻近骨骼使之移位和变形,甚至可出现压迫性骨质缺损或破坏(图8-8-7)。

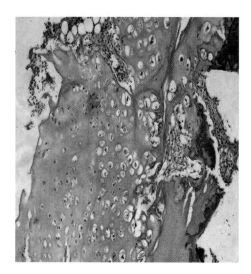

图 8-8-6　骨软骨瘤病理表现

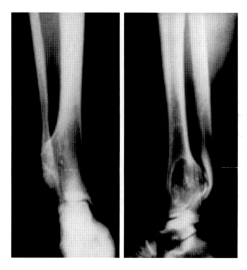

图 8-8-7　骨软骨瘤 X 线影像表现

CT 表现：表现为与骨皮质相连的骨性突起其顶端覆盖的软骨帽内有时可见高密度钙化影。

MR 表现：MR 检查可见肿瘤有细长或宽阔的地蒂与起源骨的松质骨及皮质骨相连续，信号与正常骨质的信号一样。外围有一层分叶状透明软骨帽，T1WI 呈稍低信号，T2WI 呈高信号。最外层纤维组织包膜在 T1WI 和 T2WI 上均呈低信号，对软骨的钙化不敏感，但能直接检出软骨帽，可推测肿瘤的生长状态为临床诊断提供依据。

【首选检查】

首选检查为 X 线摄影，方法为病变部位的常规 X 线正侧位片，必要时加做 MR 检查，病变部位的轴位 T1WI，轴位 T2WI 压脂，冠状位 T2WI 压脂，矢状位 T2WI 压脂。

【检查方法分析比较】

X 线平片：由于肿瘤内有骨松质和软骨存在，故 X

线片上可见不规则透亮区。可压迫邻近骨骼使之移位和变形，甚至可出现压迫性骨质缺损或破坏。骨软骨瘤可发生恶变，X 线可见皮质边缘破坏，病变区域中出现密度减低区。在 X 线平片上有较特殊的表现，诊断并不困难，再加上廉价，易用性好，所以作为此病的首选检查。在条件允许或者需要时可进一步选用 CT 和 MRI 了解准确病变范围及形态及与其他疾病的鉴别诊断。

CT 检查：为位于骨骺或累及干骺端的病变呈低密度灶，常含有斑点状高密度影，为病灶内的钙化。CT 相比 X 线平片能更好显示钙化及病变范围及整体病变形态，有利于与其他疾病的鉴别诊断。

MR 检查：表现在 T1WI 图像上病灶主要为低信号区；T2WI 图像上病灶表现为高信号，如果肿瘤含有较多钙化，则在信号区中可出现斑点状不定形低信号，低信号的程度与病灶内钙化程度有关。

四、内生软骨瘤

【概述】

软骨瘤为起源于软骨的良性肿瘤，多自幼发病，各年龄都可见到。手足短骨最为多见，四肢长骨和躯干也可发生，但少见。内生性软骨瘤若发生在骨内称为中心型，发生在骨表面称为边缘型（骨膜软骨瘤）。本病可以是单一病灶，也可以是多发病灶（内生软骨瘤病），本病也可伴有软组织血管瘤（Maffucci 综合征）。单发性内生性软骨瘤生长缓慢，体积小，可长期无症状；多发性内生性软骨瘤在幼儿期即有症状和体征，导致肢体短缩和弯曲畸形。

【局部解剖】

局部解剖见图 8-2-12。

【临床表现与病理基础】

一般无症状，少数有酸痛感。浅表的软骨瘤，如掌、指部位者，可有局部肿块，表面光滑，质地坚硬，有轻度压痛，很少影响关节功能，可合并病理性骨折。发生于长骨内生软骨瘤，可恶变成软骨肉瘤，此时瘤体突然增大，疼痛剧烈。

内生软骨瘤由分化良好的软骨小叶组成，它可能是一种起始于软骨的错构瘤，来源于骨骺内的残留透明软骨，这些透明软骨没有进行软骨内骨化。病起始于儿童，随着骨的生长，肿瘤从干骺区移向骨干方向，并继续生长，直到骨成熟。当骨成熟后，肿瘤停止生长，逐渐钙化。

【影像学表现】

X 线表现：平片显示，病变常开始于干骺部，随骨生长而渐移向骨干。病变位于骨干者，多为中心性生长，而位于干骺端者则以偏心性生长为主，内生性软骨瘤位于髓腔内，表现为边界清楚的类圆形骨质破坏区，多有硬化缘与正常骨质相隔，病变邻近的骨皮质变薄或偏心性膨出，其内缘因骨脊而凹凸不平或呈多弧状，由于骨脊的投影，骨破坏区可呈多房样改变。骨破坏区内可见小环形、点状或不规则钙化影，以中心部位较多。股骨上端可见囊性骨破坏，区内有钙化（图8-8-8）。

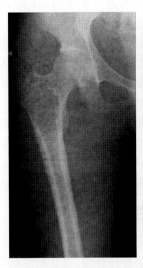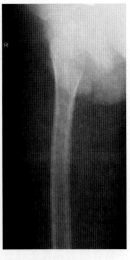

图8-8-8　内生软骨瘤X线影像表现

CT表现：可显示髓腔内异常软组织影密度稍低于肌肉，其内可见小环形、点状或不规则钙化影。邻近皮质膨胀变薄，边缘光滑、锐利，一般无中断，其内缘凹凸不平。增强扫描可见肿瘤轻度强化。

MR表现：未钙化的瘤软骨呈长T1WI、长T2WI信号，已钙化部分呈低信号，但MRI较难显示较小的钙化灶。

【首选检查】

首选检查为X线摄影，检查方法：病变部位的常规X线正侧位片。

【检查方法分析比较】

X线平片：内生软骨瘤的基本征象一是囊性骨破坏，二是破坏区内有钙化。囊状骨破坏为其他良性骨肿瘤或类肿瘤骨疾患所共有。而软骨钙化具有特殊性，为软骨瘤定性诊断。指骨内生软骨瘤在骨内形成一个椭圆形破坏区，顺长轴生长，边界非常清楚，皮质骨膨胀变薄，非常光滑，无骨膜反应。肿瘤可由骨端向骨干生长。亦可充满整个指骨髓腔。肿瘤内钙化可有、可无、可少、可大、可小，钙化呈沙砾或斑点状，环状。最大也不过3~4mm。但要注意指骨膨胀性骨破坏，软组织相应膨隆，极易视为软组织肿胀而误诊为指骨结核。内生软骨瘤影像检查的选择X线平片具有很高的诊断价值，应为首选检查。

CT检查：所得图像与X线所见骨破坏相似，但对肿瘤内钙化非常敏感，易于诊断。CT对于无钙化的内生软骨瘤可做进一步评估诊断。

MR检查：内生性软骨瘤T1WI像呈中或低信号强度，其中可见斑点状低信号病变；T2WI像信号强度增高，梯度回波像呈高信号强度。有利于显示病变内未钙化软骨、病变是否穿破骨皮质及对骨皮质周围软组织是否侵犯，有利于更好显示病变范围及与其他疾病的鉴别诊断。

五、成软骨细胞瘤

【概述】

成软骨细胞瘤是来源于幼稚软骨细胞（成软骨细胞）的良性肿瘤，主要位于长骨末端的骨骺。它的起因有多种学说，多认为源自骺板或残余骺板的软骨系统，是一种少见的良性肿瘤，占原发良性骨肿瘤的1%~2%。通常在儿童晚期或青少年期发病，好发年龄为10~20岁，男性多于女性。好发于四肢长骨的骨骺、骨突，最常受累部位为胫骨近端、股骨近端以及股骨和胫骨远端。症状出现晚且轻，表现为疼痛、关节功能受限、肌肉萎缩。

【局部解剖】

局部解剖见图8-2-12。

【临床表现与病理基础】

临床可无症状，有时出现疼痛，病灶穿入软组织可有局部肿胀，如破入关节可引起关节肿胀、疼痛和活动受限，然而这些症状无定性价值。好发于股骨和胫骨近端，肱骨上端和大结节，也可发生于短骨、附骨和不规则骨。

可见成团的不成熟的中等大小的多边形软骨母细胞紧密的包埋在软骨基质中，基质内见钙化甚至骨化区。整个肿瘤内散布有不等量的巨细胞。组织学表现可以与软骨肉瘤甚至骨肉瘤混淆。镜下见肿瘤性软骨母细胞体积较大，呈多边形，核位于中央，深染，胞浆透亮，呈"铺路石"样排列。散在分布许多体积较小的多核巨细胞和较成熟的软骨岛，软骨岛内有软骨细胞和少量的嗜碱性基质，在软骨母细胞周围有小的紫色钙化颗粒为"格子样钙化"。

【影像学表现】

X线表现：平片可见肿瘤多为于干骺愈合前的骨骺，发生于关节面下的肿瘤可突破骨端进入关节，亦可跨越骺板向干骺端扩展，但单纯位于干骺端而不累及骺板和骨骺者极少见，病灶多为圆形或不规则形局限性骨破坏区，有轻度偏心性膨胀，少数呈分叶状或多房状。病灶边界清楚常显示有硬化，病变可穿破骨皮质形成局限的软组织肿块。20%~50%的病例在骨破坏区内可出现钙化，多呈小点状、斑片状甚至团块状（图8-8-9）。

CT表现：较容易显示骨破坏区内的少量钙化以及邻近关节的积液和病灶，周围的软组织肿胀有利于辨

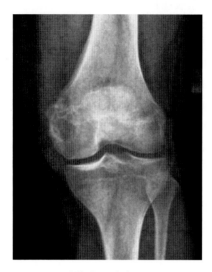

图 8-8-9 成软骨细胞瘤 X 线影像表现

认软组织肿块,有助于定性诊断和确定病变范围。

MR 表现:肿瘤在 T1WI 上呈低信号,而在 T2WI 上均呈高信号,也可因钙化为低信号或因出血囊变区为明显高信号而呈现不同程度的混杂信号。脂肪抑制 T2WI 上软组织的非特异性炎症反应和关节积液呈高信号,病灶周围髓腔内的充血水肿也呈高信号。增强后肿瘤可有不同程度的强化。

【首选检查】

首选检查为 X 线摄影,检查方法:病变部位的常规 X 线正侧位片。

【检查方法分析比较】

X 线检查:多发生在骨骺,可突破骺板向干骺端发展,病变通常完全是 X 线透亮的,周围软组织可出现肿胀。少数情况长骨的病变内可显示有可见的钙化灶,病变内钙化广泛的内生软骨瘤称之"钙化性内生软骨瘤"。也可通过观察骨皮质内缘的扇贝样改变来辨识本病,因为软骨以分叶状形式生长。X 线平片能从宏观和整体上了解病灶的形态和全貌,可以诊断成软骨细胞瘤,是首选检查。

CT 检查:病灶常局限于骨骺,亦可跨越骺板向干骺端扩展,多为圆形或椭圆形软组织密度区,可伴有斑点状、斑片状或团块状钙质样高密度影。后者多出现于晚期。病灶多偏于一侧,多有完整或不完整的薄层高密度硬化边和较为广泛的轻度松质骨硬化,相邻骨皮质可有变薄、轻度膨胀或局限性缺损。少数有与薄层高密度硬化边相连的骨嵴伸向肿瘤组织内。骨皮质缺损后可形成边界清楚的局限性软组织密度肿块。累及干骺端时,可出现线样骨膜增生,范围广泛或局限,位于扁骨及不规则骨者,多靠近骨体边缘,常表现为伴高密度硬化边的圆形、类圆形软组织密度区,相邻骨壳多缺失,偶可膨胀明显,发生于短管骨及管径较细的长

管骨时,则表现为中心性生长并向四周轻度膨胀的软组织密度相邻关节多伴有积液和滑膜增厚等表现。与 X 平片相比,CT 易显示和观察病灶和邻近关节的积液及滑膜炎改变,有助于肿瘤的定性诊断。

MR 检查:病灶呈圆形、卵圆形或分叶状,边界清楚。T1WI 肌肉信号相似;T2WI 多为不均匀高信号,多呈簇集的小结节状,反映出软骨小叶的特点。若肿瘤内钙化较多则出现斑点状不定形更低信号,信号强度与钙化多少有关。少见的出血囊变区 T2WI 像上为更高信号,甚至出现液液平面。脂肪抑制 T2WI 病灶周围髓腔及软组织内多有广泛的高信号水肿区,但并非本病所特有。若肿瘤手术切除一定时间后再次出现局部水肿,提示复发可能。骨膜反应多表现为紧邻皮质的线样高信号,若有钙盐沉积则呈长 T1WI、短 T2WI 低信号。Gd-DTPA 静脉注射后扫描,病灶不同程度的强化,均匀或不规则。邻近的骨膜反应和充血水肿区亦可出现轻中度强化。MR 检查可以充分显示病灶内的结构、明确解剖结构较复杂部位病灶的范围,清楚地显示骨皮质以及周围软组织和关节侵犯情况,来进一步了解病情。

六、尤文肉瘤

【概述】

尤文肉瘤又称尤文瘤、骨内皮细胞瘤、圆形细胞肉瘤、骨髓网织肉瘤。它占所有原发性骨肿瘤的 6%~8%,是儿童和青少年最常见的恶性原发性骨肿瘤。此病好发于四肢长骨,其次为髂骨和肋骨,偶尔好发于骨外软组织。肿瘤组织常被纤维组织分隔呈不规则的结节状,瘤组织质地较柔软。病变起于髓腔,向周围浸润扩散,肿瘤穿透骨皮质后,可导致葱皮样或放射状骨膜增生形成软组织肿块。

【局部解剖】

局部解剖见图 8-2-12。

【临床表现与病理基础】

疼痛是最常见的临床症状,大约有 2/3 的患者可有间歇性疼痛。疼痛程度不一,初发时不严重,但迅速变为持续性疼痛;根据部位的不同,局部疼痛将随肿瘤的扩散蔓延。如发生于骨盆部位,疼痛可沿下肢放射,影响髋关节活动;若发生于长骨邻近关节,则出现跛行、关节僵硬,还伴有关节积液。本肿瘤很少合并有病理骨折,位于脊柱。可产生下肢的放射痛、无力和麻木感。肿块:随疼痛的加剧而出现局部肿块,肿块生长迅速,表面可呈红、肿、热、痛的炎症表现,压痛显著,表面可有静脉怒张,有时肿块在软组织内生长极快,2~3 个月内即可像人头大。发生于髂骨的肿瘤,肿块可伸入盆腔内,可在下腹部或肛诊时触及肿块。全身症状:患

461

者往伴有全身症状，如体温升高达 38～40℃，周身不适，乏力，食欲下降及贫血等。另外，肿瘤所在部位不同，还可引起其他症状，如位于股骨下端的病变，可影响膝关节功能，并引起关节反复积液；位于肋骨的病变可引起胸腔积液等。

肉眼所见：肿瘤多发生于骨干部，从骨干中央向干骺端蔓延，自骨肉向外破坏，肿瘤呈结节状，质地柔软，无包膜。切面呈灰白色，部分区域因出血或坏死而呈暗红色或棕色。肿瘤坏死后，可形成假囊肿，内充满液化的坏死物质。肿瘤破坏骨皮质后，可侵入软组织，在骨膜及其周围形成"洋葱皮"样成层的骨膜增生，此为X线典型表现的基础。镜下变化：瘤细胞呈圆形或多角形，形态相当一致，胞浆很少，染色浅，胞膜不清楚。细胞核呈圆形或椭圆形，大小比较一致，颗粒细，分布均匀，核分裂象多见。瘤组织内细胞丰富，细胞排列成巢状，偶见 20 个左右瘤细胞呈环形排列，形成"假菊形团"结构。瘤组织常有大片坏死。在肿瘤周围可有新骨形成，为反应性新生骨，而不是肿瘤本身成分（图 8-8-10）。

图 8-8-10　尤文肉瘤病理表现

【影像学表现】

X 线表现：长骨中段浸润性骨折，破坏并伴葱皮状分层的骨膜反应（图 8-8-11）。

CT 表现：平扫显示不同程度的骨质破坏，通常为溶骨性破坏呈片状、筛孔状或虫蚀状破坏，并可包含不同程度的成骨性成分，有时可见瘤骨形成，长短不一，较纤细。CT 增强扫描有强化（图 8-8-11）。

MR 表现：T1WI 呈低信号，T2WI 呈明显高信号，增生的骨膜骨在 T1WI 和 T2WI 均呈低信号。肿瘤骨可突破骨质形成明显软组织肿块。静脉注射后 Gd-DTPA 增强扫描，肿瘤骨及软组织肿块均呈中度强化（图 8-8-11）。

【首选检查】

首选检查为 X 线摄影，检查前准备及检查技术：同"骨软骨瘤"。

【检查方法分析比较】

ECT 检查：骨显像在确定尤文肉瘤的范围和早期诊断其转移优于 X 线检查，同时有助于手术范围的确定和放疗的定位。其显像特征是肿瘤部位放射性异常浓聚，分布较均匀，"热区"中有"冷区"存在的情况较少见，此瘤易发生转移，定期随访骨显像很有必要。

X 线检查：可发生在长骨骨干及干骺端，骨干中心较多，病变位于髓腔内表现为弥漫性骨质疏松伴虫蚀状骨质破坏，周围边界不清；可出现骨膜反应，骨膜呈"葱皮样"改变；可突破骨皮质形成软组织肿块。病变位于干骺端，多表现为溶骨性破坏并有软组织肿块和骨膜反应，少数可侵及骨骺。X 线平片能比较全面整体地观察本病变所在部位、大小、骨结构的改变及骨膜反应的形式等，可作为首选检查。当 X 线不能确诊或者条件允许的情况下可加做 CT 检查，而 MRI 对于确定肿瘤范围及指导制订治疗方案有重要意义。

CT 检查：能发现早期病变的细微骨质破坏及破坏

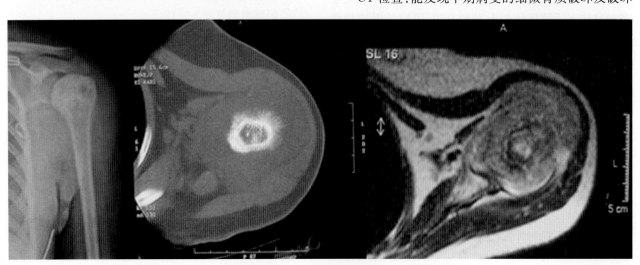

图 8-8-11　尤文肉瘤影像表现

区内的骨质增生硬化和残余骨碎片。

MR 检查:能清晰显示肿瘤髓内侵犯的范围、软组织肿块、肿瘤周围水肿及神经血管束的受累情况。

七、骨 髓 瘤

【概述】

多发性骨髓瘤(MM)是一种恶性浆细胞病,其肿瘤细胞起源于骨髓中的浆细胞,而浆细胞是 B 淋巴细胞发育到最终功能阶段的细胞。因此多发性骨髓瘤可以归到 B 淋巴细胞淋巴瘤的范围。目前 WHO 将其归为 B 细胞淋巴瘤的一种,称为浆细胞骨髓瘤/浆细胞瘤。其特征为骨髓浆细胞异常增生伴有单克隆免疫球蛋白或轻链(M蛋白)过度生成,极少数患者可以是不产生 M 蛋白的未分泌型 MM。多发性骨髓瘤常伴有多发性溶骨性损害、高钙血症、贫血、肾脏损害。由于正常免疫球蛋白的生成受抑,因此容易出现各种细菌性感染。发病率估计为 $2\sim3/10$ 万,男女比例为 $1.6:1$,大多患者年龄 >40 岁。

【局部解剖】

本病全身均可发病,无局部解剖。

【临床表现与病理基础】

临床表现繁多,主要有贫血、骨痛、肾功能不全、感染、出血、神经症状、高钙血症、淀粉样变等。肿瘤血运丰富呈暗红色或深红色,较脆软。骨髓穿刺找到大量异常浆细胞可确诊。镜下可见瘤体主要由大量密集的瘤细胞组成,间质极少。瘤细胞多呈圆形或卵圆形,但具有不同程度的幼稚性。按分化程度的差异,可分为高分化型及低分化型两种。前者分化较成熟,体积小,具有圆形而偏心性的核,染色质呈车轮状;后者分化差,体积大,有时有双核,核仁明显,核分裂较多见。

【影像学表现】

X 线表现:为多发性穿凿性、单纯融骨性破坏区边缘锐利,无硬化缘,极少有骨膜反应(图 8-8-12)。

CT 表现:多发的边缘锐利的小圆形低密度区,有时可伴有大片溶骨性破坏,肿瘤可突破骨皮质在周围软组织内形成肿块。

MR 表现:T1WI 呈低信号,T2WI 呈高信号,扫描范围内可见多处或多骨受累 MRI 对骨髓瘤很敏感但是特异性较差。

【首选检查】

首选检查为 X 线摄影,检查方法:病变部位的常规X 线正侧位片。

【检查方法分析比较】

ECT 检查:病灶以多发性为主,其形状呈片状、条索状、点状等。颅骨、髂骨和肩胛等部位可出现病灶中央显像剂分布缺损,周边显像剂分布增浓的"轮圈样"

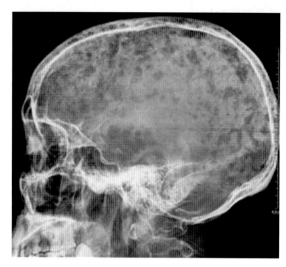

图 8-8-12 骨髓瘤 X 线影像表现

改变。"冷区"改变相对较多是本病的显像特点之一。这是由于溶骨或肿瘤细胞浸润,局部血液循环发生障碍,显像剂不能进入而使骨显像出现"冷区"。

PET-CT 检查:骨显像虽可一次性扫描即可对全身骨骼受累情况作出评估,但因价格昂贵,不作为首选检查。

X 线检查:表现为骨质疏松,骨质密度减低,骨小梁稀疏、变细,可出现病理学骨折;骨质膨胀性、溶骨性骨质破坏,为虫蚀样、穿凿样及蜂窝状骨质破坏,为多个大小不等的类圆形骨质透亮区,边缘比较清晰,较少出现骨质硬化。大约80%的骨髓瘤病人有累及骨骼的X线表现。X 线诊断有很高敏感性和准确性,观察溶骨性骨质破坏 X 线平片仍是最好的方法,所以为首选检查。如有条件或者 X 线诊断有疑问的,可加做 MRI 和 CT 或者 PET-CT 进一步明确诊断。

CT 检查:为正常骨皮质连续性中断,残存弯曲样的骨小梁与正常未被破坏的骨质分界清晰,破坏区骨质呈蜂窝或不规则低密度改变;有骨质浸润伴软组织肿块。

MR 检查:表现为多发、散在点状低信号分布与高信号的骨髓背景内,呈特征性的"椒盐状"改变。

八、骨 肉 瘤

【概述】

骨肉瘤也叫成骨肉瘤,是较常见的发生在 20 岁以下的青少年或儿童的一种恶性骨肿瘤,在小儿骨恶性肿瘤中最多见,约为小儿肿瘤的5%。好发于长骨干骺端尤以股骨下端和胫骨上端为多见,约占70%。肿瘤由肉瘤性成骨细胞、瘤性骨样组织和肿瘤骨所构成。肿瘤可起自髓腔或骨膜下,向周围发展,早期并不侵犯骨骺,晚期则可超越骺线并进入关节。

【局部解剖】

局部解剖见图 8-2-12。

【临床表现与病理基础】

骨肉瘤一般都具有疼痛、肿胀和运动障碍三大症状，以疼痛最为常见。初为间歇性隐痛，随后间歇时间变短并逐渐变为持续性剧痛，以夜间为甚。压痛开始于病变早期，并随病程进展而加重。发生于关节附近时常可导致关节疼痛和运动障碍。当侵犯周围软组织时，即可出现肿块。局部皮温可稍增高，并可见曲张静脉。肿瘤质地因含瘤骨的多少而不同。成骨型多坚硬，高度溶骨型则有松软或囊性感，质韧者多为混合型。

骨肉瘤成分为瘤性成骨细胞、瘤性骨样组织和肿瘤骨分肿瘤，尚可见多少不等的瘤性软骨组织和纤维肉瘤样结构。肿瘤细胞大小不一，染色质丰富，常见核分裂象，但均较正常成骨细胞大。肿瘤细胞分泌的基质将其包埋并连接起来，形成大小不等、形态各异的片状结构，即瘤性骨样组织。后者如有较多钙盐沉积即为瘤骨。肿瘤细胞分化愈成熟，分泌的骨基质则愈多。肿瘤大体形态因瘤性成骨细胞的多寡、分化程度及瘤体内有无出血、坏死而不同。骨肉瘤的组织学分型复杂多样。除根据瘤骨多少分为成骨型、溶骨型和混合型外，也可依照肿瘤性骨样组织、肿瘤性软骨组织、肉瘤样纤维组织和血腔的有无及多少而分为五型：成骨细胞型、成软骨细胞型、成纤维细胞型、混合型、毛细血管扩张型。

电镜观察由 5 种细胞组成，最基本的是恶性成骨细胞，其次为成软骨细胞，成纤维细胞，肌成纤维细胞及不分化细胞，除 5 种细胞外还有肿瘤性骨样组织（图8-8-13）。

【影像学表现】

X 线表现：骨组织同时具有新骨生成和骨破坏的

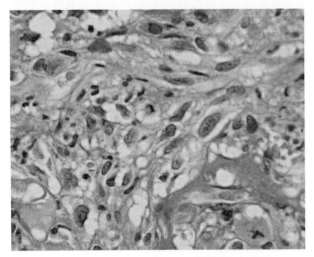

图 8-8-13　骨肉瘤病理表现

特点。肿瘤多位于长管状骨的干骺端，边缘不清，骨小梁破坏，肿瘤组织密度增高，穿破骨皮质后，肿瘤将骨膜顶起，产生本病具有特征性的 X 线征象--考德曼套袖状三角（Codman 三角）。这种现象在部分骨髓炎和尤文肉瘤病人中可见到，在骨肉瘤中则是非常典型的。晚期可看到肿瘤浸润软组织的阴影，可在部分病例中见到病理性骨折（图 8-8-14）。

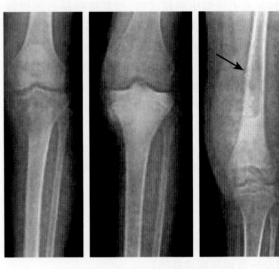

图 8-8-14　骨肉瘤 X 线影像表现
箭头所示股骨骨肉瘤

CT 表现：可清楚显示，软组织肿块常偏于病骨一侧或围绕病骨生长，有时可侵犯周围正常的肌肉、神经和血管而与之边界不清，其内常见大小不等的坏死囊变区。CT 发现肿瘤骨较平片敏感，瘤骨分布在骨破坏区和软组织肿块内，形态与平片所见相似，密度差别较大，从几十至数百 HU 或更高。CT 能很好显示肿瘤与邻近组织的关系，血管神经等结构受侵表现为肿瘤组织直接与这些结构相贴或包绕它们，两者之间无脂肪层相隔。CT 能较好地显示肿瘤在髓腔的蔓延范围表现为正常时的低密度含脂肪的骨髓为软组织密度的肿瘤所取代，增强扫描肿瘤的实质部分可有较明显的强化，使肿瘤与瘤内坏死灶和周围组织的区分变得较为清楚。

MR 表现：大多数骨肉瘤在 T1WI 上表现为不均匀的低信号，而在 T2WI 上表现为不均匀的高信号，肿瘤外形不规则边缘多不清楚，MRI 的多平面成像，可以清楚地显示肿瘤与周围正常结构如肌肉，血管、神经等的关系，也能清楚显示肿瘤在髓腔内以及向骨骺和关节腔的蔓延（图 8-8-15）。

【首选检查】

首选检查为 X 线摄影，检查方法：病变部位的常规 X 线正侧位片。

【检查方法分析比较】

ECT 检查：典型的骨显像特征可见病变部位极其

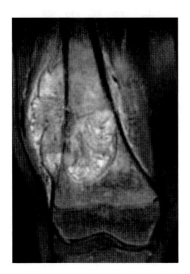

图 8-8-15　骨肉瘤 MR 影像表现

强烈的异常放射性浓聚。病灶内显像剂分布均匀，有时可见其间某些部位有放射性分布的稀疏缺损（即"热区"中的"冷区"），则提示肿瘤有骨坏死、骨溶解的情况存在。

PET-CT 检查：由于肿瘤组织葡萄糖代谢明显增高。且葡萄糖利用率与肿瘤组织分级有关，采用 SUV 定量力法有助于良、恶性软组织肿痛的鉴别诊断。

X 线平片：主要表现有骨质缺损、弥漫浸润性破坏，骨密度减低和骨小梁结构的消失；其空间分辨率高，可全面直观地显示肿瘤的大小、部位、骨质破坏范围，能观察轻微骨膜反应，能直观地显示 Codman 三角。患者在检查时接受的放射剂量小，技术操作上简单易行，价格低廉。X 线平片线为此病的首选检查，在条件允许的情况下，加做 CT 和 MRI 或者核医学等相关检查，进一步明确诊断。

CT 检查：所显示的肿瘤形态与 X 线大致相同。都表现为骨质破坏，软组织肿块及骨膜反应。增强扫描时表现为肿瘤周边早期强化且强化明显，中心常为延迟强化。但不易显示 X 线平片上轻微的骨膜反应，完整性方面不如 X 线。

MR 检查：能多平面、多参数成像，软组织分辨力高，在显示骨髓、骨骺、关节受侵、软组织肿块及肿瘤周围结构改变等方面明显强于 X 线平片及 CT。但 MRI 对骨皮质，肿瘤骨及瘤内钙化显示不如 X 线平片及 CT。磁共振波谱成像（MRS）^{31}P 谱：骨肉瘤患者其磷谱表现为较高的 PME、PDE 峰，中等升高 Pi 峰和较低的 Pcr 峰，细胞内 pH 值稍碱化。^{1}H 谱：在骨肉瘤患者中均出现高峰的 Cho 峰，同时出现低 Lip 峰。磁共振波谱的主要优点是，能在体外监测肿瘤细胞膜代谢活性、组织能量代谢和细胞内 pH 值变化，从而为病变组织的早期诊断、治疗评估提供更丰富的参考资料；而且它是一项无创性的生化检测方法，患者易于接受。

九、骨纤维肉瘤

【概述】

骨纤维肉瘤是骨原发恶性肿瘤中较少见的一种，占原发性骨肿瘤的 3.83%，恶性骨肿瘤的 6.6%。多见于青年及成年人，男多于女，约为 2 : 1。好发部位为四肢长管状骨的干骺端或骨干，尤其是股骨下端及胫骨上端最为多见，偶见于椎骨、肋骨、骨盆和下颌骨等处。起源于纤维组织，由分化不良的纤维组织增殖而成，不伴有软骨、骨或骨样组织形成，可分为中央型和周围型两种。前者起自髓腔，较多见；后者起自骨外膜的非成骨层，又称骨膜纤维肉瘤，较少见，生长较中央型缓慢，瘤细胞分化也较好，但晚期亦可侵及骨内。

【局部解剖】

局部解剖见图 8-2-12。

【临床表现与病理基础】

主要症状是局部疼痛和肿胀。中央型症状以疼痛为主，呈间歇性，有时发生病理骨折；周围型常形成较大的软组织肿块，疼痛出现晚，很少发生病理骨折。

中央型病变开始于骨内膜，瘤组织大多位于骨髓腔内，因其沿骨髓腔内生长，多呈卵圆形，其长轴与长骨纵轴平行，以后可穿破骨皮质而形成软组织肿块。当病变破坏大块骨质并伴有软组织肿块时，常难以判断其来源和类型。周围型起源于骨外膜，呈卵圆形，与宿主骨紧密相连，多环绕骨干向外生长，亦可直接侵犯骨皮质及髓腔。肉眼观察肿瘤有一假纤维性包膜，切面的质地和颜色与肿瘤分化程度有关，分化好者呈灰白色，质地韧实；分化差者质较软，呈鱼肉状，灰红色。在瘤体中常可见出血坏死和囊性变性，有时还可见黏液样变性灶，但不见软骨、骨或骨样组织。镜下，肿瘤主要由成纤维细胞及其所产生的胶原纤维构成。

【影像学表现】

X 线和 CT 表现：平片和 CT 表现与肿瘤类型有关：中央型多见，表现为溶骨性或轻度膨胀性骨破坏区，边缘模糊成筛孔样改变，周围伴有明显软组织肿胀块，瘤内少有钙化及骨化征象。一般无骨膜新生骨。可发生病理性骨折，生长慢者，破坏区可呈囊状，甚至呈膨胀性骨破坏；周围型少见，表现为骨旁软组织肿块和邻近部位的骨皮质毛糙、压迫性缺损或虫蚀样破坏，亦可穿破皮质侵入骨髓腔。肿瘤巨大时，可出现不规则低密度坏死区。增强扫描肿块呈不均匀强化（图 8-8-16）。

MR 表现：肿瘤在 T1WI 上多为低信号，T2WI 上因分化程度不同，可呈高信号、低信号或混杂信号。

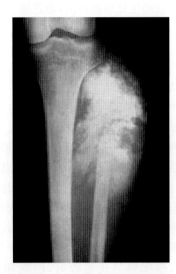

图 8-8-16　骨纤维肉瘤 X 线影像表现

【首选检查】

首选检查为 X 线摄影，检查方法：病变部位的常规 X 线正侧位片。

【检查方法分析比较】

X 线平片：表现不一，中央型起自髓腔或内骨膜，经过直接蔓延侵入骨质，分化较好生长缓慢的纤维肉瘤表现为囊状或多囊状骨质破坏，可伴有轻微的膨胀性改变。亦可呈大片状骨质缺损，其中无任何结构。当肿瘤某一部分生长活跃时，可穿破骨质向软组织内浸润，并相应的出现不规则骨膜反应、袖口征和软组织肿块。边缘型开始于骨膜，多显示为骨外病变，主要表现为位于骨干处的巨大软组织肿块，分界清楚，邻近骨皮质可保持完整，或局部骨皮质侵蚀、压迫，甚至出现浅而光滑的外生性骨缺损。晚期或恶性程度高者，肿瘤境界不清，附近骨质亦明显侵蚀。X 线为此病的首选检查。在条件允许的情况下，加做 CT 和 MRI 进一步明确诊断。

血管造影：血管造影可见环抱肿块的弓形血管和动脉主干的推移，可清楚勾画出肿瘤的大小，在肿瘤内可显示不规则的肿瘤血管。

CT 检查：发生于骨髓腔的骨纤维肉瘤，表现为局部骨轻度膨胀，皮质变薄，病灶区密度减低，其内偶尔可见高密度点状钙化。发生于骨膜者肿瘤常位于软组织内，表现为密度不均匀的软组织肿块，其内也可有少数均匀的高密度钙化点。肿瘤较大发生坏死时可出现不规则的低密度区，增强后肿块内可有不同程度强化。

MR 检查：骨纤维肉瘤在 T1WI 像上通常表现为低信号强度，T2WI 像上根据肿瘤分化程度不同，可以是高信号、低信号或高低混合信号。对于平片甚至 CT 都无异常发现的早期病变，MRI 可清晰显示肿瘤在髓内的浸润。

十、软骨肉瘤

【概述】

软骨肉瘤是常见的恶性骨肿瘤之一，发生于髓腔者为中心型，发生于骨膜者为骨膜型，另有少数可发生于软组织。肿瘤好发于四肢长骨与骨盆，也可见于椎骨、骶骨、锁骨、肩胛骨和足骨。本病分原发和继发两种，后者可由软骨瘤、骨软骨瘤恶变而来，这也是发病年龄较晚的原因之一。本病多见于成人，30 岁以下少见，35 岁以后发病率逐渐增高，男性多于女性。

【局部解剖】

骨盆由左右髋骨和骶、尾骨以及其间的骨连结构成。人体直立时，骨盆向前倾斜，两侧髂前上棘与两耻骨结节位于同一冠状面内，此时，尾骨尖与耻骨联合上缘位于同一水平面上。骨盆可由骶骨岬向两侧经弓状线、耻骨梳、耻骨结节至耻骨联合上缘构成的环形界线，分为上方的大骨盆又称假骨盆，和下方的小骨盆又称真骨盆。大骨盆，由界线上方的髂骨翼和骶骨构成。由于骨盆向前倾斜状，故大骨盆几乎没有前壁。小骨盆，是大骨盆向下延伸的骨性狭窄部，可分为骨盆上口、骨盆下口和骨盆腔。骨盆上口由上述界线围成，呈圆形或卵圆形。骨盆下口由尾骨尖、骶结节韧带、坐骨结节、坐骨支、耻骨下支和耻骨联合下缘围成，呈菱形。两侧坐骨支与耻骨下支连成耻骨弓，它们之间的夹角称为耻骨下角。骨盆上、下口之间的腔称为骨盆腔。骨盆腔也称为固有盆腔，该腔内有直肠、膀胱和部分生殖器官。骨盆腔是一前壁短，侧壁和后壁较长的弯曲通道，其中轴为骨盆轴，分娩时，胎儿循此轴娩出（图 8-8-17）。

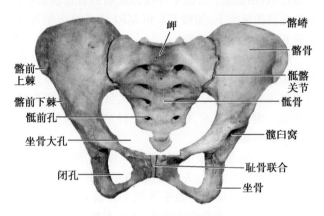

图 8-8-17　骨盆局部解剖图

【临床表现与病理基础】

大部分患者发病部位疼痛、肿胀及软组织肿块。其次为肿块压迫周围结构，导致相应症状。其临床表现没有特异性。多表现为缓慢发展的疼痛。有时可触及肿块。当肿瘤累及神经根、马尾或脊髓时，可导致相应的神经损害表现。

肿瘤大体表现为分叶状透明软骨结节，与正常软骨有一定程度的相像。分叶状肿瘤的边缘为比较致密的矿化区，呈白色的粉笔样或黄色的颗粒状。软骨肉瘤可存在广泛的灶性象牙样的软骨内骨化。另一方面，肿瘤也可呈质软的黏液样，伴有出血和坏死。中低度软骨肉瘤通常表现为软骨性，中央伴囊性变。恶性度更高的软骨肉瘤则多呈灰色，质脆，易出血。显微镜下病灶表现为显而易见的软骨性病变。肿瘤细胞像正常的软骨细胞一样位于陷窝内，周围被透明软骨包绕。病灶内可有不同程度的钙化、黏液样改变或灶性的软骨内骨化。肿瘤的小叶大小不一，直径可从 1mm 到数 mm。小叶之间可以被狭窄的纤维血管带分隔。在外周，可以看见肿瘤小叶穿透骨髓腔隙吞噬松质骨小梁。在髓腔内通常没有或只有很少的反应骨。皮质骨破坏区可见骨膜新生骨。肿瘤细胞可均匀地分布在软骨基质中，也可以聚集成小簇。软骨细胞的细胞浆显示出明显的多泡性或气球样（图 8-8-18）。

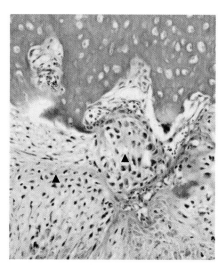

图 8-8-18　软骨肉瘤病理表现
病灶病理表现如黑色箭头所示

【影像学表现】

X 线表现：平片显示，中心型软骨肉瘤在骨内呈溶骨性破坏，破坏区边界多不清楚，少数边缘可稍微硬化。邻近骨皮质可有不同程度的膨胀、变薄或骨性包壳可被破坏并形成大小不等的软组织肿块。骨破坏区和软组织肿块内可见数量不等、分布不均、疏密不一或密度成堆或稀疏散在的钙化影，钙化表现为密度不均的边缘清楚或模糊的环形、半环形或沙砾样影，其中环形钙化影具有确定其为软骨来源的定性价值，也可见到斑片状的软骨内骨化征象。分化差的肿瘤可能仅见数个散在的点状钙化甚至不见钙化影，肿瘤的非钙化部分密度均匀，呈软组织密度，偶可见骨膜新生骨和 Codman 三角（图 8-8-19）。

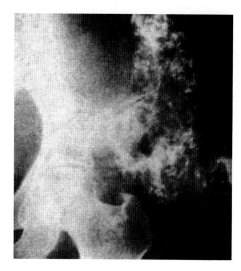

图 8-8-19　软骨肉瘤 X 线影像表现

CT 表现：可见骨破坏区、软组织肿块和骨化影。由于 CT 有良好的密度分辨力，并避免了组织的重叠，显示钙化的效果优于平片，有助于定性诊断。在 CT 片上，软骨肉瘤的典型钙化仍是点状、环状或半环状，肿瘤非钙化部分的密度可不均匀，肿瘤内还可见到坏死囊变等更低密度影。

MR 表现：T1WI 上软骨肉瘤表现为等或低信号，恶性高的信号强度更低，T2WI 上个恶性度低的肿瘤因含透明软管而呈均匀的高信号，但恶性高的软骨肉瘤信号强度常不均匀。钙化和骨化均呈低信号。对软骨肉瘤的 MRI 动态增强扫描检查的研究表明，软骨肉瘤一般在注射对比剂后十秒内即出现强化，软骨瘤的强化则发生较晚，可以此进行二者的鉴别。

【首选检查】

首选检查为 X 线摄影，方法为病变部位的常规 X 线正侧位片。

【检查方法分析比较】

X 线平片：软骨肉瘤表现为髓腔的膨胀，皮质增厚，骨内常见扇贝样花边状改变，常伴有钙化。恶变者多表现为软骨帽不规则增厚变大，边缘模糊，并形成不规则软组织肿块，其内出现不同形态的钙化影。可出现骨皮质破坏甚至是大片骨缺损。不连续的钙化斑块是软骨性病变特征性的影像学标志。软骨性病灶一般表现为透亮区，其间比较均匀地分布着小斑点的或环状的不透亮区。由于 X 线方便、廉价，软骨肉瘤在 X 线上表现出特征性的影像学标志可为此病的首选检查。在 X 线无法确诊的时候，加做 CT 和 MRI 进一步确诊。

CT 检查：中央型软骨肉瘤表现为股髓腔内高、低混合密度病灶，其中破坏后的残余骨、瘤骨、软骨钙化呈高密度，囊变呈低密度。周围型软骨肉瘤可出现与中央型软骨肉瘤相似的表现，但它的整个病灶有蒂与相应骨皮质相连,病灶顶部有一层软骨帽,密度低于同层肌肉组织,软骨帽厚度约0.3~1.5cm不等,也可伴有散在斑点状钙化之高密度。中央型软骨肉瘤突破皮质向外生长或周围型软骨肉瘤都可形成软组织肿块,而且往往体积很大,密度不均,含斑点样钙化,肿块常呈分叶状、结节状,轮廓清楚。CT增强后扫描可显示肿瘤周边强化,且可见分隔状强化伸入其中。

MR检查:软骨肉瘤的钙化在T1WI和T2WI图像上均表现为低信号区,呈斑点状,不钙化的软骨基质在T2WI图像上表现为非常高的信号强度。MRI可清楚显示软骨帽的厚度,T1WI图像上为不均匀的低信号区,T2WI图像上为很不均匀的高、低混合信号,表示软骨帽内的钙化存在。MRI能清楚勾画出肿瘤的轮廓,显示周围组织被推移的情况。增强MRI不仅可以作出定性诊断,且有助于分型,指导手术方案的制订。

ECT检查:放射性核素骨显像对软骨原发肿瘤是高度敏感的,其特征性表现为病灶部位浓密的斑片状放射性浓聚。因溶骨性破坏的原因,其间可见有放射性分布稀疏缺损区域。

十一、骨化性纤维瘤

【概述】

骨化性纤维瘤(ossifying fibroma)是为较为常见的颌骨良性肿瘤,边界清楚。组织学上,肿瘤由富含细胞的纤维组织和表现多样的矿化组织构成。根据肿瘤中所含纤维成分和骨质成分比例的多寡,可分别命名为骨化性纤维瘤及纤维骨瘤。2005年WHO新分类简化了骨相关病变的分类和命名,以"骨化性纤维瘤"代替了"牙骨质-骨化纤维瘤",并将"青少年小梁状骨化纤维瘤"和"青少年沙瘤样骨化纤维瘤"作为骨化纤维瘤的两种组织学变异型。

【局部解剖】

局部解剖见图8-2-12。

【临床表现与病理基础】

此生长缓慢,早期无自觉症状,不易被发现;肿瘤逐渐增大后,可造成核骨膨胀肿大,引起面部畸形及牙移位。发生于上颌骨,常波及颧骨,并可能波及上颌窦及腭部,使眼眶畸形,眼球突出或移位,甚或产生复视。下颌骨骨化性纤维瘤除引起面部畸形外,可导致咬合紊乱,有时可继发感染,伴发骨髓炎。

肉眼所见骨膜完好,其下的皮质骨非常薄,溶骨区域内的肿瘤致密,呈白色、黄色或红色,由于纤维样物质,其质地软,但有时有轻微的沙砾感。镜下所见,有两个基本的特征,其一为纤维样物质包绕骨小梁,周围有骨母细胞,其二为带状结构(图8-8-20)。

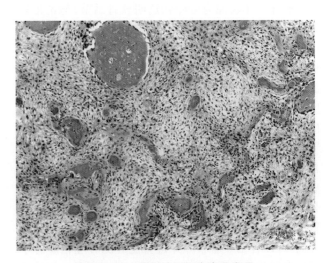

图8-8-20　骨化性纤维瘤病理表现

【影像学表现】

X线平片和CT表现:平片和CT上病变呈多房、形态不规则的骨质破坏,有轻度膨胀,其内有骨化程度不一的不均匀高密度影、致密的骨性间隔和低密度囊变区,周围有硬化边,无骨膜新生骨。病变若以骨组织为主,则密度较高,若以纤维组织为主,则密度较低,其内可有或散在或密集的骨化或钙化影。也可表现为弥漫性密度不均或磨玻璃样改变。长骨病变多位于胫骨干前侧皮质或皮质下,可占据骨干的1/3~1/2,不跨越骨骺,易出现胫骨弯曲畸形(图8-8-21)。

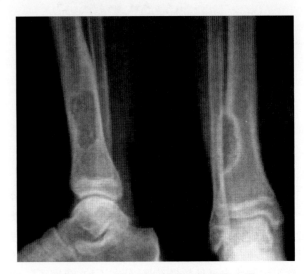

图8-8-21　骨化性纤维瘤X线影像表现

MR表现:病变区纤维及骨化部分呈低信号,囊变部分因蛋白质含量不同,其信号强度不一。

【首选检查】

首选检查为X线摄影,方法为病变部位的常规X线正侧位片。颅面骨病变时CT可作为首选检查,由于颅面骨重叠多,导致普通X线照片难于显示病变的全貌,而 CT 可以更清楚地显示病变在皮质或髓腔内的位置。

【检查方法分析比较】

X 线平片:病变呈单房或多房、形态不规则的膨胀性骨质破坏,周边有硬化,无骨膜反应。一般表现为一偏心性皮质骨内的溶骨病变,骨膜下方的皮质骨表面有或多或少的膨胀,非常薄,而皮质骨内侧和髓腔的溶骨病变被一清晰的骨硬化线包绕,髓腔常变窄。病变若以骨组织为主,则密度增高;若以纤维组织为主,则密度较低,其内可有或散在或密集的骨化或钙化影。溶骨灶可为单发或多发,累及胫骨全周径的少见,但如病变在腓骨,则累及其全周径。病变于胫骨上多发,侵犯整个骨干的少见。也可表现为弥漫性密度不均或磨玻璃样改变。长骨病变多位于胫骨干前侧皮质或皮质下,可占据骨干的 1/3～1/2,不跨越骺线,易出现胫骨弯曲畸形。颌骨骨化性纤维瘤在 X 线片上表现为颌骨局限性膨胀,病变向四周发展,界限清楚,圆形或卵圆形,密度减低,病变内可见不等量的和不规则的钙化阴影。在四肢外周骨化性纤维瘤,X 线平片就能准确诊断,为首选检查。颅面骨病变时 CT 可作为首选检查,由于颅面骨重叠多,导致普通 X 线照片难于显示病变的全貌,而 CT 可以更清楚地显示病变在皮质或髓腔内的位置。

CT 检查:病灶呈边缘清晰的骨破坏区,边缘有硬化,有轻度膨胀。其内有骨化程度不一的不均匀高密度影、致密的骨间隔和低密度囊变区。

MR 检查:病变区纤维及骨化部分呈低信号,囊变部分因蛋白含量不同,其信号强度不一。

十二、非骨化性纤维瘤

【概述】

非骨化性纤维瘤是由组织成纤维细胞组成的干骺端错构瘤,又称干骺端纤维性缺损、非成骨性纤维瘤、组织细胞纤维瘤、干骺端错构瘤、纤维皮质缺损。本病好发于青少年,8～20 岁居多,男多于女,多位于四肢长骨,尤以胫骨、股骨和腓骨多见。是一种由骨髓结缔组织发生的良性肿瘤,内无成骨活动。目前把病灶小、无临床症状、病变局限于骨膜下或皮质内的称之为干骺端纤维性缺损或纤维皮质缺损,而把病灶较大,病变可扩展侵入髓腔而且常合并病理性骨折的称之为非骨化性纤维瘤或非成骨性纤维瘤,所以非骨化性纤维瘤和纤维皮质缺损是属非骨化性纤维瘤的两个病种或同一疾病中的两个不同表现。

【局部解剖】

局部解剖见图 8-2-10。

【临床表现与病理基础】

长骨病灶常发生于距骺板 3～4cm 的干骺部,并随年龄增长而移向骨干。偶有发生于脊椎和颅骨者。发病缓慢,症状轻微,局部时有酸痛和肿胀,有时可引起邻近关节不适和轻度压痛。

肿瘤由坚韧的纤维结缔组织构成。切面上有多数散在的灰黄或褐色结节,界限分明,互相毗连。病灶内无成骨,周围常有薄层反应性增生骨组织包绕。肿瘤相邻骨皮质变薄,除非发生病理骨折,一般无骨膜增生。肿瘤主要成分为梭形结缔组织细胞,编织成漩涡状。细胞大小不等,细胞间有不等量的胶原纤维,可有少量出血及含铁血黄素沉着,偶可发生黏液变和囊变。

【影像学表现】

X 线平片:肿瘤好发于胫骨上端和股骨的下端,病灶呈分叶状疏松阴影,呈椭圆形,直径可达 4～7cm,病变处皮质可变得很薄,呈膨胀性。下肢非骨化性纤维瘤 X 线表现为病灶呈偏心生长、界限清晰,开始距骨骺板不远,随着骨的生长而移向骨干。在非骨化性纤维瘤的诊断中,X 线检查有典型表现,是此病的首选检查。在不能确诊的情况下应加做 CT 或 MRI 来排除其他疾病(图 8-8-22)。

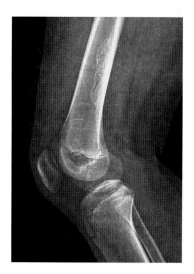

图 8-8-22 非骨化性纤维瘤 X 线影像表现

CT 表现:肿瘤多位于长骨干骺端,并有向骨干延伸趋势,少数可越过骺板侵犯骨骺。病灶多呈圆形、类圆形,中心或偏心生长,类似肌肉密度,内可见粗大钙质样高密度骨嵴,骨皮质膨胀变薄或局限性缺失,可伴有硬化边。少数表现为弥漫性溶骨性破坏,骨皮质消失,边缘模糊,似恶性肿瘤,发生于扁骨者多呈大片状溶骨性骨质破坏,内可有残存骨小梁。少数呈囊状膨胀性骨破坏,骨皮质变薄或局限性缺失。肿瘤突破骨皮质向周围发展形成边界清楚。

MR 表现:病变位置与肌肉相比,病灶 T1WI 和 T2WI 见均为中等或偏低信号,边界清楚,信号较均匀,少数 T2WI 呈高信号。Gd-DTPA 静脉注射后扫描,强化不明显。

【首选检查】

首选检查为 X 线摄影,检查方法:病变部位的常规 X 线正侧位片。

【检查方法分析比较】

X 线和 CT 检查:平片和 CT 检查非骨化性纤维瘤依其部位可分为皮质型和髓腔型。多位于一侧皮质内或皮质下,呈单房或多放房的透光区,长轴多平行于骨干。大小约 4~7cm,最长可达 20cm。边缘有硬化边。CT 上,病灶内密度低于肌肉组织,增强扫描无强化。能更清楚显示病灶在骨内的位置、周围骨结构基及邻近组织改变。

MR 检查:目前应用报道少,表现为长 T1WI、短 T2WI 信号,硬化边呈更低信号。

十三、骨巨细胞瘤

【概述】

骨巨细胞瘤为常见的原发性骨肿瘤之一,来源尚不清楚,可能起始于骨髓内间叶组织。骨巨细胞瘤具有较强侵袭性,对骨质的溶蚀破坏作用大,极少数有反应性新骨生成及自愈倾向,可穿过骨皮质形成软组织包块,刮除术后复发率高,少数可出现局部恶性变或肺转移(即所谓良性转移)。骨巨细胞瘤为低度恶性或潜在恶性的肿瘤。本病多在 20~50 岁发病,女性高于男性。骨巨细胞瘤的原发部位多发生在骨骺,随病灶的扩大逐渐侵及干骺端;多侵犯长骨,以股骨下端及胫骨上端为最多。

【局部解剖】

局部解剖见图 8-2-12。

【临床表现与病理基础】

症状主要表现为不同程度的疼痛,可伴有肿胀、活动受限,病程从数周至数月不等,无特异性表现,不易从症状方面与其他骨肿瘤区别。骨巨细胞瘤多为单发病变,常见部位是长骨的骨端,最常见的部位是股骨远端、胫骨近端、桡骨远端,也可见于骶骨、胫骨远端、肱骨近端,股骨近端和腓骨近端。偶见于手及足部的小骨、胸腰段的椎体和肋骨。

病理表现为以基质细胞核和多核巨细胞为主要结构,是一种潜在恶性或介于良好恶之间溶骨性肿瘤。骨巨细胞瘤按分化程度可分为三级:1 级:基质细胞颇稀疏,核分裂少,多核巨细胞甚多;2 级:基质细胞多而密集,核分裂较多;3 级:以基质细胞为主,核异形性明显,分裂极多,多核细胞很少。因此 1 级偏良性,2 级为侵袭性,3 级为恶性(图 8-8-23)。

【影像学表现】

X 线表现:偏心性生长在骨端,呈囊状膨胀性骨质

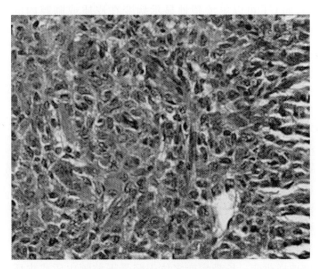

图 8-8-23 骨巨细胞瘤病理表现

破坏,破坏区内骨间隔纤细,构成皂泡状或网格状改变,破坏区和正常骨分界清晰,骨皮质薄,多完整,边缘呈波浪状,肿瘤向四周发展,横向扩张程度与纵向扩张程度相近似或略超过,最后整个骨端全破坏,但一般不侵犯及穿过关节面。一般无骨膜反应,亦无骨化和钙化征象,相应部位可见均质的软组织肿块,较局限,而边缘清晰。若出现以下几点时则提示恶性:有明显的侵袭性表现,如肿瘤与正常骨交界处模糊,有虫蚀状、筛孔样骨破坏,骨性包壳和骨嵴残缺不全;骨膜增生较显著,可有 Codman 三角;软组织肿块较大,超出骨性包壳的轮廓;患者年龄较大,疼痛持续加重,肿瘤突然生长迅速并有恶病质(图 8-8-24)。

CT 表现:CT 检查表现为肿瘤呈膨胀性改变,而大多数骨壳(骨皮质)并不完整,但相应部位并无明显软组织肿块。而发现骨壳内面凹凸不平,肿瘤内并看不到真正的骨间隔。有时可见液-液平面。肿瘤与松质骨的交界多清楚,但无骨质增生硬化。骶骨的骨巨细胞瘤可见"横板征",即骶骨的终板因含钙化的软骨,破坏较慢,因而较骨质破坏多保留一段时间,并可因肿瘤长大而压迫移位。

MR 表现:病灶边缘清楚,T1WI 均表现为等、低信号,T2WI 为不均匀高信号,Gd-DTPA 增强扫描肿瘤实体呈中度到明显强化。多数病例显示病灶范围较 CT 和 X 线平片广,并与术中或术后大体病理所见相符。发生囊变者呈明显的长 T1WI 长 T2WI 信号,其中位于骶尾椎的病变多膨胀显著伴囊变。肿瘤内亚急性出血 T1WI 和 T2WI 均呈高信号,陈旧性出血含铁血黄素沉着,T1WI 和 T2WI 均为颗粒状低信号。部分病例病灶内出现液平面,T1WI 上层相对于下层低信号,T2WI 上层相对于下层高信号。结合病理检查显示上方为浆液,下方为红细胞、细胞碎屑和胶原纤维等。有

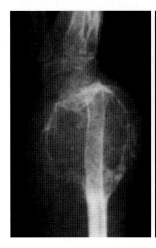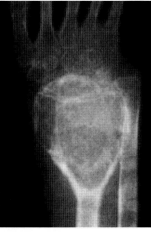

图 8-8-24　骨巨细胞瘤 X 线影像表现

学者认为液平是动脉瘤样骨囊肿的特征表现，出现于骨巨细胞瘤中可能是两者并存所致，但目前多数学者认为其并无特征性，除动脉瘤样骨囊肿外，骨巨细胞瘤、骨囊肿、骨肉瘤等也可出现液平，因此液平的出现对肿瘤的定性诊断意义不大。

【首选检查】

首选检查为 X 线摄影，方法为病变部位的常规 X 线正侧位片。

【检查方法分析比较】

X 线平片：是最基本的检查，表现为骨端的溶骨性破坏，偏心，可有膨胀，部分呈皂泡样改变，肿瘤内无钙化和成骨。大多数骨巨细胞瘤具有特殊的 X 线表现，诊断的重要性不亚于临床和病理，所以首选检查为 X 线。如 X 线特征表现不明显的，加做 CT 和 MRI 进一步明确诊断。

CT 检查：基本与 X 线相同，呈偏侧性膨胀性骨质破坏或单纯性溶骨性骨破坏为基本特征。CT 增强时，可以看肿瘤的边界、范围，肿瘤的血供情况。骨巨细胞瘤有肺转移可能，需要做胸部 CT。

MR 检查：可以更好地显示肿瘤的边界，但 MR 信号改变在骨巨细胞瘤的诊断中缺乏特征性，但仍有一定的特点，典型的骨巨细胞瘤表现为长骨骨端、偏心性、关节软骨下骨的异常信号区，T1WI 为中等信号、夹杂有范围不定低信号区，T2WI 中、高信号混杂，形成"卵石征"。

ECT 检查：骨巨细胞瘤个别情况有多发可能，全身骨扫描可以除外多发病灶。

十四、腱鞘巨细胞瘤

【概述】

腱鞘巨细胞瘤是指发生于手指和手部的坚实性无痛性肿块，肿块可侵袭邻近骨骼，足趾部少见，腱鞘巨细胞瘤呈分叶状，小叶由致密、透明化胶原围绕。青年人多见，女多于男。肿瘤可侵蚀邻近骨骼，约 10% 患者术后复发。皮损为圆、椭圆形结节，生长缓慢，呈坚实性无痛性肿块。本病以手术切除为主，术后可复发，但不转移。

【局部解剖】

腱鞘是包围在肌腱外面的鞘管，存在于活动性较大的部位，如腕、踝、手指和足趾等处。腱鞘可分纤维层和滑膜层两部分。腱鞘的纤维层又称腱纤维鞘位于外层，为深筋膜增厚所形成的骨性纤维性管道，它起着滑车和约束肌腱的作用。腱鞘的滑膜层又称腱滑膜鞘位于腱纤维鞘内，是由滑膜构成的双层圆筒形的鞘。鞘的内层包在肌腱的表面，称为脏层；外层贴在腱鞘纤维层的内面和骨面，称为壁层。脏、壁两层互相移行，之间为腔隙，内含少量滑液，使肌腱能在鞘内自由滑动。若手指不恰当地作长期、过度且快速的活动，可导致腱鞘损伤，产生疼痛并影响肌腱的滑动，称为腱鞘炎，为一种常见病。腱滑膜鞘从骨面移行到肌腱的部分，称为腱系膜，其中有供应肌腱的血管通过。由于肌腱经常运动，腱系膜大部分消失，仅在血管神经出入处保留下来，称为腱纽（图 8-8-25）。

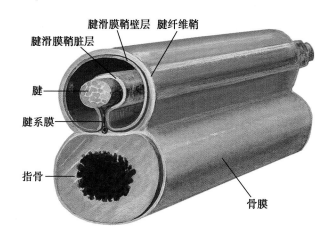

图 8-8-25　腱鞘局部解剖图

【临床表现与病理基础】

腱鞘巨细胞瘤的皮损呈坚实性无痛性肿块，生长缓慢，通常小于 3cm，发生于手指和手部，足趾部少见。青年人多见，女多于男。肿瘤可侵蚀邻近骨骼。

病理表现为分叶，小叶由致密、透明化胶原围绕。瘤内细胞由组织细胞样单核细胞，成骨样多核巨细胞，黄色瘤细胞，慢性炎症性细胞，含铁血黄素巨噬细胞和胶原化基质以不同比例混合组成（图 8-8-26）。

【影像学表现】

超声表现：超声示肿块边界清楚，以低回声为主，内部可见液化坏死区域。彩色多普勒血流显像（CDFI）

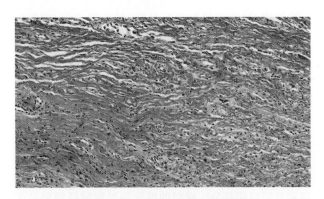

图 8-8-26　腱鞘巨细胞病理表现

示有血流信号,动脉流速较低(图 8-8-27)。

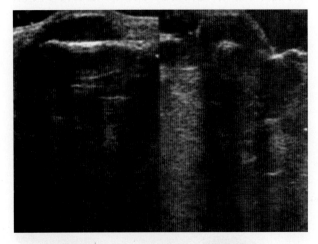

图 8-8-27　腱鞘巨细胞瘤超声影像学表现

X 线表现:平片显示多为关节旁软组织肿块,邻近骨质呈不同程度侵蚀、破坏,均无明显钙化征象及骨膜反应。

CT 表现:显示软组织肿块和骨质改变较 X 线片清晰,部分软组织肿块呈分叶状跨关节生长,可见邻近骨质压迫吸收、侵蚀性改变,均无明显钙化征象及骨膜反应。

MR 表现:病灶在 T1WI 多呈等信号,T2WI 多呈高信号,增强后多呈不均匀明显强化,病灶均与邻近肌腱关系密切。

【首选检查】

首选检查为超声检查。探头置于体表直接扫查,二维超声观察肿块位置、形态、大小、境界、内部回声、与周边肌腱、关节及骨骼的关系,是否破坏骨质;彩超观察肿块内部、周边血供情况。

【检查方法分析比较】

超声检查:腱鞘巨细胞瘤为发生于肢体的无痛性肿块,好发于手、足的指、趾处,并以局限型居多。超声声像图表现为椭圆形或不规则形的低回声团块,境界清晰,位于肌腱或关节旁,大小在 3cm 左右,CDFI 可见

较丰富血流信号,并对腱鞘巨细胞瘤提示诊断正确率高。彩超由于它的无创,方便,准确,廉价可作为本病的首选检查。

X 线平片:表现为关节积液和软组织肿块。比较典型表现为关节周围多个结节状肿块,可合并有骨侵蚀,含铁血黄素沉着,肿块本身密度可稍增高,但不出现钙化。骨质改变均与邻近的软组织肿块相对应,无骨膜反应。由于 X 线的穿透作用,对软组织的显示不理想,较小的肿块容易漏诊,有时仅能凭骨骼受压变形或骨质破坏等间接征象来诊断。

CT 检查:大多如平片所见,更清楚地观察病变周围的结构。软组织肿块呈分叶状,明显关节生长,无明显钙化征象及骨膜反应,多为单侧发病,可与健侧对比。

MR 检查:磁共振对软组织的显示有很大优势,尤其肌肉和骨关节方面。腱鞘巨细胞瘤的 MR 信号表现以 T1WI 上的中等信号和 T2WI 上的不均匀等高信号为特点,结合动态增强和 MRS 可与色素绒毛结节性滑膜炎等其他滑膜疾病鉴别,诊断特异性较强。但检查费用较高,耗时长,且对患者的配合要求高,一般不作为首选检查方法。当超声检查难以判断肿块良恶性或较难与其他滑膜疾病鉴别时,可选用磁共振检查。

十五、血管球瘤

【概述】

血管球瘤又叫球状血管瘤、血管球血管瘤,是一种少见的良性小型血管瘤,很少发生恶变,血管球是正常组织结构,直径约 1mm,位于真皮网状层下,好发于手指、足趾、甲床下,亦可见于肢端的皮肤或皮下组织内,全身其他各处如肌肉、阴茎、躯干及内脏器官如胃、鼻腔、气管等也可发生。多为单发,多发者罕见。中青年人多发,女性略多于男性。

【局部解剖】

局部解剖见图 8-2-12。

【临床表现与病理基础】

局限性、慢性、间歇性或持续性静息自发痛,针刺或烧灼样,剧烈;点状触痛。日常工作生活中,无意中碰触肿瘤所在位置,可引起难以忍受的剧痛,肢体会不由自主地迅速缩回以退避。肿瘤一般较小,因而痛点非常局限,一般用大头针可以精确定位痛点,而稍微偏离痛点则不引起疼痛。血管球瘤的疼痛三联症:发作性疼痛、难以忍受的触痛、冷敏感。

在病理上,血管球瘤在肉眼下呈粉红或蓝紫色,形状呈圆形或椭圆形,类似一颗米粒,质软,边界清楚,通常瘤体直径小于 10mm。镜下:瘤体表面有一层纤维性包膜,肿瘤内含有大量微小血管,管径大小不等,血管周围有单层或多层"上皮样"细胞围绕,细胞大小均

匀一致,呈圆形或立方形,胞浆淡红色或稍透明,核稍大,圆形或卵圆形,位于细胞中央。间质中有少许纤维组织,肥大细胞多见。电镜下观察发现肿瘤细胞具有平滑肌细胞的特征(图8-8-28)。

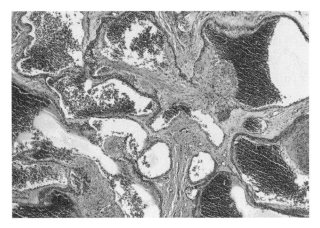

图8-8-28　血管球瘤病理表现

【影像学表现】

超声表现:瘤体内多数可探及较丰富的红蓝彩色血流信号,血流信号多呈偏心性分布,考虑可能与皮下血管球瘤的局部解剖结构有关,因血管球瘤瘤体内动静脉走行分布不均匀,其中部分以动脉为主的瘤体内多可取到低阻的动脉频谱,因此这部分瘤体内可探及到丰富的血流信号,而另一部分以静脉分布为主的瘤体内,因血流信号微弱等原因则难以显示到血流信号(图8-8-29)。

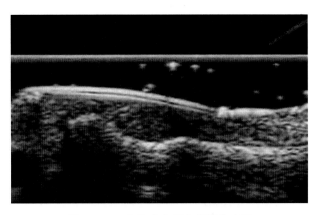

图8-8-29　血管球瘤超声学影像表现

X线表现:可见血管球瘤压迫末节指背造成指骨压迹或显示界限清楚,无硬化的囊肿样改变。

MR表现:检查可见血管球瘤呈结节状,T1WI像上为等信号或稍低信号,T2WI上呈高信号,注射对比剂后病灶可见明显强化。

【首选检查】

首选检查为超声检查。

【检查方法分析比较】

超声检查:超声检查有灵活性、实时性、多切面显像的优势,对肢体血管球瘤定位和定性诊断准确率较高,且较大肿瘤可显示其对指骨的压迹,可作为肢体血管球瘤的首选影像学诊断方法。

X线平片:血管瘤小时平片难以显示,较大时可见血管球瘤压迫末节指背造成指骨压迹或显示界限清楚,无硬化的囊肿样改变。

CT检查:平扫一般显示为不规则软组织肿块,瘤体里常可见钙化或静脉石;增强CT有明显强化。

MR检查:检查可见血管球瘤呈结节状,T1WI像上为等信号或稍低信号,T2WI上呈高信号,注射对比剂后病灶可见明显强化。MRI对软组织有良好的分辨率,在识别率方面优于其他影像学检查,但其价格昂贵,难以常规应用。

十六、脂　肪　瘤

【概述】

脂肪瘤是一种常见的良性肿瘤,可发生于任何有脂肪的部位。部分病例发生在四肢,主要在皮下,也可见于肢体深部和肌腹之间,患者年龄多较大,儿童较少见。深部脂肪瘤多沿肌肉生长,可深达骨膜,但很少侵犯邻近骨骼。脂肪瘤很少恶变,手术易切除。

【局部解剖】

局部解剖见图8-2-12。

【临床表现与病理基础】

肿瘤部位局部隆起,常是病人就诊的主要原因,质地软而有弹性,有假性波动感,有一定活动度,无红肿、无粘连、无压痛。生长缓慢,但可达巨大体积。

瘤组织由成熟的脂肪组织构成;脂肪细胞大小和形状不一致,分化成熟;胞核多位于细胞边缘,无异型及核分裂象;瘤组织外面有纤维组织包膜,从包膜发出的纤维组织,将瘤组织分隔成大小不等、形态不规则的小叶状结构(图8-8-30)。

【影像学表现】

超声表现:在皮下低回声的脂肪层内见单个或多个回声团,呈纺锤形、椭圆形或团状、类圆形,未见呈分叶状,肿瘤边界清楚,其长轴与皮肤平行,肿瘤内部回声依肿瘤个数、大小、部位变化很大,呈低回声、中等回声、高回声,未见呈无回声;单发皮下脂肪瘤较大,多见于腹壁、胸壁、腰背部、肩部、颈部,内部回声以低回声占多数,与周围正常脂肪组织差异不明显,纺锤形或椭圆形,长径和厚径比值>2:1,外周多有一强回声边(包膜),内部可见短线状、线状强回声;多发者瘤体较小,常呈对称分布,多见于腰背部、四肢,较一般脂肪瘤硬,肿瘤多呈高回声与周围正常脂肪组织有明显差异,

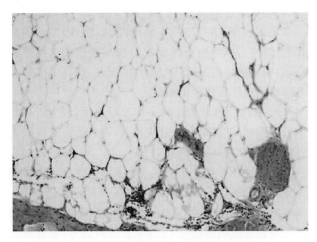

图 8-8-30　腹膜后脂肪瘤病理表现

团状或类圆形，长径和厚径比值＞1∶1，可见较弱侧壁声影，内回声较均匀，也有可见短线状、线状强回声；所有肿块后方回声无增强，肿块周边及内部未见彩色血流信号或仅见星点状血流信号(图 8-8-31)。

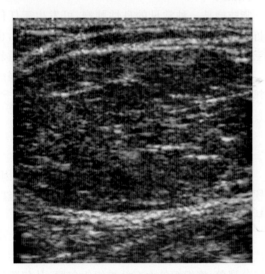

图 8-8-31　脂肪瘤超声影像学表现

X 线表现：较大的脂肪瘤表现为低密度肿块影，边界清楚，这是由于脂肪组织比周围肌肉更易被 X 线穿透所致。

CT 表现：CT 具有较高的软组织分辨率，能发现小的 X 线不能显示的脂肪瘤，CT 值为脂肪密度。

MR 表现：在自旋回波序列中，T1WI 高信号，T2WI 信号亮度稍有减退。

【首选检查】

首选检查为超声学检查。

【检查方法分析比较】

超声检查：超声可以直接判本病的位置、大小、质地，是实质性的还是囊性的，如果照彩超，可直接看到肿物的血液供应情况。必要时穿刺活检。

X 线检查：表现为边界清楚的圆形或卵圆形低密度区。瘤内的纤维分隔及血管组织则表现为网状，结节状或小片状高密度影。

CT 检查：瘤内脂肪组织密度与皮下脂肪相似，CT 值为－120～－65。如肿瘤完全被脂肪组织包绕而 CT 及 MR 皆不能分辨时，可由超声鉴别瘤和脂肪组织间的界面。

MR 检查：MRI 对脂肪瘤具有特征性信号改变，T1WI 和 T2WI 均显示为和皮下脂肪类似的高信号，肿瘤可呈圆形、分页状和不规则形，边界清楚，信号均匀。部分脂肪瘤可出现低信号细的条索状分隔，病理为瘤组织内被纤维组织梁、索分隔。

十七、脂肪肉瘤

【概述】

脂肪肉瘤是成人最常见的软组织肉瘤，男性稍多于女性，可发生于任何年龄，但大多数在 40 岁以上，也可见于青少年和儿童。脂肪肉瘤通常体积较大，一般为深在性、无痛性、逐渐长大的肿物，最常发生于下肢(如腘窝和大腿内侧)、腹膜后、肾周、肠系膜区以及肩部。在不同部位的发生率主要取决于该肿瘤的亚型，包括非典型性脂肪瘤性肿瘤、高分化脂肪肉瘤、去分化脂肪肉瘤、黏液样脂肪肉瘤、多形性脂肪肉瘤、混合型脂肪肉瘤。

【局部解剖】

本病为全身性疾病，无局部解剖。

【临床表现与病理基础】

通常发生于深部肌肉间软组织，表现为一大肿块，边缘不清，脂肪肉瘤可生长很大，硬固，除非晚期患者，一般皮肤很少受累。

肿瘤呈结节或分叶状，有假包膜，切面呈鱼肉状，可见出血及坏死灶。瘤细胞多样，包括黏液样细胞、异形性脂肪母细胞、梭形细胞、圆形细胞、多核瘤巨细胞及分化成熟的脂肪细胞。按肿瘤所含主要细胞成分不同，可分为黏液型(最常见)、圆细胞型(恶性程度最高)、分化良好型、多形性型及混合型(图 8-8-32)。

【影像学表现】

X 线表现：平片检出病变不敏感。

CT 表现：分化良好的脂肪肉瘤以脂肪成分为主，表现为边界清晰的低密度影，与良性脂肪瘤表现类似。而恶性程度较高的脂肪肉瘤，所含脂肪成分较少，表现为圆形或不规则形软组织密度肿块，呈浸润性生长，边界多不清。增强扫描肿瘤非脂肪性的实质部分呈不均匀强化(图 8-8-33)。

MR 表现：肿瘤呈大小不一、形态不整、边界不清、信号强度不均的软组织肿块，根据肿瘤成分不同，其

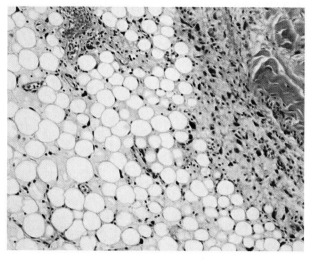

图 8-8-32 腋下脂肪肉瘤病理表现

MRI 的信号有所不同。圆形细胞型含脂肪量少,多为等 T1WI、等 T2WI 信号;黏液型以含液体囊性成分为主,多表现为长 T1WI、长 T2WI 信号;分化良好、含脂肪成分较多的脂肪肉瘤,则表现为不均匀的短 T1WI、中长 T2WI 信号;瘤内纤维间隔呈低信号(图 8-8-34)。

【首选检查】

首选检查为 CT 扫描。病变部位的常规 CT 平扫,必要时加做 CT 增强或 MR 检查,以提高诊断准确性。

【检查方法分析比较】

超声检查:超声在对于发生于脂肪肉瘤时,由于体表软组织承受人体的压力不同,包块的大小、尤其是包块的形态有明显的差异,超声图像识别、鉴别、定性诊断较难。诊断必须依赖于活检。

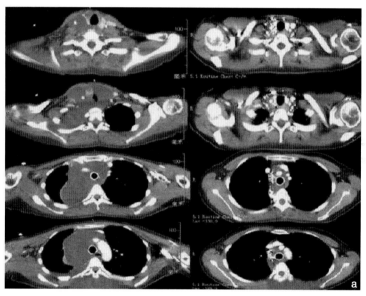

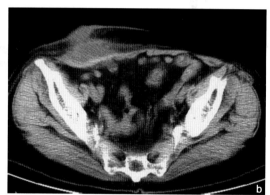

图 8-8-33 脂肪肉瘤 CT 影像表现

a. 胸部脂肪肉瘤 CT 影像表现;b. 下腹部脂肪肉瘤 CT 影像

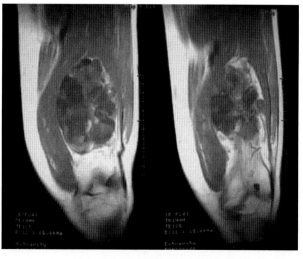

图 8-8-34 脂肪肉瘤 MR 影像表现

X 线平片:和脂肪瘤相同,四肢的脂肪肉瘤在肌肉内表现为一圆形或椭圆形的低密度区。有完整包膜的则表现为该包块边界清楚。如瘤内含有分化不良的脂肪组织或其他纤维组织及血管组织,则表现为网状或小片状高密影。

CT 检查:根据有无钙化及出血、CT 值、肿瘤边缘是否锐利以及 CT 肿瘤图像的均匀程度评估瘤内所含脂肪来进行分级,增强 CT 呈不均匀性强化。在脂肪肉瘤的诊断上,以及判断肿瘤与邻近器官的关系方面,CT 具有十分重要的价值,而且对分化型脂肪肉瘤或含脂肪的其他亚型脂肪肉瘤能够明确诊断,可作为首选检查,必要时 MRI 辅助检查以提高诊断的准确性。

MR 检查:肉瘤的分化程度,是决定 MR 信号改变的关键,分化较好的脂肪肉瘤中,常可见局灶样或条索样脂肪信号区,有助于诊断。在个别情况下,整个瘤体信号改变均与良性脂肪瘤相似,但脂肪瘤中常可见低信号分隔,脂肪肉瘤则没有这种表现;分化差的脂肪肉瘤,T1WI 图像可出现低、高混合信号,T2WI 图像上呈高信号改变,且信号不均,病灶内可伴有出血、坏死区,低分化脂肪肉瘤改变缺少特征性,与其他软组织恶性肿瘤难以区别。

参 考 文 献

1. 胡军武.疾病检查比较影像技术学.北京:人民军医出版社,2014

2. 周燕发.胸部 X 线、CT、MRI 诊断学.北京:科学出版社,2000

3. 张树桐.影像病理诊断基础与技巧.北京:科技文献出版社,2010

4. 周建军,丁建国,周康荣,等.肾细胞癌多层螺旋CT 多期扫描:评价皮髓交界早期和皮髓界期的价值.临床放射学杂志,2006,4(25):337-340

5. 王云钊.中华影像医学.骨骼系统卷.北京:人民卫生出版社,2002

6. 李铁一.胸部疾病 CT 诊断.北京:北京出版社,1994

7. 冯亮,陈君坤,卢光明,等.CT 读片指南.南京:江苏科学技术出版社,2000

8. 杨正汉,冯逢,王宵英.磁共振成像技术指南.北京:人民军医出版社,2007

9. 李连弟,鲁凤珠,张思维,等.中国恶性肿瘤死亡率 20 年变化趋势和近期预测分析.中华肿瘤杂志,1997,1(19):3-9

10. Cotran RS,Kumar V,Collins T. Robbins Pathologic Bases of Disease. 6th ed. Philadelphia:WB Saunders,1999:260-328

11. Kumar V,Cotran RS,Robbins SL. Basic Pathology. 6th ed. Philadelphia:WB Saunders,1997:132-174

12. Chandrasoma P,Taylor CR. Concise Pathology. 2nd ed. New Jersey:Prentice-Hall International Inc,1995:255-302

13. 祁吉,刘筠,张晓红.肿瘤影像学诊断的回顾、现状和展望.国外医学·肿瘤学分册,2000:27

14. Cenic A,Nabavi DG,Graen RA,et al. Dynamic CT measurement of cerebral blood flow:a validation study. AJNR,1999,20:63-73

15. 李松柏,徐克.多层螺旋 CT 临床诊断实践图谱.北京:人民军医出版社,2004

16. 李果真.临床 CT 诊断学.北京:中国科学技术出版社,1994

17. 黄继英,梁星原.磁共振成像原理.西安:陕西科学技术出版社,1998

18. 林意群.磁共振信号的产生原理.中国医学物理学杂志,1994,03(11):156-159

19. 包尚联.脑功能成像物理学.郑州:郑州大学出版社,2006

20. 袁蕾蕾,赵斌.磁共振弥散张量成像的原理、参数及影响因素.医学影像学杂志,2007,05(17)517-521

21. 曾洪武,王培军.磁共振扩散加权与弥散张量成像原理分析及比较.中国医学影像技术,2005,12(21):1945-1948

22. Basser PJ,Matiello J,LeBihan D. Estimation of the effectives of diffusion tensor from the NMR spin echo. J Magn Reson B. 1994,103:247-325

23. 谢狄霖,陈忠.脑活动功能磁共振成像研究进展.中国医学影像技术,2004,20(11):1657-1662

24. Brandao LA,刘筠.脑磁共振波谱成像.天津:天津科技翻译出版公司,2005

25. (美)阿特拉斯(Atlas S. W.),李坤,中枢神经系统磁共振成像.郑州:河南科学技术出版社,2008.1

26. Choen D,Buxton RB,Kworg KK,et al. MR diffusion imaging of the brain. J Computed Assist Tomogr. 1990,14:514-520

27. BraschR,PhamC,Shames D,et al. Assessing tumor angio genesis using macro molecular MR imaging contrast media[J]. J Magn ResonImaging,1977,7(1):68-74

28. Piwnica-Worms D. Molecular imaging. Orlando, Florida：The 48th Annual Meeting of the Association of University Radiolo-gists, 2000：6-9

29. Weissleder R, Mahmood U. Molecular imaging. Radiology, 2001, 219(2)：316-333

30. 居胜红,陈峰,郑凯尔. MR 分子影像学研究的进展. 中华放射学杂志,2002,8(36)：747-751

31. Runge VM, Nitz WR. Clinic 3. 0T Magnetic Resonce. New York：Thieme Medical Publisher, 2006

32. Aygun N, Zinreich SJ, Head and Neck imaging at 3T. MRI Clinic of North America, 2006, 14 (1)：89-95

33. Kenneth L, Bontrager John P, Lampignano. Textbook of Radiographic Positioning and Pelated Anatomy, 2008

34. 张劲松,宦怡. 脑与脊髓磁共振扩散成像. 北京：人民军医出版社,2007

35. 魏经国. 影像诊断病理学. 西安：第四军医大学出版社,2007

36. 胡军武. 医学数字成像技术. 武汉：湖北科学技术出版社,2001

37. 胡军武. MRI 应用技术. 武汉：湖北科学技术出版社,2003

38. Lv P, Lin XZ, Li J, et al. Differentiation of small hepatic hemangioma from small hepatocellular carcinoma：recently introduced spectral CT method. Radiology. 2011, 259(3)：720-729

39. 潘召城,林晓珠,陈克敏. 能谱 CT 在腹部实质性脏器肿瘤中的应用. 中国医学计算机成像杂志,2013. (01)：4-6

40. 鲍丽君,刘斌. 能谱 CT 成像的临床应用. 安徽医科大学学报,2012. (03)：320-322

41. 林晓珠,李卫侠,朱延波,等. 宝石能谱 CT 在肿瘤诊断中的初步应用. 诊断学理论与实践,2010,(02)：155-160

42. 范兵,王霄英,邱建星,等. 能谱 CT 有效原子序数对泌尿系结石成分的诊断价值. 实用放射学杂志,2012. 28(9)：1400-1403

43. 张兆琪,徐磊. 重视冠状动脉多层 CT 成像的低剂量检查. 中华放射学杂志,2009,43(7)：681-683

44. 王宝华,仝金凤. 低剂量 CT 扫描技术研究进展. 实用医药杂志,2011,28(2)：171-173

45. 王美豪,吴恩福. 磁共振弥散加权成像在上腹部脏器检查中的临床应用. 温州医学院学报,2004,(06)：492-494

46. Oussalah A, Laurent V, Bruot O, et al. Diffusion-weighted magnetic resonance without bowel preparation for detecting colonic inflammation in inflammatory bowel disease. Gut, 2010, 59(8)：1056-1065

47. Oto A, Zhu F, Kulkarni K, et al. Evaluation of diffusion weighted MR imaging for detection of bowel inflammation in patients with Crohn's disease. Acad Radiol, 2009, 16(5)：597-603

48. Kiryu S, Dodanuki K, Takao H, et al. Free-breathing diffusion-weighted imaging for the assessment of inflammatory activity in Crohn's disease. J Magn Reson Imaging, 2009, 29(4)：880-886

49. 吴仁华,饶海冰. 磁共振波谱在腹部器官的临床应用. 国外医学(临床放射学分册),2005,(04)：242-245

50. 王丽娟,刘玉波,王光彬. 磁敏感加权成像原理概述. 磁共振成像,2010,(03)：227-230

51. 刘丹,宋彬,黄子星. 磁敏感加权成像在肝脏疾病诊断中的初步应用和展望. 中国普外基础与临床杂志,2012,(06)：675-678

52. Dai Y, Zeng M, Li R, et al. Improving detection of siderotic nodules in cirrhotic liver with a multi-breath-hold susceptibility-weighted imaging technique. J Magn Reson Imaging, 2011. 34(2)：318-325

53. Takeuchi M, Matsuzaki K, Nishitani H. Susceptibility-weighted MRI of endometrioma：preliminary results. AJR Am J Roentgenol, 2008, 191(5)：1366-1370

54. Haacke EM, Mittal S, Wu Z, et al. Susceptibility-weighted imaging：technical aspects and clinical applications, part 1. AJNR Am J Neuroradiol, 2009, 30(1)：19-30

55. 张丽娜,刘爱连. 腹部磁共振弹性成像研究进展. 国际医学放射学杂志,2011,(04)：342-344

56. Asbach P, Klatt D, Schlosser B, et al. Viscoelasticity-based staging of hepatic fibrosis with multifrequency MR elastography. Radiology, 2010, 257(1)：80-86

57. Wang Y, Ganger DR, Levitsky J, et al. Assess-

ment of chronic hepatitis and fibrosis：comparison of MR elastography and diffusion-weighted imaging. AJR Am J Roentgenol，2011，196（3）：553-561

58. Pallwein L，Mitterberger M，Struve P，et al. Real-time elastography for detecting prostate cancer：preliminary experience. BJU Int，2007，100（1）：42-46

59. Mussack T，Fischer T，Ladurner R，et al. Cine magnetic resonance imaging vs high-resolution ultrasonography for detection of adhesions after laparoscopic and open incisional hernia repair：a matched pair pilot analysis. Surg Endosc，2005，19（12）：1538-1543

60. Buhmann S，Kirchhoff C，Wielage C，et al. Assessment of large bowel motility by cine magnetic resonance imaging using two different prokinetic agents：a feasibility study. Invest Radiol，2005，40（11）：689-694

61. Kitazume Y，Satoh S，Hosoi H，et al. Cine magnetic resonance imaging evaluation of peristalsis of small bowel with longitudinal ulcer in Crohn disease：preliminary results. J Comput Assist Tomogr，2007，31（6）：876-883

62. Rottgen R，Ocran K，Lochs H，et al. Cinematographic techniques in the diagnostics of intestinal diseases using MRT enteroclysma. Clin Imaging，2009，33（1）：25-32